Peter P. Schmittenbecher (Hrsg.)

Pädiatrische Chirurgie

Peter P. Schmittenbecher (Hrsg.)

Pädiatrische Chirurgie

Lehrbuch der Kinderchirurgie – kurz und kompakt

2. Auflage

Mit Beiträgen von: Guido Fitze, Jörg Fuchs, Sabine Grasshoff-Derr, Martin M. Kaiser, Hans-Joachim Kirschner, Peter Knorr, Ferdinand Kosch, Marc A. Levitt, Andreas Schmidt, Peter P. Schmittenbecher, Tobias Schuster, Maximilian Stehr, Lucas M. Wessel

ELSEVIER

Elsevier GmbH, Hackerbrücke 6, 80335 München, Deutschland
Wir freuen uns über Ihr Feedback und Ihre Anregungen an: kundendienst@elsevier.com

ISBN 978-3-437-24842-9
eISBN 978-3-437-06228-5

Wichtiger Hinweis für den Benutzer
Die medizinischen Wissenschaften unterliegen einem sehr schnellen Wissenszuwachs. Der stetige Wandel von Methoden, Wirkstoffen und Erkenntnissen ist allen an diesem Werk Beteiligten bewusst. Sowohl der Verlag als auch die Autorinnen und Autoren und alle, die an der Entstehung dieses Werkes beteiligt waren, haben große Sorgfalt darauf verwandt, dass die Angaben zu Methoden, Anweisungen, Produkten, Anwendungen oder Konzepten dem aktuellen Wissenstand zum Zeitpunkt der Fertigstellung des Werkes entsprechen. Der Verlag kann jedoch keine Gewähr für Angaben zu Dosierung und Applikationsformen übernehmen. Es sollte stets eine unabhängige und sorgfältige Überprüfung von Diagnosen und Arzneimitteldosierungen sowie möglicher Kontraindikationen erfolgen. Jede Dosierung oder Applikation liegt in der Verantwortung der Anwenderin oder des Anwenders. Die Elsevier GmbH, die Autorinnen und Autoren und alle, die an der Entstehung des Werkes mitgewirkt haben, können keinerlei Haftung in Bezug auf jegliche Verletzung und/oder Schäden an Personen oder Eigentum, im Rahmen von Produkthaftung, Fahrlässigkeit oder anderweitig übernehmen.

Für die Vollständigkeit und Auswahl der aufgeführten Medikamente übernimmt der Verlag keine Gewähr.
Geschützte Warennamen (Warenzeichen) werden in der Regel besonders kenntlich gemacht (®). Aus dem Fehlen eines solchen Hinweises kann jedoch nicht automatisch geschlossen werden, dass es sich um einen freien Warennamen handelt.

Bibliografische Information der Deutschen Nationalbibliothek
Die Deutsche Nationalbibliothek verzeichnet diese Publikation in der Deutschen Nationalbibliografie; detaillierte bibliografische Daten sind im Internet über https://www.dnb.de/abrufbar.

21 22 23 24 25 5 4 3 2 1

In ihren Veröffentlichungen verfolgt die Elsevier GmbH das Ziel, genderneutrale Formulierungen für Personengruppen zu verwenden. Um den Textfluss nicht zu stören, sowie die gestalterische Freiheit nicht einzuschränken, wurden bisweilen Kompromisse eingegangen. Selbstverständlich sind **immer alle Geschlechter** gemeint.

Planung: Dr. Bernhard Gall, München
Projektmanagement: Sibylle Hartl, München
Redaktion: Janin Schroth, München
Herstellung: Dietmar Radünz, Leipzig; Sibylle Hartl, München
Satz: Thomson Digital, Noida, Indien
Druck und Bindung: Printer Trento, Trento, Italien
Umschlaggestaltung: Spiesz Design, Neu-Ulm
Titelfotografie: © 2 x iStockphoto

Aktuelle Informationen finden Sie im Internet unter **www.elsevier.de und www.elsevier.com**

Vorwort zur 1. Auflage

Kinderchirurgie ist Kinderheilkunde mit chirurgischen Methoden oder Chirurgie mit kinderärztlichem Hintergrund. Es ist die Verknüpfung zweier sehr unterschiedlicher Mentalitäten zu einem der wenigen Querschnittsfächer der heutigen Medizin. Aber nicht jeder, der Kinder operiert oder Kinder mit chirurgischen Fragestellungen vor- und nachbehandelt, ist ein genuiner Kinderchirurg. Deshalb wendet sich dieses Buch sowohl an Kinderärzte, die in Klinik oder Praxis chirurgisch kranke Kinder mit betreuen, als auch an Chirurgen, die mit einer operativen Fragestellung im Kindesalter beschäftigt sind. Es will Studenten im klinischen Studienabschnitt und im praktischen Jahr ansprechen, die sich einen Überblick über das Fachgebiet der Kinderchirurgie verschaffen wollen, und jungen Mitarbeitern kinderchirurgischer Einrichtungen die erste Orientierung erleichtern.

Die „Pädiatrische Chirurgie" will mehr sein als eine Stichwortsammlung für die Kitteltasche, hat aber nicht den Anspruch eines umfassenden Lehrbuchs. Sie fokussiert auf die klinisch relevanten Aspekte von Diagnostik, Therapie und Nachsorge und beschränkt die theoretischen (pathophysiologischen) Ausführungen auf das für das Verständnis der operativen Vorgehensweisen notwendige Maß.

Die Kapitelautoren stellen eine gute und der kinderchirurgischen Versorgungsrealität entsprechende Mischung aus Vertretern der Universitäten und der großen öffentlichen oder privaten Krankenhäuser dar. Den Kolleginnen und Kollegen sei für ihre prompte Bereitschaft zur Mitarbeit und die präzise Umsetzung des Grundkonzeptes herzlich gedankt.

Mein Dank gilt dem Lektorat Medizin im Elsevier GmbH, Urban & Fischer Verlag, vor allem Herrn Dr. Till Meinert für die Initiative und die gemeinsame Konzeptgestaltung und Frau Ursula Jahn für die angenehme und kooperative Zusammenarbeit in allen Phasen der Entstehung des Buches. Autoren und sicher auch Leser sind dem Verlag dankbar für die großzügige Ausstattung und reiche Bebilderung.

Pädiater oder Chirurg, pädiatrischer Operateur oder chirurgischer Kinderarzt, Student oder Assistent, Fach-, Ober- oder Chefarzt bemühen sich um das Wohl der Kinder, die sich uns mit einem chirurgischen Problem anvertrauen oder uns anvertraut werden. Die Weitergabe der breiten Erfahrung aller Autoren an die Leser soll helfen, dem Wohl dieser Kinder zu dienen und das Vertrauen zu rechtfertigen.

Karlsruhe, Januar 2010
Prof. Dr. Peter P. Schmittenbecher

Vorwort

11 Jahre nach der ersten Auflage der „Pädiatrischen Chirurgie" erscheint nun die 2. Auflage. Natürlich hat sich – wie überall in der Medizin – Vieles weiterentwickelt und neue Wege genommen, etablierte Vorgehensweisen wurden modifiziert. So hat sich die minimal-invasive Technik in der der Kinderchirurgie deutlich weiter verbreitet. In anderen Bereichen hat die intensive Entwicklung und Überarbeitung von Leitlinien auf höherem Niveau zu besserer Orientierung auf Konsensniveau geführt. Dieser Konsens bedeutet in der Kinderchirurgie immer den Schulterschluss mit den Kolleginnen und Kollegen der kindermedizinischen (Pädiatrie, Kinderradiologie, Kinderanästhesie, Kinderorthopädie) und der chirurgischen Fächer (Unfallchirurgie, Neurochirurgie u. a.). Bei der Überarbeitung der Kapitel wurde aber ebenso festgestellt, dass viele Aspekte unverändert sind und in den Behandlungsalgorithmen noch immer Bestand haben. Sie wurden eher bestätigt als modifiziert und stellen weiterhin gute kinderchirurgische Tradition dar. Aus dieser Gemengelage heraus will die „Pädiatrische Chirurgie" auch zukünftig kurz und kompakt Orientierung geben. Dieses Orientierungsangebot richtet sich an alle Kolleginnen und Kollegen, die nicht bereits mit beiden Füßen voll im kinderchirurgischen Alltag stehen, sondern die auf dem Weg sind oder sich – auf anderen Wegen (Pädiatrie, Chirurgie) unterwegs – über das informieren wollen, was ihnen nicht alltäglich begegnet, im Falle eines Falles aber kompetent erkannt, betreut, behandelt und/oder gezielt weitergeleitet werden muss. Und damit sind nicht nur die Kliniker, sondern auch die Kolleginnen und Kollegen in der Praxis angesprochen, für die ja „kurz und kompakt" von besonderer Bedeutung ist. Die Inhalte des Buches sind aber auch so gestaltet, dass es interprofessionell genutzt werden kann. Die Kinder-Gesundheits- und Krankenpflegekräfte haben hier ebenso die Möglichkeit einer Orientierung über chirurgische Aspekte der Kinderheilkunde wie die Schwestern und Pfleger in Spezialfortbildungen zur Kinderintensiv- oder Kinderanästhesiepflegekraft oder die Auszubildenden oder Studierenden zur/zum OTA (operationstechnischer Assistent) oder PA (Physician Assistant).

Alle führenden Kapitelautorinnen und -autoren der 1. Auflage waren wieder dabei, es gab kaum Veränderungen in den Teams. So bleibt es – bewusst und gewollt – bei der Mischung aus Ordinarien unseres Fachgebiets und Chefärzten großer öffentlicher oder privater Krankenhäuser. Das entspricht der Realität kinderchirurgischer Versorgung! Ich bin allen Kolleginnen und Kollegen sehr dankbar, dass sie sich der Aufgabe angenommen haben, ihre Kapitel zu überarbeiten und dabei wieder das Grundkonzept umzusetzen, das auf die Breite der Information setzt, ohne in jedem Aspekt die Tiefe eines umfassenden Lehrbuchs anzustreben. Auch der Publikationsmarkt ist im letzten Jahrzehnt vielfältiger geworden und da war es umso wichtiger, den Korridor des kurzen und kompakten Lehrbuchs zu finden und zu beschreiten.

Auf diesem Weg begleitet haben uns das Lektorat Medizin im Elsevier Verlag mit Herrn Dr. Bernhard Gall und Frau Sibylle Hartl. Ich bedanke mich im Namen aller Autorinnen und Autoren, aber auch aller Leserinnen und Leser für den Anstoß zur 2. Auflage, die gute gemeinsame Konzeption, die kooperative und freundliche Begleitung, die kritische Durchsicht der Kapitel und die Möglichkeit zur erneut sehr guten Bebilderung, die das Lesen und Durcharbeiten erleichtert, vertieft und angenehmer gestaltet. Frau Janin Schroth danken wir für die redaktionelle Arbeit, die angenehm und zielstrebig war.

Für alle Autorinnen und Autoren möchte ich feststellen, dass es uns Freude und Auftrag ist, unsere klinischen Erfahrungen weiterzugeben und mit dieser Weitergabe der Kindermedizin und besonders ihrem chirurgischen Teil einen guten und zukunftsträchtigen Dienst zu erweisen. Nicht jeder kann zu jeder Zeit an der Spitze der medizinischen Entwicklung stehen und die „aktuelle Welle reiten", das lassen die Strukturen und zeitlichen Beanspruchungen an den verschiedenen Positionen des Gesundheitswesens nicht zu. Umso wichtiger ist die Kommunikation über das, was gerade passiert, und die Weitergabe der Erkenntnisse. Wenn wir diesem Ziel zum Wohle der uns anvertrauten Kinder ein Stück weit näher gekommen sind, hat sich der Einsatz gelohnt.

Karlsruhe, im März 2021
Prof. Dr. Peter P. Schmittenbecher

Herausgeber

Prof. Dr. med. Peter P. Schmittenbecher
Kinderchirurgische Klinik
Klinikum Karlsruhe
Moltkestr. 90
76133 Karlsruhe

Autorinnen und Autoren

Prof. Dr. med. Guido Fitze
Klinik und Poliklinik für Kinderchirurgie
Universitätsklinikum Carl-Gustav-Carus
Fetscherstr. 74
01307 Dresden

Prof. Dr. med. Jörg Fuchs
Klinik für Kinder- und Jugendmedizin Tübingen
Abteilung und Lehrstuhl für Kinderchirurgie und Kinderurologie
Hoppe-Seyler-Str. 3
72076 Tübingen

Dr. med. Sabine Grasshoff-Derr
Klinik für Neugeborenen-, Kinderchirurgie und -urologie
Bürgerhospital
Nibelungenallee 37-41
60318 Frankfurt/Main

Univ.-Prof. Dr. med. Martin M. Kaiser
Universitätsklinik für Kindertraumatologie und Kinderchirurgie UKH
Ernst-Grube-Str. 40
06120 Halle (Saale)
Klinik für Pädiatrische Traumatologie
BG Klinikum Bergmannstrost
Merseburger Str. 165
06112 Halle (Saale)

Dr. med. Hans-Joachim Kirschner
Klinik für Kinder- und Jugendmedizin Tübingen
Abteilung und Lehrstuhl für Kinderchirurgie und Kinderurologie
Hoppe-Seyler-Str. 1
72076 Tübingen

Dr. med. Peter Knorr
Kinderchirurgische Klinik
Mutter-Kind-Zentrum Schwaben
Universitätsklinikum Augsburg
Stenglinstr. 2
86156 Augsburg

Dr. med. Ferdinand Kosch
Kinderchirurgische Klinik
Klinikum Karlsruhe
Moltkestr. 90
76133 Karlsruhe

Marc A. Levitt, M. D.
School of Medicine
Children's National Hospital & The George Washington University
111 Michigan Avenue NW
Washington, DC 20010, USA

Dr. med. Andreas Schmidt
Reichenberger Str. 5A
86343 Königsbrunn

Dr. med. Tobias Schuster
Kinderchirurgische Klinik
Mutter-Kind-Zentrum Schwaben
Universitätsklinikum Augsburg
Stenglinstr. 2
86156 Augsburg

Prof. Dr. med. Dr. h. c. Maximilian Stehr, FEAPU
DIAKONEO KdöR
Klinik Hallerwiese-Cnopfsche Kinderklinik
St.-Johannis-Mühlgasse 19
90419 Nürnberg

Prof. Dr. med. Lucas M. Wessel
Kinderchirurgische Klinik
Fakultät für Medizin Mannheim der Universität Heidelberg
Universitätsklinikum Mannheim gGmbH
Theodor-Kutzer-Ufer 1–3
68167 Mannheim

Abbildungsnachweis

Der Verweis auf die jeweilige Abbildungsquelle befindet sich bei allen Abbildungen im Werk am Ende des Legendentextes in eckigen Klammern. Alle nicht besonders gekennzeichneten Grafiken und Abbildungen © Elsevier GmbH, München.

G879	Schmittenbecher, P. P.: Pädiatrische Chirurgie. Elsevier/Urban & Fischer, 1. Aufl. 2010
G973	Schleikis, A.: Gips und synthetischer Stützverband. Steinkopff Verlag, 1. Aufl. 2007
G974	Ashcraft´s Pediatric Surgery. 5th ed. Saunders, Elsevier, 337–359
L157	Susanne Adler, Lübeck
P858	Prof. Dr. med. Jörg Fuchs, Tübingen
P859	Dr. med. Martin Kaiser, Halle
P860	Dr. med. Ferdinand Kosch, Karlsruhe
P861	Dr. med. Tobias Schuster, Schuster
P862	Prof. Dr. med. Peter P. Schmittenbecher, Karlsruhe
P863	Prof. Dr. med. Guido Fitze, Dresden
P878	Prof. Dr. med. Maximilian Stehr, Nürnberg
P879	Dr. med. Anke Dick, Würzburg
T1109	Prof. Dr. med. Jörn Siemer, Baden-Baden
T1110	Prof. Dr. med. Michael Tchirikov, Halle
T1111	OA Dr. med. Christian Kunze, Halle
T1112	Dr. med. Jurek Schultz, Dresden

Fehler gefunden?

An unsere Inhalte haben wir sehr hohe Ansprüche. Trotz aller Sorgfalt kann es jedoch passieren, dass sich ein Fehler einschleicht oder fachlich-inhaltliche Aktualisierungen notwendig geworden sind.
Sobald ein relevanter Fehler entdeckt wird, stellen wir eine Korrektur zur Verfügung.
Mit diesem QR-Code gelingt der schnelle Zugriff.

https://else4.de/978-3-437-24842-9

Wir sind dankbar für jeden Hinweis, der uns hilft, dieses Werk zu verbessern. Bitte richten Sie Ihre Anregungen, Lob und Kritik an folgende E-Mailadresse: kundendienst@elsevier.com

Inhaltsverzeichnis

KAPITEL

1 Allgemeine Besonderheiten der pädiatrischen Chirurgie

Peter P. Schmittenbecher

Kinder sind keine kleinen Erwachsenen. Sie haben ihre physiologischen Besonderheiten (Blutdruck, Herz- und Atemfrequenz, Urinproduktion) und ihre anatomischen Gegebenheiten (größere Oberfläche im Verhältnis zum Volumen, offene Wachstumsfugen). Sie haben altersspezifische pathophysiologische Rahmenbedingungen (Medikamentendosierung oder Flüssigkeitssubstitution nach Gewicht, Beatmungsparameter) und eine eigene Pathologie (indirekte Leistenhernie, besondere kinderonkologische Diagnosen, angeborene Fehlbildungen, spezifische chirurgische Erkrankungen des Frühgeborenen, typische Frakturen). Die vierte Dimension der Kinderchirurgie ist die besondere Dynamik des Wachstums – nicht nur bei den Frakturen!

Die kommunikativen Möglichkeiten sind sehr unterschiedlich; dadurch ist die Symptomäußerung oft wenig konkret und das Therapieverständnis begrenzt. Kinder haben andere soziale Bedürfnisse (Anwesenheit der Eltern, Geschwister, Freunde) und ein anderes Verständnis von Ruhe. Und sie haben Eltern, die in die Entscheidungen einbezogen werden müssen, die oft – und aus ihrer subjektiven Sicht berechtigt – die Krankheit ihres Kindes als im Vordergrund stehend ansehen und meist unabhängig von der tatsächlichen Ernsthaftigkeit der Erkrankung in großer Sorge um ihr Kind sind.

Während eine Funktionsstörung von Kindern durch Schonung oder Kompensation oft überdeckt und nicht bewusst wahrgenommen wird, steht die Schmerzangabe bei der Symptomäußerung fast immer im Vordergrund. Dabei kommt es zur Schmerzprojektion, z. B. bei Kleinkindern, die Bauchschmerzen oft am Bauchnabel lokalisieren. Zusätzlich sind die Angaben dabei unspezifisch, und dadurch wird die exaktere Lokalisation schwierig. Die Untersuchung muss sich an den konkreten Schmerzfokus herantasten und den Auslöser der Beschwerden einkreisen. Hierzu gilt es für die untersuchende Person, zunächst eine altersentsprechend spielerische (Kleinkind) oder ernsthafte (Jugendliche) Kontaktaufnahme mit dem Patienten zu erreichen und ein passageres, auf diese Situation bezogenes Vertrauensverhältnis herzustellen. Ferner ist die Umgebung von Bedeutung. Eine adäquate Temperatur ist bei Säuglingen und Kleinkindern elementar, um Abwehrreaktionen vorzubeugen. Die Anwesenheit der Mutter beruhigt das Kind; eine freundlich zugewandte Kinderkrankenschwester unterstützt; griffbereites Spielzeug kann entspannend wirken. Dagegen kann bei Adoleszenten der Vier-Augen-Kontakt wichtig sein, und ggf. sind die Intimsphäre oder der Wunsch nach einer altersgerechten Selbstbestimmung auch einmal gegen ein Elternteil zu schützen.

Die personellen Besonderheiten einer kindgerechten Medizin umfassen nicht nur den Kinder- und Jugendarzt, Kinderpsychologen oder Kinderpsychiater, Kinderchirurgen und Kinderorthopäden als primär pädiatrisch geschulte Therapeuten, sondern auch Kinder-Gesundheits- und Krankenpflegerinnen und -pfleger und spezifisch ausgebildete Kinder-Intensiv- und Anästhesieschwestern. Die gerade politisch beschlossene Generalistik in der Pflegeausbildung mit einer spezifischen pädiatrischen Ausbildung von nur noch maximal 1 Jahr wird den Anforderungen an die Kinderkrankenpflege nicht gerecht und es ist eine Verschlechterung der pflegerischen Versorgungsqualität in den kommenden Jahren zu befürchten. Unabhängig davon muss immer realisiert werden, dass – auch die chirurgische – Kindermedizin personalintensiver und damit teurer ist als die Erwachsenenmedizin. Dass Kinderabteilungen deshalb häufig defizitär sind und quer finanziert werden müssen, macht den Status der Kindermediziner in den Großkliniken und in der Politik nicht einfacher.

Die adäquate Diagnostik erfordert Kinderradiologen und ihre auf die Besonderheiten und Eigenwilligkeiten der Kinder eingestellten MTRAs, die Behandlung in Narkose Kinderanästhesisten und Kinder-Anästhesiepflegekräfte. Daneben müssen aber auch strukturelle Grundbedingungen erfüllt sein. Ein Kinder-Notfallbereich mit möglicher Kontaktaufnahme mit anderen Kindern ängstigt weniger als die Wartegemeinschaft mit verletzten und erkrankten Erwachsenen. Kindersprechstunden sollen nicht in Räumen stattfinden, in denen sonst Erwachsene konsultieren, da allein die kindergerechte Raumgestaltung (Bilder) wichtig ist. Bei stationärer Behandlung ist eine entsprechend gestaltete und möblierte Kinderstation, auf der die Mitaufnahme eines Elternteils selbstverständlich sein muss, unentbehrlich.

Abgesehen von der Vielzahl der „kleinen", aber sofort zu versorgenden Verletzungen ist die Dringlichkeit kinderchirurgischer Eingriffe fast immer relativ; echte operative Notfallindikationen gibt es kaum. Der Hydrozephalus mit akutem Hirndruck oder die traumatische Hirnblutung, die Fraktur mit einer Gefäß- oder Nervenverletzung, gefährdeten Weichteilen, einer Durchblutungsgefährdung eines Fragments oder mit einer stark schmerzenden Fehlstellung, ein Ileus durch Volvulus, Invagination oder Strangulation bedürfen notfallmäßiger oder zumindest dringlicher Versorgung. Angeborene Fehlbildungen sind heute fast nie mehr als notfallmäßige OP-Indikation anzusehen, da die Stabilisierung auf der Intensivstation und die spezifische Diagnostik im Vordergrund stehen, bevor die Korrektur erfolgt.

Bei der Termingestaltung muss primär die Entscheidung zwischen ambulantem oder stationärem Operieren getroffen werden. Grundsätzlich ist das ambulante Potenzial in der Kinderchirurgie sehr groß, allein es fehlt die adäquate und kostendeckende Vergütung, um diese Tatsache im Alltag breiter umzusetzen. Die postoperative Bettruhe ist für viele Eingriffe überholt. Die telefonische Erreichbarkeit der Klinik im Notfall ist im Zeitalter der Mobiltelefone kein Problem. Eher stehen einmal Ängste der Eltern vor postoperativen Komplikationen einer ambulant durchgeführten Operation im Wege. Selten ist die Autorität des Krankenhauses und seiner Mitarbeiter eine wirklich wichtige und der Heilung dienende Aktivitätsbremse. Postoperative Wundkontrollen, Behandlung der postoperativen Schmerzen, Kostaufbau nach gastrointestinalen Eingriffen und die begleitete Mobilisation nach Eingriffen an der unteren Extremität stellen neben schwerwiegenden Begleiterkrankungen

z. B. des Herzens Gründe für eine stationäre Behandlung dar. Andererseits ist bei nächtlichen oder spätabendlichen dringlichen Eingriffen (Reposition einer Fraktur, inkarzerierte Leistenhernie) ein Aufwecken und Entlassen des Kindes mitten in der Nacht oder in den frühen Morgenstunden nicht adäquat und muss in eine kurzstationäre Behandlung münden, auch wenn das vom medizinischen Dienst und den Krankenkassen oft anders gesehen wird. Da im Kindesalter auch bereits sog. *Fast-track*-Konzepte entwickelt wurden, ist die durchschnittliche Liegezeit schon auf unter 3 Tage gesunken.

Ergänzend ist bei der Termingestaltung an den Wunsch der Eltern zu denken, das nun einmal diagnostizierte Problem zeitnah zu lösen. Dem steht im Einzelfall der Wunsch gegenüber, den Eingriff zur Vermeidung einer schulischen Fehlzeit in die Ferien zu legen. Außer bei ambulanten Eingriffen ist jedoch zu bedenken, dass die Kinder die Ferien auch zum Erholen und Ausspannen benötigen. Manchmal kann eine Terminierung auf die letzte Schulwoche einen guten Kompromiss darstellen. Nicht zu vergessen bleibt die häusliche Organisation, wenn die Mutter mit aufgenommen werden will, selbst aber berufstätig ist oder noch weitere Kinder zu versorgen hat. Hier muss erst eine Rücksprache am Arbeitsplatz und eine familiäre Organisationsabsprache oft unter Einbeziehung von Großeltern oder Nachbarn die Voraussetzung für eine Terminierung schaffen.

Eingriffe im Kindesalter erfolgen fast immer in einer Allgemeinanästhesie oder Vollnarkose, teils mit Intubation, teils mit Larynxmaske. Spinale oder kaudale Anästhesie und regionale Anästhesieverfahren wie Plexus-, Leitungs- und Lokalanästhesie kommen additiv, aber nur selten (Wundversorgung in lokaler Betäubung, Versorgung von Fingerverletzungen in Oberst-Leitungsanästhesie) als alleiniges Verfahren infrage.

In den letzten Jahren hat sich die Diskussion um die Nüchternheit der Patienten etwas entspannt. Kinder mit akuten Erkrankungen oder Verletzungen, die eine dringliche Operation erfordern, werden auch nach einer Wartezeit von 6 Stunden nicht nüchtern. Hier kann der Eingriff immer und grundsätzlich sofort erfolgen. Ist keine Dringlichkeit gegeben, ist die Operation am nächsten Tag elektiv zu planen, wenn die Nüchternheit nach einer ausreichenden Nachtruhe unter adäquater Analgesie tatsächlich eingetreten ist. Für alle elektiven Operationen gilt die Zeitspanne von 6 Stunden unverändert, Säuglinge müssen nur 4 Stunden nüchtern sein; klare Flüssigkeit darf nach neuen Untersuchungen bis 1 Stunde präoperativ getrunken werden. Liegt eine aktive Impfung weniger als 2 Wochen zurück, sollte wegen des bedingten Infektionsstatus mit elektiven Eingriffen ebenso gewartet werden wie bei akuten Infekten.

Pädiatrische Chirurgie ist Teamarbeit. Die Aufteilung der verschiedenen kinderchirurgischen Subspezialitäten auf der Ebene der Oberärzte und Fachärzte ist unerlässlich, um in allen Bereichen technisch und wissenschaftlich aktuell zu bleiben. Das betrifft die Neurochirurgie, Urologie, Traumatologie, Abdominal- und Thoraxchirurgie oder plastische Chirurgie und spezielle Operationstechniken wie die minimal-invasiven Verfahren. Die Zusammenarbeit mit Kinderanästhesie und Kinderradiologie ist selbstverständlich. Der Kinderarzt ist darüber hinaus der geborene und erste Partner des Kinderchirurgen, die Pädiatrie mit ihren Subdisziplinen unentbehrlich. Aber auch die interprofessionelle Kooperation mit Pflegekräften, Physiotherapeuten, Sozialarbeitern und Lehrern ist wichtig, um das Kind gut und umfassend zu betreuen. Oft ist – unabhängig von der speziellen Expertise des Teams – auch die Kooperation mit anderen Fachgebieten erforderlich. Spezielle endoskopische Verfahren sind nur in der Gastroenterologie vertreten, bestimmte Operationen nur gemeinsam mit Gefäß-, Unfall- oder Viszeralchirurgen zu bewältigen. Dabei muss immer der Grundsatz bestehen, dass der Spezialist zum Kind und nicht das Kind zum Spezialisten kommt.

Kinderchirurgie fasziniert durch die Breite und Vielfältigkeit des Fachs. Dadurch gibt es eine große Vielfalt von Diagnosen in sehr unterschiedlicher Häufigkeit. Gerade bei den angeborenen Fehlbildungen liegen die Inzidenzen zum Teil unter 1 : 10.000 Neugeborenen, also bei weniger als 80 Neuerkrankungen/Jahr. Das muss dazu führen, dass nicht jede kinderchirurgische Klinik einen Fall/Jahr behandelt, sondern dass es eine Zentralisierung resp. eine abgestufte Versorgungsstruktur gibt. Hier wird sich in den kommenden Jahren eine Strukturveränderung ergeben, zumal europäische Referenznetzwerke (ERN) Vorgaben in diese Richtung machen.

Breite und Vielfalt des Fachs führen aber auch oft zur Kritik durch andere Fachvertreter. Dem kann nur durch wissenschaftlich fundierte Arbeit und einwandfreie klinische Resultate einerseits und gute Zusammenarbeit andererseits begegnet werden. Mein erster kinderchirurgischer Hochschullehrer hat einmal den Kinderchirurgen als denjenigen beschrieben, der zwischen einem kraftstrotzenden Unfallchirurgen und einem sensiblen Neonatologen einen kompromissfähigen Mittelweg finden muss. Wenn uns dies in der Kinderchirurgie immer wieder oder immer öfter gelingt, dann sind wir auch auf einem guten Weg für unsere Patienten, die ja genau diesen Spagat zwischen dem 100 kg schweren Adoleszenten und dem 500 g schweren Frühgeborenen erfordern.

KAPITEL

2

Guido Fitze

Kopf und Halsregion

2.1 Hydrozephalus

Unter einem Hydrozephalus versteht man eine Erweiterung der inneren und/oder äußeren Liquorräume des Gehirns aufgrund einer Imbalance zwischen Liquorproduktion und Liquorresorption bzw. einer Liquorzirkulationsstörung, die mit einem erhöhten intrakraniellen Druck einhergeht. In aktuellen Erhebungen aus den USA wird bei 60 % aller Kinder mit einem Hydrozephalus dieser als angeboren beschrieben (zwischen 2,5 und 8,2 pro 10.000 Lebendgeborenen). Während in früheren Jahren der im Rahmen einer Myelomeningozele auftretende Verschlusshydrozephalus vor allem bei Vorliegen einer Arnold-Chiari-Malformation epidemiologisch die größte Bedeutung hatte, sehen wir aktuell den posthämorrhagischen Hydrozephalus im Zusammenhang mit einer Frühgeburtlichkeit am häufigsten.

Der Hydrozephalus stellt keine eigenständige und einheitliche Krankheitsentität dar, sondern ist morphologisch das Resultat eines krankhaften Zustands, der eine Vielzahl von Ursachen haben kann. Prinzipiell wird unterschieden zwischen Hydrocephalus externus und internus. Die erstere Form hat im Kindesalter praktisch keine Bedeutung. Die äußeren Liquorräume können im frühen Kindesalter auch physiologisch noch weiter sein. Der Hydrocephalus internus wird hinsichtlich seiner Ätiologie in den Hydrocephalus hypersecretorius, den Hydrocephalus obstructivus und den Hydrocephalus aresorptivus unterschieden. Damit sind die verschiedenen Störstellen der physiologischen Produktion (überwiegend im Plexus coronoideus der Seitenventrikel), der Zirkulation und der Resorption (Pacchioni-Granulationen der äußeren Liquorräume) genannt. Die Ursachen sind vielfältig und umfassen Fehlbildungen, Tumoren, Entzündungen, Blutungen und Traumata (siehe ➤ Tab. 2.1).

2.1.1 Klinik und Diagnostik

Bei Neugeborenen und Säuglingen fällt ein Hydrozephalus durch eine progrediente Vergrößerung des Neurokraniums mit einer Percentilen-flüchtigen Zunahme des Kopfumfangs, die Vorwölbung der vergrößerten, gespannten großen Fontanelle bis zum Klaffen der Schädelnähte und die vermehrte Füllung der oberflächlichen Kopfvenen auf. Da durch das Ausweichen des knöchernen Schädels in diesem Alter eine gewisse Kompensation der intrakraniellen Drucksteigerung möglich ist, stehen die neurologischen Reiz- und Ausfallerscheinungen bei diesen Kindern anfänglich meist nicht im Vordergrund und es kommt zu einer deutlichen Dysproportion zwischen Gesichts- und Hirnschädel mit Betonung der Frontalregion. Als neurologisches Symptom tritt das Phänomen der untergehenden Sonne auf, wobei beide Augäpfel nach unten gerichtet sind und so die Iris teilweise verschwinden kann. Ursache für dieses Phänomen sind passagere Lähmungen der Augenmotorik aufgrund der intrakraniellen Drucksteigerung (➤ Abb. 2.1). In diesem Symptomenkomplex sind auch das Lähmungsschielen und Formen des Nystagmus zu finden. Die Muskulatur ist anfänglich bei diesen Kindern meist hypoton, später können jedoch spastische Paresen bis zum Opisthotonus beobachtet werden. Allgemein fallen eine Hyperexzitabilität mit schrillem Schreien, eine Krampfbereitschaft, Schläfrigkeit, Appetitlosigkeit mit Erbrechen und Dystrophie auf. Bei massiver Steigerung des intrakraniellen Drucks resultiert eine vitale Bedrohung mit Bradykardie und Herzstillstand sowie Atemstillstand durch Hirnstammeinklemmung.

Bei Klein- und Schulkindern stehen die neurologischen Symptome wie Unruhezustände, morgendliche Frontalkopfschmerzen, Übelkeit und Erbrechen im Vordergrund. Im weiteren Verlauf können sich neurologische Störungen wie Doppelbilder, Gangunsicherheit sowie Blasenfunktionsstörung einstellen. Häufig sind Merkfähigkeit und Konzentration ge-

Tab. 2.1 Formen und Ursachen des Hydrocephalus internus

Form	Ursache
Hydrocephalus hypersecretorius (Überproduktion)	• Plexuspapillom, Plexuskarzinom • Entzündung
Hydrocephalus obstructivus (Blockierung der Liquorzirkulation)	• Kongenitale Fehlbildung (Aquäduktstenose, Arnold-Chiari-Missbildung) • Entzündung (bakteriell, Toxoplasmose, Listeriose) • Tumoren • Dandy-Walker-Zyste • Posthämorrhagisch
Hydrocephalus aresorptivus (fehlende Rückresorption)	• Fehlbildung der Schädelgruben • Verlegung durch Blutung (posthämorrhagisch)

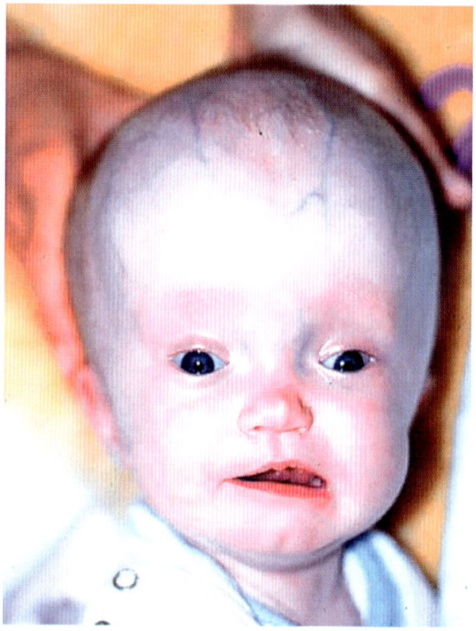

Abb. 2.1 Klinische Zeichen eines Hydrozephalus im Säuglingsalter: Missverhältnis zwischen Gesichts- und Hirnschädel, verstärkte Venenzeichnung am Schädel und das sog. Sonnenuntergangsphänomen [G879]

stört und viele Kinder klagen über vermehrte Müdigkeit oder Vergesslichkeit. So wird von den Eltern oft eine Regredienz in der psychomotorischen Entwicklung ihrer Kinder beschrieben oder es fällt eine verminderte Leistungsfähigkeit in der Schule auf. Im Zusammenhang mit den Sehstörungen können eine Stauungspapille, Gesichtsfeldausfälle oder eine Minderung des Visus gefunden werden. Jedoch sind diese Symptome meist durch die Ursache des Hydrozephalus (Frühgeburtlichkeit mit intrakranieller Hämorrhagie) überlagert und so fehlt bei der oft auftretenden Atrophie der Papille die Stauung.

Da die Kinder mit einem Hydrozephalus sehr häufig durch ihr Grundleiden verschiedenste Retardierungen zeigen, ist bei der Anamneseerhebung den Aussagen der Eltern, die den Zustand ihrer Kinder meist äußerst gut einschätzen können, eine besondere Bedeutung beizumessen. Neben der Anamneseerhebung und der klinischen Untersuchung spielen bildgebende Verfahren eine Hauptrolle bei der Diagnosestellung. In bis zu 20 % aller Fälle wird der Hydrozephalus bereits intrauterin sonografisch beschrieben. Postpartal bis zum Verschluss der großen Fontanelle besitzt die Sonografie des Schädels im Rahmen der Diagnostik den größten Stellenwert. Sie ermöglicht primär eine morphologische Beschreibung pathologischer Zustände wie Fehlbildungen oder Hämorrhagien. Insbesondere wird aber die Konfiguration des Ventrikelsystems beschrieben. Zur Objektivierung des Befunds lässt sich der Ventrikel-Hirn-Index bestimmen (Quotient aus parietaler Breite des Seitenventrikels und der Hemisphärenbreite multipliziert mit 100 %; ➤ Abb. 2.2 und ➤ Abb. 2.3). Zusätzlich lässt sich dopplersonografisch in den großen intrakraniellen Hirnarterien der Resistenzindex bestimmen, der sekundär durch den erhöhten intrakraniellen Druck vergrößert sein kann. Die beiden letztgenannten Untersuchungen lassen sich auch nach Verschluss der Fontanellen als transkranielle Sonografie durchführen. Ebenso kann zu jedem Zeitpunkt durch die Sonografie des Bulbus oculi ein Ödem des Nervus opticus als ein Zeichen eines chronisch erhöhten Hirndrucks bestimmt werden.

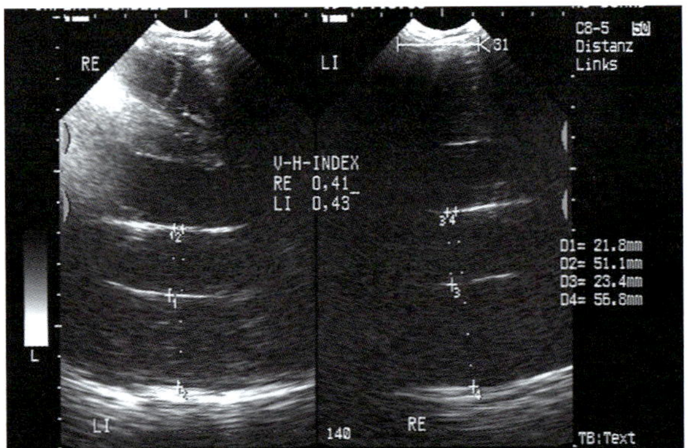

Abb. 2.2 Parietal-transkranielle sonografische Bestimmung des Ventrikel-Hirn-Index (VHI) bei einem 13-monatigen Kind: VHI re. 41 % und VHI li. 43 % [G879]

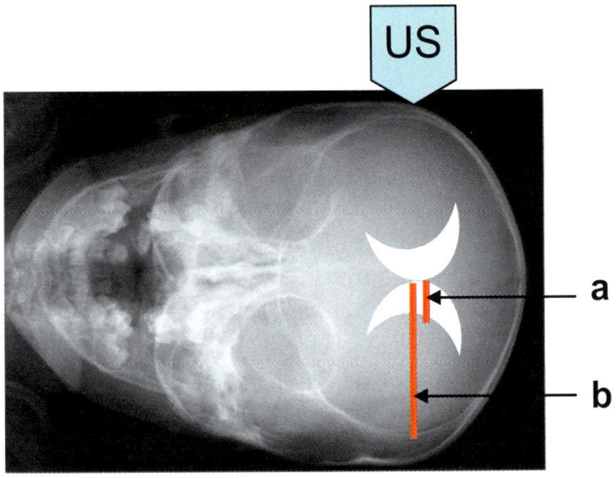

Abb. 2.3 Schematische Darstellung zur Bestimmung des Ventrikel-Hirn-Index: VHI = a/b × 100 %. a = parietale Breite des Ventrikelsystems; b = Hemisphärenbreite; US = Schallkopf des Ultraschallgeräts [G879]

Kinder mit einem Hydrozephalus, der innerhalb der ersten Lebenswochen diagnostiziert und ggf. therapeutisch versorgt werden musste, sollten bei offenen Fontanellen regelmäßig sonografischen Verlaufskontrollen unterzogen werden. Nur so lässt sich die Dynamik der Ventrikelkonfiguration erfassen, die für die Beurteilung einmalig durchgeführter Untersuchungen von größter Bedeutung sein kann. So stellt der Hydrocephalus e vacuo als Folge einer Atrophie nach Hämorrhagie oder Hypoxie keine Indikation zur operativen Versorgung dar. In diesen Fällen sind zwar die Ventrikelräume pathologisch erweitert, aber der intrakranielle Druck ist nicht erhöht.

Sind die Fontanellen verschlossen bzw. handelt es sich um einen Hydrozephalus unklarer Genese, kommen andere Schnittbildverfahren zur Anwendung. Wegen der größeren Aussagekraft (Liquordiapedese, detaillierte Beschreibung von Tumoren oder Fehlbildungen) und der nicht vorhandenen Strahlenbelastung steht die Kernspintomografie (MRT) an erster Stelle. Diese Untersuchung ist im Kindesalter entweder in Sedierung oder Narkose vorzunehmen. Alternativ steht die Computertomografie zur Verfügung, die jedoch ihren wesentlichen Stellenwert in der Akutdiagnostik hat und dann unter entsprechend kinderadaptierten Untersuchungsmodalitäten zu erfolgen hat.

In Ergänzung gibt die Untersuchung des Augenhintergrunds mit Beschreibung einer Stauungspapille einen Hinweis für einen bereits länger erhöhten Hirndruck. Jedoch sind durch die oft vorbeschriebenen Atrophien der Papille die Aussagen eingeschränkt.

Die Ableitung eines Hirnstrombilds (EEG) kann einen Hinweis auf ein sich parallel entwickelndes Krampfleiden geben. Dieses hat bei den meisten Grundleiden der Patienten mit einem Hydrozephalus eine deutlich erhöhte Inzidenz. In der Akutdiagnostik besitzt das EEG jedoch keinen wesentlichen Stellenwert.

Patienten, die bereits mit einem Shunt versorgt sind, haben meistens im Verlauf des Shunts ein Punktionsreservoir. Die Punktion dieses Reservoirs kann eine wesentliche Aussage über die Funktion des Shuntsystems, das Vorliegen eines

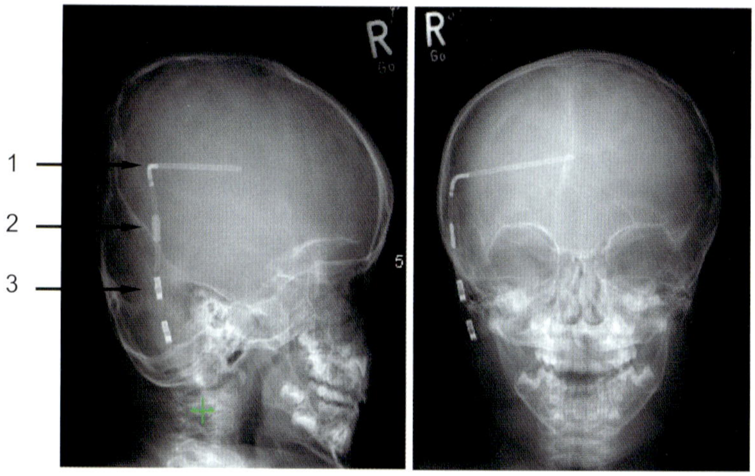

Abb. 2.4 Röntgenaufnahme Schädelübersicht in zwei Ebenen eines 2-jährigen Kindes bei liegender ventrikuloperitonealer Ableitung mit Ventil und Punktionsreservoir, im Seitenbild ist deutlich die lagerungsbedingte Abflachung des Hinterhaupts zu erkennen. 1: Position der Bohrlochtrepanation bei parietookzipitalem Zugang, 2: Punktionsreservoir, 3: Ventileinheit. [G879]

erhöhten Hirndrucks oder die mögliche Störstelle bei Drainageinsuffizienz geben. Außerdem kann die Spülung des Shuntsystems bereits die Funktion wiederherstellen und somit eine Therapie darstellen. Bei diesen Patienten hat auch die Sonografie des Abdomens mit der Frage nach freier Flüssigkeit (Liquor des Shunts) oder aber die Beschreibung von Mesenterialzysten mit Verhinderung der freien Liquorrückresorption ihre Bedeutung.

2.1.2 Therapie

Das Auftreten eines Hydrozephalus stellt in den meisten Fällen ein akutes Ereignis dar und erfordert aufgrund des damit verbundenen erhöhten Hirndrucks eine akute Intervention, insbesondere, wenn nicht mehr die im Neugeborenen- und Säuglingsalter vorhandenen Kompensationsmöglichkeiten im Ausweichen des knöchernen Schädels gegeben sind. Aber auch in allen anderen Fällen kann es zu einer akuten Dekompensation mit entsprechender Ausprägung beschriebener neurologischer Symptome kommen. Ziel der dann notwendigen operativen Intervention ist die Entlastung des akuten Überdrucks und die dauerhafte Herstellung normalisierter intrakranieller Druckverhältnisse.

Nicht jeder Hydrozephalus bedarf immer und sofort der operativen Therapie. Auf der Grundlage sonografischer Daten wird ein VHI bis 25 % als normal und zwischen 25 und 35 % als beobachtungspflichtig angesehen. Ab einem VHI von 35–45 % sowie dem Vorhandensein klinischer Symptome bzw. einem VHI von größer als 45 % allein wird eine Indikation zur operativen Intervention gesehen. Prinzipiell haben diese Werte jedoch orientierenden Charakter und die Indikation zur operativen Liquorableitung leitet sich letztendlich aus der Zusammenschau aller klinischen und bildgebenden Befunde ab.

Bei Eintreten einer akuten Dekompensation eines Hydrozephalus im Säuglingsalter besteht im Ausnahmefall zur passageren Druckentlastung die Möglichkeit der direkten Punktion des Seitenventrikelsystems über die große Fontanelle. Ist ein

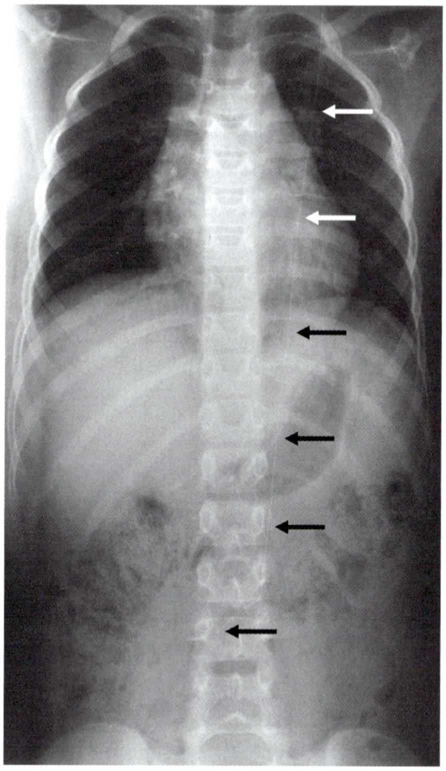

Abb. 2.5 Subkutaner, thorakaler und intraabdominaler Verlauf des peripheren Katheters der ventrikuloperitonealen Drainage bei Hydrocephalus internus. Im Verlauf sollen sich keine Konnektoren befinden und der intraabdominale Katheter sollte hinreichend lang sein. [G879]

Hydrozephalus bereits intrauterin bekannt (bei Aquäduktstenose oder Fehlbildungshydrozephalus), aber auch bei sekundär entstehendem Hydrozephalus nach Verschluss einen Myelomeningozele, ist die kontinuierliche Liquordrainage quasi als elektiver Eingriff möglich.

Standardzugänge zum Ventrikelsystem sind der parietookzipitale oder der frontale Zugang, wobei über beide Zugänge eine sichere und reproduzierbare Platzierung des intraventrikulären Katheters möglich ist (➤ Abb. 2.4 und ➤ Abb. 2.5). Nach bogenförmiger Hautinzision wird eine Bohrlochtrepanation der Kalotte angelegt, punktförmig die Dura eröffnet und dann ist das weitere Vorgehen abhängig von der Beschaffenheit des Liquors. Liegt der Proteingehalt unter 1 g/l und gibt es keinen Anhalt für eine Infektion, so erfolgt primär eine interne Ableitung in die Bauchhöhle mit Interposition einer Ventileinheit. Es stehen heute vor allem druckregulierte Ventile zur Verfügung. Das Ventil hat einen definierten Öffnungsdruck und lässt den Liquor bei intrazerebraler Überschreitung dieses Druckes nach peripher abfließen. Dabei gibt es entweder Ventile mit von außen einstellbarem und damit im Verlauf auch veränderbarem Öffnungsdruck oder mit altersadaptiertem festem Öffnungsdruck. Orientierend werden Niederdruckventile (Öffnungsdruck zwischen 40 und 80 mmWS) im Säuglings- und Krabbelalter, Mitteldruckventile (Öffnungsdruck zwischen 80 und 120 mmWS) im Kleinkind- und Schulalter und Hochdruckventile (Öffnungsdruck zwischen 120 und 160 mmWS) im Adoleszentenalter implantiert. Alternativ werden aktuell zunehmend Antigravitationsventile angewendet, bei denen sich der Öffnungsdruck in Abhängigkeit von der Körperlage automatisch reguliert und dem in aufrechter Körperlage höheren hydrostatischen Druck Rechnung trägt. Dadurch soll einerseits eine hinreichende Entlastung des intrakraniellen Drucks erzielt, aber andererseits eine mögliche Überdrainage mit der Ausbildung von sogenannten „Schlitzventrikeln" vermieden werden.

Liegt der Proteingehalt des Liquors über 1 g/l, wird allgemein eine primäre Ventilinterposition nicht empfohlen, jedoch kann eine passagere, ventillose intraabdominale Drainage erfolgen. Ist der Proteingehalt extrem erhöht oder der Liquor hämorrhagisch bzw. liegt eine Infektion vor, so kann eine intraabdominale Ableitung nicht vorgenommen werden. In diesen Fällen ist entweder eine passagere Außendrainage über ein geschlossenes System mit einstellbarem Druckniveau erforderlich oder aber über einen intraventrikulären Katheter, der in einem subgaleatisch gelegenen Reservoir endet und intermittierende Punktionen erlaubt (Rickham-Reservoir). Diese Behandlung muss solange durchgeführt werden, bis der Liquor sich relativ normalisiert hat. Nach Prüfung, ob die Notwendigkeit einer dauerhaften Drainage fortbesteht, wird diese dann als intraabdominale Ableitung angelegt.

Im Kindesalter stellt die intraabdominale Drainage das Standardverfahren der Hydrozephalusbehandlung dar. Die periphere Ableitung verläuft vom Ventil subkutan bis zum Oberbauch und wird dann in die freie Bauchhöhle verlagert. Der abdominale Katheter sollte primär so lang belassen werden, dass im Wachstum keine geplanten Verlängerungen notwendig sind. Eine atriale Ableitung drainiert den Liquor in den rechten Herzvorhof und erfolgt heute nur noch in solchen Fällen, in denen eine intraabdominale Ableitung nicht möglich ist (z. B. Einschränkung der Resorptionsfläche bei ausgeprägten intraabdominellen Adhäsionen). Nachteile der atrialen Ableitung sind, dass intrakardiale Thromben zu rezidivierenden Mikrothrombembolien der Lunge führen, eine relative Lungenüberflutung (Ventillunge) eintreten und im Wachstum der atriale Katheter schnell zu kurz werden kann. Da beim Verschlusshydrozephalus die Resorptionsmechanismen für den Liquor cerebrospinalis intrakraniell intakt sind, hat sich jenseits des Neugeborenen- und Kleinkindalters in den letzten Jahren die Ventrikulostomie als innere Shuntmethode alternativ etabliert. Bei der Ventrikulostomie wird am Boden des III. Ventrikels in ventrikuloskopischer Technik unter Zuhilfenahme von Zusatzinstrumenten wie etwa einer Mikroelektrode für die Anwendung von bipolarem Strom und einem Ballonkatheter ein etwa 5 mm großes Stoma geschaffen, sodass der Liquor auf physiologischem Wege in die Fossa interpenduncularis abgeleitet werden kann. Geeignet für dieses Verfahren sind alle Formen des Verschlusshydrozephalus, wobei sich die Ventrikulostomie als primäres Verfahren bei der Behandlung der angeborenen Aquäduktstenose etabliert hat.

2.1.3 Komplikationen und Prognose

Obwohl der ventrikuloperitoneale Shunt mit zwischengeschaltetem Ventilsystem als Standardverfahren im Kindesalter zu betrachten ist, sind vielfältige Komplikationen möglich:

- Infektiöse Komplikationen: Infektion → Ventilsepsis, ggf. auch Liquorzyste im Abdomen bei entzündungsbedingten Verklebungen
- Mechanische Komplikationen:
  - Verstopfung des Ventil- bzw. Drainagesystems durch Proteinablagerungen
  - Dekonnektierung des Drainagesystems (mit oder ohne Fehllage)
  - Mechanisches Versagen des Ventils
  - „Herauswachsen" des peritonealen Katheters
  - Überdrainage mit Schlitzventrikel-Syndrom
- Sonstige Komplikationen:
  - Thrombose der Vene (bei ventrikulo-atrialer Drainage)
  - Perforation des Darms durch peritonealen Katheter (selten)
  - Ileus durch peritonealen Katheter (selten)

Ventile sind mechanische Systeme, die anfällig sind für mechanisch oder entzündlich bedingte Funktionsstörungen.

Bei Patienten mit einem posthämorrhagischen Hydrozephalus, bei denen der Liquor durch die hirndestruierenden Prozesse und das Blut meist sehr lange einen hohen Proteingehalt hat, sind immer wieder Insuffizienzen des Drainagesystems zu beobachten, die durch Proteinablagerungen im Ableitungssystems oder durch Membranen, die den zentralen Katheter umscheiden, bedingt sind. Analog dazu führt das Separieren des abdominellen Katheters in einer Liquorzyste zu einer peripheren Insuffizienz der Ableitung. Ihr Auftreten kann Ausdruck einer latenten Infektion des Ableitungssystems sein. Außerdem können im Verlauf multiple Septen und dadurch separierte Liquorräume entstehen, die selbst unter Druck stehen. All diese mechanischen Komplikationen resultieren dann wiederum in einer akuten Hirndrucksymptomatik, wobei zur diagnostischen Abklärung neben bereits beschriebenen Maßnahmen die liegende Ableitung hilfreich sein kann. So lässt sich über das Pumpen oder die Punktion eines vor dem Ventil liegenden Reservoirs oder des Ventils selbst eine Orientierung über die Funktion der Ableitung erlangen.

Ein Problem stellt die Abklärung einer möglichen Überdrainage dar, da sie klinisch häufig durch Symptome imponiert, wie sie bei erhöhtem Hirndruck beschrieben werden. Die Lageabhängigkeit der Beschwerden (Besserung im Liegen) oder die morgendliche Beschwerdefreiheit geben entsprechende Hinweise. Zusammen mit dem Nachweis eines Schlitzventrikelsystems besteht dann die Indikation zur Erhöhung der Druckstufe bzw. zum Austausch des Ventils (möglichst Antigravitationsventile).

Bei Vorliegen einer Infektion des Ableitungssystems muss dieses immer vollständig entfernt sowie eine passagere Außendrainage bis zur antimikrobiellen Sanierung des Liquors angelegt werden und anschließend eine Neuanlage einer internen Drainage erfolgen.

Insgesamt kann so eine Vielzahl an Revisionsoperationen notwendig werden, die teilweise die Implantation mehrerer zentraler Katheter bedingt. Daher sollte bei dieser Gruppe von Patienten bei der Versorgung von Anfang an die Prophylaxe hinsichtlich einer Latexallergie gedacht werden.

Es ist bekannt, dass Kinder mit einem unbehandelten angeborenen Hydrozephalus einen zunehmenden kognitiven Verfall erleiden und frühzeitig aufgrund der Druckentwicklung versterben. Daher besteht zur operativen Versorgung dieser Kinder keine Alternative, auch wenn die Behandlung mit vielen Problemen und oft unbefriedigenden Verläufen verbunden ist. Dies spiegelt sich in gesundheitsökonomischen Daten der USA wider. Im Jahr 2003 sind insgesamt 39.900 Krankenhauseinweisungen mit 433.000 Behandlungstagen und Kosten von 2,0 Milliarden Dollar bei Kindern mit einem Hydrozephalus dokumentiert. Dies entspricht 0,6 % aller Einweisungen, aber 1,8 % der Behandlungstage und 3,1 % aller Kosten für im Krankenhaus behandelte Kinder. Knapp 40 % aller Kinder mit einem Shunt haben bis zum 20. Lebensjahr eine Shuntinfektion, davon ca. 9 % mehr als 3 Infektionen. 85 % aller Kinder mit einem Shunt haben mindestens eine Revisionsoperation, dagegen 21,4 % mehr als 11 Revisionen.

Über die spätere Lebensqualität der Kinder mit einem Hydrozephalus gibt es nur wenige systematische Studien. In einer Population von 233 Kindern mit einem angeborenen Hydrozephalus (71 % hatten eine Spina bifida) wurde in einem Zeitraum von 17 Jahren eine Mortalität von 13,7 % beschrieben. Die intellektuelle Entwicklung dieser Kinder wurde in 62,8 % als normal, in 29,8 % als wenig retardiert und in 7,4 % als schwer retardiert eingeschätzt. In einer weiteren Studie wurden 129 Kinder über 10 Jahre verfolgt, von denen 60 % motorische und 25 % auditive oder visuelle Defizite zeigten. Eine Epilepsie entwickelten die Kinder in 30 % der Fälle. Nur 32 % hatten einen IQ von größer 90. Zusammenfassend beschrieben sich 80 % der Kinder als körperlich behindert, sodass die meisten dieser Kinder ein Leben lang auf betreuende Begleitung durch andere Personen angewiesen sind.

2.2 Kraniosynostose

Prämature Schädelnahtsynostosen gehören zu den seltenen Erkrankungen des Schädelskeletts. Durch eine vorzeitige knöcherne Fusion einzelner, selten aller Schädelnähte wird ein regelrechtes Wachstum der Schädelkalotte behindert und damit die Ausbildung der im Schädel lokalisierten Organstrukturen gestört. Dabei resultiert eine Entwicklungshemmung der Schädelkalotte jeweils senkrecht zur betroffenen Naht, gleichzeitig aber eine verstärkte Ausdehnung in der anderen Richtung, sodass charakteristische Schädeldysmorphien entstehen.

Kraniosynostosen werden aufgrund des schnellen Hirnwachstums und des dadurch bedingten Raumbedarfs meist schon in den ersten Lebensjahren symptomatisch. Bereits im dritten Jahr erreicht das Hirn ca. 80 % des Erwachsenenvolumens. So kann ein Missverhältnis zwischen dem Volumen der Schädelkapsel und dem wachsenden Gehirn entstehen, eine Kraniostenose, die zur intrakraniellen Drucksteigerung führt.

Die Pathogenese der Kraniosynostosen ist noch nicht vollständig geklärt. Virchow ging in seiner klassischen Theorie (1851/52) von einer Erkrankung der Schädelnähte aus, die er als primäre Wachstumszentren der Schädelkalotte sah. Nach heutiger Ansicht beruhen Kraniosynostosen auf hereditären Störungen der Chondroblastenteilungsfähigkeit in der knorpligen Schädelbasis, die ein ungenügendes Wachstum in diesem Bereich zur Folge haben und bereits in der siebten bis achten Schwangerschaftswoche beginnen. Aktuellen Untersuchungen zufolge sind dabei Missense-Mutationen der Gene für die Synthese von drei Fibroblasten-Wachstumsfaktor-Rezeptoren (FGFR) und deren Transkriptionsfaktoren (TWIST) auf Chromosom 10 (10q26) von Bedeutung, die beim Crouzon-Syndrom, Pfeiffer-Syndrom, Apert-Syndrom und Beare-Stevenson-Cutis-gyrata-Syndrom nachgewiesen worden sind. Die veränderte Expression und Rezeptorbindungsaffinität für den Fibroblastenwachstumsfaktor (FGF) beeinflusst dabei die Proliferation der Chondroblasten negativ.

Aufgrund des ungenügenden Wachstums des Chondrokraniums nach ventral werden die desmalen Ossifikationszentren im vorderen Kalottenbereich zu langsam voneinander getrennt, sodass die zwischen diesen Wachstumszentren gelegenen membranösen Suturen vorzeitig verknöchern. Das betrifft vor allem die Kranznaht und vordere Anteile der Lambdanaht.

2.2.1 Klinik und Diagnostik

Die Kinder fallen durch funktionelle Störungen auf, die eine klare altersabhängige Dynamik zeigen. Nach Frühsymptomen wie Kopfschmerz, Unruhe, Schlafstörungen, häufigem Weinen, Erbrechen und Trinkschwäche treten mit fortlaufendem Wachstum gelegentlich zerebrale Anfälle auf. Abhängig vom Ausbildungsgrad der Kraniostenose können sich mit zunehmender Behinderung des Hirnwachstums bereits in den ersten Lebensjahren Wachstumsretardierungen, Visusverluste durch Optikusatrophie, Hörverluste, Herniationen von Hirngewebe durch Lücken in der Kalotte, Liquorzirkulationsstörungen mit Erweiterung der Ventrikelräume und Ausbildung eines Hydrozephalus sowie zerebrale Durchblutungsstörungen mit umschriebenen Hirninfarkten entwickeln. Aufgrund der Mittelgesichtshypoplasie tritt häufig eine starke Einengung des Nasen-Rachen-Raums auf mit der Folge von rezidivierenden Paukenergüssen und Mittelohrentzündungen auf dem Boden einer behinderten Mittelohrbelüftung sowie rezidivierenden bronchopulmonalen Infekten. Eine Progression dieser Symptome ist hauptsächlich bis zum 6. Lebensjahr zu erwarten.

Neben den funktionellen Störungen stehen Kopfformauffälligkeiten im Vordergrund und werden von Eltern und Kinderärzten beobachtet. Man kann die knöcherne Leiste an der betroffenen Schädelnaht tasten. Hinsichtlich einer möglichen operativen Therapie werden nach Marchac und Renier fünf Schädeldeformitäten unterschieden (➤ Abb. 2.6):

- Skaphozephalus (Kahnschädel) bei Verschluss der Sagittalnaht.
- Akrozephalus (Turmschädel) bei Verschluss der Koronarnaht

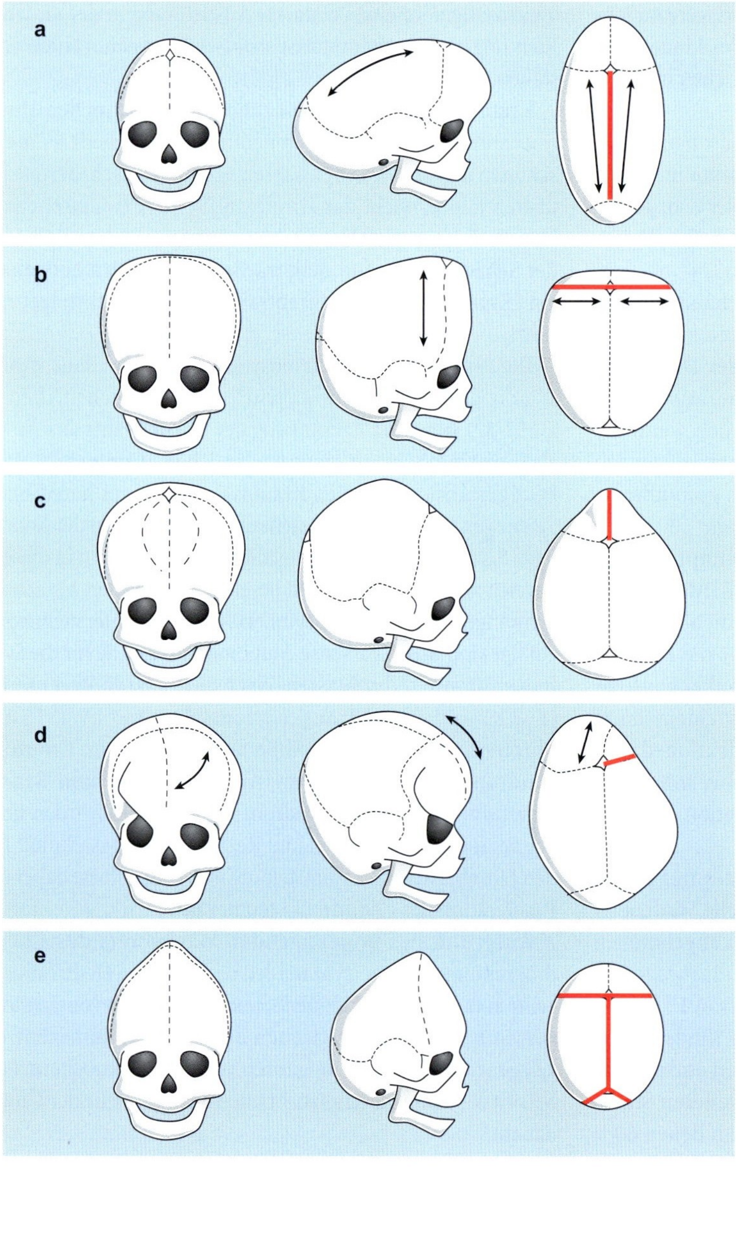

Abb. 2.6 Schematische Darstellung der Schädeldeformitäten in Abhängigkeit von der jeweils verknöcherten Schädelnaht (rote Linien), die Pfeile geben die resultierende Wachstumsrichtung an. (a) Skaphozephalus: Sagittalnaht ist verknöchert, nur Längswachstum und kein Breitenwachstum; (b) Akrozephalus: gesamte Koronarnaht ist verknöchert, nur Breiten- und Höhenwachstum und kein Längenwachstum; (c) Trigonozephalus: Frontalnaht ist verknöchert; Fehlen der Tuber frontales mit spitzer Ausprägung des Os frontale; (d) Plagiozephalus: halbe Koronarnaht ist verknöchert; asymmetrisches Schädelwachstum mit fehlendem Längenwachstum auf der betroffenen Seite; (e) Oxyzephalus: Sagittal-, Koronar- und meist Lambdanaht sind verknöchert, es resultiert ein nach oben betonter Spitz- und Mikrozephalus. [L157]

- Trigonozephalus (Dreiecksschädel) bei Verschluss der Frontalnaht
- Plagiozephalus (Schiefschädel) bei einseitigem Verschluss der Koronarnaht
- Oxyzephalus (Spitzschädel) bei Verschluss der Sagittal- und Koronarnaht

Kraniosynostosen gehen gelegentlich mit multiplen Fehlbildungen einher und werden meist innerhalb klinischer Syndrome beschrieben. Am bekanntesten und häufigsten ist dabei das Crouzon-Syndrom (Dysostosis craniofacialis), ein charakteristisches Turmschädelsyndrom. Es tritt bei etwa 1 : 25.000 Geburten auf und entspricht einem auf den Schädel begrenzten, genetisch bedingten Fehlbildungssyndrom mit autosomal-dominantem Erbgang, 100-prozentiger Penetranz und wechselnder Stärke der Expressivität. Im Unterschied dazu ist das ebenfalls autosomal-dominant mit einer Häufigkeit von etwa 1 : 100.000 auftretende Apert-Syndrom (Akrozephalosyndaktylie-Syndrom) nicht auf den Schädel beschränkt. Neben einem Akrozephalus variabler Ausprägung bestimmen hier auch Syndaktylien mit dysmorphen, verkürzten, meist knöchern fusionierten 2.–4. Fingern (Löffelhände) und kutanen Syndaktylien der Zehen, ferner Anomalien von Halswirbelsäule, Hirn, Herz, Gastrointestinal- und Urogenitaltrakt das klinische Bild. Darüber hinaus weisen auch die Syndrome nach Pfeiffer, Opitz (Trigonozephalus), Carpenter und Saethre-Chotzen sowie das Kleeblatt-Schädel-Syndrom frühkindliche Kraniosynostosen auf, die in unterschiedlicher Ausprägung zu Schädeldysmorphien mit den oben beschriebenen funktionellen Folgen führen.

Die komplexe Symptomatik der Kraniosynostosen erfordert eine enge interdisziplinäre Zusammenarbeit in Diagnostik und Therapie. Da sie häufig bereits nach der Geburt erkennbar sind, werden diese Fehlbildungen oft als Geburtstraumata fehlgedeutet. Nicht selten ist aber die Dysmorphie auch so schwach ausgebildet, dass die Diagnose einer Kraniosynostose erst später gestellt wird, wenn bereits irreparable Schäden eingetreten sind. Die frühe Diagnose ist folglich erforderlich, um zum günstigsten Zeitpunkt mit der Therapie beginnen zu können. Bei positiver Familienanamnese und Verdacht auf eine Kraniosynostose sollte gezielt nach hirndruckverdächtigen Symptomen gesucht werden. Gleichzeitig hilft das Erkennen assoziierter Fehlbildungen bei der Zuordnung der Schädelfehlbildung zu bekannten klinischen Syndromen. Während die Schädel-Wachstumskurve nur im Ausnahmefall wie beim Oxyzephalus auffällig abweichen kann, ist dagegen die Berechnung des Schädelindex (SI = (Schädelbreite × 100)/Schädellänge) hilfreich. Normal ist ein Wert zwischen 70 und 80, ein Wert über 80 spricht beispielsweise für einen Brachyzephalus. Eine große Bedeutung hat die ophthalmologische Untersuchung. Wesentlich ist die Funduskopie zur Erkennung eines Papillenödems als Frühzeichen erhöhten intrakraniellen Drucks. Visus und Gesichtsfeld geben Aufschluss über das Ausmaß bereits eingetretener Schädigungen. Störungen des binokularen Sehens durch einen Hypertelorismus sollten ebenso wie Hornhautschäden infolge eines insuffizienten Lidschlusses bei Protrusio bulbi rechtzeitig behandelt werden.

Unerlässlich für die präoperative Diagnostik der Kraniosynostose und -stenose ist die radiologische Diagnostik. Im nativen Röntgenbild fallen neben den pathologischen Verknöcherungen und Dysmorphien mit zunehmendem Alter auch hirndruckbedingte Verstärkungen der physiologischen Wolkenzeichnungen der Schädelkalotte, Impressiones digitatae und erweiterte Foraminae von Emissarien auf. Die 3-D-Computertomografie des knöchernen Schädels sowie ein 3-D-rekonstruiertes Schädelmodell (Stereolithografie) sind sicherlich nur bei Vorliegen von Pansynostosen oder Fehlbildungssyndromen, die auch den Gesichtsschädel einbeziehen, gerechtfertigt. Die Magnetresonanztomografie ermöglicht darüber hinaus Aussagen über zerebrale Fehlbildungen, Liquorzirkulationsstörungen und Parenchymläsionen infolge hirndruckbedingter ischämischer Ereignisse. Differenzialdiagnostisch sind von den Kraniosynostosen die lagerungsbedingten Schädeldeformitäten abzugrenzen. Diese sind heute aufgrund der propagierten SIDS-Prophylaxe mit strenger Rückenlage sehr häufig geworden.

2.2.2 Therapie

Das normalerweise rasche Schädelwachstum im ersten Lebensjahr erfordert eine frühzeitige chirurgische Intervention bereits in diesem Zeitraum – auch bei Fehlen einer klinischen Symptomatik. Der Eingriff ist um den zwölften Lebensmonat anzustreben, da sich die Komplikationsrate mit zunehmendem Alter erhöht. Ursachen dafür liegen in der Verlängerung der Operationsdauer durch die mit dem Lebensalter zunehmende Stärke und Mineralisation der Schädelknochen, die zudem eine schlechtere Formbarkeit und abnehmende Reossifikationspotenz zur Folge haben. Weiterhin erschwert die Ausbildung der Sinus frontales die Operationstechnik.

Als häufigste Form der Kraniosynostose wird der Skaphozephalus beobachtet, bei dem isoliert die Sagittalnaht vorzeitig verschlossen ist. Um das dadurch verhinderte Breitenwachstum des Schädels wieder zu ermöglichen, werden beidseits parallel zur Sagittalnaht ca. 1 cm breite Knochenstreifen reseziert. Diese Kraniektomien setzen sich beidseitig bogenförmig entlang der Lambdanaht sowie der Koronarnaht bis zur Sutura squamosa fort. Die so entstandenen Flügel der Ossa parietales werden mit einem Periostlappen eingeschlagen, um eine vorzeitige Reossifikation zu vermeiden. Über dem Sinus sagittalis superior verbleibt ein schützender Knochenstreifen, der jedoch auch zumindest partiell entfernt werden kann. Der Schädel kann somit der Ausbreitung des Hirns in parietaler Richtung nachgeben (➤ Abb. 2.7 und ➤ Abb. 2.8). Insbesondere für die operative Versorgung des Skaphozephalus sind alterative Verfahren bis hin zu minimal-invasiven Methoden etabliert.

Das standardisierte frontoorbitale Advancement ist primär für den Akrozephalus, modifiziert für den Trigonozephalus

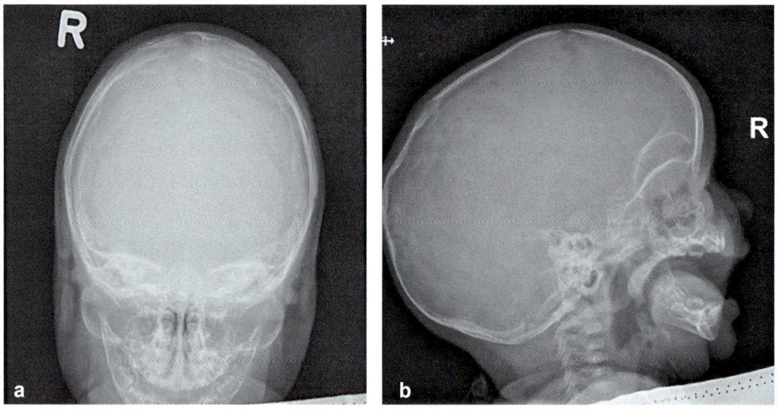

Abb. 2.7 Zweijähriger Knabe mit seit dem Säuglingsalter bestehender länglicher Kopfform (Skaphozephalus; Schädelindex = 58), das Röntgenbild des Schädels in zwei Ebenen zeigt die verknöcherte Sagittalnaht bei angedeutetem „Wolkenschädel" als Zeichen für einen latent erhöhten intrakraniellen Druck. [P863]

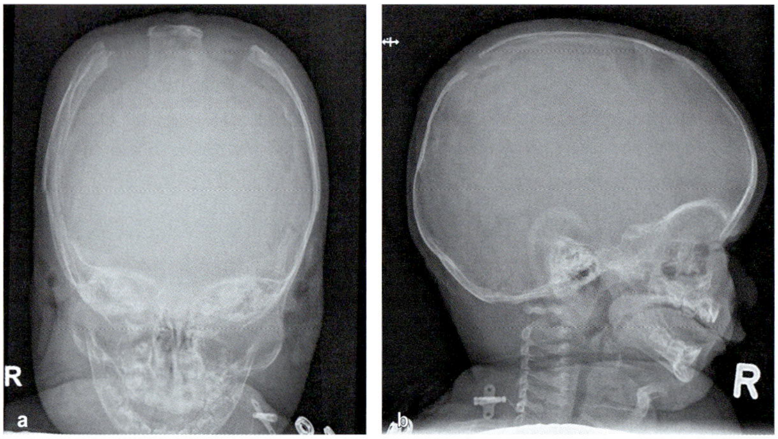

Abb. 2.8 Röntgenkontrolle postoperativ nach bilateraler parasagittaler Kraniektomie [P863]

und auch den Plagiozephalus die Operationsmethode der Wahl. Operativer Zugangsweg ist der Bügelschnitt, der die Darstellung des knöchernen Schädels im frontalen, temporalen und supraorbitalen Bereich ermöglicht. Nach Bildung eines frontalen Knochendeckels, der unterhalb der Stirnwölbung beginnend die knöcherne Stirnstruktur bis zur Kranznaht in gesamter Breite umfasst, wird die intra- und extrakranielle Präparation eines horizontal verlaufenden streifenförmigen supraorbitalen Knochensegments möglich. Das frontoorbitale Knochensegment wird in einer zweiten Phase der Operation entsprechend der Fehlbildung neu ausgeformt und mit einem Vorversatz wieder eingepasst. Im Hinblick auf das zu erwartende Wachstum wird eine Überkorrektur vorgenommen. Anschließend erfolgt die Modellation des frontalen Knochendeckels zur Anpassung an das ausgeformte und vorverlagerte frontoorbitale Segment. Die Knochenfragmente werden in der korrigierten Lage üblicherweise mit resorbierbaren Materialien fixiert (➤ Abb. 2.9, ➤ Abb. 2.10 und ➤ Abb. 2.11).

2.2.3 Komplikationen und Prognose

Mögliche Komplikationen sind Duraverletzungen, aufsteigende Infektionen aus dem Respirationstrakt sowie Blutungen aus dem besonders bei stark erhöhtem intrakraniellem Druck gestauten Sinus sagittalis superior und den Emissarien. Sie sind durch Duraplastiken, prinzipielle perioperative Breitspektrumantibiotikaprophylaxe, Deckung und Deepithelialisierung eröffneter Stirnhöhlen sowie rechtzeitige Blutsubstitution kalkulierbar und kontrollierbar. Die Gesamtkomplikationsrate bei diesen operativen Eingriffen wird mit bis zu 22 % angegeben, wobei die infektiösen Komplikationen mit 15 % deutlich dominieren. Insgesamt gesehen rechtfertigt das Ausmaß der zu erwartenden irreversiblen Schädigungen infolge einer Kraniosynostose und nicht zuletzt auch die psychosoziale Beeinträchtigung den operativen Eingriff in den meisten Fällen, wenn er in entsprechend ausgewiesenen Zentren erfolgt.

2.3 Spina bifida

Unter dem Begriff Spina bifida (auch Rachischisis genannt) werden anatomisch variable Fehlbildungen zusammengefasst, die alle aus einer Differenzierungsstörung der Neuralplatte innerhalb der ersten vier Schwangerschaftswochen abgeleitet werden. Dabei kann es sich nur um den fehlenden Schluss der Wirbelsäule als Spina bifida occulta, um eine Spalte der Wirbelsäule mit einer Protrusion der Dura mater als Meningozele oder um eine Spalte der Wirbelsäule einschließlich Dura und

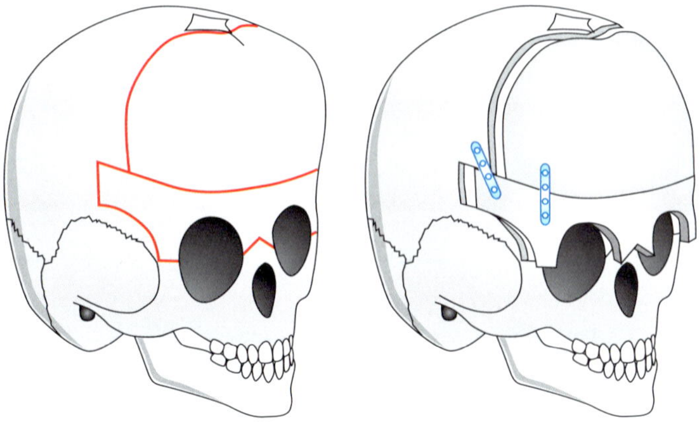

Abb. 2.9 Schematische Darstellung des frontoorbitalen Advancements; das linke Bild zeigt die Lage der Kraniotomie mit Bildung eines frontalen Knochendeckels und des supraorbitalen Knochensegments; im rechten Bild sind die Fixierung des nach ventral versetzten supraorbitalen Knochensegments sowie der entsprechend modellierte frontale Knochendeckel dargestellt. [L157]

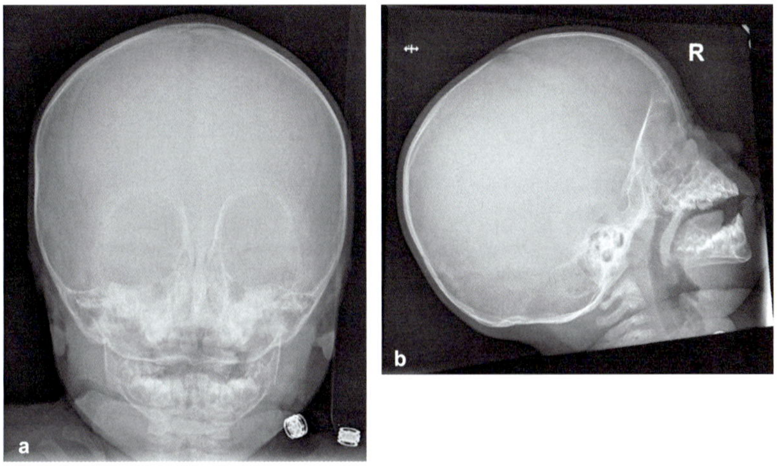

Abb. 2.10 Zweijähriges Mädchen mit seit dem Säuglingsalter bestehender asymmetrischer Kopfform bei linksseitig fehlender Ausprägung der Stirn (Plagiozephalus), das Röntgenbild des Schädels in zwei Ebenen zeigt die linksseitig verknöcherte Koronarnaht bei regelrechter rechtsseitiger Naht. [P863]

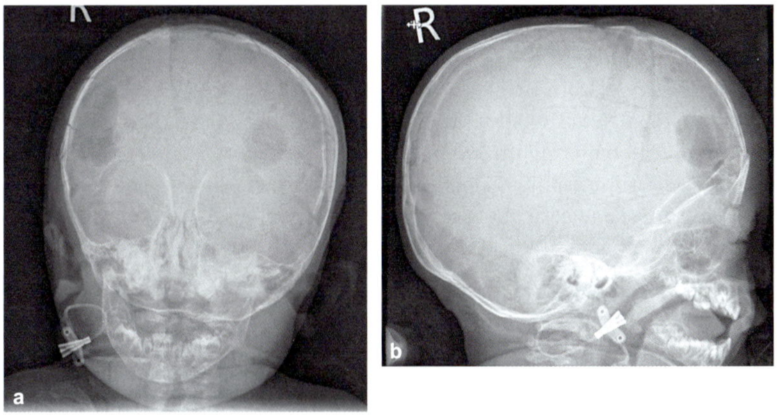

Abb. 2.11 Röntgenkontrolle postoperativ nach bilateraler parasagittaler Kraniektomie [P863]

Rückenmark als Myelomeningozele handeln. Im Bereich des Schädels werden außerdem neben den Meningozelen die Enzephalozelen als Analogon zu den Myelomeningozelen abgegrenzt. Mit Ausnahme der Spina bifida occulta können alle Formen häutig gedeckt, aber auch offen und freiliegend sein.

Zur Inzidenz dieser Fehlbildung sind aktuell nur unsichere Aussagen zu machen. Durch die sehr sichere pränatale Diagnostik nimmt die Zahl der geborenen Kinder mit einer dieser Fehlbildungen ständig ab. Andererseits kann eine Spina bifida occulta ohne Ausprägung klinischer Symptome ein Leben lang unentdeckt bleiben. Aus älteren Analysen gibt es aber Anhaltspunkte, dass ethnische Faktoren eine gewisse Rolle zu spielen scheinen. Während in Asien und Südamerika die Inzidenz deutlich niedriger war, lag sie in Nordirland ca. zehnmal höher, Europa, die USA und Australien befinden sich dazwischen. Momentan werden weltweit durchschnittlich 5 von 10.000 Kindern mit einer Rachischisis geboren.

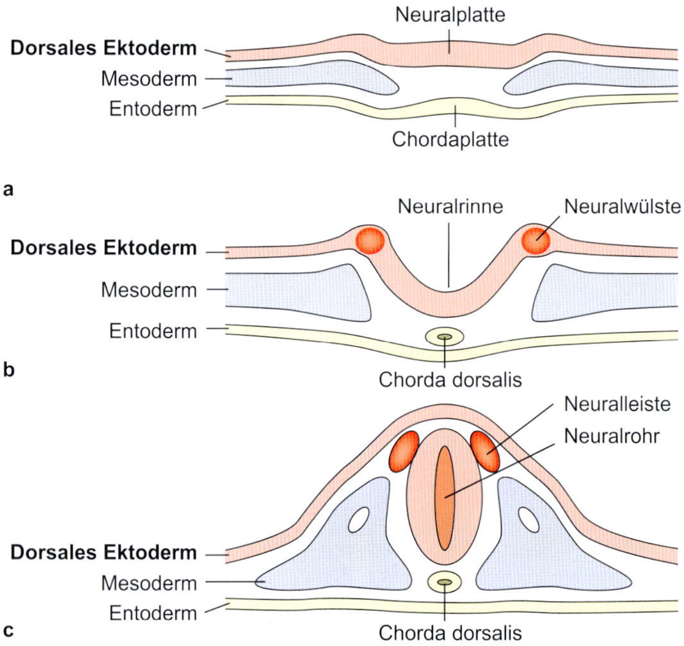

Abb. 2.12 Schematische Darstellung der normalen embryonalen Entwicklung des Neuralrohrs; (a) als Verdickung von Teilen des dorsalen Ektoderms entsteht die Neuralplatte; (b) in der dritten Woche entstehen durch Proliferation der lateralen Neuralplatte die Neuralwülste; (c) Ende der vierten Woche Verschluss zum Neuralrohr und ventrolaterale Verlagerung der separierten Neuralwülste = Neuralleisten. [L157]

Die Neuralplatte entsteht durch eine Verdickung des dorsalen Ektoderms. Beim zweieinhalb Wochen alten menschlichen Embryo führt eine Proliferation der lateralen Anteile dieser Neuralplatte zur Herausbildung der Neuralrinne und zweier beidseits dorsolateral parallel verlaufender Neuralwülste. Am Ende der vierten Woche hat sich die Neuralrinne in zephalokaudaler Richtung zum Neuralrohr verschlossen, wodurch die Ausgangsstruktur zur späteren Entwicklung des Zephalons, des Rückenmarks sowie der peripheren Nerven entstanden ist. Gleichzeitig fusionieren die beiden Neuralwülste, verlagern sich nach ventrolateral und werden zu den beiden Neuralleisten, dem Ausgangsort der Migration pluripotenter neurogener Zellen. Das Mesoderm, das die Neuralrinne seitlich umgibt, schiebt sich zwischen die Neuralrinne und das Ektoderm und differenziert sich zu den Meningen und der Wirbelsäule (➤ Abb. 2.12). Fokale Störungen dieser Differenzierung führen zu der bereits genannten abgestuften Pathologie, die vom lediglich fehlenden Schluss der Wirbelbögen bis zum völligen Freiliegen der Neuralplatte reicht. Dabei ist die exakte formale Entstehung nicht sicher. So wird sie meist als Hemmungsfehlbildung im Rahmen der Neuralrohrdifferenzierung angesehen. Aber auch eine sekundäre Ruptur eines primär verschlossenen Rückenmarkskanals, Störungen in der Hydrodynamik des Liquors oder ein allgemein überproportionales Wachstum werden diskutiert.

Ebenso wie die formale Entstehung sind die Ursachen für die Genese der Fehlbildung letztlich nicht geklärt und werden als multifaktoriell angesehen, wobei sowohl eine genetische Prädisposition als auch Umwelteinflüsse diskutiert werden. Da offenbar eine gewisse Abhängigkeit von ethnischen Faktoren besteht, gelegentlich eine familiäre Häufung beschrieben wird und außerdem Neuralrohrdefekte in ca. 20 % entweder mit chromosomalen Aberrationen (Trisomie 13 oder 18) oder im Rahmen eines Syndroms (Waardenburg-Syndrom, Czeizel-Syndrom, Meckel-Gruber-Syndrom) ausgeprägt werden, liegt der Gedanke einer genetischen Prädisposition nahe. Zusätzlich gibt es mehrere Mausmodelle, die den Phänotyp einer Spina bifida zeigen. Dabei wird es sich allerdings nicht um eine monogenische Erkrankung handeln, sondern die Interaktion mehrerer Gene determiniert wahrscheinlich die genetische Prädisposition. So wurden in einer Population von 144 Spina-bifida-Patienten drei Mutationen im *VANGL1*-Gen identifiziert. Außerdem sind Polymorphismen verschiedener Gene, die in den Folsäure- und Homocysteinstoffwechsel involviert sind (*MTHFR, MTR, MTRR* und *MTHFD1*), mit der Ausprägung einer Spina bifida assoziiert. Diese genetischen Prädispositionen müssen aber nicht zwangsläufig zur Ausprägung der Erkrankung führen. Erst die Wechselwirkung mit bestimmten Umweltfaktoren resultiert in diesem Phänotyp. So ist für verschiedene Medikamente (z. B. Benzodiazepine, Kalziumkanalblocker) oder andere teratogene Noxen eine kausale Beziehung zum Auftreten einer Spina bifida dokumentiert.

Eine essenzielle Bedeutung in der Pathogenese kommt dem Folsäurestoffwechel zu. Folsäure spielt eine besondere Rolle im C1-Stoffwechsel und ist an der Neusynthese von Nukleinsäuren für die DNA-Replikation und Reparatur beteiligt. So kann die Supplementierung von Folsäure in der Nahrung um den Zeitpunkt der Konzeption die Inzidenz für das Auftreten eines Neuralrohrdefekts um bis zu 70 % reduzieren.

2.3.1 Klinik und Diagnostik

Neuralrohrdefekte können heute durch die Bestimmung des mütterlichen Alpha-Fetoprotein-Serumspiegels und eine hochauflösende Sonografie in nahezu 100 % pränatal sicher diagnostiziert werden. Das fetale Alpha-Fetoprotein gelangt über den Neuralrohrdefekt in das Fruchtwasser und wird dort vom mütterlichen Kreislauf aufgenommen. Da aber seine Bestimmung im ersten Trimenon keine sichere Prädiktion zulässt und das Alpha-Fetoprotein außerdem keine absolute Spezifität für Neuralrohrdefekte besitzt, ist seine alleinige Wertigkeit bei der Diagnostik eingeschränkt. Dagegen sind bereits in der Frühschwangerschaft sonografisch sichere Zeichen für das Vorliegen einer Spina bifida zu erkennen: der fehlende Schluss der Wirbelbögen sowie die Beschreibung der Höhe des Defekts oder die Vorwölbung im Bereich des Rückens. Außerdem können sekundäre Merkmale beschrieben werden, die hinsichtlich der zu erwartenden neurologischen Defizite Bedeutung haben: die Dysplasie des Zerebellums, der tiefstehende Hirnstamm (Arnold-Chiari-Malformation), eine Ventrikulomegalie, die Paralyse der unteren Extremitäten mit der Ausbildung von Klumpfüßen. Diese sonografische Diagnostik kann durch ein pränatales MRT ergänzt werden, wodurch eine wesentlich differenziertere Abschätzung von zu erwartenden neurologischen Defiziten möglich ist und damit insbesondere eine detailliertere Beratung der werdenden Eltern erfolgen kann.

Hinsichtlich der Entbindung wird davon ausgegangen, dass aus kindlicher Indikation eine elektive Schnittentbindung angestrebt werden sollte, allerdings gibt es keine Evidenz für ein besseres neurologisches Outcome im Vergleich zu einer natürlichen Entbindung. Jedenfalls sollte die Entbindung in einem Zentrum erfolgen, in dem die weitere Betreuung des Neugeborenen sichergestellt ist.

Sollte keine pränatale Diagnostik erfolgt sein, handelt es sich bei Vorliegen einer Meningo- oder Myelomeningozele immer um eine Blickdiagnose, die zum Zeitpunkt der Geburt keiner weiteren Diagnostik bedarf. Klinisch imponieren die offene oder gedeckte Vorwölbung im Bereich der Wirbelsäule, die möglichen Deformitäten der unteren Extremität (Flexionskontraktur in der Hüfte mit Streckung im Knie, Fußdeformitäten) und der klaffende Anus als Ausdruck der Beckenbodenlähmung. Die Verlegung in ein Zentrum zur Versorgung erfolgt nach Sicherung der Vitalfunktionen in Bauchlage mit einer moderaten Kopftieflage, der Defekt wird mit einem sterilen feuchten Verband abgedeckt und die Antibiotikaprophylaxe wird begonnen.

Bei Verdacht auf eine Kombination mit einem Teratom oder einem Dermoid, aber auch bei häutig gedeckten Befunden oder einer Spina bifida occulta ist die Pathologie postpartal ebenfalls mittels Sonografie oder MRT abzuklären.

Die Spina bifida occulta ist in ihrer klinischen Präsentation meist asymptomatisch und daher in ihrer Inzidenz häufiger als vermutet – sie wird bei bis zu 4 % aller Erwachsenen gefunden.

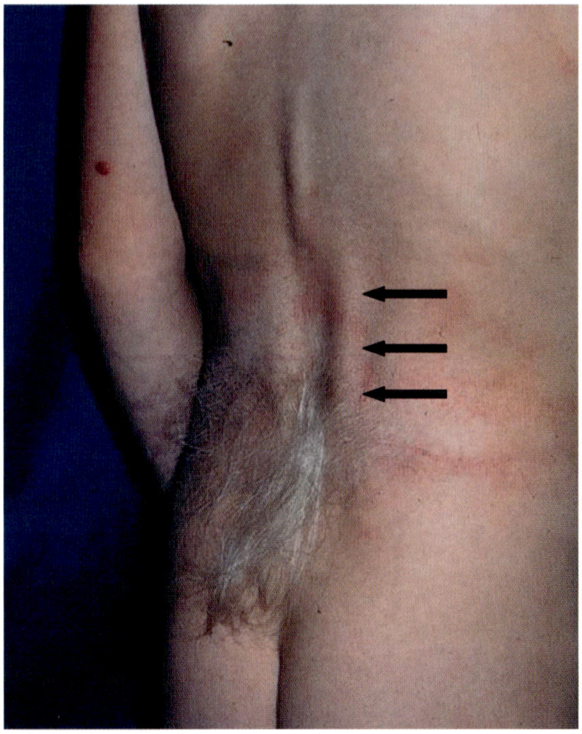

Abb. 2.13 Spina bifida occulta bei einem 12-jährigen Mädchen: Pfeile markieren die gespaltenen Dornfortsätze mit ausgeprägter Hypertrichose [G879]

Neben der am lumbosakralen Übergang nachweisbaren Spalte im Wirbelbogen können sich zusätzliche Symptome wie eine Hypertrichose, Pigmentstörungen, ein Naevus flammeus oder Angiome, aber auch Lipome oder Dermoide nachweisen lassen (➤ Abb. 2.13). Liegen keine Symptome vor, so bedingt dies keine spezifische Therapie. Allerdings sollte ein MRT der Wirbelsäule und des Schädels hinsichtlich des Vorliegens eines Tethered-cord-Syndroms mit einer ggf. chirurgischen Konsequenz erfolgen.

Bei der Meningozele besteht neben dem gespaltenen Wirbelbogen ein über das Niveau der Wirbelsäule hervorragender zystischer Tumor, der durch die Arachnoidea begrenzt wird. Dabei ist das Myelon in die Fehlbildung nicht einbezogen und hat seine regelrechte anatomische Lage. Auch die Meningozele wird häufig am lumbosakralen Übergang gefunden (➤ Abb. 2.14), ist aber ebenfalls im Bereich der thorakalen und zervikalen Wirbelsäule sowie im Bereich des Schädels möglich. Hier kann sie mit einer zeitlichen Latenz erst im späteren Säuglingsalter als schwappende Schwellung im Bereich der Kalotte klinisch manifest werden. Die Meningozelen sind häufig vollständig häutig gedeckt und können dann nach genannter Diagnostik elektiv operiert werden. Ziel ist dabei der Verschluss des Duralsacks. Dabei kann die Verbindung zwischen Zele und Wirbelkanal sowohl breitbasig offen als auch klein und gestielt sein. Da neurologische Strukturen von dieser Form nicht betroffen sind, ist auch hier die Prognose günstig.

Bei der Myelomeningozele ist in die Fehlbildung zusätzlich das Myelon einbezogen. Dieses ist im Bereich des Defekts meist

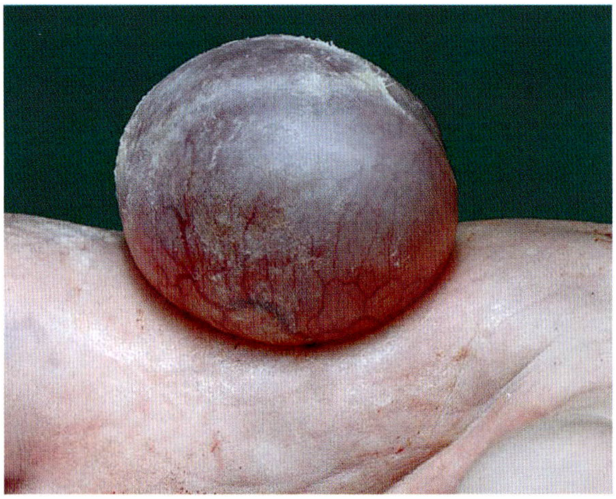

Abb. 2.14 Unmittelbar postnataler Befund einer Meningozele. Trotz der Größe des Befunds stellt sich nur eine kleine Verbindung zum Duralsack dar; folglich bestehen keine neurologischen Defizite. [G879]

nur als Medullarplatte ausgebildet, häutig gedeckt oder offen, zystisch oder planar ausgeprägt. Zusätzlich können schwere Deformitäten der Wirbelsäule, eine Aplasie des Os sacrum oder eine Kombination mit einem Teratom beobachtet werden. Die Myelomeningozele tritt ungefähr zehnmal häufiger auf als die Meningozele und ca. 80 % sind lumbosakral lokalisiert. Abgesehen davon, dass die Medullarplatte bei der gedeckten Myelomeningozele epithelisiert ist, besteht zur offenen Form anatomisch prinzipiell kein Unterschied. Zentral liegt am höchsten Punkt der Zele die ovale, düster-rötliche Medullarplatte, die dem platten, nicht geschlossenen Myelon entspricht und als Zona medullovasculosa bezeichnet wird. An diese schließt sich der schmale Übergang zur Haut an, der durch Anteile der Arachnoidea gebildet wird (Zona epithelioserosa) und die peripher in die Kutis des Rückens übergeht (Zona dermatica; ➤ Abb. 2.15).

2.3.2 Therapie

Die operative Versorgung soll innerhalb der ersten 48 Stunden nach der Geburt durchgeführt werden. Das Kind wird in Bauchlage positioniert, der Kopf in leichter Tieflage, um nach Entlastung der Zele einer Einklemmung der Medulla oblongata vorzubeugen. Der Zelensack wird am Übergang zur gesunden Haut und analog am Übergang der Zona medullovasculosa zur Zona epithelioserosa oval umschnitten. Die so mobil gewordene Medullarplatte wird ggf. zum Rohr verschlossen und in den Wirbelkanal verlagert. An der Innenseite der gespaltenen Dornfortsätze wird die Dura mater inzidiert, mobilisiert und so der Duralsack fortlaufend wasserdicht verschlossen. Nun werden seitlich der Dornfortsätze Anteile der Muskelfaszie inzidiert und so mobilisiert, dass sie als Türflügelplastik nach medial umgeschlagen werden können. So kann der Defekt verschlossen werden. Sollte die Distanz zu groß sein, können die Dornfortsätze beidseits gebrochen und nach medial geklappt werden. Abschließend wird der Hautdefekt plastisch verschlossen. Der Eingriff erfolgt unter Antibiotika-Prophylaxe und grundsätzlich Latex-frei wegen der erhöhten Gefahr der Entwicklung einer Latex-Allergie.

Ausgehend von der Überlegung, dass das neurologische Defizit einerseits durch die primäre Fehlbildung und anderseits durch eine sekundäre intrauterine Alteration (traumatisch und chemisch-toxisch) determiniert ist, wurde die Idee entwickelt, dass ein früher präpartaler Verschluss des Neuralrohrdefekts die Prognose verbessern kann. Der erste intrauterine Verschluss einer Myelomeningozele in fetoskopischer Technik ist

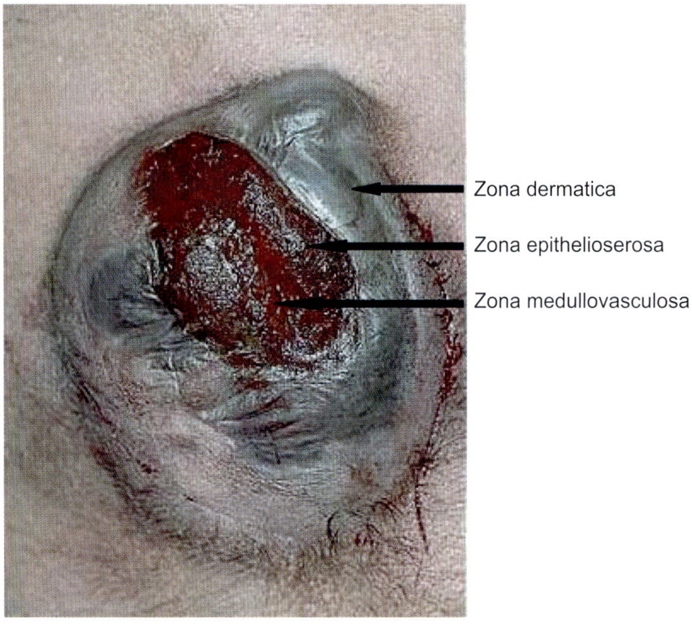

Abb. 2.15 Unmittelbar postnataler Befund einer offenen Myelomeningozele nach Spontangeburt [G879]

1994 durchgeführt worden. Da die Ergebnisse jedoch nicht vertretbar waren, wurde 1997 die Technik des offenen Verschlusses am Fetus etabliert. Dabei wird der Uterus eröffnet, der Neuralrohrdefekt plastisch gedeckt und die Schwangerschaft fortgesetzt. Die Operation erfolgt zwischen der 22. und 30. Schwangerschaftswoche, die Entbindung obligat als Schnittentbindung. In den letzten Jahren sind mehr als 1.000 Kinder auf diese Weise behandelt worden. Obwohl durch dieses Vorgehen eine Vielzahl zusätzlicher Risiken für Mutter und Fetus eingegangen werden, dokumentieren die zurzeit beschriebenen Ergebnisse noch keinen durchgreifenden Vorteil gegenüber dem konventionellen Verfahren. Lediglich eine niedrigere Rate von Shunt-pflichtigen Hydrozephalus-Patienten (43–46 %) wurde beschrieben. Hier muss jedoch erwähnt werden, dass auch beim konventionellen Verfahren diesbezüglich über große Schwankungen berichtet wird (53–86 %). Unabhängig davon muss die intrauterine Behandlung der Myelomeningozele als anerkannte Therapieoption im Beratungsgespräch mit den Eltern diskutiert werden.

2.3.3 Komplikationen und Prognose

Obwohl die Neuralrohrdefekte primär als eine lokal umschriebene Fehlbildung imponieren, müssen sie als eine komplexe, das gesamte Zentralnervensystem betreffende Erkrankung verstanden werden. Nahezu alle Patienten weisen eine im Schweregrad sehr variable Arnold-Chiari-Malformation, also einen Hirnstammtiefstand im Foramen magnum auf. Ca. 20 % der Patienten werden diesbezüglich symptomatisch durch Kompression von Hirnnerven oder respiratorische Komplikationen mit Apnoe. Im Zusammenhang mit der Arnold-Chiari-Malformation, aber auch durch nicht näher geklärte Liquorzirkulationsstörungen entwickeln über 80 % der Kinder einen Shunt-pflichtigen Hydrozephalus, der teilweise bereits präpartal zu diagnostizieren ist, aber meist erst in den Tagen nach Verschluss des Neuralrohrdefekts symptomatisch und dann mittels elektiv angelegter ventrikuloperitonealer Drainage mit einem interponierten Säuglingsventil versorgt wird.

Im MRT wird bei ca. 80 % der Kinder eine Syringomelie nachgewiesen. Diesbezüglich sind jedoch nur in ca. 2–5 % Symptome wie Funktionsstörungen des Hirnstamms, der oberen Extremitäten oder eine sekundäre Skoliose zu beobachten. Ein Tethered-cord ist die Fixation des Filum terminale und die Verhinderung des Aszensus des Rückenmarks. Klinische Symptome sind Blasen- und Mastdarmfunktionsstörungen, Sensibilitätsstörungen an den Füßen und perianal sowie Fußfehlstellungen und spastische Bewegungsstörungen beider Beine. Eine operative Versorgung wird ungefähr in 32 % der Kinder durchgeführt, die zur Verbesserung der neurologischen Befunde führen kann. 23 % der Patienten entwickeln ein Krampfleiden.

Ein weiteres Problem stellen die aus dem neurologischen Defekt resultierenden vielschichtigen orthopädischen Probleme dar. Beginnend mit dem Redressement der Fußdeformitäten über eine diesbezüglich intensive Physiotherapie bis hin zu dem Ziel, dass diese Kinder zum Laufen befähigt werden sollen, ist eine praktisch begleitende orthopädische Betreuung notwendig. Schließlich ist die bereits erwähnte sekundäre, aber auch primäre Skoliose ein Befund, der bei knapp der Hälfte der Patienten beschrieben wird und meist eine operative Intervention bedingt.

Abschließend sind die funktionellen Störungen der Defäkation und Miktion in Betracht zu ziehen. Während erstere durch regelmäßige abführende Maßnahmen kontrolliert werden müssen, ist hinsichtlich der neurogenen Blasenentleerungsstörung die Einführung des sauberen intermittierenden Katheterismus von essenzieller Bedeutung. So können rezidivierende Harnwegsinfekte und eine sekundäre Nierenschädigung auf der Grundlage eines vesikoureteralen Refluxes vermieden sowie in ca. 80 % der Patienten eine soziale Kontinenz erzielt werden.

Diese Kombination von vielschichtigen medizinischen Problemen bedeutet praktisch eine lebenslange intensive Betreuung durch verschiedene Fachbereiche und bedingt meist wiederholte operative Eingriffe. Die Funktion der Integration sowie später auch der Translation sollte dabei einem sozialpädiatrischen Zentrum übertragen werden, das ebenfalls die komplexe psychosoziale Betreuung der Familien übernimmt. Trotzdem beträgt die Mortalität bis zum Erreichen des jungen Erwachsenenalters 24 %, wobei ungefähr zwei Drittel bis zu einem Alter von 5 Jahren versterben. Danach stellt sich eine relativ konstante Mortalitätsrate von ca. 1 % pro Jahr ein. Trotz der hohen Rate an Shunt-pflichtigen Hydrozephalus-Patienten besuchten 63 % der Kinder die reguläre Schule und 36 % schlossen erfolgreich ein Studium ab. Ungefähr die Hälfte der Patienten geht im Erwachsenenalter einer beruflichen Tätigkeit nach, wobei 75 % im elterlichen Haushalt leben.

2.4 Ohrknorpeldeformitäten

Ohrknorpeldeformitäten (abstehende Ohren) stellen in keinem Fall ein funktionelles Problem dar. Alle Personen mit einer derartigen Ausbildung der Ohrmuschel verfügen über ein normales Hörvermögen. So ist die Ohrknorpeldeformität im engeren Sinn als eine anatomische Formvariante anzusehen. Da sie jedoch von der allgemein anerkannten Norm abweicht, wird sie als kosmetisch störend oder entstellend empfunden. Die Ausprägung des äußeren Ohrs ist genetisch determiniert, und so sind „abstehende Ohren“ in den Familien meist in mehreren Generationen vorhanden. Aus dieser Situation entsteht ein entsprechender Leidensdruck, der meist durch Erfahrungen der älteren Generation mitgeprägt wird. Daraus lässt sich die Indikation zu einer operativen Korrektur vorrangig aus psychologischen Gründen ableiten und ist in diesem Sinn medizinisch absolut gerechtfertigt. Jedenfalls zeigen operierte Kinder eine deutlich veränderte Persönlichkeitsstruktur.

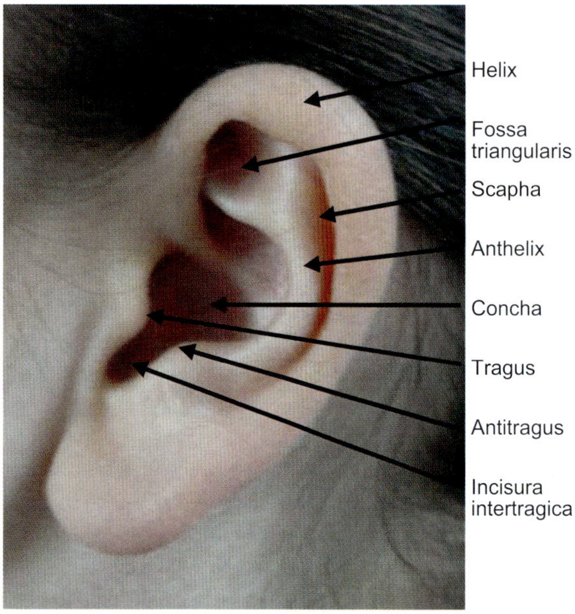

Abb. 2.16 Normale Anatomie des Ohrs [G879]

Das äußere Ohr besteht aus dem äußeren Gehörgang und der Ohrmuschel (Aurikula). Anatomisch stellt die Ohrmuschel eine Hautfalte dar, die eine sehr charakteristisch profilierte Scheibe aus elastischem Knorpel bedeckt. Die Ohrmuschel ist über die Concha mit dem Os mastoideum des knöchernen Schädels verbunden. Die Concha ist konkav gewölbt und bildet an der Vorderseite die eigentliche Vertiefung der Ohrmuschel. Sie mündet lateral in eine markante Falte, die Anthelix, welche kranial in die beiden Crura anthelices ausläuft. Von diesen wird die Fossa triangularis eingeschlossen. Kaudal schließt sich der Anthelix der Antitragus an, der im weiteren Verlauf über die Incisura intertragica im Tragus ausläuft und dort den markanten Kontrapunkt zur Anthelix darstellt. Lateral der Anthelix befindet sich eine unterschiedlich stark ausgeprägte Rinne – die Scapha, welche dann in die Randleiste der Ohrmuschel, die Helix übergeht. Am kaudalen Ende der Helix findet sich das knorpelfreie Ohrläppchen (➤ Abb. 2.16).

2.4.1 Klinik und Diagnostik

Diagnostisch stellen sich die Ohrknorpeldysplasien als eine Blickdiagnose dar, wobei der Leidensdruck die ärztliche Konsultation bedingt und somit in aller Regel bereits die Indikation zu einer operativen Korrektur darstellt. Die Operation sollte nicht vor dem 5. Lebensjahr erfolgen, da in diesem Alter die Ohrmuschel eine weitestgehend definierte Form und Größe erlangt hat. Um den gewünschten therapeutisch-psychologischen Effekt zu erzielen, ist der Eingriff jedoch vor Beginn der Schulzeit empfehlenswert. Vor der Operation muss eine entsprechende Analyse der Ohrform erfolgen und daraus resultierend ein Plan für die beabsichtigte Korrektur erstellt werden. In den meisten Fällen resultiert das „Abstehen" der Ohren allein durch das Fehlen oder die nur angedeutete Ausprägung der Anthelix. Selten ist dies kombiniert mit einer echten Hyperplasie der Concha. Außerdem ist auf eine mögliche Asymmetrie der Ohrmuscheln zu achten. Da es sich um einen Eingriff mit einem hohen kosmetischen Anspruch handelt, sollen sowohl der präoperative Zustand als auch das postoperative Ergebnis fotografisch dokumentiert werden.

2.4.2 Therapie

Der Eingriff kann als ambulante Operation vorgenommen werden. Die Lagerung des Kindes muss so erfolgen, dass während der Operation beide Ohren möglichst parallel sichtbar sind. Für die Korrektur sind mehrere Verfahren beschrieben, die sich prinzipiell in Knorpel-resezierende und nicht-resezierende Verfahren unterteilen lassen, zudem gibt es Verfahren, bei denen der Knorpel lediglich inzidiert wird. In manchen Fällen ist eine Kombination der Verfahren sinnvoll.

Da der kindliche Knorpel noch sehr weich ist und somit noch eine sehr gute und bleibende Verformbarkeit aufweist, wird oft die Operation nach Mustarde bevorzugt, der 1963 ein Verfahren zur Rekonstruktion der Anthelix ohne Knorpelresektion oder Inzision einführte. Dabei wird die gewünschte Form der Anthelix moduliert und mit Kanülen fixiert, die den Ohrknorpel perforieren. Nach Entfernung der Kanülen erfolgt die Inzision der Haut auf der Rückseite des Ohrs, aber nicht im Sulkus zwischen Concha und Os mastoideum, da diese eher zur Keloidbildung neigen und beim Tragen einer Brille möglicherweise Beschwerden bereiten. Nun erfolgt die Darstellung des Ohrknorpels bis auf das Perichondrium. Die zuvor mit den Kanülen vorgenommenen Perforationen des Ohrknorpels geben die Position der 6 bis 8 Matratzennähte vor, mit denen die Anthelix in einer weichen harmonischen Form gefaltet wird (➤ Abb. 2.17 und ➤ Abb. 2.18). Sollte die Spannung der geschaffenen Anthelixfalte zu groß sein, kann eine zusätzliche Inzision an der Vorderseite des Ohrknorpels erfolgen.

Andere Operationsmethoden dünnen den Knorpel im Bereich der gewünschten Anthelixfalte mit dem Skalpell oder

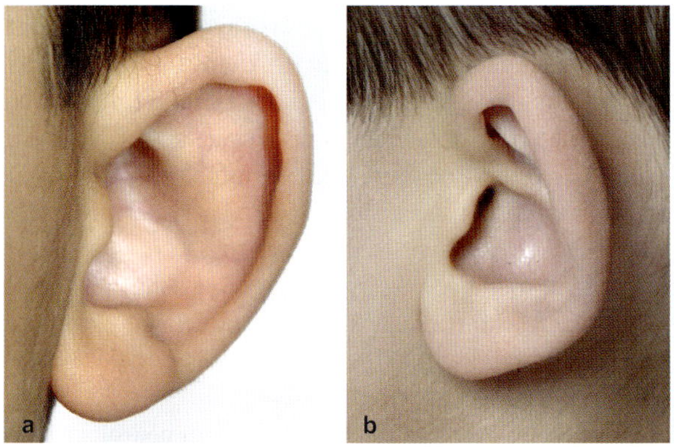

Abb. 2.17 Präoperativer Befund mit völligem Fehlen der Anthelix [P863]

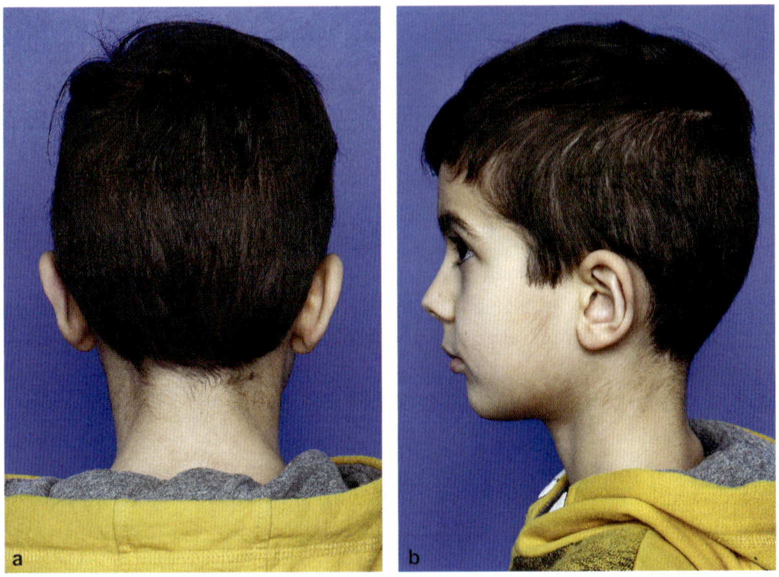

Abb. 2.18 Postoperativer Befund mit Rekonstruktion der Anthelixfalte und damit angelegtem Ohr [P863]

einem feinen Schleifgerät aus, ritzen ihn mehrfach ein oder exzidieren einen Knorpelkeil, bevor die Nähte gelegt werden. Letzteres führt tendenziell zu einer schärferen Anthelixkante. Außerdem können diese Verfahren entweder durch eine Fixation der Concha am Periost des Os mastoideums oder durch eine subkutane sichelförmige Knorpelresektion im Bereich der Concha ergänzt werden. Ziel ist eine symmetrische Konfiguration der Ohren mit einem Abstand zwischen Mastoid und oberem Pol der Ohrmuscheln von 15–20 mm.

2.4.3 Komplikationen und Prognose

Eine subtile Blutstillung beugt der Komplikation von subkutanen Hämatomen vor. Außerdem sind Infektionen und bei resezierenden Verfahren Ohrknorpelnekrosen möglich. Postoperativ wird das Ergebnis mit einem Verband (oder Stirnband) geschützt. Die Heilung des Knorpels dauert ca. 3–4 Wochen. In dieser Zeit sollte eine Strapazierung des Knorpels vermieden werden.

Rezidive oder unzureichende kosmetische Ergebnisse sind möglich. Sie sind entweder durch eine inadäquate Compliance in der Nachsorge begründet oder deuten sich bereits intraoperativ als Ausdruck einer mangelhaften Operationstechnik an. Einmal erfolgreich angelegte Ohren stellen jedoch meist ein dauerhaftes Ergebnis dar.

2.5 Halsfisteln und Halszysten

Im Bereich des Halses gibt es verschiedene Fehlbildungen, die typische Residuen der embryonalen Entwicklungsschritte sind. Klinisch treten sie als Zysten oder als Fisteln in Erscheinung, die entweder durch ihre Größenzunahme als Tumor imponieren, durch eine Superinfektion als entzündliche Raumforderung auffallen oder im Fall einer Fistel sezernieren (Smith 2006).

2.5.1 Die mediane Halszyste

Ätiologisch stellt die mediane Halszyste einen Rest des Ductus thyreoglossus (Bochdalek-Gang) dar, der normalerweise vor der 8. Schwangerschaftswoche obliteriert. Dieser Gang entsteht aus dem Verschmelzungspunkt der drei Zungenanlagen (eine aus dem 1. Schlundbogen und zwei paarige aus den 2. Kiemenbögen) zeitgleich mit der Differenzierung der Glandula thyreoidea und stellt ursprünglich eine Verbindung zwischen Zungengrund und Schilddrüse dar. Dabei passiert dieser Gang in enger Beziehung den Korpus des Os hyoideum. Die Zyste ist mit einem klaren mukösen Sekret gefüllt.

Klinik und Diagnostik

Die mediane Halszyste ist streng in der Mittellinie des Halses, typischerweise zwischen Oberrand des Schildknorpels und dem Os hyoideum gelegen. Selten ist sie aber auch unterhalb des Kehlkopfs bis im Jugulum zu finden. Sie ist im nicht voroperierten Zustand als derbe, oft kugelige Resistenz zu tasten, die gegenüber der Kutis gut verschieblich ist, aber beim Schlucken durch ihre enge Beziehung zum Os hyoideum die Bewegungen des Mundbodens mitmacht.

Der klinische Befund ist richtungweisend für die Diagnose, die durch eine Sonografie leicht zu bestätigen ist. Differenzialdiagnostisch kommen Dermoidzysten der Halsregion in Betracht.

Therapie

Idealerweise sollte die Zyste vor dem Auftreten einer Infektion operativ entfernt werden. Bei diesem Vorgehen ist die Zyste gut zu isolieren, lässt sich von der geraden Halsmuskulatur trennen und zum Korpus des Os hyoideum verfolgen. Sie sitzt diesem entweder direkt auf oder es lässt sich eine duktale oder strangförmige Struktur um den Zungenbeinkörper herum verfolgen. Obligat muss nun die Resektion des zentralen Anteils des Zungenbeins vorgenommen werden, sodass danach mögliche Ausläufer zum Zungengrund problemlos dargestellt und reseziert werden können. Nur dieses radikale Vorgehen stellt sicher, dass keine Epithelreste in situ verbleiben und so Ausgangspunkt für ein Rezidiv sind. Ist die Zyste im Rahmen einer Infektion nach außen durchgebrochen, kann daraus eine Fistel resultieren. Diese muss bei der Resektion umschnitten und ebenfalls vollständig entfernt werden. Erfolgt die Vorstellung im entzündeten oder abszedierten Zustand, muss zuerst die Entzündung saniert und im Intervall von ca. einem Vierteljahr die Resektion vorgenommen werden. Bei dieser Operation sollten mögliche Narben nach Abzessspaltung ebenfalls vollständig reseziert werden.

Die histologische Aufarbeitung des Materials bestätigt das Vorliegen duktaler Strukturen, die mit einem Zylinder- oder Flimmerepithel ausgekleidet sind. In soliden Anteilen des Präparats kann ektopes Schilddrüsengewebe gefunden oder möglicherweise selbst eine ektope Schilddrüse des Mundbodens nachgewiesen werden.

Komplikation und Prognose

Ist die Resektion wie beschrieben vollständig erfolgt, heilt die Wunde problemlos ab und es gibt kein Rezidiv. Dieses sowie selten auftretende Lymphfisteln oder -zysten können den Verlauf komplizieren, ebenso wie die primär auftretende Infektion der Zyste.

2.5.2 Die laterale Halsfistel

Die lateralen Halsfisteln sind embryologisch Rudimente der 2. Kiementasche und stehen so in enger Beziehung zur Differenzierung des 2. und 3. Kiemenbogens, von denen die 2. Kiementasche eingeschlossen wird. Da aus diesen beiden Kiemenbögen die Aa. carotis interna et externa sowie die beiden Hörner des Os hyoideum entstehen, erklärt sich die enge anatomische Beziehung der lateralen Halsfistel zu den genannten Strukturen. Durch die Karotisgabel ziehen die Fisteln zum Pharynx und münden unterhalb der Gaumenmandeln in die Mundhöhle.

Klinik und Diagnostik

Die lateralen Halsfisteln finden sich anatomisch streng entlang des Vorderrands des Musculus sternocleidomastoideus und können somit vom Mastoid bis zum Jugulum zu finden sein. Die Öffnungen können sehr klein oder auch nur punktförmig angedeutet sein und es ist nicht in jedem Fall eine Absonderung von Flüssigkeit zu finden. Bei fehlender Öffnung können Retentionszysten im lateralen Halsdreieck palpiert werden.

Diagnostisch wird der Verdacht aufgrund der klaren anatomischen Zuordnung und klinischen Präsentation gestellt. Eine Fisteldarstellung wird nicht empfohlen, da einerseits ein Infektionsrisiko besteht und andererseits ohnehin nicht immer eine vollständige Darstellung möglich ist. Die präoperative Sonografie kann hier oft viel besser über die Ausdehnung der Fistel Auskunft geben. Neben den lateralen Halszysten können in diesem Bereich kleinere Lymphangiome analog imponieren. Sind die Halszysten infiziert, dann entspricht das klinische Bild dem einer abszedierenden Lymphadenitis.

Therapie

Analog zur medianen Halszyste sollte eine Operation möglichst vor einer Infektion vorgenommen werden, da das Ziel der Intervention wiederum die radikale Exstirpation der Halsfistel ist. Hierzu wird die Fistelöffnung umschnitten und nach kranial verfolgt. Zur besseren Visualisierung kann ihr Verlauf mit Methylenblau dargestellt werden (➤ Abb. 2.19). Sollte eine Präparation bis in den Kieferwinkel notwendig sein, müssen weitere quere Hilfsschnitte gesetzt, das Präparat durchgezogen und die Präparation fortgesetzt werden. Dabei müssen die Karotisgabel und die Hörner des Os hyoideum passiert werden. Auf Höhe der Mündung in den Pharynx reicht meist das Absetzen über einer Ligatur aus. Nach zuvor abgelaufener Infektion ist wiederum diese zu sanieren und die definitive Exstirpation mit einer Latenz von einem Vierteljahr durchzuführen.

Das histologische Präparat bestätigt die klinischen Angaben durch den Nachweis einer duktalen Struktur mit dem Nachweis von Platten- oder Zylinderepithel, ggf. mit dem Nachweis von Flimmerepithel.

Komplikationen und Prognose

Ist die Exstirpation vollständig erfolgt, wird es zu keinem Rezidiv kommen und die Prognose ist völlig problemlos.

In dieser anatomischen Region kommen neben zystischen Strukturen außerdem auch solide, oft derbe knorpelige Einschlüsse oder Anhängsel vor, analog zu denen, die auch präaurikulär gefunden werden. Sie sind branchiogenen Ursprungs und besitzen per se keinen Krankheitswert. Ihre Behandlung besteht in einer vollständigen Exstirpation.

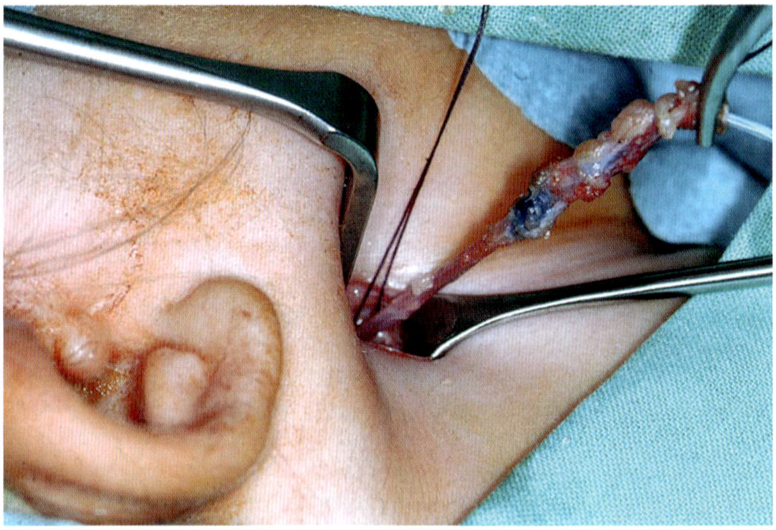

Abb. 2.19 Intraoperatives Bild bei Exstirpation einer lateralen Halsfistel rechts. Der Fistelgang wurde mit Methylenblau angefärbt und so bis zum Rachenraum verfolgt und abgesetzt. [G879]

2.6 Ranula

Die Ranula ist eine Pseudozyste des Mundbodens, die in Verbindung mit den Glandulae sublinguales steht. Sie ist üblicherweise angeboren, kann aber auch nach einer Infektion oder einem intraoralen Trauma auftreten. Sie wird beim Neugeborenen als Blickdiagnose im Sinne eines intraoralen Tumors beobachtet, der die Zunge anhebt, lateral des Zungenbändchens liegt, aber bei entsprechender Größe auch die Mittellinie überschreitet oder durch die Muskulatur des Mundbodens bis in die Halsregion reichen kann. Sie hat ein bläuliches Kolorit und ist prall elastisch. Eine spontane Ruptur ist möglich, wobei sich ein klares zähflüssiges Sekret entleert. Es kommt jedoch im Verlauf meist zu einem Rezidiv. Differenzialdiagnostisch ist an eine Dermoidzyste (typisch gelbliches Kolorit), ein Hämangiom, ein Lymphangiom oder an eine Zyste des Ductus thyreoglossus des Mundbodens zu denken.

Therapeutisch führt eine Punktion oder eine Fenestration der Ranula nicht zum Erfolg, da diese Maßnahmen regelmäßig zu einem Rezidiv führen. Daher ist eine Exstirpation der Zyste, ggf. unter Einbeziehung der Glandula sublingualis, die Methode der Wahl. Nur wenn dies nicht möglich ist, sollte eine ausgedehnte Fenestration mit Marsupialisation der Pseudozyste vorgenommen werden.

2.7 Ankyloglosson

Das Ankyloglosson ist ebenfalls eine Blickdiagnose beim Neugeborenen. Dabei reicht das Zungenbändchen mit einem fibrösen strangartigen Anteil bis an die Zungenspitze, so dass beim Herausstrecken der Zunge die Zungenspitze zum Mundboden gezogen wird. Klinisch führt dieser Zustand zu Problemen beim Stillen, so dass die Säuglinge durch Gedeihprobleme auffallen können. Sollte es über das Säuglingsalter fortbestehen, kann das Ankyloglosson Ursache für Sprachstörungen sein.

Therapeutisch wird lediglich der fibröse Anteil des Zungenbändchens durchtrennt, sodass eine freie Beweglichkeit der Zunge gewährleistet ist.

2.8 Tortikollis

Als Tortikollis wird der Zustand bezeichnet, bei dem der M. sternocleidomastoideus der betroffenen Seite verkürzt ist. Daraus resultiert das klinische Bild als Blickdiagnose: Der Kopf ist zur betroffenen Seite geneigt und dabei zur gesunden Seite gedreht.

Eine der ersten Beschreibungen dieses Leidens geht auf Plutarch zurück, der es bei Alexander dem Großen literarisch dokumentiert hat. Der Begriff für diese Deformität wurde 1912 durch Tubby eingeführt. Mit einer Inzidenz von 1 : 250 wird sie unter Neugeborenen relativ häufig beobachtet, wobei große Schwankungen der Häufigkeit (0,3–2,0 %) angegeben werden. Eine gewisse Dominanz des männlichen Geschlechts im Verhältnis von 3 : 2 und der rechten Seite wird berichtet.

Allgemein unterscheidet man nach dem Alter des Auftretens den Tortikollis des Neugeborenen oder Säuglings, der als angeboren oder peripartal entstanden angesehen wird, von dem des älteren Kindes, der oft als erworben zu betrachten ist. Entsprechend der klinischen Erscheinungsform werden drei Gruppen unterschieden:

1. Es stellt sich ein palpabler Tumor in der unteren Hälfte des M. sternocleidomastoideus dar. Dieser ist derb, olivenförmig, indolent, gegenüber der Haut sowie dem umgebenden Weichteilgewebe verschieblich und bildet sich innerhalb der ersten Woche nach der Geburt aus.

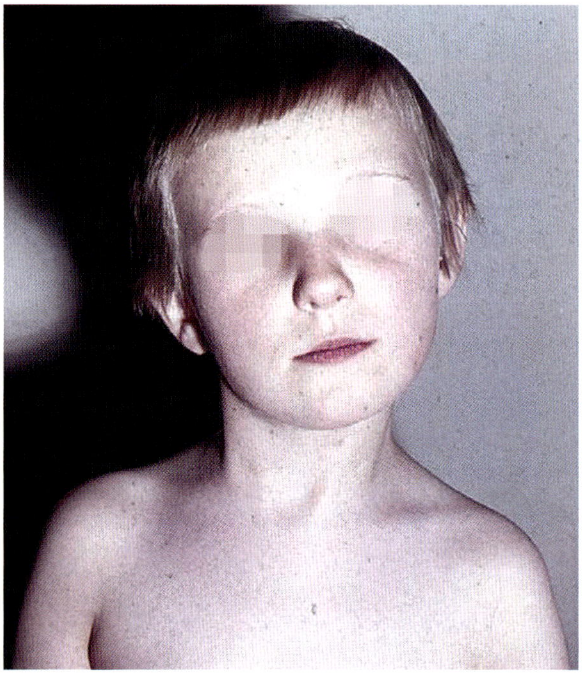

Abb. 2.20 Typisches klinisches Bild eines Tortikollis bei einem 9-jährigen Mädchen: rechtsseitige strangförmige Verhärtung des M. sternocleidomastoideus mit Kopfneigung nach rechts und Drehung nach links [G879]

2. Beim älteren Kind präsentiert sich der Tortikollis als derber, strangförmiger, fibrös umgebauter Anteil des M. sternocleidomastoideus, der insgesamt zu einer Verkürzung des Muskels führt. Es ist eine Folge der in Gruppe 1 beschriebenen Symptomatik. Ein Tumor ist in diesen Fällen aber nicht mehr palpabel (➤ Abb. 2.20).
3. In der dritten Gruppe sind weder ein Tumor noch eine strangförmige fibröse Dysplasie im Bereich des M. sternocleidomastoideus nachweisbar. In diesen Fällen ist der Tortikollis als symptomatisch (erworben) anzusehen und hat eine extramuskuläre Ursache.

Die Ätiologie des typischen muskulären Schiefhalses wird unterschiedlich diskutiert und ist letztlich nicht eindeutig geklärt. Bei bis zu 60 % der Kinder besteht zweifelsfrei eine Assoziation zwischen einer schwierigen Geburt, meist aus einer Steißlage heraus, und dem Auftreten eines muskulären Schiefhalses. Es wird angenommen, dass eine geburtstraumatisch bedingte Schädigung (Zerreißung von Muskelfasern) und Einblutung des Muskels zu dem später palpablen Tumor sowie dem sekundären fibrösen Umbau des Muskels führen. Andere Autoren sehen eine primäre intrauterine Schädigung des Muskels auf Grundlage einer Perfusionsstörung im Sinne eines zervikalen Kompartments als ursächlich an, wobei dann die intrauterine Fehllage und die schwierige Geburt wiederum Folge sind. Diese Theorie wird durch histologische Befunde wie Degeneration der Muskelzellen, Ödem und Fibrose gestützt. Diese genannten Zusammenhänge werden allgemein mit dem Umstand einer relativen intrauterinen Enge interpretiert. So lassen sich auch Beobachtungen erklären, dass über 50 % der betroffenen Kinder Erstgeborene sind oder dass bis zu 20 % ebenfalls eine Hüftdysplasie haben. Unabhängig davon werden aber auch primär myopathische Prozesse diskutiert.

2.8.1 Klinik und Diagnostik

Der eigentliche muskuläre Schiefhals ist ein eher unproblematisches Krankheitsbild. Die Diagnose erfolgt klinisch anhand der typischen Kopfhaltung und des tastbaren Tumors bzw. des fibrösen Strangs. Sonografisch kann dieser Befund gut visualisiert werden. Bei nicht eindeutiger Klinik muss eine Reihe von schweren Erkrankungen, die einen erworbenen symptomatischen Schiefhals bedingen, bedacht werden. In einer Population von 288 Kindern mit einem Schiefhals wiesen immerhin 18 % eine extramuskuläre Ursache auf. Als neurologische Ursachen sind eine Arnold-Chiari-Malformation, eine Syringomyelie, aber auch Tumoren der hinteren Schädelgrube und der oberen Wirbelsäule abzuklären. Eine traumatische atlanto-axiale Rotationsluxation oder Instabilität sowie ein Klippel-Feil-Syndrom repräsentieren ossäre Ursachen, aber auch Seh- und Hörstörungen können einen Schiefhals bedingen. Außerdem ist an das Sandifer-Syndrom zu denken, bei dem auf Grundlage einer Hiatushernie und dem damit verbundenen peptischen Reflux ein Schmerz vermittelter, reflektorischer und somit nicht fixierter Schiefhals vorgefunden wird. Ebenfalls reflektorisch bedingt ist der Schiefhals beim Grisel-Syndrom, wobei durch eine retropharyngeale Entzündung eine einseitige Kontraktur der prävertebralen Muskulatur eintritt, die wiederum zu einer atlanto-axialen Subluxation führt. Da verschiedene dieser Erkrankungen einen lebensbedrohlichen Charakter haben, ist dringend eine systematische Abklärung eines Schiefhalses angeraten. Ein entsprechender Algorithmus mit den jeweiligen diagnostischen Maßnahmen ist in ➤ Abb. 2.21 vorgeschlagen.

2.8.2 Therapie

Die wichtigste Grundlage für die Therapie des Schiefhalses stellt die Unterscheidung zwischen symptomatischem und primär muskulärem Schiefhals dar. Für die symptomatischen Formen ist die Erkennung und adäquate Behandlung der Grunderkrankung angezeigt. Der primär muskuläre Schiefhals des Neugeborenen dagegen zeigt in bis zu 70 % der Fälle eine spontane Regression innerhalb des ersten Lebensjahres ohne nennenswerte Residuen. Eine unterstützende Physiotherapie ist dabei oft sinnvoll. Sollten sich jedoch Zeichen einer hartnäckigen Muskelverkürzung (Fibrosierung) mit entsprechend relevanter Einschränkung der Umwendbewegungen des Kopfes zeigen, ist eine intensive differenzierte physikalische Therapie mit dem Ziel der Dehnung des Muskels indiziert. Führt diese Behandlung innerhalb von 6 Monaten nicht zum Erfolg, so wird die chirurgische Intervention notwendig. Dies ist nur

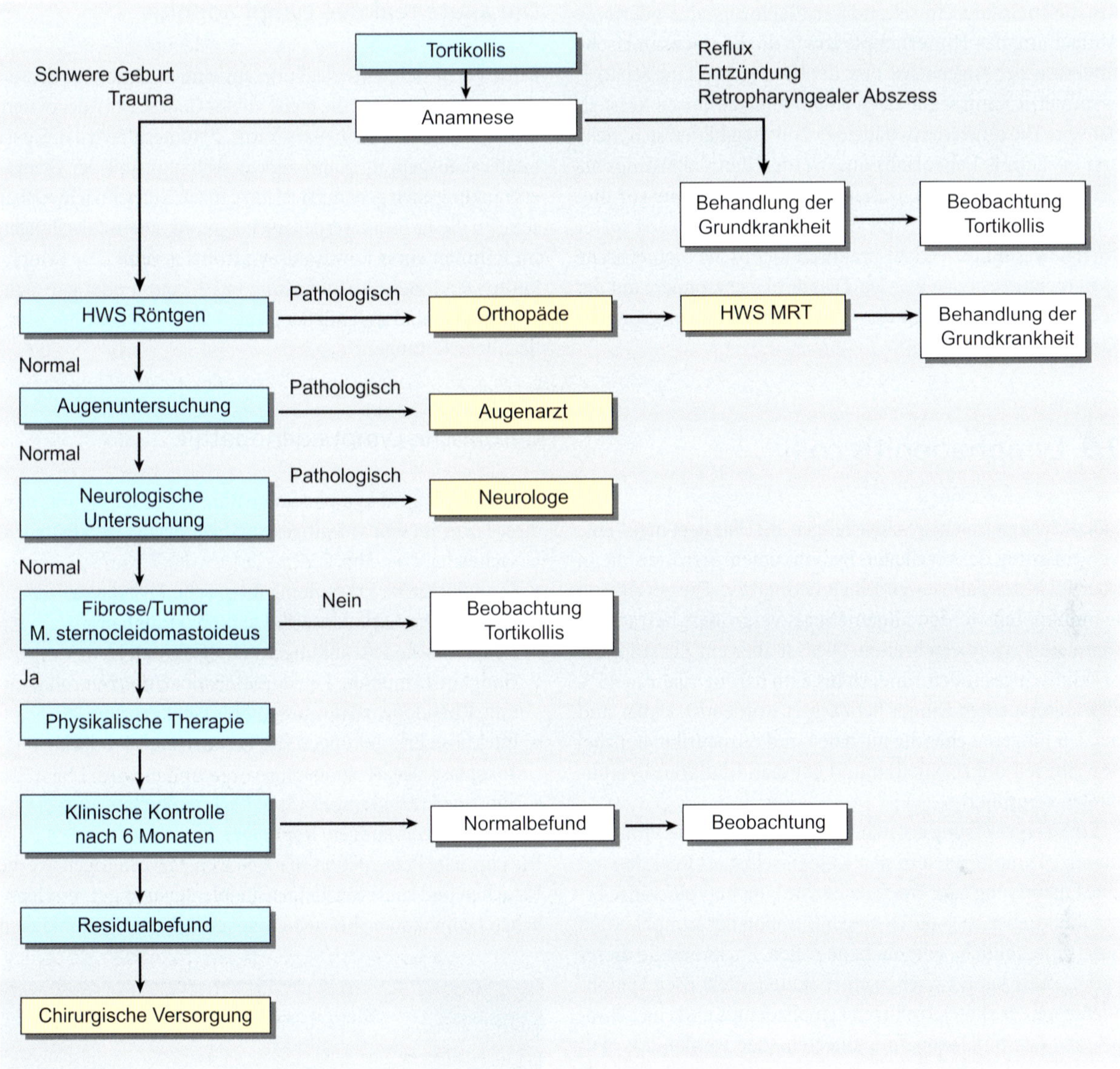

Abb. 2.21 Diagnostischer Algorithmus [L157]

bei 5–16 % der Kinder notwendig. Dabei ist das Vorgehen nicht einheitlich. Allgemein erfolgt die vollständige Durchtrennung sowohl des Caput claviculare als auch des Caput sternale des M. sternocleidomastoideus unmittelbar oberhalb des Ursprungs. Narbige Stränge werden ebenfalls durchtrennt. In Ergänzung zu diesem unipolaren Vorgehen kann bei weiterhin eingeschränkter Beweglichkeit des Kopfes der Ansatz des M. sternocleidoideus am Os mastoideum als bipolares Vorgehen durchtrennt werden. Außerdem bestehen Möglichkeiten der Modifikation hinsichtlich der Rekonstruktion des Platysmas, das ggf. nicht verschlossen wird. Anschließend ist eine passagere Fixation des Kopfes in überkorrigierter Position mit einer meist schon parallel beginnenden intensiven Physiotherapie notwendig. Diese Behandlung erstreckt sich wiederum ungefähr über ein halbes Jahr und sollte idealerweise eine Anleitung des Patienten oder der Eltern zum eigenständigen Üben darstellen.

Alternativ zum chirurgischen Vorgehen wurde aktuell die erfolgreiche einmalige Botox-Injektion beim muskulären Schiefhals beschrieben, was bei 13 von 14 Patienten mit einer durchschnittlichen Beobachtungszeit von 22 Monaten erfolgreich war.

2.8.3 Komplikationen und Prognose

Frühzeitig behandelt hat der muskuläre Schiefhals eine gute Prognose ohne Fixierung permanenter Defizite. Wird er nicht entsprechend behandelt, bilden sich kompensatorisch sekundäre Deformitäten aus wie eine Skoliose der Hals- und

Brustwirbelsäule, ein sekundärer Plagiozephalus oder eine Abflachung des Hinterhaupts sowie die kompensatorische Änderung der Augenachse bzw. der Nasenachse. Eine Schädelasymmetrie kann schon nach einem Monat klinisch feststellbar sein. Die schweren Schädeldeformitäten bilden sich meist erst bis zum 5. Lebensjahr aus, werden dann allerdings als permanent angesehen. Daher wird eine Korrektur vor diesem Alter empfohlen. Wurde der Schiefhals jedoch erst später korrigiert, sind im Verlauf praktisch identische biometrische Spätergebnisse erzielt worden. Dies wird insbesondere mit der besseren Compliance in der Nachbehandlung der größeren Kinder gesehen.

2.9 Lymphadenitis colli

Plötzlich aufgetretenen Schwellungen am Hals liegt meist eine Vergrößerung der zervikalen Lymphknoten zugrunde, die in über 95 % der Fälle entzündlich bedingt ist. Die zervikalen Lymphknoten werden allgemein als vergrößert betrachtet, wenn sie 1 cm überschreiten. Dies ist aber ein Zustand, der bei klinisch gesunden Kindern bis zum 6. Lebensjahr in 45 % aller untersuchten Kinder beobachtet worden ist. Dabei sind bei den Jüngeren eher die nuchalen und retroaurikulären, bei den Älteren die zervikalen und submandibulären Lymphknoten vergrößert.

Eine Vergrößerung entsteht entweder durch eine Proliferation der Lymphozyten in den Knoten selbst als Reaktion auf eine Entzündung oder durch eine echte lymphoproliferative Erkrankung, aber auch durch eine Infiltration der Lymphknoten durch entzündliche oder maligne Zellen. Entsprechend dieser Pathogenese kann zwischen einer akuten infektiösen Lymphadenitis, einer akuten reaktiven Lymphadenitis und einer chronischen Lymphadenopathie unterschieden werden. Als akut wird eine Erkrankungsdauer von weniger als 3 Wochen, als chronische von länger als 6 Wochen angesehen.

2.9.1 Klinik und Diagnostik

Die akute infektiöse Lymphadenitis

Diese Form ist bakteriell bedingt und Folge der Invasion von Erregern in die Lymphknoten, die im Abflussgebiet der Primäraffektion des Kopf- und Halsgebietes liegen. Die Kinder fiebern hoch und fallen durch eine oft monströse, schmerzhafte, meist unilaterale Schwellung am Hals auf. Die darüber liegende Haut ist gerötet und der Tumor kann fluktuieren als Zeichen einer eitrigen Einschmelzung. Es können Schluckstörungen und ein Tortikollis auftreten. Die typischen Erreger sind *Staphylococcus aureus* und Gruppe-A-Streptokokken, aber auch gramnegative Bakterien und Anaerobier werden nachgewiesen.

Die akute reaktive Lymphadenitis

Diese Form stellt eine Reaktion auf eine Infektion im oberen Respirationstrakt dar, die meist viraler Genese ist (Adenoviren, Influenzaviren, Ebstein-Barr-Virus, Zytomegalievirus). Sie ist bilateral ausgeprägt, kann aber in Abhängigkeit der Grunderkrankung auch generalisiert am ganzen Körper nachweisbar sein. Zu dieser Form werden auch Lymphknotenschwellungen im Rahmen eines Kawasaki-Syndroms gezählt. Die Lymphknoten sind meist kleiner, teigig weich, kaum oder gar nicht schmerzhaft und sind mit der Haut nicht verbacken ohne oberflächliche Rötung.

Chronische Lymphadenopathie

Bereits der Begriff Lymphadenopathie deutet darauf hin, dass diese Form ein sehr vielfältiges und heterogenes Spektrum von Ursachen hat (➤ Abb. 2.22):

- Granulomatöse Erkrankung (atypische Mykobakteriose, Tuberkulose, Sarkoidose, Katzenkratzkrankheit)
- Neoplastische Erkrankungen (Hodgkin und Non-Hodgkin-Lymphom, Leukämie, Histiozytose, Neuroblastom, Rhabdomyosarkom, Schilddrüsenkarzinom)
- Infektiöse Erkrankungen (Mykosen, HIV, EBV, CMV, Toxoplasmose, Yersiniose)
- Sonstige Erkrankungen (Speicherkrankheiten, Autoimmunerkrankungen, Impffolge)

Die klinische Präsentation ist folglich ebenso heterogen wie die Ursachen und kann von kleinen, indolenten und gut verschieblichen Lymphknoten bis zu derben, verbackenen Lymphknoten

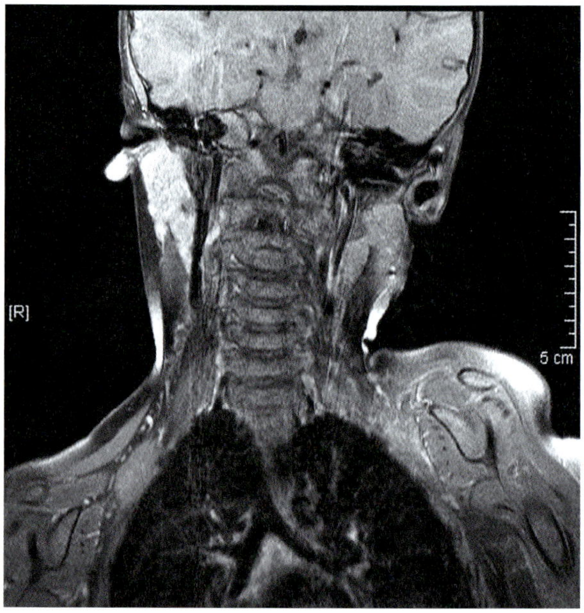

Abb. 2.22 Das MRT des Halses zeigt eine bilaterale Raumforderung als Lymphadenitis colli; postoperative Diagnose einer atypischen Mykobakteriose. [G879]

reichen, die bei einer Infektion mit atypischen Mykobakterien zu einer livid-bläulich verfärbten Hautinduration und spontanen Fistelbildung führen können.

Neben einer genauen Anamneseerhebung (Dauer der Symptome, Auslandsreisen, Tierkontakte usw.) ist die Erhebung des klinischen Befunds mit detaillierter Beschreibung des Lokalbefunds, aber auch einer umfassenden gesamt-körperlichen Untersuchung Ausgangpunkt einer weiterführenden differenzialdiagnostischen Abklärung der Ursache. Diesbezüglich stehen laborchemische und serologische Untersuchungen im Vordergrund, die durch bildgebende Verfahren ergänzt werden. Die sonografische Darstellung des Lokalbefunds ist obligat. Durch sie erfolgt eine Beschreibung der Größe und der Ausdehnung der Lymphknotenvergrößerung und es werden die Textur sowie die Umgebungsbeziehung charakterisiert. Dagegen ist die Darstellung einer eitrigen Einschmelzung nicht in jedem Fall mit Sicherheit möglich. Sie stellt eine wichtige Grundlage für mögliche Verlaufskontrollen dar. Außerdem kann eine Differenzierung zu anderen Raumforderungen der Halsregion (Zysten oder Tumoren, ➤ Abb. 2.23) vorgenommen werden. Bei Vorliegen von supraklavikulären Lymphknotenschwellungen muss ein Thoraxröntgen zur Beurteilung der mediastinalen Lymphknoten erfolgen. Wenn nicht nur eine Abszessinzision erfolgen soll, hat sich vor einer chirurgischen Intervention die Durchführung eines MRT zur Planung der Operation sowie zur Klärung der anatomischen Lagebeziehungen als äußerst hilfreich erwiesen.

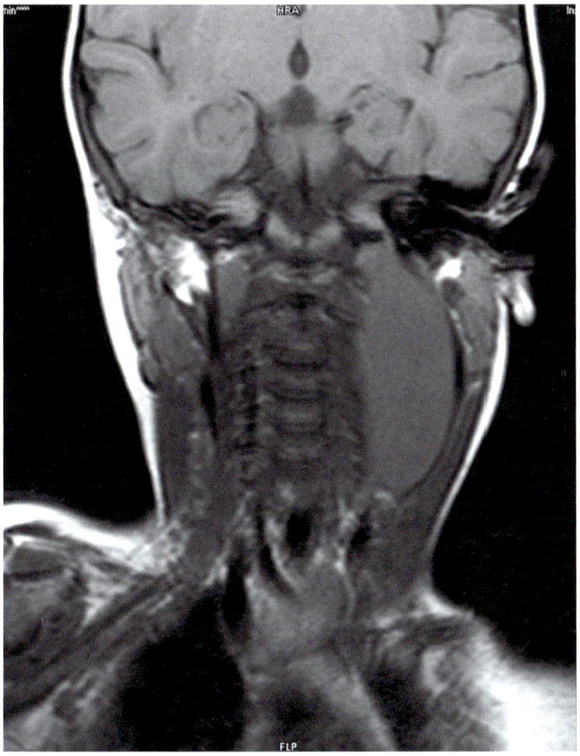

Abb. 2.23 Das MRT des Halses zeigt eine rechtsseitige zervikale Raumforderung mit Verdrängung der A. carotis communis bei einem einjährigen Mädchen; Histologie eines Ganglioneuroms. [G879]

2.9.2 Therapie

Therapeutisch steht die Behandlung der Grunderkrankung im Vordergrund. Sollte eine genaue diagnostische Abklärung nicht erfolgreich sein, so ist immer eine adjuvante Antibiotikatherapie indiziert. Die Indikation zur chirurgischen Intervention ist in folgenden Fällen gegeben:

- Bei der akuten infektiösen Lymphadenitis mit eitriger Einschmelzung: Durch die Infektabwehr wird der betroffene Lymphknoten bei einer Abszedierung völlig aufgebraucht, sodass das Ziel der chirurgischen Intervention die Drainage und ggf. Exkochleation des Abszesses mit konsekutiver Sanierung der lokalen Entzündung darstellt. Es wird nach ausreichend großer Inzision und ggf. Gegeninzision in die Wunde eine Drainage eingelegt, bis unter ergänzenden Wundspülungen (2–3 Tage) die putride Sekretion sistiert.
- Bei Vorliegen einer Infektion mit atypischen Mykobakterien: Unabhängig davon, ob eine radikale oder unvollständige Exstirpation der befallenen Lymphknoten erfolgte oder nur eine Kürettage bzw. eine alleinige Inzision und Drainage durchgeführt wurde, ist die Heilungsrate nach chirurgischer Intervention ohne adjuvante Antibiose mit 98,7 % am höchsten. Allerdings kommt es in ca. 2 % der Fälle nach Operation zu einer Fistelung und in weiteren 2 % zu beeinträchtigenden Narbenbildungen. In 8 % der Patienten sind mehrfache Operationen notwendig. Bei einer radikalen Exstirpation der befallenen Lymphknoten wird in 10–14 % der Fälle eine Schädigung des N. facialis beschrieben, bei denen sich nicht selten die Parese als dauerhaft zeigt.

Somit haben alternative Behandlungskonzepte in den letzten Jahren an Bedeutung gewonnen. Die primäre alleinige antibiotische Behandlung führt in 73,2 % der Fälle zu einer Heilung. Als häufigste Erreger wurden *Mycobacterium avium* oder *Mycobacterium intracellulare* nachgewiesen, wobei wiederholt Resistenzen gegen die standardmäßig verwendeten Antibiotika Clarithromycin und Azithromycin beschrieben worden sind.

Im Gegensatz dazu führt nur die klinische Beobachtung des Verlaufes ebenfalls in 70,4 % der Patienten zu einer Ausheilung, sodass diese „Watch-and-Wait"-Strategie aktuell die bevorzugte Behandlung darstellt. Nur noch bei Vorliegen einer fluktuierenden Lymphknotenschwellung, einer ausgeprägten typischen Hautverfärbung oder einer primären Fistelung stellt die chirurgische Intervention die Therapie der ersten Wahl dar.

- Bei Notwendigkeit einer histologischen Abklärung: Die Frage, wann ein vergrößerter Lymphknoten für eine histologische Untersuchung exstirpiert werden sollte, orientiert sich an folgenden Kriterien:
  - Lymphknoten > 2 cm
  - Größenzunahme über 2 Wochen
  - Keine Größenregredienz nach 4–6 Wochen
  - Nach 8–12 Wochen immer noch Vergrößerung der Lymphknoten

- Keine Größenregredienz nach Antibiotikatherapie
- Fehlen von Symptomen eines Infekts der oberen Atemwege oder Ohren
- Pathologisches Thoraxröntgen
- Derbe Konsistenz der Lymphknoten
- Supraklavikuläre Lymphknotenschwellung
- Vorhandensein zusätzlicher systemischer Symptome (Fieber, Gelenkschmerzen, Gewichtsverlust, Hepatosplenomegalie)

Bei Erfüllung eines Kriteriums ist die Biopsie nicht zwingend notwendig, liegt jedoch eine Kombination von Kriterien vor, sollte sie unbedingt erfolgen. Ihr Ergebnis stellt die Grundlage der spezifischen Therapie dar.

2.9.3 Komplikationen und Prognose

Die Prognose einer infektiösen Lymphadenitis ist prinzipiell günstig und geht mit dem Ausheilen nach Sanierung der Infektion einher. Liegen jedoch andere Grunderkrankungen der Lymphadenopathie zugrunde, richtet sich die Prognose nach der Grunderkrankung. Aufgrund der komplexen Anatomie der Halsregion, die durch ausgedehnte Entzündungsprozesse vom Normalbefund abweichen kann, ist präoperativ hinsichtlich einer iatrogenen Alteration, insbesondere einer Nervenverletzung, aufzuklären.

2.10 Schilddrüse

Schilddrüsenknoten stellen beim Kind im Vergleich zum Erwachsenenalter einen äußerst seltenen Befund dar, sind aber nach aktuellen sonografischen Studien bei normaler Jodversorgung in Deutschland mit einer Häufigkeit von 0,68 % nicht zu vernachlässigen. Hochgerechnet bedeutet dies eine Prävalenz von 55.000 betroffenen Kindern im Alter zwischen 3–15 Jahren. Da diese Zahl mit der in anderen Ländern vergleichbar ist, wird davon ausgegangen, dass sie weitestgehend unabhängig von geografischen und Umweltfaktoren zu sein scheint. Dabei dominiert das weibliche Geschlecht deutlich. Aus Sammelstudien, in denen eine histologische Untersuchung der Resektionspräparate von Schilddrüsenknoten erfolgt ist, wird die Häufigkeit von Malignomen mit bis zu 43 % angegeben. Da die bei dieser Frequenz zu erwartende Anzahl von Schilddrüsenkarzinomen im Kindesalter von der Zahl der beobachteten Fälle in Deutschland massiv abweicht, muss davon ausgegangen werden, dass eine spontane Regression eines Knotens eigentlich den typischen Verlauf darstellt. Die in der Literatur dazu angegebene Häufigkeit von 30 % scheint dabei wohl offenbar die Remissionsrate zu unterschätzen. Aus dieser Konstellation leitet sich das Hauptproblem bei der Diagnostik eines Schilddrüsenknotens ab, der offenbar in den allermeisten Fällen gar nicht zur medizinischen Diagnostik gelangt: Es soll zwischen einem benignen und malignen Prozess unterschieden werden.

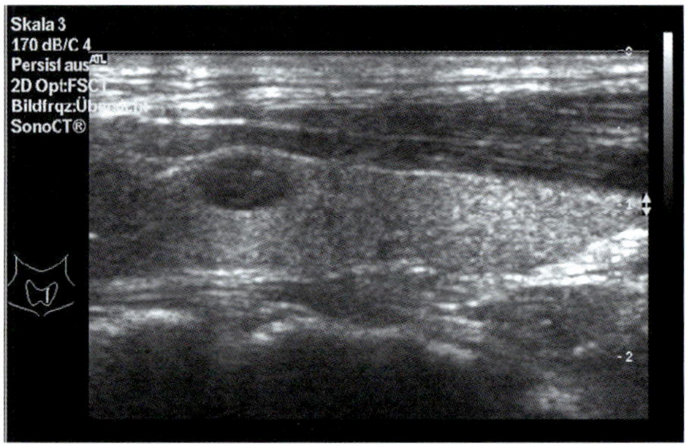

Abb. 2.24 17-jähriger männlicher Patient, der im Alter von 6 Jahren an einem Morbus Hodgkin erkrankt war. Die Behandlung erfolgte mittels Polychemotherapie und Radiatio unter Einbeziehung der Halsregion mit der Folge einer latenten Hypothyreose. 11 Jahre danach stellt sich im rechten kaudalen Schilddrüsenlappen dieser glatt begrenzte, echoarme, inhomogene Knoten dar. [G879]

2.10.1 Klinik und Diagnostik

In den meisten Fällen stellen sich die Patienten wegen einer palpablen Resistenz im Bereich der Schilddrüse vor. Ebenso können Lymphknotenvergrößerungen am Hals das erste Symptom darstellen, aber auch Heiserkeit oder lokale Schmerzen sowie Symptome für eine Hyper- oder Hypothyreose werden beschrieben. Gelegentlich wird ein Schilddrüsenknoten auch im Rahmen einer Sonografie des Halses zufällig entdeckt. Die dann folgende genaue Anamnese gibt erste Hinweise auf ein höheres Risiko für das Vorliegen eines Schilddrüsenkarzinoms:

- Eine positive Familienanamnese insbesondere für das medulläre Schilddrüsenkarzinom
- Schluckstörungen und länger andauernde Heiserkeit
- Eine vorausgegangene Bestrahlung der Kopf-Hals-Region
- Eine Autoimmunerkrankung der Schilddrüse

Die Anzahl der tastbaren Knoten oder die Größe des Befunds korrelieren dabei nicht mit der späteren Histologie. Nicht selten weist aber die Biopsie vergrößerter zervikaler Lymphknoten auch im Kindesalter auf die Diagnose eines Schilddrüsenkarzinoms hin.

Die Labordiagnostik folgt den pädiatrisch-internistischen Algorithmen und soll hier nicht ausgeführt werden. Die Sonografie des Halses stellt die bildgebende Standarddiagnostik dar. In der Sonografie lassen sich weitere Kriterien für das Vorliegen eines Malignoms finden (➤ Abb. 2.24 und ➤ Abb. 2.25):

- Eine unscharfe Begrenzung des Prozesses mit einer echoarmen Binnenstruktur

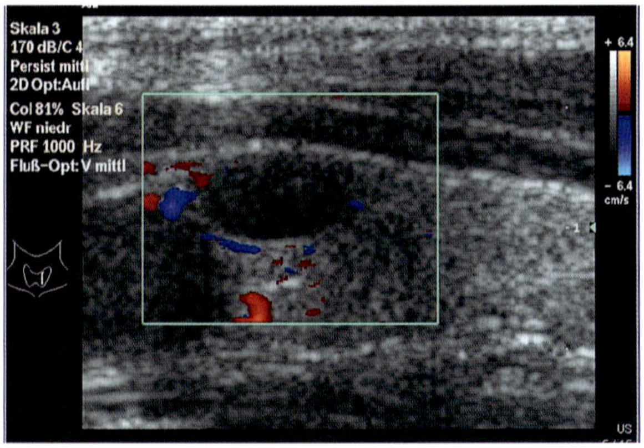

Abb. 2.25 Die Dopplersonografie zeigt keine wesentliche Hyperperfusion perinodal. Es wurde eine Hemithyreoidektomie rechts durchgeführt, die histologische Untersuchung ergab den Befund eines Hyperplasieknotens ohne Anhalt für Malignität. [G879]

- Lage oft direkt unter der Schilddrüsenkapsel
- Vorliegen einer starken Vaskularisation
- Mikrokalkeinlagerungen auch schon im Kindes- und Jugendalter

Entsprechend der Literatur wird allgemein die Abklärung des Befunds mittels Feinnadelbiopsie empfohlen. Dies muss jedoch für das Kindesalter kritisch diskutiert werden. Morphologisch sind Knoten mit einer Größe kleiner als 1 cm auch sonografisch assistiert nur unsicher zu biopsieren. Bei multinodalen Befunden hat das Ergebnis der Feinnadelbiopsie keine therapierelevante Bedeutung. Ausgehend von der Überlegung, dass das Hauptproblem der Diagnostik die Detektion von sicher oder verdächtig malignen Knoten darstellt, ist zu überdenken, ob eine durchschnittliche Sensitivität der Methode von 83 % und eine durchschnittliche Spezifität von 92 % (Daten von Erwachsenen) ausreichen und ohne weiteres auf das Kindesalter zu übertragen sind.

In einer kanadischen Studie wurde bei 81 von 137 Kindern eine Feinnadelbiopsie durchgeführt, aber nur die Hälfte der Präparate ließ eine zytologische Interpretation zu. Unabhängig vom Ergebnis der Biopsie wurden danach alle Patienten auch operiert. Dabei konnte das endgültige histologische Ergebnis nur in 49 % den zytologischen Biopsiebefund bestätigen. Analoge Daten sind bei der vorläufigen Auswertung der interdisziplinären Therapieoptimierungsstudie „Maligne endokrine Tumoren im Kindes- und Jugendalter GPOH-MET" zu erheben. Von 1995 bis 2008 wurden 474 Kinder mit einem Schilddrüsenknoten in der Studie registriert, unter denen bei 183 ein differenziertes Schilddrüsenkarzinom diagnostiziert worden ist. Dabei wurde nur bei 49 von diesen 183 Kindern (26,7 %) eine Feinnadelbiopsie durchgeführt, die bei 18 Kindern (36,7 %) jedoch ein falsch negatives und bei 6 Kindern (12,2 %) ein unsicheres oder nicht auswertbares Ergebnis erbrachte. Daher scheint die Feinnadelbiopsie im Rahmen der Diagnostik eines Schilddrüsenknotens im Kindesalter nur eine sehr eingeschränkte Aussagekraft zu haben und wird nicht regelhaft empfohlen. Stattdessen ist als zusätzliche bildgebende Diagnostik das MRT des Halses etabliert. Es lassen sich hier die sonografischen Malignitätskriterien sowie die lokalen Lymphknotenbefunde zusätzlich objektivieren.

2.10.2 Therapie

Die letztendlich sichere Abklärung eines Schilddrüsenknotens lässt sich nur operativ erzielen. Beim Fehlen von jeglichen Malignitätskriterien kann man sich vorerst gegen ein operatives Vorgehen entschließen und in 3- bis 6-monatlichen Intervallen klinische Kontrollen durchführen. Besteht jedoch der Verdacht auf ein Malignom, sollte eine Hemithyreoidektomie mit Dissektion des zentralen regionären Lymphknotenkompartiments bei makroskopisch auffälligen Lymphknoten erfolgen. Wird der Befund eines Malignoms bestätigt, erfolgt die Thyreoidektomie der Gegenseite als zweizeitiges Vorgehen. Nur bei präoperativem Nachweis von Lymphknotenmetastasen oder intraoperativ durch sichere Schnellschnittdiagnose gesichertem Malignom und gegebener Indikation zur totalen Thyreoidektomie soll diese mit Dissektion der zentralen Lymphknotenkompartimente primär durchgeführt werden. Außerdem besteht die Indikation zur primären totalen Thyreoidektomie ebenfalls bei Zustand nach Radiatio der Halsregion und dem Verdacht eines multifokalen papillären Karzinoms.

Bei Vorliegen eines papillären Schilddrüsenkarzinoms ≤ 10 mm, fehlender Organüberschreitung und nicht nachweisbarer lymphogener und hämatogener Invasion ist keine Komplettierung der Thyreoidektomie indiziert. Ebenso erfolgt diese nicht bei Vorliegen eines follikulären Mikrokarzinoms. Generell wird gefordert, intraoperativ entweder ein Monitoring des N. laryngeus recurrens vorzunehmen oder den Nerven explizit darzustellen. Da im Kindesalter häufig Epithelkörperchen intrathyroidal gelegen sein können, ist außerdem auf die Identifizierung und Belassen derselben zu achten. Aus unserer Sicht sollte die Indikation zur primären totalen Thyreoidektomie streng gestellt werden. In einer kanadischen Studie wurde bei 137 Kindern 42-mal eine primäre totale Thyreoidektomie durchgeführt, wobei sich nur bei 22 (53 %) ein Malignom bestätigt hat. So sind 20 Kinder praktisch zu aggressiv operativ versorgt worden. Interessanterweise ist genau in dieser Gruppe signifikant häufiger eine postoperative Hypokalzämie im Vergleich zu den zweizeitig operierten Kindern aufgetreten. Außerdem wurde zweimal eine permanente Schädigung des N. laryngeus recurrens beobachtet.

Histologisch wird bei Kindern in der überwiegenden Mehrheit ein papilläres Schilddrüsenkarzinom gefunden, selten dagegen ein follikuläres meist in Assoziation mit einer angeborenen Hypothyreose. Das anaplastische Schilddrüsenkarzinom hat im Kindesalter keine Bedeutung. Postoperativ wird beim papillären und follikulären Karzinom nach indikationsgerecht erfolgter totaler Thyreoidektomie obligat eine adjuvante Radiojodtherapie durchgeführt.

2

Risikostufen des MEN2

(resultierend aus Genotyp-Phänotyp-Analysen mit entsprechenden Empfehlungen zum therapeutischen Management) gibt es kein B?

Risikostufe D

***RET*-Keimbahnmutation der Kodons:** 883, 918, 804

Empfehlungen zum therapeutischen Management: prophylaktische totale Thyreoidektomie innerhalb der ersten Lebensmonate (vor Vollendung des ersten Lebensjahres) mit primärer LK-Dissektion der zentralen Kompartimente.

Kontroverse: Mutationen des Kodons 883 und Tandem-Mutationen (804–805, 804–806, 804–904) scheinen ein niedrigeres Potenzial zur malignen Entartung zu haben.

Risikostufe C

***RET*-Keimbahnmutation des Kodons:** 634

Empfehlungen zum therapeutischen Management: Prophylaktische totale Thyreoidektomie zwischen dem 2. und 4. Lebensjahr

Kontroverse: Frage der primären LK-Dissektion der zentralen Kompartimente unabhängig von den präoperativen Kalzitoninwerten

Risikostufe A

***RET*-Keimbahnmutation der Kodons:** 321, 515, 533, 600, 603, 606, 635, 649, 666, 768, 776, 790, 791, 804 (Einzelmutation), 833, 844, 861, 891, 912

Empfehlungen zum therapeutischen Management: Prophylaktische totale Thyreoidektomie in Abhängigkeit der Kalzitoninwerte bis zum 10. Lebensjahr

Kontroverse: Frage der primären LK-Dissektion der zentralen Kompartimente unabhängig von den präoperativen Kalzitoninwerten

Eine Sonderstellung kommt dem medullären Schilddrüsenkarzinom (MTC) zu. Wird dieses im Kindesalter diagnostiziert, so muss davon ausgegangen werden, dass es im Rahmen einer Form des multiplen endokrinen Neoplasie-Syndroms Typ 2 (MEN-2) ausgeprägt wird. Dieses Syndrom ist streng mit spezifischen Keimbahnmutationen des *RET*-Protoonkogens assoziiert. Diesbezüglich ist entweder eine entsprechende Familienanamnese zu erheben oder es handelt sich um Neumutationen, sodass das erkrankte Kind somit die Indexperson für eine neue MEN-2-Familie darstellt. Ist dagegen in der Familie bereits eine Person mit einem MTC bekannt, ist zu fordern, dass bei ihr eine molekulargenetische Analyse des *RET*-Protoonkogens durchgeführt wird. Der jeweilige Mutationsnachweis stellt die Grundlage für die dann zu empfehlende prädiktive genetische Diagnostik dar.

Die Identifizierung von Mutationsträgern als Risikopersonen bedingt die Empfehlung einer prophylaktischen totalen Thyreoidektomie als elektiven Eingriff. Auf der Grundlage einer gut etablierten Genotyp-Phänotyp-Korrelation gibt es für die Durchführung der Operation sowie den Zeitpunkt der Operation detaillierte Empfehlungen (siehe Kasten).

Beim möglichen Vorliegen einer Neumutation (7–10 % aller MEN-2A-Patienten und bis zu 50 % aller MEN-2B-Patienten) basiert die Diagnose auf der Bestimmung des basalen oder des Pentagastrin-stimulierten Kalzitonins und lässt bei entsprechend pathologischen Werten des Tumormarkers eine sichere präoperative Diagnose zu. Da die chirurgische Resektion den einzigen kurativen Therapieansatz für das medulläre Schilddrüsenkarzinom darstellt, erfolgt in diesen Fällen immer eine radikale totale Thyreoidektomie mit Dissektion der zentralen oder betroffenen Lymphknotenkompartimente. Eine Radiojodtherapie ist ohne therapeutische Relevanz. In scheinbar sporadischen Fällen ist immer eine molekulargenetische Diagnostik des *RET*-Protoonkogens zusammen mit einer humangenetischen Beratung anzuschließen.

2.10.3 Komplikationen und Prognose

Die Prognose hinsichtlich des Überlebens ist für das papilläre und follikuläre Schilddrüsenkarzinom auch im primär fortgeschrittenen Stadium bei diesem Vorgehen mit totaler Thyreoidektomie, Lymphknotendissektion, adjuvanter Radiojodtherapie und anschließender TSH-suppressiver L-Thyroxin-Behandlung sehr gut und liegt bei ca. 90 %. Für das medulläre Schilddrüsenkarzinom hängt die Prognose von der Option der radikalen chirurgischen Sanierung ab. Daher stellt die Umsetzung des Konzepts der prophylaktischen Operation einen äußerst wichtigen prognostischen Parameter dar.

2.11 Schädel-Hirn-Verletzungen

Ein Schädel-Hirn-Trauma (SHT) ist Folge einer Gewalteinwirkung, die zu einer Funktionsstörung und/oder Verletzung des Gehirns geführt hat und mit einer Prellung oder Verletzung der Kopfschwarte, des knöchernen Schädels, der Gefäße, des Hirngewebes und/oder der Dura verbunden sein kann. Eine Verletzung des Kopfes ohne Hirnfunktionsstörung oder Verletzung des Gehirns bezeichnet man als Schädelprellung.

Falls die Dura bei gleichzeitiger Verletzung der Weichteile und des Knochens zerrissen ist und somit eine Verbindung des Schädelinneren mit der Außenwelt besteht, liegt ein offenes SHT vor.

Im Jahr 2015 wurden nach den Angaben des statistischen Bundesamtes 71.516 Patienten jünger als 15 Jahre mit der Diagnose eines Schädel-Hirn-Traumas (ICD 10: S06) stationär behandelt. Es handelt sich um einen Anteil von 26 % aller

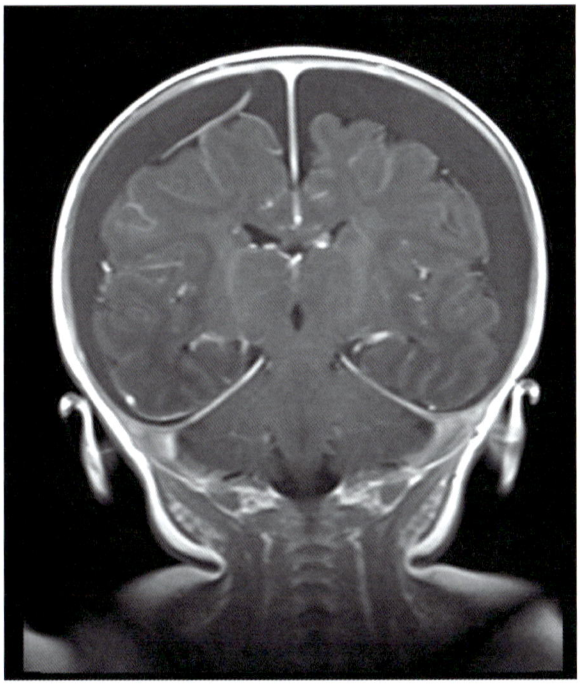

Abb. 2.26 Zwei Monate alter Säugling mit Zustand nach Schütteltrauma; klinisch ausgeprägte Symptomatik einer intrakraniellen Drucksteigerung; das MRT des Schädels zeigt ein beidseitiges massives Subduralhygrom; die Untersuchung des Augenhintergrunds bestätigt multiple retinale Einblutungen. [G879]

Patienten mit SHT. Davon befanden sich 35.622 im Vorschulalter und 35.894 im Schulalter. Außerdem sind Schädel-Hirn-Traumata (SHT) die häufigste Ursache von Todesfällen und bleibenden Behinderungen im Kindes- und Jugendalter.

Während das Schädel-Hirn-Trauma des Jugendlichen dem im Erwachsenenalter ähnelt, bestehen insbesondere im Säuglings- und Kleinkindesalter Unterschiede aufgrund unterschiedlicher Kopf-Körper-Proportionen, altersabhängigen metabolischen Voraussetzungen mit erhöhter Neigung zum generalisierten Hirnödem sowie speziellen Verletzungsmechanismen. Besonderes Augenmerk muss den Schädel-Hirn-Verletzungen im Rahmen von Kindesmisshandlungen (Schütteltrauma, ➤ Abb. 2.26 und ➤ Abb. 2.27) gelten, von denen vor allem Kinder in den ersten Lebensmonaten betroffen sind und die oft mehrzeitige, schwere, kombinierte intrakranielle Verletzungen aufweisen, häufig mit massiven diffusen axonalen Verletzungen und Augenhintergrundeinblutungen.

2.11.1 Klinik und Diagnostik

Während im anglo-amerikanischen Sprachbereich nur zwischen leichten und schweren Schädel-Hirn-Verletzungen unterschieden wird, werden diese im deutschsprachigen Raum in drei Schweregrade eingeteilt. Häufig geschieht dies willkürlich bzw. erst retrospektiv oder orientiert sich an der Dauer der initialen Bewusstseinsstörung, welche insbesondere bei

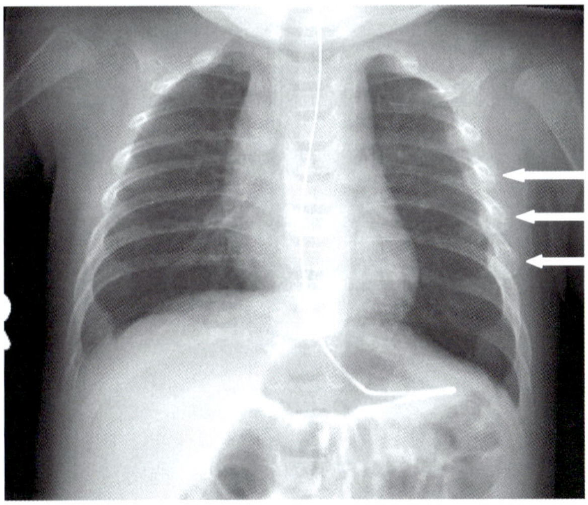

Abb. 2.27 Korrelierend zum Schütteltrauma stellt sich im Röntgenbild des Thorax eine ältere Rippenserienfraktur links dar; Pfeile markieren den Kugelkallus der Rippen IV–VI links. [G879]

initial intubierten Patienten kaum korrekt beurteilbar ist. Zur klinischen Schweregradeinteilung ist der initial schlechteste Glasgow-Coma-Scale-Wert (GCS, ➤ Tab. 2.2) als Standard anerkannt. Danach wird folgende Einteilung vorgenommen:

- Leichtes Schädel-Hirn-Trauma (GCS 13–15 Punkte)
- Moderates Schädel-Hirn-Trauma (GCS 9–12 Punkte)
- Schweres Schädel-Hirn-Trauma (GCS < 9 Punkte)

Andere gebräuchliche Termini wie Schädelprellung und Commotio cerebri fallen unter „leicht", mit einer Contusio cerebri als Ausdruck einer substantiellen Zerebralschädigung beginnt ein „moderates/schweres" Schädel-Hirn-Trauma. Die klinischen Bilder werden wie folgt definiert:

- **Schädelprellung:** Trauma ohne Vigilanz-/Bewusstseinsstörung, Glasgow-Coma-Scale immer 15 Punkte, ohne Amnesie, Übelkeit, Erbrechen oder sonstige neurologische Symptomatik
- **Commotio cerebri (Gehirnerschütterung):** geschlossenes Schädel-Hirn-Trauma leichten Grades mit transienten, voll reversiblen Hirnfunktionsstörungen ohne nachweisbare morphologische intrakranielle Läsion; möglicherweise kombiniert mit unkomplizierter Kalottenfraktur
  - Mögliche Symptomatik: kurzzeitige Vigilanz-/Bewusstseinsstörung (< 15 Minuten, Glasgow-Coma-Scale immer > 11 Punkte), kurze antero- oder retrograde Amnesie (< 24 Stunden), Übelkeit, Erbrechen, Schwindel, Kopfschmerzen, symmetrische Reflexsteigerungen, keine neurologischen Fokalzeichen
- **Contusio cerebri:** morphologische Hirnsubstanzverletzung, z. B. mit Blutung und Ödem
  - Mögliche Symptomatik: zunehmende oder länger dauernde Vigilanz-/Bewusstseinsstörung (> 15 Minuten), lange antero- oder retrograde Amnesie (> 24 Stunden), rezidivierendes Erbrechen, fokale neurologische Ausfälle.

Tab. 2.2 Glasgow Coma Scale

a) Verbale Antwort > 24 Monate	
5 Punkte	spricht verständlich, ist orientiert
4 Punkte	spricht unzusammenhängend, ist verwirrt, desorientiert
3 Punkte	antwortet inadäquat, Wortsalat
2 Punkte	unverständliche Laute
1 Punkt	keine verbalen Äußerungen
a) Verbale Antwort < 24 Monate	
5 Punkte	fixiert, verfolgt, erkennt, lacht
4 Punkte	fixiert und verfolgt inkonstant, erkennt nicht sicher, lacht nicht situationsbedingt
3 Punkte	nur zeitweise erweckbar, trinkt und isst nicht, Bedrohreflexe (ab 4 Monaten) nicht sicher auslösbar
2 Punkte	ist motorisch unruhig, jedoch nicht erweckbar
1 Punkt	kein Kontakt zur Umwelt, keine Beantwortung visuell, akustisch oder sensorisch ausgelöster Reize
b) Motorische Antwort:	
6 Punkte	greift gezielt auf Aufforderung, befolgt andere motorische Aufforderungen prompt
5 Punkte	gezielte Abwehr eines Schmerzreizes möglich
4 Punkte	ungezielte Beugebewegungen auf Schmerzreize
3 Punkte	ungezielte Beugebewegungen an den Armen auf Schmerzreize, Strecktendenz an den Beinen (Dekortikationshaltung)
2 Punkte	Extension aller 4 Extremitäten auf Schmerzreize (Dezerebrationshaltung)
1 Punkt	keine motorische Antwort auf Schmerzreize
c) Augenöffnen	
4 Punkte	spontanes Augenöffnen
3 Punkte	Augenöffnen auf Anruf
2 Punkte	Augenöffnen auf Schmerzreiz
1 Punkt	kein Augenöffnen

Ziel der prähospitalen Beurteilung eines Patienten nach anamnestisch angegebenem Schädel-Hirn-Trauma stellt die Klärung der Indikation zur stationären Einweisung dar. Dies soll dann erfolgen, wenn der Zustand des Patienten ein Risiko für das Auftreten einer intrakraniellen Verletzung aufweist. Zur Abschätzung dieses Risikos gibt es Kriterien, die einzeln überwiegend ein niedriges Maß an Evidenz aufweisen, in der Summe jedoch eine verlässliche Einschätzung erlauben.

1. Primäre Bewusstlosigkeit
2. Amnesie
3. Neurologische Symptome bzw. posttraumatische Krampfanfälle
4. Erbrechen
5. Klinische Zeichen für eine Schädelfraktur (Kephalhämatom, Impressionen, penetrierende Verletzungen, Liquorrhö)
6. Ausgeprägtes Hämatom beim Säugling
7. Anhaltende Kopfschmerzen

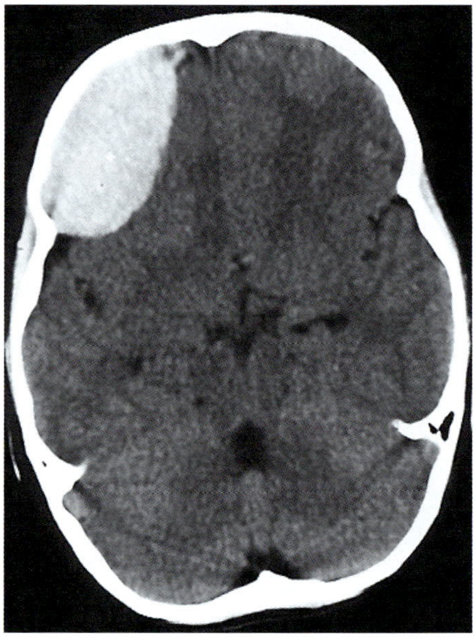

Abb. 2.28 Elfjähriger Knabe nach Fahrradsturz zeigt den typischen Befund eines frontalen epiduralen Hämatoms rechts. [G879]

8. Unfallmechanismus
9. Gerinnungsstörungen bzw. Anwendung von Antikoagulantien
10. Verdacht auf Misshandlung
11. Einnahme von Alkohol oder anderen Drogen
12. Alter < 2 Jahre

Bei Fehlen aller Kriterien ist das Auftreten intrakranieller Verletzungen, insbesondere von Blutungen sehr unwahrscheinlich. Sollte es zu einer Verschlechterung im Intervall dennoch kommen, tritt diese meistens innerhalb der ersten 6 Stunden, fast immer innerhalb der ersten 24 Stunden nach dem Trauma auf. Es sind folgende Verletzungen zu unterscheiden:

- **Epidurales Hämatom:** zwischen der Dura und der Kalotte gelegene Blutung, z. B. durch Einriss der A. meningea media in Verbindung mit einer Schädelfraktur (➤ Abb. 2.28)
- **Subdurales Hämatom:** unter der Dura gelegene Blutung, z. B. nach Brückenvenen-, Falx- oder Tentoriumeinriss (➤ Abb. 2.29)
- **Subarachnoidale Blutung:** zwischen Arachnoidea und Pia mater gelegene Blutung, evtl. mit Ausbreitung in die basalen Zisternen, häufig mit Blutauflagerung auf dem Tentorium cerebelli (➤ Abb. 2.30 und ➤ Abb. 2.31)
- **Intraventrikuläre Blutung:** Blutanteile im Ventrikelsystem, z. B. durch Einblutung des Plexus choroideus
- **Hirnparenchymblutung:** Blutung im Hirnparenchym durch Kontusion, z. B. als Coup- und Contrecoup-Läsionen
- **Diffuse axonale Verletzungen:** intraparenchymatöse Verletzungen durch Abscherung axonaler Strukturen durch hohe Translationskräfte mit oder ohne sichtbare Einblutungen, vorwiegend im Marklager, Corpus callosum und Pons.

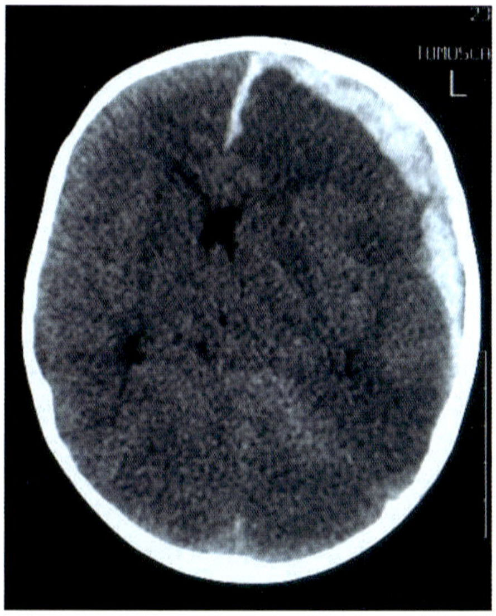

Abb. 2.29 Zweijähriges Kind mit Zustand nach Verkehrsunfall mit ausgedehntem subduralem Hämatom links, einer Mittellinienverlagung nach rechts, einem komprimierten Ventrikelsystem und ausgedehnten Kontusionsherden links. [G879]

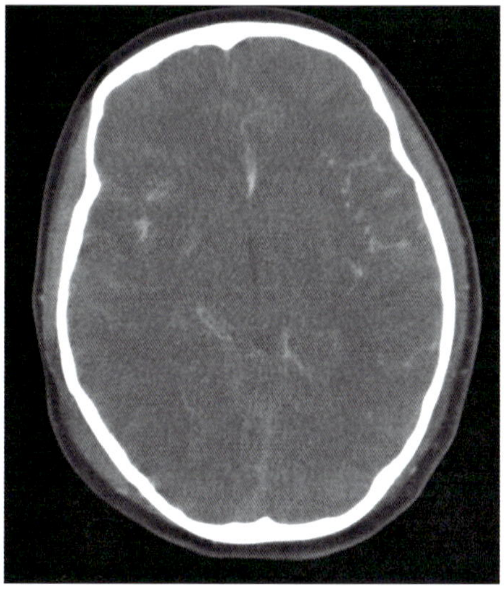

Abb. 2.30 Zwölfjähriges Mädchen als Fahrradfahrer ohne Schutzhelm von einem Pkw angefahren, primäre Bewusstlosigkeit; CT zeigt multiple subarachnoidale Blutungen und eine diskrete Mittellinienverlagerung nach rechts. [G879]

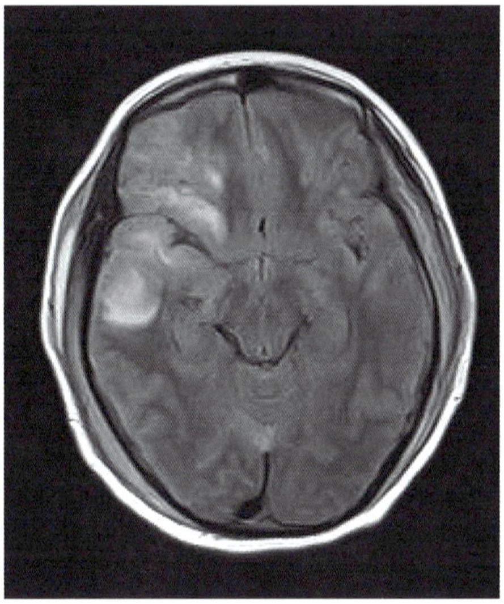

Abb. 2.31 Im Verlauf klart das Mädchen (➤ Abb. 2.30) nicht auf, sodass nach 48 Stunden ein MRT durchgeführt wird. Neben der fortbestehenden Mittellinienverlagerung nach rechts zeigen sich ausgedehnte Kontusionsherde links frontal und temporal. [G879]

Ist die sichere Zuordnung initial nicht möglich oder besteht der Verdacht auf ein Schädel-Hirn-Trauma im Rahmen einer Kindesmisshandlung, so sollte insbesondere bei Kindern im 1. und 2. Lebensjahr bei der Entscheidung über das Vorgehen von einem höheren Traumagrad ausgegangen werden. In dieser Altersgruppe kann auch ein SHT, das klinisch primär als Schädelprellung imponiert, Grund für eine stationäre Aufnahme mit Neuromonitoring sein.

Am Unfallort sind neben der Erhebung der Anamnese als Sofortmaßnahmen die Erhebung des Glasgow-Coma-Scale (GCS) mit Dokumentation der Uhrzeit, die Sicherung der Herz-Kreislauf-Funktion (venöse Zugänge, Infusion) sowie die Sicherstellung der Oxygenierung (Sauerstoffsättigung > 90 %), wozu der Verletzte ggf. intubiert und beatmet werden muss, relevant. Bei bewusstlosen Patienten bzw. wenn der Unfallmechanismus eine Verletzung der Wirbelsäule (insbesondere der Halswirbelsäule) vermuten lässt, sind entsprechende protektive Maßnahmen anzuwenden (Vakuummatratze, Stiff neck). Die Auswahl der Klinik richtet sich nach der Schwere der Verletzung, nach der Entfernung vom Unfallort und nach der Ausstattung der Klinik. Prinzipiell muss die Klinik die Voraussetzungen für eine kindgerechte medizinische Betreuung gewährleisten. Bei Vorliegen eines mittelschweren oder schweren SHT (GCS < 13) sollten die Voraussetzungen für eine adäquate bildgebende Diagnostik (CT/MRT) und für eine entsprechende Behandlung (interdisziplinäre pädiatrische Intensivtherapiestation) sowie die Option einer chirurgischen Intervention (Neurochirurgie/Kinderchirurgie) vorhanden sein.

Die Diagnostik umfasst neben dem im Verlauf weiterhin zu dokumentierenden GCS die Bildgebung des Neurokraniums. Die Indikation zur transfontanellaren (bis 18 Monate) und transkraniellen (bis 14 Jahre) Sonografie kann grundsätzlich bei jedem Schädel-Hirn-Trauma gestellt werden. Sie kann in den Fällen, in denen klinisch eine Indikation zur stationären Aufnahme und sofortigen CT-Untersuchung nicht gegeben ist, zusätzliche Sicherheit beim Ausschluss behandlungsbedürftiger intrakranieller Blutungen geben. Zusätzliche Optionen der sonografischen Bildgebung bestehen in der Erkennung einer Impressionsfraktur oder wachsenden Fraktur sowie in der Abschätzung des Hirndrucks durch Dopplersonografie oder Darstellung des N. opticus.

Die konventionelle Röntgendiagnostik ist beim akzidentiellen Schädel-Hirn-Trauma im Kindesalter nicht indiziert.

Sie wird ausschließlich beim Verdacht oder Nachweis eines nicht-akzidentiellen Schädel-Hirn-Trauma (Kindesmisshandlung) obligat durchgeführt.

Die Indikation zur umgehenden Durchführung eines Schädel-CT ist gegeben bei moderatem und schwerem Schädel-Hirn-Trauma. Sie ist ferner gegeben bei leichtem Schädel-Hirn-Trauma, wenn nach Anamnese oder klinischem Befund bei Erstuntersuchung oder im Verlauf der Verdacht auf eine möglicherweise behandlungspflichtige intrakranielle Verletzung besteht. Gegen eine generelle bzw. großzügige Indikationsstellung zur CT-Untersuchung bei leichtem SHT sprechen neben den Kosten die Strahlenbelastung und die meistens notwendige Sedierung.

Im Regelfall besteht bei einem Schädel-Hirn-Trauma akut keine Indikation zur Durchführung eines Schädel-MRT. Ausnahmen sind:

- Der klinische Zustand (z. B. Koma) passt nicht zu den objektivierbaren Befunden. Dann sofort MRT z. B. mit der Fragestellung: Hirndruck/Einklemmung nicht traumatischer Ursache, Sinusthrombose, Enzephalitis, Meningitis
- Verdacht auf Verletzungen des zervikalen Myelons
- Verdacht auf Misshandlung
- Bei moderatem oder schwerem SHT hat die MRT ihre Bedeutung im Verlauf zur Darstellung initial nicht detektierter Läsionen, auch bei V. a. battered child (Nachweis mehrzeitiger Verletzungen), sowie bei nicht adäquat aufwachendem Patienten oder anhaltender Diskrepanz zwischen initialen Befunden und klinischem Verlauf.

2.11.2 Therapie

Ziel der Therapie nach einem SHT ist es, das Ausmaß der sekundären Hirnschädigung zu begrenzen und den funktionsgeschädigten, aber nicht zerstörten Zellen des Gehirns optimale Bedingungen für die funktionelle Regeneration zu geben. Operationspflichtige Verletzungsfolgen müssen rechtzeitig behandelt werden. Die Therapie beginnt am Unfallort und setzt sich im Krankenhaus fort.

Bei Patienten mit einem leichten und mittelschweren SHT beschränkt sich die Behandlung auf ein allgemeines Monitoring. Die Patienten sollen Bettruhe einhalten. Beim Vorliegen von Erbrechen ist eine initiale Nahrungskarenz mit anschließend stufenweisem Kostaufbau indiziert. Die Lagerung mit 30° Oberkörperhochlagerung wird aus pathophysiologischen Überlegungen heraus empfohlen. Das Monitoring soll die Fortführung der GCS-Erhebung, die Prüfung der Pupillengröße und Reaktion auf Licht und die Dokumentation der Atem- und Herzfrequenz sowie der Sauerstoffsättigung implizieren. Allgemein wird empfohlen, die Frequenz der Dokumentation halbstündlich vorzunehmen, bis der Patient einen GCS von 15 erlangt hat. Dann ist die Dokumentation stündlich (für 4 Stunden) und später zweistündlich vorzunehmen. Die stationäre Überwachung sollte bis zum Abklingen der durch das Trauma ausgelösten Symptome erfolgen, mindestens aber 24 Stunden.

Bei Patienten mit einem schweren SHT ist eine Behandlung auf einer möglichst pädiatrischen Intensivstation notwendig, die mindestens die Pulsoxymetrie, die zentrale Venendruckmessung, die invasive arterielle Blutdruckmessung und die Hirndruckmessung bei Kindern beherrscht. Ziel der intensivmedizinischen Behandlung nach schwerem Schädel-Hirn-Trauma ist die Aufrechterhaltung der Vitalfunktionen und frühzeitige Erkennung und angemessene Therapie von bedrohlichen Komplikationen. Die Erkennung und Behandlung von Hirndruckerhöhungen und Hirnblutungen sowie Vermeidung sekundärer und therapiebedingter Komplikationen steht dabei im Vordergrund und kann nicht ohne invasive Hirndruckmessung erfolgen. Die Messung des intrakraniellen Drucks (ICP) hat in den letzten Jahrzehnten international ihren Einzug auch in die Akutversorgung schädelhirnverletzter Kinder gefunden und wird bei bewusstlosen Patienten unter Berücksichtigung des klinischen Verlaufs und der bildmorphologischen Befunde nach SHT zur Überwachung und Therapiesteuerung eingesetzt. Für die Durchführung einer durch den zerebralen Perfusionsdruck (CPP) gesteuerten Therapie ist sie eine conditio sine qua non. Zur kontinuierlichen Bestimmung des CPP ist eine invasive ICP-Messung erforderlich. Solange die Ventrikel nicht vollständig ausgepresst sind, bietet das ICP-Monitoring über eine Ventrikeldrainage die Möglichkeit, durch Ablassen von Liquor einen erhöhten ICP zu senken. Alternativ steht eine ICP-Messung über eine intraparenchymatöse Drucksonde zur Verfügung. Die Ziele der Behandlung werden wie folgt definiert (➤ Tab. 2.3).

Die therapeutischen Maßnahmen zur Reduktion eines erhöhten ICP umfassen:

- Lagerung (Oberkörper 30° hoch, Kopf in Mittelstellung, „minimal handling“)
- Analgosedierung
- Relaxierung
- Beatmung (Ziel der Normokapnie)
- Flüssigkeitsrestriktion (auf 70 % des normalen Bedarfs, keine Hypovolämie)

Tab. 2.3 Messgrößen und Zielbereiche der intensivtherapeutischen Behandlung Schädel-Hirn-verletzter Kinder

Messgröße	Zielbereich
Intrazerebraler Druck (ICP)	< 20 mmHg
Zerebraler Perfusionsdruck (CPP)	> 40 mmHg für Kinder < 1 Jahr
CPP = MAD – ICP	50–65 mmHg für Kinder > 1 Jahr
Arterieller Blutdruck	50.–95. Perzentile der Altersnorm
Zentralvenöser Druck (ZVD)	ZVD zwischen 5 und 8 mmHg
Periphere Sauerstoffsättigung	> 95 %
Peripherer arterieller pCO_2	Zwischen 35 und 40 mmHg

(MAD = mittlerer arterieller Druck)

- Osmotische Therapie (Mannitol 20 %, NaCl 3 %)
- Körpertemperatur (Kerntemperatur 36–37 °C)

Führen diese Maßnahmen nicht zum Erfolg, so stehen bei therapierefraktärer ICP-Erhöhung folgende Optionen zur Verfügung:

- Hyperventilation (mild: pCO_2 35–30 mmHg, aggressiv: pCO_2 unter 30 mmHg)
- Ventrikeldrainage und ggf. zusätzliche lumbale Drainage bei Patienten mit offenen Zisternen und ohne Mittellinienverlagerung oder ohne massive Raumforderungen
- Hochdosierte Barbiturattherapie
- Dekompressive Kraniotomie

Eine Erhöhung des zerebralen Perfusionsdrucks (CPP) lässt sich durch Manipulation des mittleren arteriellen Drucks erzielen. Dies kann erfolgen über:

- Volumentherapie, bis ZVD im Zielbereich liegt
- Katecholamine

Weitere Elemente der konservativen Therapie eines Schädel-Hirn-Verletzten stellt die frühzeitige orale Ernährung dar. Diese sollte am dritten Tag beginnen und nach einer Woche vollständig erfolgt sein.

Antikonvulsiva (z. B. Phenytoin, Carbamazepin, Thiopental) werden zur Behandlung früher und später posttraumatischer Krampfanfälle und zur Prophylaxe früher Krampfanfälle eingesetzt. Eine antikonvulsive Therapie verhindert das Auftreten epileptischer Anfälle in der Frühphase nach Trauma. Eine Prophylaxe spättraumatischer Epilepsien oder eine Verbesserung des klinischen Ergebnisses ist jedoch nicht möglich.

Die Notwendigkeit einer antibiotischen Prophylaxe bei frontobasalen Frakturen mit Liquorrhö ist kontrovers diskutiert worden. Es konnte bisher nicht überzeugend belegt werden, dass durch die prophylaktische Gabe von Antibiotika Infektionen verhindert oder die Heilungschancen verbessert wurden.

Kortikoide wurden und werden bei drohendem oder manifestem posttraumatischem Hirnödem eingesetzt, um die Volumenzunahme des Hirns und dadurch den Hirndruck zu senken. Mittlerweile liegen gut kontrollierte Studien vor, die diese Erwartung nicht bestätigen, sondern zeigen, dass das Outcome eher verschlechtert wird.

Aufgrund theoretischer Überlegungen und tierexperimenteller Daten erscheint es möglich, durch frühzeitige medikamentöse Intervention auf zellulärer Ebene den posttraumatischen Hirnschaden zu begrenzen. Alle bisher in klinischen Studien geprüften Substanzen erfüllten jedoch bisher diese Erwartungen nicht.

Eine weitere wesentliche Säule der Behandlung stellt die chirurgische Therapie dar. Raumfordernde, intrakranielle Verletzungen stellen eine absolut dringliche Operationsindikation dar. Dies gilt sowohl für traumatische intrakranielle Blutungen (Epiduralhämatom, Subduralhämatom, intrazerebrales Hämatom/Kontusion) als auch für raumfordernde Impressionsfrakturen. Die Definition der Raumforderung ergibt sich dabei durch die Verlagerung zerebraler Strukturen, insbesondere des normalerweise in der Mittellinie gelegenen 3. Ventrikels. Neben dem Befund in der Computertomografie (Dicke, Volumen und Lokalisation des Hämatoms, Ausmaß der Mittellinienverlagerung) ist der klinische Befund entscheidend für die Indikationsstellung und die Schnelligkeit, mit der die operative Versorgung zu erfolgen hat. Bei Zeichen einer transtentoriellen Herniation können Minuten über das klinische Ergebnis entscheiden.

In Einzelfällen ist bei nicht raumfordernden Blutungen und stabilem neurologischem Befund ein nichtoperatives Vorgehen gerechtfertigt. Diese Patienten müssen aber einer engmaschigen klinischen und computertomografischen Verlaufsbeobachtung (CT- oder besser MRT-Kontrolle nach 6 Stunden) unterzogen werden. Im Falle einer klinischen Verschlechterung oder Zunahme der Raumforderung muss eine sofortige operative Entlastung durchführbar sein.

Liegt ein erhöhter intrakranieller Druck vor, der mittels konservativer Maßnahmen nicht zu senken ist, stellt die Dekompression durch bitemporale Kraniektomie und ggf. Duraerweiterungsplastik eine wirksame Möglichkeit dar, den Druck operativ zu senken. Die Notwendigkeit ergibt sich meist bei Entwicklung eines ausgeprägten Hirnödems mit therapieresistenter Hirndruckerhöhung. Dieses kann insbesondere im Kindesalter mit einer mehrtägigen Latenz, aber auch rasch nach dem Trauma als malignes Hirnödem auftreten. Dieses Vorgehen zeigt nach einzelnen Studien einen guten Behandlungserfolg, ist zurzeit aber noch Gegenstand wissenschaftlicher Untersuchungen und kann daher noch nicht abschließend bewertet werden.

Offene oder geschlossene Impressionsfrakturen ohne Verlagerung der Mittellinienstrukturen, penetrierende Verletzungen, basale Frakturen mit Liquorrhö, „Ping-pong-Frakturen“ und „wachsende Frakturen“ stellen Operationsindikationen mit aufgeschobener Dringlichkeit dar.

Bei Schädelbasisfrakturen mit einer Liquorrhö muss im Verlauf entschieden werden, ob ein Verschluss des Duralecks operativ erfolgen muss. Die Durchführung des Eingriffs bedarf fachspezifischer chirurgischer Kompetenz. Der Zeitpunkt des operativen Eingriffs hängt dabei von vielen Faktoren ab und muss individuell vom Operateur festgelegt werden. Die einfache Längsfraktur, die typischerweise parietal verläuft bzw. meist in einer der Schädelnähte mündet, bedingt praktisch keine chirurgische Intervention. Bei entsprechender Schwere des Traumas kann sie auch mit einer Nahtsprengung einhergehen. Allerdings muss das regelhaft vorkommende Kephalhämatom im Intervall punktiert werden, da sonst entstellende Verknöcherungen resultieren können (➤ Abb. 2.32). Nicht vital erforderliche Operationen von Begleitverletzungen sollten im Rahmen der Primärversorgung nur durchgeführt werden, soweit sie für die Durchführung einer adäquaten Intensivtherapie erforderlich sind.

Im Verlauf nach einem Trauma – typischerweise nach Schütteltraumen – können ausgeprägte Subduralergüsse resultieren, die zu einer chronischen, aber auch akut dekompensierten

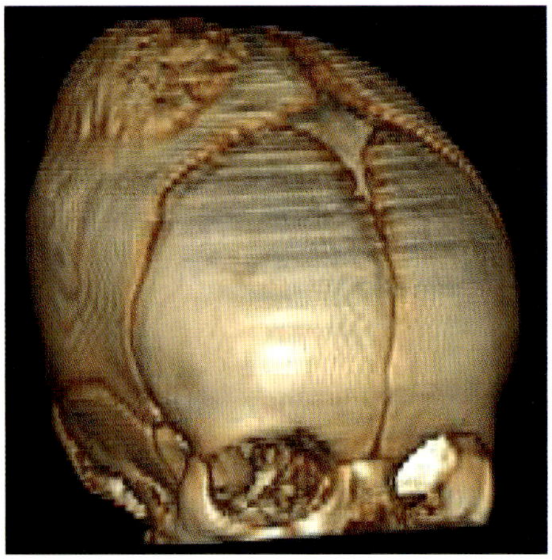

Abb. 2.32 Sieben Wochen alter Säugling mit Zustand nach geburtstraumatischem Kephalhämatom, eine Punktion ist nicht erfolgt; die 3-D-Rekonstruktion des außerhalb durchgeführten Schädel-CT zeigt das kalzifizierte Hämatom rechts parietal. [G879]

Hirndrucksymptomatik führen. Diese Ergüsse werden wegen ihres hohen Proteingehaltes als Hygrome bezeichnet. Sind Stoffwechselstörungen ausgeschlossen, ist die traumatische Genese als sicher anzusehen und in diesem Zusammenhang immer an eine Misshandlung zu denken. Unter der Frage eines mehrzeitigen Geschehens sollte nach Möglichkeit vor einer chirurgischen Intervention ein MRT des Schädels durchgeführt werden. Bei offener Fontanelle kann eine erste Druckentlastung als Punktion erfolgen. Bildet sich das Hygrom jedoch nach, so ist eine ventillose, subduroperitoneale Drainage notwendig. Ist das Hygrom verklebt, kann diese Drainage wieder entfernt werden - meist ein Jahr nach Anlage der Drainage zusammen mit einer MRT-Kontrolle.

2.11.3 Prognose

Schädel-Hirn-Verletzungen sind im Kindesalter ein häufiges Gesundheitsproblem. Die jährliche Inzidenz wird zwischen 300 und 500 pro 100.000 Kinder geschätzt, wobei ca. 95 % günstig verlaufen. Die verbleibenden 5 % sind jedoch für 15 % der Todesfälle bei Kindern über einem Jahr und für 25 % der Todesfälle bei Kindern über 5 Jahren verantwortlich. Über 88 % der unfallbedingten Todesfälle sind auf eine schwere Schädel-Hirn-Verletzung zurückzuführen – in Deutschland starben 2005 350 Kinder an ihren Folgen. Die Letalität nach einer schweren Schädel-Hirn-Verletzung kann im Kindesalter bis zu 45 % betragen und ca. 40 % der Kinder werden mit schweren neurologischen Defiziten aus der klinischen Behandlung entlassen.

Bei allen Schädel-Hirn-Verletzungen ist es wichtig, frühzeitig die Frage der Rehabilitationsbedürftigkeit zu klären. Dafür ist es sinnvoll, am Ende der posttraumatischen Akutphase eine neurologische und neuropsychologische Statuserhebung bestehend aus einer klinisch neurologischen Untersuchung und einer neuropsychologischen Evaluation und Testung durchzuführen. Prinzipiell sinnvoll ist eine an die stationäre Akutphase anschließende Rehabilitationsbehandlung bei allen Kindern, die zu diesem Zeitpunkt ein neurologisches, kognitives oder psychologisches Defizit bzw. Problem aufweisen, das die familiäre, schulische und soziale Integration in irgendeiner Weise beeinträchtigen kann.

Ziel einer Rehabilitationsbehandlung ist die Wiedererlangung zuvor vorhandener Fähigkeiten und Fertigkeiten sowie die Wiedergewinnung des prätraumatisch gegebenen Entwicklungspotenzials.

LITERATUR

AWMF online: S2 Leitlinie „Das Schädel-Hirn-Trauma im Kindesalter"

Blauth M, Schmidt U, Lange U (1998) Verletzungen der Halswirbelsäule bei Kindern. Unfallchirurg 101: 590–612

Bowman RM, McLone DG, Grant JA, Tomita T (2001) Spina bifida outcome. A 25-year prospective. Pediatric Neurosurgery 34: 114–120

Christensen B, Arbour L, Tran P, et al. (1999) Genetic polymorphisms in methylenetetra-hydrofolate reductase and methionine synthase, folate levels in red blood cells, and risk of neural tube defects. Am J Med Genet 84: 151–157

Fichter MA, Dornseifer U, Henke J, et al. (2008) Fetal spina bifida repair – current trends and prospects of intrauterine neurosurgery. Fetal Diagnosis and Therapy 23: 271–286

Gupta N, Park J, Solomon C, Kranz DA, Wrensch, M, Wu YW (2007) Long-term outcomes in patients with treated childhood hydrocephalus. J Neurosurg Pediatrics 106: 334–339

Hazra R, Robson CD, Perez-Atayde AR, Husson RN (1999) Lymphadenitis due to nontuberculous mycobacteria in children: presentation and response to therapy. Clin Infect Dis 28: 123–129

Jamous M, Sood S, Kumar R, Ham S (2003) Frontal and occipital horn width ratio for the evaluation of small and asymmetrical ventricles. Pediatr Neurosurg 39: 17–21

Kan SH, Elanko N, Johnson D, Cornejo-Roldan L, et al. (2002) Genomic screening of fibroblast growth-factor receptor 2 reveals a wide spectrum of mutations in patients with syndromic craniosynostosis. Am J Hum Genet 70 (2): 472–86

Kibar Z, Torban E, McDearmid J, et al. (2007) Mutations in VANGL1 associated with neural-tube defects. New Eng J Med 356: 1432–1437

Krude H, Reiners C, Dralle J, Riebel T, Schmid KW (2008) Schilddrüsenknoten bei Kindern und Jugendlichen. Kinderheilkunde 156: 972–980

Lind CRP, Tsai AMC, Law AJJ, Lau H, Muthiah K (2008) Ventricular catheter trajectories from traditional shunt approaches: a morphometric study in adults with hydrocephalus. J Neurosurg 108: 930–933

Mühling J, Zöller J (1995) Surgery of craniofacial abnormalities. Fortschr Kiefer Gesichtschir 40: 72–77

Niederle B, Sebag F, Brauckhoff M (2014) Timing and extent of thyroid surgery for gene carriers of hereditary C cell disease – a consensus statement of the European Society of Endocrine Surgeons (ESES). Langenbecks Arch Surg 399: 185–197

Nield LS, Kamat D (2004) Lymphadenopathy in children: when and how to evaluate. Clin Pediatr 43: 25–33

Parlowsky T, Dralle H, Farahati J, et al. (2001) Maligne endocrine Tumoren im Kindes- und Jugendalter. Eine interdisziplinäre multizentrische Therapieoptimierungsstudie. Dt Ärzteblatt 98: A 764–767 [Heft 12]

Relton CL, Wilding CS, Pearce MS, et al. (2004) Gene-gene interaction in folate-related genes and risk of neural tube defects in a UK population. J Med Genet 41: 256–260

Shim JS, Jang HP (2008) Operative treatment of congenital torticollis. J Bone Joint Surg Br 90: 934–939

Simon TD, Riva-Cambrin J, Srivastava R, et al. (2008) Hospital care for children with hydrocephalus in the Unites States: utilization, charges, comorbidities and deaths. J Neurosurg Pediatrics 1: 131–137

Smith CD (2006) Cyst and Sinuses of the neck. In: Grosfeld JL, O'Neill Jr JA, Fonkalsrud EW, Coran AC (eds.) Pediatric Surgery., Philadelphia: Mosby Elsevier, p. 861–873

Stevens C, Al-Mahmeed H, Blair G, et al. (2008) The Canadian Pediatric Thyroid Nodule Study: an evaluation of current management practices. J Pediatr Surg 43: 826–830

Twee TD (2006) Congenital muscular torticollis: current concepts and review of treatment. Curr Opin Pediatr 18: 26–29

Zimmermann P, Curtis N, Tebruegge M (2017) Nontuberculous mycobacterial disease in childhood – update on diagnostic approaches and treatment. J Infection 74: 136–142

KAPITEL

3 Thorax

Jörg Fuchs und Hans-Joachim Kirschner

3.1 Ösophagusatresie

Die Ösophagusatresie ist eine Hemmungsfehlbildung, die zum angeborenen Verschluss der Speiseröhre mit oder ohne Fistelbildung zur Trachea führt. Embryologisch handelt es sich hierbei um eine Abfaltungsstörung des Vorderdarms, aus dem sich der Ösophagus und die Trachea entwickeln.

Die Ätiologie ist unbekannt und die genaue Pathogenese weitestgehend ungeklärt. Die Inzidenz der Erkrankung wird von den meisten Autoren mit 1 : 3.000 Lebendgeburten angegeben. Eine geschlechtsspezifische Disposition liegt nicht vor.

3.1.1 Formen

Am gebräuchlichsten sind die Einteilungen nach Gross (1953) und vor allem im deutschsprachigen Raum nach Vogt (1929). (➤ Abb. 3.1). Der Typ Vogt IIIb (Typ C nach Gross) tritt mit 85 % am häufigsten auf. Mit 10 % ist der Typ Vogt II (Gross A) der zweithäufigste.

3.1.2 Symptome

Einen gewissen Stellenwert in der Diagnostik der Ösophagusatresie nimmt die pränatale Diagnostik ein. Ein Hydramnion und ein kleiner Magen können indirekte Zeichen für das Vorliegen einer Ösophagusatresie sein. Nicht selten sind weitere Begleitfehlbildungen wie Herzfehler, Nierenfehlbildungen oder Darmatresien pränatal erkennbar.

Postnatal fallen die Säuglinge durch Schaumbildung vor dem Mund und eventuell Husten- und Zyanoseanfälle aufgrund von Aspirationen auf. Bei der Existenz von Fisteln des distalen Ösophagussegments zur Trachea ist der Oberbauch durch die gastrale und intestinale Luftansammlung gebläht. In Abhängigkeit von der Größe der Fistel, den Aspirationen und auch den kardialen Begleitfehlbildungen können die Kinder lebensbedrohlich krank sein.

3.1.3 Diagnostik

Die Sondierung des Magens ist bei der Erstversorgung des Neugeborenen nicht möglich. Beim Einführen einer Magensonde findet sich nach ca. 10 cm ab Zahnleiste ein elastischer Widerstand.

Die Röntgenübersichtsaufnahme unter Einbeziehung des Abdomens zeigt die Magensonde im oberen Blindsack häufig aufgerollt. Gleichzeitig erlaubt die Beurteilung der Luftfüllung des Magens und Darmes eine Aussage, ob eine untere Fistel besteht. Fehlt die gastrale und intestinale Luftfüllung, liegt in der Regel eine langstreckige Ösophagusatresie vom Typ II nach Vogt vor (➤ Abb. 3.2).

Die Applikation von Kontrastmittel in den oberen Blindsack bringt keinen zusätzlichen diagnostischen Vorteil und birgt die Gefahr einer Aspiration. Wesentliche Untersuchungen nach der Geburt sind die Sonografie des Schädels, des Abdomens und des unteren Rückenmarks zur Detektion von Begleitfehlbildungen.

Die Echokardiografie hat in der Diagnostik von Herzfehlern und dem intrathorakalen Verlauf der Aorta eine Bedeutung. Letztere ist entscheidend für den Zugangsweg. Bei einer rechts deszendierenden Aorta sollte als Zugang eine linkslaterale Thorakotomie oder Thorakoskopie gewählt werden.

3.1.4 Differenzialdiagnose

Das Polyhydramnion in der Pränataldiagnostik kann vielfältige Ursachen haben und auch bei isolierter Darmatresie, Fehlbildungen des Gehirns und des Rückenmarks auftreten. In Verbindung mit einem kleinen Magen können auch Schluckstörungen anderer Ursache verantwortlich sein.

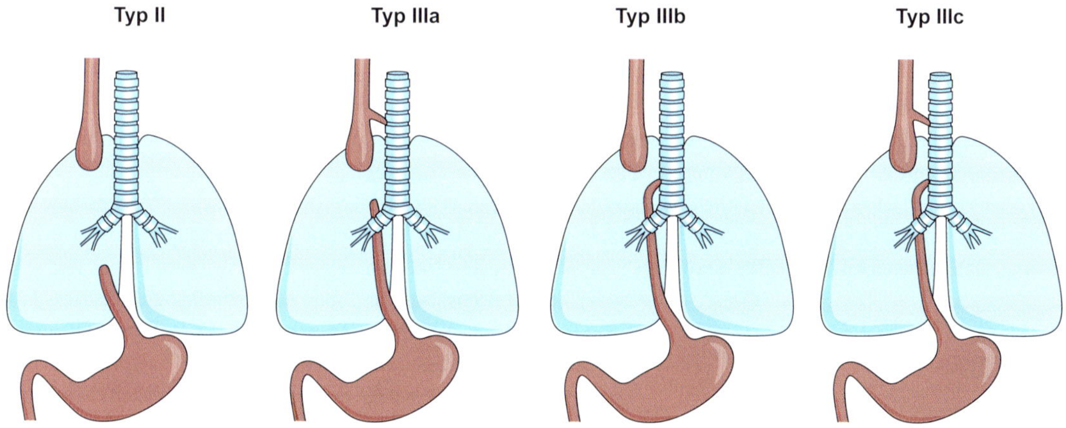

Abb. 3.1 Einteilung der Ösophagusatresie nach Vogt [L157]

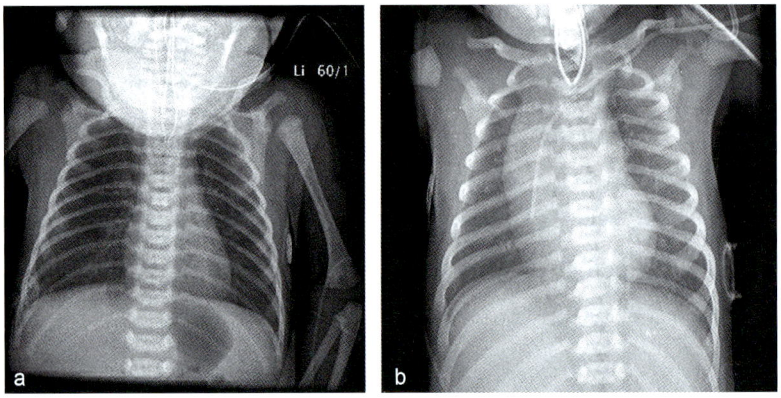

Abb. 3.2 Thoraxübersicht bei Vogt IIIB mit Luft im Abdomen (a) und Vogt II ohne Darmgasnachweis (b) [G879]

Postnatal kann eine Ösophagusatresie mit dem extrem selten vorkommenden pharyngealen Pseudodivertikel verwechselt werden. Ein laryngo-tracheo-ösophagealer Cleft kann isoliert ähnliche Symptome wie die Ösophagusatresie hervorrufen oder mit einer Ösophagusatresie vergesellschaftet sein. Daher sollte das Bestehen eines Clefts präoperativ durch eine Bronchoskopie immer ausgeschlossen werden (➤ 3.7).

3.1.5 Begleitfehlbildungen

Mehr als die Hälfte aller Kinder mit Ösophagusatresien haben Begleitfehlbildungen. Die VACTERL-Assoziation fasst angeborene Fehlbildungen zusammen, die in unterschiedlicher Konstellation und Häufigkeit auftreten können. Finden sich mindestens drei Fehlbildungen, spricht man von einer VACTERL-Assoziation. Es handelt sich um ein Akronym, das für Fehlbildungen in folgenden Bereichen steht:

V	Wirbelsäule und Rückenmark **(vertebral)**
A	Anorektal **(anal)**
C	Herz **(cardial)**
T	Trachea **(tracheal)**
E	Ösophagus **(esophageal)**
R	Nieren und ableitende Harnwege **(renal)**
L	Extremitäten **(limbs)**

Nicht unerwähnt sollen chromosomale Aberrationen wie die Trisomie 18 und 21 mit einer Häufigkeit von 5–7 % bleiben. Andere Syndrome sind in ca. 2 % aller Fälle die Charge-Assoziationen (Kolobome, Herzfehlbildungen, Choanalatresie, Retardierung, Genitalhypoplasie und Ohranomalien).

3.1.6 Therapie

Die operative Korrektur der Ösophagusatresie stellt einen Eingriff mit aufgeschobener Dringlichkeit in den ersten Lebenstagen dar. Das heißt zunächst, die Vitalparameter des Kindes zu stabilisieren, den Wasser- und Elektrolythaushalt sowie den Säure-Basen-Status auszugleichen und die o.g. Basisdiagnostik durchzuführen. Bis zur OP wird der nicht zu schluckende Speichel über eine Sonde, die im oberen Ösophagus liegt, intermittierend abgesaugt und möglichst die Spontanatmung des Neugeborenen erhalten. Damit kann Aspirationen und einer Überblähung des Oberbauchs vorgebeugt werden. Bei gegebener Indikation zur Atemunterstützung vor OP sollte eine kontrollierte Intubation der Maskenbeatmung oder CPAP vorgezogen werden, um zu vermeiden, dass über die möglicherweise bestehende untere Fistel eine weitere Überblähung des Oberbauchs resultiert. Dadurch könnten die bestehenden respiratorischen Probleme aufgrund des zunehmenden Zwerchfellhochstands verschärft werden.

Bei Narkoseeinleitung ist eine Laryngotracheoskopie zum Ausschluss eines laryngo-tracheo-ösophagealen Clefts und zur Fistellokalisation durchzuführen.

Die chirurgische Korrektur der Ösophagusatresie ist abhängig vom Typ. Kurzstreckige Ösophagusatresien können primär chirurgisch via lateraler Thorakotomie im 4. ICR (➤ Abb. 3.3) oder Thorakoskopie (➤ Abb. 3.4 und ➤ Abb. 3.5) korrigiert werden. Unabhängig vom Zugangsweg wird in der Regel die V. azygos ligiert und durchtrennt. Anschließend wird der darunter liegende untere Ösophagus dargestellt und die ösophagotracheale Fistel mit einer Durchstichligatur versorgt und durchtrennt. Nach diesen Manövern stabilisiert sich der Allgemeinzustand des Kindes oft spürbar. Der obere Blindsack wird eröffnet und eine primäre End-zu-End-Anastomose beider Ösophagusstümpfe vorgenommen. Die meisten Kinderchirurgen schienen die Anastomose mit einer nasal eingebrachten transanastomotischen Magensonde über 7–10 Tage. Über diese Sonde kann der Säugling schon ab dem ersten postoperativen Tag ernährt werden. In der Regel wird vor Entfernung der Sonde ein Ösophagogramm zum Ausschluss eines Anastomosenlecks und zur Dokumentation der Weite der Anastomose durchgeführt.

Die operative Korrektur kann grundsätzlich transpleural (meist beim thorakoskopischen Vorgehen) oder retropleural (bei konventioneller Thorakotomie) erfolgen.

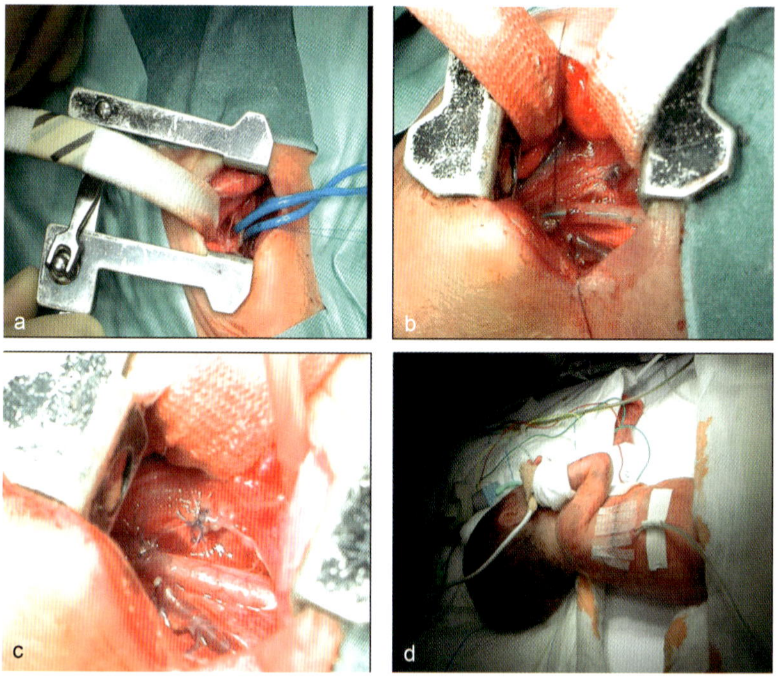

Abb. 3.3 Chirurgische Korrektur einer Ösophagusatresie via lateraler Thorakotomie mit Anschlingen der ösophagotrachealen Fistel (a), Anastomose der Hinterwand (b), Komplettierung der Anastomose (c) und Zustand nach Wundverschluss (d) [G879]

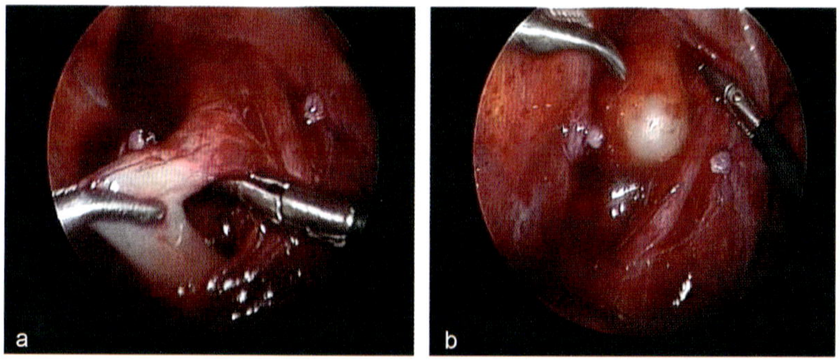

Abb. 3.4 Thorakoskopische Korrektur einer Ösophagusatresie mit Darstellung der ösophagotrachealen Fistel (a) und dem oberen Blindsack (b) [G879]

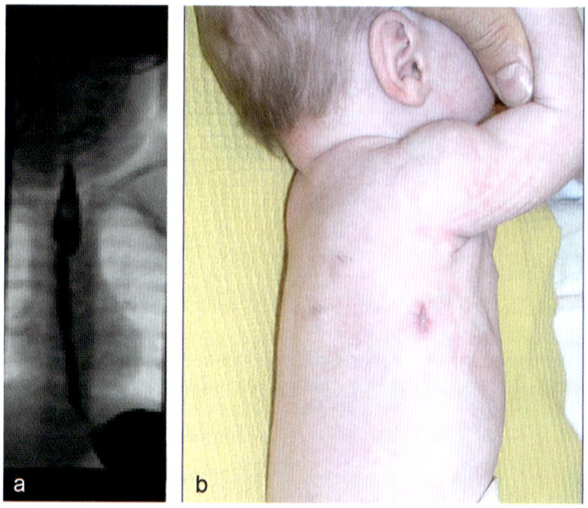

Abb. 3.5 Ösophagogramm nach thorakoskopischer Korrektur einer Ösophagusatresie (a) und klinischer Aspekt 4 Wochen postoperativ (b) [G879]

Langstreckige Ösophagusatresien stellen auch heute für den Chirurgen eine Herausforderung dar. Die Distanzen zwischen den Ösophagusenden betragen oft mehr als 3 cm oder mehr als drei Wirbelkörper; eine Primäranastomose ist somit nicht möglich. Die Therapiekonzepte hierfür sind sehr vielfältig. Grundsätzlich wird allen Neugeborenen eine Gastrostomie angelegt. Darüber kann bis zur Korrekturoperation eine enterale Ernährung des Kindes gewährleistet werden. Der obere Ösophagusstumpf wird über eine Schlürfsonde entlastet. In besonderen Situationen mit erhöhtem Aspirationsrisiko kann eine kollare Ösophagostomie notwendig sein. In jedem Fall sollten der Schluckreflex des Kindes bis zur Korrekturoperation trainiert und erhalten werden und die Gefahr einer Aspiration minimiert werden.

Einige Autoren beschreiben eine spontane Annäherung der Ösophagusstümpfe ohne mechanische Manipulationen innerhalb der ersten 8–12 Lebenswochen. Damit können bei einigen Patienten auch langstreckige Ösophagusatresien unter Erhalt des eigenen Ösophagus korrigiert werden.

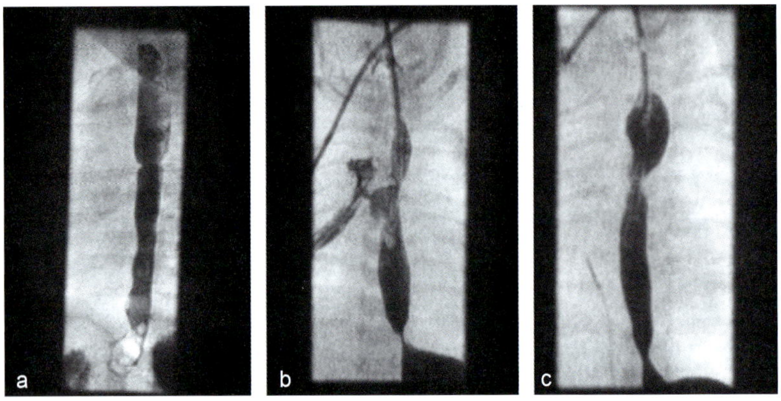

Abb. 3.6 Kontrastdarstellung nach Korrektur einer Ösophagusatresie (a) und mit Leckage (b) sowie (c) nach 10 Tagen konservativer Behandlung der Leckage [G879]

Durch sog. Elongationstechniken wird sonst versucht, die beiden Ösophagusenden soweit anzunähern, dass eine Anastomose möglich ist. Dazu gehören spiralförmige Muskelschlauchinzisionen (nach Livaditis), intermittierende Bougierungen der Blindsäcke oder Dehnung der Ösophagusenden z. B. durch die Fadentechnik nach Foker. Kontrovers diskutiert wird, ob daraus ein voll funktionsfähiger Ösophagus resultiert.

Demgegenüber stehen die Techniken des Ösophagusersatzes. Dazu gehören Interposition von Magen als Magenhochzug oder Magenschlauch **(gastric tube)** sowie die Interposition von Darm (Jejunum, Kolon; ➤ 3.8).

3.1.7 Komplikationen und Morbidität

Relevante Frühkomplikationen nach Korrektur einer Ösophagusatresie sind eine Stenose im Anastomosenbereich, Leckage der Anastomose (➤ Abb. 3.6) sowie eine ösophagotracheale Rezidivfistel. Leckagen heilen in der Regel nach erneutem Legen einer gastralen Sonde spontan. Nicht selten entsteht jedoch in der Folge eine hochgradige Ösophagusstenose. Stenosen werden in der Regel erfolgreich endoskopisch dilatiert.

Die Morbidität bei Kindern mit Ösophagusatresie ist nicht unerheblich. Ein häufiges Problem sind die gastroösophageale Refluxkrankheit und die Dysphagie (40–50 % der Fälle). Ursächlich werden hier die primäre Distanz der Ösophagusenden und Motilitätsstörungen der Speiseröhre verantwortlich gemacht. Der überwiegende Anteil der Kinder kann jedoch erfolgreich konservativ (Lagerung, diätetisch, medikamentös) behandelt werden. In der Literatur wird in ca. 25 % aller Fälle eine operative Behandlung der Refluxkrankheit durchgeführt. Die verschiedenen chirurgischen Verfahren wie Thal, Boix-Ochoa, Toupet oder Nissen haben eine annähernd gleiche Erfolgsquote.

Ein weiteres Problem ist das Dumping-Syndrom, das nach Mageninterposition, aber auch nach sekundärer Fundoplikatio vorkommen kann und sich nur diätetisch erfolgreich behandeln lässt.

Die Tracheomalazie tritt in unterschiedlicher Ausprägung bei Kindern mit Ösophagusatresie auf. Im Regelfall besteht eine gute Prognose aufgrund der Maturationstendenz innerhalb der ersten Lebensjahre. Indikationen zur Aortopexie ergeben sich nur bei einem stark selektierten Krankengut (kein **„Weaning"** von der Beatmung möglich, rezidivierende Apnoen bei nachgewiesener kurzstreckiger Obstruktion in der Bronchoskopie, Lungenatelektasen).

Viele Kinder leiden trotz erfolgreicher Korrektur der Ösophagusatresie an einem gestörten Essverhalten. Untersuchungen haben gezeigt, dass Essstörungen häufiger bei sekundärer Anastomosierung oder auch komplizierten postoperativen Verläufen auftreten.

3.1.8 Prognose

Die präoperative prognostische Einschätzung oder Risikostratifizierung von Neugeborenen mit Ösophagusatresie hinsichtlich ihrer Überlebenschance hat zu verschiedenen Klassifikationen geführt. Historisch von Bedeutung ist die Klassifikation nach Waterston von 1962, nach der die Kinder in Abhängigkeit vom Geburtsgewicht, Pulmonalstatus und der Schwere der Begleitfehlbildungen in drei Risikogruppen eingeteilt wurden. Die Fortschritte in den verschiedenen chirurgischen Fachdisziplinen, aber auch in der Neonatalmedizin haben zu neuen Risikostratifizierungen geführt. Die Montreal-Klassifizierung von 1993 berücksichtigt als Risikofaktor im Wesentlichen schwere pulmonale und andere Begleitfehlbildungen (➤ Tab. 3.1). Die meisten Autoren sind sich

Tab. 3.1 Gegenüberstellung der Kriterien für die Risikoklassifikation von Kindern mit Ösophagusatresie. Die Montreal-Klassifikation berücksichtigt nicht mehr das Geburtsgewicht als Risikofaktor.

Waterston-Klassifikation 1962	Montreal-Klassifikation 1993
• Gewicht	• **Niedrigrisiko-Gruppe**
• Pulmonalstatus	• **Hochrisiko-Gruppe:** schwere pulmonale Fehlfunktion und schwere Begleit-Fehlbildungen
• Schwere der Begleitfehlbildungen	
Poenaru et al. (1993)	

bei einer Vielzahl von verschiedenen Risikostratifizierungen inzwischen einig, dass Kinder mit einem Geburtsgewicht unter 1500 g und Vorliegen relevanter Herzfehler ein Risiko für erhöhte Mortalität und Morbidität darstellen.

Grundsätzlich konnte seit der ersten erfolgreichen Korrektur der Ösophagusatresie 1941 die Mortalität bei Kindern mit Ösophagusatresien auch in der höheren Risikogruppe deutlich unter 10 % gesenkt werden. Erhöhte medizinische Herausforderungen stellen Kinder mit extrem niedrigem Geburtsgewicht („ELBW"-Kinder; extrem low birth weight) mit Ösophagusatresien hinsichtlich ihres chirurgischen Managements (ein- vs. zweizeitige Korrektur) und ihrer intensivmedizinischen Behandlung dar.

3.2 Angeborene ösophagotracheale Fistel (H-Fistel)

Angeborene ösophagotracheale Fisteln sind mit einer Inzidenz von 1 : 80.000 Lebendgeburten sehr selten. Sie treten isoliert, d.h. nicht in Kombination mit einer Ösophagusatresie auf. In zwei Dritteln der Fälle wird die Fistel am zervikothorakalen Übergang auf Höhe des 7. HWK bis 2. BWK gefunden. Der Entstehungsmechanismus ist nicht geklärt.

3.2.1 Symptome

Die Symptome sind abhängig von der Größe der Fistel. Oft werden nur sehr breite Fisteln frühzeitig durch rezidivierende Erstickungsanfälle beim Neugeborenen während der ersten Trinkversuche erkannt. In der Regel haben die Kinder eine lange Odyssee mit Schluckproblemen und wiederholten pneumonischen Schüben bevorzugt im rechten Oberlappen hinter sich, sodass die Diagnose nach mehreren Monaten oder Jahren gestellt wird.

3.2.2 Diagnostik

Die Röntgenkontrastdarstellung des Ösophagus ist in normaler Untersuchungstechnik oft nicht wegweisend. Der Untersucher hat nur Erfolg, wenn er diese Diagnose kennt oder vermutet und gezielt in Seitenlagerung eine Kontrastdarstellung der Fistel in der beschriebenen Höhe mit einer Sonde und dünnflüssigem, wässrigem Kontrastmittel provoziert.

Die heutige Diagnostik der Wahl ist die gezielte Broncho- und Ösophagoskopie. Nach Identifikation der Fistel sollte ein Katheter eingelegt werden. Dieser erleichtert dem Operateur das Auffinden der Fistel.

3.2.3 Therapie

Die Therapie besteht in der Fistelresektion über einen rechtsseitigen zervikalen Zugang. Der Operateur findet die Fistel medial der Halsgefäße. Eine liegende Magensonde und die Fistelsondierung mit einem dünnen Katheter erleichtern die Identifizierung der anatomischen Strukturen. Besondere Aufmerksamkeit ist dem N. laryngeus recurrens zu widmen. Fisteln unterhalb von BWK 3 erfordern eine Thorakoskopie oder Thorakotomie zur chirurgischen Sanierung.

3.2.4 Prognose

Die Prognose ist bei frühzeitiger Diagnose sehr gut. Fistelrezidive sind eine Rarität.

3.3 Kongenitale Ösophagusstenose

Die angeborene Engstellung der Speiseröhre ist eine intrinsische Stenose aufgrund einer Fehlbildung der Speiseröhrenwand. Extrinsische Stenosen sind davon abzugrenzen, da diese beispielsweise durch Gefäßringe oder Tumoren entstehen.

Die Ursachen angeborener Ösophagusstenosen sind unbekannt. Die Inzidenz liegt bei 1 : 25.000 bis 1 : 50.000 Lebendgeburten. Eine geschlechtsspezifische Disposition liegt nicht vor. Die Rate der Begleitfehlbildungen wird in der Literatur mit 17–33 % angegeben (Ösophagusatresie, Herzvitien, anorektale Malformationen oder chromosomale Aberrationen).

3.3.1 Klassifikation

Die kongenitale Ösophagusstenose kann nach Grob, Ramesh oder Nihoul-Fékété klassifiziert werden. Letztere unterscheidet zwischen tracheobronchialen Resten (knorpelige Stenose meist im unteren Drittel des Ösophagus), einer Ösophagusmembran („Segelbildung" im oberen und mittleren Drittel des Ösophagus) und einer fibromuskulären Stenose (Länge mit 1–4 cm und Lokalisation im mittleren und unteren Drittel des Ösophagus) und orientiert sich damit mehr oder weniger an der historischen Einteilung von Grob aus dem Jahre 1946.

3.3.2 Symptome

Kinder mit Ösophagusstenose fallen durch intermittierendes Erbrechen, Dysphagie und Regurgitation von Nahrung auf. Die Symptome treten nur ausgesprochen selten im frühen Säuglingsalter auf, sondern manifestieren sich vorwiegend nach Umstellung von Milchnahrung auf breiige oder festere Kost im 6. bis 12. Lebensmonat.

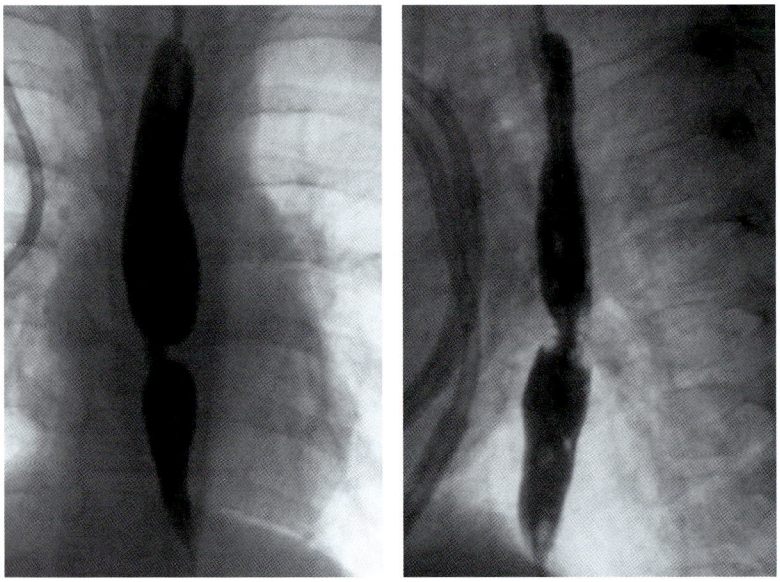

Abb. 3.7 Ösophagogramm einer kongenitalen Ösophagusstenose mit Nachweis von Knorpelrelikten in der histologischen Aufarbeitung des Resektionspräparats [G879]

3.3.3 Diagnostik

Der Ösophagusbreischluck unter Durchleuchtung zeigt die entsprechende Engstelle mit prästenotischer Dilatation (➤ Abb. 3.7). Bei Ösophagusmembranen kann es teilweise zu einem kompletten Abbruch der Kontrastmittelsäule kommen. Nicht selten findet man einen begleitenden gastroösophagealen Reflux in der Röntgendiagnostik.

Die Diagnose sollte durch eine Ösophagoskopie gesichert werden. Eine pH-Metrie kann differenzialdiagnostisch nach exakter Lokalisation der Messsonde zum Ausschluss einer peptischen Stenose bei gastroösophagealem Reflux hilfreich sein

Bedeutend schwieriger ist es, mögliche Knorpelrelikte zu diagnostizieren. Wegweisend kann hier eine transösophageale Endosonographie oder ein thorakales MRT sein.

3.3.4 Differenzialdiagnose

Die angeborene Stenose ist von den erwähnten extrinsischen Stenosen, der peptischen Stenose, der Ösophagusduplikatur und der Achalasie des Ösophagus abzugrenzen. Trotz klassischem Röntgenbild kann bei der Achalasie eine Manometrie des Ösophagus hilfreich sein. Problematisch sind fehlende altersentsprechende Normalwerte im Kindesalter. Ösophagusduplikaturen können zystisch oder tubulär auftreten und mit thorakalem CT oder MRT diagnostiziert werden.

3.3.5 Therapie

Grundsätzlich kann man zwischen den Dilatationsverfahren und chirurgischen Resektionen unterscheiden. Bei Nachweis von Knorpelrelikten in der Ösophaguswand ist in der Regel eine Segmentresektion des Ösophagus mit End-zu-End-Anastomose indiziert. Der N. vagus sollte dabei erhalten werden. Kontrovers wird die gleichzeitige Antirefluxplastik diskutiert. Bei langstreckigen Stenosen kann in seltenen Fällen auch ein Ösophagusersatz notwendig sein.

Der überwiegende Teil der Kinder ist mit einer intermittierenden Ballondilatation des Ösophagus ausreichend behandelt. Die Dilatation wird druckkontrolliert unter Einsatz der flexiblen Ösophagoskopie über einen Zeitraum von ca. 5 min durchgeführt. Die Dilatationsintervalle sind vom Lokalbefund abhängig. Nach sechs bis acht erfolglosen Interventionen sind chirurgische Verfahren in Erwägung zu ziehen.

3.3.6 Komplikationen

Ösophagusperforationen nach Dilatationsbehandlungen, Anastomoseninsuffizienzen nach chirurgischer Korrektur oder Re-Stenosierungen des Ösophagus sind relevante Komplikationen, die aufgrund der Seltenheit der Erkrankung kaum repräsentativ in ihrer Häufigkeit angegeben werden können. Möglich sind weiterhin ein sekundärer gastroösophagealer Reflux oder Motilitätsstörungen des Ösophagus.

3.3.7 Prognose

Die Prognose ist abgesehen von sekundären Anastomosenstenosen gut.

Tab. 3.2 Einteilung der Ösophagusachalasie nach radiologischen und manometrischen Kriterien.

Parameter		Grad I	Grad II	Grad III
Proximaler Ösophagus	Dilatation	keine	deutlich	extrem
Proximaler Ösophagus	Motilität	spärlich	gering	keine
Unterer Ösophagussphinkter	Relaxation	unkoordiniert	meist unmöglich	unmöglich

3.4 Ösophagusachalasie

Funktionelle Erkrankungen der Speiseröhre sind im Kindesalter ausgesprochen selten. Die Achalasie ist eine neuromuskuläre Erkrankung der glatten Ösophagusmuskulatur mit einer Aperistaltik des Ösophagus und der Unfähigkeit zur Erschlaffung des unteren Ösophagussphinkters beim Schluckakt. Die Inzidenz ist sehr schwierig festzulegen und wird mit 4–6 : 1 Mio. angegeben. Nur ca. 5 % dieser Fälle betreffen Kinder und Jugendliche.

3.4.1 Klassifikation

Nach röntgenologischen und manometrischen Kriterien unterscheidet man drei Stadien (➤ Tab. 3.2).

3.4.2 Symptome

Leitsymptome sind Dysphagie, Regurgitieren der Nahrung, retrosternale Schmerzen und Gewichtsverlust. Gelegentlich ist die Achalasie mit neuromuskulären Erkrankungen kombiniert.

3.4.3 Diagnostik

In der Röntgenkontrastdarstellung des Ösophagus zeigt sich beim stehenden Patienten oft ein Flüssigkeitsspiegel. Dieser kann sogar beim Schluckakt ansteigen. Außerdem findet man eine sektglasförmige Verengung am gastroösophagealen Übergang und in Abhängigkeit vom Schweregrad der Erkrankung keine Luft im Magen (➤ Abb. 3.8).

Die Manometrie des Ösophagus zeigt einen erhöhten Druck in der Zone des unteren Ösophagussphinkters (> 40 mmHg) und einen fehlenden Druckabfall in diesem Bereich nach dem Schluckakt. Zusätzlich fehlen die peristaltischen Wellen im proximalen Ösophagus.

In der Ösophagogastroskopie findet der Untersucher einen aufgeweiteten Ösophagus, gelegentlich mit Speiseresten an der Ösophaguswand, eine Begleitösophagitis und eine kurze distale Stenose. Diese lässt sich mit dem Instrument oft relativ leicht überwinden.

Eine Leiomyomatose ist differenzialdiagnostisch durch eine histologische Untersuchung nach Entnahme einer Gewebeprobe abzugrenzen.

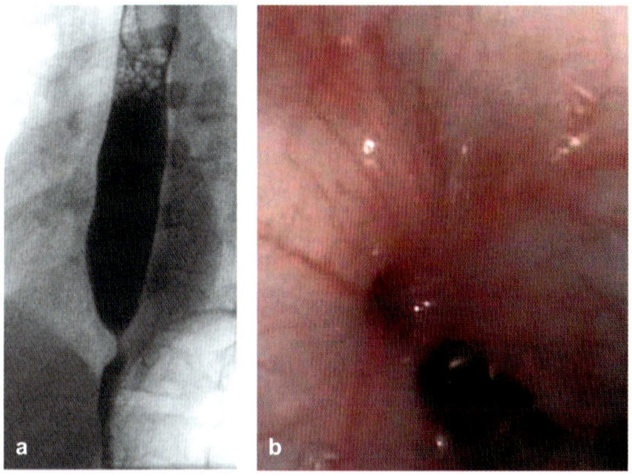

Abb. 3.8 Ösophagogramm bei Achalasie (a) mit korrespondierendem endoskopischem Befund (b) [G879]

3.4.4 Therapie

Im pädiatrischen Krankengut ist die pneumatische Dilatation des unteren Ösophagussphinkters sehr umstritten. Häufige Interventionen führen nicht zum gewünschten langfristigen Erfolg. Die medikamentöse Therapie mit Kalziumantagonisten und/oder Nitropräparaten hat ebenfalls keinen signifikanten Erfolg gezeigt. Die endoskopische Botulinuminjektion wirkt nur kurzfristig und dient eher der Diagnosebestätigung. Für die im Erwachsenenbereich häufiger durchgeführte perorale endoskopische Myotomie (POEM) existieren im Kindesalter bisher nur limitierte Erfahrungen, Langzeitergebnisse stehen noch aus.

Bei Kindern ist die chirurgische Therapie mit der Heller-Myotomie der distalen Ösophagusmuskulatur allen anderen Verfahren überlegen. Entscheidend dabei ist, dass die Myotomie über eine ausreichend lange Strecke durchgeführt wird (3 cm proximal und distal vom unteren Ösophagussphinkter). Die meisten Autoren bevorzugen heute den laparoskopischen Zugangsweg und kombinieren die Operation mit einer partiellen Fundoplikatio.

3.4.5 Komplikationen

Die Ösophagusperforation und das mögliche Rezidiv sind relevante Komplikationen. Rezidive treten vor allem bei insuffizienter Myotomie auf. Die Dysphagiebeschwerden können nach Kombination mit einer Fundoplikatio fortbestehen. Aus dieser Tatsache ergeben sich immer wieder Diskussionen um das Pro und Kontra einer gleichzeitig durchzuführenden Antirefluxplastik.

3.5 Ösophagusverätzungen

Die Verätzung des Ösophagus mit Säuren oder Laugen ereignet sich am häufigsten bei Kindern unter dem 5. Lebensjahr. Säurehaltige Substanzen werden in Form von Toiletten-, Abfluss-, Metallreiniger oder Batterieinhalten aufgenommen. Der pH-Wert beträgt oft < 2 und führt bei entsprechender Menge zu einer oberflächlichen Koagulationsverletzung des Ösophagus. Laugenlösungen wie man sie in Haushaltsreinigern, Bäckerlaugen und Waschmitteln vorfindet, führen zu Kolliquationsnekrosen bis tief in die Ösophagusmuskulatur. Sie sind häufiger mit Gefäßthrombosen und Perforationen der Speiseröhre kombiniert.

3.5.1 Symptome

Die Kinder haben nach der Aufnahme der erwähnten Substanzen oropharyngeale Schmerzen, Erbrechen und häufig Verätzungszeichen im Sinne von peri- und enoralen Haut- und Schleimhautirritationen. In einigen Fällen kommt es auch zu Aspirationen, sodass die Betroffenen durchaus mit Zeichen einer Atemnot manifest werden.

3.5.2 Klassifikation

Verätzungen der Speiseröhre werden unter endoskopischen Gesichtspunkten nach Zagar in vier Schweregrade eingeteilt:

Grad 0	Normale Mukosa
Grad I	Ödem und Hyperämie der Mukosa
Grad IIa	Hämorrhagie. Erosionen, Blasen, superfizielle Ulzerationen
Grad IIb	Zirkumferente Läsion
Grad IIIa	Fokale, tief graue oder schwarz-braune Ulzerationen
Grad IIIb	Ausgedehnte, tief graue oder schwarz-braune Ulzerationen
Grad IV	Perforation

3.5.3 Diagnostik

Die Durchführung einer Thoraxübersichtsaufnahme unter Einschluss der oberen Abdominalregion gibt Hinweise auf freie Luft im Mediastinum oder intraabdominal.

Die obligate endoskopische Untersuchung ist aufgrund des zu erwartenden Ödems im Ösophagus innerhalb der ersten 24 Stunden nach dem Unfallereignis durchzuführen. Die Untersuchung in Allgemeinnarkose sollte auch eine Laryngoskopie und, falls notwendig, eine Bronchoskopie beinhalten, insbesondere bei höhergradigen Läsionen oder Verätzungspuren im Rachen und an den Stimmbändern. Das weitere Behandlungsregime wird vom Schweregrad der Verätzung abhängig gemacht.

3.5.4 Therapie

Grundsätzlich sollten eine Infusionstherapie und eine Schmerztherapie eingeleitet werden. Bei Verätzung der Atemwege steht die Stabilisierung der Atmung im Vordergrund. Die weiteren Maßnahmen richten sich nach dem Schweregrad der Verätzung.

Eine Magensonde sollte ab Grad II unter endoskopischer Kontrolle eingeführt werden.

Magenspülungen mit dem Ziel der Neutralisation von ätzenden Lösungen sind kontraindiziert, da hier eine hohe Perforationsgefahr besteht. Bei Grad-I-Läsionen ist keine weitere Therapie notwendig. Kinder mit Grad-II- und Grad-III-Verätzungen sollten wegen der Gefahr einer Mediastinitis eine prophylaktische parenterale Antibiotikatherapie erhalten. Protonenpumpen-Inhibitoren zur gastralen Säureblockade sollten bei höhergradigen Verätzungen verabreicht werden. Die Behandlung mit Glukokortikoiden wird in der Literatur nach wie vor sehr kontrovers diskutiert, hierzu existieren keine evidenzbasierten Daten. Postuliert wird eine Reduktion der Entzündungsreaktion mit einer Minimierung der Vernarbung. In Abhängigkeit vom endoskopischen Befund können beim Typ IV kleine singuläre Perforationen auch mit einer Magensonde und Drainage des Mediastinums versorgt werden. Die breite Ösophagusperforation ist in der Regel eine Indikation zur Notfallthorakotomie und Ösophagektomie, um eine schwere lebensbedrohliche Mediastinitis zu verhindern. Gleichzeitig wird eine Gastrostomie angelegt.

3.5.5 Prognose

Prognostisch ungünstig sind Grad II, III und IV. Hier kommt es häufig zu narbigen Strikturen, die intermittierende Dilatationen des Ösophagus erfordern. Lokale Therapie der Strikturen mit Kortikoiden oder Mitomycin C sind umstritten. Auch bei Ösophagusstents, die temporär eingesetzt werden können, ist die Erfahrung limitiert. Obstruierendes Granulationsgewebe und Stentmigration kann die weitere Behandlung erschweren. Führen multiple Dilatationsbehandlungen nicht zum dauerhaften Erfolg, bleibt als Alternative oft nur der Ösophagusersatz. Die Indikation ist allerdings nicht einfach festzulegen. Zahlreiche Autoren empfehlen den Ösophagusersatz bei einer Dilatationsfrequenz des Ösophagus von mehr als einmal im Monat, Strikturen mit einer Länge größer als 5 cm oder einer

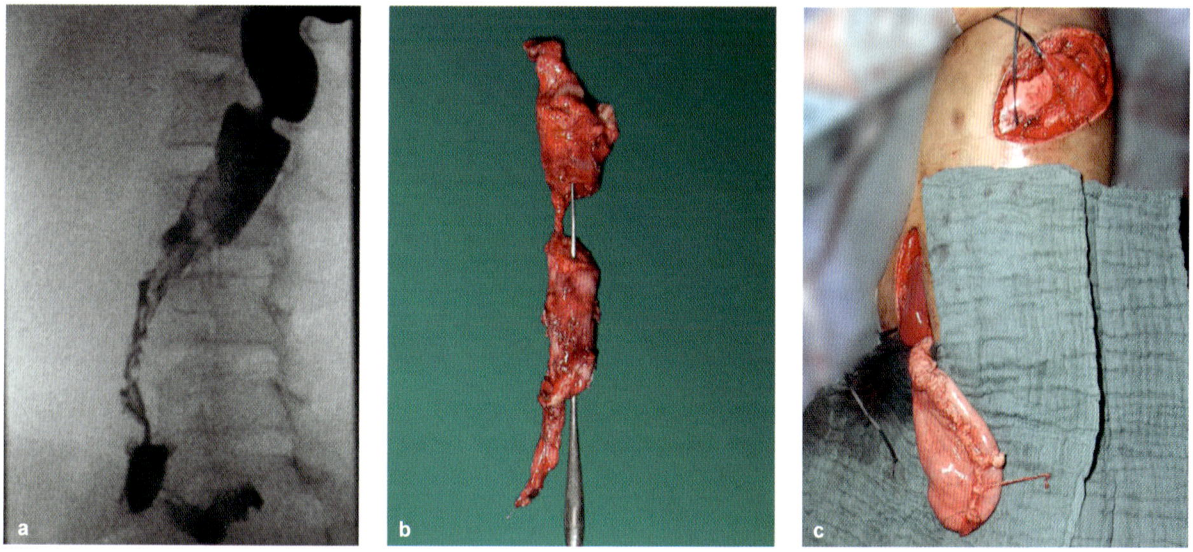

Abb. 3.9 Schwere Laugenverätzung mit hochgradiger Stenosierung des Ösophagus in der Kontrastdarstellung (a); Ösophaguspräparat nach Resektion (b); Ösophagusersatz durch gastrische Transposition via Laparotomie und Thorakotomie (c) [G879]

stattgehabten Perforation im Rahmen einer Dilatationsbehandlung (➤ Abb. 3.9). Die Kinder haben ein höheres Risiko als die Normalpopulation, ein Ösophaguskarzinom zu entwickeln, weshalb eine langfristige Nachsorge notwendig ist.

3.6 Ösophagusfremdkörper

Akzidentelle Fremdkörperingestionen betreffen vorwiegend Kinder zwischen dem 6. Lebensmonat und dem 3. Lebensjahr. Die Art der verschluckten Fremdkörper ist naturgemäß sehr vielfältig, aber durchaus von enormer Konsequenz für die therapeutischen Überlegungen. Die ingestierten Fremdkörper können dabei an den drei anatomischen Prädilektionsstellen Krikopharynx, in Höhe der Trachealbifurkation oder am unteren Ösophagussphinkter stecken bleiben.

3.6.1 Symptome

Klassische Akutsymptome sind Würgen, Dysphagie, retrosternale Schmerzen, Hustenanfälle und Atemnot. Nicht selten tritt ein vermehrter Speichelfluss auf. Längere Zeit impaktierte Fremdkörper können eine Ernährungsstörung, chronische Aspirationen und Wandschäden mit Strikturen oder gar Arrosionen hervorrufen.

3.6.2 Diagnose

Die genaue Erhebung der Anamnese hat eine eminente Bedeutung, insbesondere unter dem Aspekt der Art des verschluckten Fremdkörpers (z. B. Batterie). Schattengebende Fremdkörper werden in einer Röntgenaufnahme von Hals und Thorax und einer a. p. Aufnahme des Abdomens sichtbar. Nicht-schattengebende Fremdkörper (z. B. Glas) können über eine Kontrastmittelapplikation indirekt sichtbar gemacht werden.

3.6.3 Therapie

Fremdkörper in der Speiseröhre sollten endoskopisch in Intubationsnarkose geborgen werden. Manipulationen in Sedierung haben ein hohes Risiko der Aspiration und sind deshalb kontraindiziert.

Je nach Fremdkörper und dessen Lokalisation kann hier eine starre oder flexible Endoskopie erforderlich sein. In der Regel wird eine flexible Ösophagoskopie mit Equipment zur Bergung (Zangen, Körbchen etc.) bevorzugt. Insbesondere Knopfbatterien müssen möglichst rasch geborgen werden, da diese durch ihren Stromeffekt und mögliche Drucknekrosen Wandschäden bis hin zu Perforationen hervorrufen können (➤ Abb. 3.10). Problematisch kann auch die Bergung von scharfen Gegenständen wie Nadeln oder Glassplittern sein. Hier kann zum Ausschluss einer potenziellen Ösophagusperforation unmittelbar intraoperativ eine Kontrastmitteldarstellung erfolgen.

3.7 Laryngotracheale Spalte

Die laryngotracheale Spalte ist eine seltene Mittelllinienfehlbildung zwischen Larynx, Trachea und Ösophagus mit einer Inzidenz von 1 : 10.000–20.000. Diese Anomalie wurde erstmals im Jahre 1792 durch den Leipziger Arzt Richter beschrieben. Aber erst im Jahre 1955 wurde eine solche Spaltbildung erstmals von Pettersson erfolgreich korrigiert.

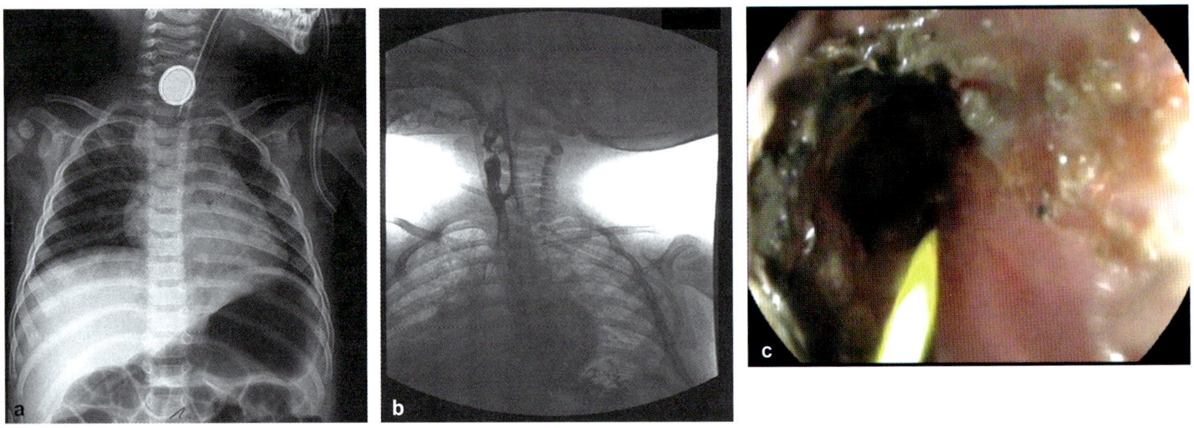

Abb. 3.10 Batterieingestion (a) mit sekundärer Ausbildung einer ösophagotrachealen Fistel (b) und positivem Bronchogramm nach oraler Kontrastmittelapplikation. Die endoskopische Bergung der Knopfbatterie (c) erfolgte 12 Stunden nach der Fremdkörperaufnahme. [G879, P858]

Die embryologische Genese ist letztlich nicht geklärt. Bedeutsam ist, dass zahlreiche weitere Begleitfehlbildungen wie Herzfehler (30 %), intestinale (bis 30 %) und urologische (bis 44 %) Malformationen mit diesem Syndrom auftreten. In ca. 20 % der Fälle haben die Kinder auch eine Ösophagusatresie oder eine ösophagotracheale Fistel.

3.7.1 Klassifikation

Die Einteilung der Spaltbildung erfolgt nach Benjamin und Inglis:

Typ I	Supraglottisch, intraarytenoid, oberhalb der Stimmbandebene
Typ II	Bis unterhalb der Stimmbandebene, noch oberhalb der Trachea
Typ III	Bis zur zervikalen Trachea
Typ IV	Bis zur Carina

3.7.2 Symptome

Die Symptome hängen von der Ausdehnung der Spalte und den Begleitfehlbildungen ab. Bei höhergradigen Formen fällt der überwiegende Teil der Kinder unmittelbar nach der Geburt mit einem Atemnotsyndrom und insbesondere Zyanoseanfällen nach Nahrungsaufnahme auf. Nicht selten wird die Diagnose bei niedergradigen Formen erst im Kleinkindesalter bei Atemnot und Husten vor allem bei Nahrungsaufnahme oder bei rezidivierenden Pneumonien gestellt.

3.7.3 Diagnostik

Die einfache orale Kontrastmittelgabe reicht zur Diagnosestellung oft nicht aus. Höher ist die Trefferquote bei der radiologischen Hochfrequenzuntersuchung des Schluckakts mit wasserlöslichem Kontrastmittel (➤ Abb. 3.11). Definitiv wird die Diagnose mit der Endoskopie (Laryngoskopie, Ösophago-

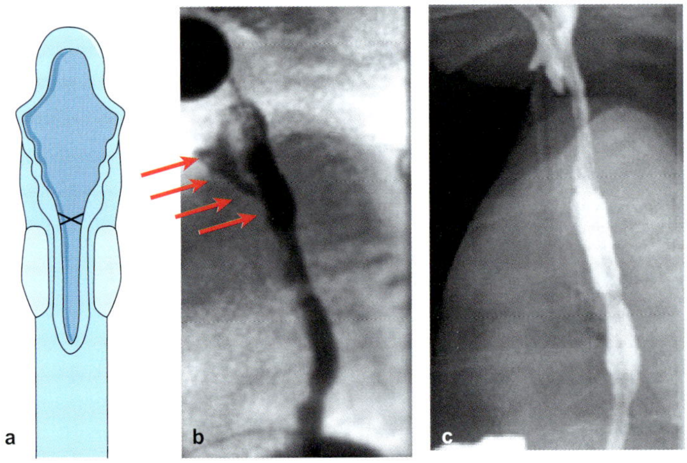

Abb. 3.11 (a) Schematische Darstellung einer Spalte vom Typ II [L157]; (b) korrespondierende Kontrastdarstellung präoperativ; (c) Kontrastdarstellung nach Korrektur [G879]

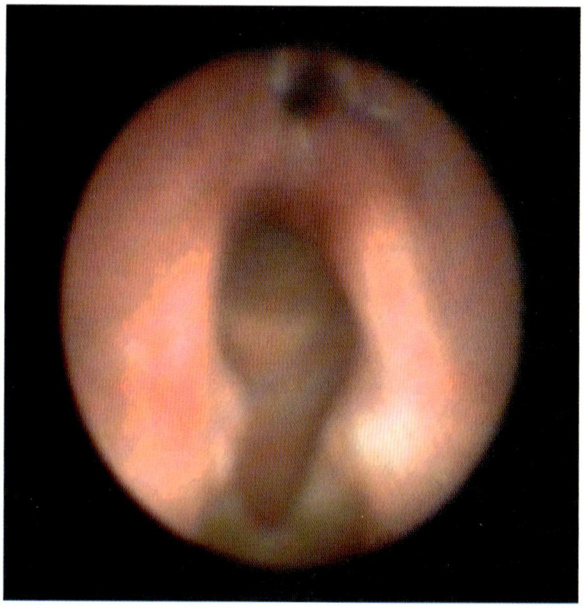

Abb. 3.12 Endoskopische Darstellung einer Spalte vom Typ I [G879]

skopie) gestellt. Der starren Endoskopie ist hierbei der Vorzug zu geben, da die Spalte wesentlich besser zu erkennen ist (➤ Abb. 3.12).

3.7.4 Therapie

In der überwiegenden Zahl sind die Kinder beatmungspflichtig und benötigen eine Gastrostomie zur Ernährung. Eine asymptomatische Typ-I-Spalte bedarf keiner chirurgischen Korrektur.

Symptomatische Spalten bedürfen einer chirurgischen Intervention, die wiederum vom Typ bzw. Schweregrad abhängig ist. Typ-I-Spalten können erfolgreich laryngo-endoskopisch durch Naht adaptiert werden. Typ II ist über einen lateralen, posterioren oder anterioren Zugang korrigierbar. Der häufigste Zugangsweg ist dabei die laterale Pharyngotomie, wobei hier ein Risiko der Schädigung des N. laryngeus recurrens besteht. Dieses Problem besteht beim anterioren Zugang nicht, allerdings kann es zu Stabilitätsproblemen der Trachea kommen. Typ III und IV erfordern einen kombinierten thorakozervikalen Zugang und die Möglichkeit zum Einsatz eines kardiopulmonalen Bypasses. In der Literatur gibt es keine Publikationen zu größeren Serien. Diese Korrekturen sollten in ausgewiesenen Zentren mit einer Kardio- und Kinderchirurgie durchgeführt werden. Die Patienten benötigen fast immer über einen längeren Zeitraum (> 1–2 Jahre) ein Tracheostoma und eine Gastrostomie.

Die postoperativen Komplikationen sind hoch und beinhalten Nahtinsuffizienzen der Trachea, des Ösophagus, Stenosen beider Strukturen, schwere Tracheomalazien, partielle Rezidive der Spaltbildung, Mediastinitis. Daraus erklärt sich auch die unbefriedigende Überlebensrate von 50–75 % in der Literatur.

3.8 Ösophagusersatz

Die häufigsten Indikationen für den Ösophagusersatz ergeben sich aus langstreckigen Ösophagusatresien und Verätzungen der Speiseröhre. Seltene Indikationen sind angeborene oder erworbene Stenosen, Trauma, Achalasie oder Tumoren.

Der Ösophagusersatz kann mit Magen, Dünndarm und Kolon durchgeführt werden. Keines der aufgeführten Verfahren ist ideal, und jedes beinhaltet mannigfaltige funktionelle Probleme. Grundsätzlich sollte immer der Erhalt der nativen Speiseröhre angestrebt werden. Der Ersatz der Speiseröhre kann mit den oben aufgeführten gastrointestinalen Organabschnitten thorakal, mediastinal oder retrosternal durchgeführt werden.

3.8.1 Koloninterposition

Chirurgisch-technische Aspekte

Die Interposition von rechtem oder linkem Kolon ist hinsichtlich des Ösophagusersatzes die weltweit am häufigsten eingesetzte und auch älteste Methode. Bereits 1911 führte Killing die erste Koloninterposition durch.

Grundsätzlich wird zwischen der retrosternalen Interposition mit rechtsseitigem Kolon und der transpleuralen Interposition mit linkem Kolon (Technik nach Waterston) unterschieden. Letztere wurde durch Freeman und Cass in Form einer posterioren mediastinalen Transposition modifiziert. Bei der Verwendung des Colon ascendens erfolgt die Blutversorgung des Interponats über die A. colica media und bei Benutzung des Colon descendens über die A. colica sinistra. Die Länge der Interponate muss genau bestimmt werden, um eine spannungsfreie Anastomose zu gewährleisten. Der retrosternale/mediastinale Tunnel sollte ausreichend weit sein; der Magen ist so zu mobilisieren, dass eine suffiziente distale Anastomose möglich ist (➤ Abb. 3.13).

Ergebnisse

Die historisch gefürchteten Kolonnekrosen nach Transposition sind mittlerweile vernachlässigbar gering. Hauptprobleme sind kollare Anastomosenlecks aufgrund von Durchblutungsstörungen des proximalen Kolonendes (6–47 %) mit konsekutiven Anastomosenstrikturen (7–34 %). Weiterhin können durch den Reflux von Magensäure in das Interponat peptische Ulzerationen und gastrointestinale Blutungen auftreten. Besonders problematisch sind funktionelle Störungen des Interponats aufgrund fehlender Peristaltik. Die Nahrung wird mehr oder weniger schwerkraftbedingt in den Magen befördert. Dadurch kommt es wiederum zu einer vermehrten Stase der Nahrung im Interponat mit folgender Inflammation,

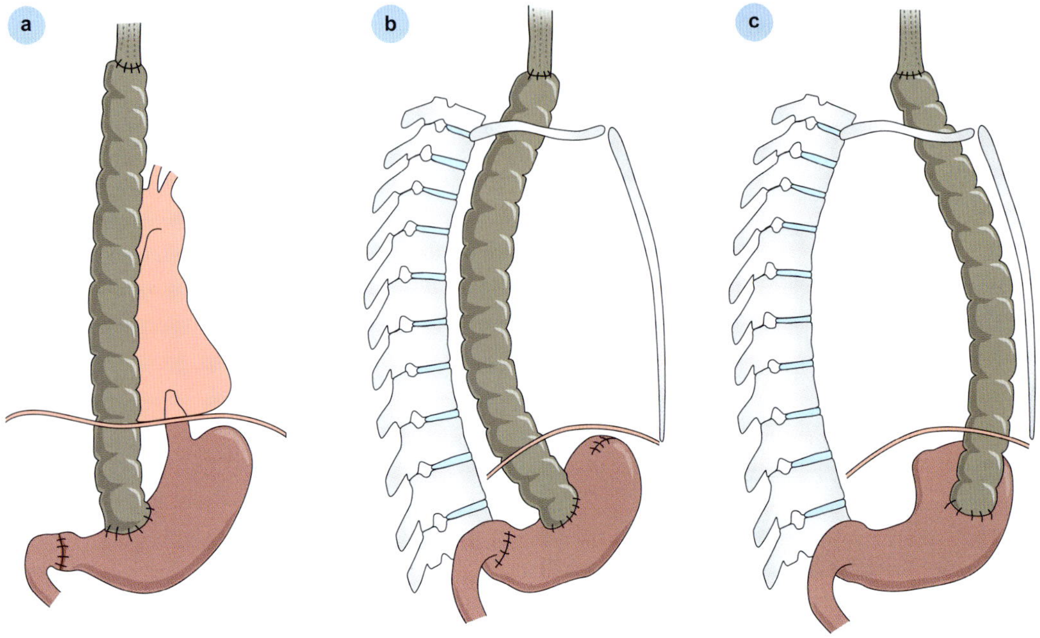

Abb. 3.13 Koloninterposition. (a) Schematische Darstellung einer Koloninterposition. (b) Mediastinale Interposition mit linkem Kolon. (c) Retrosternale Interposition mit rechtem Kolon. [L157]

Regurgitation und gelegentlicher Aspiration. Das Wachstum des Kolons führt oft zu grotesken Kinking-Formationen intrathorakal. Diese wiederum verhindern eine Clearance der Nahrung. Die Folge ist ein therapieresistenter stuhliger Foetor ex ore.

Leider sind im Langzeitverlauf Todesfolgen durch Perforationen mit schwerer Mediastinitis beschrieben.

Die dargelegten Probleme haben viele Kinderchirurgen animiert, diese Form des Ösophagusersatzes zu verlassen.

Ergebnisse

Die Mortalität ist sehr niedrig. Allerdings sind Leckagen (33–81 %) aufgrund der extrem langen Nahtreihen und Strikturen (33–72 %) sehr häufig. Auch hier fehlt eine gerichtete Peristaltik, und viele Kinder benötigen die Gastrostomie, da die orale Nahrungsaufnahme häufig aufgrund der genannten Probleme insuffizient ist und diese dann erheblich unter der Normgewichts- und Größenkurve wachsen.

3.8.2 Magenschlauchplastik

Chirurgisch-technische Aspekte

Die Bildung eines Magenschlauchs aus der großen Kurvatur des Magens **(gastric tube esophagoplasty)** ist ebenfalls eine alte chirurgische Technik. Sie wurde erstmals im Jahre 1905 von Beck und Carrel beschrieben. Die Blutversorgung erfolgt über die linke A. gastroepiploica. Mittels Klammerapparat wird 2 cm proximal des Pylorus über einen Katheter (18–24 French) ein Schlauch gebildet, der anschließend retrosternal oder transthorakal nach kollar zur Anastomose mit dem Ösophagus gebracht wird. Alle Kinder behalten zunächst ihre Gastrostomie, um die Ernährung fortzuführen.

3.8.3 Mageninterposition

Die Mageninterposition ist ebenfalls eine Anfang des letzten Jahrhunderts eingeführte Technik zum Ösophagusersatz. Allerdings war die Mortalität initial sehr hoch. Atwell und Harrison publizierten 1980 erste Ergebnisse bei Kindern.

Chirurgisch-technische Aspekte

Das Therapieverfahren der Wahl ist die transhiatische gastrische Transposition ohne Thorakotomie. Die Thorakotomie ist notwendig bei Verätzungen der Speiseröhre oder Vernarbungen durch eine Voroperation. Die Blutversorgung des Magens erfolgt nach Ligatur der A. gastrica sinistra ausschließlich über die A. gastroepiploica. Der distale Ösophagus(stumpf) wird reseziert und der Magen nach kompletter Mobilisierung und mediastinalem Hochzug am Fundus mit

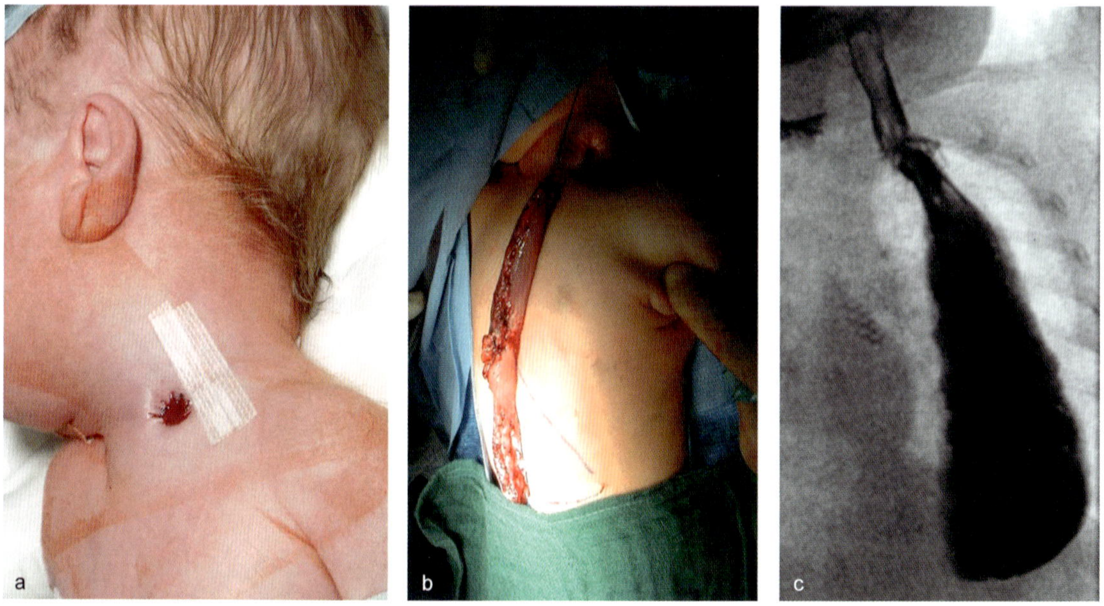

Abb. 3.14 Kind mit Ösophagusatresie und Anlage einer kollaren Ösophagostomie (a); mobilisierter Magen vor gastrischer Transposition (b); Kontrastdarstellung 10 Tage nach Magenhochzug (c). [G879]

dem kollaren Anteil des Ösophagus via lateraler Inzision am Hals links anastomosiert (➤ Abb. 3.14 und ➤ Abb. 3.15). Die Notwendigkeit der Pyloroplastik wird mittlerweile sehr kontrovers diskutiert, da der Pylorus bei funktionellen Problemen auch ballondilatiert und somit ein Dumping-Syndrom verhindert werden kann. Gleiches gilt auch für die Notwendigkeit einer Katheterjejunostomie.

Diese Prozedur wird mittlerweile auch laparoskopisch assistiert durchgeführt. In einer eigenen Serie von 16 laparoskopisch assistierten gastrischen Transpositionen wurde in keinem Fall eine Pyloroplastik und nur in 5 ausgewählten Fällen eine Jejunostomie durchgeführt. Initiale Ballondilatationen des Pylorus waren jedoch bei ca. 50 % der Kinder notwendig.

Ergebnisse

Trotz Fortschritten in der Chirurgie und Intensivmedizin wird die Mortalität in der Literatur mit ca. 5 % angegeben. Die Rate der Anastomosenleckagen liegt zwischen 12 und 36 % und die Strikturrate zwischen 14 und 49 %. Der orale Kostaufbau kann sich sehr prolongiert gestalten. Langfristig ist jedoch die Entwicklung der Kinder in über 90 % zufriedenstellend. Unter Berücksichtigung der erwähnten Verfahren gibt es aus gegenwärtiger Sicht wenig Alternativen zum Magenhochzug bei Notwendigkeit eines Ösophagusersatzes.

3.8.4 Jejunale Interposition

Bereits 1906 wurde von Roux ein jejunaler Bypass bei einem 12-jährigen Knaben nach Verätzung als Ösophagusersatz verwendet.

Chirurgisch-technische Aspekte

➤ Abb. 3.16. Grundsätzlich gibt es zwei technische Variationen. Zum einen kann das Jejunum als freies Transplantat mit mikrovaskulärer Anastomosierung arteriell und venös in den Thorax verlagert werden, zum anderen ist eine Transposition an einem Gefäßstiel möglich. Bei letzterem erfolgt die Entnahme des Darmabschnitts unmittelbar hinter dem Treitz-Band. Die Mobilisierung und Aufrechterhaltung der Gefäßversorgung ist technisch schwierig und wohl nicht immer realisierbar. Aus diesem Sachverhalt erklärt sich auch die weltweit doch sehr kleine Serie von Patienten.

Ergebnisse

Die Mortalität liegt bei ca. 10–15 %, die Rate der Anastomosenlecks bei 17–25 % und die Strikturrate zwischen 7 und 33 %. Möglicherweise wird sich mit der Weiterentwicklung der mikrochirurgischen Technik hier eine Alternative zum Magenhochzug ergeben. Aussagen zu Funktion und Entartungsrisiko sind aufgrund der geringen Fallzahl gegenwärtig nicht möglich.

3.9 Mediastinaltumoren

Das Mediastinum stellt den mittelständigen Bindegewebsraum des Thorax dar und wird kranial von der oberen Thoraxapertur, kaudal vom Zwerchfell, lateral von der Pleura, ventral vom Sternum und dorsal von der Brustwirbelsäule begrenzt. Der Begriff Mediastinaltumor ist eine Sammelbezeichnung für eine

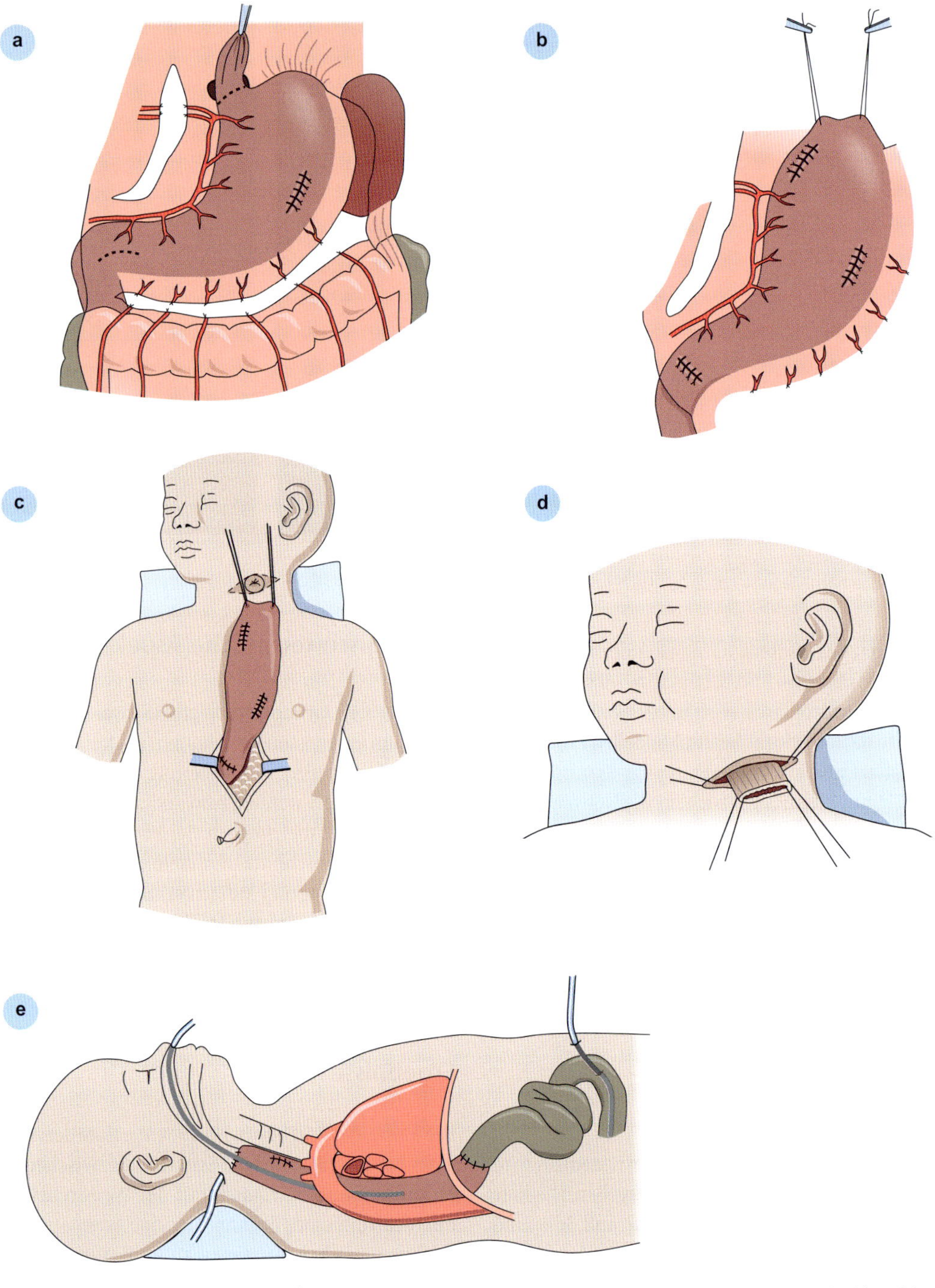

Abb. 3.15 Mageninterposition. (a) Resektion des Ösophagusstumpfes und Verschluss der Gastrostomie sowie Pyloroplastik. (b) Mobilisierung des Magens nach Durchtrennung der A. gastrica sinistra. (c) Prüfung der ausreichenden Mobilisierung des Magens prästernal. (d) Mobilisation des proximalen Ösophagussegmentes. (e) Endergebnis nach Mageninterposition. [L157]

Vielzahl möglicher benigner und maligner Raumforderungen. Aufgrund dieser Mannigfaltigkeit werden die verschiedenen Tumoren vier definierten Mediastinalkompartimenten zugeordnet (➤ Abb. 3.17).

Verschiedene Raumforderungen können in den Mediastinalkompartimenten auftreten (➤ Tab. 3.3).

3.9.1 Symptome

Die Symptomatik der Mediastinaltumoren hängt von der Lokalisation ab. Häufig treten Atemnot, Stridor und Husten auf. Insbesondere bei den Lymphomen kommt es nicht selten zu einer massiven oberen Einflussstauung. Weitere Symp-

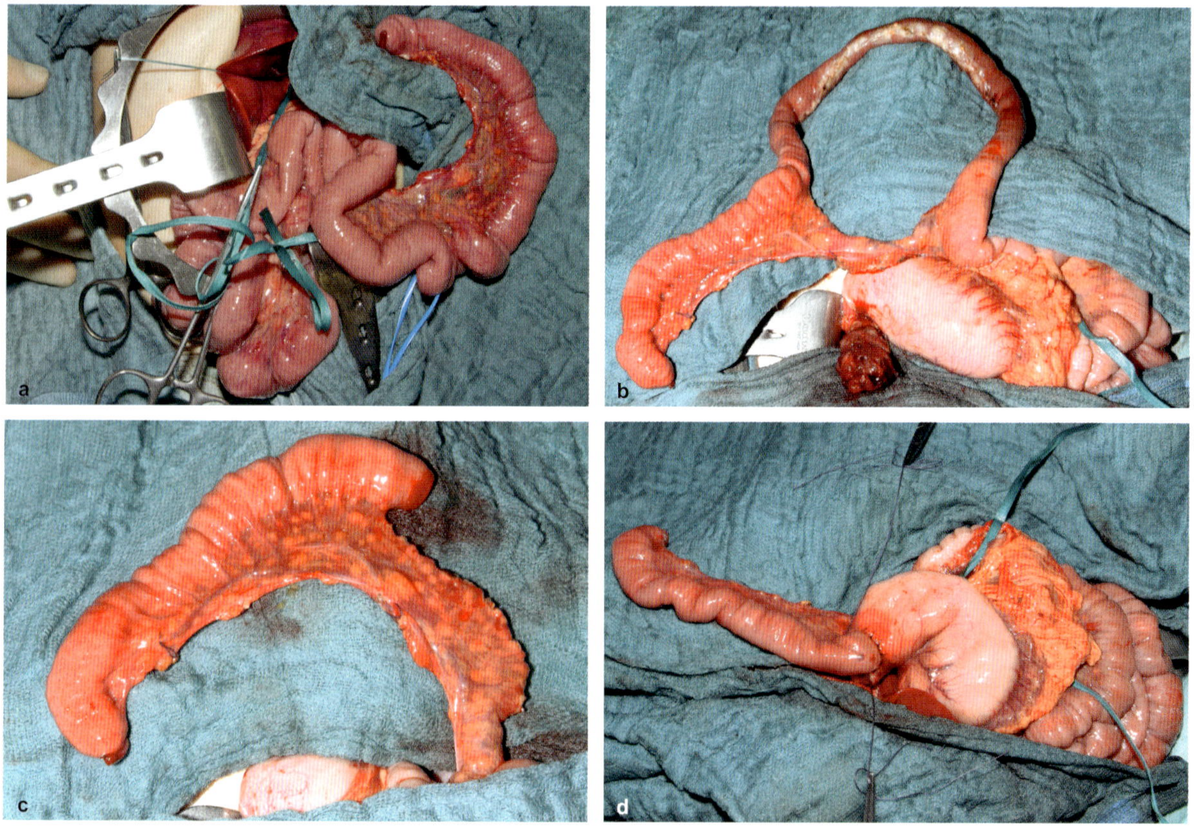

Abb. 3.16 Jejunalinterposition. (a) ca. 10 cm ab Treitz Durchtrennung des Jejunums und zentrales Durchtrennen der ersten beiden Mesenterialäste; (b) darmwandnahe Skelettierung des distalen Jejunalanteils; (c) Jejunuminterponat mit langem Gefäßstiel nach Resektion des distalen Jejunalanteils; (d) Anastomose mit dem Magen. [P858]

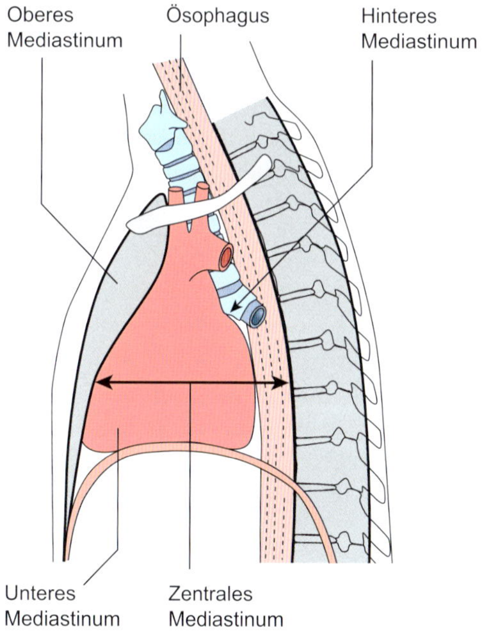

Abb. 3.17 Kompartimente des Mediastinums [L157]

Tab. 3.3 Raumforderungen in den Mediastinalkompartimenten

Mediastinalkompartiment	Pathologische Entitäten
Oberes	Struma, Thymome, Lymphome, Lymphangiome, Lipome, Sarkome, Keimzelltumoren
Zentrales	Lymphome, bronchogene Zyste, Ösophagusduplikatur
Unteres	Perikardzysten, Hiatushernien, Lipome
Hinteres	Neuroblastome, Ganglioneurome, Meningeome, Sarkome, Ösophaguszysten

tome sind das Horner-Syndrom. Besonders Tumoren im hinteren Mediastinum können zu Schmerzen durch Druck auf die Nervenwurzeln bis hin zu neurologischen Ausfallserscheinungen führen. Gerade bei den Neuroblastomen wird nicht selten eine akute Querschnittssymptomatik beschrieben.

3.9.2 Diagnostik

In klassischer Weise wird durch die Verbreiterung des Mediastinums in der p.a. Übersichtsröntgenaufnahme des Thorax der

Verdacht auf eine Raumforderung gestellt. Die seitliche Ebene erlaubt eine entsprechende Zuordnung zum Kompartiment.

Wichtige weiterführende Schnittbilddiagnostik sind das thorakale CT und die MRT. Unter Berücksichtigung des Kontrastaufnahmeverhaltens und der Morphologie der Raumforderung lassen sich die Verdachtsdiagnosen schon deutlich einengen. Die Echokardiografie, die transthorakale oder ggf. die transösophageale Sonografie nehmen mit den hochauflösenden Ultraschallgeräten mittlerweile einen festen Stellenwert in der Diagnostik ein. Nicht selten ist zur endgültigen Klärung der Entität eine Biopsie notwendig. Seltene diagnostische Maßnahmen sind die Bronchoskopie oder Angiographie.

3.9.3 Ausgewählte Tumorentitäten

Keimzelltumoren

Diese finden wir als meist gutartige Teratome (80 %) im vorderen Mediastinum. Seltener diagnostiziert man andere extragonadale Keimzelltumoren wie Chorionkarzinome oder Dysgerminome.

Teratome können beträchtliche Ausmaße erreichen. Sie bestehen aus Bestandteilen aller drei Keimblätter, sodass man morphologisch Epithel, Haare, Talg, Knochen, Zähne etc. finden kann.

Sie imponieren als rundliche Strukturen im Röntgenbild und zeigen neben zystischen Anteilen die o. g. Strukturen und oft schalenförmige Verkalkungen. Mit der modernen Schnittbildgebung kann die Diagnose mit sehr hoher Wahrscheinlichkeit gestellt werden. Maligne Entartungen der genannten Tumoren können präoperativ durch erhöhte Tumormarker (Alpha-Fetoprotein, β-hCG) zu einem hohen Prozentsatz erkannt werden. Wegen der malignen Entartungsgefahr und der funktionellen Beeinträchtigung durch die Raumforderung ist eine radikale chirurgische Exstirpation indiziert. Der Zugangsweg ist abhängig von der Ausdehnung. In der Regel reicht eine laterale Thorakotomie aus, gelegentlich ist eine Sternotomie erforderlich. Eine mindestens 5-jährige Nachsorge entsprechend den jeweils gültigen nationalen Behandlungsprotokollen für Keimzelltumore ist erforderlich.

Thymustumoren

Thymome stellen im Kindesalter eine absolute Rarität dar. Nach einer neuen WHO-Klassifikation werden alle Thymome als potenziell maligne eingestuft. Sie ähneln in der konventionellen Histologie den lymphoblastischen Lymphomen, müssen aber aufgrund unterschiedlicher Therapiekonzepte und Prognose von diesen unterschieden werden. Die Therapie der Wahl ist die komplette Resektion über eine Sternotomie, in selektionierten Fällen mittels Thorakoskopie oder auch Mediastinoskopie.

Wichtig ist die differenzialdiagnostische Abgrenzung solcher Prozesse von der kindlichen Thymushyperplasie, die keinerlei Behandlung bedarf.

Lymphome

Non-Hodgkin- und Hodgkin-Lymphome sind die häufigsten Ursachen für Mediastinalvergrößerungen im vorderen und zentralen Kompartiment. Bei den Non-Hodgkin-Lymphomen handelt es sich in ca. 25 % der Fälle um lymphoblastische Lymphome. Wir unterscheiden lymphoblastische Lymphome vom T-Zell-Typ, die CD1- und CD3-positiv sind, und jene vom B-Zell-Typ, bei denen CD19, CD22 und CD79 exprimiert werden. Die ausgeprägten Tumormassen führen oft zu einer erheblichen Kompression der Trachea, sodass hier durch die Atemwegsobstruktion ein deutlich erhöhtes Narkoserisiko besteht (➤ Abb. 3.18).

Das CT offenbart zum einen die Größe und Lokalisation des Tumors, zum anderen aber auch das Ausmaß der Trachealobstruktion (> 50 % bedeutet ein deutlich erhöhtes Narkoserisiko). Weiterhin findet man häufig einen begleitenden Pleuraerguss.

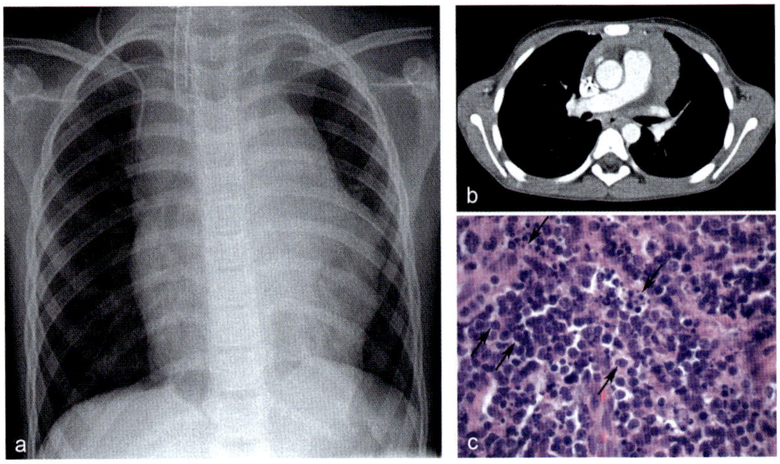

Abb. 3.18 Mediastinales T-Zell-Lymphom (a) mit Notwendigkeit der Beatmung durch schwere Kompression der Trachea im CT (b) mit korrespondierender Histologie nach Biopsie (c). Der Pfeil markiert die malignen Zellen. [G879]

Entscheidend ist die Gewinnung von Tumormaterial zur genauen Klassifizierung des Lymphoms und zur Durchführung einer Risikostratifizierung entsprechend den existierenden nationalen/internationalen Behandlungsprotokollen.

Für den Chirurgen relevant ist die mögliche Gewinnung von Material aus dem Knochenmark, aus dem Pleuraerguss oder den pathologischen Lymphknotenpaketen. Eine Feinnadelbiopsie ist aufgrund des oft zu geringen Tumormaterials nicht ausreichend, sodass hier eine Lymphknotenentnahme über einen kollaren Zugang, thorakoskopisch oder via Thorakotomie indiziert ist.

Die Behandlung der lymphoblastischen Lymphome lehnt sich an die ALL-Therapieprotokolle an und ist nahezu identisch mit diesen. Eine Strahlentherapie ist hier nicht indiziert. Bei den Hodgkin-Lymphomen erfolgt eine risikoadaptierte Therapie in Abhängigkeit vom Stadium und dem histologischen Subtyp. Die Prognose ist bei beiden Gruppen mit einer 5-Jahres-Überlebensrate > 80 % gut, allerdings können Spätrezidive auftreten.

Ganglioneurome und Ganglioneuroblastome

Überwiegend findet man im hinteren Mediastinum Ganglioneurome als benigne Formen neurogener Mediastinaltumoren. Histologisch findet man reife Ganglienzellen mit Geflechten von marklosen Nervenfasern. Aus tumorbiologischer Sicht ist die komplette Aufarbeitung des Tumormaterials notwendig, da der Pathologe gelegentlich undifferenziertes neuroblastomatöses Gewebe findet. In diesen eher seltenen Fällen spricht man von Ganglioneuroblastomen.

Diese Tumoren werden oft per Zufall im Rahmen einer Thoraxübersichtsaufnahme zum Ausschluss anderer Erkrankungen entdeckt. Mögliche Symptome sind Schmerzen im oberen Thoraxbereich oder ein Horner-Syndrom (Miosis, Enophthalmus, Ptosis).

Die Verdachtsdiagnose im konventionellen Röntgen wird durch ein thorakales CT untermauert und offenbart die gesamte Ausdehnung und die Beziehung des Tumors zu den Nachbarorganen. Zum Ausschluss eines Neuroblastoms wird ein MIBG-Szintigramm empfohlen.

Parameter wie die neuronenspezifische Enolase, die Katecholamine im Serum sowie die Mandelsäuren im Urin sind in jedem Fall aus differenzialdiagnostischen Gründen mitzubestimmen.

Sind die Tumoren auf dem Level von Th8 bis L1 lokalisiert, sollte zum Ausschluss einer A. radicularis anterior magna (A. Adamkiewicz) eine spinale Angiografie durchgeführt werden, da bei Durchtrennung des Gefäßes im Rahmen der Tumorresektion eine hohes Risiko für eine Querschnittslähmung besteht.

Grundsätzlich wird die Tumorresektion empfohlen (➤ Abb. 3.19). Diese kann konventionell über eine dorsolaterale Thorakotomie oder auch thorakoskopisch (➤ Abb. 3.20) vorgenommen werden und ist meist unproblematisch. Allerdings können diese Tumoren auch in den Plexus brachialis hineinreichen. Hier ist die radikale Tumorresektion nur unter Erhalt der nervalen Strukturen indiziert. In einer solchen Konstellation erweist sich der Drap-door-Zugang als besonders übersichtlich. Mittlerweile gibt es einige Berichte, die diese

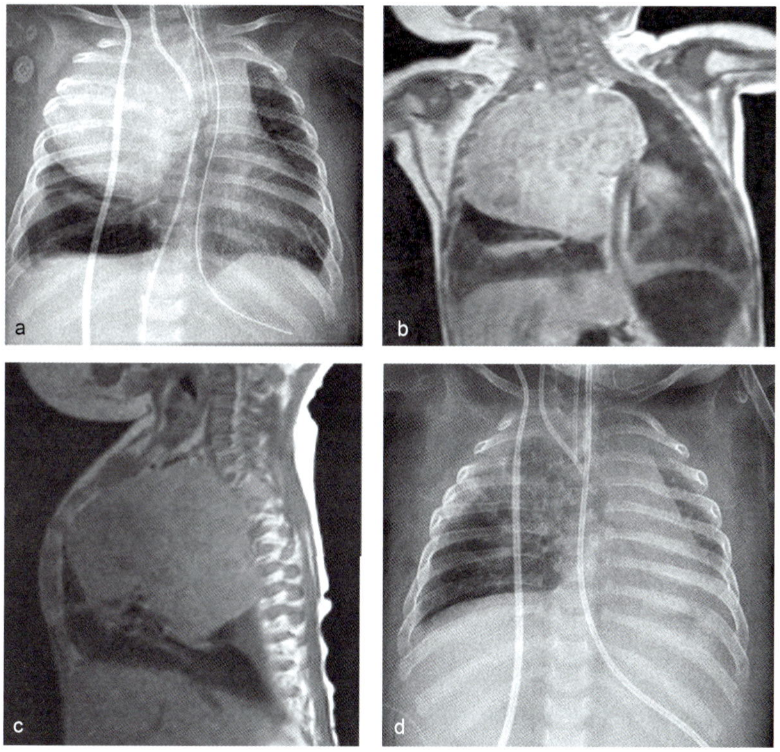

Abb. 3.19 Thorakales Neuroblastom in der p. a. Röntgenübersichtsaufnahme (a) und im thorakalen CT in frontaler Ebene (b) und sagittaler Ebene (c) sowie postoperativ nach kompletter Tumorresektion (d) [G879]

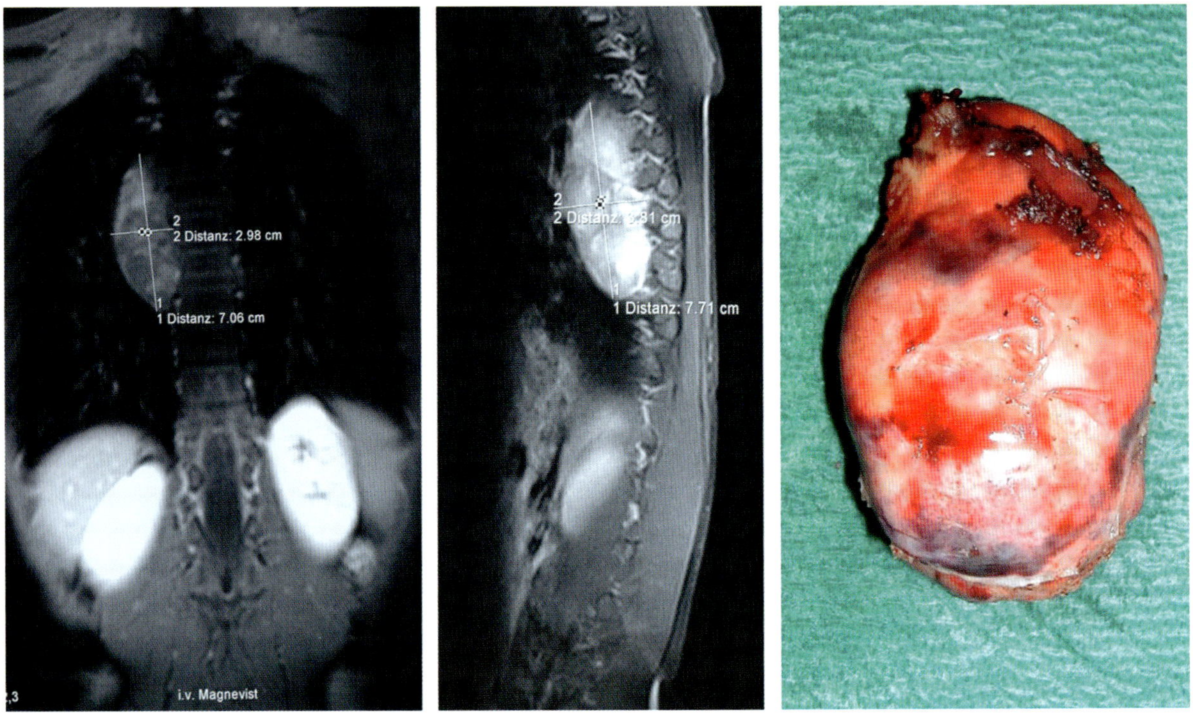

Abb. 3.20 Thorakales Ganglioneurom im CT und Präparat nach thorakoskopischer Resektion [G879]

Tumoren nach Biopsie nur beobachten, um mögliche Mutilationen zu vermeiden.

Neurofibrome

Neurofibrome sind gutartige Tumoren des Nervenscheidengewebes. Sie können als isolierte Tumoren auftreten. Der überwiegende Anteil manifestiert sich jedoch im Rahmen der Neurofibromatose Typ I (Morbus Recklinghausen; Inzidenz 1 : 3.000 bis 1 : 4.000).

Die Krankheit beruht auf einer Mutation des NF1-Gens auf dem Chromosom 17q11.2 und wird autosomal-dominant vererbt. Die Kinder haben fast immer sog. Café-au-lait-Flecken. Die Neurofibrome können bereits im Säuglingsalter auftreten und sind thorakal im Bereich der Interkostalnerven, des Grenzstrangs und des N. vagus lokalisiert. Gelegentlich zeigen sie auch ein Wachstum nach intraspinal und führen zu einer deutlichen Erweiterung der Foramina intervertebralia.

Anfang der 1990er-Jahre wurden internationale Kriterien zur Diagnosestellung einer Neurofibromatose vom Typ I festgelegt. Mindestens zwei Kriterien müssen erfüllt sein.

NF 1 – Auszüge aus den Diagnosekriterien

Basierend auf den Richtlinien der National Institute of Health Consensus Conference

- 6 oder mehr Café-au-lait-Flecken
- 2 oder mehr Neurofibrome jeglichen Typs
- Sommersprossenartige Pigmentierung der Achselhöhlen
- Optikusgliom
- Irishamartome
- Neurofibromatose-typische Knochenläsionen
- Verwandter 1. Grades mit gesicherter NF

Die Diagnostik ist wesentlich umfangreicher als bei allen anderen intrathorakalen Raumforderungen und beinhaltet eine augenärztliche Untersuchung, molekulargenetische Diagnostik und eine MRT vom Kopf zum Ausschluss von Optikusgliomen und Astrozytomen.

Das PET-CT hat mittlerweile einen hohen diagnostischen Stellenwert für die Detektion von malignen Entartungen.

Grundsätzlich wird die chirurgische Resektion der thorakalen Neurofibrome empfohlen, da diese im Gegensatz zu den dermalen Neurofibromen ein malignes Entartungsrisiko haben (in 10 % der Fälle maligner peripherer Nervenscheidentumor). Allerdings ist zu bedenken, dass chirurgische Maßnahmen zur Stimulation eines erneuten Tumorwachstums führen können. Oft gelingt keine komplette Resektion des Tumors, und bei gleichzeitigem Nachweis von malignen, nicht-resektablen Tumoranteilen ist die Prognose der Kinder infaust.

Lymphangiome

Lymphangiome sind angeborene Malformationen durch abnorme Proliferationen des Lymph- und Gefäßsystems. In

Abhängigkeit von der Zusammensetzung einzelner Gewebekomponenten unterscheiden wir zwischen sog. zystischen Hygromen und – bei Existenz von vaskulären Komponenten – Lymphangiomen. Isolierte thorakale Lymphangiome machen nur 1 % aller Lymphangiome aus. Letztere kommen mit einer Inzidenz von ca. 1 : 6.000 im Kindesalter vor. Hervorzuheben ist, dass zervikale Lymphangiome in bis zu 10 % aller Fälle Ausläufer nach thorakal bilden können.

Häufige Symptome sind Atemnot durch Kompression der Atemwege, aber akute Einblutungen können auch zur Anämie mit plötzlich einsetzenden Symptomen von Atemnot und/oder Kreislaufproblemen führen.

Die Behandlung der thorakalen Lymphangiome beinhaltet vielfältige Optionen. Grundsätzlich wird die komplette Resektion ohne Gefährdung vitaler Strukturen via Thorakotomie oder auch Sternotomie favorisiert. Gelegentlich werden auch Spontanregressionen beobachtet. Weitere Behandlungsmöglichkeiten stellen die lokale Applikation von Bleomycin, OK-432, Fibrin, Glukose, Tetrazyklin und Alkohol dar. Hier kann einerseits über die Induktion einer lokalen Inflammation eine signifikante Größenreduktion mit besserer Resektionsmöglichkeit, andererseits aber auch die Behandlung von Residuen nach Chirurgie ermöglicht werden.

Postoperative Probleme sind Lymphlecks, der Verbleib von Restbefunden und das Rezidiv, das in der Literatur sehr variabel mit 10–25 % angegeben wird. Eigene Erfahrungen zeigen, dass bei möglichen Restbefunden nach ausgedehnten Resektionen nicht zu frühzeitig erneute Interventionen durchgeführt werden sollen, da es nicht selten im Verlauf von 12–24 Monaten postoperativ zu einer weiteren Regression der Befunde kommt.

3.10 Angeborene pulmonale Fehlbildungen

Die bronchopulmonale Entwicklung beim Menschen beginnt in der 4. Schwangerschaftswoche mit der Abfaltung des Vorderdarms und der Formierung der Lungenknospe an dessen ventralen Wand. Zunächst separiert sich die Trachea vom Ösophagus. In einem komplexen Vorgang während der embryonalen und fetalen Entwicklung bilden sich in einer Reihe von gut abgrenzbaren Stadien aus der Lungenknospe die bronchialen Aufzweigungen und es kommt zur Formierung des Lungenparenchyms bis hin zu den Alveolen zum Zeitpunkt der Geburt. In den ersten Lebensjahren setzt sich diese Differenzierung des Lungenparenchyms einschließlich der Blutversorgung fort.

Störungen der Entwicklung in unterschiedlicher Höhe des Tracheobronchialsystems und des Lungenparenchyms resultieren in den verschiedenen Formen der pulmonalen Malformationen. Sie werden entweder bereits pränatal mittels Ultraschall diagnostiziert oder oft schon im Säuglings- oder Kleinkindesalter klinisch manifest und bedürfen einer chirurgischen Therapie (➤ Tab. 3.4).

3.10.1 CPAM (Congenital Pulmonary Airway Malformation), früher: kongenitale zystisch-adenomatoide Malformation (CCAM)

Ätiologie und Pathogenese

Die CPAM ist eine angeborene, hamartöse, gutartige Veränderung eines Teils der Lunge. Der betroffene Lungenabschnitt weist solide und vor allem zystische Veränderungen

Tab. 3.4 Übersicht der angeborenen pulmonalen Fehlbildungen

	CPAM	Kongenitales lobäres Emphysem	Lungensequestration	Bronchogene Zyste
Embryologie	Unkontrolliertes überschießendes Wachstum der terminalen Bronchiolen und Suppression der Alveolenentwicklung	Obstruktion durch mangelnde Knorpelentwicklung des beteiligten Bronchus	Fehlentwicklung der Lungenarterie, persistierende systemisch-arterielle Gefäßversorgung	Abnorme Aussprossung aus dem Vorderdarm
Pathophysiologie	Mikrozystisch – makrozystisch – solide intrapulmonale Läsion, Anschluss an Bronchialbaum	Überblähung des betroffenen Lobus, Kompression und Atelektase benachbarter Lungenabschnitte	Intra- und extralobäre Form	Zunehmende zystische Raumforderung
Malignitätsrisiko	+	–	(+)	+
Klinik	Atemnot, Infektion	Tachypnoe; entzündliche Beteiligung benachbarter Lungenlappen; Gedeihstörung	Pneumonie, gesteigertes Herzzeitvolumen durch Shunting	Beeinträchtigung von Atmung und Schlucken
Diagnostik	Rö, CT, MRT	Rö, CT	Rö, CT, Ultraschall, MRT	Rö, MRT
Therapie	Lobektomie	Lobektomie	Resektion	Resektion

des Lungengewebes auf. Verlässliche Zahlen über die Inzidenz fehlen. In der Literatur wird eine Inzidenz zwischen 1: 1.500 und 1: 35.000 angegeben.

Vermutlich kommt es in der pseudoglandulären Phase (5.–17. Entwicklungswoche) während der Organogenese der Lunge zu einem unkontrollierten überschießenden Wachstum der terminalen Bronchiolen und Suppression der Alveolenentwicklung. Die Gefäßversorgung erfolgt in der Regel aus der Pulmonalarterie, jedoch kann in bis zu 25 % der Fälle auch eine systemische, nicht pulmonal-arterielle Gefäßversorgung als „Hybridläsion" vorliegen.

Die erste Klassifikation der CCAM wurde von Stocker 1977 in 3 verschiedene Typen vorgenommen. Diese Klassifikation basierte auf der Befundbeschreibung der Lungenresektate bzw. auf Autopsiebefunden. Später wurden 5 Subtypen unterschieden. Die Einteilung in die Typen 0 bis 4 basiert auf dem histologischen Erscheinungsbild und der Zystengröße. Stocker sprach sich ebenfalls dafür aus, die CCAM in CPAM (**C**ongenital **P**ulmonary **A**irway **M**alformation) umzubenennen, da zystische Veränderungen nur in 3 von 5 Subtypen vorkommen.

Da der Verlauf im Wesentlichen von der Ausdehnung der CCAM und begleitenden Fehlbildungen sowie begleitender Lungenhypoplasie abhängig ist, ist die Einteilung nach Stocker nur bedingt klinisch relevant. Mit Verfeinerung der pränatalen Ultraschalldiagnostik hat sich gezeigt, dass die von Adzick vorgeschlagene Einteilung in mikrozystisch und makrozystisch (Zysten größer 5 mm) zwar nicht immer der späteren Histologie der Resektate entspricht, aber zusammen mit der Volumetrie hilfreich in der pränatalen Risikostratifizierung sein kann (➤ Tab. 3.5).

Symptomatik und Klinik

Nach Geburt können vor allem Makrozysten durch die Verbindung zum Bronchialsystem an Größe zunehmen und das umgebende Lungengewebe komprimieren. Dies äußert sich in erster Linie durch Atemnot des Neugeborenen. Außerdem kann es schon früh zu rezidivierenden Infektionen kommen. Ist die pulmonale Beeinträchtigung bei kleinen Läsionen geringer, können Monate bis Jahre vergehen, bis diese dann klinisch symptomatisch wird.

Tab. 3.5 Einteilung der CPAM nach Stocker

Einteilung/ Parameter	Anatomisch	Stocker (klassisch)
Zystengröße	Makrozystisch: > 5 mm Mikrozystisch: < 5 mm	I: > 2 cm II: < 2 cm III: solide
Assoziierte Fehlbildungen	Mikrozystisch	II
Prognose • günstig • ungünstig	 Makrozystisch Mikrozystisch	 I IIII
Echogenität • solide • zystisch	 Mikrozystisch Makrozystisch	 IIII I, II

Diagnostik

Die CPAM ist zunehmend eine Domäne der pränatalen Ultraschalldiagnostik und ggf. der nachfolgenden intrauterinen MRT-Bildgebung. Mit der Unterscheidung in mikro- und makrozystische Läsionen lässt sich zusammen mit der Volumetrie der Lunge und Beurteilung des Mediastinalshifts eine Risikoeinschätzung vor allen des Hydrops fetalis treffen und intrauterine Therapieoptionen ableiten.

Postnatal kann ein unmittelbar nach Geburt erstelltes Röntgenbild vom Thorax verwirrend sein, da Zysten durch Flüssigkeitsfüllung nicht sichtbar sein müssen. Nach wenigen Tagen hat sich in Makrozysten die Amnionflüssigkeit durch Luft ersetzt und diese sind dann im Röntgenbild sichtbar. Mikrozysten verändern sich nicht in dieser Weise. Zur Beurteilung der Ausdehnung der Läsion und Planung der Operation sollte ein CT oder auch MRT durchgeführt werden. Der Zeitpunkt der Schnittbild-Diagnostik sollte sich nach der zeitlichen Planung der Resektion richten. Diese wird abhängig gemacht von der klinischen Symptomatik sowie dem Erscheinungsbild im Röntgen-Thorax (➤ Abb. 3.21).

Aufgrund der zystischen Struktur kommen differenzialdiagnostisch alle anderen zystischen Lungenfehlbildungen in Betracht. Dies umfasst das kongenitale lobäre Emphysem, bei sehr großen Zysten auch die Pneumatozele und ein pleuropulmonales Blastom. Die Sequestration der Lunge kann ähnlich wie die CPAM in Erscheinung treten. Kombinierte Formen als Hybridläsion, bei denen im Rahmen der Bildgebung der CPAM eine atypische Gefäßversorgung gefunden wird, sind nicht selten und müssen vor einer Operation sicher identifiziert werden

Therapie

Die Operationsindikation zur Lobektomie ergibt sich aus dem möglichen Entartungsrisiko sowie dem Risiko der rezidivierenden pulmonalen Infekte. Bei symptomatischen Neugeborenen kann die chirurgische Therapie mit Resektion des Lungenabschnitts noch in den ersten Lebenstagen notwendig werden. Diese sollte als Lobektomie durchgeführt werden. Nur ausnahmsweise können auch Segmentresektionen in ausgewählten Fällen vor allem bei multilobulärem Befall zur Erhaltung von möglichst viel funktionsfähigem Lungengewebe erwogen werden. Hier kann im Einzelfall sogar die nicht-anatomische atypische Resektion zur Vermeidung einer etwaig anstehenden Pneumonektomie in Erwägung gezogen werden. Obligat ist in jedem Fall eine vollständige Resektion des Befunds.

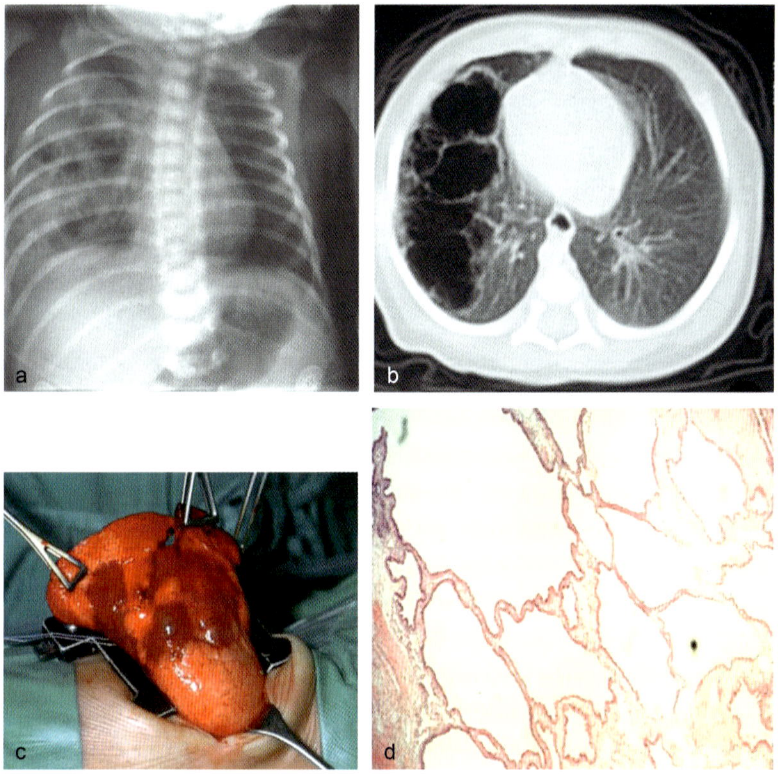

Abb. 3.21 CPAM: Röntgen-Thorax p. a. mit CPAM rechts (a); CT-Thorax, Typ I n. Stocker (b); intraoperativer Aspekt am rechten Unterlappen (c); histologisch: makrozystische Dysplasie, Typ 1 nach Stocker (d) [G879]

Die Operation kann sowohl thorakoskopisch als auch offen durchgeführt werden. Aufgrund der möglichen Beeinträchtigung der Restlunge und des Infektionsrisikos ist eine Entfernung noch im Säuglingsalter empfehlenswert. Eine spätere Resektion kann ebenfalls in Betracht gezogen werden, dabei ist jedoch zu bedenken, dass die Operation nach vorangegangenen Infektionen erschwert sein kann und dass die Lunge in Abhängigkeit vom Alter noch ein kompensatorisches Wachstum aufweisen kann.

Komplikationen

Bereits intrauterin kann ein diffuser Befall mit raumfordernder Wirkung vor allem bei kleinzystischen Formen der CPAM einen Hydrops fetalis mit schlechter Prognose verursachen. Infektionen und respiratorische Beeinträchtigung beim Neugeborenen sind Indikationen zur frühen Resektion. Daneben besteht auf lange Frist ein erhöhtes Risiko für Malignomentstehung in der Läsion. Dies wird in der Literatur mit 1–3 % angegeben. In Resektaten wurden pleuropulmonale Blastome, bronchoalveoläre Karzinome und Rhabdomyosarkome gefunden.

Nachbehandlung

Nach Entfernung der CPAM sollte eine ambulante Weiterbetreuung der Patienten durch den Chirurgen und Kinderpneumologen gewährleistet sein. Frequenz und Art der Diagnostik in der Nachsorge werden in der Regel anhand der durchgeführten Therapie, der Symptomatik des Patienten sowie der Begleiterkrankungen individuell festgelegt.

3.10.2 Kongenitales lobäres Emphysem

Ätiologie und Pathogenese

Beim angeborenen lobären Emphysem handelt es sich um eine Entwicklungsstörung der unteren Atemwege mit zunehmender Überblähung eines oder selten mehrerer Lungenlappen und Verdrängung der nicht betroffenen Lungenabschnitte.

Die Prävalenz des CLE beträgt nach Literaturangaben 1 : 20.000 bis 30.000. Am häufigsten betroffen ist der linke Oberlappen, etwas seltener der rechte Mittel- oder Oberlappen. Selten können auch die Unterlappen emphysematös verändert sein. Ausnahmsweise findet sich eine Manifestation in mehreren Lungenabschnitten.

Ursächlich verantwortlich gemacht wird eine Obstruktion des zugehörigen Bronchus. Durch den daraus entstehenden Ventilmechanismus wird der Bronchus bei Exspiration subtotal verschlossen. Dies führt zu einer zunehmenden Überblähung des Lungenlappens. Zum CLE können intrinsische Ursachen führen wie Bronchomalazie, Schleimhautsegel oder Stenosen. Als seltenere extrinsische Ursachen können eine Stenosierung durch Gefäßanomalien oder Raumforderungen wie bronchogene Zysten vorliegen. In etwa einem Drittel der Patienten gelingt es nicht, eine Ursache zu finden.

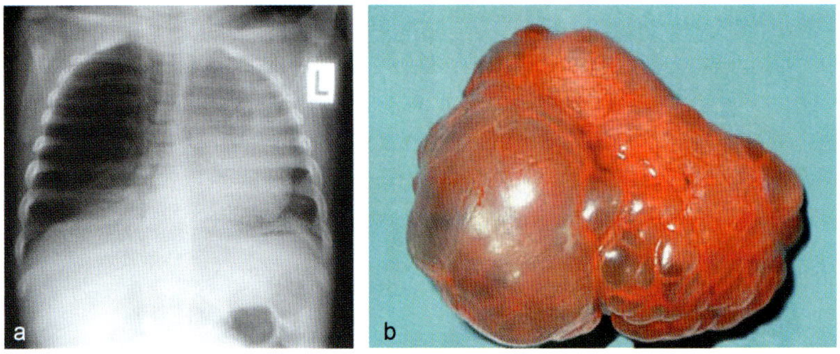

Abb. 3.22 Lobäres Emphysem: Röntgen-Thorax p.a., Emphysem rechter Unterlappen mit deutlichem Mediastinalshift nach links (a); Operationspräparat des rechten Unterlappens (b) [G879]

Symptomatik und Klinik

Etwa die Hälfte der Neugeboren mit einem lobären Emphysem fällt in den ersten Lebenstagen mit zunehmender Atemnot auf. Die meisten Patienten werden innerhalb der ersten 6. Lebensmonate symptomatisch. Neben der Atemnot können rezidivierende pulmonale Infekte oder eine Gedeihstörung zur Diagnostik führen. Zur Symptomatik der Patienten trägt die Kompression der umgebenden gesunden Lunge und die Mediastinalverschiebung bei (➤ Abb. 3.22a).

Diagnostik

Selten kann die Läsion bereits pränatal im Ultraschall als echogene homogene Raumforderung in der Lunge gesehen werden. Dabei kann sie sich ähnlich darstellen wie eine kleinzystische CPAM. Wird unmittelbar nach Geburt ein Röntgenbild des Thorax erstellt, kann der überblähte Lungenabschnitt durch das noch darin enthaltene Fruchtwasser dicht erscheinen. Nach wenigen Tagen zeigt sich dann das typische Bild der Überblähung eines Lungenlappens mit Transparenzvermehrung und möglicherweise Mediastinalverlagerung oder Herniation zur Gegenseite. Zur Planung der Operation ist ein CT des Thorax hilfreich.

Das Polyalveolarsyndrom ist vom kongenitalen lobären Emphysem abzugrenzen. Hierbei sind die Bronchien normal angelegt, jedoch ist die Anzahl der Alveolen um das 3- bis 5-Fache höher. Außerdem müssen die CPAM sowie die Lungensequestration differenzialdiagnostisch in Erwägung gezogen werden (➤ 3.10.3). Erworbene Formen eines Emphysems wie durch Langzeitbeatmung hervorgerufene barotraumatische Veränderungen sind zu unterscheiden.

Therapie

Kinder mit einem asymptomatischen kongenitalen lobären Emphysem und solche mit nur milder klinischer Symptomatik können zunächst observiert werden. Die Rückbildung eines klinisch manifesten lobären Emphysems ist jedoch nicht zu erwarten und eine chirurgische Therapie indiziert. Sie besteht in der Resektion des betroffenen Lungenanteils im Sinne einer Lobektomie (➤ Abb. 3.22b). Diese wird in der Regel über eine dorsolaterale Thorakotomie durchgeführt. Die Prinzipien der Lungenchirurgie, d.h. das selektive Darstellen, Ligieren bzw. Übernähen und Durchtrennen von Lungenarterie, Lungenvene und schließlich des Bronchus mit der dann zuletzt erfolgenden Parenchymdurchtrennung, kommen dabei zur Anwendung.

Mittlerweile gilt die thorakoskopische anatomische Lungenresektion auch im Kindesalter als etabliert. Sie stößt aber gerade bei der Indikation des kongenitalen lobären Emphysems an ihre Grenzen, denn es handelt sich hierbei um Lungenlappen, die meist wenig „compliant", d.h. oft steif sind und sich auch unter der Insufflation von Kohlenstoffdioxid in den Thorax nicht so komprimieren lassen, dass ausreichend Platz und Sicht geschaffen werden kann, um die entsprechende Präparation sicher zu ermöglichen. Beim Zugang über eine Thorakotomie herniert dieser steife überblähte Lungenlappen oft nach Eröffnen der Pleura aus der Wunde.

Komplikationen

In den meisten Fällen erlaubt die chirurgische Resektion eines kongenitalen lobären Emphysems die Wiederausdehnung und ein kompensatorisches Wachstum der Restlunge. Dies ist jedoch altersabhängig. Deshalb sollte die Indikation zur Operation nach Diagnosestellung nicht so lange hinausgeschoben werden, bis sich Folgen der Kompression und Dys- bzw. Atelektasen der Restlunge so manifestiert haben, dass die o.g. Kompensationsmechanismen nicht mehr möglich sind. Komplikationen beim kongenitalen lobären Emphysem können im Verlauf durch eine Sekretretention entweder im betroffenen Lungenabschnitt oder aber in den benachbarten Lungenlappen mit entsprechender pneumonischer Infiltration entstehen.

Nachbehandlung

Die Nachbetreuung von operierten Patienten umfasst die radiologische Verlaufsdiagnostik, ggf. die Durchführung einer Lungenfunktionsuntersuchung. Da das kongenitale lobäre Emphysem naturgemäß nicht wesentlich zum Gasaustausch

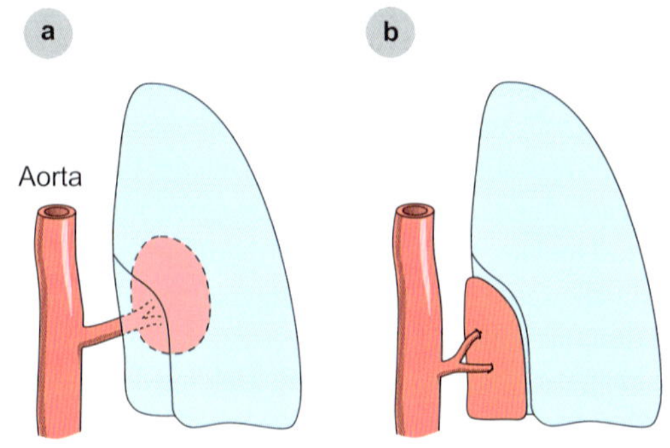

Abb. 3.23 Intralobärer (a) und extralobärer (b) Sequester [L157]

beiträgt und die funktionelle respiratorische Kapazität eher reduziert, ist postoperativ eine Verschlechterung der Lungenfunktion nicht zu erwarten.

3.10.3 Lungensequestration

Ätiologie und Pathogenese

Die Lungensequestration ist definiert als ein vom Rest der Lunge abgrenzbarer Lungenabschnitt mit eigenständiger Blutversorgung aus dem Systemkreislauf.

Unterschieden wird die sehr viel häufigere intralobäre (75–90 %) von der extralobären Sequestration (10–25 %), ➤ Abb. 3.23. Die Häufigkeit wird insgesamt mit 1 : 1.000 angegeben. Vermutet wird, dass bei der extralobären Form ein kleiner Teil des Lungengewebes sich während der Ausknospung der Lungenanlage aus dem Vorderdarm und der weiteren Differenzierung vom Rest der Lunge separiert. Dabei bleibt die zu diesem Zeitpunkt vorhandene Blutversorgung aus dem Systemkreislauf erhalten. Unklar ist, ob es sich wenigstens bei einem Teil der intralobären Sequestration um eine kongenitale Fehlbildung oder um eine im Rahmen von Infektionen erworbene Störung handelt.

Die intralobäre Sequestration findet sich innerhalb eines Lungenlappens ohne eigenen Pleuraüberzug mit separater Blutversorgung aus dem Systemkreislauf. Fast alle intralobären Sequestrationen sind in den Unterlappen der Lunge lokalisiert. In 75 % findet sich ein zuführendes arterielles Blutgefäß mit Ursprung aus der thorakalen Aorta via Ligamentum pulmonale inferior. Andere Zuflusswege in Analogie zur extralobären Sequestration sind möglich. In 15 % sind mehrere zuführende Arterien vorhanden. Der venöse Abfluss findet gewöhnlich über die Lungenvenen statt.

Bei der extralobären Sequestration handelt es sich um einen kleinen Lungenabschnitt, der vom Rest der in der Regel normal entwickelten Lunge separiert ist. Er hat einen eigenständigen Überzug aus viszeraler Pleura und Blutversorgung aus dem Systemkreislauf, in der Regel ohne Anschluss zum Tracheobronchialsystem. Etwa 66 % der extralobären Sequestrationen finden sich im linken Hemithorax dorsobasal zwischen Unterlappen, Zwerchfell und Ösophagus. Auch ungewöhnliche Lokalisationen innerhalb des Zwerchfells, intraabdominal, retroperitoneal und mediastinal sind beschrieben. Sehr selten findet sich eine Verbindung zum Ösophagus. Extralobäre Sequestrationen erhalten in 80 % ihre arterielle Blutversorgung aus der Aorta descendens oder Aorta abdominalis. Auch Verbindungen zu anderen Arterien des Systemkreislaufs sind beschrieben wie z. B. zur A. subclavia oder den Interkostalarterien. Die venöse Drainage hat in 80 % Verbindung zur V. azygos oder hemiazygos. Verbindungen zu anderen venösen Systemen wie zur V. subclavia, Pfortader und V. pulmonalis sind möglich. Wird zusätzlich ein Bronchus gefunden, muss eine Verbindung zur Speiseröhre vermutet und gezielt danach gesucht werden.

Symptomatik und Klinik

Häufig bleibt die extralobäre Sequestration asymptomatisch und wird im Rahmen der Diagnostik assoziierter Fehlbildungen oder bereits in der Pränataldiagnostik gefunden. Beim Neugeborenen kann je nach Größe des Sequesters Atemnot auftreten. Seltene Verbindungen zum Tracheobronchialsystem bzw. Ösophagus sowie zystische Veränderungen der Sequestration können zu rezidivierenden Infektionen führen. Besteht eine arteriovenöse Shuntverbindung, kann, bedingt durch das hohe Herzzeitvolumen, ein sog. „High-output cardiac failure" mit Herzinsuffizienz entstehen. Beim Fetus kann daraus ein Hydrops fetalis resultieren. Beim Neugeborenen kann eine supportive intensivmedizinische Therapie erforderlich werden. Es gibt einige seltene Berichte für die Entstehung von Malignomen im Gewebe der Sequestration. Assoziierte Fehlbildungen sind häufig (65 %). Gefunden werden kongenitale Zwerchfellhernien, Perikarddefekte und Fehlbildungen der Pulmonalvene.

Patienten mit intralobärer Sequestration werden entweder im Rahmen der Pränataldiagnostik erkannt oder später meist mit rezidivierenden oder chronischen Infektionen der Lunge auffällig. Auch Hämoptyse ist beschrieben. Ansonsten sind in Analogie zur extralobären Sequestration Atemnot des Neugeborenen oder eine Herzinsuffizienz möglich.

Diagnostik

Pränatal lässt sich ein Teil der zystisch/soliden Lungenläsionen mit atypischer Gefäßversorgung im Ultraschall darstellen. Ein pränatales MRT kann zur weiteren Differenzierung hilfreich sein. Die postnatale Diagnostik umfasst primär das konventionelle Röntgen und den Ultraschall mit Gefäßdarstellung. Hilfreich kann das Thorax-CT mit Kontrastmittel und das MRT sein. Bei vermuteter Verbindung zum Gastrointestinaltrakt kann die Bildgebung ergänzt werden durch eine Kontrastmitteldarstellung des Ösophagus (➤ Abb. 3.24a, b).

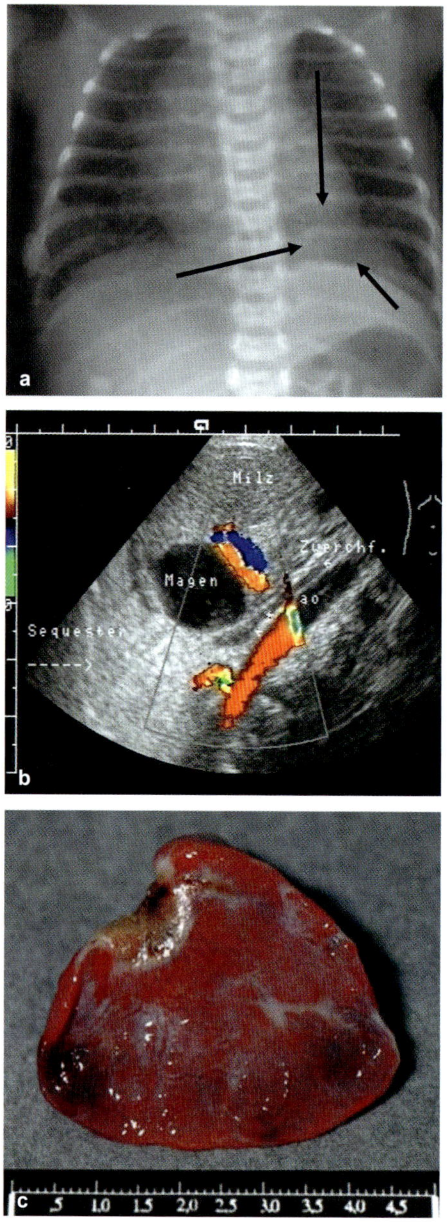

Abb. 3.24 Extrapulmonaler Sequester: Röntgen-Thorax (a); Ultraschall mit Darstellung des Sequestergefäßes (b); Operationspräparat (c) [G879]

Differenzialdiagnostisch muss bei zystischen Veränderungen des Sequesters an eine CPAM (congenital pulmonary airway malformation, früher CCAM) gedacht werden. Beschrieben sind auch sogenannte „Hybridläsionen" als CPAM mit atypischer Blutversorgung. Bei subdiaphragmaler Lage kommt auch das Vorliegen eines Neuroblastoms in Betracht.

Therapie

Eine Therapie ist angezeigt, wenn ein Lungensequester klinisch manifest wird.

Aufgrund der Verbindung zum Tracheobronchialsystem und dem damit verbundenen Risiko der Infektion empfiehlt sich bei allen intrapulmonalen Sequestrationen die chirurgische Entfernung möglichst vor Eintreten von Infekten, die die nachfolgende Präparation (➤ Abb. 3.24c) bei der Entfernung erschweren können. Auch aus der erschwerten Abgrenzbarkeit zur CPAM und der Möglichkeit von Hybridläsionen ergibt sich die Indikation zur Entfernung. Häufig lässt sich eine komplette Resektion nur mittels Lobektomie erreichen. In Ausnahmefällen kann der Versuch der Segmentresektion oder atypischen Resektion erfolgen.

Aufgrund der Möglichkeit der Spontanregression kann bei kleinen Befunden ohne wesentlichen arteriellen Blutfluss zumindest die ersten Lebensmonate zugewartet und der Spontanverlauf beobachtet werden.

Bei hohem Shuntvolumen mit begleitender Herzinsuffizienz kann allerdings bereits im Neugeborenenalter eine Intervention notwendig werden.

Besteht keine Tendenz zur Regression, sind zystische Veränderungen zu erkennen oder besteht der Verdacht auf Vorliegen einer Verbindung zum Bronchialbaum oder Ösophagus, ergibt sich die Indikation zur Resektion des Sequesters. Diese erfolgt thorakoskopisch oder offen.

Abhängig vom Regressionsgrad empfehlen einige Autoren die arterielle Embolisation. Neben der fortschreitenden Regression ist ein weiterer Vorteil die mögliche Kreislaufstabilisierung bei **High-output cardiac failure.** Hier ist jedoch das Risiko vaskulärer Komplikationen gegen den Vorteil der sicheren Resektion abzuwägen.

Komplikationen

Die Gefahr eines **High-output cardiac failure** durch das hohe Herzzeitvolumen ist relevant, da dies beim Kleinkind bis zu 50 % des gesamten Herzzeitvolumens ausmachen kann (s. oben). Später können beim jungen Erwachsenen lebensbedrohliche Komplikationen wie Bluthusten und eine dekompensierende Herzinsuffizienz auftreten. Bei nicht akkurater präoperativer Diagnostik kann ein Übersehen des arteriellen Gefäßes, das den Sequester versorgt, intraoperativ zu Blutungskomplikationen führen. Das Belassen eines solchen Gefäßes unter der atypischen Resektion des Lungengewebes kann wiederum zu erneuten Infektionen führen. Eine inkomplette Resektion der intralobären Sequestration kann rezidivierende therapieresistente pulmonale Infekte zur Folge haben.

3.10.4 Bronchogene Zyste

Ätiologie und Pathogenese

Bronchogene Zysten sind in der Regel unilokulär in der Lunge oder im Mediastinum zu finden. Lokalisationen zervikal und unterhalb des Zwerchfells sind beschrieben. Histologisch findet sich eine Auskleidung mit respiratorischem Epithel.

Verlässliche Daten zur Prävalenz sind nicht bekannt, da es sich um eine seltene Erkrankung handelt und ein Teil der Patienten asymptomatisch bleiben kann. Bronchogene Zysten entstehen durch eine Entwicklungsstörung des Vorderdarms, ausgehend von einer abnormen Aussprossung aus dem Vorderdarm um die 5. Woche der Embryonalentwicklung. Die Zysten können in jeder Lokalisation entlang des Tracheobronchialsystems angetroffen werden, von zervikal bis subdiaphragmal.

Symptomatik und Klinik

Durch die raumfordernde Wirkung der allmählich an Größe zunehmenden Zyste können die Kinder seltener bereits intrauterin, meist aber im frühen Kindesalter aufgrund der Schluckstörung durch Druck auf den Ösophagus oder Atemstörung symptomatisch werden. In der Regel finden sich manifeste klinische Symptome wie Infektion, Atemstörung oder Hämoptyse erst im zweiten Lebensjahrzehnt.

Diagnostik

Bereits in der pränatalen Ultraschalldiagnostik können bronchogene Zysten als runde zystische Raumforderung in Erscheinung treten. Im Röntgen Thorax kann bei offenem Anschluss zum Tracheobronchialsystem eine Spiegelbildung in der Zyste gefunden werden. Zur weiteren bildgebenden Diagnostik und Klärung der Lagebeziehung ist eine MRT geeignet. Zur Planung der Resektion intrapulmonaler Zysten kann ein zusätzliches Thorax-CT sinnvoll sein.

Differenzialdiagnostisch kommen alle anderen zystischen Läsionen des Thorax wie Ösophagusduplikatur, CPAM, Sequestration infrage. Auch erworbene Zysten wie Echinococcuszysten können mit einer bronchogenen Zyste verwechselt werden.

Therapie

Die Therapie besteht in der vollständigen Resektion der Zyste. Ist diese intrapulmonal gelegen, erfolgt eine partielle oder komplette Lobektomie. Direkt neben der Trachea gelegen ist auf eine Schonung der Trachealwand, bei enger Lagebeziehung zum Ösophagus der Ösophaguswand zu achten. In ausgewählten Fällen kann die Resektion auch minimalinvasiv durchgeführt werden. In der Literatur belegt ist ein erhöhtes Operationsrisiko bei bereits symptomatisch gewordenen Zysten, so dass auch asymptomatische Befunde chirurgisch saniert werden sollten.

Komplikationen

Bei bronchogenen Zysten finden sich in 0,7 % der Resektate maligne Zellen, sodass sich auch hieraus die Indikation zur vollständigen Entfernung der Läsion ergibt. Inkomplett resezierte Zysten können weiterhin zunehmend raumfordernd wirken und die o. g. Symptome hervorrufen. Direkt neben der Trachea oder dem Ösophagus gelegene Zysten können bei Resektion eine Eröffnung dieser Strukturen zur Folge haben.

3.11 Chylothorax

Der Chylothorax entsteht durch eine Leckage von Lymphflüssigkeit in die Thoraxhöhle und tritt überwiegend rechtsseitig auf. Der kongenitale Chylothorax gehört zu den häufigsten Ursachen von Pleuraergüssen bei Neugeborenen. Verantwortlich gemacht wird eine Malformation oder Obstruktion des Ductus thoracicus. Iatrogene Schädigung oder Traumata sind die zweithäufigste Ursache des Chylothorax. Danach folgen entzündliche Prozesse oder Tumoren.

Begleitfehlbildungen bei der kongenitalen Form können verschiedene Syndrome (Down-, Turner- oder Noonan-Syndrom) sein, aber auch pulmonale Lymphangiektasien, Ösophagusatresien oder Lungensequestrationen. Die Häufigkeit der kongenitalen Form wird mit 1 : 24.000 angegeben.

3.11.1 Symptome

Die klinischen Symptome entsprechen denen eines Atemnotsyndroms beim Neugeborenen mit Dys- bzw. Tachypnoe, Zyanose und Kreislaufproblemen aufgrund eines Mediastinalshifts. Der hohe Eiweißverlust des Fetus kann zu einem Hydrops fetalis führen. Relativ schnell entwickeln die Kinder postnatal eine schwere Hypoproteinämie, Imbalancen im Wasser-/Elektrolythaushalt und Säure-/Basenstatus sowie eine Immundefizienz. Die Lymphe imponiert im Nüchternzustand eher klar; bei oraler Nahrungszufuhr entsteht schnell eine milchig-trübe Flüssigkeit. Gelegentlich können die klinischen Verläufe so progredient sein, dass eine intensivmedizinische Versorgung mit Beatmung notwendig ist. Ein positiver endexspiratorischer Druck kann dabei den Lymphaustritt etwas reduzieren.

3.11.2 Diagnostik

Die Pleuraergüsse sind bei den kongenitalen Formen oft schon pränatal bekannt. Postnatal wird die Diagnose sonografisch oder durch eine Röntgenthoraxaufnahme mit dem Nachweis von massiver pleuraler Flüssigkeit und der Existenz eines Mediastinalshifts gestellt. Dies ist allerdings unspezifisch. Der Nachweis von Chylomikronen im Pleurapunktat beweist das Vorliegen eines Chylothorax. Ist eine Lipoproteinanalyse verfügbar, dient die Bestimmung eines Triglyzeridgehalts von > 110 mg/dl und eines Cholesterins von > 200 mg/dl der Diagnosestellung.

3.11.3 Therapie

In Abhängigkeit von der Ausdehnung des Ergusses und der Kompromittierung der Lunge ist zunächst ein konservativer Therapieansatz indiziert. Dieser kann in einer Diät mit mittelkettigen Triglyzeriden (MCT) bestehen. Da dies nur selten ausreicht, sind häufig die Anlage einer Pleuradrainage und Nahrungskarenz mit totaler parenteraler Ernährung sowie Ersatz der Proteinverluste indiziert. Zusätzlich kann zur Reduktion des Sekretionsdrucks Octreotid/Somatostatin eingesetzt werden. Sind die konservativen Maßnahmen erfolgreich, wird für einige Wochen weiter strikte MCT-Diät verabreicht.

Chirurgische Therapieverfahren sind erst nach Ausschöpfung konservativer Maßnahmen indiziert. Verschiedene Autoren legen aber auch Grenzen bei den Flüssigkeitsverlusten aus der Drainage (> 100 ml/Jahresalter und Tag oder > 10 ml/kg KG/Tag) fest.

Ziel der chirurgischen Therapie ist die Ligatur bzw. Obliteration des Ductus thoracicus. Mittlerweile wird als Zugangsweg die rechtsseitige Thorakoskopie favorisiert. Der Ductus ist in Höhe des Zwerchfells aufzusuchen. Es ist oft nicht einfach, das Lymphleck intraoperativ zu identifizieren. Hilfreich kann hier die gastrale Gabe von Sahne 30 min vor OP sein. Gelingt die Ligatur oder das Klippen des Lymphlecks nicht, kann versucht werden, mittels Argon-Beamer-Koagulation oder Fibrinkleber diffuse Leckagen rund um den Hiatus aorticus zu verschließen. Zusätzlich kann eine partielle Pleurodese erfolgversprechend sein. Pleuroperitoneale Shunts **(Denver double-valve shunt system)** sind nur bei einem absolut therapierefraktären Chylothorax indiziert.

3.12 Erworbene Erkrankungen von Pleura und Thorax

3.12.1 Pneumothorax

Ätiologie und Pathogenese

Der Pneumothorax beim Kind hat zwei wesentliche Ursachen. Zum einen tritt er traumatisch durch ein stumpfes oder penetrierendes Thoraxtrauma bzw. die Lungenkontusion auf, zum anderen spontan als Folge der Ruptur der viszeralen Pleura. Dabei können Erkrankungen der Lunge wie eine oder multiple Bulla(e), ein Emphysem oder Asthma zugrunde liegen. Sekundär kann ein Pneumothorax auch bei zystischer Fibrose (CF) oder bei *Pneumoncystis-jiroveci*-Infektionen auftreten.

Symptomatik und Klinik

Es werden drei Formen des Pneumothorax unterschieden:

- **Einfacher Pneumothorax** als Kollaps der Lunge ohne Mediastinalshift und/oder Kreislaufbeeinträchtigung (➤ Abb. 3.25a).
- **Offener Pneumothorax** bei penetrierenden Verletzungen (➤ Abb. 3.25b).
- **Spannungspneumothorax,** bei dem es bedingt durch einen Ventilmechanismus der viszeralen oder der parietalen Pleura zu einer zunehmenden Luftansammlung im Pleuraspalt mit hochgradiger respiratorischer Insuffizienz kommt, die konsekutiv zu einer Verdrängung des Mediastinums und zur Kreislaufdepression führt.
  Der Spannungspneumothorax stellt immer einen lebensbedrohlichen Zustand dar.

Beim Kind kann ein Pneumothorax auch klinisch inapparent verlaufen, z. B. nach Ruptur einer Bulla (➤ Abb. 3.26), bei der lediglich subjektiv Schmerzen und diskrete Atemnot wahrgenommen werden. In jedem Fall kann jede Art des

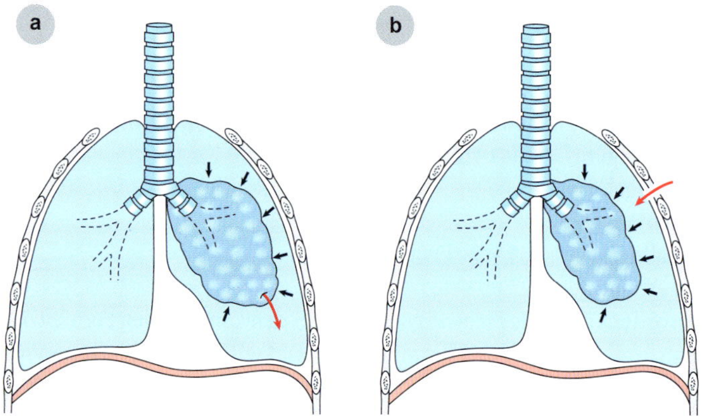

Abb. 3.25 Einfacher (a) und offener (b) Pneumothorax [L157]

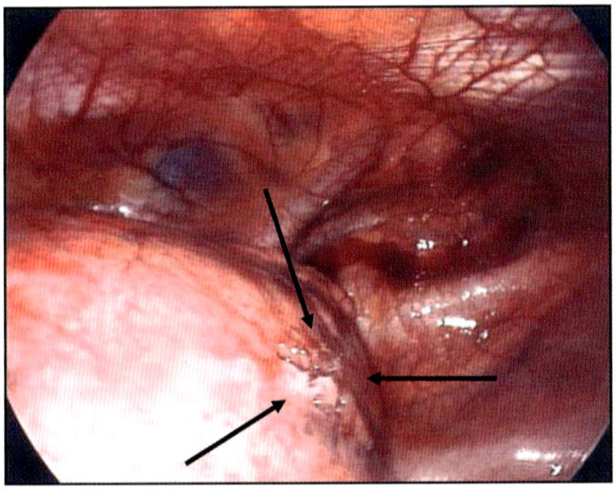

Abb. 3.26 Thorakoskopischer Aspekt bei Pneumothorax nach Spontanruptur einer Bulla (Markierung) [G879]

Pneumothorax zur respiratorischen und Kreislaufinsuffizienz führen.

Diagnostik

Klinische Symptome sind subjektiv Schmerzen und Atemnot. Objektive Hinweise sind neben äußeren Verletzungszeichen der Luftaustritt oder das Pfeifen bei penetrierenden Traumen, ein Hautemphysem, O_2-Sättigungsabfall, Tachydyspnoe, Tachykardie und Blutdruckabfall. Diese Symptome können rasch eintreten und sich verschlimmern. Die Diagnose wird in der Thorax-Röntgenaufnahme gestellt, im Rahmen der Traumadiagnostik auch im Computertomogramm.

Bei Verdacht auf einen Pneumothorax muss zwischen den einzelnen Formen unterschieden werden (s. oben). Ein Hämato-(Pneumo-)thorax muss abgegrenzt werden. Typisch hierbei ist der initiale Blutverlust bei Legen einer Thoraxdrainage. Beim Kind ist ein Hämatothorax auch mittels Ultraschall zu diagnostizieren.

Therapie

In der Regel bedingt die Diagnose Pneumothorax die Indikation zur Pleuradrainage. Lediglich kleine Mantel-Pneumothoraces, die den Patienten subjektiv und objektiv nicht beeinträchtigen, können konservativ mit der Applikation von Sauerstoff z. B. über eine Nasensonde behandelt werden. In Abhängigkeit von Alter und Gewicht des Patienten wird eine Thoraxdrainage entsprechender Größe in der mittleren Axillarlinie der betroffenen Seite angelegt. Dies wird unter sterilen Kautelen entweder in lokaler oder Allgemeinnarkose durchgeführt. Nach Hautinzision im 4. bis 5. ICR (beim Neugeborenen und Säugling) bzw. im 5. bis 7. ICR (beim Klein- bis Schulkind bis Adoleszenten) wird über 1–2 Interkostalräume subkutan getunnelt, dann am Oberrand der Rippe mit der Schere oder dem Spieß der Drainage in den Pleuraspalt eingedrungen und der Drain entsprechend eingebracht. Verwendet werden Drainagen der Größen 8F–10F beim Neugeborenen und Säugling bzw. 10F–24F beim Klein- bis Schulkind bis Adoleszenten. Nach Anlage der Pleuradrainage ist die Durchführung eines erneuten Thorax-Röntgen obligat. Die Drainage wird über ein Wasserschloss (Bülau-Drainage) an einen Sog angeschlossen, der normalerweise 10 cmH_2O betragen sollte; selten ist ein höherer Sog notwendig.

Komplikationen

Die Komplikation des Pneumothorax ist der Spannungspneumothorax. Dieser ist durch die Drainage in der Regel suffizient behandelt. Rezidivierende Pneumothoraces oder große Fistelvolumina lassen an eine Bronchusverletzung denken. Alternativ muss hier dann aber auch wiederum an eine emphysematöse Lunge mit Bullae gedacht werden. Andere Komplikationen, die mit dem Auftreten eines Pneumothorax einhergehen, sind der Hämatothorax sowie andere Begleitverletzungen. Dies können Rippenfrakturen sein (**cave:** instabiler Thorax!), eine Ruptur des Zwerchfells und die Verletzung intrathorakaler Organe. Hierzu zählen in erster Linie die Lunge, der Herzbeutel bzw. das Herz selbst. Aber auch entfernt liegende Organe wie Leber, Milz, Magen und Darm können betroffen sein, besonders dann, wenn auch eine Zwerchfellruptur vorliegt. Insbesondere Verletzungen des Perikards und des Herzmuskels bedürfen einer sofortigen Intervention. Andere Organverletzungen können auch erst nach einem Intervall klinisch symptomatisch werden!

Nachbehandlung

Bei traumatisch bedingtem Pneumothorax wird die Nachbehandlung durch die Klinik und die eventuellen Begleitverletzungen vorgegeben. Dies umfasst von maschineller Beatmung, Bronchoskopie und Lavage bis hin zur Operation das Spektrum der konservativen, intensivmedizinischen und chirurgischen Therapie.

Der nicht-traumatisch bedingte Spontanpneumothorax z. B. nach Ruptur einer Bulla (➤ Abb. 3.26) ist ebenfalls in Abhängigkeit von der Ursache zu behandeln. Die Indikation zum operativen Vorgehen besteht hier beim rezidivierenden Auftreten, beim persistierenden Pneumothorax oder beim Vorhandensein mehrerer oder großer Bullae. Verfahren der Wahl ist das thorakoskopische Vorgehen. Können rupturierte lokalisierte Bullae, meist an der Lungenspitze gelegen, verantwortlich gemacht werden, ist eine Resektion mittels atypischer Resektion möglich. Zusätzlich oder alternativ kann eine mechanische oder chemische Pleurodese (z. B. mit Talkum) durchgeführt werden.

3.12.2 Pleuraempyem

Parapneumonische Pleuraergüsse sind häufig und finden sich in bis zu 12 Prozent aller Pneumonien im Kindesalter. Für das sich daraus entwickelnde Pleuraempyem wird eine Inzidenz von 3 auf 100.000 für die Altersgruppe zwischen 0 und 14 Jahren angegeben.

Ätiologie und Pathogenese

Normalerweise enthält der Pleuraspalt ungefähr 0,3 ml Pleuraflüssigkeit pro kg Körpergewicht. Diese Menge wird durch die entsprechende Sekretion und Absorption im Gleichgewicht gehalten. Wird dieses Gleichgewicht durch Infektion gestört, dann kommt es zu einer Akkumulation der Flüssigkeit, d. h. zur Ausbildung eines parapneumonischen Ergusses mit konsekutiver Translokation von Bakterien und inflammatorischen Zellen wie neutrophilen Granulozyten. Die Aktivierung der Gerinnungskaskade führt zu einer herabgesetzten Fibrinolyse und der Ablagerung von Fibrin. Schließlich besteht ein eitriger und fibrinös durchsetzter Pleuraerguss, das Pleuraempyem, das sich im weiteren Verlauf organisiert.

Symptomatik und Klinik

Die Symptomatik und Klinik ist abhängig vom Stadium des Pleuraempyems. Es werden in international gleichlautender Nomenklatur drei Phasen unterschieden (➤ Tab. 3.6):

Klassische Symptome sind Krankheitsgefühl, Lethargie und Fieber, im weiteren Verlauf kommen Husten und Tachypnoe hinzu. Mit der Entwicklung zum Empyem werden die Patienten schwer krank; undulierendes Fieber, Schmerzen auf der betroffenen Seite des Thorax und eine zunehmende Dyspnoe treten auf.

Diagnostik

Der klinische Verdacht auf Erguss bzw. Empyem ist radiologisch und sonografisch zu verifizieren. Ein Röntgenbild vom Thorax ist in jedem Fall indiziert. Der Ultraschall hilft insbesondere beim radiologischen Bild der „weißen Lunge" bei der Differenzierung von Erguss und Lungenparenchymverdichtung. Im fortgeschrittenen Verlauf ist die Durchführung einer Thorax-CT zur präoperativen Diagnostik bzw. differenzialdiagnostisch bei atypischem Erguss oder Empyem zum Ausschluss einer anderen Grunderkrankung oder auch bei Verdacht auf einen Lungenabszess gerechtfertigt.

Die Labordiagnostik hilft über den Nachweis unspezifischer Entzündungsparameter hinaus nicht weiter. Blutkulturen zum Erregernachweis und zur Resistenzbestimmung sollten bei Verdacht auf einen parapneumonischen Erguss bzw. ein Empyem allerdings angelegt werden, denn sie haben einen hohen Stellenwert zur Indikation und Auswahl der antibiotischen Therapie.

Vor Therapiebeginn gilt es, eine andere Ursache eines Ergusses bzw. eines Empyems auszuschließen. Dies können Malignome wie z. B. ein Non-Hodgkin-Lymphom (NHL) oder auch ein Lungenabszess sein.

Therapie

Im Vordergrund der Therapie stehen die Behandlung der Sepsis sowie die Wiederherstellung der normalen Pleurazirkulation, um die Wiederausdehnung der Lunge und damit die normale Lungenfunktion zu gewährleisten.

Hierzu sind verschiedene Maßnahmen verfügbar (➤ Tab. 3.6).

Das Fehlen kontrollierter, randomisierter Studien führt zu einer hohen Variation an Behandlungsoptionen. Einen evidenzbasierten Behandlungsalgorithmus gibt es nicht. In der Literatur wird das folgende eskalierende Stufenkonzept empfohlen:

- Eine **i. v. antibiotische Behandlung** erfolgt bei parapneumonischem Erguss < 1 cm Ergussbreite im Ultraschall sowie fehlender respiratorischer Einschränkung. Diese sollte in jedem Fall eine adäquate Therapie gegen *Streptococcus pneumoniae* gewährleisten. Bei Nichtansprechen innerhalb von 48 Stunden, einer Zunahme des Ergusses oder einer respiratorischen Verschlechterung besteht die Indikation zur

Tab. 3.6 Symptomatik, Klinik und Therapie des Pleuraempyems

	Pathophysiologie	Symptomatik	Klinik	Therapie (chirurgisch)
Exsudative Phase	Flüssiger Erguss	Wie bei Pneumonie: Fieber, Husten, Tachypnoe	Leukozytose, BSG-Beschleunigung	Pleuradrainage
Fibrinopurulente Phase	Eingedickter, fibrinös-eitriger Erguss	Hochfieberhaft, deutlich reduzierter AZ, Sepsis	u. U. kardiorespiratorische Beeinträchtigung	Thorakoskopisches Débridement, Saug-Spül-Drainage
Chronisch, organisierte Phase	Schwielen- und Schwartenbildung, Schrumpfung der Lunge **(captured lung)**	Dyspnoe, Schmerzen	Respiratorische Beeinträchtigung, Schonhaltung	Thorakoskopische (Pseudo-)Dekortikation, ggf. Thorakotomie

- **Drainage.** Im Gegensatz zum Erwachsenen hat sich die alleinige diagnostische oder die mehrfache therapeutische Punktion eines Pleuraergusses beim Kind als nicht hilfreich und sinnvoll erwiesen. Die Anlage einer Pleuradrainage sollte gleichzeitig die Asservierung von Pleuraflüssigkeit zur mikrobiologischen Diagnostik beinhalten. Das rechtzeitige Drainieren der Pleura kann den Verlauf und damit die Aufenthaltsdauer des Kindes im Krankenhaus verkürzen sowie weitere chirurgische Interventionen abwenden.
- Die **Fibrinolyse** macht nur dann Sinn, wenn sie im Zusammenhang mit einer Pleuradrainage erfolgt, welche die Fibrinolyse ja ermöglichen bzw. verbessern kann. Allerdings ist die Datenlage nach wie vor unklar, sodass dies eine Entscheidung ist, die im Einzelfall getroffen werden muss.
- Eine chirurgische Intervention sollte bei ausbleibender Besserung trotz konservativer Behandlung und Pleuradrainage in Erwägung gezogen werden. Evidenz besteht jedoch lediglich darin, dass sie die Dauer des stationären Aufenthalts verkürzen kann. Ob eine frühzeitige thorakoskopische Intervention das Outcome relevant verbessert, ist umstritten. Bleiben die Kinder unter konservativer Therapie symptomatisch, ist eine Dekortikation meist über eine Thorakotomie indiziert.
- Bei nach konservativer Therapie asymptomatischen Kindern ist eine Langzeitantibiose möglich und führt zur allmählichen Rückbildung des Befunds.

Komplikationen

Das Pleuraempyem beim Kind heilt praktisch immer aus. Der angemessene Einsatz der o.g. therapeutischen Optionen kann jedoch den Verlauf und die Dauer und damit auch den Aufenthalt im Krankenhaus entscheidend beeinflussen.

3.13 Brustwandfehlbildungen

3.13.1 Trichterbrust

Historische Aspekte zur Trichterbrust

Die Trichterbrust war schon in der Antike bekannt; wissenschaftlich beschäftigte man sich mit ihr bereits im 16. Jahrhundert. Eine genetische Disposition wurde schon 1820 von Coulson, 1872 auch von Williams vermutet. Die Therapie bestand in der Verordnung von frischer Luft und Leibesübungen. Die Thoraxchirurgie und damit auch die chirurgische Therapie der Trichterbrust war bis Anfang des 20. Jahrhunderts ein unerschlossenes Gebiet. Nachdem sich Meyer 1911 erfolglos durch die Resektion von Rippenknorpel an der operativen Korrektur einer Trichterbrust versucht hatte, war es zwei Jahre später Sauerbruch, der mit der Resektion eines Teils der anterioren Brustwand und des Sternums erreichte, dass der vorher arbeitsunfähige Patient wieder ohne Dyspnoe arbeiten konnte.

In den 1920er-Jahren begründete Sauerbruch dann die Technik der bilateralen Rippenknorpelresektion und der sternalen Osteotomie, die später durch Ravitch populär wurde. Er favorisierte eine externe Traktion des Sternums für einen 6-wöchigen postoperativen Zeitraum. Diese Technik wurde rasch in Europa und den USA übernommen und verbreitet. Später modifizierte Ravitch die Methode, indem er das Sternum unter Durchtrennung aller Verbindungen des Brustbeins zur Interkostal- und zur Rektusmuskulatur, zum Zwerchfell und zum Xyphoid radikal mobilisierte. Er verließ auch die Methode der Sternumtraktion und publizierte 1949 seine Erfahrungen mit acht Patienten. Das Verlassen der Technik der Sternumtraktion führte jedoch zu einer Zunahme an Rezidiven; daher führten Wallgreen und Sulamaa 1956 die Idee einer internen Abstützung mithilfe einer leicht gebogenen Stahlplatte ein. Diese Technik wurde 1961 von Adkins und Blades modifiziert, indem sie die Platte nicht mehr durch das Sternum, sondern hinter dem Brustbein durchführten. Welch favorisierte 1958 ein weniger invasives Verfahren als Ravitch, ohne alle interkostalen Verbindungen zu durchtrennen, bevorzugte jedoch die Operation bei jungen Patienten. Peña und später Haller warnten in ihren Publikationen vor einer Brustwandeinengung bei zu jung operierten Kindern, was dazu führte, dass die meisten Kinderchirurgen die Trichterbrustkorrektur auf die Zeit nach der Pubertät verlegten und zudem die Knorpelresektion reduzierten, was als sog. „modifiziertes Ravitch-Verfahren“ lange Zeit Anwendung fand.

In Deutschland war die Operationsmethode nach Rehbein sehr verbreitet. Hierbei handelt es sich um eine prästernale Sternumfixation mit Implantaten, den sog. Trichterbrustschienen nach Rehbein (s. unten). Bei ca. ⅔ der Patienten konnte mit dieser Methode ein gutes bis sehr gutes Ergebnis erreicht werden. Ein Nachteil bestand in der u. U. aufwändigen Entfernung der Metallschienen.

Eine völlig andere Option stellt die Implantation von individuell angefertigten Silikonkissen dar, die den Trichter lediglich ausfüllen. Hierbei handelt es sich um eine rein plastisch-kosmetische Maßnahme.

1998 publizierte Nuss seine 10-jährige Erfahrung mit einer minimal-invasiven Korrekturoperation, die auf die Resektion von Knorpel oder eine Osteotomie komplett verzichtete und stattdessen die Idee der internen Abstützung des Thorax aufgriff. Die Rationale für diese Technik stützt sich auf folgende drei Kriterien:

- Kinder haben einen noch flexiblen und geschmeidig formbaren knöchernen Brustkorb.
- Erwachsene entwickeln einen „Fassthorax“ durch chronisch-obstruktive Atemwegserkrankungen. Wenn diese einen solchen Umbau der Brustwand bewerkstelligen

können, so sollte dies in jugendlichem Alter nach Korrektur einer Trichterbrust genauso möglich sein.
- In der Orthopädie sind operative Aufrichtungen und Abstützungen von Skelettdeformitäten etabliert. Daher sollte dies für die ventrale Brustwand auch gelten, sogar ideal sein.

Nach langjähriger Erfahrung mit dem Einsatz der Thorakoskopie und einigen Modifikationen der Technik, die Nuss mittlerweile einbrachte, gilt die Operationstechnik nach Nuss zur minimal-invasiven Trichterbrustkorrektur heute als weltweit etabliertes und standardisiertes Verfahren der Wahl. Multicenterstudien und Langzeitergebnisse auch in größeren Serien bestätigen die Technik.

Neuere Publikationen befassen sich mit nicht-invasiven Verfahren wie der Vakuum-Saugglocke und dem Gebrauch von Magnetkraft zur Elevation der Trichterbrust. Die bisherigen Erfahrungen mit der Saugglocke zeigen die Tendenz zum Rezidiv und Hautprobleme, die Technik der Magnetimplantation befindet sich in der klinischen Erprobung.

Ätiologie und Pathogenese

Die Trichterbrust tritt mit einer Inzidenz von ca. 1–3,8 : 1.000 mit einer leichten Knabenwendigkeit auf. Die Ursache ist ungeklärt, wenngleich viele Faktoren angeschuldigt werden, von denen Syphilis, Rachitis oder intrauterine Druckschädigung offensichtlich nicht infrage kommen. Es besteht eine familiäre Häufung; die Trichterbrust ist angeboren, meist zu Beginn schwach ausgeprägt mit Tendenz zur Verstärkung mit zunehmendem Lebensalter. Die sog. „Retraktions"- und „Wachstumstheorie" sowie die Theorie der „sternokostalen Dysplasie" werden diskutiert, haben jedoch keine Konsequenz für die Therapie.

Symptomatik und Klinik

Klinische Beschwerden sind im Kindesalter selten. Gelegentlich werden in der Anamnese eine gehäufte Infektanfälligkeit der oberen Luftwege, Appetitlosigkeit oder Gedeihstörungen gefunden. Erst im Teenageralter wird über eine altersentsprechend raschere Ermüdbarkeit und geringere körperliche Leistungsfähigkeit berichtet, selten auch über Herzrasen, Herzklopfen oder Schmerzen in der Brust bzw. Dyspnoe und das Auftreten von Asthma. Dabei bleibt offen, ob die Symptome tatsächlich durch die Brustwandfehlbildung ausgelöst werden. In der überwiegenden Zahl der Fälle werden jedoch überhaupt keine klinischen Symptome geäußert. Spätfolgen, wenn auch selten, sind Mitralklappenprolaps und Bronchusstenose. Eine Skoliose ist in 15–20 % der Fälle assoziiert. Häufig besteht jedoch ein zunehmender Leidensdruck im psychosozialen Kontext. Störungen des Selbstwertgefühls, Scham, beim Jungen die Scheu, sich mit entblößtem Oberkörper zu zeigen, und beim Mädchen, ein ausgeschnittenes Dekolleté zu tragen, sind hierfür Ausdruck und ernst zu nehmen.

Diagnostik

Die Indikationsstellung und präoperative Abklärung bei Patienten mit Pectus excavatum umfasst eine ausführliche Anamnese, die physische wie psychische Beschwerden erfasst. Das dezidierte Abfragen körperlicher Symptome wie Kurzatmigkeit, mangelnde Ausdauer, Brustschmerzen u. a. sowie die Klärung der patienteneigenen Körperwahrnehmung sind obligat.

Neben einer körperlichen Untersuchung, die deskriptiv den Typ der Trichterbrust, ggf. eine Asymmetrie, eine Skoliose oder eine Torsion des Sternums beschreibt, werden eine Reihe weiterer diagnostischer Maßnahmen durchgeführt. Diese umfassen standardmäßig:
- Röntgen-Thorax in 2 Ebenen
- CT-Thorax oder MRT in Höhe des Trichters
  - Der sog. CT-Index oder Haller-Index zur quantitativen Messung des Trichterausmaßes wird dabei ermittelt als querer Thoraxdurchmesser/internem Abstand Sternum-Hinterwand zu Wirbelkörper-Vorderwand. Beträgt dieser Index > 3,3–3,5, so besteht eine relative OP-Indikation.
- Echokardiografie
- EKG
- Lungenfunktionsuntersuchung

Die o. g. Untersuchungen dienen nicht nur der entsprechenden OP-Planung, sondern der Prävention von Komplikationen und der Statuserhebung der physiologischen Verhältnisse als Grundlage zur postoperativen Verlaufskontrolle.

Bei Vorliegen eines Marfan-Syndroms muss mit hoher Wahrscheinlichkeit mit einem Herzfehler bzw. einer Gefäßanomalie der Aorta gerechnet werden. Daher ist hier die Indikation für ein thorakoskopisch assistiertes Vorgehen erst nach sorgfältigem Abwägen der Risiken und nach einer entsprechend erweiterten präoperativen Diagnostik zurückhaltend zu stellen.

Therapie

Minimal-invasive Trichterbrustkorrektur nach Nuss

Die minimal-invasive Trichterbrustkorrektur nach Nuss (MIRPE, **Minimal Invasive Repair of Pectus excavatum)** hat sich mittlerweile als Standardverfahren im Kindes- und Jugendalter durchgesetzt. Das Prinzip der Operation beruht auf der Implantation eines individuell vorgebogenen Metallbügels, der eine interne Abstützung des Trichters erreicht.

Kurzfassung der operativen Technik (➤ Abb. 3.27):
- Perioperative Antibiotikaprophylaxe, OP in Intubationsnarkose und Relaxierung, mit thorakalem Periduralkatheter zur perioperativen Analgesie

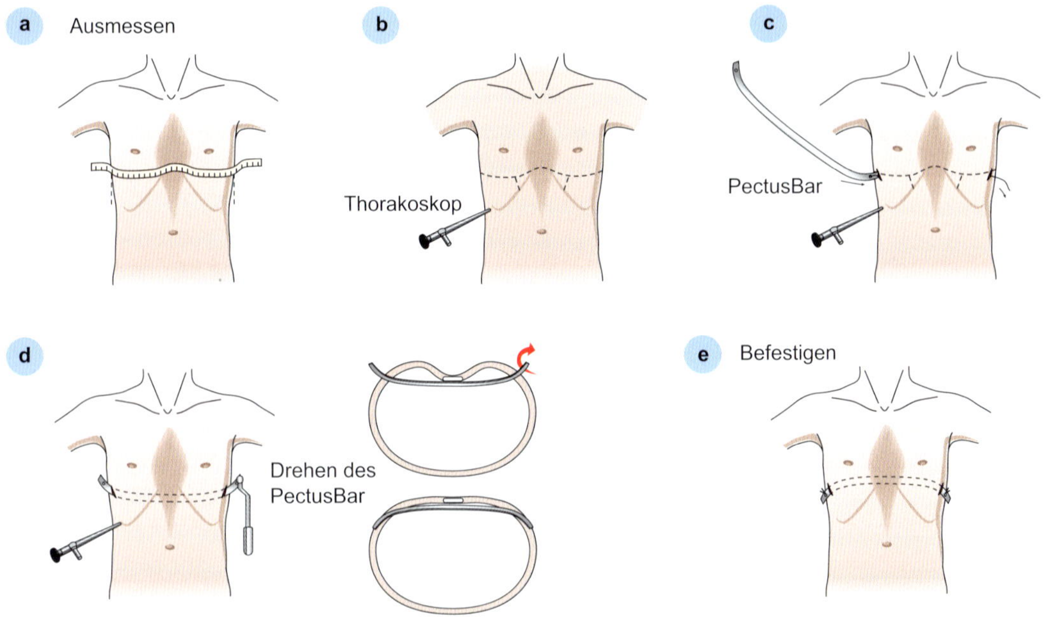

Abb. 3.27 Minimal-invasive Trichterbrustkorrektur nach Nuss [L157]

- Rückenlage, beidseits abduzierte Arme, steriles Abwaschen und Abdecken, Markieren des tiefsten sowie der höchsten Punkte des Trichters
- Maßnehmen mit Biegeschablone und ggf. Maßband
- Hautinzision beidseits lateral, subkutanes Tunneln bis zu den höchsten Punkten des Trichters
- Einbringen eines Thorakoskops in den rechten Hemithorax
- Unter thorakoskopischer Sicht Einführen des Präparationsschwerts am rechtsseitigen höchsten Punkt des Trichters durch den Interkostalraum in den Thorax
- Thorakoskopisch kontrolliertes Vorschieben des Schwerts zwischen Sternum und Pericardium auf die kontralaterale Seite
- Linksseitiges Ausführen des Schwerts am höchsten Punkt analog zur rechten Seite
- Anheben und Vordehnen des Trichters mit dem Präparierschwert in situ
- Biegen des Metallbügelimplantats entsprechend der Biegeschablone
- Einfädeln des Führungsbands am Schwert und rückwärtiges Herausziehen desselben
- Durchziehen des Metallbügelimplantats am Führungsband und unter thorakoskopischer Sicht von rechts nach links
- Kontrolle der Biegung und korrekte Positionierung des Metallbügelimplantats
- Umdrehen („Flippen") des Bügels
- Anbringen einer Stabilisatorplatte am Bügel linksseitig; Pexie der Platte (links) und Pexie der rechten Bügelseite perikostal und an der Faszie mit resorbierbarem Nahtmaterial
- Entlüften des Thorax über den Optiktrokar und den Gasschlauch mit Wasserschlosstechnik, dann Entfernen des Trokars
- Allseits Hautverschluss, Desinfektion und Verband

Offen chirurgische Verfahren zur Trichterbrustkorrektur

Andere, offene OP-Techniken seien hier nur beispielhaft erwähnt, da sie heute nur noch bei sehr ausgeprägten Befunden zur Anwendung kommen, wenn die minimal-invasive Aufrichtung sich nicht realisieren lässt. Man unterscheidet die phrenoplastischen von den osteochondroplastischen Operationen. Erstere basieren auf dem Konzept der Trennung des Zwerchfells vom Sternum, letztere gehen direkt das deformierte Sternum und die deformierten Rippenpartien an. Das Verfahren nach **Ravitch** (➤ Abb. 3.28) beinhaltet die subperiostale Knorpelresektion der nach dorsal abgekippten sternumnahen Rippensegmente, wobei die 2. und 3. Rippenknorpel erhalten bleiben, jedoch vorne median und hinten lateral durchtrennt werden. Das Brustbein wird auf Niveau gehoben, auf die jetzt orthograden Rippenenden aufgelegt und von den angebrachten Nähten gehalten. Eine weitere Stabilisierung erfolgt durch die ähnlich wie bei der Kielbrustkorrektur nach Ravitch prästernal geraffte und fixierte Brustmuskulatur. Die später populäre Operationsmethode nach **Rehbein** (➤ Abb. 3.29) lässt sich in drei Abschnitte gliedern: 1. Ablösung der Muskulatur und Weichteile, 2. radikale Mobilisierung des Sternums mit querer Osteotomie und 3.

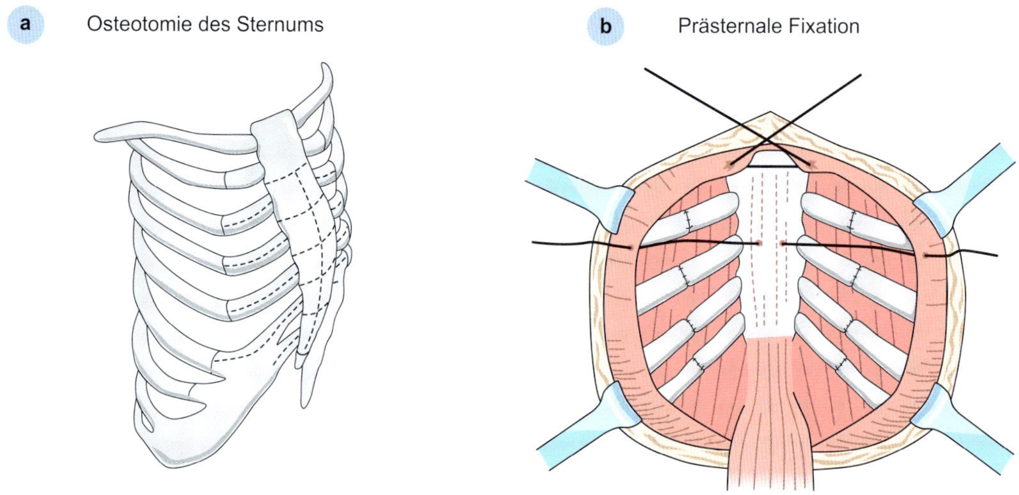

Abb. 3.28 Offen-chirurgische Operationstechnik zur Trichterbrustkorrektur nach Ravitch: Osteotomie des Sternums (a) und prästernale Fixation (b) [L157]

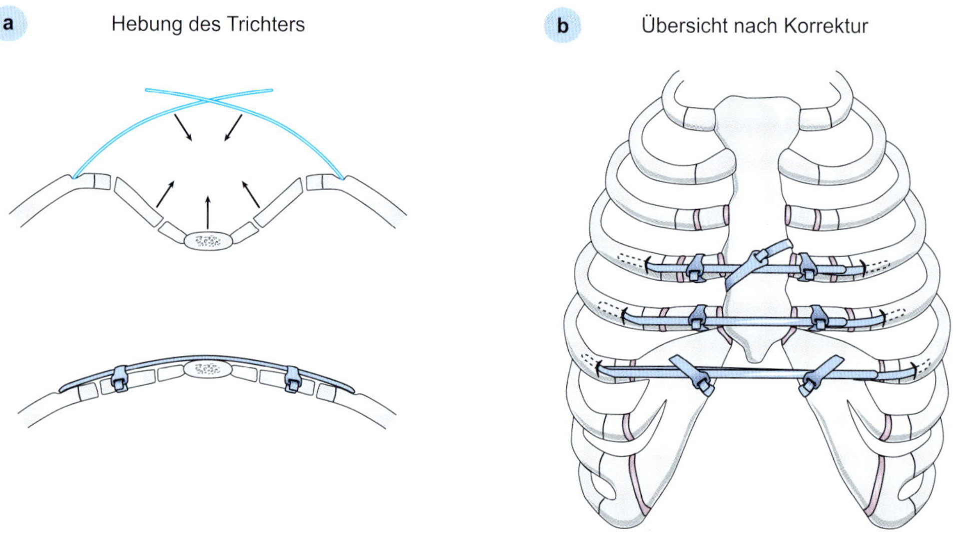

Abb. 3.29 Offen-chirurgische Operationstechniken zur Trichterbrustkorrektur nach Rehbein: Hebung des Trichters (a); Übersicht nach Korrektur (b) [L157]

Fixation der vorderen Thoraxwand mithilfe von Stahlschienen, den „Trichterbrustschienen nach Rehbein". Hümmer beschrieb 1992 die Modifikation der Technik nach Hegemann mit einer transsternalen Metallstützplatte in Adaptation der Methode, die Sulamaa 1958 publiziert hatte. Hiernach wurden 2.400 Patienten operiert, die Rezidivquote lag unter 3 %.

Allen offenen Verfahren ist gemeinsam, dass es sich um invasive Operationen handelt, die dem Patienten viel abverlangen. Dies betrifft sowohl die Operationszeit, die Aufenthaltsdauer auf der Intensivstation und im Krankenhaus insgesamt als auch den erheblichen Analgetikabedarf. Im Rahmen der Etablierung der Operation nach Nuss sind sie heute in den Hintergrund getreten.

Peri- und postoperatives Management

Postoperativ wird eine Röntgenaufnahme des Thorax in zwei Ebenen angefertigt, um die korrekte Lage des Bügels zu dokumentieren und einen Pneumothorax auszuschließen. Der Verzicht auf eine postoperative Nachbeatmung ermöglicht, dass in der Regel nach der Nuss-Technik operierte Patienten postoperativ nicht intensiv betreut werden müssen. Eine entsprechende Analgesie, ggf. auch milde Sedierung erfolgt peridural bzw. parenteral. Hierbei kommen der thorakale Periduralkatheter (PDK) oder eine patientenkontrollierte Analgesie (PCA) zur Anwendung. Eine Mobilisierung kann ab dem ersten postoperativen Tag erfolgen, ebenso eine physiotherapeutische Betreuung und Atemübungen.

Im stationären Verlauf kann die peridurale Schmerztherapie überlappend auf nicht-steroidale Antiphlogistika umgestellt werden. Eine Entlassung ist normalerweise nach 5–8 Tagen möglich. In den ersten 2–3 Monaten sollte neben der normalen körperlichen Betätigung auf das Heben von schweren Lasten, den Oberkörper belastende Sportarten und Kontaktsportarten verzichtet werden. Der Patient behält das Metallbügelimplantat unabhängig vom Alter 2–3(–4) Jahre; dabei sollten radiologische Kontrollen der korrekten Bügelposition 4 Wochen sowie 1 Jahr postoperativ und unmittelbar vor der Explantation durchgeführt werden. Eine frühere Entfernung des Bügels ist nur bei Beschwerden, die wachstumsbedingt durch Druck auf die laterale Thoraxwand verursacht werden, zu erwägen.

Komplikationen

Die Ergebnisse der Trichterbrustkorrektur nach Nuss sind als sehr gut zu bezeichnen. Nuss selbst findet bei 86 % seiner Patienten exzellente, bei 10 % gute, bei 2,4 % befriedigende und bei 1,3 % misslungene Resultate. Andere Publikationen stützen diese Zahlen. Die minimal-invasive Technik der Trichterbrustkorrektur birgt aber auch Risiken, sie stellt letztendlich einen eingreifenden Thoraxeingriff dar. Überlieferte, aber z. T. nicht publizierte Komplikationen reichen von Zwerchfell- und Leberperforationen, Lungen- und Gefäßverletzungen im Thorax sowie der Interkostalgefäße bis hin zum Tod nach Perforation des Herzens mit dem sog. Präparierschwert. Beachtet man die von Nuss definierte Technik sowie die vorgegebenen Sicherheitsstandards, dann ist das Verfahren allerdings als komplikationsarm anzusehen. Nuss selbst publizierte die in ➤ Tab. 3.7 zusammengefassten Früh- und Spätkomplikationen auf der Basis von n = 1.015 Patienten.

Tab. 3.7 Früh- und Spätkomplikationen (Häufigkeit in %)

Frühkomplikationen	
Pneumothorax ohne Drainage	60,4
Pneumothorax mit Drainage	3,6
Passageres Horner-Syndrom	17,7
Wundinfektion	1,0
Perikarditis	0,5
Pneumonie	0,6
Hämatothorax	0,6
Perforation Herz, Tod	0
Spätkomplikationen	
Stützplattendislokation, revisionspflichtig	5,8
Überkorrektur	3,2
Allergie gegen Stützplatte	2,9
Wundinfektion	1,1
Hämatothorax, posttraumatisch	0,2

Nachbehandlung

Die Behandlung der Trichterbrust ist mit der Operation keinesfalls abgeschlossen. Ein Trainingsprogramm sollte sich dem stationären Aufenthalt anschließen, um den in den nachfolgenden Monaten stattfindenden Umbauprozess des knöchernen Brustkorbs, das sog. Remodelling, zu unterstützen. Dies umfasst Übungen zur Kräftigung der Rücken- und Brustmuskulatur sowie ein Atemtraining, sollte jedoch nicht mit einem rapiden Muskelaufbau in einem Fitnesscenter verwechselt werden. Bei zu forcierter Beanspruchung der entsprechenden Muskelgruppen kann es zu Entzündungen und zur Ausbildung von Seromen und Pleuraergüssen kommen. Vielmehr sind Sportarten wie Schwimmen, Laufen und Fahrradfahren zu bevorzugen. Nach Entfernung des Bügels ist auch einem kontrollierten Muskelaufbautraining des Oberkörpers nichts entgegenzuhalten.

3.13.2 Kielbrust

1934 beschrieb der Amsterdamer Kinderchirurg Harrenstein acht Fälle einer Kielbrust, die durch das Auflegen von Sandsäcken behandelt wurden. Später war es wiederum der amerikanische Chirurg Ravitch, der das Krankheitsbild eingehend beschrieb. Erst in neuerer Zeit fand die Kielbrust mehr Aufmerksamkeit auch hinsichtlich ihrer operativen Korrektur, nicht zuletzt nach der Einführung minimal-invasiver Verfahren auch für diese Brustwanddeformität. Unter der Kielbrust, auch weniger rücksichtsvoll Hühner- oder Kahnbrust genannt, versteht man eine mehr oder weniger starke kammartige Emporwölbung der ventralen Thoraxwand. Diese kann dabei asymmetrisch sein oder auch kombiniert mit einer Trichterbrust einhergehen. Diese sog. Mischform, Pectus arcuatum, bei der das Manubrium sterni und der proximale Sternumteil emporgewölbt sind, während der distale Sternumteil trichterförmig eingesunken ist, wird heute eher den Trichterbrustvarianten zugeordnet.

Ätiologie und Pathogenese

Die Genese der Kielbrust ist unbekannt. Sie ist nicht Folge einer Rachitis. Dabei tritt sie deutlich seltener (Verhältnis von 1 : 6 bis 1 : 10) als die Trichterbrust auf. Auch die Kielbrust hat eine gewisse Knabenwendigkeit. Ausgeprägte Formen der Kielbrust im Säuglings- und Kleinkindesalter sind selten, sie treten erst im zweiten Lebensjahrzehnt zutage. Begleiterkrankungen wie sonstige Skelettfehlbildungen oder andere äußere und innere Organfehlbildungen treten praktisch nicht auf. Hecker konnte schon 1979 aufzeigen, dass Patienten mit einer Kielbrust kardiorespiratorisch gesund und voll belastbar sind. Insofern ist die Kielbrust eine Thoraxwanddeformität, die mit Ausnahme der Assoziation von seltenen Syndromen einen lediglich kosmetischen Krankheitswert hat.

Symptomatik und Klinik

Demzufolge sind die von Kielbrustpatienten angegebenen Beschwerden unspezifisch und selten objektivierbar. Ähnlich wie bei der Trichterbrust besteht der vornehmliche Leidensdruck aus Störungen der Selbstwahrnehmung als körperlich „abnormal", einem Minderwertigkeits- und Schamgefühl, das durchaus relevanten Krankheitswert hat und die betroffenen Kinder und vor allem Jugendlichen in ihrem seelischen Gleichgewicht stören kann.

Der Schweregrad einer Kielbrust ergibt sich aus der Anschauung. Versuche der Quantifizierung wie von Hümmer, Hecker und Haller sind nur bedingt geeignet, daraus auch die Prognose abzuschätzen.

Diagnostik

Analog der Diagnostik bei der Trichterbrust ergibt sich auch bei der Kielbrust die Notwendigkeit einer sorgfältigen Indikationsstellung und präoperativen Abklärung. Dies umfasst auch hier eine ausführliche Anamnese, die körperliche wie psychische Beschwerden umfasst. Neben der körperlichen Untersuchung, die deskriptiv den Schweregrad der Kielbrust und ggf. eine vorhandene Asymmetrie beschreibt, werden auch hier eine Reihe weiterer diagnostischer Maßnahmen durchgeführt. Diese umfassen standardmäßig:

- Röntgen-Thorax in 2 Ebenen
- CT-Thorax
- Echokardiografie
- EKG
- Lungenfunktionsuntersuchung

Diese Untersuchungen dienen wiederum nicht nur der entsprechenden OP-Planung, sondern auch als Grundlage der postoperativen Verlaufskontrolle.

Therapie

Die konservative Behandlung einer Kielbrust galt lange als umstritten. Dressierende Verbände, Korsette oder die in den 1970er-Jahren propagierte Druckpelotte wurden als anachronistisch angesehen und stellten keine echte Therapieoption dar. Mittlerweile gibt es jedoch Berichte, die belegen, dass externe Kompressions- bzw. Korsettbehandlungen eine signifikante Verbesserung der Kielbrustdeformität erbringen. Diese Korsagen müssen aber bis zu 23 Stunden am Tag getragen werden. Daher ist offensichtlich, dass die Vorteile einer risikolosen und weitestgehend schmerzfreien Behandlung gegenüber der Motivation und Compliance des Patienten abgewogen werden müssen.

Bei Erwägung der operativen Korrektur der Kielbrust muss die Indikationsstellung hierzu reiflich überlegt werden. Sie orientiert sich dabei am Leidensdruck des Patienten, jedoch auch an der Risikoabschätzung eines unter Umständen aufwändigen thoraxchirurgischen Eingriffs. Die großzügige Indikationsstellung bei lediglich minimalen Unebenheiten der vorderen Brustwand ist abzulehnen.

Auch bei der Kielbrust beschrieb Sauerbruch bereits 1928 in seinem Lehrbuch über die Chirurgie eine Operationsmethode. Erneut war es Ravitch, der 1960 seine chirurgischen Erfahrungen publizierte, später Welch. Auch die operativen Methoden zur Korrektur einer Kielbrust lassen sich vergleichbar mit den offenen Verfahren bei der Trichterbrust in chondroplastische und osteochondroplastische Operationen einteilen. Fonkalsrud konnte mit seiner Technik der zurückhaltenden Knorpelresektion sehr gute Ergebnisse aufweisen. Dabei wird die Operation vergleichbar den offenen Verfahren bei der Trichterbrust ausgeführt, jedoch erweiternd eine anteriore transverse Osteotomie durchgeführt, um das Sternum abzusenken.

Bei den osteochondroplastischen Operationen wird radikal vorgegangen. Hervorstehende Strukturen werden reseziert und das Sternum wird mobilisiert, dann versenkt und fixiert. Dabei kommen Implantate (Metallplatten, resorbierbare Materialien, allogenes Material), Drähte (Kirschner-Drähte, Rushpins, Spangen) oder entsprechend dicke Nähte zur Anwendung. Die Stränge der Pektoralis- und Rektusmuskulatur werden nach Ravitch prästernal auf dem redressierten Sternum vernäht, um somit ein Widerlager zur Stabilisierung zu schaffen. Rehbein durchtrennte das Sternum quer, drückte es auf das normale Niveau des Thorax zurück und sicherte das Ergebnis durch abgewinkelte Metallspangen. Andere Verfahren beinhalten die transsternale, intrasternale und retrosternale Fixation des Brustbeins.

In jüngerer Zeit ist ein Verfahren in Analogie zum Nuss-Verfahren bei der Trichterbrust zur Anwendung gekommen. Der Nussbügel wird extrathorakal submuskulär platziert, dann wird der Thorax komprimiert und der Bügel wird in dieser Position beidseits an den Rippen fixiert. Eine Evaluation der Ergebnisse steht hier noch aus.

Nachbehandlung

Die Therapie der Kielbrust ist in Analogie zur Trichterbrust nicht mit der Operation abgeschlossen. Die gezielte Krankengymnastik mit Atemtherapie unmittelbar postoperativ und die anschließende Physiotherapie nach Entfernen der Drainagen und im weiteren Verlauf sind essenziell. Sie dienen der Kräftigung der Muskulatur, der Haltungskorrektur und damit der Konsolidierung des eigentlichen Operationsergebnisses. Erschwert werden kann dies durch zusätzlich vorhandene Wirbelsäulenverkrümmungen, die später eine weitere, orthopädische Therapie erforderlich machen können.

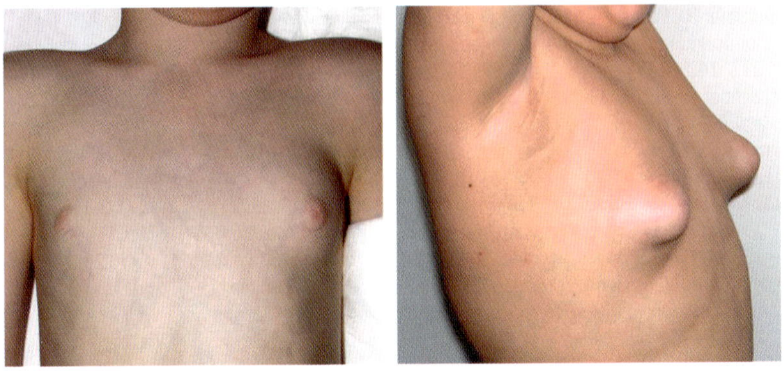

Abb. 3.30 Klinischer Aspekt einer ein- und beidseitigen Gynäkomastie [G879]

3.14 Gynäkomastie

Die Gynäkomastie ist eine gutartige Vergrößerung des Brustdrüsengewebes beim männlichen Geschlecht. Ein Ungleichgewicht des Östrogen-Androgen-Haushalts wird als mögliche Ursache postuliert. Sie kommt häufig bei männlichen Neugeborenen durch die Stimulation der mütterlichen Hormone vor. Ein weiterer Altersgipfel ist die Pubertät, in der ca. ⅔ aller Jungen eine Brustdrüsenhyperplasie in unterschiedlicher Ausprägung entwickeln. Diese sog. physiologische pubertäre Gynäkomastie tritt fast immer einseitig auf (➤ Abb. 3.30). In den meisten Fällen wird eine Spontanregression innerhalb von Monaten bis zu zwei Jahren beobachtet.

Die Klassifizierung basiert auf den Tanner-Stadien der weiblichen Brustdrüsenentwicklung und ist von Nydick beschrieben worden.

Die mittleren Serumkonzentrationen von FSH, LH, Prolaktin, Testosteron und Östrogen unterscheiden sich bei diesen Patienten nicht von denen ohne Gynäkomastie. Lediglich das Verhältnis zwischen Testosteron und Östradiol kann etwas vermindert sein.

Therapeutisch ist eine ausführliche Beratung der Jungen und ihrer Eltern über dieses meist passagere Problem notwendig. Grundsätzlich existieren drei Behandlungskonzepte: 1. Observation bis zur Spontanregression, 2. Behandlung mit dem Östrogenantagonisten Tamoxifen und 3. Mastektomie. Indikationen zur chirurgischen Therapie können eine Persistenz der Brustdrüsenvergrößerung und ein erheblicher psychischer Leidensdruck sein.

Andere Ursachen wie die Einnahme von spezifischen Medikamenten (Steroide, Digitalis, trizyklische Antidepressiva u.a.) sowie andere Pathologien, die eine Gynäkomastie induzieren können, müssen ausgeschlossen werden. Allerdings kommt es hier fast immer zu einer beidseitigen Brustdrüsenschwellung, und diese Phänomene haben oft keine Korrelation zu den o.g. Altersgipfeln. Die sich daraus ergebenden differenzialdiagnostischen Maßnahmen sind sehr vielfältig und krankheitsspezifisch.

Folgende Pathologien können eine beidseitige Gynäkomastie verursachen:

- 11β-Hydroxylase-Defekt
- Peutz-Jeghers-Syndrom
- Klinefelter-Syndrom
- Androgenresistenz (testikuläre Feminisierung)
- Reifenstein-Syndrom
- Leberzirrhose
- HCC
- Leydig-Zell-Tumoren

Die chirurgische Therapie besteht in einer Mastektomie über einen Bardenheuer-Schnitt (perimamillär). Komplikationen sind sehr selten und beinhalten Nachblutungen bzw. Durchblutungsstörungen der Brustwarze.

LITERATUR

Abaci A, Buyukgebiz A (2007) Gynecomastia: review. Pediatr Endocrinol Rev 5(1): 489–499

Adzick NS, Harrison MR, Glick PL (1985) Fetal cystic adenomatoid malformation: Prenatal diagnosis and natural history. J Pediatr Surg 20: 483–488

Balfour-Lynn IM, Abrahamson E, Cohen G, et al. (2005) for the Paediatric Pleural Diseases Subcommittee of the BTS Standards of Care Committee: BTS guidelines for the management of pleural infection in children. Thorax 60: i1–i21

Borgnon J, Tounian P, Auber F, et al. (2004) Esophageal replacement in children by an isoperistaltic gastric tube: a 12-year experience. Pediatr Surg Int 20(11–12): 829–833

Dogan Y, Erkan T, Cokugras FC, Kutlu T (2006) Caustic gastroesophageal lesions in childhood: an analysis of 473 cases. Clin Pediatr (Phila) 45(5): 435–438

Donahoe PK, Hendren WH (1972) The surgical management of laryngotracheoesophageal cleft with tracheoesophageal fistula and esophageal atresia. Surgery 71(3): 363–368

DuBois JJ, Pokorny WJ, Harberg FJ, Smith RJ (1990) Current management of laryngeal and laryngotracheoesophageal clefts. J Pediatr Surg 25(8): 855–860

Fuchs J, Kirschner HJ, Warmann SW, et al. (2007) Die thorakoskopische anatomiegerechte Lungenresektion im Kindesalter. Zentralbl Chir 132: 247–250

Helin RD, Angeles ST, Bhat R (2006) Octreotide therapy for chylothorax in infants and children: A brief review. Pediatr Crit Care Med 7(6): 576–579

Holcomb GW III, Rothenberg SS, Bax KM, et al. (2005) Thoracoscopic repair of esophageal atresia and tracheoesophageal fistula: a multi-institutional analysis. Ann Surg 242(3): 422–428

Jaggers J, Balsara K (2004) Mediastinal masses in children. Semin Thorac Cardiovasc Surg 16(3): 201–208

Kang CH, Kim YT, Jeon SH, et al. (2007) Surgical treatment of malignant mediastinal neurogenic tumors in children. Eur J Cardiothorac Surg 31(4): 725–730

Kirschner HJ, Fuchs, J (2016) [Experiences in minimalinvasive anatomical lung resection in children and infants] Chir Praxis 81: 233–242
Kirschner HJ, Fuchs J (2017) [Congenital Lung Malformations] Zentralbl Chir; 142: 127–139
Kunisaki S, Coran A (2017) Esophageal replacement. Sem Ped Surg 26: 105–115
Laberge JM, Blair GK (2013) Thoracotomy for repair of esophageal atresia: not as bad as they want you to think! Dis esophagus 26: 365–371
Lieber J, Urla C, Baden W, et al. (2015) Experiences and challenges of thoracoscopic lung surgery in the pediatric age group. Int J Surg; 23(22): 169–175
Liechty KW, Flake AW (2008) Pulmonary vascular malformations. Semin Pediatr Surg 17: 9–16
Martinez-Ferro M, Fraire C, Bernard S (2008) Dynamic compression system for the correction of pectus carinatum. Sem Pediatr Surg 17: 194–200
Nuss D (2008) Minimally invasive surgical repair of pectus excavatum. Semin Pediatr Surg 17: 209–217
Ravitch MM (1949) The operative treatment of pectus excavatum. Ann Surg 129: 429–444
Redden MD, Chin TY, van Driel ML (2017) Surgical versus non-surgical management for pleural empyema. Cochrane Database Syst Rev. Mar 17;3:CD010651
Shanmugam G, MacArthur K, Pollock JC (2005) Congenital lung malformations-antenatal and postnatal evaluation and management. Eur J Cardiothorac Surg 27: 45–52
Shanti CM, Klein MD (2008) Cystic lung disease. Semin Pediatr Surg 17: 2–8
Shieh H, Jennings R (2017) Long-gap esophageal atresia. Sem Ped Surg 26: 72–77
Spitz L, Kiely E, Pierro A (2004) Gastric transposition in children – a 21-year experience. J Pediatr Surg 39(3): 276–281
Van der Zee D, Tytgat S, van Heerwarden M (2017) Esophageal atresia and tracheo-esophageal fistula. Sem Ped Surg 26: 67–71
Van der Zee D, Maud Y, Lindeboom S, Tytgat S (2019) Error traps and culture of safety in esophageal atresia repair. Sem Ped Surg 28: 139–142
Wang B, Tashiro J, Bassan J et al (2014) A nationwide analysis of clinical outcomes among newborns with esophageal atresia and tracheoesophageal fistulas in the United States. J Surg Res 190: 604–612
Zaninotto G, Bennett C, Boeckxstaens G et al (2018) The 2018 ISDE achalasia guidelines. Dis Esophagus 31: 1–29

3

KAPITEL

4

Ferdinand Kosch und Peter P. Schmittenbecher

Abdomen Neonatal

4.1 Grundsätzliches zu abdominellen Operationen im Neugeborenenalter

Operationen im Neugeborenenalter sind selten Notfälle. Nach der Geburt, die für das Kind Stress bedeutet, sollte zunächst die Adaptation auf der Intensiv- oder Normalstation abgewartet werden, da auch der nachfolgende operative Eingriff nochmals einen erheblichen Stressfaktor für das Kind darstellt. Hierdurch werden die Voraussetzungen für den Eingriff deutlich verbessert.

Schwere entzündliche Erkrankungen wie die nekrotisierende Enterokolitis, ein Ileus durch einen Volvulus oder eine Hodentorsion sind Beispiele für einen Notfalleingriff. Viele Operationen erfolgen nach einer ausreichenden Vorbereitungsphase (Ösophagusatresie) oder sind planbar (Analatresie).

Bei Neugeborenen, die sofort operiert werden müssen, gehören aktuelle Laborwerte (Blutbild, Elektrolyte, Blutzucker, Blutgasanalyse) zur Vorbereitung. Da in dieser Altersgruppe schon geringe Blutverluste einen relevanten Anteil am Gesamtvolumen darstellen können, ist die Indikation zur Blutgruppenbestimmung, Kreuzprobe und Bereitstellung von Blutkonserven großzügig zu stellen, wenn auch die Frage der Fremdblutgabe immer kritisch diskutiert werden muss. Eine Magensonde ist oft entlastend. Ein Blasenkatheter wird, sofern nicht schon auf Intensivstation vorhanden, nach der Einleitung zur intra- und postoperativen Bilanzierung eingelegt. Die Indikation, einen zentralen Venenkatheter beim intubierten Kind im Operationssaal zu legen, hängt vom Gesamtzustand des Kindes, der konkreten OP-Indikation (kritische intraoperative Situation) und den Erfordernissen der Nachbehandlung (vor allem langfristige i. v. Antibiotikagabe bei entzündlichen Erkrankungen oder parenterale Ernährung resp. langwieriger Nahrungsaufbau) ab.

Bei Operationen, die im Intervall erfolgen, können alle vorgenannten Gesichtspunkte präoperativ zwischen Kinderchirurg, Neonatologen und Anästhesisten abgesprochen werden. Auch die Frage der prophylaktischen perioperativen Antibiotikagabe steht dann zur Diskussion und muss sich am Gesamtzustand des Kindes und seiner immunologischen Lage einerseits sowie an der potenziellen intraoperativen Keimverschleppung andererseits orientieren. Bei einem gesunden Neugeborenen ohne mütterliche (vorzeitiger Blasensprung) oder geburtshilfliche Infektionsrisiken und in einem stabilem Allgemeinzustand ist nicht grundsätzlich wegen einer Operation eine antibiotische Prophylaxe oder Therapie erforderlich. Das gilt auch für Dickdarmeingriffe, da beim Neugeborenen auch der Darminhalt für keimfrei zu halten ist.

Bei elektiven Operationen wird das Neugeborene – sofern es nicht sowieso in stationärer Behandlung ist – am Tag vor dem geplanten Eingriff aufgenommen oder zumindest vorstationär gesehen. Je nach Erkrankung und geplanter Operation erfolgen neben einer gründlichen allgemeinen Untersuchung und einer Inspektion des OP-Gebiets die Blutabnahme, die Bereitstellung von Kreuzblut und die Entscheidung über die Notwendigkeit z. B. einer in diesem Alter selten erforderlichen Darmspülung oder perioperativen Antibiotikaprophylaxe. Jetzt kann auch für diese Kinder entschieden werden, ob sie abhängig von den venösen Verhältnissen der Kinder, von der Komplexität der Operation oder von der Dauer der postoperativ erforderlichen parenteralen Ernährung, Antibiose und intravenösen Schmerztherapie einen zentralvenösen Katheter benötigen.

Die Aufklärung über die Operation und ihre Risiken sollte in ruhiger Atmosphäre und möglichst ohne Zeitdruck erfolgen, auch wenn eine dringliche Operation ansteht. Die logistischen Abläufe im Krankenhaus lassen hierzu fast immer Zeit. Die Operationsschritte müssen erklärt und der postoperative Verlauf angesprochen werden. Weder für die anstehende Operation noch für die Nachbehandlung sollte ein zu enger Zeitrahmen prognostiziert werden. Eine Aufklärung über „Blutung, Infektion, Verletzung umliegender Strukturen" ist zu lapidar. Die spezifischen eingriffsimmanenten Risiken (Anastomoseninsuffizienz, -enge) sind zu erwähnen und die umliegenden Strukturen konkret zu benennen. Hierzu bedarf es einer klaren Grundkenntnis des Krankheitsbilds und der geplanten Operation. Prognose und Langzeitverläufe sind ehrlich und klar darzulegen. Dabei muss man sich klar darüber sein, dass viele Informationen von den Eltern in der Stresssituation nicht oder nur teilweise aufgenommen und verstanden werden. Das erfordert eine gute Dokumentation des Aufklärungsgesprächs. Nach der Operation sollte man den Eltern noch einmal die wichtigsten Aspekte des Eingriffs darlegen. Aus unserer Erfahrung kann das auch in den Folgetagen nochmals notwendig werden. Bei solchen Gesprächen muss man sich immer wieder vergegenwärtigen, dass die Eltern maximal angespannt sind und man als behandelnder Arzt entsprechend geduldig sein sollte.

Der postoperative Verlauf wird vom Gesamtzustand des Kindes und der Komplexität von Krankheit und Operation bestimmt. Oft ist eine passagere Beatmung erforderlich, auf deren Kriterien und Technik hier nicht eingegangen werden soll. Der Beginn des Nahrungsaufbaus erfolgt heute oft sehr früh und zum Teil auch bevor die Darmpassage funktionell wiederhergestellt ist (Stuhl**passage,** aber nicht Entleerung von altem, im distalen Abschnitt noch vorhandenem Mekonium). Bei Ösophagus-, Magen- und Duodenaleingriffen wird eine Magensonde über die Anastomose vorgeschoben und dies erlaubt eine frühe Nahrungsgabe. Spezielle Zeitabstände wegen einer Darmanastomose sind vor allem in Anbetracht der initial minimalen Nahrungsmengen der Säuglinge überholt. Wenn der Rückfluss über die ggf. noch liegende Magensonde sistiert hat, werden physiologisch schon größere Volumina an Magen-, Galle- und Pankreassekret transportiert. Der Fortschritt wird von der Verträglichkeit und der Passage bestimmt; gelegentliches Erbrechen sollte zunächst nur zum Sistieren des weiteren Aufbaus, aber nicht sofort zur Nahrungspause führen.

4.2 Zwerchfelldefekt

Der Zwerchfelldefekt ist eine Hemmungsfehlbildung mit Verlagerung von Abdominalorganen in die Brusthöhle. Eine echte Zwerchfellhernie mit peritonealem Überzug ist deutlich seltener als der Defekt mit freier Verbindung der beiden Körperhöhlen.

Prädilektionsstellen sind das dorsale Trigonum lumbocostale (Bochdalek-Hernie), zentrale und laterale Defekte im Centrum tendineum, seltener die ventralen parasternalen Defekte rechts (Foramen Morgagni, ➤ Abb. 4.1) bzw. links (Larrey-Spalte). Der Zwerchfelldefekt tritt bei etwa 2 : 10.000 Lebendgeburten auf. Linksseitige Zwerchfelldefekte sind weitaus häufiger als rechtsseitige (11 %). Bilaterale Defekte finden sich in 2 % der Fälle. Zusätzliche Fehlbildungen, vor allem kongenitale Herzvitien, werden nahezu bei jedem zweiten Kind gesehen.

Die Ätiologie ist nicht bekannt; man nimmt eine multifaktorielle Genese an. Nach aktueller Kenntnis entwickelt sich das Zwerchfell als ein muskuläres Septum von der ventralen Brustwand ausgehend und sukzessive die beiden pleuroperitonealen Kanäle trennend. Der endgültige Verschluss des Zwerchfells erfolgt zwischen der 8. und 10. Gestationswoche. In der 10. Woche tritt auch der Darm aus seiner zwischenzeitlich extraperitonealen Lage wieder in die Bauchhöhle ein. Trifft der Darm auf einen gleichzeitigen Defekt des Zwerchfells, kommt es aufgrund des höheren intraabdominellen Drucks zu einer Verlagerung von Bauchorganen in die Thoraxhöhle. Die intrathorakal gelegenen Abdominalorgane führen zu einer Verdrängung und Kompression der sich entwickelnden Lunge. Daraus resultieren eine mehr oder weniger ausgeprägte Lungenhypoplasie und eine primäre pulmonale Hypertonie durch muskuläre Hyperplasie der pulmonalen Gefäße.

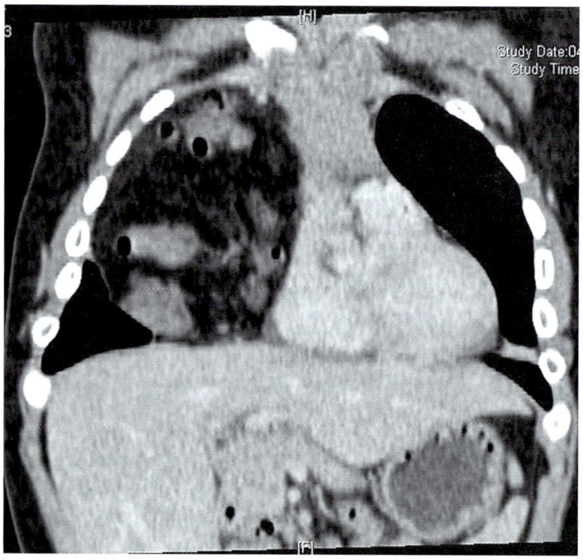

Abb. 4.1 CT-Thorax einer rechtsseitigen Morgagni-Hernie [G879]

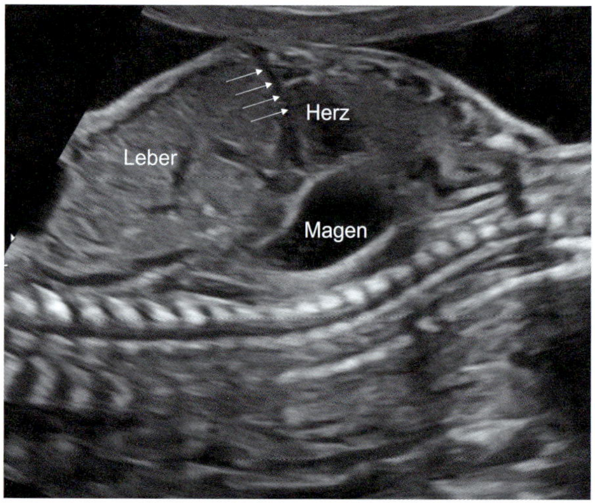

Abb. 4.2 Pränataler Ultraschall: Sagittalschnitt mit echoleerem Magen, der nach kranial in den Thorax gerutscht ist. Ventral sieht man den intakten Bereich des Zwerchfells (weiße Pfeile), kranial das Herz, dorsal die Leber. (freundliche Überlassung der Abb. durch Prof. J. Siemer, Baden-Baden) [T1109]

4.2.1 Klinik und Diagnostik

Zwerchfelldefekte lassen sich pränatal bei bis zu 90 % der betroffenen Kinder sonografisch feststellen. Hierbei zeigt sich bei linksseitigen Zwerchfelldefekten eine heterogene Raumforderung im Bereich der Brusthöhle meist mit einer Mediastinalverlagerung. Der flüssigkeitsgefüllte Magen ist nicht in der Abdominalhöhle zu finden, sondern nahe dem Herzen im Thorax (➤ Abb. 4.2, ➤ Abb. 4.3 und ➤ Abb. 4.4). Bei rechtsseitigen Defekten projiziert sich vornehmlich die Leber nach thorakal und das fetale Herz ist weiter in die linke Thoraxhälfte verlagert als üblich. Wird ein suspekter oder sogar eindeutiger Befund bei der sonografischen Untersuchung festgestellt, so soll der Kinderchirurg zur Beratung und Information der Eltern einbezogen werden. Bei einem sonografisch unklaren Befund kann ein fetales MRT durchgeführt werden. Die Sonografie und das MRT können etwas über die Prognose des Kindes aussagen. Prognostische Indikatoren sind eine thorakale Leberherniation bei linksseitigem Zwerchfelldefekt, die **lung to head ratio** (LHR) als auch das fetale Lungenvolumen. Das Vorhandensein einer Leberherniation ist z. B. mit einer Überlebensrate von nur 43 % verbunden; eine normale abdominelle Lage des linken Leberlappens verbessert die Überlebenswahrscheinlichkeit auf 93 %. Zusätzliche Fehlbildungen können in der Sonografie oder im MRT gefunden werden.

Das Kind soll in einem Perinatalzentrum Level I zur Welt kommen, in dem die intensivmedizinische, neonatologische und operative Versorgung gewährleistet sind. Hat sich in der präpartalen Diagnostik eine besondere Risikokonstellation mit hohem Letalitätsrisiko herausgestellt, ist die Vorstellung in einem Zentrum mit der Möglichkeit der extrakorporalen Membranoxygenierung (ECMO) zu empfehlen. Dabei kann über die Möglichkeit einer fetalen Intervention nachgedacht werden.

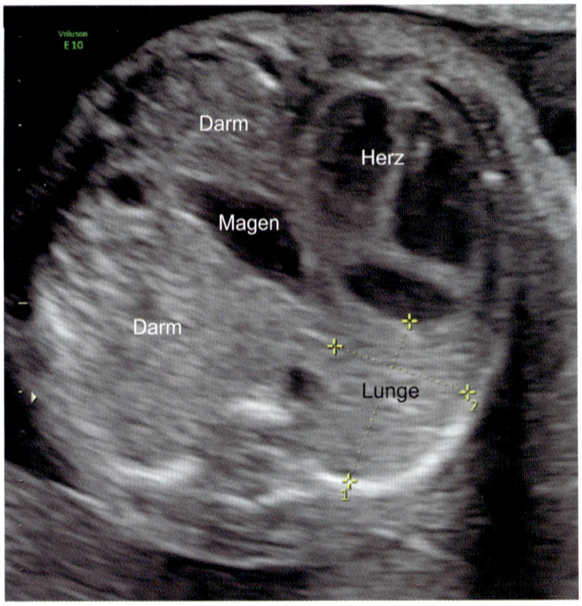

Abb. 4.3 Pränataler Ultraschall: Darstellung des Thorax im Querschnitt. Rechts sieht man das Herz auf Höhe des 4-Kammer-Blicks, daneben echoleer der Magen und echoreich die Darmschlingen. Ausgemessen ist die Restlunge. (freundliche Überlassung der Abb. durch Prof. J. Siemer, Baden-Baden) [T1109]

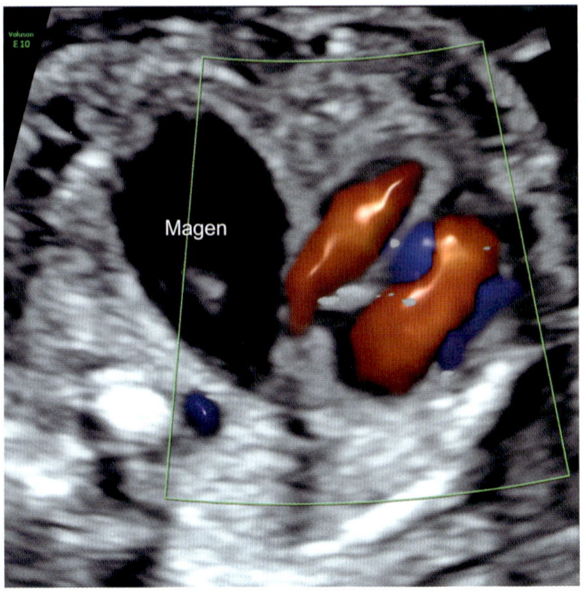

Abb. 4.4 Pränataler Ultraschall: Darstellung des Thorax im Querschnitt. 4-Kammer-Blick des Herzens mit Dopplersignal und dem echoleeren thorakalen Magen direkt daneben. (freundliche Überlassung der Abb. durch Prof. J. Siemer, Baden-Baden) [T1109]

Mittels FETO (fetale endoskopische Tracheal-Obstruktion) wird dabei ein Sekretstau im Bronchialsystem erzeugt, der zu einer besseren Lungenentwicklung auf der Seite des Zwerchfelldefekts und damit einer Zunahme des Lungenvolumens führt. Dies macht dann eine Entfernung des „tracheal plug" vor der Abnabelung erforderlich (EXIT procedure).

In der Regel erfolgt ein geplanter Kaiserschnitt in der 38. oder 39. SSW, um den Geburtsstress für Kind und Mutter zu reduzieren, auch wenn es keine Evidenz für eine bessere Prognose nach einem Kaiserschnitt gibt.

Bei einem Kind mit einer Zwerchfellhernie wird die Intubation vor dem ersten Atemzug angestrebt. Die pränatal nicht diagnostizierten Kinder fallen klinisch durch Dyspnoe und Zyanose auf. Das Atemgeräusch über der erkrankten Thoraxseite fehlt. Durch die zunehmende Luftfüllung des Gastrointestinaltrakts kommt es zur Verlagerung des Mediastinums auf die nicht betroffene Seite. Das Abdomen ist aufgrund der intrathorakal verlagerten Organe eher eingefallen. Differenzialdiagnostisch könnte man aufgrund der klinischen Situation des Kindes – bei fehlendem Röntgenbild und ohne Pränataldiagnostik – auch an einen Pneumothorax oder an eine kongenitale Lungenfehlbildung denken.

Die Diagnose wird durch eine Röntgenuntersuchung des Thorax in 2 Ebenen gestellt (➤ Abb. 4.5). Hierbei fallen die intrathorakal gelegenen Abdominalorgane vor allem durch die luft- und flüssigkeitsgefüllten Darmschlingen auf. Die Lunge der betroffenen Seite ist hypoplastisch und kaum sichtbar. Das Herz ist auf die nicht betroffene Seite verlagert; es besteht eine Mediastinalverlagerung mit einer Kompression der nicht betroffenen Lunge.

Ist das Kind nach erfolgter Diagnose noch nicht in einem Perinatalzentrum, muss die unverzügliche Verlegung nach entsprechender Erstversorgung mit sofortiger Intubation und Beatmung des Kindes erfolgen. Eine Maskenbeatmung muss unterlassen werden, da dies zu einer Zunahme der Magen- und Darmdistension führt. Das Legen einer Magensonde entlastet dagegen durch kontinuierliche Entleerung den intrathorakal gelegenen Magen. Ein venöser und ein arterieller Zugang sind obligat. Die Beatmung muss zusätzliche Barotraumen vor allem der gesunden gegenseitigen Lunge durch hohen Beatmungsdruck möglichst vermeiden. Ziel ist es, mit einer hohen Beatmungsfrequenz und einem möglichst geringen Beatmungs-

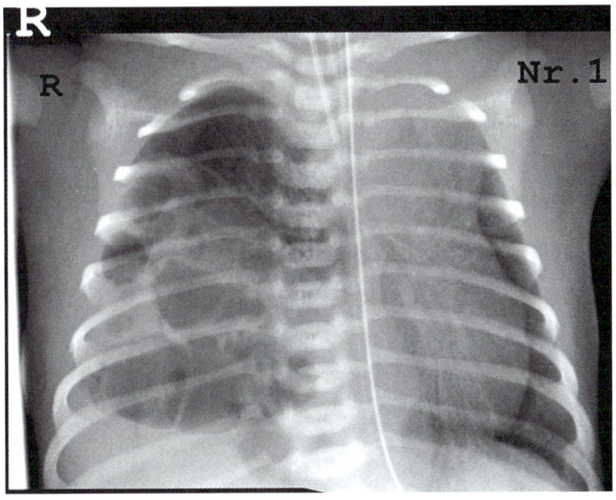

Abb. 4.5 Röntgen-Thorax: rechtsseitiger Zwerchfelldefekt mit intrathorakal sichtbaren Darmschlingen [G879]

4

druck eine adäquate Sauerstoffsättigung zu erreichen. Spezielle Beatmungsverfahren wie die Hochfrequenzventilation, die NO-Beatmung und die extrakorporale Membranoxygenierung (ECMO) werden entsprechend ihrer lokalen Verfügbarkeit diskutiert. Ist das Kind in dem entsprechenden Perinatalzentrum nicht zu stabilisieren, muss die Verlegung in ein Zentrum mit ECMO-Möglichkeit in Erwägung gezogen und mit diesem Zentrum wegen der Verlegungsmodalitäten Kontakt aufgenommen werden.

Erst bei intensivmedizinisch stabilisiertem Kind erfolgt der operative Verschluss des Zwerchfelldefekts. Dies kann sehr rasch der Fall sein, aber auch einige Tage dauern. Zum Ausschluss von Begleitfehlbildungen werden zuvor sowohl eine Sonografie von Abdomen und Thorax als auch eine Echokardiografie durchgeführt.

4.2.2 Therapie

Der operative Eingriff wird beim stabilisierten Kind durchgeführt. Standardzugang ist der Rippenbogenrandschnitt oder die mediane Oberbauchlaparotomie. Nach Darstellung der Zwerchfelllücke (➤ Abb. 4.6) werden die prolabierten Organe vorsichtig aus dem Thorax mobilisiert. Dabei sieht man die sehr kleine, hypoplastische Lunge zentral. Es erfolgt der zweireihige Verschluss des Defekts mit nichtresorbierbarem Nahtmaterial. Bei Bochdalek-Hernien wird die erste Nahtreihe zur besseren Verankerung des Zwerchfellrands um die dorsale Rippe herum gestochen. Bei sehr großem Defekt kann der Verschluss des Zwerchfells nur mithilfe eines Patches (z. B. Goretex®) durchgeführt werden, der ggf. kegelförmig gefaltet werden kann und dann die physiologische Zwerchfellform besser nachvollzieht (➤ Abb. 4.7 und ➤ Abb. 4.8). Nur noch von historischer Bedeutung ist der Verschluss mit einem muskulären Schwenklappen der Bauchwand (M. obliquus transversus et internus). Eine Thoraxdrainage wird kontrovers diskutiert, kann aber ggf. die erneute Mediastinalverlagerung zur Gegenseite durch den entstehenden postoperativen Serothorax verhindern. Nach dem Defektverschluss werden die ehemals prolabierten Organe in die Abdominalhöhle zurückverlagert. Da die Abdominalhöhle, die sich während der Schwangerschaft aufgrund der intrathorakal gelegenen Organe nicht entsprechend entwickelt hat, eher hypotroph ist, kann sich der Verschluss des Abdomens schwierig gestalten. Deshalb sind die konsequente intraoperative Darmentleerung (Ausstreichen), das digitale „Stretchen" der Bauchdecken oder selten auch ein Kunststoffpatch für den Verschluss der Bauchhöhle erforderlich.

Eine mögliche Alternative zum konventionellen Eingriff ist die minimal-invasive Korrektur des Zwerchfelldefekts. Sie kann sowohl von thorakal als auch von abdominal erfolgen. In einigen Zentren in den USA wurde der pränatale intrauterine direkte Verschluss eines Zwerchfelldefekts durchgeführt. Eine höhere Überlebensrate der Kinder fand sich hierbei nicht, sodass diese Methode wieder verlassen wurde.

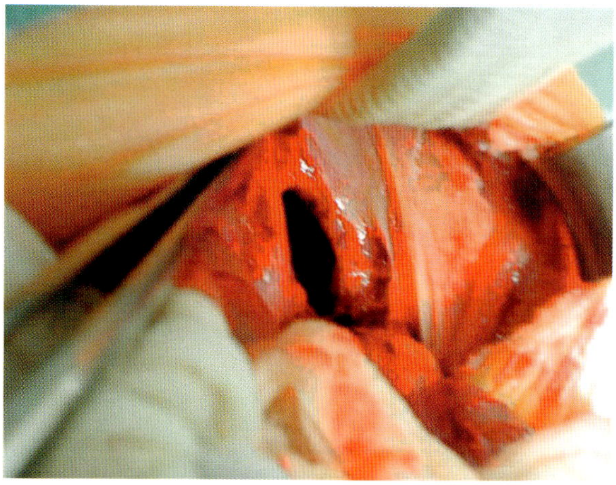

Abb. 4.6 Zwerchfelldefekt nach Reposition der verlagerten Organe [G879]

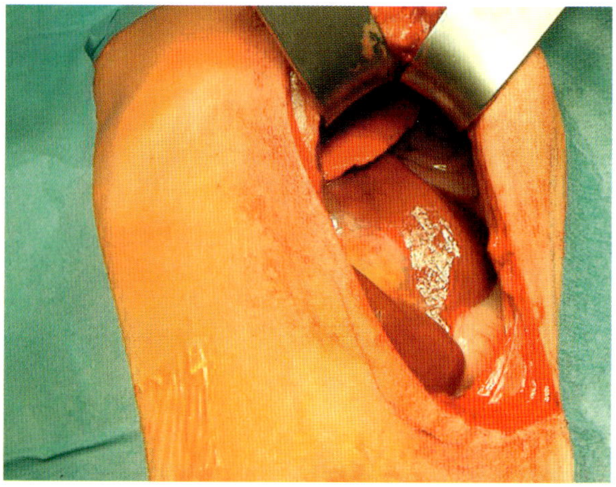

Abb. 4.7 Intraoperativer Befund eines großen Zwerchfelldefekts mit nach thorakal verlagerten Abdominalorganen. An der oberen linken Ecke ist die Lunge sichtbar. [G879]

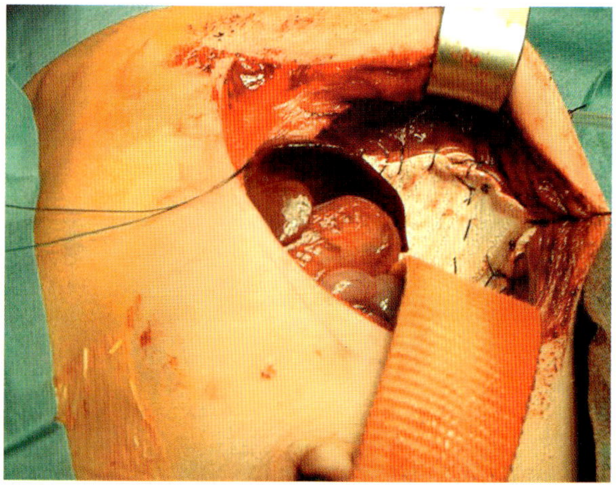

Abb. 4.8 Großer Zwerchfelldefekt mit Goretex®-Patch-Versorgung [G879]

4.2.3 Risiken und postoperativer Verlauf

Intraoperativ sind Verletzungen von Milz, Leber, Magen, Niere und Darm zu vermeiden. Auf die mögliche Notwendigkeit eines Zwerchfell- oder Bauchwandpatches sollte hingewiesen und das Risiko einer Patchinfektion erwähnt werden. Selten kommt es durch Ausreißen der Nähte zu einem Rezidiv des Defekts. Gelegentlich wird ein Chylothorax beobachtet, wenn der Ductus thoracicus bei der Präparation oder beim Zwerchfellverschluss verletzt wird. Postoperativ sind der erhöhte intraabdominelle Druck, eine Vena-cava-Kompression und eine Ischämiegefahr für den Darm durch ein sog. abdominelles Kompartmentsyndrom zu bedenken. Möglich sind auch postoperativ auftretende Briden, die auch Jahre später noch in einen Ileus münden können.

Natürlich bleibt das Kind intubiert. Es besteht oft noch für einige Tage eine schwierige respiratorische Situation. Eine Entwöhnung von der Beatmung ist oft nur langsam möglich. Abhängig von der Magen-Darm-Peristaltik kann der Nahrungsaufbau über die Sonde begonnen werden. Die Thoraxdrainage wird nach wenigen Tagen entfernt. Die Lunge dehnt sich nur sehr langsam über Wochen aus, sodass zwangsläufig zwischenzeitlich ein Serothorax vorliegt.

Die Patienten verbleiben nach dem Krankenhausaufenthalt in regelmäßiger kinderchirurgischer Kontrolle. Einige Folgeerscheinungen wie Gedeihstörungen (30–90 %), neurologische Entwicklungsdefizite (30–80 %) und chronische pulmonale sowie gastrointestinale Probleme zeigen sich erst später. Es kommt nicht selten zu einem symptomatischen, aber oft passageren gastroösophagealen Reflux (50 %). Sollten konservative Maßnahmen zur Behandlung nicht ausreichen, muss an eine Hiatusplastik oder an eine Fundoplicatio gedacht werden. Bei Kindern, die mit einem Patch versorgt wurden, aber auch bei direktem Verschluss einer größeren Lücke werden aufgrund möglicher Rezidive oder sich entwickelnder Thoraxdeformitäten in regelmäßigen Abständen Röntgenaufnahmen des Thorax empfohlen.

Die Prognose ist im Wesentlichen vom Ausmaß der Lungenhypoplasie und der primären pulmonalen Hypertonie abhängig. In den letzten drei Jahrzehnten hat sich vor allem durch die verbesserte neonatologische, intensivmedizinische und anästhesiologische Versorgung der Kinder mit Zwerchfelldefekten die Überlebenswahrscheinlichkeit von 50 % in den 1970er-Jahren auf nahezu 80 % verbessert, war jedoch trotz aller therapeutischen Möglichkeiten einschließlich ECMO nicht weiter zu steigern, da nun Kinder zur Operation kommen, die früher im Kreißsaal verstorben sind. Hat das Kind schwere Begleitfehlbildungen, so ist die Prognose wesentlich schlechter.

4.3 Relaxatio diaphragmatica

Bei der Relaxatio diaphragmatica ist das Zwerchfell hypoplastisch und zu einer dünnen Membran reduziert, bei der man die auseinandergedrängten Muskelfasern makroskopisch erkennen kann. Aufgrund der mangelnden Stabilität des Zwerchfells und des höheren abdominellen Drucks werden die Organe der Abdominalhöhle nach kranial verlagert. Dadurch buchtet sich das Zwerchfell nach thorakal aus und kann zu einer Kompression der Thoraxorgane mit relevanten respiratorischen Problemen führen. Vorzugsweise tritt dieses Krankheitsbild auf der linken Zwerchfellseite auf, kann aber auch rechts- und beidseitig vorkommen.

4.3.1 Klinik und Diagnose

Klinisch ähnelt eine ausgeprägte Relaxatio diaphragmatica einem Zwerchfelldefekt. Sie kann nach der Geburt zu einem dramatischen Verlauf mit Dyspnoe, Atemnot und Verdrängung des Mediastinums zur Gegenseite führen und muss dann wie ein Zwerchfelldefekt behandelt werden. Die häufiger vorkommende geringere Ausprägung tritt klinisch mit kompensierten Atembeschwerden, Extrasystolen und häufigen bronchopulmonalen Infektionen in Erscheinung. In der Regel ist eine Zwerchfellrelaxation ein Zufallsbefund bei Kindern mit rezidivierenden Infektionen der oberen Atemwege. Eine Röntgenuntersuchung des Thorax und ggf. eine Sonografie diagnostizieren die Relaxatio (➤ Abb. 4.9).

Differenzialdiagnostisch muss abgeklärt werden, ob es sich um eine Parese des Zwerchfells oder einen bisher nicht diagnostizierten Zwerchfelldefekt mit gering ausgeprägten Symp-

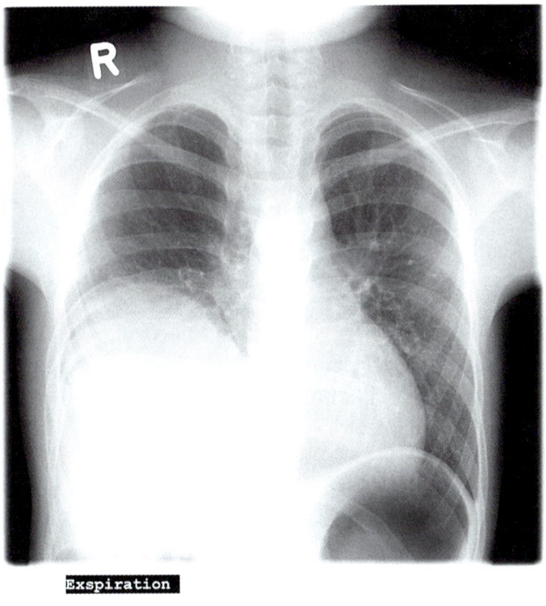

Abb. 4.9 Röntgenbild: Relaxatio diaphragmatica (rechtes Zwerchfell) [G879]

4

tomen handelt. Dies kann die Sonografie leisten. Der klinische Zustand des Kindes bestimmt das weitere therapeutische Vorgehen. Bei einer klinisch ausgeprägten Relaxatio erfolgen die Stabilisierung auf der Intensivstation und die anschließende operative Korrektur. Bei den milderen Verlaufsformen muss die operative Therapie mit der klinischen Situation des Kindes abgestimmt werden. Eine Lungenfunktionsprüfung soll durchgeführt werden. Bei wiederholten schweren Atemwegsinfektionen und bei anhaltenden Atembeschwerden ist die operative Therapie indiziert.

4.3.2 Therapie

Der operative Eingriff besteht in einer Zwerchfellraffung, die sowohl von thorakal als auch von abdominal durchgeführt werden kann. Das Zwerchfell wird mit nichtresorbierbarem Nahtmaterial gedoppelt oder getrippelt (Schwaiger-Plastik). Weniger effektiv erscheint wegen der strukturellen Fehlanlage des Muskels eine Teilexzision des Zwerchfells unter Schonung des Nervus phrenicus mit nachfolgender Adaptation der Ränder. Eine Thoraxdrainage ist zu empfehlen, da sich durch die Pleurairritation regelhaft ein Erguss bildet. Der Eingriff kann auch minimal-invasiv erfolgen.

4.3.3 Risiken und postoperativer Verlauf

Auf die mögliche Verletzung des N. phrenicus mit anschließender Zwerchfellparese ist hinzuweisen. Auch Rezidive werden beobachtet. Intraabdominelle Adhäsionen und Verletzungen von Milz, Leber oder Gastrointestinaltrakt sind nur bei abdominellem Zugang denkbar.

Bei transthorakaler Vorgehensweise ist der postoperative Nahrungsaufbau früh möglich, bei abdominellem Zugang vom Eintritt der Peristaltik abhängig. Die Thoraxdrainage kann nach 24–48 Stunden gezogen werden, wenn kein Sekret mehr gefördert wird. Die Prognose ist gut. Röntgenkontrollen erfolgen in Abhängigkeit von der klinischen Situation.

4.4 Hypertrophe Pylorusstenose

Die hypertrophe Pylorusstenose führt durch eine Verdickung der Muskulatur zu einer funktionellen Magenausgangsstenose. Der Nahrungsbrei kann nicht durch den Pylorus transportiert werden. Die Pylorusstenose kommt bei 2–3 von 1.000 Säuglingen vor. Die Ätiologie ist multifaktoriell. Die genauen Ursachen sind unklar. Familiäre Häufungen kommen vor. Die Pylorushypertrophie wird zwischen der 2. und 8. Lebenswoche klinisch auffällig. Danach ist die Erkrankung eine Rarität. Es besteht eine Knabenwendigkeit von 4 : 1.

4.4.1 Klinik und Diagnose

Klinisch fallen die Kinder mit schwallartigem Erbrechen nach der Nahrungsaufnahme auf. Das Erbrochene ist nie gallig. Das Erbrechen kann unmittelbar nach der Nahrungsaufnahme erfolgen, aber auch 1–2 Stunden später. Die Kinder erbrechen nicht nur den Nahrungsbrei, sondern auch große Mengen Magensaft. Infolgedessen kommt es zu einer Hypochlorämie, einer Hypokaliämie und einer metabolischen Alkalose. Die Säuglinge können massiv dehydriert sein, wobei das in der Literatur beschriebene „greisenhafte Aussehen" heute eher die Ausnahme darstellt. Die Kinder kommen meist frühzeitig in die Klinik, sodass die Dehydratation nicht weit fortgeschritten ist.

Bei der klinischen Untersuchung kann die historische Symptomatik mit sichtbarer Magenperistaltik sowie tastbarer Walze oder Olive im rechten Oberbauch nur noch in Einzelfällen beobachtet werden. Allenfalls wenn das Kind in Narkose ist, kann man den „Tumor" im rechten Oberbauch bei weichen Bauchdecken tasten. Diagnostisch hat die Sonografie den höchsten Stellenwert. Man kann den Pylorus sehr gut darstellen. Es fällt auf, dass der Magenausgang deutlich eingeengt ist. Gibt man dem Kind dann etwas zu trinken, so kann man die frustrane Peristaltik des Magens ohne Übertritt von Flüssigkeit in das Duodenum darstellen. Der hypertrophe Pylorus wird sonografisch ausgemessen. Entscheidend hierbei sind die Gesamtdicke, die Wanddicke und die Länge des Pylorus. Die hypertrophe Pylorusstenose gilt dann als gesichert, wenn die Pyloruswanddicke 3–4 mm stark, der Durchmesser des gesamten Pylorus 10–14 mm und die Länge des Pylorus 15–19 mm beträgt (➤ Abb. 4.10). Röntgenuntersuchungen mit einer Kontrastmitteldarstellung der oberen Magen-Darm-Passage sind in der Routinediagnostik nicht erforderlich.

Die hypertrophe Pylorusstenose ist kein kinderchirurgischer Notfall. Die Operation wird nach Ausgleich der Alkalose, des Flüssigkeits- und Elektrolythaushalts elektiv, aber bald durchgeführt. Der Ausgleich der Alkalose ist deshalb wichtig, da

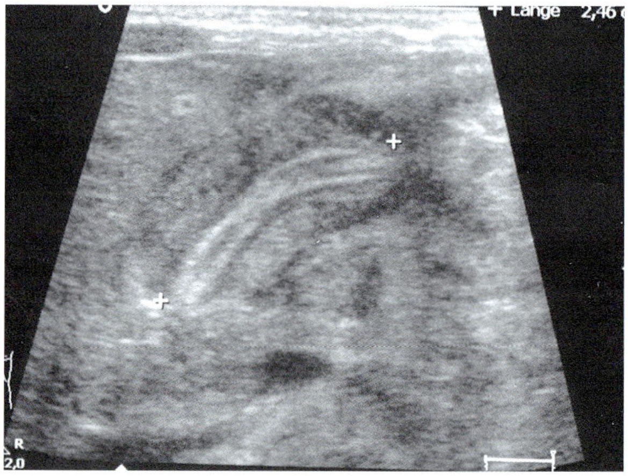

Abb. 4.10 Sonografische Darstellung einer hypertrophen Pylorusstenose [G879]

die Kinder ansonsten ein erhöhtes Risiko für postoperative Apnoen haben.

Die konservative Therapie einer nachgewiesenen Pylorusstenose z. B. mit Atropin hat sich trotz wiederkehrender vereinzelter Versuche nicht bewährt und nicht durchgesetzt.

4.4.2 Therapie

Zur Pyloromyotomie nach Weber-Ramstedt hat sich die supraumbilikale, bei Bedarf omega- oder mercedessternartig erweiterte Inzision nach Bianchi etabliert (➤ Abb. 4.11). Ist der Pylorus vor die Bauchdecke luxiert, erfolgt die antimesenteriale Spaltung der Pylorusmuskulatur in Längsrichtung bei unverletzter Mukosa weit in das Antrum und bis zum Übergang in das Duodenum, ohne dieses hierbei zu eröffnen (➤ Abb. 4.12). Bei sehr großem, nicht vor die Bauchdecke vorziehbarem Pylorus erfolgt die Spaltung über den periumbilikalen Schnitt, aber intraabdominell. Auch die minimal-invasive Pyloromyotomie ist heute etabliert und wird an vielen Kliniken routinemäßig durchgeführt, wobei aus plastischen Gesichtspunkten nur ein minimaler Vorteil gegenüber dem supraumbilikalen Zugangsweg besteht (➤ Abb. 4.13).

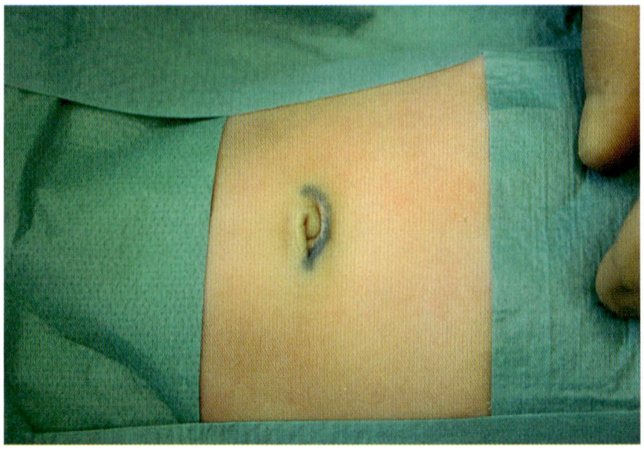

Abb. 4.11 Hautinzision bei Pyloromyotomie [G879]

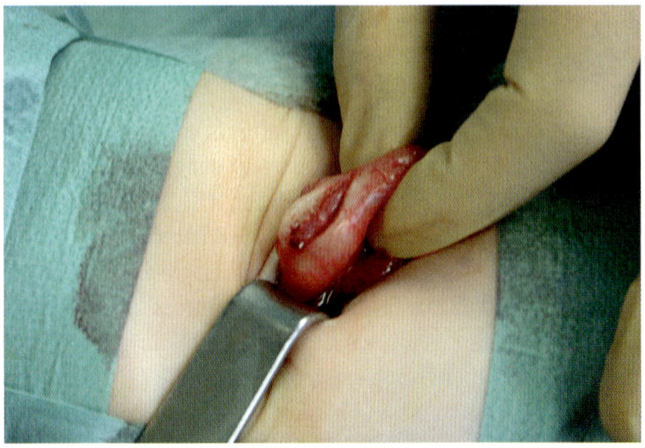

Abb. 4.12 Pylorus in Längsrichtung gespalten [G879]

4.4.3 Risiken und postoperativer Verlauf

Verletzungen der Duodenalschleimhaut werden in 4–8 % der Fälle beobachtet, übernäht und durch gering verzögerten Nahrungsaufbau (Beginn nach 24 Stunden) geschützt; Verletzungen des Magens oder der Leber kommen kaum vor. Rezidive treten sehr selten bei unzureichender **antraler** Spaltung auf und bedürfen der Re-Operation.

Der Nahrungsaufbau beginnt 6 Stunden postoperativ und ist nach 2 Tagen abgeschlossen (z. B. 2 × 10 ml und 2 × 20 ml Elektrolytlösung/Tee, 2 × 30 ml Elektrolytlösung/Tee : Nahrung 1 : 1 gemischt, 2 × 40 ml Nahrung, 2 × 50 ml Nahrung, 2 × 60 ml Nahrung, dann ad libidum). Die Infusion ist nach dem Erreichen von 40 ml Nahrungsmenge entbehrlich. Sollte das Kind zwischenzeitlich erneut erbrechen, kann man einen Schritt zurückgehen, bevor der Nahrungsaufbau fortgesetzt wird. Es kann auch sofort mit der vollen Nahrungsmenge resp. ad libidum begonnen werden, was zu gehäuftem postoperativem Erbrechen führt und die Eltern verunsichert, aber im Endergebnis keinen Unterschied macht.

Mit der Entlassung der Kinder ist die Behandlung beendet. Chirurgische Kontrollen sind nicht erforderlich.

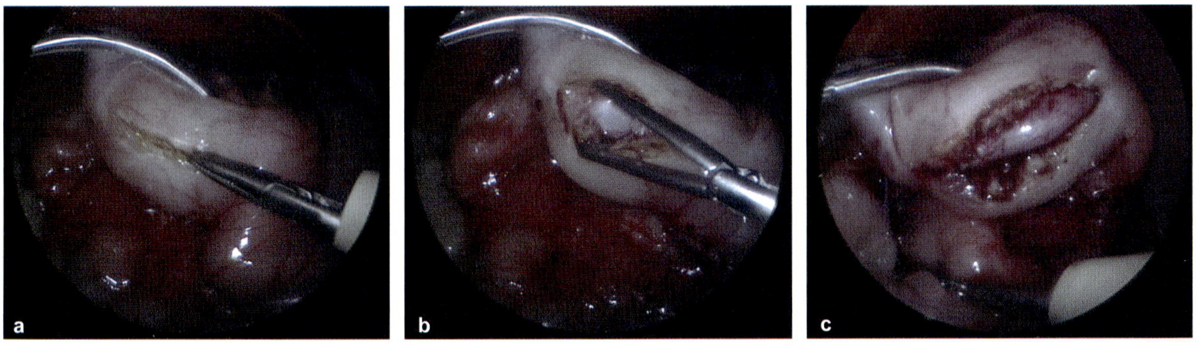

Abb. 4.13 Laparoskopische Pyloromyotomie. Elektrochirurgische Inzision des Pylorus (a); Spreizen der Muscularis (b); Abschluss mit prolabierender Mukosa (c).

4.5 Pancreas anulare

Das Pancreas anulare ist eine seltene kongenitale Fehlbildung. Das Pankreasgewebe umgreift dabei ringförmig das Duodenum und führt zur Obstruktion. Die Ätiologie ist unklar. Patienten mit Pancreas anulare werden selten erst als Erwachsene diagnostiziert, sind möglicherweise aber auch nie symptomatisch, da die Fehlanlage des Pankreas nicht zwangsläufig zu Symptomen führt. Assoziierte Fehlbildungen wie kongenitale Herzfehler, Ösophagusatresie, Trisomie 21, Analatresie und Meckel-Divertikel sind häufig.

Das Pankreas entwickelt sich aus einem vorderen und einem hinteren Anteil. Bei einem Pancreas anulare kommt es zur unvollständigen Rotation der ventralen Pankreasknospe, sie umgreift dadurch das Duodenum und hat teilweise einen eigenen Gang (➤ Abb. 4.14). Die Papilla Vateri kommt vor, auf Höhe oder nach der Obstruktion zu liegen.

4.5.1 Klinik und Diagnose

In der pränatalen Sonografie kann ein Polyhydramnion, begleitet von einem flüssigkeitsgefüllten Magen und proximalen Duodenum dargestellt werden (➤ Abb. 4.15). Bei einem solchen Befund sollte der Kinderchirurg beratend hinzugezogen werden.

Postnatal beeinflusst der Grad der duodenalen Obstruktion die Symptomatik. Die meisten Kinder werden in der Neugeborenenperiode durch Erbrechen symptomatisch. Das Erbrochene ist häufig gallig. Wenn der Magen stark gefüllt ist, kann der Oberbauch ausladend und angespannt sein, während das übrige Abdomen unauffällig wirkt. Ist die Obstruktion geringer, ist auch die Symptomatik mäßiger. Die Diagnose wird dann oft später gestellt.

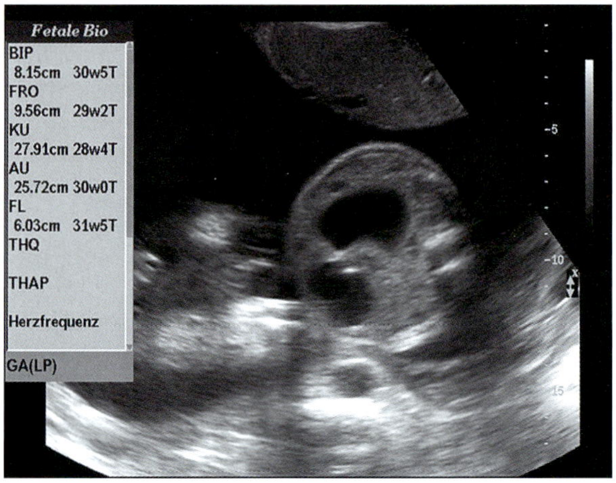

Abb. 4.15 Polyhydramnion und **double bubble** in der pränatalen Sonografie [G879]

Eine Röntgen-Übersichtsaufnahme des Abdomens im Hängen zeigt das typische **Double-bubble**-Zeichen (➤ Abb. 4.16), zwei luftgefüllte „Blasen", die zum einen den Magen und zum anderen das obere Duodenum repräsentieren. Sonografisch ist dies ebenfalls gut darstellbar. Weitere apparative Untersuchungen sind nicht notwendig. Die Indikation für den operativen Eingriff besteht. Differenzialdiagnostisch ist an eine andere duodenale Obstruktion (Membran, Atresie, Malrotation), einen Dünndarmvolvulus oder an eine hohe Dünndarmatresie zu denken.

4.5.2 Therapie

Der Eingriff erfolgt elektiv über einen rechtsseitigen Oberbauchquerschnitt. Nach Mobilisation der rechten Kolonflexur und Darstellen der Pars descendens des Duodenums

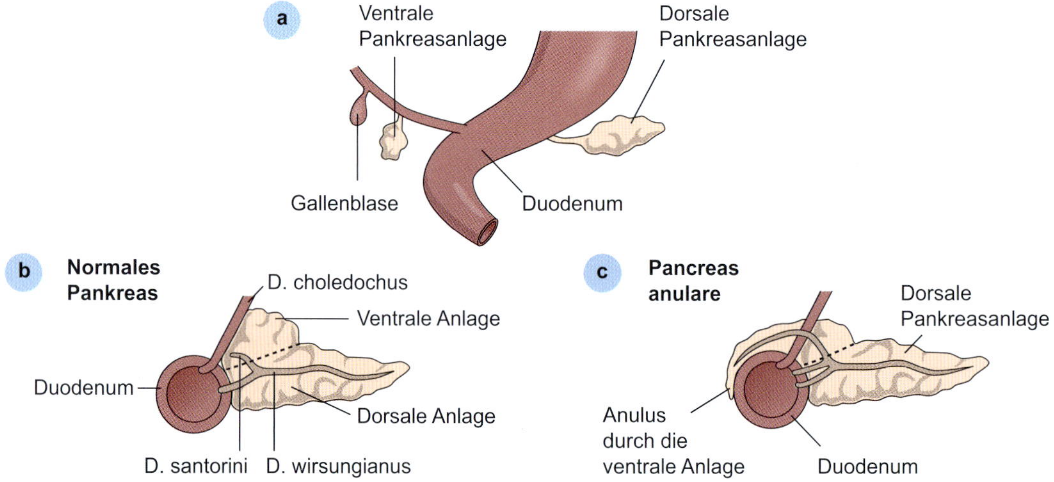

Abb. 4.14 Normale und pathologische Drehung des Pankreas [L157]

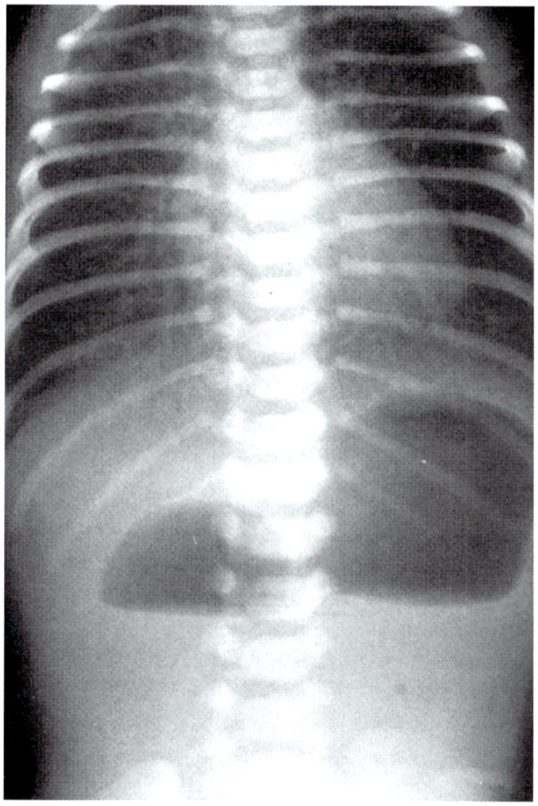

Abb. 4.16 Röntgenbild mit **double bubble** [G879]

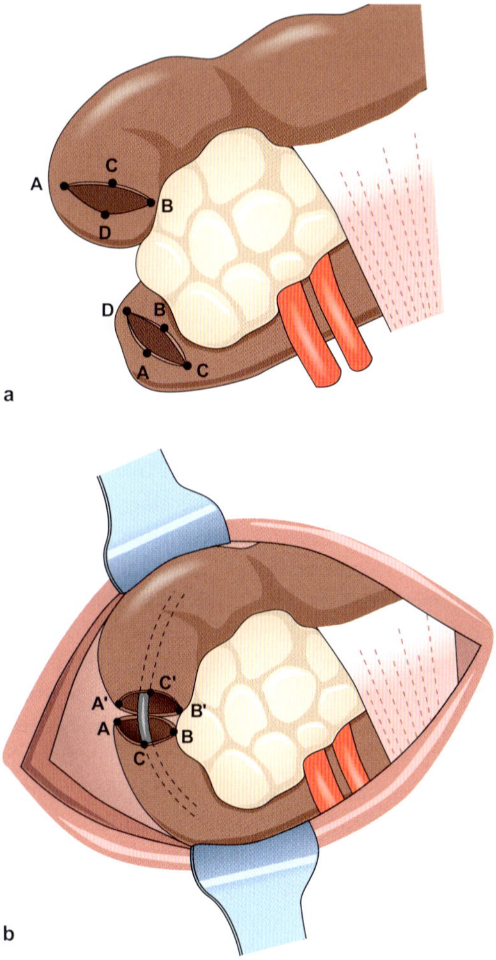

Abb. 4.17 Diamond-shaped-Anastomose [L157]

erkennt man ringförmig das das Duodenum umgreifende Pankreas. Die Mobilisation des Pankreas ist nicht indiziert, da das Duodenum in diesem Bereich oft stenotisch ist und Komplikationen wie Blutung, Pankreassekretion und Gangverletzung zu vermeiden sind. Eine weite Umgehungsanastomose als Duodenoduodenostomie wird als Seit-zu-Seit- oder bei großem Kalibersprung als **Diamond-shaped**-Anastomose angelegt (➤ Abb. 4.17). Eine weiche transanastomotische Sonde ist optional und erlaubt die frühzeitige Ernährung, ersetzt aber nicht die Magensonde. Eine Drainage ist nicht erforderlich. Intraoperativ werden zusätzliche Stenosen oder Atresien im Bereich des Gastrointestinaltrakts ausgeschlossen. Der Eingriff ist auch minimal-invasiv durchführbar.

4.5.3 Risiken und postoperativer Verlauf

Verletzungen des Kolons und der Leber, besonders aber des Pankreas (Blutung, Sekretion, Gangverletzung) sind zu vermeiden. Einer Verlegung oder Obstruktion der Papilla Vateri kann durch die Umgehungsanastomose vorgebeugt werden. Anastomoseninsuffizienz und Anastomosenstenose sind sehr selten.

Die Passage ist wegen des Lumensprungs oft erst verzögert funktionell frei. Der Nahrungsaufbau kann entweder über die transanastomotische Sonde begonnen werden oder muss warten, bis der fehlende Rückfluss aus der Magensonde die freie Passage anzeigt. Die Prognose ist abhängig von den assoziierten Begleitfehlbildungen. Kinder mit isoliertem Pancreas anulare haben keine relevanten Langzeitkomplikationen.

4.6 Duodenalatresie

Im Bereich des Duodenums werden echte Atresien (Kontinuität des Duodenums vollständig unterbrochen) und Membranatresien (Membran im Lumen mit winziger Öffnung) beschrieben. Begleitfehlbildungen wie Trisomie 21, Analatresie, kardiale Fehlbildungen, Ösophagusatresie und Malrotation sind häufig. Kausal findet vermutlich die zwischen der 8. und 10. Embryonalwoche übliche Kanalisierung der Duodenalanlage nicht korrekt statt. Die Inzidenz liegt bei 1 : 10.000.

4.6.1 Klinik und Diagnose

Die präpartalen sonografischen Hinweise und postpartalen Symptome und klinischen Zeichen entsprechen denen beim Pancreas anulare. Das Erbrechen kann je nach Höhe der duodenalen Obstruktion gallig, aber auch farblos sein. Differenzialdiagnostisch muss an ein Pancreas anulare, eine hohe Dünndarmatresie, einen Volvulus oder eine Malrotation gedacht werden.

4.6.2 Therapie

Die Operation erfolgt elektiv über eine rechtsseitige Oberbauchlaparotomie. Eine minimal-invasive Vorgehensweise ist möglich. Nach Mobilisierung der rechten Kolonflexur und Darstellung des Duodenums zeigt sich bei einer Duodenalatresie ein dilatiertes prästenotisches Duodenalsegment. Das poststenotische Duodenum ist dagegen kleinkalibrig. Es imponiert ein deutlicher Kalibersprung zwischen den beiden Segmenten. Nach querer Eröffnung des oralen Duodenums auf der Vorderseite und Längsinzision des aboralen Duodenums wird die **Diamond-shaped-Anastomose** durchgeführt (➤ Abb. 4.17 und ➤ Abb. 4.18). Alternativ ist über zwei Längsinzisionen die Anlage einer Seit-zu-Seit-Verbindung möglich. Auch hier kann eine transanastomotische Sonde eingelegt werden, die Magensonde verbleibt aber in der Regel. Zusätzliche Atresien werden durch Inspektion, ggf. auch durch eine Sondierung des Darms mit Flüssigkeitsauffüllung ausgeschlossen.

Fehlt eine eindeutige atretische Kontinuitätsunterbrechung, kann eine Membranatresie ohne oder mit kleiner zentraler Öffnung vorhanden sein. Ist kein eindeutiger Lumensprung zu identifizieren, kann die Magensonde in das Duodenum manipuliert werden und lässt bei vorsichtigem Vorschieben oder Luftfüllung die Passagestörung lokalisieren. Die Inzision des Duodenums erfolgt dann über der mutmaßlichen Membran in Längsrichtung. Die Membran wird exzidiert, nachdem die Papilla Vateri, die sich im Bereich des dorsalen Membrananteils selbst, aber auch unmittelbar vor oder nach der Membran befinden kann, sicher identifiziert ist. Danach erfolgt die quere Anastomose. Sollte die Papilla Vateri nicht eindeutig zu identifizieren sein, empfiehlt sich eine Umgehungsanastomose.

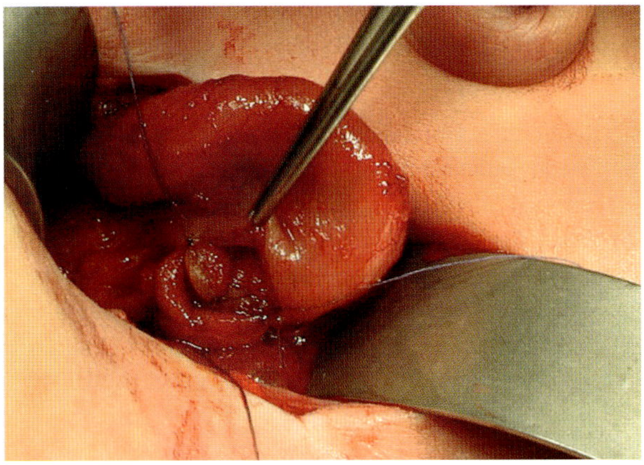

Abb. 4.18 Duodenoduodenostomie bei Duodenalatresie [G879]

4.6.3 Risiken und postoperativer Verlauf

➤ 5.3.

4.7 Dünndarmatresie

Die Dünndarmatresie ist die häufigste Ursache eines Ileus in der Neugeborenenperiode. Die Atresie kann an jeder Stelle des Dünndarms auftreten. Die Inzidenz beträgt 0,7 : 10.000 Lebendgeburten. Als Ursache wird eine fokale unzureichende Kanalisierung der Darmanlage oder eine lokale intrauterine Durchblutungsstörung angenommen. Der mütterliche Nikotinabusus im ersten Trimester der Schwangerschaft verdreifacht das Risiko des Kindes, an einer Dünndarmatresie zu erkranken. Bei Kindern mit einem Bauchwanddefekt, insb. bei der Gastroschisis, kann eine Dünndarmatresie begleitend auftreten.

Die Dünndarmatresien werden unabhängig von ihrer anatomischen Lokalisation in vier Typen (➤ Abb. 4.19) unterteilt.

Man unterscheidet:

Typ I	Membranöse Atresie
Typ II	Membranöse Atresie mit einem bindegewebigen Strang zwischen den beiden Dünndarmsegmenten und erhaltenem Mesenterium
Typ IIIa	Membranöse Atresie mit einer mesenterialen Lücke zwischen den völlig isolierten Darmsegmenten
Typ IIIb	Membranöse Atresie mit großem Mesenterialdefekt und strangartiger **Apple-peel-** oder **Christmas-tree-**Atresie
Typ IV	Multiple Atresien

4.7.1 Klinik und Diagnose

Die pränatale Sonografie kann ein Polyhydramnion und die Dilatation des prästenotischen Dünndarms darstellen (➤ Abb. 4.20). Der Kinderchirurg sollte jetzt in die weitere Beratung einbezogen werden.

Die klinischen Symptome können bei hoher jejunaler Atresie unmittelbar nach der Geburt, bei Ileumatresie aber auch einige Tage später auftreten. Im Vordergrund stehen galliges Erbrechen, Nahrungsverweigerung, ein mehr oder weniger gespanntes und aufgetriebenes Abdomen, der verzögerte Abgang von Mekonium und die hochgestellte Darmperistaltik. Das

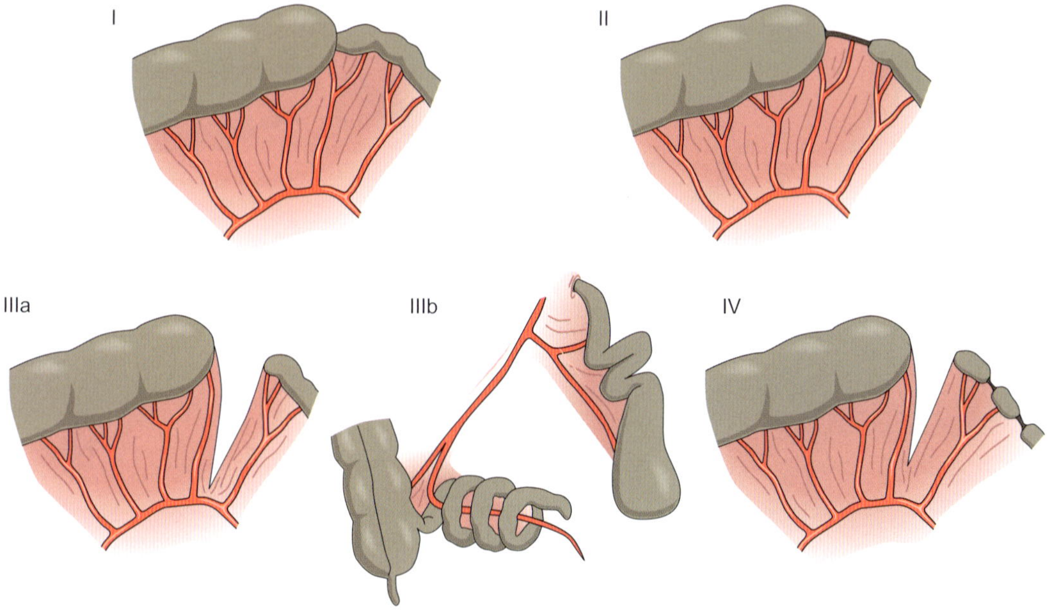

Abb. 4.19 Typen der Dünndarmatresie [L157]

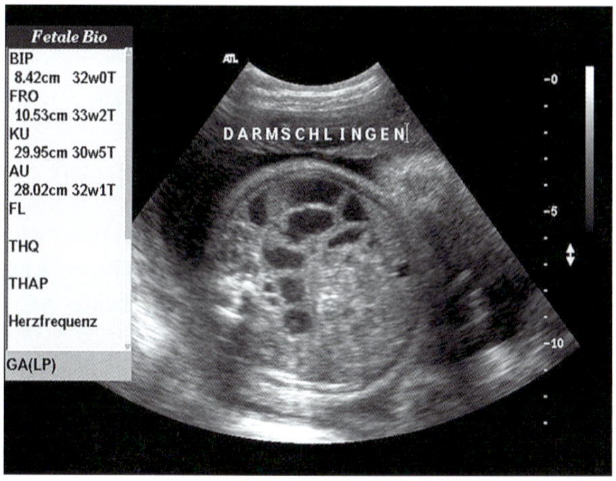

Abb. 4.20 Pränatalsonografie mit dilatierten Dünndarmschlingen bei einer tiefen Jejunalatresie [G879]

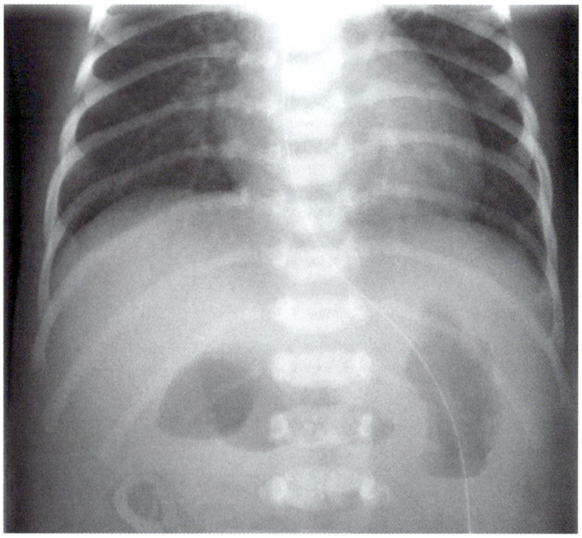

Abb. 4.21 Röntgenbild einer proximalen Jejunalatresie [G879]

wiederholte Erbrechen führt zur Entgleisung des Flüssigkeits-, Säure-Basen- und Elektrolythaushalts. Zur Diagnose der Dünndarmatresie sind die Sonografie und die Röntgenübersicht des Abdomens durchzuführen. In der Sonografie sind die dilatierten proximalen Darmschlingen sichtbar. In der Röntgenaufnahme des Abdomens zeigt sich der Dünndarmileus durch die dilatierten flüssigkeitsgefüllten Darmschlingen (➤ Abb. 4.21). Bei einer hohen Jejunalatresie kann das Röntgenbild einer Duodenalatresie gleichen. Differenzialdiagnostisch muss an einen Volvulus oder eine Malrotation gedacht werden.

4.7.2 Therapie

Die Operation erfolgt elektiv, aber zeitnah, und nur bei akuter Verschlechterung (Volvulus) sofort. Der Standardzugang ist der Oberbauchquerschnitt. Nach Aufsuchen des atretischen Dünndarmsegments richtet sich die weitere Vorgehensweise nach dem lokalen Aspekt (➤ Abb. 4.22).

Trotz des oft deutlichen Lumensprungs sind die End-zu-End-Anastomose und die Vermeidung eines Anus praeter das Ziel der Operation und oft möglich. Zur Angleichung der beiden Lumina kann das enge Segment antimesenterial längs inzidiert und das weite Segment zur Vermeidung einer

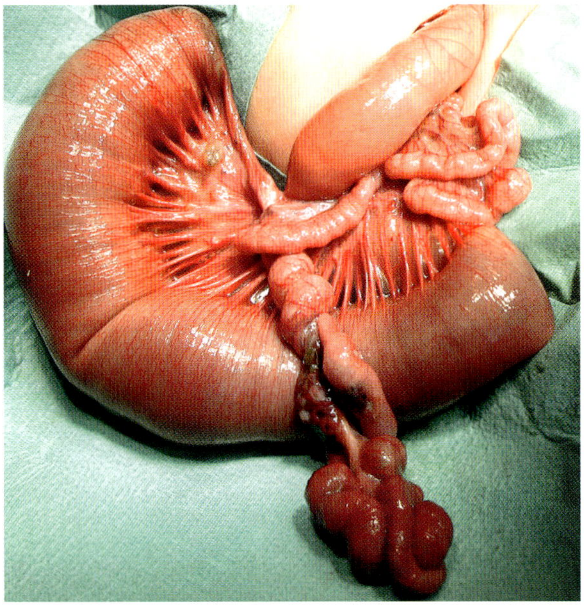

Abb. 4.22 Jejunalatresie Typ IIIb mit einem dilatierten Jejunum und einer **Apple-peel-**Atresie im distalen Anteil und einer zusätzlichen Darmperforation und Nekrose [G879]

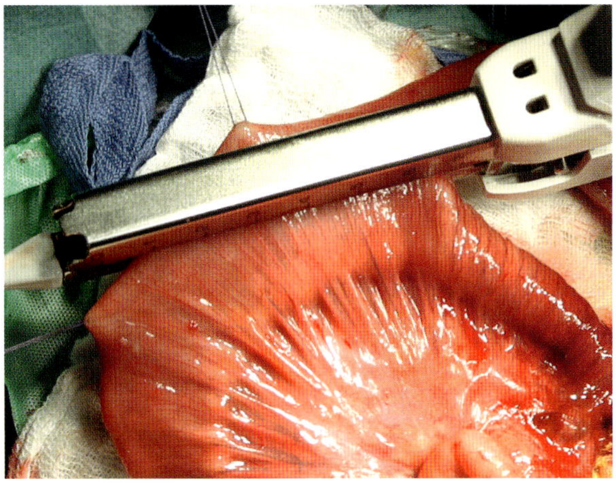

Abb. 4.23 Tapering des prästenotischen Jejunums mit einem Stapler [G879]

Resektion über eine ausreichend lange Strecke verschmälert werden (sog. **Tapering;** ➤ Abb. 4.23 und ➤ Abb. 4.24). Erfolgt das Tapering mit einem Stapler, sollte der letzte Zentimeter vor der Anastomose von Hand genäht werden, damit die Metallklammern nicht die Anastomosenheilung stören und einer Insuffizienz Vorschub leisten. Bei einer lokalen Darmischämie oder einer Darmnekrose ist die sparsame Resektion notwendig. Bei Frühgeborenen oder schlechtem Allgemeinzustand des Kindes sowie bei hohem Sicherheitsbedürfnis des Operateurs kann der Darm durch einen Anus praeter entlastet werden, um sekundär die Anastomose durchzuführen. Wichtig ist in jedem Fall die Überprüfung des distalen Dünndarms mit Flüssigkeitsauffüllung mittels Sonde, um eine weitere Atresie nicht zu übersehen. Bei einem Typ IIIb ist das „Apple peel"-Segment vorsichtig auf seine ausreichende Perfusion durch

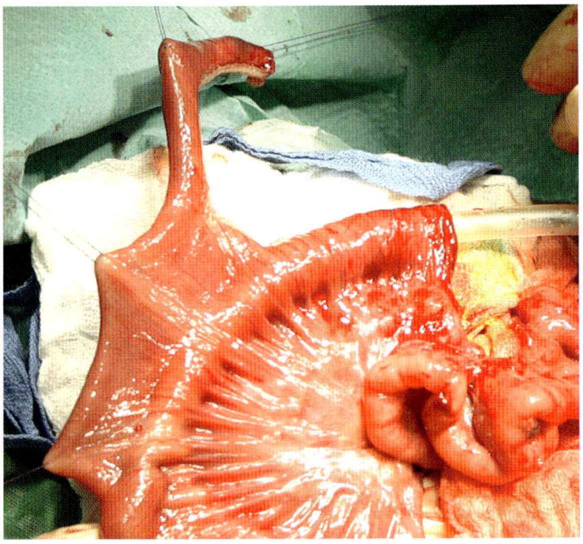

Abb. 4.24 Zustand nach Tapering des proximalen Darmanteils [G879]

die zentrale Arterie zu prüfen, sollte aber nicht prinzipiell reseziert werden. Bei Kindern mit multiplen Atresien ist an jeder Atresiestelle die äußerst sparsame Resektion und Anastomose indiziert. Dabei muss die Erhaltungswürdigkeit der Zwischensegmente gegen die Motilitätsstörung durch zu viele Anastomosen abgewogen werden.

4.7.3 Risiken und postoperativer Verlauf

Anastomoseninsuffizienzen und funktionell relevante Anastomosenengen sind selten. Neben der möglichen Dünndarm-Segmentresektion und der eventuellen Anlage eines Anus praeter sind die postoperative Dysmotilität, der langsame Nahrungsaufbau und die Gefahr der abdominellen Adhäsionen mit Ileus anzusprechen. Ein Kurzdarmsyndrom ist nur bei den Typen IIIb und IV denkbar.

Wegen des langen Weges durch einen engen, bisher ungenutzten Darm verzögert sich der erste Stuhlabgang regelhaft.

Die Prognose ist gut, wenn der Darm vital ist und kein Kurzdarmsyndrom droht. Spätkomplikationen wie Anastomosenstrikturen und Verwachsungen kommen gelegentlich bei Kindern mit komplexen Atresien vor.

4.8 Malrotation

Als eine Malrotation bezeichnet man eine Lageanomalie des Darms durch eine Fehldrehung während der embryonalen Entwicklung. Diese Fehldrehungen können ein Leben lang ohne Symptome einhergehen, aber auch zu Problemen führen. Lageanomalien des Darms kommen bei 1 : 200–500 Lebendgeborenen vor, symptomatische Malrotationen aber nur bei

1 : 6.000 Kindern. Nahezu 60 % der Kinder, die aufgrund einer Malrotation operiert werden, sind jünger als 1 Monat, etwa 20 % zwischen einem Monat und einem Jahr alt und weitere 20 % sind älter als 1 Jahr. Rotationsanomalien kommen begleitend bei nahezu allen Kindern mit Bauchwand- und Zwerchfelldefekten vor. Bei 17 % der Kinder mit Duodenalatresie und bei 33 % mit einer Dünndarmatresie findet sich eine Darmlageanomalie.

Die Malrotation resultiert aus einer Störung der Darmdrehung während der embryologischen Entwicklung. Zwischen der 4. und der 10. Schwangerschaftswoche dreht sich der Darm teils außerhalb der Abdominalhöhle, teils nach seiner Rückkehr in die Bauchhöhle um die Arteria mesenterica superior als Achse und erreicht dabei seine typische Position mit dem Zökum im rechten Unterbauch, dem Kolonrahmen, der das Duodenum im rechten Oberbauch überkreuzt, und dem zentral gelegenen Dünndarm (➢ Abb. 4.25).

Unterschieden werden:

- **Nonrotation:** der Dünndarm liegt rechts, der Dickdarm links von der A. mesenterica superior; findet sich bei Kindern mit einem Bauchwand- oder Zwerchfelldefekt
- **Malrotation Typ I:** Zökum und Colon ascendens liegen in Oberbauchmitte; physiologische Adhäsionen des Zökums mit der rechter Bauchwand führen als sog. Ladd-Bänder zu einer Kompression der Mesenterialwurzel und des Duodenums; ➢ Abb. 4.26
- **Malrotation Typ II:** seltener Typ der Darmlageanomalie; ➢ Abb. 4.27

Die Malrotation kann aufgrund der hohen Mobilität des Darms zum Volvulus führen.

4.8.1 Klinik und Diagnose

Wenn die Malrotation nicht symptomlos bleibt, werden die klinischen Anzeichen meist in den ersten Lebensmonaten manifest. Im Vordergrund steht die duodenale Obstruktion mit Erbrechen und Passagestörung sowie hohem Ileus. Die Ausprägung ist eher moderat. Sonografisch kann die Position der Arteria mesenterica superior wegweisend sein. Liegt die V. mesenterialis im Bereich der Mesenterialwurzel links von der Arteria mesenterica superior, dann besteht eine Rotationsano-

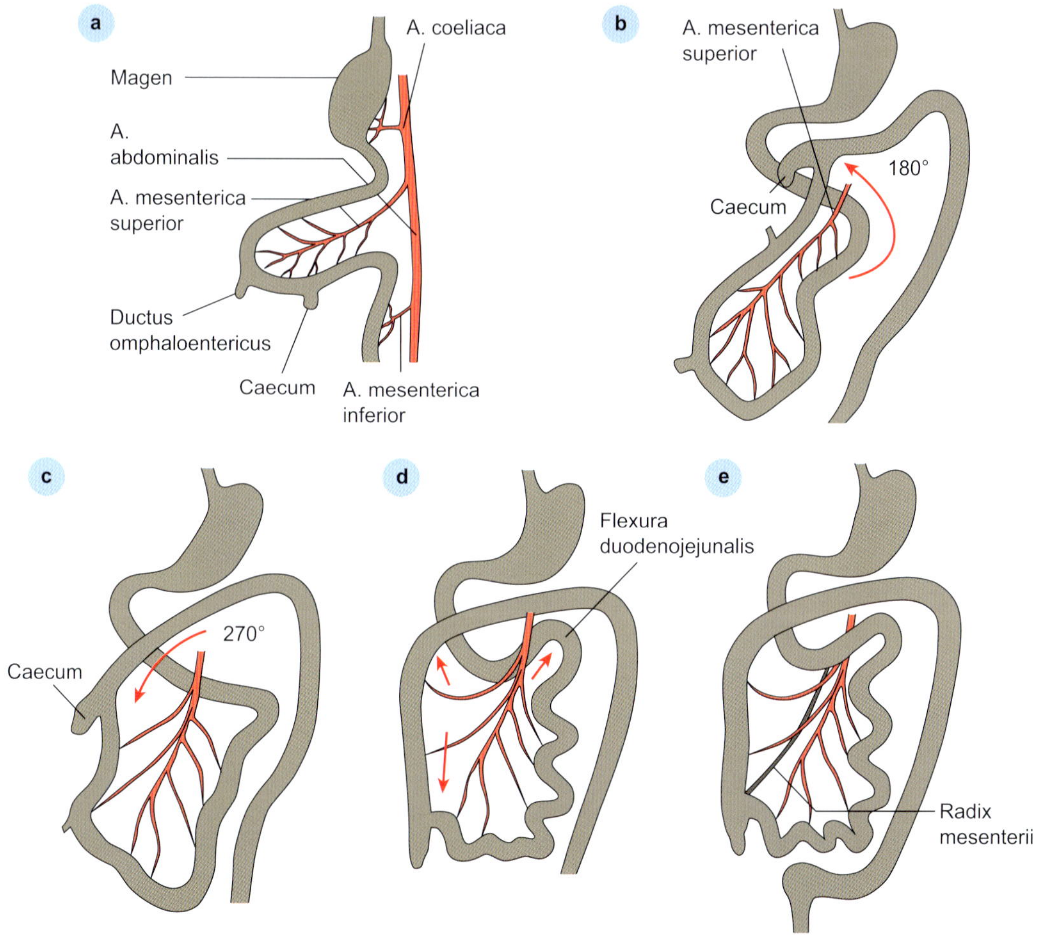

Abb. 4.25 Physiologische Darmdrehung [L157]

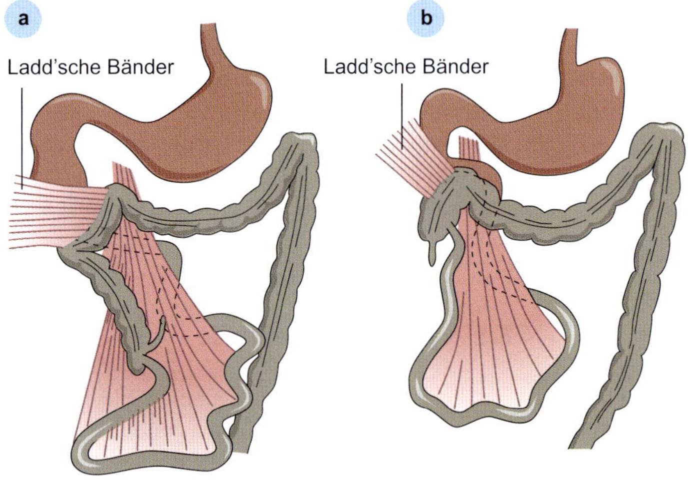

Abb. 4.26 Malrotation Typ I [L157]

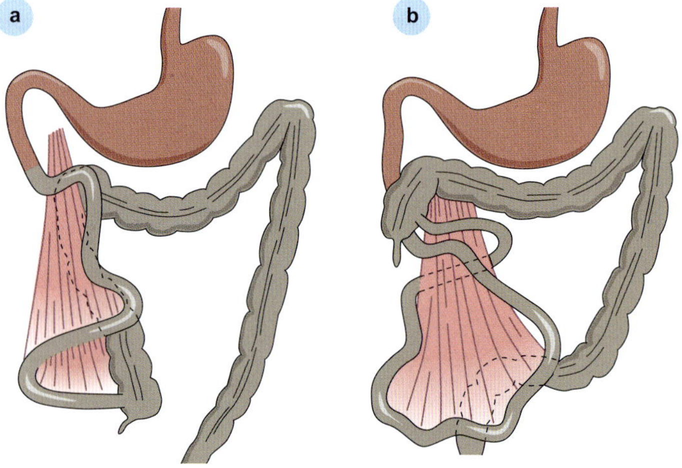

Abb. 4.27 Malrotation Typ II [L157]

malie, die obere Magen-Darm-Passage zeigt den Passagestopp, der Kolonkontrasteinlauf das hochstehende, in Oberbauchmitte gelegene Zökum.

Bei akuter Manifestation ist ein Volvulus des Dünndarms zu befürchten.

4.8.2 Therapie

Die Operation erfolgt über einen Oberbauchquerschnitt oder über einen minimal-invasiven Zugang. Ziel der Operation ist es, die Ladd-Bänder, die das Zökum und das Colon ascendens an die rechte Bauchwand fixieren, vollständig zu durchtrennen, das Zökum ebenso vollständig zu befreien, die Dekompression des Duodenums sicherzustellen und die Malrotation in eine Nonrotation umzuwandeln.

4.8.3 Risiken und postoperativer Verlauf

Verletzungen des Darms sind selten; auf Durchblutungsstörungen einzelner Darmschlingen ist zu achten. Der Nahrungsaufbau hängt vom intraoperativen Befund ab und kann bei einer Malrotation sehr früh beginnen. Die Prognose ist sehr gut.

4.9 Volvulus

Ein Volvulus ist die Torsion des Darms um den Gefäßstiel des Mesenteriums mit folgender Minderdurchblutung und ggf. Darmischämie. Ein Volvulus ist meist mit einer Darmlageanomalie assoziiert.

4.9.1 Klinik und Diagnose

Klinische Zeichen eines Volvulus sind das gallige Erbrechen, akut einsetzende, kolikartige Bauchschmerzen, ein gespanntes Abdomen und Anzeichen eines Schocks. Bei der Auskultation des Abdomens sind ggf. noch hochgestellte Darmgeräusche hörbar. Ein Volvulus ist lebensbedrohlich; deshalb ist die schnelle Diagnostik (Sonografie und Röntgen) essenziell. Die Sonografie des Abdomens stellt dilatierte Dünndarmschlingen dar, die eine Hyperperistaltik oder schon eine Darmatonie zeigen. Die Darmwände können verdickt sein, die Dopplersonografie zeigt einen verminderten Blutfluss in der A. mesenterica superior und in den Darmwänden. In der Röntgenübersicht des Abdomens stellen sich stehende Dünndarmschlingen als Zeichen für einen Dünndarmileus dar (➤ Abb. 4.28).

4.9.2 Therapie

Es besteht die Indikation zur sofortigen Laparotomie über einen queren Oberbauchzugang. Man findet den torquierten Dünndarm (➤ Abb. 4.29). Das primäre Ziel ist die Derotation des Darms. Anschließend wird der Darm in warme feuchte Tücher eingepackt und die spontane Erholung abgewartet. Der gesamte Darm ist zu inspizieren; Ladd-Bänder sind bei Bestehen einer Malrotation zu beseitigen. Nekrotische Anteile

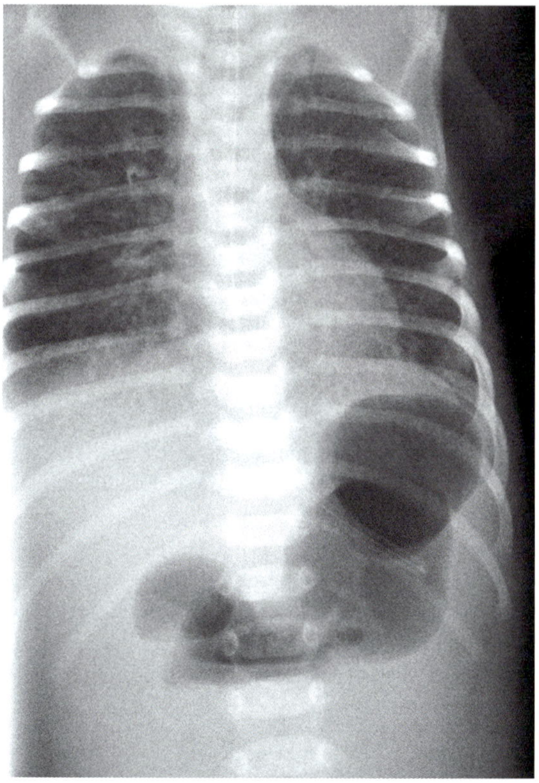

Abb. 4.28 Röntgen Abdomen: hoher Dünndarmileus bei Volvulus [G879]

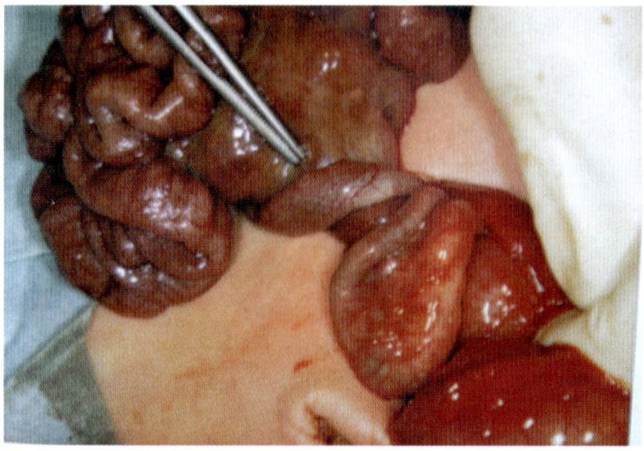

Abb. 4.29 Dünndarmvolvulus [G879]

sind sparsam zu resezieren, die Darmkontinuität kann meist wiederhergestellt werden. Die Anlage eines Anus praeter ist selten erforderlich. Sind sehr große Anteile des Dünndarms nekrotisch, können ein Belassen des Darms und ein „second look" innerhalb 24–48 Stunden notwendig werden. Der Dünndarm des Neugeborenen hat eine erstaunliche Erholungstendenz. Es besteht die Chance, dass sich proximal und/oder distal wenige Zentimeter erholen, sodass ein Kurzdarmsyndrom vermieden oder abgeschwächt werden kann.

4.9.3 Risiken und postoperativer Verlauf

Neben der Resektion von Darm mit Anastomose und den üblichen Risiken der Anastomoseninsuffizienz und -stenose sind der Anus praeter, die **Second-look**-Operation und die Entwicklung eines Kurzdarmsyndroms zu erwähnen. Ist nur eine lokale Resektion erforderlich, so ist die Prognose gut. Entspricht der intraoperative Befund einer weitgehenden Darmnekrose und ist ein **second look** nach 24–48 Stunden vorgesehen, muss die prophylaktische Antibiotikatherapie einer Durchwanderungsperitonitis vorbeugen. Hat die Darmnekrose die Dünndarmresorptionsfläche so weit minimiert, dass die Resorptionskapazität nicht mehr zur Ernährung des Kindes ausreicht, spricht man von einem Kurzdarmsyndrom. Die Prognose ist dann weitaus ungünstiger. Das Management bedarf jetzt interdisziplinärer Konzepte in spezialisierten und sehr erfahrenen Einrichtungen.

4.10 Mekoniumileus

Der Mekoniumileus ist eine seltene Ileusform. Es handelt sich um eine endoluminale Obstruktion durch langstreckig eingedicktes, zähes, zum Teil entfärbtes Mekonium, das perlschnurartig im Darm abgelagert ist. Der Zusammenhang zwischen dem Mekoniumileus und einer Mukoviszidose ist evident. Zwischen 10 und 20 % der Kinder mit einer Mukoviszidose haben einen Mekoniumileus in ihrer Anamnese. Unterscheiden kann man den Mekoniumileus in unkomplizierte Fälle (Passagestörung durch eingedicktes Mekonium in Kolon und distalem Ileum) und komplizierte Fälle (Volvulus, Perforation, Atresie und Peritonitis).

4.10.1 Klinik und Diagnose

In der Pränatalsonografie werden meist nur die komplizierten Formen des Mekoniumileus mit Atresie des Dünndarms, Perforation und Volvulus erkannt. Eine kinderchirurgische Beratung sollte erfolgen.

Postnatal präsentieren sich die unkomplizierten Verläufe verzögert durch späten Abgang von Mekonium, Zeichen eines tiefen Dünndarmileus mit Erbrechen und ein aufgetriebenes und druckschmerzhaftes Abdomen. Bei einem klinisch stabilen Kind kann zunächst eine konservative Therapie erfolgen. Nach der Sonografie (dilatierte, gefüllte proximale Darmschlingen, verdickte Darmwände) und der Röntgen-Übersichtsaufnahme in Linksseitenlage (➤ Abb. 4.30) werden Spülungen als Kontrasteinlauf oder mit einem Mukolytikum durchgeführt (➤ Abb. 4.31). Erfolgt Bildgebung, zeigt sich die typische perlschnurartige Aufreihung der Mekoniumpfröpfe, die nun aus dem Kolon und dem distalen Ileum herausgespült werden. Kontrastmittel kann danach auch oral über eine Magensonde zugeführt werden und führt aufgrund seiner hohen Osmolarität zu einem Flüssigkeitseintritt in das Darmlumen, was die Ablösung der Mekoniumpfröpfe von der Darmwand begünstigt. Die Erfolgschancen der konservativen Maßnahmen liegen bei etwa 20 %. Wenn sich unter konservativer Therapie die klinische Situation verschlechtert, muss die Operation erfolgen.

Komplizierte Fälle werden klinisch früh als ein akutes Abdomen symptomatisch. Galliges Erbrechen, druckschmerzhaftes aufgetriebenes Abdomen und Anzeichen einer Sepsis stehen im Vordergrund. Die Sonografie des Abdomens zeigt dilatierte proximale Darmschlingen, eine verdickte Darmwand und gelegentlich Aszites. Die Röntgen-Übersichtsaufnahme des Abdomens im Hängen stellt einen Dünndarmileus ggf. mit freier Luft dar. Daraus ergibt sich die Indikation zur Notfalllaparotomie.

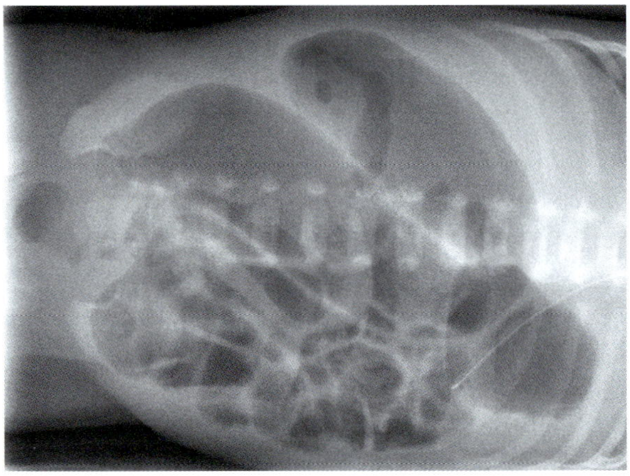

Abb. 4.30 Bild des dilatierten Dünndarms bei Mekoniumileus [G879]

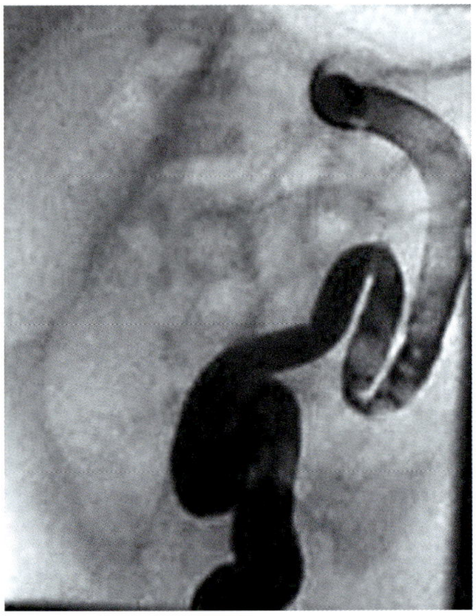

Abb. 4.31 Kontrastmittelgefülltes Kolon mit Mekoniumaussparungen [G879]

Ergänzend und erst im weiteren Verlauf wird eine genetische Untersuchung und ein Schweißtest zum Nachweis einer Mukoviszidose durchgeführt. Differenzialdiagnostisch muss man auch an das Mekoniumpropfsyndrom denken. Hierbei handelt es sich um einen kolischen und anorektalen Mekoniumpfropf aufgrund von Flüssigkeitsdefizit, der durch rektale Spülungen gelöst wird.

4.10.2 Therapie

Die Operation eines Mekoniumileus ist dringlich. Als Zugangsweg dient der Oberbauchquerschnitt. Bei den unkomplizierten Formen kann das Mekonium manuell oder unter gleichzeitigem transanalen Anspülen über einen präoperativ eingelegten Schlauch mobilisiert und **per vias naturalis** entleert werden. Gelingt das nicht, erfolgt die Eröffnung des Dünndarms im Bereich der prästenotischen Dilatation. Der Darm wird dann nach oral ausgestrichen und nach aboral durchgespült, um sämtliche Mekoniumpfröpfe aus dem Darm zu entfernen. Ziel ist der „mekoniumfreie" Darm. Danach erfolgt die Anlage eines Anus praeter, ggf. als Bishop-Koop-Enterostoma (➤ Abb. 4.32) oder aber die primäre Anastomose.

Bei komplizierten Formen mit einer oft schon intrauterinen Perforation mit Mekoniumperitonitis, einem Volvulus oder einer Darmnekrose ist die segmentale Dünndarmresektion oft nicht vermeidbar. Je nach „Darmzustand" ist eine primäre Anastomose denkbar, oder es wird ein Bishop-Koop-Enterostoma (➤ Abb. 4.32), seltener ein doppelläufiger Anus praeter angelegt.

Die Bishop-Koop-Enterostomie hat den Vorteil, dass der Dünndarminhalt bei freier distaler Passage direkt in den

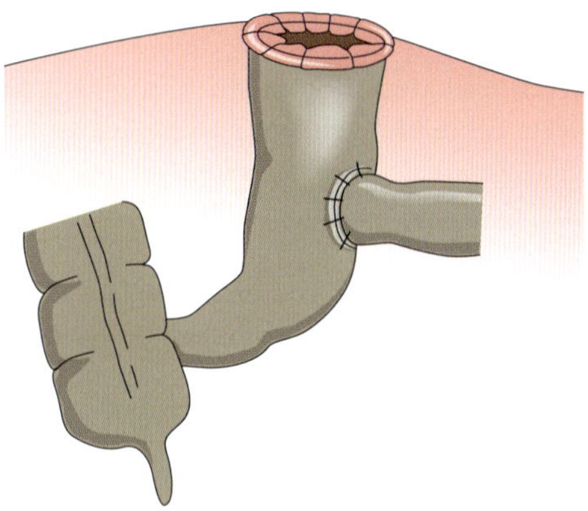

Abb. 4.32 Bishop-Koop-Enterostoma [L157]

abführenden Schenkel fließt und das Stoma nur als Überlaufventil funktioniert.

4.10.3 Risiken und postoperativer Verlauf

Neben der Möglichkeit einer Segmentresektion mit Anastomose und den Risiken der Anastomoseninsuffizienz und -stenose ist der Anus praeter zu erwähnen. Intraabdominelle Adhäsionen sind möglich. Bei ungestörtem Stuhltransport in den distalen Darmanteil und normaler rektaler Stuhlentleerung kann die Anus-praeter-Rückverlagerung geplant werden. Bei komplizierten Fällen muss mit einem wesentlich verzögerten enteralen Nahrungsaufbau gerechnet werden.

Die Überlebensprognose für Kinder mit komplizierten und unkomplizierten Formen eines Mekoniumileus liegt zwischen 85 und 100 % und ist vornehmlich von den anderen Erkrankungsmanifestationen der Mukoviszidose abhängig.

4.11 Kolonatresie/Kolonstenose

Die angeborene Kolonatresie kommt bei 1 : 40.000 Lebendgeborenen vor. Im Gegensatz zum Dünndarm ist das Kolon mit zunehmender embryonaler Entwicklung über das Mesokolon an der hinteren und seitlichen Bauchwand fixiert, sodass es hier seltener zu einer Durchblutungsstörung im Rahmen einer Torsion des Dickdarms kommen kann, was als eine mögliche Ursache für Atresie angesehen wird. Vornehmlich sind die mobilen Abschnitte Colon transversum und Sigmoid betroffen.

4.11.1 Klinik und Diagnostik

Symptomatisch werden die Kinder durch fehlenden Abgang von Mekonium nach der Geburt. Die Zeichen entsprechen denen einer tiefen Atresie des Dünndarms mit Erbrechen und aufgetriebenem Abdomen. Radiologisch zeigt sich ein Dickdarmileus mit dilatiertem Kolon.

Viel häufiger kommt es im Rahmen einer nekrotisierenden Enterokolitis zu einer Kolonstenose oder sekundären Kolonatresie. Diese Kinder haben ein aufgetriebenes Abdomen und wenig Stuhlabgang. Richtungweisend sind die Abdomen-Übersichtsaufnahme im Hängen und die anschließende Kolonkontrastmitteluntersuchung. Ein Abbruch der Kontrastmittelsäule weist die Stenose(n) im Bereich des Dickdarms nach (➤ Abb. 4.33).

4.11.2 Therapie

Nach einer queren Oberbauchlaparotomie wird das gesamte Kolon inspiziert, um mögliche zusätzliche Atresien nicht zu übersehen (➤ Abb. 4.34).

Bei einer Kolonatresie oder Stenose ist eine primäre Anastomose durchzuführen; nur in Ausnahmefällen (schlechter Allgemeinzustand oder übermäßiger Lumensprung) ist ein Anus praeter der primären Anastomose vorzuziehen.

4.11.3 Risiken und postoperativer Verlauf

Hinzuweisen ist auf die Kolonsegmentresektion mit Anastomose und den Risiken der Anastomosenstenose und -insuffizienz. Der mögliche Anus praeter ist zu erwähnen.

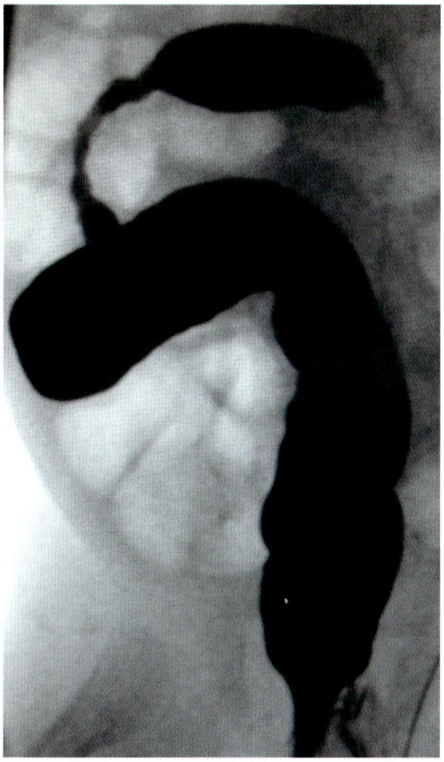

Abb. 4.33 Stenose im Bereich der linken Kolonflexur mit nachfolgender kompletter Kolonatresie im Colon transversum [G879]

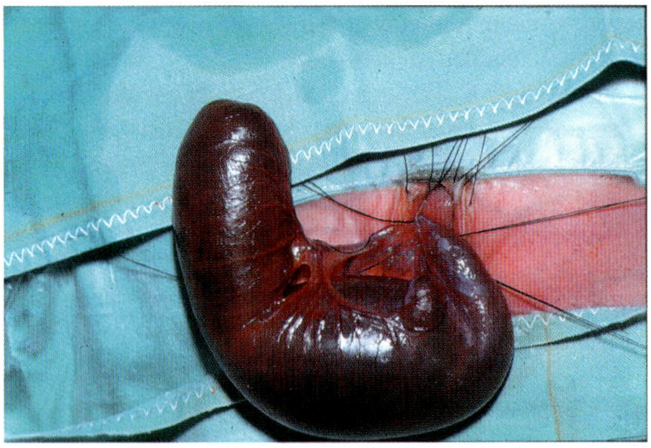

Abb. 4.34 Kolonatresie nach einer abgelaufenen NEC [G879]

Die Anus-praeter-Rückverlagerung erfolgt abhängig vom klinischen Zustand des Kindes und/oder von der Tonisierung des Kolons. Vor Rückverlagerung ist eine Darstellung des zuführenden Anus-praeter-Schenkels ausnahmsweise sinnvoll, da die ungestörte Stuhlentleerung über den künstlichen Ausgang alleine nichts über die Weite des Dickdarms aussagt. Auch der distale Abschnitt ist zu explorieren.

Die Prognose ist bei einer isolierten Kolonatresie oder -stenose ohne Perforation und zusätzliche Fehlbildungen gut.

4.12 Duplikaturen des Magen-Darm-Trakts

Duplikaturen des Gastointestinaltrakts können vom Ösophagus bis zum Anus an jeder Stelle auftreten (➤ Abb. 4.35). Duplikaturen sind entweder zystische oder tubuläre Dopplungen der jeweiligen Strukturen. Die embryologische Ursache ist unklar.

4.12.1 Ösophagusduplikatur

20 % der Duplikaturen befinden sich im Ösophagus. Assoziierte Fehlbildungen kommen bei bis zu 25 % der Kinder vor. Zervikale Ösophagusduplikaturen können als asymptomatische Schwellung im Bereich des Halses auffallen, aber auch zu einer Verlegung der oberen Atemwege führen. Im Bereich des mittleren Ösophagus können sie eine Kompression der Trachea bedingen. Die häufigsten Duplikaturen am Ösophagus sind allerdings im unteren Drittel lokalisiert. Hier stehen respiratorische Probleme ebenso im Vordergrund. Ältere Kinder klagen hingegen häufiger über Schluckbeschwerden. Ösophagusduplikaturen haben meist keine Verbindung und auch keine gemeinsame Wand mit dem eigentlichen Ösophagus.

Die Röntgen-Übersichtsaufnahme des Thorax kann durch die schattengebende mediastinale Raumforderung wegweisend sein. Bei entsprechendem Verdacht ist ein MRT indiziert, um die Diagnose zu sichern.

Die Symptomatik des Kindes bedingt die Operationsindikation. Die Resektion wird über eine rechtsseitige Thorakotomie durchgeführt und kann bei Säuglingen analog zur Ösophagusatresie extrapleural erfolgen. Minimal-invasives Vorgehen ist möglich. Die Duplikatur wird vollständig entfernt. Ist die Separation der Duplikatur in seltenen Fällen nicht möglich, so kann die Resektion eines Ösophagussegments notwendig werden. Hat die Duplikatur ebenfalls sehr selten eine Verbindung zum Ösophagus, so ist die Wand des Ösophagus anschließend sorgfältig zu verschließen. Eine Thoraxdrainage ist optional.

Ösophagusstenose und Wandundichtigkeiten einschließlich einer Anastomoseninsuffizienz sind zu erwähnen. Benachbarte Strukturen wie der N. vagus, aber auch der N. phrenicus können bei der Operation verletzt werden; die Verletzung des Ductus thoracicus mit nachfolgendem Chylothorax ist möglich.

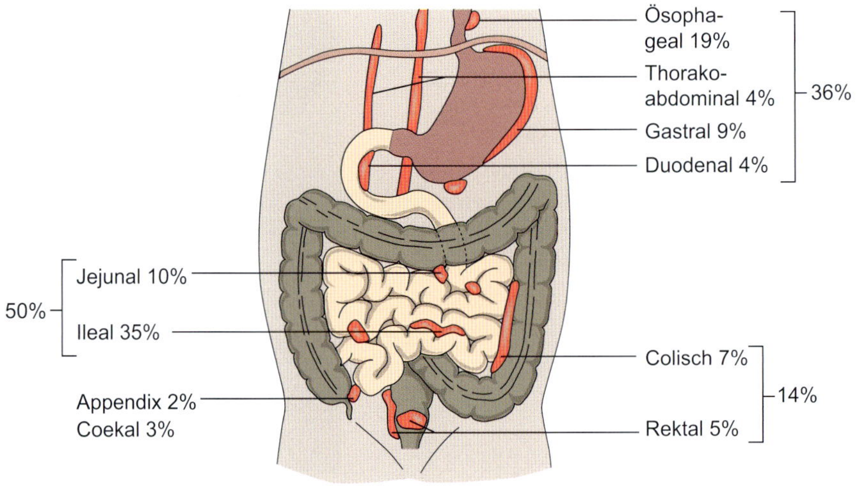

Abb. 4.35 Lokalisation der Duplikaturen des Gastrointestinaltrakts [L157]

Bei einer Eröffnung des Ösophagus empfiehlt sich eine Schienung mittels Magensonde für 8–10 Tage, bis nach einer Kontrastmitteldarstellung die orale Nahrungsaufnahme beginnen kann.

4.12.2 Magenduplikatur

Magenduplikaturen werden meist vor dem ersten Lebensjahr symptomatisch. Sie kommen häufiger bei Mädchen vor. Symptome sind hämorrhagisches Erbrechen, Gedeihstörungen, Bauchschmerzen und ein sichtbarer abdomineller Tumor. Komplikationen bei einer Magenduplikatur sind die Magenperforation, die gastrointestinale Blutung, die Fistelbildung zur Milz oder zur Lunge.

Diagnostische Bedeutung hat neben dem Röntgenbild des Abdomens und der Sonografie die Kernspintomografie. Differenzialdiagnostisch muss man an eine Pankreaspseudozyste denken.

Die Duplikatur des Magens ist eine Operationsindikation. Es wird eine quere Oberbauchlaparotomie durchgeführt. Die Duplikatur wird reseziert und eine etwaige Verbindung zum Magen übernäht. Der Eingriff kann auch minimal-invasiv durchgeführt werden.

Operatives Risiko ist die Nahtinsuffizienz. Wird die Duplikatur nicht vollständig reseziert, treten die erwähnten Symptome erneut auf.

4.12.3 Dünndarmduplikatur

Sie stellen sich entweder als zystische oder als tubuläre Duplikaturen dar. Bei tubulären Formen liegen sie dem Dünndarm an, haben oft eine gemeinsame Wand und können dem Dünndarm auf einer beträchtlichen Länge benachbart sein (➤ Abb. 4.36). Sie finden sich immer an der mesenterialen

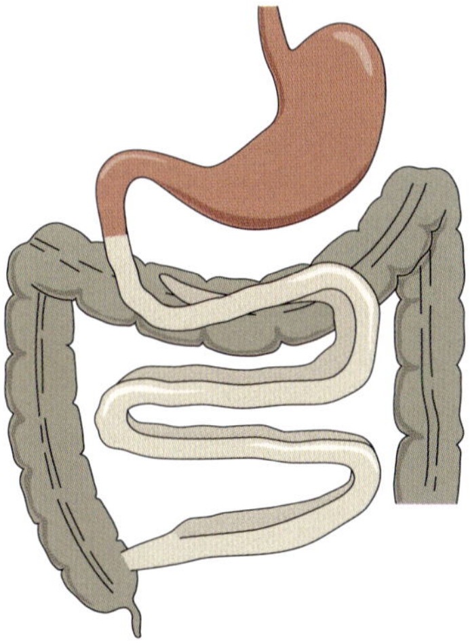

Abb. 4.36 Tubuläre Duplikatur des Dünndarms [L157]

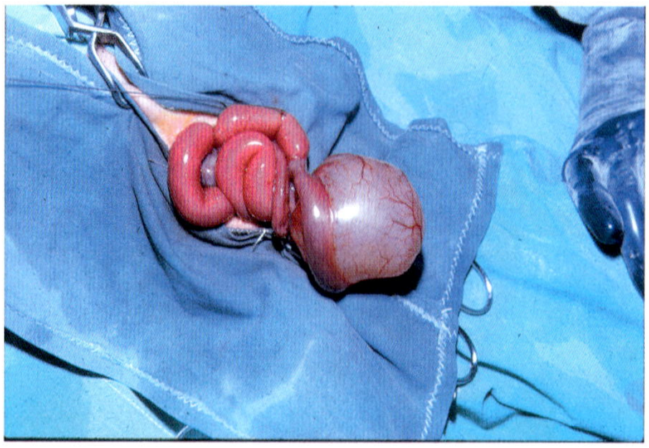

Abb. 4.37 Zystische Duplikatur des Jejunums [G879]

Seite, haben mit dem Dünndarmsegment eine gemeinsame Gefäßversorgung und in der Regel auch eine Verbindung zum Dünndarmlumen. Die zystischen Duplikaturen (➤ Abb. 4.37) liegen häufiger ileozökal mit einer gemeinsamen Gefäßversorgung und Wandung mit dem distalen Ileum.

Die meisten Duplikaturen des Dünndarms werden in den ersten zwei Lebensjahren symptomatisch. Die Symptome entsprechen denen eines Ileus; ggf. fallen blutige Stühle auf, ein palpabler Bauchtumor oder Zeichen eines akuten Abdomens bei einer Perforation der Duplikatur. Bei älteren Kindern steht eine Invagination oder rektale Blutung im Vordergrund. Die Diagnose einer Duplikatur des Dünndarms wird fast regelhaft erst intraoperativ gestellt und nur selten vor dem Eingriff vermutet.

Präoperativ werden eine Röntgenübersichtsaufnahme und eine Sonografie des Abdomens durchgeführt.

Über eine quere Oberbauchlaparotomie werden die zystischen Duplikaturen und die kurzen tubulären Duplikaturen mitsamt dem benachbarten Dünndarm reseziert. Weitaus schwieriger sind die langstreckigen Dünndarmduplikaturen wegen der Gefahr eines Kurzdarms zu therapieren. Sollte die Länge der Duplikatur bei der Resektion des begleitenden Darms zu einem nicht tolerablen Darmverlust führen, so muss die partielle Wandresektion oder Eröffnung der Duplikatur und konsequente Mukosektomie erfolgen. Kritisch kann trotzdem die Blutversorgung des Dünndarms sein.

Die gezielte Aufklärung ist bei einer Dünndarmduplikatur kaum möglich, da die Diagnose nur in wenigen Fällen vor der Operation vermutet wird. Postoperativ kann es zu einer Anastomoseninsuffizienz oder -stenose kommen. Bei einer ausgedehnten Dünndarmresektion droht ein Kurzdarmsyndrom.

Bei nicht entfernten Duplikaturen des Dünndarms werden maligne Entartungen beschrieben.

4.12.4 Kolonduplikatur

Die Duplikaturen des Kolons werden in drei verschiedene Typen unterteilt. Es gibt die zystischen und die tubulären Duplikaturen sowie die Duplikaturen der Appendix. In der Regel

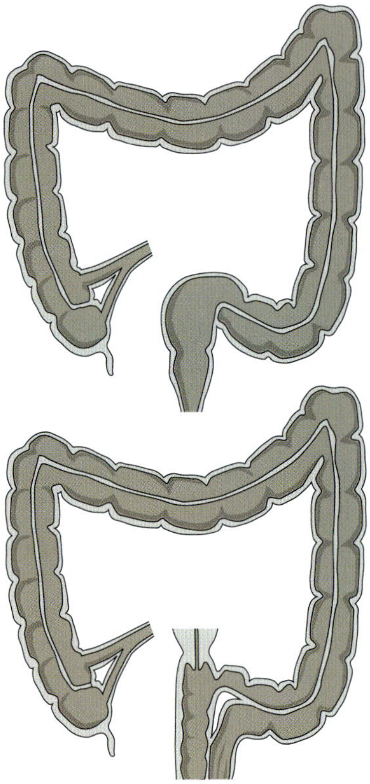

Abb. 4.38 Kolonduplikatur [L157]

findet sich Kolonschleimhaut in den Duplikaturen. Bei den tubulären Kolonduplikaturen sind assoziierte Fehlbildungen häufig.

Bei **zystischen Duplikaturen** steht in der klinischen Symptomatik das akute Abdomen mit Erbrechen, Bauchschmerzen und einem palpablen Tumor im Vordergrund. Die Diagnose wird aber häufig erst intraoperativ gestellt.

Bei **tubulären Duplikaturen** (➤ Abb. 4.38) gibt es akute Verlaufsformen mit Zeichen eines Ileus und subakute Präsentationen mit intermittierenden Bauchschmerzen, selten vaginalen Fisteln, einem Rektumprolaps oder rezidivierenden Harnwegsinfektionen durch Abflussbehinderung. Die Röntgen-Übersichtsaufnahme des Abdomens, die Sonografie, der Kolonkontrasteinlauf sowie die MRT können ggf. die Diagnose klären. Angeschlossen werden kann auch eine Koloskopie wegen der unklaren Ursache der Beschwerden. Das Problem dieser Duplikaturen ist die zunehmende Ausdehnung durch Stuhl aufgrund der möglichen Verbindung zum originären Darm.

Duplikaturen der Appendix werden erst intraoperativ gefunden und sind durch die Appendektomie beseitigt. Zystische und damit begrenzte Duplikaturen werden mit angrenzendem Kolon reseziert (➤ Abb. 4.39). Die operative Therapie der tubulären Duplikaturen erfolgt sehr individuell. Häufig haben die Duplikaturen proximal eine Verbindung zum Kolon, aber enden distal blind. Hier kann man das distale

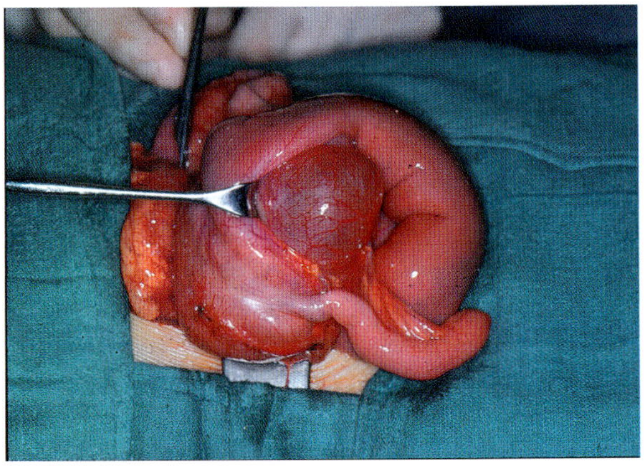

Abb. 4.39 Zystische Duplikatur des Kolons [G879]

blinde Ende mit dem Kolon verbinden. Eine Alternative ist die Resektion der Duplikatur. Hat die Duplikatur eine Verbindung zur Vagina oder zum Harntrakt, so sollten die partielle Wandresektion und eine Mukosektomie durchgeführt werden, um sekundäre urogenitale Fisteln zu vermeiden.

Die Anastomosenstenose oder -insuffizienz sind ebenso zu bedenken wie Verletzungen von Harnblase, Vagina, Ureteren und Samenleiter. Werden die Duplikaturen des Kolons nicht operativ entfernt, sind maligne Entartungen möglich.

4.12.5 Rektumduplikatur

Rektumduplikaturen werden meist innerhalb der ersten zwei Lebensjahre symptomatisch. Sie kommen häufiger bei Mädchen vor und befinden sich meist dorsal zwischen Rektum und Steißbein/Sakrum (➤ Abb. 4.40). Mit zunehmendem Alter der Kinder kommt es bei bestehender Verbindung zum eigentlichen Rektum zur Stuhlfüllung der Duplikatur und Verdrängungserscheinungen.

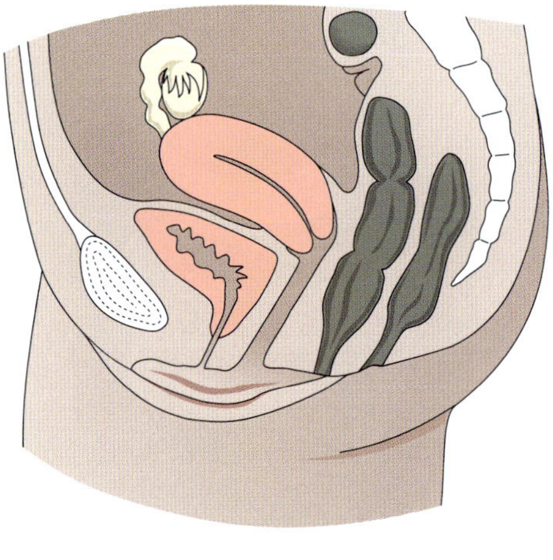

Abb. 4.40 Rektumduplikatur [L157]

Obstipation, rektale Blutung, Rektumprolaps und Defäkationsschmerzen sind die häufigsten Symptome. Bei der Untersuchung findet sich gelegentlich eine kleine Fistel in der Gesäßfalte. Solche Fisteln werden nicht selten als Anal- oder Rektumabszess behandelt. Bei häufig wiederkehrenden Abszessen mit o.g. Symptomen ist deshalb die Rektumduplikatur zu bedenken. Differenzialdiagnostisch kommt eine anteriore Meningomyelozele infrage. Ein MRT des Beckens ist zur diagnostischen Klärung notwendig.

Es sind der transanale Zugang oder der posteriore sagittale Zugang möglich. Ziel ist es, die komplette Zyste zu entfernen, alternativ ist eine Mukosektomie durchzuführen.

Bei Operation im Bereich des Rektums können die sakralen Nervenfasern verletzt werden; Defäkationsstörungen und Inkontinenz sind ggf. die Folge. Auch sind Stenosen oder Insuffizienzen mögliche Komplikationen. Bei unvollständiger Entfernung kommt es zu einem Rezidiv. Maligne Entartung wird bei nicht operierten Duplikaturen des Rektums beschrieben.

4.13 Mesenterialzysten

Mesenterialzysten sind gutartige Tumoren, die am häufigsten im Mesenterium des Dünndarms zu finden sind. Insgesamt sind sie selten. Sie entwickeln sich aus Lymphgefäßen, die den Anschluss an das Lymphabflusssystem nicht vollzogen haben. Mit zunehmendem Alter der Kinder wachsen diese Tumoren und werden je nach Größe als zystisches Lymphangiom symptomatisch.

4.13.1 Klinik und Diagnose

Klinisch stehen rezidivierende Bauchschmerzen im Vordergrund. Auch ein tastbarer Tumor kann Symptom einer Mesenterialzyste sein. Selten können Mesenterialzysten mit Erbrechen und den Anzeichen eines akuten Abdomens auffällig werden. Bei der Sonografie des Abdomens fällt dann die zystische Struktur auf. Differenzialdiagnostisch muss man an Duplikaturen des Dünndarms und bei Mädchen an Ovarialzysten denken.

4.13.2 Therapie

Die Operation erfolgt in der Regel elektiv, sofern nicht Ileussymptome zu einem dringlichen Eingriff führen. Über einen Oberbauchquerschnitt kann der gesamte Dünndarm exploriert und die Zyste wegen der Durchblutung ggf. mit angrenzendem Dünndarmsegment reseziert werden (➤ Abb. 4.41). Alternativ kann diese Operation auch minimal-invasiv durchgeführt werden.

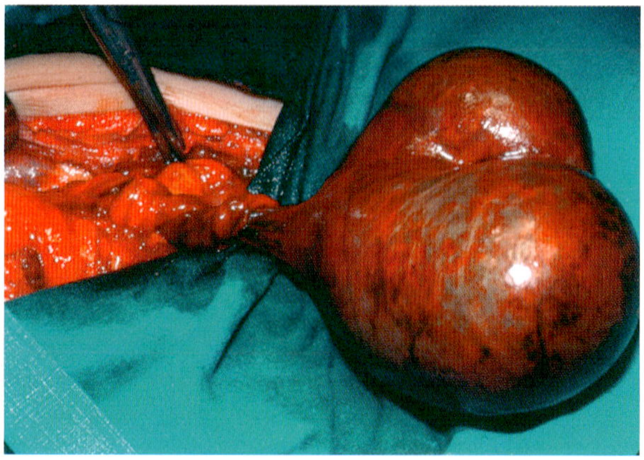

Abb. 4.41 Mesenterialzyste [G879]

4.13.3 Risiken und postoperativer Verlauf

Oft ist eine Resektion von Dünndarm notwendig und die Zysten lassen sich nicht isoliert entfernen. Sollte eine Resektion und Anastomose des Dünndarms erforderlich werden, so muss über Anastomoseninsuffizienz und -stenose aufgeklärt werden. Rezidive sind möglich. Nach Resektion der Zyste ist mit keinen weiteren Problemen zu rechnen.

4.14 Nekrotisierende Enterokolitis

Die nekrotisierende Enterokolitis (NEC) ist eine entzündliche Darmerkrankung des Frühgeborenen, am häufigsten bei einem Gewicht < 1.500 g. Reife Kinder sind in der Regel nur im Zusammenhang mit schweren kardialen Erkrankungen betroffen. Die Erkrankung kann den gesamten Gastrointestinaltrakt betreffen, aber auch lokalisiert oder multisegmental auftreten. Die Ätiologie ist nicht gänzlich geklärt. In aller Regel sind Neugeborene betroffen, die bereits Nahrung zu sich genommen haben. Wahrscheinlich kommt es bei Minderperfusion des Darms (Ischämie) und unreifer Abwehrlage unter der bakteriellen Kolonisation der Darmschleimhaut zur Entzündung der Schleimhaut mit nachfolgender Bakterientranslokation in die Darmwand und in das venöse Abflusssystem. Die Erkrankung beginnt meist 1–2 Wochen nach Ernährungsbeginn.

4.14.1 Klinik und Diagnose

Klinisch fallen die Kinder mit gastrointestinalen Symptomen auf. Sie trinken nicht mehr oder haben deutliche Magenreste. Das Allgemeinbefinden verschlechtert sich und es kommt zu galligem oder blutigem Erbrechen bei Zunahme des Bauchumfangs. Möglicherweise imponieren eine Abwehrspannung, blutige Stühle und Bauchwandödem. Zeichen einer Sepsis

Tab. 4.1 Klassifikation der nekrotisierenden Enterokolitiden nach Bell

Stadium		Systemische Zeichen	Gastrointestinale Zeichen	Radiologische Zeichen
Ia	Verdacht auf eine NEC	Apnoen, Bradykardien, Temperaturinstabilität, Lethargie	Magenreste, Erbrechen, okkulte rektale Blutung, geringgradige abdominelle Distension	Normaler Darm oder geringe Dilatation des Darms, geringgradiger Ileus
Ib	Verdacht auf eine NEC	Wie oben	Blutige Stühle	Wie oben
IIa	NEC, kaum Krankheitszeichen	Wie oben	Plus: fehlende Darmgeräusche, Bauchschmerzen	Plus: Pneumatosis intestinalis, mäßiger bis hochgradiger Ileus mit dilatierten, stehenden Darmschlingen
IIb	NEC, mäßige Krankheitszeichen	Plus: milde, metabolische Azidose, mäßige Thrombozytopenie	Plus: geringgradiges Erythem der Bauchwand, Resistenz im rechten Unterbauch tastbar	Portalvenöses Gas, eventuell Aszites
IIIa	Fortgeschrittene NEC, schwer krankes Kind, Darm intakt	Plus: metabolische und respiratorische Azidose, Neutropenie, Sepsis mit Hypotonie, Schock, Bradykardie und disseminierte intravasale Gerinnung (DIC)	Plus: generalisierte Peritonitis, hochgradige abdominelle Distension und Verfärbung, Resistenz im rechten Unterbauch	Plus: Aszites
IIIb	Fortgeschrittene NEC, schwer krankes Kind mit Darmperforation	Wie oben	Wie oben	Plus: Pneumoperitoneum

wie Tachykardie, Apnoe oder Dyspnoe, Blutdruckabfall und Temperaturlabilität folgen, begleitet von einer Peritonitis mit einem aufgetriebenen Abdomen und geröteter Abdominalhaut. Laborchemisch findet sich neben der Azidose eine Anämie, eine Leukopenie mit Linksverschiebung, eine Thrombopenie sowie eine CrP- und IL-6-Erhöhung. Klinisch hilfreich ist die modifizierte Klassifikation nach Bell (➤ Tab. 4.1).

Bei Verdacht auf eine NEC zeigt die Sonografie verdickte dysmotile Darmwände mit intramuraler Gasansammlung und freie Flüssigkeit im Abdomen. Hilfreich kann die Dopplersonografie zur Darstellung der Darmdurchblutung sein. Die Röntgenaufnahme des Abdomens im Hängen kann je nach Stadium Zeichen des Ileus mit stehenden, im Verlauf auch fixierten Darmschlingen, eine Pneumatosis intestinalis (Gas in der Darmwand), Luft in der Vena portae oder auch freie Luft unter dem Zwerchfell als Zeichen einer Perforation (➤ Abb. 4.42, ➤ Abb. 4.43) darstellen.

Bei NEC-Verdacht wird unverzüglich mit der konservativen Therapie begonnen. Diese beinhaltet die Nahrungskarenz mit parenteraler Ernährung, eine Magensonde zur Dekompression des Gastrointestinaltrakts, den Ausgleich des Elektrolythaushalts, der Anämie und der Azidose sowie die antibiotische Behandlung nach der bekannten Resistenzlage der jeweiligen neonatologischen Intensivstation. Häufig ist auch eine Intensivtherapie mit Katecholamingabe einschließlich Beatmung des Kindes notwendig. Bei zunächst konservativer Vorgehensweise sollten engmaschige klinische Kontrollen durch den Neonatologen und den Kinderchirurgen erfolgen. Kurzfristige Röntgen- und Ultraschallkontrollen können notwendig werden.

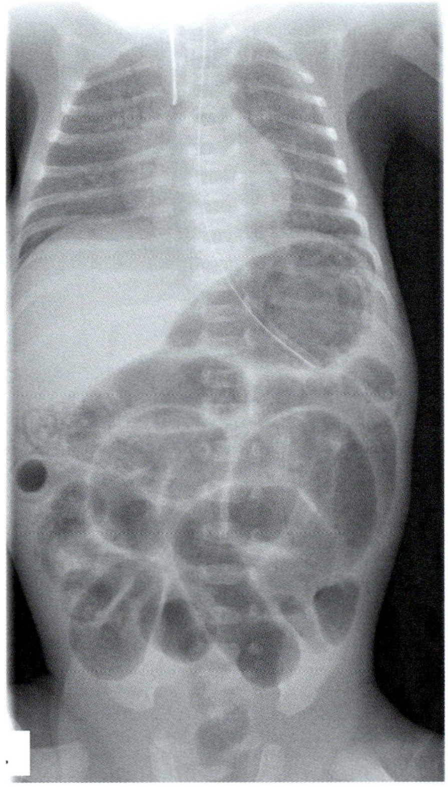

Abb. 4.42 Röntgenbild einer NEC [G879]

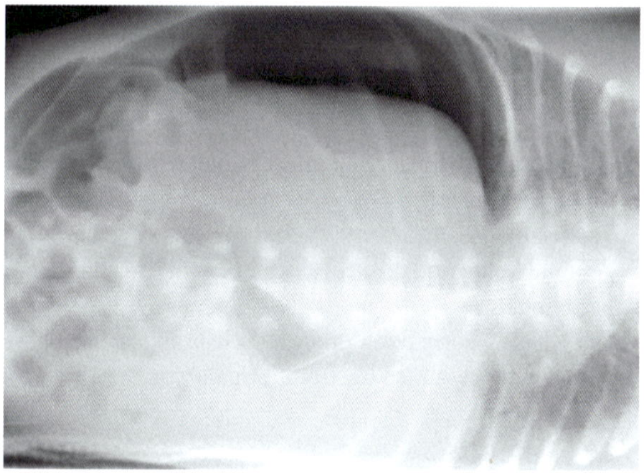

Abb. 4.43 Röntgenbild einer NEC in Linksseitenlagen [G879]

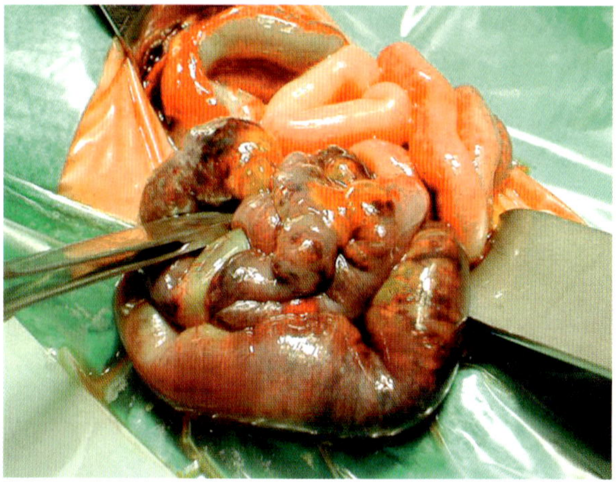

Abb. 4.44 Ausgedehnter Befund bei einer NEC [G879]

4.14.2 Therapie

Die Indikation zur Operation ist bei einer Darmperforation unumstritten, wird aber auch im Stadium IIb bei entsprechenden Ileuszeichen, Luft in der Pfortader, palpablem Bauchtumor und Bauchwanderythem sowie Zeichen einer Peritonitis gestellt.

Die operative Therapie hat das Ziel, mit möglichst geringem Aufwand den Darm zu entlasten und etwaige Perforationen zu beseitigen, ohne unnötig Darm zu resezieren. Die mittlerweile als historisch zu geltende Grundregel, nekrotische Segmente radikal zu resezieren und einen Anus praeter anzulegen, ist aufgrund der oft beobachteten phänomenalen Erholungschancen des Darms eines Frühgeborenen überholt. Der operative Zugang erfolgt über eine quere Oberbauchlaparotomie. Die Strategien unterscheiden sich je nach intraoperativem Befund:

1. Meist wird proximal des geschädigten Darmabschnitts ein doppelläufiger Anus praeter angelegt; distal werden Perforationen übernäht.
2. Wenn große Darmabschnitte nekrotisch sind, wird proximal der Nekrose das Jejunum ausgeleitet und ggf. ein „second look" durchgeführt, um möglichst sparsam zu resezieren (➤ Abb. 4.44).
3. Bei sehr kleinen und klinisch instabilen Frühgeborenen < 1.000 g ist die ausschließliche Drainage der Abdominalhöhle bettseitig möglich, erübrigt aber oft nicht eine spätere Laparotomie.
4. Bei begrenztem segmentalem Befall ist es denkbar, den lokal geschädigten Darmabschnitt zu resezieren und eine primäre Anastomose durchzuführen (➤ Abb. 4.45).

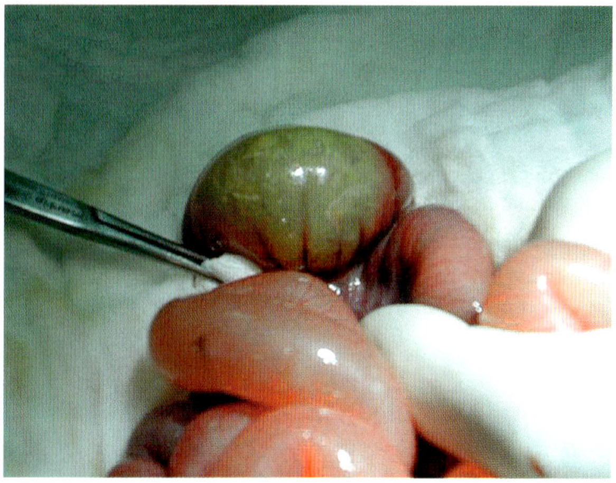

Abb. 4.45 Segmentale NEC [G879]

4.14.3 Risiken und postoperativer Verlauf

Die Resektion von Darmsegmenten ist, obwohl möglichst zu vermeiden, häufig notwendig. Nahezu regelhaft erforderlich ist die Anlage eines Anus praeter mit den Risiken einer Anus-praeter-Stenose oder eines Anus-praeter-Prolaps. Bei fulminantem Befund kann ein *second look* indiziert sein. Das potenzielle Kurzdarmsyndrom sollte bei der Aufklärung erwähnt und die Vermeidungsstrategien erläutert werden. Nach einer Anastomose am Darm können eine Anastomoseninsuffizienz und Anastomosenstenose auftreten.

Postoperativ stehen die Intensivtherapie des septischen Krankheitsbilds und die parenterale Ernährung dieser immer sehr kritisch kranken Kinder ganz im Vordergrund. Bei einsetzender Peristaltik und Anus-praeter-Funktion kann der vorsichtige Beginn der enteralen Ernährung diskutiert werden. Im weiteren Verlauf kann der Dünndarmstuhl schrittweise in den abführenden Schenkel des Anus praeter umgefüllt werden. Wegen der Möglichkeit postentzündlicher Strikturen oder sekundärer Atresien in diesem Abschnitt ist jeder Hinweis auf eine Transportstörung ernst zu nehmen. Unkontrollierte Belastung des distalen Darms kann zu erneutem Aufflackern der Entzündung und Sepsis führen. Im Zweifelsfall kann die radiologische Passagedarstellung helfen, die vor der Rückverlegung des Anus praeter etwa (6–) 12 Wochen nach der primären Operation und bei klinisch stabilem Kind immer erforderlich ist, wenn die kontinuierliche Stuhlumfüllung nicht die freie Durchgängigkeit hinlänglich bewiesen hat. Die Kinder sollten bei der Operation zwischen 2.000 und 3.000 g schwer sein.

Die Letalität der NEC beträgt 20–40 %. Bei den überlebenden Patienten kann bei der Anus-praeter-Rückverlagerung durch die Notwendigkeit, sekundär atretische Segmente zu resezieren, das Risiko eines Kurzdarmsyndroms nochmals steigen. Wichtig ist es, daran zu denken, dass auch nach konservativ behandelter NEC eine Striktur zu Passage- und Gedeihstörungen führen kann. Spätfolgen nach überstandener NEC sind grundsätzlich aufgrund der schweren Darmerkrankung Gedeihstörungen, entwicklungsneurologische Defizite und die Entwicklung von gastrointestinalen Problemen wie Stenosen und Adhäsionen. Prognostisch ungünstig ist die Entwicklung eines Kurzdarmsyndroms nach fulminanter NEC mit subtotaler Darmresektion.

Von der NEC unterschieden werden muss die FIP (fokale intestinale Perforation). Die Kinder sind noch jünger (Ende der ersten Lebenswoche), die Symptomatik fulminanter, es besteht immer freie Luft, es findet sich intraoperativ nur eine wie ausgestanzte Dünndarmperforation und die direkte Anastomose ist hier eine gute Alternative zur Anlage eines Anus praeter.

4.15 Morbus Hirschsprung

Der Morbus Hirschsprung ist eine angeborene Innervationsstörung des Darms. Der Stuhltransport kann nicht oder nur sehr schwierig über den betroffenen Darmabschnitt erfolgen, da durch das Fehlen des intramuralen intestinalen Nervenplexus diesem aganglionären Darmsegment die Fähigkeit zur Relaxation fehlt. Es resultiert eine funktionelle Obstruktion. Da die fetale Einwanderung der Nerven und die Ausbildung der intramuralen Nervenplexus bis zur 12. SSW in kraniokaudaler Richtung verläuft, betrifft die Erkrankung immer das Anorektum und kann sich je nach Ausmaß der Migrationsstörung nach oral bis hin zur totalen gastrointestinalen Innervationsstörung ausdehnen (s. Einteilung unten). Die Häufigkeit beträgt ca. 1 : 4.000–5.000 Lebendgeburten. Jungen sind häufiger betroffen (4 : 1). Verschiedene genetische Ursachen wurden bisher analysiert. Häufig assoziierte Erkrankungen sind die Trisomie 21 und kardiale Fehlbildungen.

Eingeteilt wird der Morbus Hirschsprung nach der Länge des aganglionären Segments:

- Ultrakurzes Segment: nur Sphincter-ani-internus-nahes, sehr kurzes Segment betroffen. Wegen der physiologischen Aganglionose der Sphinkterregion wird der Existenz dieses Typs oft widersprochen. Die Kinder werden erst später symptomatisch, leiden häufig an einer chronischen Obstipation. Diese Form ist selten.
- Rektosigmoidale Form: die häufigste Form eines Morbus Hirschsprung. Hier sind das Rektum und das Sigma betroffen (75 %).
- Langstreckige Form: Bei dieser Form reicht die Aganglionose bis zur linken Kolonflexur oder erreicht noch das Colon transversum (17 %).
- Totale Kolonaganglionose (Zuelzer-Wilson-Syndrom): Das gesamte Kolon und die ileozökale Übergangsregion sind betroffen (8 %).
- Die seltenste Form des Morbus Hirschsprung ist die Aganglionose des gesamten Gastrointestinaltrakts.

4.15.1 Klinik und Diagnose

Frühsymptomatischer Verlauf

Einige Patienten werden bereits in der Neonatalperiode auffällig. Es kommt zu galligem Erbrechen, das Abdomen ist ausladend und gespannt. Es zeigen sich klinische Zeichen eines Ileus. Es ist noch kein Mekoniumabgang erfolgt oder aber der Mekoniumabgang ist verzögert aufgetreten. Bei der rektalen Untersuchung kommt es zu einer explosionsartigen Entleerung von Darmgas und Mekonium. Die Kinder können eine Enterokolitis und ggf. ein sog. toxisches Megakolon entwickeln. Sie sind dann in einem lebensgefährlichen Zustand, septisch, erbrechen, entleeren dünnflüssige Stühle und haben ein gespanntes und ausladendes Abdomen. Die Patienten benötigen parenterale Flüssigkeitszufuhr, intravenöse Antibiose, vorsichtige rektale Spülungen zur Darmentlastung und in manchen Fällen einen notfallmäßigen Anus praeter.

Verzögerte Verlaufsform

Die Stuhltransport- und Stuhlentleerungsstörungen stehen im Vordergrund. Unmittelbar nach der Geburt wird zwar ebenfalls Mekonium verzögert abgesetzt, dies aber bei sonst unauffälligem Kind nicht als Symptom registriert. Unter Muttermilchernährung wird die Stuhlentleerungsstörung nicht wahrgenommen. Beim Abstillen oder anlässlich einer Nahrungsumstellung treten erstmals obstipative Probleme auf. Konservative Maßnahmen der Defäkationsregulierung verlaufen erfolglos. Die Kinder werden häufig wegen einer Obstipation vorgestellt.

Die „diagnostische Trias“ bei Verdacht auf einen Morbus Hirschsprung umfasst:

- **Rektummanometrie:** Eine Sonde wird zur intraluminalen Druckmessung in das Rektum eingeführt, ein Ballon zur Stimulation im Rektum platziert. Auf eine Ballonfüllung kommt es bei einem Morbus Hirschsprung nicht zu einer reflektorischen Relaxation des Musculus sphincter ani internus.
- **Kolonkontrasteinlauf:** Distal stellt sich das enge aganglionäre Segment, proximal die prästenotische Dilatation dar (➤ Abb. 4.46).

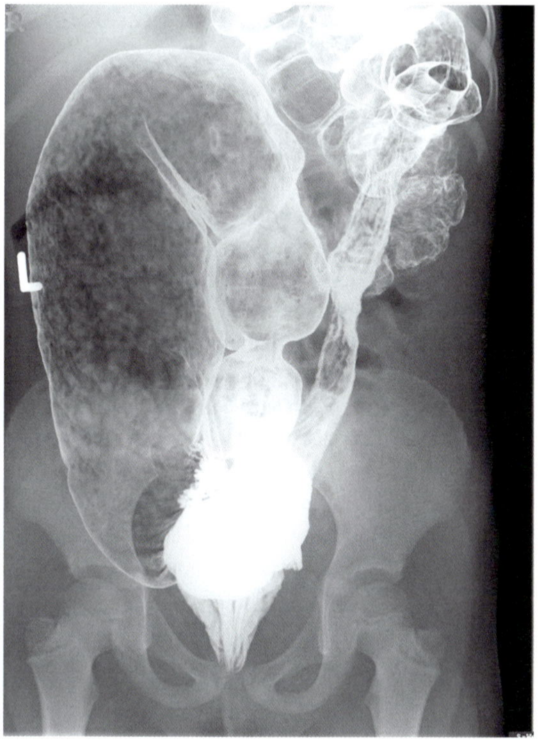

Abb. 4.46 Röntgen-Kontrastuntersuchung eines Kindes mit Morbus Hirschsprung [G879]

- **Rektumbiopsie:** Die Rektumbiopsie – als Schleimhautsaugbiopsie oder Exzisionsbiopsie – ist der diagnostische Goldstandard und zeigt das Fehlen der Ganglienzellen im Plexus submucosus oder die Vermehrung AChE-positiver, auf der Suche nach den fehlenden intramuralen Umschaltganglien proliferierter Nervenfasern. Bei unklarer kranialer Ausdehnung der Erkrankung kann eine proximale laparoskopische Vollwandbiopsie durchgeführt werden.

Beim kritisch kranken Neugeborenen wird der Verdacht meist intraoperativ geäußert, und die Diagnostik erfolgt im weiteren Verlauf nach Anlage eines Anus praeter. Dabei ist zu bedenken, dass die diagnostischen Möglichkeiten beim Neugeborenen eingeschränkt sind, da die Manometrie nicht immer aussagekräftig ist, die typische prästenotische Dilatation im Kolonkontrasteinlauf durch den Anus praeter kompensiert wird und die Proliferation AChE-positiver Nervenfasern noch nicht ausgebildet ist. Solche Kinder gehen deshalb mit einem Anus praeter nach Hause und werden im Intervall etwa am Ende des zweiten Lebensmonats weiter diagnostisch abgeklärt. Auch Säuglinge mit einer relativ frühen, aber undramatischen Symptomatik können so verzögert diagnostiziert werden. Hier nehmen die Eltern regelmäßige Darmspülungen vor und bei Anzeichen einer Enterokolitis erfolgt die sofortige Vorstellung in der Klinik. Der Anus praeter ist so meist vermeidbar.

4.15.2 Therapie

Ist die Diagnostik abgeschlossen und positiv, so ist die Resektion des aganglionären Darmsegments unumgänglich. Bei bestehendem Anus praeter ist der Zeitpunkt frei wählbar, bei allen anderen Kindern in gewissem Maße von der Praktikabilität der regelmäßigen Darmspülungen bestimmt. Die Operation erfordert kein Mindestalter. Ziel der Operation ist die Resektion des aganglionären Segments unter Erhaltung der Kontinenz. Der gesunde proximale (Dick-)Darm muss nach der Operation die Stuhlsäule über das verbliebene, möglichst kurze aganglionäre Sphinktersegment ausscheiden. Voraussetzung dazu ist, dass intraoperativ unabhängig von der Wahl des Operationsverfahrens der zur Anastomose bestimmte Darm einer bioptischen Schnellschnittuntersuchung auf das Vorhandensein eines normal ausgebildeten intramuralen Plexus unterzogen wird!

Traditionell standen vier Operationsverfahren zur Verfügung:

- **nach Soave:** Sigmoidresektion, rektale Mukosektomie, Spaltung der rektalen Muskelschicht, Durchzug des gesunden Darms und koloanale Anastomose (➤ Abb. 4.47)
- **nach Duhamel:** Rektosigmoidresektion unter Belassung eines Rektumpouches und tiefe koloanale Anastomose an der Rückwand des Pouches mit anschließender breiter Eröffnung der Wand zwischen Pouch und durchgezogenem Darm (➤ Abb. 4.48)
- **nach Swenson:** tiefe rektosigmoidale Mobilisation, Ausstülpung dieses Segments bis zur analen Visualisierung der Linea dentata, Durchzug des proximalen gesunden Darms und anale Anastomose (➤ Abb. 4.49)
- **nach Rehbein:** tiefe anteriore Rektosigmoidresektion und direkte oder transanale Stapler-Anastomose (➤ Abb. 4.50)

Aktuell werden das Verfahren nach de la Torre und das laparoskopisch assistierte Verfahren bevorzugt. Die Ergebnisse dieser moderneren Vorgehensweisen sind vergleichbar mit den

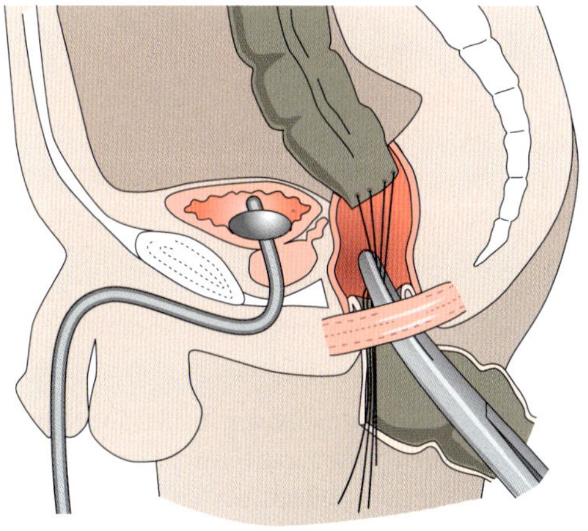

Abb. 4.47 Operation nach Soave [L157]

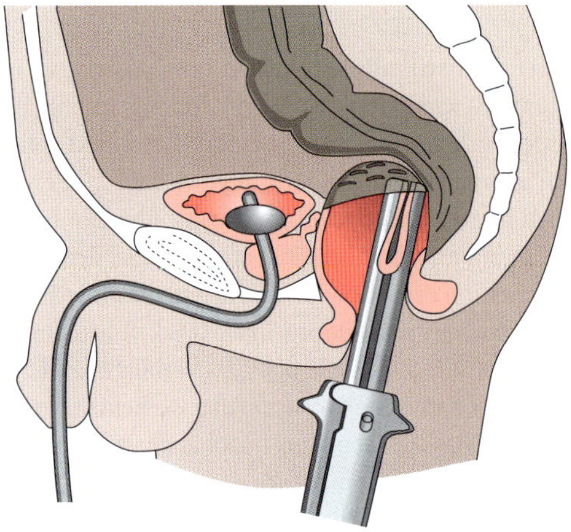

Abb. 4.48 Operation nach Duhamel [L157]

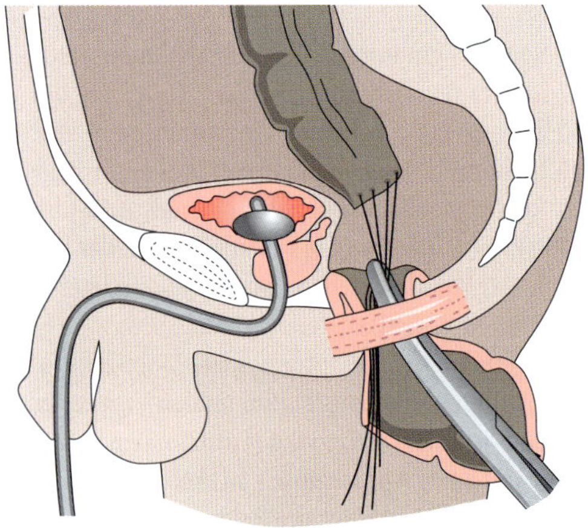

Abb. 4.49 Operation nach Swenson [L157]

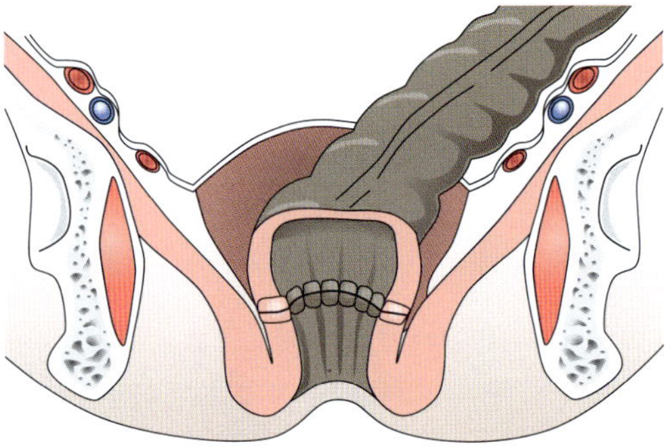

Abb. 4.50 Tiefe anteriore Rektumresektion nach Rehbein [L157]

traditionellen Operationsmethoden, haben aber den Vorteil eines viel geringeren postoperativen Schmerzmittelbedarfs, des schnelleren Nahrungsaufbaus, des kürzeren Krankenhausaufenthalts und der fehlenden oder sehr kleinen Hautnarbe.

Operation nach de la Torre (transendorektaler Pull-through, TERPT)

Der Eingriff erfolgt transanal. Nach zirkulärer Mukosainzision wenige Millimeter proximal der Linea dentata erfolgt die Präparation zwischen dem Muskelschlauch, der erhalten bleibt, und der Schleimhaut des Darms (➤ Abb. 4.51 und ➤ Abb. 4.52).

Erst nach einigen Zentimetern und etwa nach Erreichen der peritonealen Umschlagsfalte wird transmural inzidiert, der Darm jetzt nach Gefäßdurchtrennung schrittweise mobilisiert und durchgezogen. Bevor der gesunde Darm transanal reanastomosiert wird, wird der verbliebene distale Muskelschlauch in der Länge gespalten. 20–25 cm lange rektosigmoidale Segmente sind transanal zu resezieren. Ist eine höhere Resektion oder die Mobilisation der linken Flexur notwendig, erfolgt die abdominelle Präparation laparoskopisch. Die Analogie des Operationsverfahrens zum Verfahren nach Soave ist offensichtlich.

Laparoskopisch assistiertes Verfahren

Es erfolgt initial die laparoskopische Präparation des aganglionären Segments bis unterhalb der peritonealen Um-

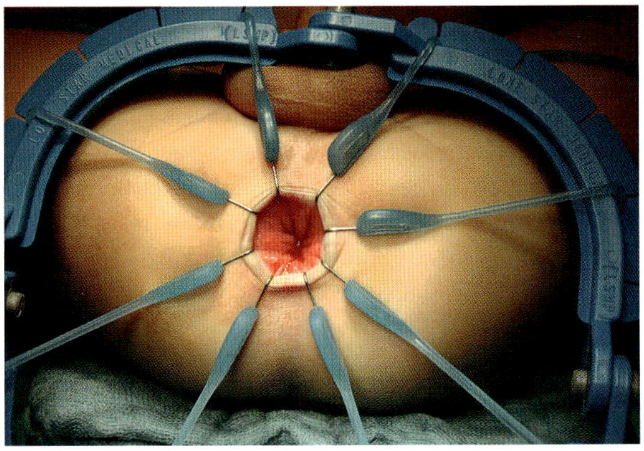

Abb. 4.51 Aufgespannter Anus mit dem „Lone Star Retractor" [G879]

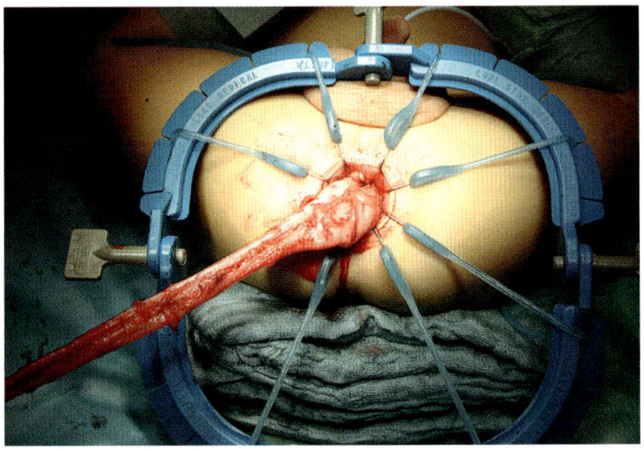

Abb. 4.52 Der aganglionäre Darmanteil ist herauspräpariert. [G879]

schlagfalte. Dann erfolgt die Absetzung des Sigmoids, der Rektumstumpf wird transanal ausgestülpt, das proximale Kolon durchgezogen und transanal anastomosiert. Das Verfahren entspricht dem nach Swenson. Laparoskopisch assistiert wird auch die Operation nach Duhamel durchgeführt.

4.15.3 Risiken und postoperativer Verlauf

Anastomoseninsuffizienz und Anastomosenstenose sind neben den Blasenfunktionsstörungen, der Verletzung der Urethra, der Ductus deferentes und der Ureteren mögliche Operationskomplikationen. Daneben sind anhaltende Obstipation und/oder Inkontinenz je nach Operationsmethode bei einigen Patienten möglich, verschwinden aber in einem Teil der Fälle innerhalb der ersten 6 Monate nach der Operation. Die Kinder müssen wegen der Defäkationsproblematik langfristig und regelmäßig betreut werden, um bei Problemen frühzeitig aktiv werden zu können. Ernährungsberatung ist wichtig. Die Enterokolitis kann auch postoperativ auftreten.

Kinder mit einer Trisomie 21 haben häufiger postoperative Probleme als ansonsten gesunde Kinder. Die Prognose ist gut, sofern eine ausreichende Resektion erfolgte und das durchgezogene Kolon gesund ist. Es verbleiben nur wenige Patienten, die im Langzeitverlauf relevante Probleme haben.

Macht die totale Kolonaganglionose eine Ileorektostomie erforderlich, stehen postoperativ oft die häufigen und dünnen Stühle im Vordergrund der Symptomatik. Im Laufe der Zeit kann sich ein Neo-Reservoir ausbilden und die Problematik reduzieren. Eine begleitende Ernährungsberatung – jetzt im Sinne der möglichen Stuhleindickung – ist notwendig. Aganglionosen in den Dünndarm hinein sind mit komplexen Managementproblemen vergesellschaftet, enden fast regelhaft in einer Kurzdarmproblematik und sollen an Zentren mit großer Erfahrung betreut werden.

4.16 Fehlbildungen der Gallenwege

Fehlbildungen der Gallenwege sind sehr selten, aber komplex und sollen in hochqualifizierten Zentren behandelt werden. Das Verständnis der Krankheitsbilder ist für die Diagnostik und die anschließende Beratung der Eltern trotzdem notwendig.

4.16.1 Gallengangsatresie

Atresien kommen bei etwa 1 : 10.000–15.000 Lebendgeborenen vor. Es handelt sich um eine Obliteration der extrahepatischen Gallengänge. Dies führt zu einem Rückstau der Galle mit zunehmender Destruktion der Leber durch Cholestase, Leberfibrose und nachfolgend Leberzirrhose. Die Pathogenese ist nicht endgültig geklärt, die aktuelle Forschung geht von einem multifaktoriellen Geschehen aus (virale Infektion, Toxinexposition, immunologische Dysregulation, genetische Prädisposition). Meist liegt eine Atresie der gesamten extrahepatischen Gallengänge vor.

Klinik und Diagnose

Die meisten Kinder sind reif mit normalem Geburtsgewicht und werden durch einen Ikterus prolongatus > 8 Tage, Gedeihstörung, dunklen Urin und helle Stühle auffällig. Differenzialdiagnostische Überlegungen müssen infektiöse, metabolische oder genetische Erkrankungen ausschließen. Die Diagnostik muss prompt erfolgen, da die Prognose der Gallengangsatresie von der frühzeitigen Therapie abhängt; die Operation sollte bis zur 6. Lebenswoche erfolgen. Laborchemisch ist das direkte (konjugierte) Bilirubin deutlich erhöht (> 20 % des Gesamtbilirubins), die Leberwerte sind erhöht, sonografisch lässt sich keine Gallenblase finden. Aszites ist bei Diagnosestellung meist noch nicht vorhanden. Die perkutane Leberstanzbiopsie ist zur endgültigen Diagnosefindung wichtig und muss in einer spezialisierten Pathologie begutachtet werden.

Therapie

Es erfolgt die Hepatoportoenterostomie nach Kasai. Das Ziel ist die Herstellung eines Galleflusses aus den rudimentären Gallengängen der Leberpforte in eine hier anastomosierte Dünndarmschlinge. Über einen Oberbauchquerschnitt erfolgt die Entfernung der Gallenblase, die Präparation entlang des fibrotisch veränderten Ductus choledochus zur Leberpforte, die Exzision der narbigen Platte, die die Austrittsstellen der Gallenwege aus dem Leberparenchym repräsentiert (➤ Abb. 4.53), und die breite biliodigestive Anastomose in einer nach Y-Roux ausgeschalteten und retrokolisch hochgezogenen Dünndarmschlinge. Die zuführende Jejunumschlinge sollte etwa 40 cm lang sein (➤ Abb. 4.54).

Minimal-invasive Zugangswege wurden bereits realisiert, aber wieder verlassen.

Risiken und postoperativer Verlauf

Intraoperativ können die A. hepatica, die Pfortader und die V. cava verletzt werden. Eine Undichtigkeit der biliodigestiven Anastomose ist möglich, aber ohne klinische Relevanz.

Die Gabe von Antibiotika zur Prophylaxe einer aszendierenden Cholangitis wird empfohlen. Die Behandlung mit Steroiden zur Verbesserung des Galleflusses wird kontrovers diskutiert. Ursodeoxycholsäure soll den Gallefluss positiv beeinflussen.

Postoperativ sind die Leberwerte in regelmäßigen Abständen zu kontrollieren. Die normalisierten Leberfunktions-

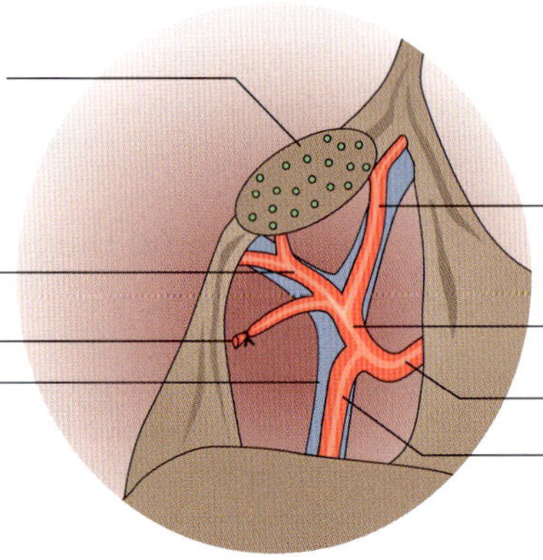

Abb. 4.53 Anatomie der Leberpforte bei Gallengangsatresie [L157]

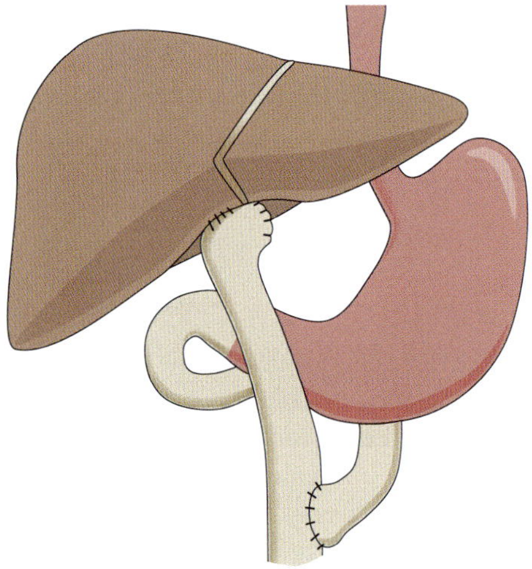

Abb. 4.54 Y-Roux-Anastomose [L157]

werte, der Rückgang des Ikterus und die zunehmende Färbung der Stühle zeigen einen Gallefluss an.

Kinder, die nicht operiert werden, entwickeln eine Leberzirrhose und sterben innerhalb von 2 Jahren an den Folgen der portalen Hypertension. Japanische Daten zeigen eine deutlich bessere Prognose der Kinder, die vor dem 30. Lebenstag operiert wurden. Die Erfahrung des Kinderchirurgen und seines Teams hat einen großen Einfluss auf die Prognose. Dies führte in anderen europäischen Ländern zur Zentralisation der Patienten und wird auch in Deutschland aktuell angestrebt. Die 10-Jahres-Überlebensrate mit einer eigenen Leber nach einer erfolgreichen Portoenterostomie beträgt bis zu 80 %, aber unabhängig von der adäquaten operativen Therapie ist die Gallengangsatresie die häufigste Indikation zur Lebertransplantation im Kindesalter. Die 10-Jahres-Überlebensrate der Kinder nach einer erfolgreichen Lebertransplantation beträgt 86 %.

4.16.2 Choledochuszysten

Choledochuszysten sind zystische Erweiterungen des Gallengangs und betreffen 1 von 100.000 Kindern. Das weibliche Geschlecht ist bevorzugt. Die Inzidenz in Asien ist deutlich höher. Die Ätiologie ist unklar. Wahrscheinlich spielen genetische Faktoren, Umweltfaktoren oder eine virale Infektion bei der Entstehung eine Rolle. Auch der häufig vorhandene lange **common channel** mit dem Ductus Wirsungianus und der mögliche Reflux von Pankreassekret in den Ductus choledochus wird pathogenetisch diskutiert.

Meist findet sich ein dilatierter Ductus choledochus (50–80 % der Patienten), deutlich seltener ein Divertikel des Ductus choledochus, eine Choledochozele in der Wand des Duodenums oder eine Kombination von intrahepatischen Zysten und Choledochuszysten bis hin zum Caroli-Syndrom (➤ Abb. 4.55).

Klinik und Diagnose

Die Symptome treten in den ersten Lebensjahren auf, meist durch rezidivierende Oberbauchschmerzen. Die Kinder können auch durch rezidivierende Cholangitiden mit Hyperbilirubinämie auffallen. Ein Tumor im rechten Oberbauch soll bei ca. 20 % der Kinder tastbar sein. Nicht selten haben die Kinder eine Pankreatitis in der Anamnese. Die Diagnose wird in der Sonografie des Oberbauchs vermutet (➤ Abb. 4.56) und mit einer MRCP gesichert. Selten sind die Zysten schon pränatal so groß, dass sie vorgeburtlich entdeckt werden.

Nach entsprechender Labordiagnostik (Leberwerte, Bilirubin) erfolgen serologische Tests zum Ausschluss von Infektionen (*Echinococcus*-Zysten, EBV usw.).

Die Choledochuszyste stellt eine Operationsindikation dar, da sie neben Beschwerden ein um den Faktor 20–30 erhöhtes Karzinomrisiko bedingt.

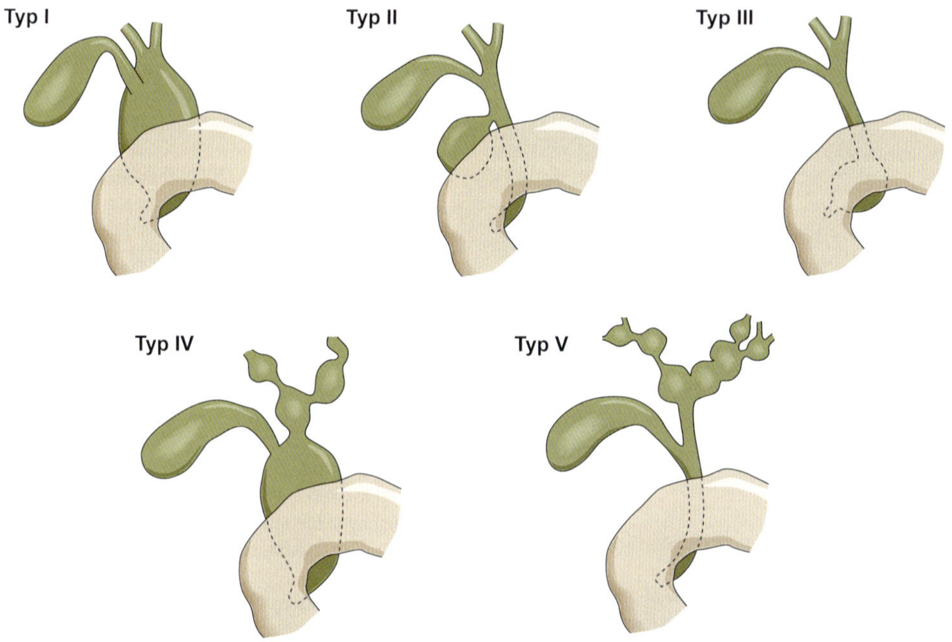

Abb. 4.55 Typen der Choledochuszysten [L157]

Therapie

Über eine quere rechtsseitige Oberbauchlaparotomie (➤ Abb. 4.57) erfolgt die Resektion des Ductus choledochus weit nach distal und retropankreatisch bis zum Konfluenz und nach proximal bis zur Aufspaltung in die Ductus hepatici. Nach Resektion der Zyste (➤ Abb. 4.58) wird eine biliodigestive End-zu-Seit-Anastomose wie bei der Gallengangsatresie durchgeführt. Alternativ wird über die Cholangioduodenostomie diskutiert, die mehr Verlaufsprobleme haben soll. Der Eingriff ist grundsätzlich auch minimal-invasiv durchführbar und wird dann meist als Anastomose zum Duodenum durchgeführt.

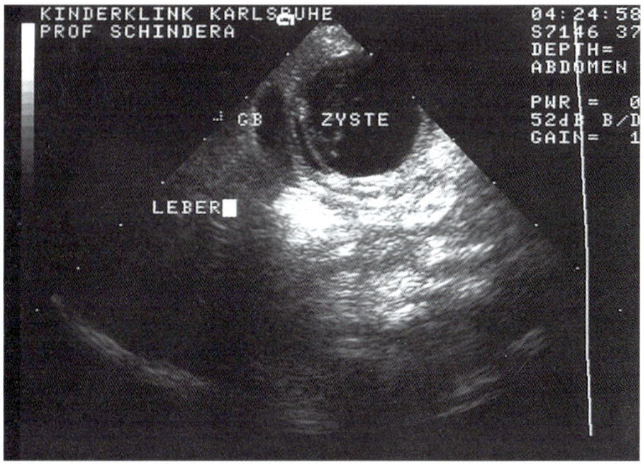

Abb. 4.56 Sonografie Choledochuszyste (GB: Gallenblase) [G879]

Risiken und postoperativer Verlauf

Intraoperativ sind Verletzungen der Leberarterie, der Pfortader und der V. cava möglich. Eine Anastomoseninsuffizienz im Bereich der hepatikoenteralen Anastomose kann auftreten. Eine postoperative Pankreatitis ist möglich. Postoperative Antibiose zur Prophylaxe einer aszendierenden Cholangitis erscheint indiziert.

Nach der chirurgischen Intervention wird das Risiko, einen Tumor der Gallenwege zu entwickeln, deutlich geringer. Die Beschwerden der Patienten verschwinden. Gelegentlich kann es zu einer Stenose im Bereich der biliodigestiven Anastomose kommen, was dann zu Stau und Cholangitis führen kann. Das Caroli-Syndrom ist operativ nicht korrigierbar. Hier muss ggf. eine Lebertransplantation in Erwägung gezogen werden.

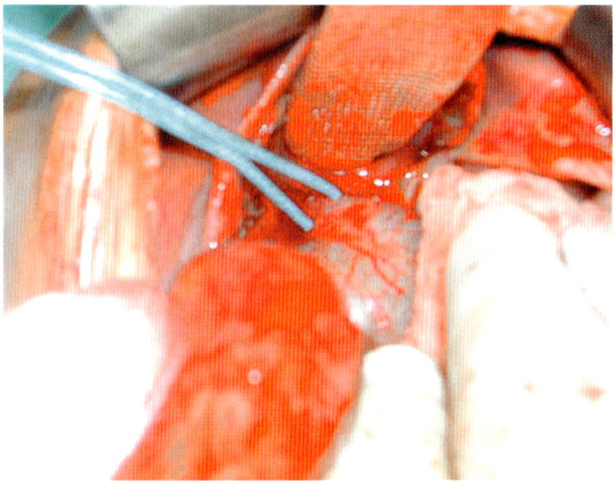

Abb. 4.57 Angeschlungene Choledochuszyste intraoperativ [G879]

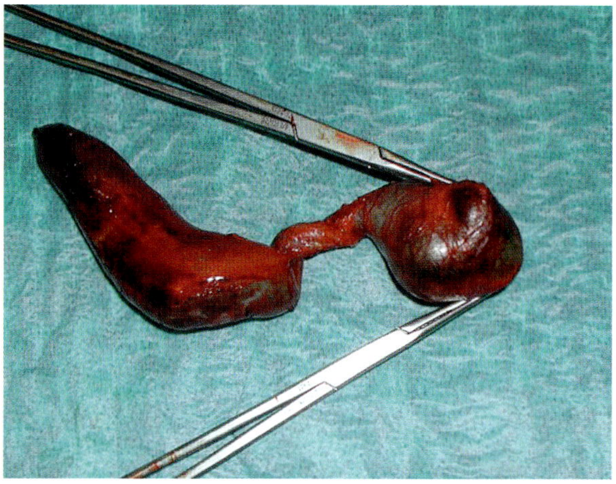

Abb. 4.58 Präparat Choledochuszyste mit Gallenblase [G879]

LITERATUR

Adams SD, Stanton MP (2014) Malrotation and intestinal atresias. Early Hum Dev 90: 921–925

Carlyle BE, Borowitz DS, Glick PL (2012) A review of pathophysiology and management of fetuses and neonates with meconium ileus for the pediatric surgeon. J Pediatr Surg 47: 772–781

Chew BJW, Dagash H, Khare MM (2018) Intra-abdominal cystic lymphangioma. J Pediatr 205: 288

Copeland DR, St Peter SD, Hsarp SW, et al. (2009) Diminishing role of contrast enema in simple meconium ileus. J Pediatr Surg 44: 2130–2132

Davenport M, Ong E, Sharif K, et al. (2011) Biliary atresia in England and Wales: results of centralization and new benchmark. J Pediatr Surg 46: 1689–1694

Della Vecchia LK, Grosfeld JL, West KW, et al. (1998) Intestinal atresia and stenosis: a 25-year experience with 277 cases. Arch Surg 133: 490

Deprest J, Jani J, van Schoubroeck D, et al. (2006) Current consequences of prenatal diagnosis of congenital diaphragmatic hernia. J Pediatr Surg 41: 423

Downard CD, Jaksic T, Garza JJ, et al. (2003) Analysis of an improved survival rate for congenital diaphragmatic hernia. J Pediatr Surg 38: 729

Escobar MA, Ladd AP, Grosfeld JL (2004) Duodenal atresia and stenosis: Long term follow up over 30 years. J Pediatr Surg 39: 86

Graziano K, Islam S, Dasgupta R, et al. (2015) Asymptomatic malrotation: Diagnosis and surgical management. An APSA outcomes and evidence-based practice committee systematic review. J Pediatr Surg 50: 1783

Hall NJ, Pacilli M, Eaton S, et al. (2009) Recovery after open versus laparoscopic pyloromyotomy for pyloric stenosis: a double-blind multicenter randomized controlled trial. Lancet 373: 390–398

Hall NI, Eaton S, Seims A, et al. (2014) Risk of incomplete pyloromyotomy and mucosal perforation in open and laparoscopic pyloromyotomy. J Pediatr Surg 49: 1083–1086

Heida FH, Loos MH, Stolwijk L, et al. (2016) Risk factors associated with postnecrotizing enterocolitis strictures in infants. J Pediatr Surg 51: 1126

Karimi A, Gorter RR, Sleeboom C, et al. (2011) Issues in the management of simple and complex meconium ileus. Pediatr Surg Int 27: 963

Kasai M (1974) Treatment of biliary atresia with special references to porto-enterostomy and its modifications. J Pediatr Surg 6: 5

Kluth D, Fiegel H (2003) The embryology of foregut. Semin Pediatr Surg 12: 3

Mao YZ, Tang ST, Li S, et al. (2018) Duhamel operation vs. transanal endorectal pullthrough procedure for Hirschsprungs disease: a systematic review and meta-analysis. J Pediatr Surg 53: 1710

Meinds RJ, Trzpis M, Broens PMA (2018) Anorectal manometry may reduce the number of rectal suction biopsy procedures needed to diagnose Hirschsprung disease. J Pediatr Gastroenterol Nutr 67: 322

Munaco AJ, Veenstra MA, Brownie E, et al. (2015) Timing of optimal surgical intervention for neonates with necrotizing enterocolitis. Am Surg 81: 438

Mustafawi AR, Hassan ME (2008) Congenital duodenal obstruction in children: a decade's experience. Eur J Pediatr Surg 18: 93

Neuvonen MI, Kyrklund K, Rintala RJ, et al. (2017) Bowel function and quality of life after transanal endorectal pull-through for Hirschsprung disease: controlled outcomes up to adulthood. Ann Surg 265: 622

Oohms N, Matthyssens LE, Draaisma JM, et al. (2016) Laparoscopic treatment of intestinal malrotation in children. Eur J Pediatr Surg 26: 376

Petersen C, Madadi-Sanjani O (2019) Biliary atresia: where are we now and what is next? Monatsschr Kinderheilkd 167: 1010–1017

Puligandla PS, Grabowski J, Austin M, et al. (2015) Management of congenital diaphragmatic hernia: A systematic review from the APSA outcomes and evidence based practice committee. J Pediatr Surg 50: 1958–1970

Rode H, Millar AJW (2006) Jejuno-ileal atresia. In: Puri P (ed.) Pediatric Surgery. Berlin: Springer, 213

Soares KC, Goldstein SD, Ghaseb MA, et al. (2017) Pediatric choledochal cysts: diagnosis and current management. Pediatr Surg Int 33: 637–650

Stringer MD (2006) Gastrointestinal Duplications. In: Puri P (ed.) Pediatric Surgery. Berlin: Springer, 239

Sullivan KJ, Chan E, Vincent J, et al. (2016) Feeding post-pyloromyotomy. A meta-analysis. Pediatrics 137

Tan KC, Bianchi A (1996) Circumumbilical incision for pylorotomy. Br J Surg 73: 399

Tan JK, Banton G, Minutillo C, et al. (2019) Long-term medical and psychosocial outcomes in congenital diaphragmatic hernia survivors. Arch Dis Child 104: 761

Thomson D, Allin B, Long AM, et al. (2015) Laparoscopic assistance for primary transanal pull-through in Hirschsprung's disease: a systematic review and metaanalysis. BMJ Open 5: e006063

Yanowitz TD, Sullivan KM, Piazza AJ, et al. (2019) Does the initial surgery for necrotizing enterocolitis matter? Comparative outcomes for laparotomy vs. peritoneal drain as initial surgery for necrotizing enterocolitis in infants < 1000 g birth weight. J Pediatr Surg 54: 712

Zani A, Eaton S, Puri P, et al. (2015) International survey on the management of necrotizing enterocolitis. Eur J Pediatr Surg 25: 27–23

KAPITEL

5

Andreas Schmidt

Abdomen Kind

5.1 Appendizitis

5.1.1 Definition, Häufigkeit, Ätiologie, Pathologie

Eine Appendizitis ist definiert als eine Entzündung des Wurmfortsatzes von unterschiedlicher Ausprägung. Etwa 12 % der Menschen erkranken im Laufe ihres Lebens an einer Appendizitis, sie ist zugleich die häufigste Ursache eines akuten Abdomens im Kindesalter. Die Altersverteilung zeigt, dass Neugeborene, Säuglinge und Kleinkinder nur sehr selten an einer Appendizitis erkranken, die Häufigkeit vom Kindergartenalter an stetig zunimmt und ihr Maximum in der Gruppe der Schulkinder erreicht, um danach wieder deutlich abzufallen (➤ Tab. 5.1).

Ätiologisch werden verschiedene Faktoren diskutiert, die die Entstehung einer Appendizitis auslösen oder fördern können (➤ Tab. 5.2).

Die Obstruktion des Appendixlumens durch Kotstein, Schleimhautödem etc. scheint eine sehr häufige Ursache zu sein, ebenso wie eine Infektion durch Bakterien, Viren oder Parasiten. Welchen Anteil eine falsche Ernährung – als begünstigender Faktor – einnimmt, kann nicht sicher beurteilt werden. Es ist jedoch bekannt, dass sog. „Naturvölker", vor allem Schwarzafrikaner, nur außerordentlich selten an einer Appendizitis erkranken, solange sie in ihrer Heimat leben und sich nach traditionellen Gewohnheiten faserreich ernähren. Zu den selteneren Ursachen dürften eine anatomische Fehlanlage der Appendix, Fremdkörper im Appendixlumen oder allergisch-immunologische Faktoren gehören. Ein Karzinoid der Appendix zählt ebenfalls zu den selteneren Ursachen einer Entzündung.

Ein Sekretstau führt zu einer Druckerhöhung im Lumen und konsekutiv zu einer Durchblutungsstörung der Schleimhaut. Über die so geschädigte Schleimhautbarriere können Bakterien zu einer wanddurchsetzenden Entzündung führen (sog. enterogener Weg).

Nach dem histopathologischen Befund werden verschiedene Formen bzw. Stadien einer Appendizitis unterschieden (➤ Tab. 5.3).

Tab. 5.1 Altersverteilung der Appendizitis

Alter (Jahre)	Häufigkeit (%)
0–1	5
1–4	13
4–6	23
6–10	34
10–14	13
14–16	12

Tab. 5.2 Ursachen und begünstigende Faktoren in der Entstehung der Appendizitis

Obstruktive Ursachen	• Kotstein • Schwellung/Ödem der Submukosa • Lumeneinengung am Appendixostium
Infektion	• Bakteriell (hämatogen/enterogen) • Viral (Noro-, Rota-, Adenovirus) • Parasitär (Oxyuren)
Anatomische Besonderheiten	• Fehlanlage der Appendix • Fehlerhafter Wandaufbau • Durchblutungsbesonderheiten der Mukosa
Fremdkörper	• Inkorporierte Fremdkörper (Nadel, Schrot etc.)
Neoplasie	• Karzinoid der Appendix
Allergisch-immunologische Besonderheiten	

5.1.2 Symptome

➤ Tab. 5.4 listet die häufigsten Symptome auf, die eine Appendizitis begleiten können. Auftreten und Zusammentreffen der Symptome können jedoch altersabhängig sehr stark variieren und die Diagnose erschweren.

Tab. 5.3 Stadien/histologische Formen einer Appendizitis

Katarrhalische, subakute Appendizitis	Serosarötung, Hyperämie, meist kein Exsudat
Akute Appendizitis	Appendix und Mesoappendix ödematös wandverdickt, starke Hyperämie, Exsudat klar oder bereits trüb, beginnende Fibrinbeläge an der Serosaoberfläche
Phlegmonöse Appendizitis	Wie bei der akuten Appendizitis, jedoch deutlich ausgeprägter
Ulzeröse, ulzerophlegmonöse, gangränöse Appendizitis	Mikrothromben und hämorrhagische Darmwandnekrosen, flächenhafte grün-graue oder schwärzliche Areale, meist massiv purulentes Exsudat und Fibrinbeläge auch der angrenzenden Darmabschnitte. Irreversibles Stadium (➤ Abb. 5.1)
Perforierte Appendizitis	Offensichtliche Wandruptur, oftmals mit Kotaustritt und massiver Umgebungsreaktion. Die angrenzenden Strukturen (Darm, Netz) decken z. T. den Prozess ab (gedeckte Perforation), sodass meist nur eine lokale Peritonitis vorliegt. Liegt eine freie Perforation vor, ist oft eine diffuse Peritonitis die Folge (➤ Abb. 5.2)

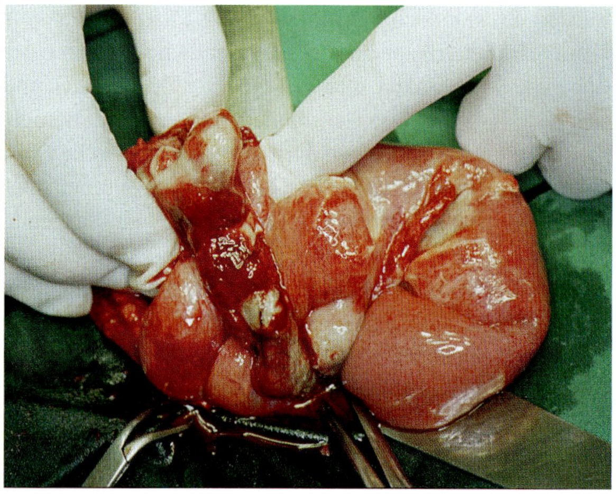

Abb. 5.1 Ulzerophlegmonöse Appendizitis – intraoperativer Befund [G879]

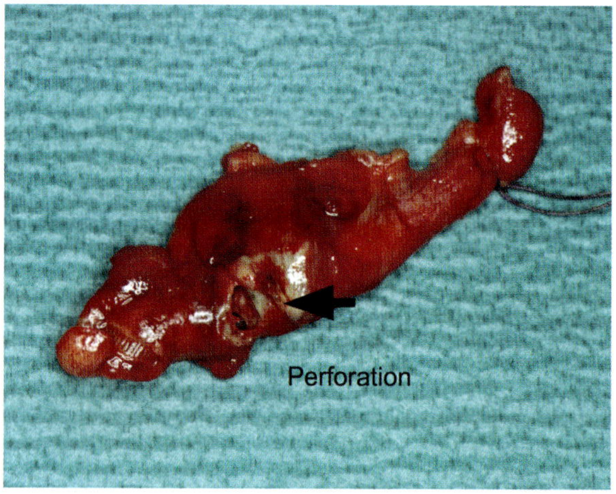

Abb. 5.2 Perforierte Appendix – OP-Präparat [G879]

Tab. 5.4 Häufigste Symptome der Appendizitis

Schmerz in der Nabelgegend	Oftmals zu Beginn der Erkrankung
Spontanschmerz rechter Unterbauch	Eher von älteren Kindern angegeben
Palpationsschmerz rechter Unterbauch	Alle Altersgruppen
Appetitlosigkeit, Übelkeit und Erbrechen	Meist als Folge von Schmerz
Allgemeine Krankheitszeichen	Schlechter AZ, Fieber (oft Kleinkinder)

MERKE
Führendes Symptom der Appendizitis ist der Bauchschmerz. Jedes Kind mit Bauchschmerzen – sofern noch nicht appendektomiert – ist daher bis zum Beweis des Gegenteils verdächtig, an Appendizitis erkrankt zu sein!

Unabhängig von der anatomischen Lage der Appendix wird der Schmerz häufig zunächst periumbilikal angegeben. Das hängt mit der Schmerzleitung von der Appendix über afferente sympathische Fasern und das Ganglion coeliacum zum thorakalen Segment X des Rückenmarks mit Ausstrahlung in das Dermatom X in der Nabelgegend zusammen. Im weiteren Verlauf „wandert" der Schmerz, bedingt durch den zunehmenden peritonealen Reiz, immer tiefer in Richtung rechter Unterbauch bzw. dorthin, wo die Appendix liegt, und überlagert den Schmerz in der Nabelgegend. Meist folgen dem Schmerz Appetitlosigkeit, Übelkeit und Erbrechen. Ein Krankheitsbeginn mit Erbrechen wird eher bei einer Gastroenteritis beobachtet. Durchfall kann sehr oft im Rahmen einer Appendizitis auftreten und führt nicht selten zu einer verzögerten Diagnosestellung. Eine Enteritis kann einer Appendizitis aber auch Tage vorausgehen.

MERKE
Die Koinzidenz einer Appendizitis mit einer Enteritis ist gerade im Kleinkindesalter häufig!

Ein zuverlässiger Hinweis gerade im Frühstadium ist die Appetitlosigkeit. Bei Kindern mit ungestörtem Appetit und Hungergefühl liegt selten eine Appendizitis vor.

Bei weiteren Begleiterkrankungen oder anatomischen Lagevariationen der Appendix können die Symptome jedoch stark von der „Norm" abweichen. So kann eine retrozökale Lage der Appendix zu Flankenschmerzen oder Schmerzen im rechten Oberbauch führen. Liegt die entzündete Appendix über dem Ureter, kann der Schmerz nach iliakal ausstrahlen. Eine tief in das Becken reichende Appendixspitze mit Kontakt zur Blase kann hier zu einer lokalen Entzündung der Blasenwand führen, womit dann Dysurie, Pollakisurie oder weitere Harnwegssymptome führend sein können. Kommt es zur Abszessbildung im kleinen Becken, so können neben der Dysurie auch Durchfall oder ein ständiger Stuhldrang die eigentliche Ursache verschleiern.

MERKE
Der „Appendizitis-Schmerz" beginnt praktisch immer periumbilikal und wandert dann dorthin, wo die Appendix liegt. Die Anamnese muss immer versuchen, diese „Schmerzwanderung" zu erfragen.

5.1.3 Diagnostik

Klinische Untersuchung

Die „Appendizitis" bleibt trotz der technischen Möglichkeiten der Bildgebung eine klinische Diagnose. In den allermeisten Fällen kann sie nach einer eingehenden Anamnese und abdominaler Palpation gestellt werden.

Die Anamneseerhebung hat einen hohen Stellenwert und sollte sich auf folgende Punkte konzentrieren:

- Schmerzbeginn, Schmerzlokalisation?
- Schmerzwanderung?
- Appetitlosigkeit? Übelkeit? Erbrechen?

- Durchfall?
- Stuhlgewohnheiten, Obstipation?
- Rezidivierende Schmerzen?
- Weitere abdominale Erkrankungen?

Die eigentliche Untersuchung beginnt zunächst mit einer genauen Beobachtung des Kindes. Hinweisend für eine fortgeschrittene Appendizitis sind eine sog. „Schonhaltung" mit leicht gebeugter Körperhaltung und angezogenen Beinen im Liegen. Ein distendiertes Abdomen ist eher selten. Die Darmgeräusche sind zunächst normal; im Falle einer ausgeprägten Entzündung können sie als Ausdruck einer einsetzenden Paralyse vermindert sein. Bei einer diffusen Peritonitis fehlen sie vollständig.

Vor Beginn der Palpation sollte das Kind – sofern es vom Alter her in der Lage ist – selbst auf die Stelle mit dem stärksten Schmerz zeigen. Sinnvollerweise beginnt man die Palpation dann auf der gegenüberliegenden Seite des Abdomens und vermeidet initial eine tiefe Palpation. Warme Hände sind dabei selbstverständlich. Am zuverlässigsten ist das Zeichen einer „lokalen Abwehrspannung" – meist am sog. McBurney-Punkt, etwa auf halber Strecke zwischen Nabel und Spina iliaca anterior superior –, die räumlich sehr begrenzt, oftmals nur punktförmig zu tasten ist. Hierzu hat sich die Palpation mit nur einem Finger bewährt. Der weitverbreitete Test auf Loslassschmerz kann für das Kind sehr unangenehm sein. Viel hilfreicher ist ein leichtes Klopfen auf die Bauchdecke mit einem Finger, wodurch sich der Punkt mit dem stärksten Schmerz ebenfalls zuverlässig herausfinden lässt. Das sog. Rovsing-Zeichen – Schmerzzunahme in der Appendixgegend bei retrogradem Ausstreichen des Kolons – ist eher bei einer fortgeschrittenen Appendizitis anzutreffen. Die rektal-digitale Untersuchung ist mit Sicherheit der kritischste Punkt der Untersuchung; in den meisten Fällen ist sie verzichtbar. Selten weist sie bei weitgehend unauffälliger Abdominaluntersuchung auf eine tief im kleinen Becken gelegene Appendix hin. Der tastbare Douglas-Abszess sollte auch andere klinische Zeichen hervorrufen. Somit sind Informationen, die mit anderen, weniger belastenden Untersuchungen – z. B. Sonografie – nicht zu erheben wären, selten zu erwarten.

Besondere Probleme kann die Untersuchung eines Kleinkindes bereiten. Hier fehlen oft die verbale Mitteilung der Beschwerden und die Kooperation während der Untersuchung. Bei einem heftig abwehrenden und weinenden Kind ist die Beurteilung der Schmerzlokalisation oder einer punktuellen Abwehrspannung mitunter unmöglich. Nur eine sehr geduldige, wiederholte Untersuchung – auch des schlafenden Kindes – gewährleistet eine vernünftige Beurteilung. Die sehr schwierige Untersuchung und Beurteilung von Kleinkindern ist eine der Ursachen dafür, dass der Anteil an perforierten Appendizitiden in dieser Altersklasse deutlich höher liegt als bei älteren Kindern. Daneben spielen aber auch andere Faktoren wie eine relative Wandschwäche der Appendix eine Rolle.

Tab. 5.5 Laboruntersuchungen bei V. a. Appendizitis

Rotes und weißes Blutbild, Differenzialblutbild	Leukozytenzahl? Linksverschiebung?
CrP	Deutliche Erhöhung bei phlegmonöser oder fortgeschrittener Appendizitis
Urinstatus	Positiver Befund bei Appendixlage in unmittelbarer Nachbarschaft oder in Kontakt zur Blase oder zum Harnleiter
Stuhluntersuchung	Oxyuren? Adeno-, Rota-, Norovirus? Salmonellen? Shigellen?

Laborbefunde

Die wichtigsten Laborparameter, die bei Verdacht auf eine Appendizitis erhoben werden sollen, sind in ➤ Tab. 5.5 zusammengestellt. Je nach Differenzialdiagnose kann die Bestimmung weiterer Parameter hilfreich sein.

Typisch – aber keinesfalls obligatorisch – für eine akute Appendizitis sind eine leichte bis mäßige Leukozytose und eine unterschiedlich ausgeprägte CrP-Erhöhung. Eine fortgeschrittene Entzündung oder gar freie Perforation wird in der Regel eine ausgeprägte Erhöhung der „Entzündungsparameter" zur Folge haben, während eine gedeckte Perforation das nicht zwingend nach sich ziehen muss. Eine Salmonellose kann z. B. eine massive Leukozytose und CrP-Erhöhung zeigen, oftmals eindrucksvoller als eine perforierte Appendizitis. In der Differenzialdiagnose kommt der Urinanalyse eine wichtige Rolle zu. Eine Harnwegsinfektion oder gar eine Pyelonephritis können eine massive abdominale Symptomatik auslösen und einer fortgeschrittenen Appendizitis ähneln.

Bildgebung

Auch wenn die „Appendizitis" weitestgehend eine klinische Diagnose ist, sollte heutzutage jedes Kind mit Verdacht auf Appendizitis einer Sonografie des Abdomens und der retroperitonealen Organe unterzogen werden. Neben der direkten Darstellung der Appendix, die eine gute Untersuchungstechnik und einen erfahrenen Untersucher verlangt, sollten vor allem weitere Erkrankungen und Begleitpathologien erfasst oder ausgeschlossen werden. Insbesondere sollte bei Mädchen das kleine Becken mit Blick auf eine Ovarpathologie untersucht werden. Das setzt eine Untersuchung mit gut gefüllter Harnblase voraus. Die Information zur genauen Lokalisation und auch Beschaffenheit der Appendix kann bei der Operationsplanung sehr hilfreich sein (evtl. retrozökale Lage, Dicke der Appendix, Umgebungsreaktion, abszessverdächtiges Exsudat etc.; ➤ Abb. 5.3). Bis vor wenigen Jahren herrschte die Meinung vor, eine nicht entzündete Appendix sei sonografisch nicht darstellbar – eine Aussage, die angesichts

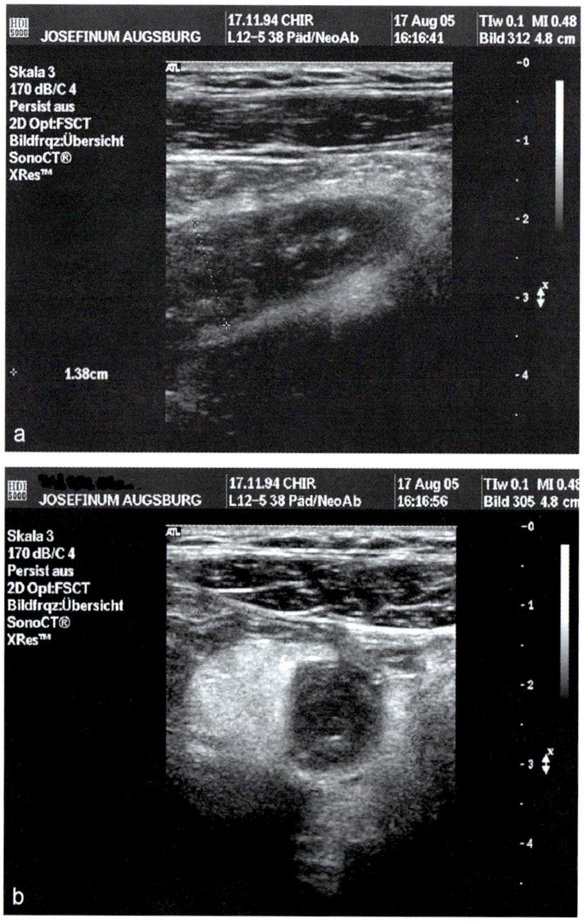

Abb. 5.3 Sonografiebefund bei Appendizitis: (a) Längsschnitt, (b) Querschnitt. Die Appendix hat einen Durchmesser von 1,38 cm. [G879]

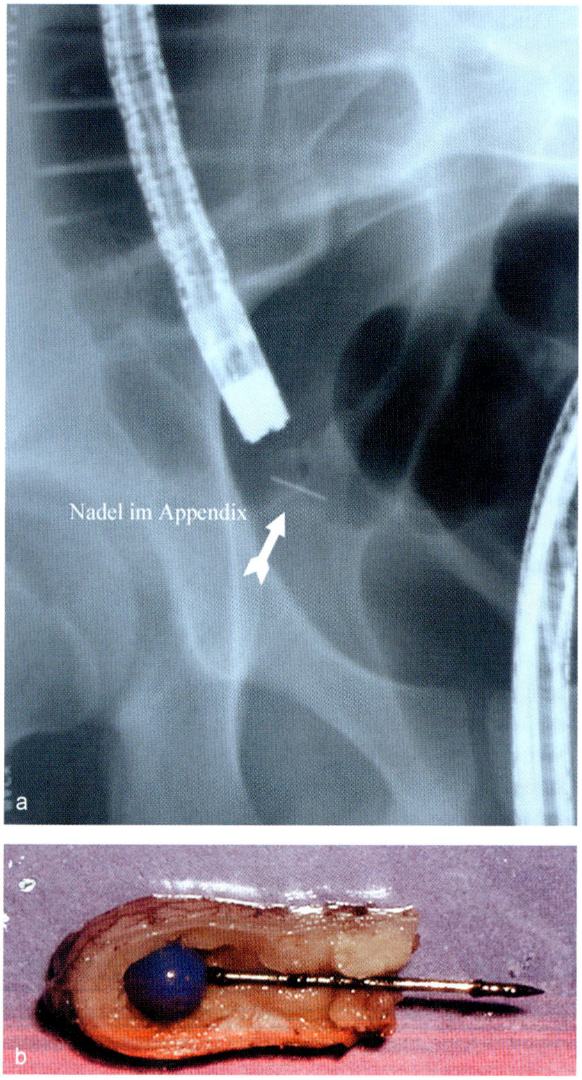

Abb. 5.4 (a) Röntgenaufnahme während des Versuchs, einen Fremdkörper (Nadel) im Zökum endoskopisch zu lokalisieren und zu entfernen. (b) Die Nadel lag in der Appendix und konnte endoskopisch nicht gefasst werden (OP-Präparat). [G879]

der rasanten technischen Entwicklung und der hohen Auflösung moderner Geräte bei zunehmender Erfahrung der Untersucher sicherlich revidiert werden muss.

Weitere Bildgebungstechniken wie CT oder MRT sollten besonderen Fragestellungen oder der Abklärung postoperativer Komplikationen vorbehalten bleiben. Für die Diagnose einer Appendizitis sind sie praktisch immer entbehrlich. Die konventionelle Röntgen-Übersichtsaufnahme ist völlig obsolet und sollte nicht mehr eingesetzt werden, wenn kein konkreter Verdacht auf inkorporierte schattengebende Fremdkörper besteht, was jedoch außerordentlich selten ist (➤ Abb. 5.4).

5.1.4 Differenzialdiagnose

Die häufigsten Differenzialdiagnosen der Appendizitis sind in ➤ Tab. 5.6 zusammengestellt.

Neben den in ➤ Tab. 5.6 aufgelisteten Erkrankungen können in seltenen Fällen auch eine Sichelzellkrise, eine Cholezystitis, ein Netzinfarkt oder ingestierte Fremdkörper eine Appendizitis-ähnliche Symptomatik auslösen. Letztendlich wird man niemals eine 100-prozentige Treffsicherheit in der klinischen Diagnose der Appendizitis erreichen. Es wird eine gewisse Anzahl (ca. 10 %) an Fehldiagnosen und damit „unnötigen" Appendektomien verbleiben. Es gilt jedoch, diese Zahl so gering wie möglich zu halten.

5.1.5 Indikation zur Operation

Ist die Diagnose einer akuten Appendizitis gestellt, besteht praktisch immer die Operationsindikation. Lässt die Erstuntersuchung die Appendizitis nicht sicher diagnostizieren oder handelt es sich um erschwerte Untersuchungsbedingungen z. B. bei Säuglingen und Kleinkindern, sind kurzfristige Wiederholungsuntersuchungen – am besten durch den Erstuntersucher – unerlässlich. Hierzu kann das Kind ambulant

Tab. 5.6 Differenzialdiagnosen der Appendizitis

Gastroenteritis	Sehr häufig. Hinweisend ist ein Beginn des Erbrechens **vor oder zusammen** mit den Bauchschmerzen.
Obstipation	Meist ältere Kinder, anamnestisch relativ schwer zu erfassen. Kann neben Bauchschmerzen auch mit Fieber und Leukozytose einhergehen. **Cave:** erneute Untersuchung nach Abführen obligatorisch!
Harnwegsinfektion/ Harnwegspathologie	Stark positiver Urinbefund, Dysurie, Flankenschmerz. Aber auch bei Appendixlokalisation in der Nähe von Harnblase und Ureter. Eine obstruktive Uropathie lässt sich sonografisch ausschließen.
Lymphadenitis mesenterialis	Meist im Anschluss an virale Infektionen der Luftwege oder Gastroenteritis.
Meckel-Divertikulitis ohne Blutung	Praktisch nicht von einer Appendizitis zu unterscheiden.
Adnexitis, torquierte Ovarialzyste	Schmerz meist tiefer Unterbauch, Sonografie!
Pneumonie	Basale Pneumonie rechts mit Schmerzlokalisation im Ober- bis Mittelbauch. Öfters bei Kleinkindern.
Primäre Peritonitis	Sehr selten, oftmals intraoperative Diagnose.
Invagination	Kolikartiger Schmerz, typisches Alter, zunächst negative Laborbefunde, später blutige Stühle.
Entzündliche Darmerkrankungen (Morbus Crohn, Colitis ulcerosa)	Stuhlunregelmäßigkeiten/blutige Stühle in der Anamnese, rezidivierende diffuse Bauchschmerzen, Allgemeinsymptome.

wieder vorgestellt, häufig aber besser stationär aufgenommen werden. Unbedingt zu berücksichtigen sind die atypischen Krankheitsverläufe gerade in der Gruppe der ohnehin schwer zu untersuchenden Kleinkinder. In unklaren Situationen ist die Operationsindikation, wenn eine Appendizitis nicht ausgeschlossen werden kann, eher großzügig zu stellen, um die Komplikationen, die eine verzögerte Indikationsstellung nach sich zieht, möglichst zu vermeiden.

Aus der Erfahrung kennt man jedoch Patienten, die trotz mehrfacher Arztkontakte schließlich mit einer schon Tage zurückliegenden perforierten Appendix verspätet operiert werden. In diesen Fällen lassen sich retrospektiv meist ein atypischer Krankheitsverlauf und/oder eine atypische Appendixlage eruieren.

MERKE

Die Appendizitis im Kleinkindesalter ist zwar selten, jedoch schwieriger zu diagnostizieren und verläuft oftmals atypisch, sodass die Perforationsrate in dieser Altersgruppe am höchsten ist.

5.1.6 Therapie

Eine alleinige antibiotische Therapie für die unkomplizierte akute Appendizitis wird einer aktuellen Umfrage unter insgesamt 169 Kinderchirurgen aus 42 Ländern (24 darunter aus Europa) zufolge nur von 15 % der Befragten angeboten. Dabei haben 44 % eine antibiotische Monotherapie durchgeführt, weitere 40 % gaben eine Zweifach- und 16 % sogar eine Dreifachkombination an Antibiotika. Dieser neue Ansatz muss nicht nur vor dem Hintergrund zunehmender Antibiotikaresistenzen, sondern auch unter dem Aspekt der Behandlungsdauer von bis zu 7 Tagen kritisch hinterfragt werden. Auch die konservative antibiotische Therapie der fortgeschrittenen, ggf. perforierten Appendizitis mit Konglomerattumor-Bildung wird – ggf. mit interventionell eingelegter Abszessdrainage – eingesetzt, um die Operation aus der komplikationsträchtigen Akutphase in ein ruhiges Intervall zu verschieben. Auch hier ist die Datenlage noch begrenzt und die wissenschaftliche Evaluation muss vor einer entsprechenden Empfehlung noch erheblich erweitert werden.

Die am meisten favorisierte Therapie der Appendizitis besteht weiterhin in der rechtzeitigen Entfernung des Wurmfortsatzes (Appendektomie), ggf. Peritoneallavage bei perforierter Appendizitis, ggf. Abdominaldrainage und ggf. antibiotischer Therapie im Falle einer stärkeren Entzündung und/oder Perforation.

Die präoperative Vorbereitung ist im Falle einer unkomplizierten Appendizitis nicht aufwändig und besteht in der Anlage einer i. v. Infusion, Kontrolle der Laborparameter, Sonografie des Abdomens und Abführen. Bei perforierter Appendizitis, u. U. mit Peritonitis und schwerem Krankheitsbild, sind ein Ausgleich des Elektrolyt- und Säure-Basen-Haushalts sowie die Einleitung der antibiotischen Therapie zusätzlich erforderlich.

Die Appendektomie erfolgt stets in Allgemeinnarkose. Der Patient wird auf dem Rücken gelagert. Ob eine Magenablaufsonde und ein Blasenkatheter gelegt werden, hängt von der Schwere der Erkrankung ab. Eine „normale" Appendektomie erfordert beides nicht.

An Operationsverfahren stehen die „minimal-invasive" laparoskopische Appendektomie sowie die „konventionelle" offene Appendektomie zur Verfügung.

Bei der **offenen Appendektomie** erfolgt die Laparotomie im rechten Unterbauch. Die Hautinzision wird nach Möglichkeit im Verlauf der Hautspaltlinien gelegt. Der weitere Zugang erfolgt dann entweder im Sinne des Wechselschnitts unter Auseinanderdrängen der einzelnen Muskelschichten oder am Rande der Rektusscheide im Sinne des pararektalen Zugangs. Letzterer hat den Vorteil, dass eine Schnitterweiterung z. B. im Falle einer retrozökalen oder subhepatischen Appendixlage problemlos möglich ist, ohne den Hautschnitt in gleichem Maße erweitern zu müssen. Der Zökalpol und die Appendix werden vor die Bauchdecke verlagert, die Appendix schrittweise bis zur Basis skelettiert und nach Basisligatur abgetragen. Der Stumpf wird in der Regel unter einer doppelten, sogenannten Tabaksbeutelnaht versenkt, d.h. peritonealisiert. Bei einer fortgeschrittenen Entzündung ist selbstverständlich ein Abstrich für die bakteriologische Untersuchung und Resistenztestung zu entnehmen. Anschließend erfolgt die Revision des terminalen Dünndarms auf das Vorhandensein eines Meckel-Divertikels, das ggf. ebenfalls reseziert wird. Liegt aber eine ausgedehnte Entzündung z.B. bei einer perforierten oder ausgeprägt ulzerophlegmonösen Appendizitis vor, verzichtet man auf die Resektion des Divertikels. Je nach Befund (z.B. Peritonealabszess, perforierte Appendizitis mit Kotaustritt etc.) wird nach Reposition des Darms eine Lavage mit körperwarmer NaCl-Lösung ohne weitere Zusätze durchgeführt und ggf. eine Drainage gelegt. Entscheidend bei der Spülung ist die Menge der Spülflüssigkeit, denn es geht hier ausschließlich um die mechanische Keimreduktion, die direkt proportional zur Menge der Spülflüssigkeit ist. Ein mitunter abweichendes Vorgehen erfordert nur eine derart ausgeprägte Abszedierung im Unterbauch, dass eine Präparation und sichere Versorgung nicht möglich erscheint. In diesen – sehr seltenen – Fällen kann zunächst eine alleinige Drainage des Abszesses erfolgen. Die Appendektomie selbst wird dann nach Ausheilen der Entzündung einige Wochen später durchgeführt.

Für den **laparoskopischen Zugang** gibt es ebenfalls mehrere Varianten je nach Präferenz des Operateurs bis hin zur Ein-Trokar-Methode. Das etablierteste dieser Verfahren setzt drei Inzisionen: in der unteren Nabelfalte für den 5-mm-Optiktrokar sowie im rechten und linken Unterbauch je eine weitere Inzision für die Instrumententrokare, ebenfalls 5 mm. Für die Bergung einer phlegmonösen und stark verdickten Appendix kann auch einmal ein 10-mm-Trokar (intraoperativer Wechsel) erforderlich sein (➤ Abb. 5.5). Intraabdominal wird zunächst das kleine Becken (Adnexe) inspiziert, anschließend das terminale Ileum (Meckel-Divertikel?) revidiert und danach

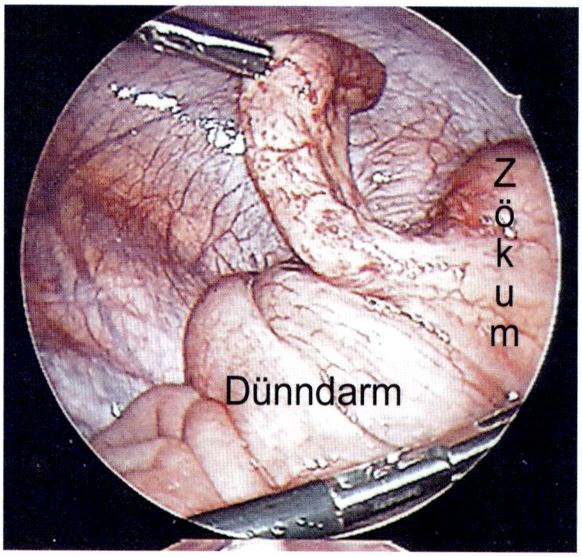

Abb. 5.5 Laparoskopischer Situs bei akuter Appendizitis [G879]

die Appendix aufgesucht und schrittweise das Mesenteriolum nach bipolarer Koagulation durchtrennt, bis die Appendixbasis freiliegt. Zum Zökum hin wird eine doppelte Ligatur (z.B. mit Röder-Schlingen) gelegt, nach peripher hin eine weitere und dazwischen wird die Appendix abgesetzt. Der Stumpf kann mit Betaisodona-Lösung desinfiziert und das OP-Gebiet anschließend reichlich mit NaCl gespült werden. Die Spülflüssigkeit kann dann unter Sicht nahezu quantitativ abgesaugt werden. Eine Drainage kann je nach Befund eingelegt und durch eine der Unterbauch-Trokarinzisionen ausgeleitet werden. Die Appendix selbst wird vollständig in den Trokar im rechten Unterbauch hineingezogen und mit diesem zusammen, ohne an die Wundränder zu kommen, aus dem Abdomen entfernt. Alternativ kommt ein Bergebeutel zum Einsatz.

Der Einsatz der einen oder anderen Methode hängt von der persönlichen Erfahrung und Präferenz ab. Eindeutige Kriterien für den Einsatz eines bestimmten Verfahrens gibt es nicht. Gewisse Vorteile bietet das laparoskopische Vorgehen bei adipösen Kindern, bei vermuteter Ovarpathologie oder bei vermuteter Fehllage (z.B. retrozökal) der Appendix. Auch bei der Appendicitis perforata scheinen die gezielte Abszesseröffnung, Spülung und ggf. Drainage unter optimaler laparoskopischer Sicht von Vorteil zu sein, solange ein entzündlicher Konglomerattumor nicht die Übersicht beeinträchtigt oder unmöglich macht. Schlanke Kinder werden kaum messbar von der Laparoskopie profitieren, da die Genesung bei beiden Verfahren etwa gleich viel Zeit beansprucht und der Nahrungsaufbau ebenfalls gleich ist. Auch bezüglich des postoperativen Schmerzmittelbedarfs findet sich kein wesentlicher Unterschied, der bei der Wahl der Methode ausschlaggebend sein könnte. Einen gewissen Vorteil bietet die Laparoskopie bezüglich der Narbenbildung, die in der Regel unauffälliger ist als nach konventionellem Vorgehen. Demgegenüber steht eine leicht erhöhte Rate an postoperativen intraabdominellen Infektionen vor allem der Stumpfregion, die zwar selten zur Nachoperation zwingen, aber häufiger eine antibiotische Behandlung erfordern. Ursache dafür ist am ehesten der freiliegende Appendixstumpf, der im Gegensatz zum konventionellen Vorgehen – zumindest im deutschsprachigen Raum – nicht peritonealisiert wird. Dem kann man durch eine routinemäßige und großzügige Lavage des Stumpfes und des gesamten Unterbauchs begegnen.

Eindeutige Daten zur perioperativen Antibiotikaprophylaxe fehlen. Bei der Laparoskopie neigen einige Operateure zur grundsätzlichen Einmalgabe eines Breitspektrum-Cephalosporins, um der etwas erhöhten Gefahr der Keimverschleppung durch den nicht versenkten Appendixstumpf entgegenzuwirken. Eine antibiotische Behandlung wird man im Falle einer stark entzündeten, phlegmonösen oder perforierten Appendix einleiten. Eine akute Appendizitis ohne Peritonealabszess und ohne ausgeprägte Reaktion der Zökalregion erfordert kein Antibiotikum. Als Antibiotika kommen in der Regel Cephalosporine sowie Metronidazol – meist in Kombination als Zweifachtherapie – zum Einsatz. Die Dauer der Behandlung beträgt je nach Befund 3–5(–7) Tage.

5.1.7 Postoperative Therapie

Im Vordergrund der Therapie stehen eine adäquate Schmerzmedikation und die Antibiose, falls diese aufgrund des Befunds erforderlich ist. Als Analgetika reichen meist Substanzen aus der WHO-I-Gruppe (z. B. Diclofenac, Ibuprofen, Metamizol, Paracetamol); eher selten sind solche der WHO-II- (z. B. Tramadol, Codein) oder gar WHO-III-Gruppe (Morphin, Piritramid, Fentanyl) erforderlich. Die Infusionstherapie zur Flüssigkeitssubstitution wird in der Regel bis zum ersten/zweiten postoperativen Tag fortgesetzt und in dem Maße reduziert, wie die orale Flüssigkeits- und Nahrungsaufnahme aufgebaut werden kann. Der Nahrungsaufbau erfolgt stufenweise über Tee/Zwieback/Suppe/leichte Kost. In aller Regel sind die Kinder bis zum dritten/vierten postoperativen Tag vollständig aufgebaut. Die Entlassung in häusliche Pflege erfolgt, wenn der Nahrungsaufbau abgeschlossen, die Wunde reizlos und die Kinder vollständig mobilisiert sind, in der Regel am postoperativen Tag 3–5. Lag eine phlegmonöse oder perforierte Appendizitis vor, so sollten vor der Entlassung auch die Entzündungsparameter zumindest eine deutlich rückläufige Tendenz bzw. eine Normalisierung zeigen. Eine Sonografie kann einen Flüssigkeitsverhalt im rechten Unterbauch oder im Douglas-Raum anzeigen, der dann engmaschiger Kontrolle bedarf. Ein protrahierter Verlauf ist nach perforierter Appendizitis mit diffuser Peritonitis zu erwarten. Hier kann der postoperative Verlauf durchaus von stärkeren Schmerzen, einem paralytischen Ileus und, damit verbunden, einem verzögerten Nahrungsaufbau geprägt sein – Faktoren, die eine wesentlich längere Rekonvaleszenzzeit beanspruchen. Auch ist in diesen Fällen eher mit einer postoperativen Komplikation zu rechnen, z. B. intraabdominale Infektion, Abszessbildung, Wundheilungsstörung, die u. U. eine Nachoperation erfordern.

5.1.8 Komplikationen

Die Gesamtkomplikationsrate gemittelt über alle Formen der Appendizitis und über beide Operationsverfahren liegt bei ca. 4–5 %. Ein direkter Vergleich der einschlägigen Publikationen bezüglich der Komplikationsraten ist aufgrund der unterschiedlichen Regimes (Antibiose, Drainage etc.) sehr schwierig. Ein einheitliches und allgemeingültiges Konzept fehlt, weshalb eine Vielzahl an Empfehlungen existiert.

Die häufigsten Komplikationen sind in ➤ Tab. 5.7 zusammengefasst. Einer postoperativen Infektion – als Hauptkomplikation gerade bei einer ulzerophlegmonösen oder perforierten Appendizitis – beugt man wohl am sichersten durch die konsequente und resistenzgerechte antibiotische Therapie vor. Auch eine ausgiebige Spülung des Unterbauchs in Kombination mit einer Drainage hilft, die Infektionsrate zu senken (➤ Tab. 5.8).

Tab. 5.7 Häufigste Komplikationen nach Appendektomie

Infektion/Abszessbildung Zökalregion oder Douglas	Häufiger bei laparoskopischer OP
Infektion/Abszessbildung Bauchdecke/Wundheilungsstörung	Häufiger bei konventioneller Laparotomie
Stumpfinsuffizienz	Sehr selten, meist bei basisnaher Perforation der Appendix
Postoperativer paralytischer Ileus	Bei ausgedehnter intraabdominaler Abszedierung/Peritonitis
Bridenileus (auch Jahre später!)	Häufiger nach Perforation/Peritonitis
Sterilität	Nach Perforation/Abszedierung durch Verklebung/Obstruktion des Eileiters

Ergibt sich im postoperativen Verlauf der Hinweis auf eine intraabdominale Abszedierung mit entsprechender Einschränkung des Allgemeinzustands, anhaltendem Fieber, ansteigenden Laborparametern und lokaler oder diffuser Abwehrspannung, kann oft zunächst konservativ antibiotisch behandelt werden. Kommt es klinisch und sonografisch nicht in wenigen Tagen zu einer deutlichen Besserung, ist eine Intervention erforderlich. Hier hat sich die Revision des Abdomens in der laparoskopischen Technik bewährt. In den ersten postoperativen Tagen liegt in der Regel noch keine feste Verklebung der Darmschlingen vor und man kommt relativ atraumatisch an den Ort der Entzündung (meist Zökalregion, Douglas oder parakolisch). Hier kann dann unter guter Sicht der Abszess abgesaugt und die Abszesshöhle nach ausgiebiger Spülung exakt drainiert werden (➤ Abb. 5.6). Im Einzelfall wird diagnostisch ein CT erforderlich sein, die Drainage kann alternativ dann CT-gesteuert eingelegt werden. Die transrektale Drainage des Douglas-Raums ist selten indiziert. Ein Bauchdeckenabszess kann im Verlauf vor allem nach einer perforierten oder phlegmonösen Appendizitis auftreten. Er ist nach einer konventionellen Appendektomie etwas häufiger als nach laparoskopischem Vorgehen. Bei entsprechendem OP-Befund sollte daher besonders auf eine sorgfältige Spülung

Tab. 5.8 Der Vergleich zweier Patientenkollektive zeigt eine wesentlich niedrigere Infektions- und Bridenrate, wenn das Abdomen drainiert wurde

Diagnose	Ohne Drainage			Mit Drainage		
	n	Abszess Bauch	n	N =	Abszess Bauch	Briden
Akute/phlegmonöse Appendizitis	650	6 (15 %)	0,9	2450	0,2 (2 %)	0,3
Perforierte Appendizitis	55	9,6 (35 %)	3,5	123	1,3 (4 %)	0,6

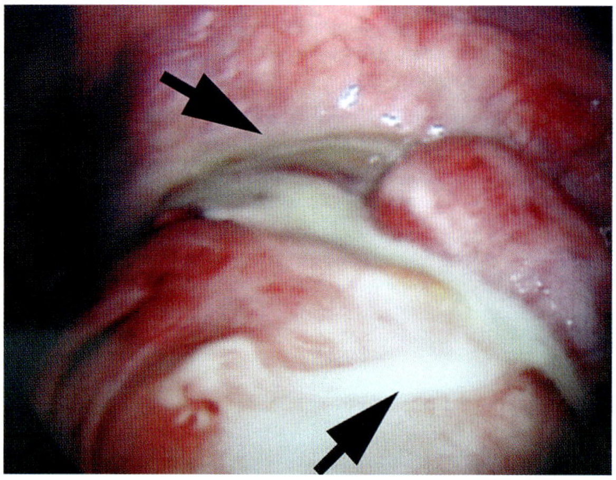

Abb. 5.6 Postoperative Abszedierung nach perforierter Appendizitis. Die Pfeile zeigen die Eiterstraßen um das Zökum herum. Die Laparoskopie mit Spülung und Drainage unter fortgesetzter Antibiotikatherapie führte zur raschen Abheilung. [G879]

der Wunde und eine genaue Blutstillung der Subkutis geachtet werden (subkutanes Hämatom!). Gegebenenfalls sollte eine subkutane Redon-Drainage eingelegt werden. Die Haut sollte locker mit Einzelknopfnähten verschlossen werden. Im Falle einer subkutanen Abszessbildung können einzelne Fäden dann leicht gelöst und der Abszess drainiert werden, ohne gleich die gesamte Wunde eröffnen zu müssen.

Als weitere relevante Komplikation nach Appendektomie ist der Ileus zu nennen. Während eine passagere und eher mäßige Darmparalyse von 1–2 Tagen Dauer nach jeder schwereren Appendektomie auftritt und fast zum Regelfall gehört, kann sie nach einer perforierten Appendizitis mit Peritonealabszess und entsprechend aufwändiger Operation auch mehrere (4–5) Tage betragen. Wichtig ist, in dieser Phase für eine ausgeglichene Flüssigkeits- und Elektrolytbilanz sowie für eine adäquate Darmdekompression (Magenablaufsonde, Darmrohr) zu sorgen. Zu berücksichtigen ist ferner, dass opioidhaltige Analgetika die Darmmotilität ebenfalls herabsetzen und die Symptomatik weiter verstärken. Eine frühzeitige – allerdings streng an der Schmerzintensität ausgerichtete – Reduktion der Opioide ist daher anzustreben.

MERKE

Alle Komplikationen der Appendizitis/Appendektomie stehen in direktem Zusammenhang mit dem Grad der Entzündung zum OP-Zeitpunkt. Eine rechtzeitige Indikationsstellung und Operation der akuten Appendizitis ist daher der wichtigste Faktor in der Vermeidung von Komplikationen. Die Gefahren einer verzögerten/verspäteten Appendektomie liegen deutlich höher als die Gefahren, die von einer vermeintlich nicht indizierten Appendektomie ausgehen. Das entbindet jedoch nicht von der Pflicht einer sorgfältigen und alle Differenzialdiagnosen berücksichtigenden Indikationsstellung.

5.2 Meckel-Divertikel

Es handelt sich um eine unterschiedlich große Ausstülpung am Ileum als Folge einer Rückbildungsstörung des Ductus omphaloentericus. Das Meckel-Divertikel zusammen mit weiteren Rückbildungsstörungen des Ductus omphaloentericus bildet die häufigste angeborene Fehlbildung des Dünndarms. Johann Friedrich Meckel hat im Jahr 1808 als Erster die embryonale Abstammung des Divertikels vom Ductus omphaloentericus erkannt.

5.2.1 Häufigkeit, Ätiologie, Pathologie

Die Inzidenz wird mit 1–2 % angegeben, der Großteil der Divertikelträger bleibt ein Leben lang asymptomatisch und die Diagnose wird meist im Rahmen einer Laparotomie aus anderen Gründen oder einer Autopsie gestellt. Geschätzte 4–10 % der Divertikelträger erleiden im Laufe ihres Lebens divertikelbedingte Komplikationen und müssen deswegen operiert werden. Die Zahlen zur Inzidenz und Morbidität variieren sehr stark, sodass die Feststellung des amerikanischen Chirurgen Mayo aus dem Jahr 1933, wonach „ein Meckel'sches Divertikel häufig vermutet, oft danach gesucht und nur selten gefunden wird", auch heute noch Gültigkeit hat.

Das Divertikel ist 20–60 cm proximal der Ileozökalklappe lokalisiert und sitzt mehr oder weniger breitbasig meist der antimesenterialen Seite des Ileums auf, selten zum Mesoileum hin. Die Blutversorgung erfolgt über das Ileum, gelegentlich besitzt das Divertikel aber ein eigenes Mesenterium, das dann senkrecht zum Mesoileum verläuft. Größe und Form des Divertikels sind großen Variationen unterworfen (➤ Abb. 5.7 und ➤ Abb. 5.8).

Histologisch beinhaltet das Meckel-Divertikel in ca. 30–40 % der Fälle ektopes Gewebe, meist Magenschleimhaut, nur selten Pankreas- oder Kolongewebe, was dann häufig zu Komplikationen wie Blutung und Perforation führen kann (➤ Abb. 5.9).

5.2.2 Symptome

In den meisten Fällen ist das Meckel-Divertikel eine symptomfreie bzw. symptomarme kongenitale Fehlbildung (s. oben). Ob ein Divertikel – auch ohne pathologische Veränderungen der Schleimhaut – zu rezidivierenden Bauchschmerzen führen kann, z. B. durch Blähungen des Divertikels oder durch einen „Sekretstau" bei passagerer Verlegung des Divertikelhalses, bleibt unklar. Symptomatisch wird ein Meckel-Divertikel in den meisten Fällen durch seine Komplikationen, von denen die häufigsten in ➤ Tab. 5.9 zusammengefasst sind. Die Angaben zu den Häufigkeiten variieren ebenfalls sehr stark.

Liegt im Divertikel ektope Magenschleimhaut vor (➤ Abb. 5.9), so kann es relativ früh – oft schon im Klein-

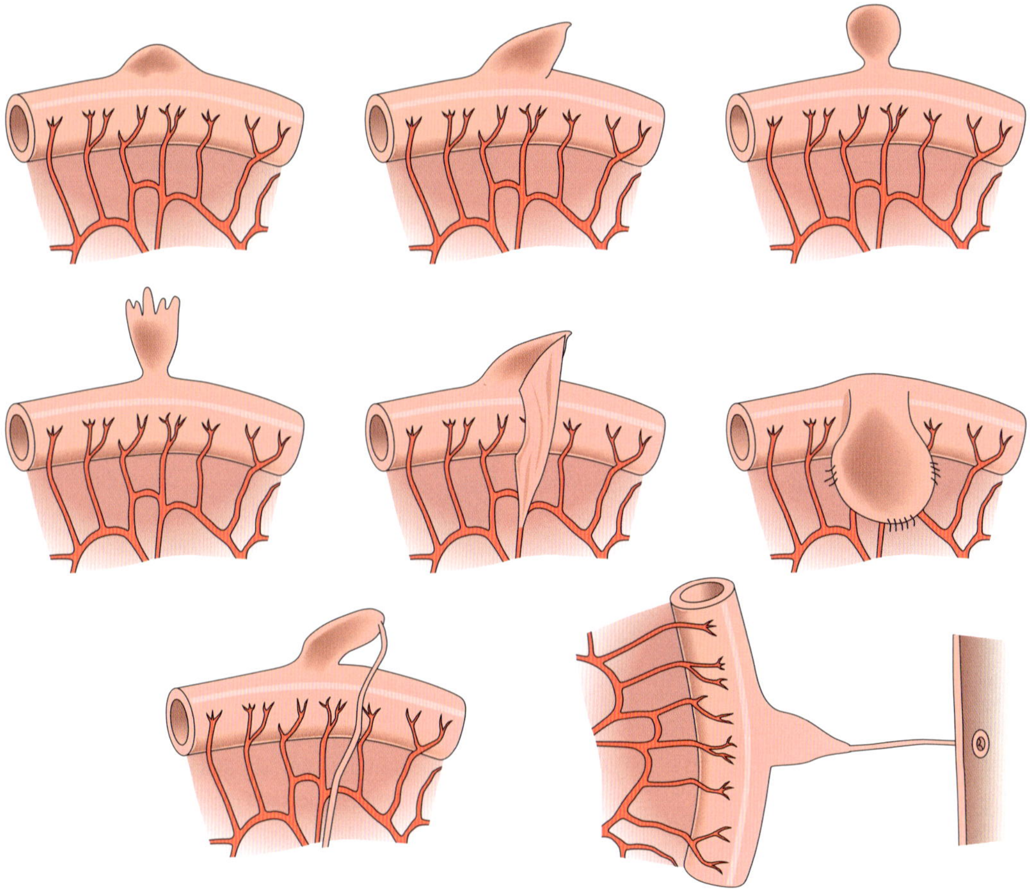

Abb. 5.7 Verschiedene Erscheinungsformen des Meckel-Divertikels (nach Bettex et al. 1982) [L157]

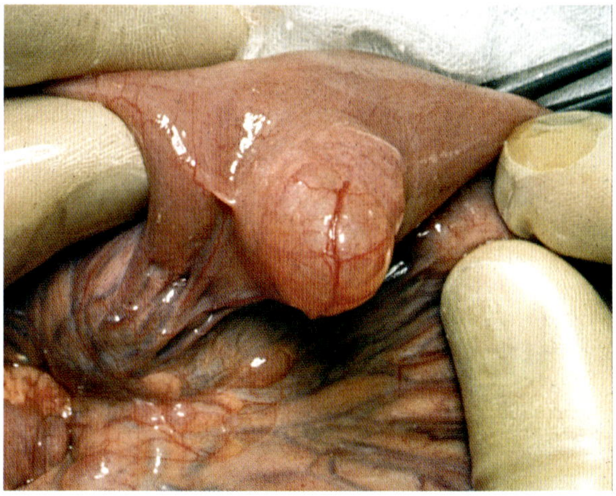

Abb. 5.8 Meckel-Divertikel [G879]

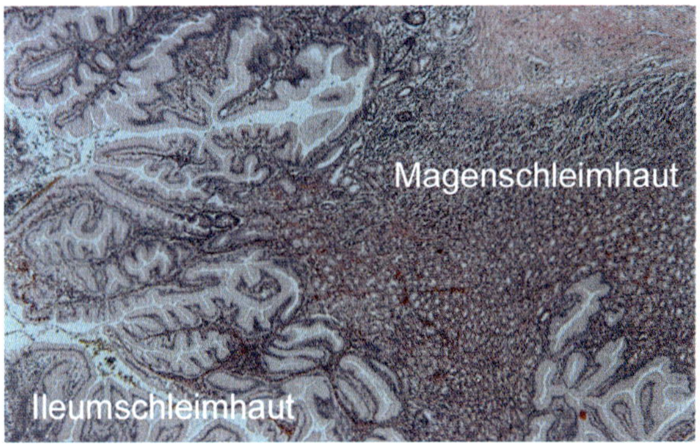

Abb. 5.9 Histologie eines Meckel-Divertikels mit Nachweis ektoper Magenschleimhaut [G879]

kindesalter – zu peptischen Ulzera im Divertikel, der angrenzenden Ileumschleimhaut oder auf der gegenüberliegenden Seite des Divertikels und in der Folge zu Blutungskomplikationen kommen. Diese können intermittierend, aber auch profus und lang anhaltend (über Tage) sein und mit einem erheblichen Blutverlust einhergehen. Typischerweise erkranken die Kinder aus voller Gesundheit und entleeren massig Teerstühle, gelegentlich auch mit Frischblutbeimengung. Weitere abdominale Symptome fehlen meist. Findet die Blutung nur intermittierend und in geringer Menge statt, dann wird man zunächst an eine entzündliche Darmerkrankung, Rektumpolypen oder Analfissuren denken. Kommt es zu einer Divertikulitis oder Perforation, dann ähneln die Symptome stark einer Appendizitis und/oder Unterbauchperitonitis; die

Tab. 5.9 Komplikationen des Meckel-Divertikels

Komplikation	Häufigkeit (%)
Blutung	20–50
Ileus	10–30
Invagination	10–20
Divertikulitis	8–30
Perforation	4–20

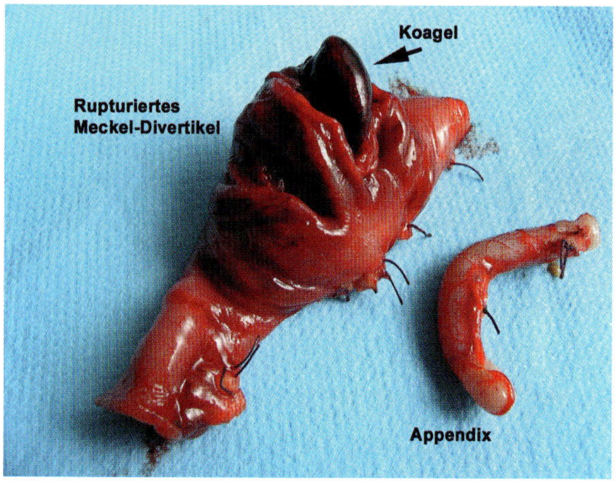

Abb. 5.10 Meckel-Divertikel (Darmresektat + Appendix): stattgehabte Perforation und Blutung. Das Blutkoagel und die Ruptur sind deutlich erkennbar. [G879]

Kinder werden unter dieser Diagnose operiert (➤ Abb. 5.10). Die wahre Ursache findet sich dann intraoperativ. Bleibt der obliterierte Ductus omphaloentericus zwischen Divertikelkuppe und Bauchwand als Strang erhalten, so können Strangulationen des Darms mit den klinischen Zeichen eines Bridenileus resultieren. Ein Divertikel kann aber auch Ausgangspunkt einer ileokolischen Invagination sein, deren Symptome dann das weitere diagnostisch-therapeutische Procedere bestimmen.

5.2.3 Diagnostik

Da ein Meckel-Divertikel in den meisten Fällen asymptomatisch bleibt und die Beschwerden – falls vorhanden – eher uncharakteristisch sind, richtet sich die Diagnostik zunächst einmal auf die stufenweise Abklärung der führenden Symptome. Stehen die Bauchschmerzen im Vordergrund, so wird zunächst versucht, eine Appendizitis auszuschließen. Die Laborparameter sind üblicherweise unauffällig, die Sonografie kann dann allenfalls eine unauffällige Appendix darstellen. Nur selten gelingt die sonografische Darstellung eines Divertikels (➤ Abb. 5.11). Falls Teerstühle entleert werden, muss zunächst eine obere gastrointestinale Blutung im Rahmen einer Ösophagogastroduodenoskopie ausgeschlossen werden. Ist dem Stuhl auch frischeres Blut beigemengt, folgt üblicherweise die weitere Abklärung mittels Prokto-, Rekto- bzw. Koloskopie, um Rektum- oder Kolonpolypen, Analfissuren oder eine entzündliche Darmerkrankung auszuschließen. Die bildgebenden Untersuchungsverfahren wie Ultraschall oder Kontrasteinlauf/Magen-Darm-Passage sind meist nicht in der Lage, ein Meckel-Divertikel nachzuweisen. Die ^{99m}Tc-Szintigrafie kann ein Divertikel mit ektoper Magenschleimhaut mit einer Zuverlässigkeit im Bereich von 60–70 % nachweisen, ist aber gerade im Kleinkindesalter nicht ganz einfach durchführbar. Im Falle einer zum Untersuchungszeitpunkt anhaltenden stärkeren Blutung kann die ^{99m}Tc-Erythrozyten-Szintigrafie diagnostisch hilfreich sein.

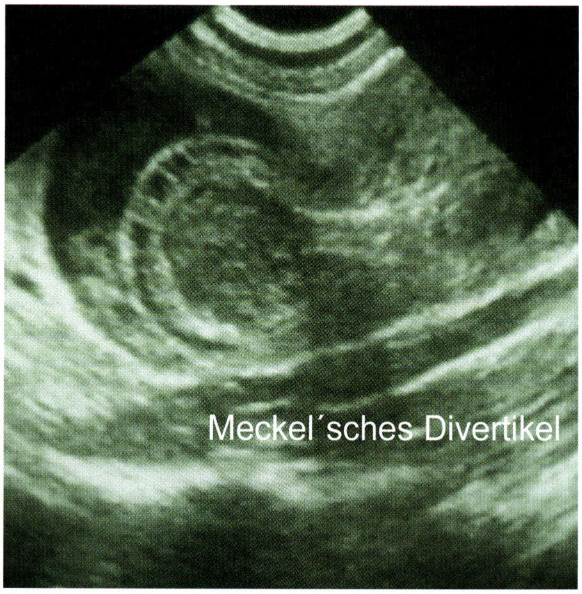

Abb. 5.11 Sonografische Darstellung eines Meckel-Divertikels [G879]

Bleibt ein klinisch vermutetes Meckel-Divertikel mit den genannten Methoden unerkannt, so kann die Laparoskopie zur weiteren Abklärung eingesetzt werden (➤ Tab. 5.10). Wird dabei die Diagnose gestellt, kann die Therapie unmittelbar in gleicher Narkose erfolgen.

5.2.4 Differenzialdiagnosen

Eine Vielzahl an abdominellen Erkrankungen im Kindesalter können Symptome verursachen, die auch bei einem Meckel-

Tab. 5.10 Diagnostischer Stufenplan beim Meckel-Divertikel

1. Rezidivierende Bauchschmerzen	Appendizitis-Diagnostik
2. Meläna	Abklärung oberer GI-Trakt (Gastroskopie)
3. Meläna + frischeres Blut	Abklärung unterer GI-Trakt (Kolo-/Rekto-/Proktoskopie)
4. 1–3 negativ, V. a. Meckel-Divertikel	^{99m}Tc-Szintigrafie, ^{99m}Tc-Erythrozyten-Szintigrafie
5. 1–4 negativ, V. a. Meckel-Divertikel	Laparoskopie (diagnostisch wie therapeutisch)

Tab. 5.11 Differenzialdiagnose des Meckel-Divertikels

Appendizitis	Eher lokalisierter Schmerz, typischerweise „Schmerzwanderung" vom Nabel zum rechten Unterbauch
Obstipation	Rasche Besserung nach Abführen
Magenschleimhauterosion/ Magenblutung	Hämatemesis, Oberbauchschmerzen
Rektum-/Kolonpolyp	Es wird praktisch nur frisches Blut entleert; Blut dem Stuhl nur aufgelagert, in der Regel schmerzfrei
Morbus Crohn/Colitis ulcerosa	Weitere Krankheitszeichen, Gewichtsverlust, Laborbefunde, chronischer Verlauf der Beschwerden
Invagination	Akuter Beginn, kolikartiger Schmerz
Ileus	Oft abdominale Voroperationen

Divertikel vorliegen können. Eine Zusammenstellung zeigt ➤ Tab. 5.11.

5.2.5 Operationsindikation

Wird ein Meckel-Divertikel symptomatisch, besteht immer die Operationsindikation. Bei einem Zufallsbefund besteht dann stets eine Indikation zur Entfernung des Divertikels, wenn es der Allgemeinzustand des Patienten und der intraoperative Befund erlauben. Es gilt dabei der Grundsatz, dass die zusätzliche Entfernung des Divertikels das Operationsrisiko nicht weiter erhöhen darf. Vor allem wenn es sich z. B. um eine perforierte Appendizitis mit Unterbauchperitonitis handelt und zufällig auch ein Meckel-Divertikel gefunden wird, sollte die gleichzeitige Divertikelabtragung wegen des deutlich erhöhten Risikos von Anastomosenkomplikationen unterbleiben.

5.2.6 Therapie

Sie besteht in der Abtragung des Divertikels, ggf. unter Resektion des divertikeltragenden Ileumsegments.

Handelt es sich um ein sehr schmalbasiges Divertikel, so kann es ähnlich der Appendixabtragung ligiert und abgetragen werden. Der Stumpf wird analog zur Appendektomie peritonealisiert. Bei breitbasigen Divertikeln kann auch eine keilförmige Längsexzision mit semizirkulärer Ileumanastomose in Querrichtung oder gar eine Segmentresektion des divertikeltragenden Ileumsegments mit End-zu-End-Anastomose erfolgen. Die tangentiale Abtragung breitbasiger **und** symptomatischer Divertikel kann Probleme bereiten, da eine große Zahl dieser Divertikel ektope Magenschleimhaut oder Pankreasgewebe enthalten, die basisnah lokalisiert sein können und möglicherweise bei der tangentialen Resektion nicht voll-

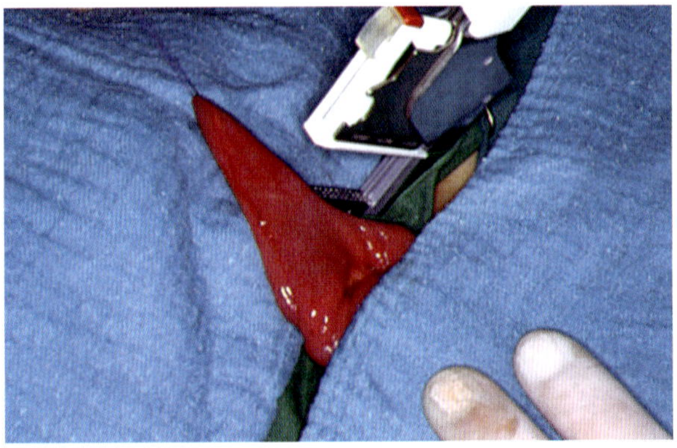

Abb. 5.12 Meckel-Divertikel: Zufallsbefund im Rahmen einer Appendektomie. Tangentiale Resektion mittels Stapler. [G879]

ständig mitreseziert würden. Bei zufällig entdeckten und meist asymptomatischen Divertikeln kann die Resektion mittels Stapler eine Alternative zu einer ausgedehnteren Resektion sein (➤ Abb. 5.12). Das Ausmaß der Operation wird letztendlich von der jeweils vorliegenden anatomischen Variante des Divertikels (➤ Abb. 5.7) bestimmt. Grundsätzlich ist die Operation konventionell offen oder auch laparoskopisch möglich. In der Mehrzahl der Fälle wird derzeit noch „offen" oder „laparoskopisch assistiert" vorgegangen: Dabei erfolgt der Zugang im rechten Unterbauch und die divertikeltragende Ileumschlinge wird vor die Bauchdecke verlagert. Wurde die Operation laparoskopisch begonnen (z. B. unter dem Verdacht einer Appendizitis oder mit diagnostischem Ziel bei der „Meckel-Suche"), so kann das Divertikel mit dem Endo-GIA abgetragen oder die Konversion zum offenen Verfahren angeschlossen werden, indem an der anatomisch-topografisch günstigsten Stelle eine „Minilaparotomie" angelegt und so die betroffene Ileumschlinge vor die Bauchdecke verlagert wird. Auch die Divertikelresektion transumbilikal (Exposition der divertikeltragenden Schlinge über den umbilikalen Kameratrokar-Zugang) wird von einigen Chirurgen propagiert.

Operationsbegleitend ist die perioperative antibiotische „Single-shot"-Prophylaxe oder eine prophylaktische Kurzzeittherapie von 1–3 Tagen Dauer üblich.

5.2.7 Postoperative Therapie

Sie wird bestimmt durch die Schwere der Erkrankung und den präoperativen Zustand des Patienten. Hat eine stärkere Blutung stattgefunden, so muss der Volumenverlust adäquat, ggf. auch durch Transfusion, ersetzt werden. Bei einer Perforation und/oder Peritonitis steht die resistenzgerechte antibiotische Therapie neben der adäquaten Infusionstherapie im Vordergrund. Nach einer u. U. ausgedehnteren Ileumsegmentresektion und Anastomose ist mit einer postoperativen Darmatonie von 1–2 Tagen zu rechnen. Eine Magenablaufsonde ist in diesen Fällen trotzdem nur in Einzelfällen indiziert. Wurden schmalbasige Divertikel lediglich abgetragen und der

Tab. 5.12 Komplikationen nach Operation eines Meckel-Divertikels

Infektion, Anastomoseninsuffizienz	Sehr selten, erhöhte Gefahr bei Divertikelresektion im entzündeten Gebiet (**cave:** perforierte Appendizitis + Zufallsbefund Meckel)
Anastomosenstenose	Durch Infektion oder inadäquate Anastomosentechnik
Peptische Komplikationen im Anastomosengebiet	Falls Divertikel knapp reseziert und ektope Magenschleimhaut im angrenzenden Ileum verblieben ist
Bridenileus	Unvermeidbar, Risiko wie nach allen Laparotomien

Stumpf peritonealisiert, unterscheidet sich das postoperative Behandlungsregime nicht von dem nach Appendektomie. Der Nahrungsaufbau wird begonnen, sobald die Peristaltik ausreichend eingesetzt hat, meist nach 24–48 Stunden. Die Kinder können in der Regel nach 3–5(–7) Tagen aus stationärer Behandlung entlassen werden.

5.2.8 Komplikationen

Mögliche Komplikationen sind ➤ Tab. 5.12 zu entnehmen.

Einige der genannten Komplikationen sind durch eine sorgfältige Indikationsstellung und Operationstechnik vermeidbar. Das Risiko eines postoperativen Adhäsions- oder Bridenileus kann jedoch nicht beeinflusst werden.

MERKE

1. Der Großteil der Meckel-Divertikel wird zufällig – meist bei einer Appendektomie – entdeckt und dann mitentfernt.
2. Die symptomatischen Divertikel (Blutung, Perforation, Peritonitis) enthalten überwiegend ektopes Gewebe, meist Magenschleimhaut.
3. Die diagnostische Suche nach einem Meckel-Divertikel verläuft oft frustran, und in manchen Fällen kann bei begründetem Verdacht nur die Laparoskopie als am wenigsten belastendes Verfahren weiterhelfen.

5.3 Invagination

Bei der Darminvagination handelt es sich um eine Einstülpung eines Darmabschnitts in einen aboral liegenden Darmabschnitt. Durch die Peristaltik wird dieser dann weiter analwärts vorgetrieben. Durch die mitunter lebensbedrohlichen Komplikationen bei verspäteter Diagnosestellung hat das Krankheitsbild in der Pädiatrie und Kinderchirurgie große Bedeutung.

5.3.1 Häufigkeit, Ätiologie, Pathologie

Die Inzidenz der Invagination wird im Allgemeinen mit 0,66–2,24 Erkrankungen pro 1.000 Krankenhausvorstellungen angegeben. Die Häufigkeit zeigt eine nicht weiter erklärbare regionale Schwankung mit einem europäischen „Nord-Süd-Gefälle". So liegt die Inzidenz in Dänemark bis zu 8-mal höher als in der Schweiz, aber auch innerhalb eines Landes kann es erhebliche regionale Unterschiede geben.

In den meisten Fällen (90 %) bleibt die Ätiologie unklar. Ileoileale Invaginationen, die sich innerhalb von Minuten spontan lösen, um sich dann erneut zu bilden, beobachtet man häufig während einer Laparotomie. Erwiesen ist die Tatsache, dass Polypen, ein Meckel-Divertikel, Darmwandverdickungen verschiedener Ursache, Lymphknoten im Mesenterium des Dünndarms u. a. tumoröse Veränderungen des Darms zu einer Invagination führen können. Der Darm versucht, durch gesteigerte Peristaltik das Hindernis zu überwinden, wobei es leicht zur Einstülpung kommen kann. Nur etwa 3–5 % der Invaginationen können so erklärt werden. Weitere Ursachen wie abgelaufene Virusinfektionen (Adenovirus), Enteritiden mit passager verstärkter Peristaltik u. a. werden als mögliche Ursachen diskutiert, sind aber bislang nicht bewiesen.

Die wesentliche Pathologie der Invagination besteht darin, dass durch die Einstülpung des Darms das Mesenterium mit hineingezogen wird und die Gefäße an der Invaginatspforte abgeschnürt werden. Durch die zunächst venöse Stauung kommt es zur ödematösen Schwellung des Invaginats mit nachfolgender Stauungsblutung, Transsudation, Nekrose und Perforation – meist an der Spitze des Invaginats. Bei Unterbrechung der arteriellen Versorgung drohen Nekrosen und Perforationen. Besteht die Invagination lange Zeit, so kann die zusätzliche Verklebung der invaginierten Darmabschnitte eine spontane oder manuelle Reposition unmöglich machen. Je nach Lokalisation der Invagination und der invaginierten Darmabschnitte gibt es verschiedene Formen, die häufigsten zeigt ➤ Abb. 5.13.

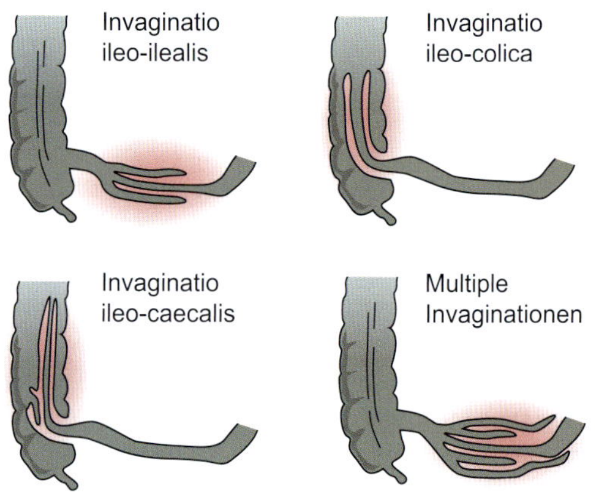

Abb. 5.13 Verschiedene Formen der Invagination (nach Willital und Lehmann 2000) [L157]

In der Mehrzahl (ca. 80 %) finden sich ileokolische und ileozökale Invaginationen, die anderen Formen sind eher selten. Die kolokolische Invagination ist außerordentlich selten.

Betroffen von einer idiopathischen Invagination sind in den meisten Fällen ältere Säuglinge und Kleinkinder mit einem Häufigkeitsgipfel im 9. bis 10. Lebensmonat. Invaginationen älterer Kinder sind sehr viel häufiger durch externe Widerlager erklärt.

5.3.2 Symptome

Charakteristisch ist eine akute Erkrankung aus voller Gesundheit heraus mit kolikartigen Schmerzen, Erbrechen, später blutigen Stühlen und regelrechtem „Verfall" der Kinder. Diese an sich typischen Symptome können weniger eindrucksvoll erscheinen, wenn die Kinder im Rahmen einer anderweitigen Erkrankung bereits Bauchschmerzen oder Durchfall haben. Die Koliken beeinträchtigen die Kinder im weiteren Krankheitsverlauf immer stärker, und bald kommen sie in einen bedrohlichen Zustand mit Blässe, angstvoll verzerrtem Gesicht, Schweißausbruch und letztlich Apathie.

Die in ➤ Tab. 5.13 aufgelisteten Symptome sind zwar typisch, aber nicht immer vorhanden und auch nicht immer alle gleichzeitig anzutreffen. Eine Koinzidenz aller 4 Kardinalsymptome ist in nicht einmal 50 % der Patienten zu erwarten, zumal die blutigen Stühle ein Spätsymptom sind und die meisten Kinder bereits vorher dem Arzt vorgestellt werden. Weitere Spätsymptome sind die Perforation und die damit verbundene Peritonitis, die sich allmählich ausbildet. Zu den Allgemeinsymptomen gehören ein schmerzbedingt erhöhter Blutdruck und eine Tachykardie. Fieber tritt meist mit Absetzen von blutigen Stühlen auf.

5.3.3 Diagnostik

Für die Frühdiagnose entscheidend ist die genaue Anamnese, die den ersten Hinweis geben kann: plötzlicher Beginn aus voller Gesundheit, kolikartige starke Bauchschmerzen und Erbrechen. Die Palpation zeigt in der Frühphase ein noch weiches

Tab. 5.13 Häufigste Symptome der Invagination

Kolikartige Bauchschmerzen	Beginn meist aus voller Gesundheit
Erbrechen	Nicht durch die Obstruktion, sondern durch die Schmerzen (reflektorisch) ausgelöst
Blutige Stühle	Typisch ist neben Frischblut ein schleimig-blutiger Stuhl, sog. „Himbeergelee"-Stuhl
Tastbarer Tumor in der Flanke oder im rechten Oberbauch	

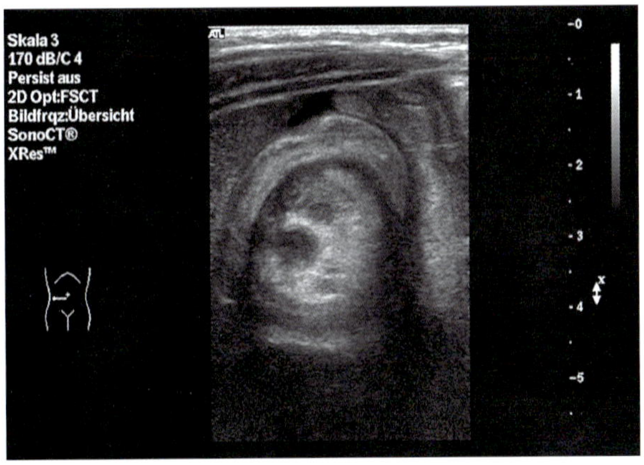

Abb. 5.14 Sonografischer Befund bei Invagination [G879]

Abdomen; peritonitische Zeichen fehlen. Der Invaginattumor kann im Schmerzintervall ggf. als „Walze" in der rechten Flanke oder im rechten Oberbauch getastet werden, sofern das Kind nicht schreit und die Bauchdecke anspannt oder das Invaginat sich nach subhepatisch vorgeschoben und so der Palpation entzogen hat. Typische Ileuszeichen – auch radiologisch – fehlen noch. Das Erbrechen ist Ausdruck des peritonealen Reizes, der durch Zug am Mesenterium des Invaginats und durch die Kompression des invaginierten Darms ausgelöst wird.

Besteht einmal klinisch der Verdacht auf eine Invagination, so ist unverzüglich – ggf. nach Kreislaufstabilisierung – eine sonografische Untersuchung durchzuführen, welche die Diagnose sichert (➤ Abb. 5.14). Typischerweise lässt sich im Querschnitt eine Kokarde bzw. ein schießscheibenähnliches Gebilde darstellen, das den ineinandergeschobenen Darmabschnitten entspricht. So kann auch die Lokalisation und damit das Ausmaß der Invagination genau dargestellt werden. Weitere bildgebende Diagnostik – in der Regel eine Abdomen-Übersichtsaufnahme im Stehen oder in Linksseitenlage – ist nur dann notwendig, wenn klinisch eine Perforation mit Luftaustritt oder ein fortgeschrittener Darmverschluss vermutet werden. Der vor wenigen Jahren noch routinemäßig durchgeführte Kolon-Kontrasteinlauf ist zugunsten der alleinigen Sonografie weitgehend verlassen worden. Aufwändigere Untersuchungsverfahren – CT oder MRT – sind nur äußerst selten nötig.

5.3.4 Differenzialdiagnose

Im Zeitalter der hochauflösenden Sonografie kann die Diagnose einer Invagination sehr schnell und sehr zuverlässig gestellt werden. Das klinische Bild mit Erbrechen und blutigen Stühlen kann im Säuglings- und Kleinkindesalter an eine Toxikose, Enteritis (Rotavirus!) oder infektiöse Enterokolitis denken lassen. Auch die Purpura Schoenlein-Henoch kann mit massiven kolikartigen Bauchschmerzen einhergehen. Betroffen hiervon sind aber meist Kinder jenseits des 5. Lebensjahres.

5.3.5 Therapie

Hier hat sich in den vergangenen Jahren ein entscheidender Wandel vollzogen. Während noch vor wenigen Jahren der Kolon-Kontrasteinlauf zur hydrostatischen Reposition Routine war, wird heutzutage die Reposition unter Ultraschallkontrolle durchgeführt. Als Mittel zur Druckerzeugung kann dabei Luft wie auch Flüssigkeit gleichermaßen verwendet werden. Drücke von ca. 60 mmHg für 30–40 Sekunden für Luft bzw. 90–100 cmH_2O für Flüssigkeit sind in der Regel ausreichend, um das Invaginat zu reponieren. Die Erfolgsraten für beide Methoden liegen bei 60–90 % und die pneumatische Reposition scheint zumindest bei einigen Untersuchern etwas bessere Ergebnisse als die hydrostatische zu liefern. Die Erfolgsrate ist dabei umgekehrt proportional zur Dauer der Invagination. Die Hauptgefahr dieser Repositionsmanöver ist die Darmperforation, die in bis zu 4 % der Fälle beobachtet wird. Kontraindiziert ist daher die pneumatische oder hydrostatische Reposition bei Zeichen einer Peritonitis oder drohender Perforation, bei langer Anamnese (> 24–48 Stunden), im fortgeschrittenen Ileuszustand und bei schlechtem Allgemeinzustand des Patienten. Blutige Stühle allein sind dagegen keine absolute Kontraindikation. Wegen der relativ hohen Rate an Rezidivinvaginationen sind die Kinder nach erfolgter Reposition mindestens 24–48 Stunden unter stationären Bedingungen zu beobachten. Tritt eine erneute Invagination auf, so kann durchaus ein weiterer konservativer Repositionsversuch unternommen werden, sofern keine der genannten Kontraindikationen vorliegen. Ab dem zweiten Rezidiv sowie in allen Fällen der erfolglosen Reposition ist die Operationsindikation zu stellen.

Als operativer Zugang bietet sich ein Pararektalschnitt im rechten Unter-/Mittelbauch mit der Möglichkeit der bedarfsweisen Schnitterweiterung nach proximal wie nach distal oder eine quere Unterbauchlaparotomie an. Das wesentliche Element der Operation ist die manuelle Reposition des Invaginats. Dabei wird das Invaginat durch Druck von aboral nach oral aus dem Kolon „massiert" (➤ Abb. 5.15). Wichtig ist hierbei ein behutsames Vorgehen, weil man sonst einen Einriss der ohnehin geschädigten Darmwand riskiert. Unbedingt zu vermeiden ist eine forcierte Reposition durch Zug am Invaginat. Einrisse der Serosa sowie ggf. des Dünndarmmesenteriums wären sonst die sichere Folge. Gelingt die manuelle Reposition des Invaginats nicht, so wird in der Regel der gesamte Invaginattumor **en bloc** reseziert. Hierzu werden die betroffenen Darmabschnitte – meist terminales Ileum und Zökum, ggf. Colon ascendens – entsprechend freipräpariert und im Gesunden reseziert. Eine primäre Anastomose ist praktisch immer möglich, da eine ausgedehnte Peritonitis selten vorliegt.

Nach gelungener manueller Reposition sind als weitere chirurgische Maßnahmen ggf. eine Appendektomie und eine Ileo-Aszendopexie durchzuführen: erstere, weil die Appendix meist in den Invaginationsprozess einbezogen war, und letztere, weil dadurch das Risiko einer erneuten Invagination gesenkt werden kann. Liegen weitere pathologische Befunde vor (z. B.

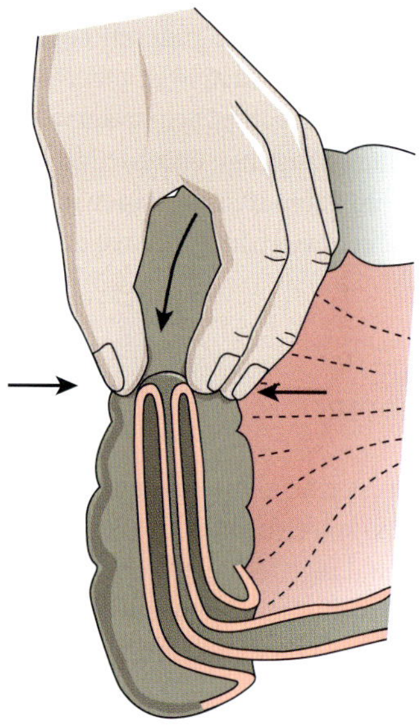

Abb. 5.15 Vorgehen bei manueller Reposition einer Invagination [157]

Meckel-Divertikel, Dünndarmpolyp usw.), so werden diese selbstverständlich mitversorgt. Je nach intraoperativem Befund werden antibiotische Behandlung, Abdominaldrainage, Blasenkatheter und Magenablaufsonde eingesetzt. Die Lösung einer Invagination ist auch minimal-invasiv über die Laparoskopie möglich. Kritischer Punkt ist die Tatsache, dass das Invaginat dann nicht retrograd herausmassiert werden kann, sondern sich nur durch vorsichtigen Zug am invaginierten Darmanteil reponieren lässt. Bei rezidivierenden Invaginationen bietet sich die elektive Ileo-Aszendopexie über die Laparoskopie an.

5.3.6 Postoperative Therapie

Je nach Ausmaß der Laparotomie (alleinige manuelle Desvagination, zusätzlich Appendektomie, Meckel-Resektion etc.) und der ggf. erfolgten Darmresektion erfolgt die postoperative Behandlung nach den allgemein gültigen Therapierichtlinien. Eine antibiotische Behandlung erfolgt, falls eine Peritonitis vorlag, bis zur Normalisierung der Laborparameter, sonst im Sinne der **„Single shot"**- oder Kurzzeitprophylaxe für 1–3 Tage. Die Magenablaufsonde verbleibt nur, solange ein deutlicher Rückfluss besteht (bis die Peristaltik eingesetzt hat und der orale Nahrungsaufbau begonnen werden kann). Das ist in der Regel nach 24–48 Stunden der Fall, ausgenommen bei schweren Verläufen mit diffuser Peritonitis.

5.3.7 Komplikationen

Die schwersten Komplikationen mit Darmperforation, Peritonitis und Notwendigkeit einer ausgedehnteren Darmresektion resultieren aus einer verspäteten Vorstellung der Kinder mit langer Invaginationsanamnese und im Falle einer verschleppten Diagnose. Beides ist heutzutage erfreulicherweise nur selten der Fall.

Das Risiko einer iatrogenen Darmperforation liegt bei Beachtung der Kontraindikationen einer pneumatischen oder hydrostatischen Reposition und bei korrekter Durchführung im Bereich von 1–4 %.

Ist eine Laparotomie erforderlich, so ergeben sich die Komplikationen aus den durchgeführten operativen Maßnahmen. Dazu gehören – wie bei anderen Darmresektionen auch – eine Anastomoseninsuffizienz oder -stenose, ein postoperativer Adhäsions- oder Bridenileus oder eine Wundheilungsstörung. Insofern gibt es keine für die operative Therapie der Invagination typischen postoperativen Komplikationen.

MERKE

1. Die Frühdiagnose der Invagination bestimmt entscheidend das Ausmaß des Therapieaufwands.
2. Bereits beim ersten Verdacht einer Invagination sollte in der Diagnostik die Sonografie eingesetzt werden.
3. Unter Berücksichtigung einiger Ausschlusskriterien sollte nach Möglichkeit immer die konservative Reposition – pneumatisch oder hydrostatisch – unter Ultraschallkontrolle versucht werden. Auf die radiologische Kontrolle sollte aus strahlenhygienischen Gründen weitgehend verzichtet werden.

5.4 Ileus

Der Begriff Ileus steht für das gemeinsame Symptom Darmverschluss, das durch eine Reihe unterschiedlicher Ursachen ausgelöst werden kann. Angeborene Fehlbildungen (z. B. Darmatresie) führen ebenso zur Darmpassagestörung wie erworbene Erkrankungen (z. B. Peritonitis). Viele Aspekte des Ileus sind bereits an anderen Stellen dieses Kapitels angesprochen worden und sollen hier nur noch einmal grundlegend zusammengefasst werden.

5.4.1 Ursachen

Grundsätzlich unterscheidet man den mechanischen (obstruktiven) vom paralytischen (reflexiven) Ileus.

Die häufigere Ursache (ca. 70 %) ist die mechanische: Die Darmpassage wird durch ein konkretes externes oder internes Hindernis beeinträchtigt, indem sie verlangsamt oder ganz gestoppt wird. Es kommt zur Darmokklusion oder zur Strangulation. Die prästenotische Dilatation führt zum Vagusreiz und zur gesteigerten Peristaltik; nach Erschöpfung kommt es zur weiteren Dilatation und ggf. zum Schock und/oder zur Durchwanderungsperitonitis. Neben den angeborenen Gründen wie Darmatresien und -stenosen, Duplikaturen, Malrotation und Volvolus zählen die postoperativ auftretenden „Verwachsungen" (Adhäsionen, Briden) zu den typischen Auslösern eines mechanischen Ileus. Daneben kommen Anastomosenstenosen, entzündliche Einengungen (Morbus Crohn, NEC), die Invagination, eine eingeklemmte Leistenhernie oder selten ein Nahrungsmittelileus oder externe Obstruktionen (externer Tumor, intramurales Lymphom) vor.

Der paralytische Ileus findet sich in ca. 20 % der Fälle als Folge einer toxischen Lähmung der Peristaltik. Er kommt im unmittelbar postoperativen Verlauf nach einer ausgedehnteren Bauchoperation vor, im Rahmen einer Infektion (z. B. NEC), Peritonitis, Sepsis oder durch eine Stoffwechselstörung (Hypokaliämie) bzw. medikamentös induziert (Kortison, Zytostatika, Morphin, Atropin etc.). Daneben kann eine Darmparalyse auch reflektorisch, z. B. nach einem stumpfen Bauchtrauma oder bei einem Nierenstein, ausgelöst werden.

Auch extraabdominelle Erkrankungen können zu einem paralytischen Ileus führen, so z. B. eine basale Pneumonie oder eine Myokarditis, eine Meningitis oder ein Schädel-Hirn-Trauma. Diese Ursachen stehen mit einer Häufigkeit von unter 10 % jedoch eher im Hintergrund.

5.4.2 Symptome

Der Beginn kann akut oder schleichend, der Verlauf chronisch und/oder rezidivierend sein. So können z. B. Briden, die nur unter bestimmten Bedingungen (Darmfüllung, Luftfüllung des Darms etc.) zu einer Obstruktion führen, intermittierende Passagestörungen mit nachfolgender spontaner Besserung auslösen.

Regelmäßig vorhanden ist ein geblähtes Abdomen (➤ Abb. 5.16). Je tiefer beim obstruktiven Ileus das Hindernis im Darm liegt, desto ausgeprägter ist auch die Distension. Bei einem sehr hoch liegenden Ileus (z. B. Duodenum oder proximaler Dünndarm) kann die Distension nur sehr diskret ausgeprägt sein oder sogar fehlen. Ein paralytischer Ileus ist durch eine Distension aller Darmabschnitte gekennzeichnet, in deren Folge das Abdomen meist sehr stark gebläht ist.

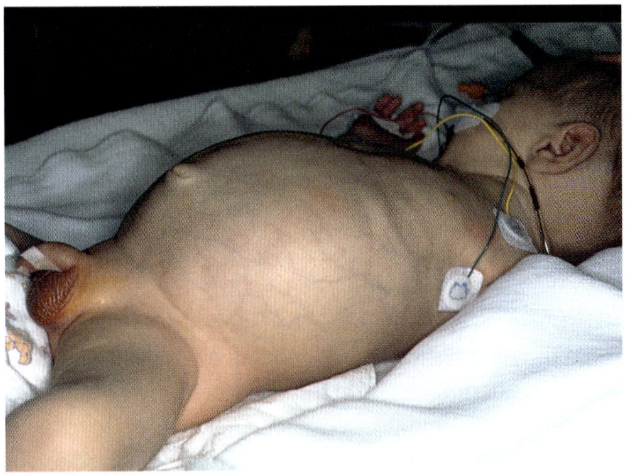

Abb. 5.16 Kleinkind mit massiv distendiertem Abdomen [G879]

Fehlende oder sehr schwache Darmgeräusche charakterisieren den paralytischen Ileus. Im Falle eines mechanischen Hindernisses können die Darmgeräusche anfangs eher verstärkt erscheinen, über den einzelnen Quadranten des Abdomens unterschiedlich auskultiert werden und oft eine eigene Charakteristik aufweisen. Hier spricht man von Stenoseperistaltik, Widerstandsperistaltik, von hochgestellten oder klingenden bzw. metallischen Darmgeräuschen. Diese akustischen Phänomene erklären sich einerseits durch die gesteigerte Aktivität zur Überwindung des Hindernisses und andererseits durch die Dilatation der Darmschlingen, die viel Luft und daneben Flüssigkeit enthalten.

Schmerzen kennzeichnen vor allem den akut auftretenden oder langsam progredienten mechanischen Ileus. Ursächlich ist die Hyperperistaltik mit Reaktionen auf die Ischämie verbunden. Charakteristischerweise sind die Schmerzen kolikartig. Der paralytische Ileus – sofern er nicht durch eine Peritonitis ausgelöst wurde – ist lange schmerzlos, bevor die Dilatation über die Dehnung des Peritoneums viszerale Schmerzeffekte hervorruft oder eine Durchwanderungsperitonitis auftritt.

Das gallige Erbrechen ist ein führendes Symptom aller Ileusformen. Es handelt sich dabei um ein „Überlaufen“ des Magens, der sich nicht mehr antegrad entleeren kann und zusätzlich retrograd über das Duodenum ständig gefüllt wird. Exsikkose und Azidose können ausgelöst werden. Fehlende Stuhlentleerung kann beim Dickdarmileus als typisch betrachtet werden. Beim Dünndarmileus kann es dagegen (je höher desto häufiger) durch Stuhl und Sekret im distal der Obstruktion gelegenen Bereich zu Stuhlentleerungen kommen, die den Ileus nicht ausschließen. Blut im Stuhl wird bei der NEC und der Invagination beobachtet.

5.4.3 Diagnostik

Die Anamnese liefert bereits die wichtigsten Hinweise auf die mögliche Ursache. Abdominelle Voroperationen müssen ebenso erfragt werden wie der Beginn der Symptomatik, Schmerzen, Schmerzcharakter, Erbrechen, Stuhlverhalten etc.

Inspektion und Palpation des Abdomens zeigen die Distension bei meist weichem, nicht abwehrgespanntem Abdomen! Eine Abwehrspannung tritt erst auf, wenn eine primäre oder eine Durchwanderungsperitonitis vorliegt. Ein lokalisierter Druckschmerz kann vorhanden sein, ist jedoch sehr unspezifisch und diagnostisch nur selten verwertbar (➤ Abb. 5.16).

Große Bedeutung kommt der sorgfältigen Auskultation der Darmgeräusche zu. Viel Geduld ist dabei aufzubringen, gerade wenn die Geräusche vermindert sind. Auch kann es etliche Minuten dauern, bis ein Kleinkind sich an die Untersuchungssituation gewöhnt und sich beruhigt hat. Zu beurteilen sind hier die Lokalisation und der Charakter der Darmgeräusche. Bei einem eher schleichenden Verlauf ist die engmaschige Verlaufskontrolle – am besten durch denselben Untersucher – von großer Bedeutung.

MERKE

Der Ileus ohne Peritonitis verursacht keine „Abwehrspannung“. Die Bauchdecken bleiben deshalb trotz gelegentlich sehr starker Distension stets weich!

An technischen Untersuchungen sind die Sonografie und die Röntgenaufnahme des Abdomens am bedeutendsten.

Die Dilatation der Darmschlingen, die Peristaltik (evtl. eine sog. Pendelperistaltik), Flüssigkeit innerhalb und außerhalb der Darmschlingen und die Beurteilung der Darmwanddicke sind am besten sonografisch zu beurteilen. Die Ultraschalluntersuchung sollte daher stets der Röntgenaufnahme vorausgehen.

Die klassische Abdomen-Übersichtsaufnahme im Stehen zeigt die Spiegelbildung in den dilatierten Darmschlingen (➤ Abb. 5.17).

Im Falle einer freien Perforation findet sich darüber hinaus eine subphrenische Luftansammlung. Eine sog. **sentinel loop** – eine isolierte dilatierte Darmschlinge – kann gelegentlich bei perforierter Appendizitis mit lokaler Peritonitis und beginnendem Ileus beobachtet werden. Bei Patienten, die nicht stehen können (schlechter AZ, Säuglinge, Neu-/Frühgeborene etc.), kann die Aufnahme in Rückenlage a. p. und in Linksseitenlage mit horizontalem Strahlengang durchgeführt werden (➤ Abb. 5.18). Bei der Paralyse können die Spiegel auch fehlen und man sieht nur diffus erheblich dilatierte

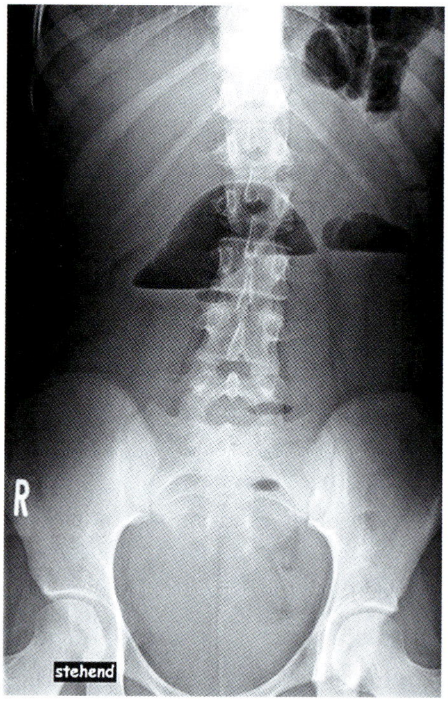

Abb. 5.17 Abdomen-Übersichtsaufnahme im Stehen mit isolierter Spiegelbildung im Mittelbauchbereich [G879]

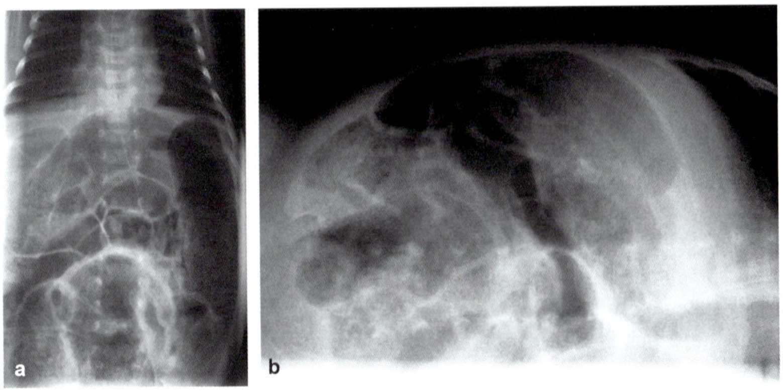

Abb. 5.18 Abdomen-Übersichtsaufnahme im Liegen (a) und in Links-Seitenlage (b) [G879]

Schlingen. Hier kann eine antegrade Kontrastmittelgabe (über die anschließend für 30 Minuten abgeklemmte Magensonde appliziert) manchmal in einer Spätaufnahme die langsame, aber freie Passage zeigen und ggf. noch therapeutisch (laxativ) wirken.

Die Labordiagnostik umfasst neben Blutbild, Differenzialblutbild und CrP vor allem den Elektrolytstatus, die Blutgasanalyse und die Blutzuckerbestimmung. Sie dient ausschließlich der Beurteilung einer evtl. Entgleisung (Elektrolythaushalt, Stoffwechsel). Hinweise auf Ursache und Art des Ileus sind nicht zu erwarten.

Ganz allgemein gilt für alle Ileuserkrankungen, dass die Diagnostik zügig erfolgen muss. Kann die Unterscheidung mechanisch vs. paralytisch nicht zweifelsfrei getroffen werden, was in der Praxis gelegentlich der Fall ist, muss man sich für die Laparotomie entscheiden. Lässt die klinische Symptomatik ein abwartendes Verhalten zu, so ist der Verlauf engmaschig zu kontrollieren. Nur im Falle einer deutlichen Besserung unter konservativer Therapie ist das weitere Abwarten vertretbar. Um einen namhaften Pionier der deutschen Kinderchirurgie zu zitieren:

„Über einem (obstruktiven) Ileus darf die Sonne nicht auf- und nicht untergehen“

(W. Ch. Hecker).

5.4.4 Therapie

Zur sofort einzuleitenden Akuttherapie gehört das Legen einer großlumigen nasogastrischen Sonde zur Dekompression des Magens und zur Verhinderung des weiteren Erbrechens mit der Gefahr der Aspiration, ein venöser Zugang zur Flüssigkeits- und Elektrolytsubstitution sowie ein rektaler Einlauf/Darmrohr zur Dekompression des unteren Darmtrakts. Die bereits erwähnte zügige Diagnostik hat sich daran anzuschließen.

Handelt es sich um einen paralytischen Ileus, so muss die weitere Diagnostik die Ursache aufdecken (Stoffwechsel? basale Pneumonie? etc.), damit die Therapie dann kausal und gezielt fortgeführt werden kann. Hier öffnet sich ein weites Feld an möglichen Ursachen-/Therapie-Kombinationen, auf die in den entsprechenden Kapiteln eingegangen wird. Die medikamentöse Stimulation der Darmperistaltik durch Prostigmin kann im Einzelfall und nach sicherem Ausschluss einer Obstruktion (z. B. bei verlängerter, rein postoperativer Atonie) indiziert sein.

Der mechanische Ileus, sei er durch eine isolierte Bride oder eine ausgedehnte flächenhafte Verwachsung des Darms ausgelöst, erfordert in aller Regel die Operation. Die Indikation ist dabei zum frühestmöglichen Zeitpunkt, d. h. sofort nach Diagnosestellung und evtl. Stabilisierung des Patienten, gegeben. Eine verschleppte Indikation kann bei einem Bridenileus mit Darmischämie z. B. fatale Folgen haben und u. U. zum Verlust größerer Darmabschnitte führen.

Wenn auch grundsätzlich laparoskopische und konventionelle Techniken zur Verfügung stehen, wird man in der Praxis meist das offene Vorgehen, also die klassische Laparotomie wählen. Ein Hauptgrund dafür ist einerseits die oft massive Darmdilatation, die zur eingeschränkten Übersicht bei der Laparoskopie führt, andererseits aber auch eine mögliche Unwegsamkeit im Falle einer vermuteten oder tatsächlich vorliegenden flächenhaften Darmverwachsung nach ausgedehnter Bauchoperation. Eine primäre Laparoskopie würde daher nur selten (z. B. bei Invagination) das Problem umfassend lösen können und meist zum Umsteigen zwingen.

Die Ziele der Operation sind zum einen die Beseitigung der Obstruktion und zum anderen die Dekompression (= Ausstreichen) des gesamten Darms magenwärts (retrograd) oder analwärts (antegrad). Dieses Manöver ist für die schnelle postoperative Erholung des Darms und das frühere Einsetzen einer normalen Peristaltik entscheidend.

Bei der Präparation ist mit großer Vorsicht vorzugehen, um eine zusätzliche Schädigung des Darms z. B. durch großflächige Serosadefekte zu vermeiden. Jeder Serosadefekt wird erneut zum Ausgangspunkt einer Verwachsung!

Ischämisch geschädigte Darmanteile, die keine Erholungstendenz zeigen, müssen reseziert werden. Liegt eine diffuse Peritonitis vor (z. B. NEC oder Peritonitis nach freier Perforation), so wird in der Regel keine primäre Anastomose zur sofortigen Rekonstruktion der Darmkontinuität gewählt, sondern ein temporärer Anus praeter als doppelläufiges Ileo-, Jejuno- oder Kolostoma angelegt. Andernfalls kann die primäre Rekonstruktion (Anastomose) vorgenommen werden.

Ein besonderes Problem stellt der chronisch-rezidivierende Ileus dar, der nach ausgedehnten, meist in der Neonatalzeit erfolgten Operationen z. B. bei Omphalozele oder Laparoschisis, nach ausgedehnten Resektionen bei Dünndarmatresie oder aber auch nach schweren abdominellen Infektionen auftreten kann. Selten ist hier (zur Prophylaxe einer erneuten ungezielten Verwachsung) die Dünndarmschienung nach Sauer (intraluminale Darmschienung von oral bis anal oder von Gastrostoma bis Enterostoma) oder eine Nobel-Plikatur („geordnete" Fixation der Schlingen aneinander durch Nähte) indiziert.

5.4.5 Postoperative Therapie

Im Vordergrund steht eine adäquate, bilanzierte Elektrolyt- und Flüssigkeitssubstitution. In der frühen postoperativen Phase können erhebliche Flüssigkeitsverluste auftreten, die zum einen durch die abgeleitete Magensonde als direkter Verlust und zum anderen durch die Flüssigkeitsverschiebung in die Darmwände (Darmwandödem) und das Darmlumen zu erklären sind. Die Magensonde ist so lange abzuleiten, bis die Peristaltik einsetzt, um ein postoperatives Erbrechen zu verhindern. Eine medikamentöse Anregung der Peristaltik ist selten indiziert. Wenn man dies tun möchte, muss man berücksichtigen, dass in den ersten Tagen der Sympathikotonus überwiegt, der auch zuerst therapiert werden sollte, ehe man Parasympathomimetika einsetzt. Sehr hilfreich sind die direkte Anregung des Darms mittels rektaler Einläufe ab dem 2. bis 3. postoperativen Tag sowie die Auflage von feuchtwarmen Umschlägen. Bei einer länger anhaltenden Darmatonie ist auch eine adäquate parenterale Ernährung zu berücksichtigen. Nach Einsetzen der Peristaltik ist der Nahrungsaufbau zwar vorsichtig, aber durchaus zügig vorzunehmen. Ziel ist es, die orale Nahrungsaufnahme frühzeitig zu erreichen.

5.5 Gastroösophagealer Reflux (GÖR)

Der Begriff steht zunächst für häufige Regurgitationen von Magensaft in den Ösophagus. Einen Krankheitswert bekommt er erst bei Auftreten von Symptomen, die eine große Vielfalt zeigen können.

5.5.1 Anatomie, Physiologie und Pathophysiologie

Eine entscheidende Bedeutung im Refluxgeschehen kommt dem unteren Ösophagussphinkter als Teil eines „physiologischen Ventils" zu. Dieses „Ventil" besteht aus drei Teilen:

1. dem Hiatus, einer Muskelschlinge als Teil des Zwerchfells
2. der normalerweise spitzwinkeligen Einmündung des Ösophagus in den Magen, dem sog. His-Winkel, und
3. der sog. „Hochdruckzone" des distalen Ösophagus, die zwar kein anatomisches Korrelat hat, manometrisch jedoch nachgewiesen werden kann. Der wichtigste Teil dieser „Hochdruckzone" ist der intraabdominelle Ösophagus. Der hier aufgebaute Druck kann durch zahlreiche Substanzen beeinflusst werden: Narkotika und Psychopharmaka reduzieren den Druck, Koffein und H_2-Blocker erhöhen ihn. Ebenfalls drucksteigernd wirken Gastrin und Vasopressin.

Dieses „physiologische Ventil" ist bei der Geburt noch nicht vollständig ausgebildet und unterliegt einem Reifungsprozess. Ein GÖR ist daher bei jungen Säuglingen physiologisch. Ein gewisser Grad an GÖR tritt auch im späteren Alter auf, ohne dass damit Krankheitssymptome assoziiert wären. Entscheidend ist hier sicherlich die propulsive Aktivität des Ösophagus, die dazu führt, dass die in den Ösophagus hochgetretene Magensäure innerhalb kurzer Zeit wieder in den Magen transportiert wird, noch bevor eine schleimhautschädigende Wirkung eintritt (Ösophagus-Clearance).

Ein Teil des pathologischen GÖR (gastroösophageale Refluxkrankheit, GERD) vor allem bei neurologisch auffälligen Kindern dürfte auf die fehlende/beeinträchtigte propulsive Aktivität des unteren Ösophagus zurückzuführen sein.

Eine erhebliche Störung des „physiologischen Ventils" tritt auf, wenn eine Hiatushernie oder ein zu kurzer intraabdomineller Ösophagus vorliegen. Im Falle einer Hiatushernie kann der Hiatus als Teil des Ventils seine Funktion nicht entfalten, zusätzlich ist auch der His-Winkel aufgehoben und es gibt keinen intraabdominellen Ösophagus. Bei angeborenen Fehlbildungen des Ösophagus, vor allem bei der Ösophagusatresie, und dem kongenitalen Zwerchfelldefekt erklärt die veränderte anatomische Situation – gestörte Hiatusfunktion und ein verkürzter Ösophagus – das häufige Auftreten der Refluxkrankheit.

5.5.2 Ursachen des GÖR

Nachdem im Kindesalter nur relativ selten eine Hiatushernie als Ursache des GÖR nachgewiesen werden kann, konzentrieren sich die Überlegungen vor allem auf eine Dysmotilität der Speiseröhre und eine gestörte Magenentleerung. Letztere kann in der Mehrzahl der neurologisch kranken Kinder als Ursache zusätzlich zur beeinträchtigten propulsiven Ösophagusperi-

5

staltik ausgemacht werden und ist Teil einer möglicherweise generalisierten Motilitätsstörung des Magen-Darm-Trakts. Sie dürfte nach manchen Autoren bei einem Drittel bis zur Hälfte der Kinder mit symptomatischem GÖR die Ursache sein.

Eine weitere wichtige Ursache liegt im Vorhandensein einer Gastrostomie, die gerade bei Kindern mit Schluck- und Ernährungsproblemen häufig angelegt werden muss. Diese begünstigt das Auftreten eines GÖR auf mehrfache Weise: Der His-Winkel wird oft durch den Zug am Magen abgeflacht bis aufgehoben; der Druck im Bereich des distalen Ösophagus wird erniedrigt und der untere Ösophagussphinkter verkürzt. Ähnlich verhält es sich im Falle von angeborenen Fehlbildungen des Ösophagus, vor allem der Ösophagusatresie, bei der zusätzlich auch eine Verkürzung des Ösophagus selbst und seine Dysmotilität eine Rolle spielen. Weitere Ursachen könnten eine Pylorusstenose oder das Vorliegen einer intestinalen Malrotation mit obstruktiv gestörter Magenentleerung sein. Ein Teil der Kinder nach Zwerchfelldefekt leidet ebenfalls an einem GÖR, dessen Ursache in der anatomischen Besonderheit im Bereich des Hiatus zu suchen ist.

5.5.3 Symptome

Zahlreiche Untersuchungen haben belegt, dass ein GÖR auch in der Normalbevölkerung ein häufiges Geschehen ist. Bleibt er symptomfrei, kann nach vielen Autoren von einem „physiologischen Reflux" gesprochen werden. Der „pathologische Reflux" kann zahlreiche Symptome verursachen, die im Wesentlichen in drei Gruppen einzuteilen sind (➤ Tab. 5.14).

Am schwerwiegendsten sind sicherlich die respiratorischen Symptome, nicht zuletzt, weil sie die Betroffenen akut und lebensbedrohlich gefährden. Diskutiert wird hierbei u.a. ein reflektorisch vagal ausgelöster Laryngospasmus als Auslöser einer Apnoe, und es wird damit ein Zusammenhang zum **SIDS (Sudden Infant Death Syndrome)** hergestellt. Daneben können rezidivierende Magensaftaspirationen eine Aspirationspneumonie bedingen und auch zu einer chronischen Schädigung der Lunge mit irreversiblen Schäden führen.

Die Magensaftregurgitation in Verbindung mit einer mangelnden Clearance führt akut zu Dysphagie, Sodbrennen, epigastrischen und retrosternalen Schmerzen, welche die Patienten ganz erheblich beeinträchtigen. Die daraus folgende Trinkschwäche bis hin zur Nahrungsverweigerung führt unmittelbar zur Gedeihstörung, Gewichtsabnahme und weiteren Mangelsymptomen wie z.B. einer Eisenmangelanämie. Die Ausbildung einer peptischen Ösophagusstenose oder eines Barrett-Ösophagus sind Folge eines lange bestehenden und nicht behandelten GÖR und im Kindesalter selten.

Tab. 5.14 Symptome der gastroösophagealen Refluxkrankheit

Respiratorische Symptome	Apnoe, Bradykardie, Husten, Asthma bronchiale, Aspirationspneumonie, obstruktive Bronchitis
Ernährungsbezogene Symptome	Erbrechen, Nahrungsverweigerung, Trinkschwäche, Gedeihstörung, Eisenmangelanämie
Ösophagusbezogene Symptome	Dysphagie, Sodbrennen, epigastrische Schmerzen, Ösophagitis, Ösophagusstenose, Barrett-Ösophagus (Schleimhautmetaplasie)

5.5.4 Diagnostik

In der Diagnostik des GÖR steht eine Reihe von Instrumenten zur Verfügung, deren stufenweiser Einsatz eine rasche und sichere Stadieneinteilung und Therapieentscheidung erlauben (➤ Tab. 5.15).

Die 24-Stunden-pH-Metrie ist zum quantitativen Nachweis eines GÖR das wichtigste Instrument. Die Untersuchung erfolgt über einen langen Zeitraum unter beinahe physiologischen Bedingungen. Es werden allerdings nur saure Refluxepisoden gemessen, und die Untersuchung erlaubt keine Rückschlüsse auf evtl. vorliegende Schleimhautläsionen. Wird ein signifikanter Reflux nachgewiesen (DeMeester-Score) und liegen Symptome vor, die auf eine Ösophagitis hindeuten, ist die Ösophagogastroduodenoskopie zu diskutieren. Nur sie kann einen exakten Nachweis der Schleimhautläsionen liefern und erlaubt eine Gradeinteilung der Ösophagitis. Die gebräuchlichste Einteilung geht auf Savary und Miller zurück (➤ Tab. 5.16).

Da die Einführung der pH-Sonde mitunter auf eine ganz erhebliche Gegenwehr der Patienten trifft, sind die Ösophagogastroduodenoskopie und die pH-Metrie in umgekehrter zeitlicher Abfolge kombinierbar, wenn aufgrund der klinischen Symptome auch eine Ösophagogastroduodenoskopie „a priori" indiziert ist. Am Ende der Endoskopie kann die pH-Sonde beim noch schlafenden Kind gelegt werden. Um ein Hoch-

Tab. 5.15 Diagnostisches Instrumentarium bei GÖR

24-Stunden-pH-Metrie	Quantitative Erfassung saurer GÖR-Episoden (pH < 4), Beurteilung der Ösophagus-Clearance
Ösophago-Gastro-Duodenoskopie	Beurteilung der Schleimhaut, Schleimhautbiopsie, Beurteilung auch von Magen und Duodenum
Obere Magen-Darm-Passage	Anatomische Veränderungen, Stenose, Hiatushernie, Motilität
Sonografie	Refluxnachweis, Beurteilung der Magenentleerung
Refluxszintigrafie	Nachweis von Aspirationen, quantitative Messung der Magenentleerung
Manometrie	Druckmessung im Ösophagus und Magen, indirekter Refluxnachweis, Druckverhältnisse während des Schluckaktes

5

Tab. 5.16 Endoskopische Stadien der Ösophagitis

Grad I	Umschriebene, nicht-konfluierende Erosionen
Grad II	Nicht-zirkuläre, längsgestellte, konfluierende Erosionen
Grad III	Zirkuläre Erosionen
Grad IV	Ulkus, peptische Stenose, Barrett-Ösophagus

würgen in der Aufwachphase zu vermeiden, kann die Sonde zunächst bis in den Magen gelegt und dann beim wachen Kind in die gewünschte Position zurückgezogen werden. Die richtige Lage wird dann mittels einer p. a. Thoraxaufnahme dokumentiert. Alternativ kann die korrekte Sondenlage am noch schlafenden Kind mittels Rö-Durchleuchtung bestimmt werden. Anschließend kann sie wieder in den Magen vorgeschoben werden. Nach der Aufwachphase kann die Sonde direkt in die zuvor gemerkte Position gebracht und die Messung unverzüglich gestartet werden.

Die Endoskopie ist auch bei der Stellung der OP-Indikation nach einer länger dauernden konservativen Refluxtherapie hilfreich.

Die obere Magen-Darm-Passage (MDP) ist wichtig zum Nachweis anatomischer Veränderungen wie z. B. peptischer Stenose oder Hiatushernie sowie zur Darstellung der Magenentleerung. Neben der Strahlenexposition als Negativmerkmal haftet der Methode aber eine relativ hohe Fehlerquote in der GÖR-Beurteilung an, vor allem wegen der unphysiologischen Untersuchungsbedingungen und der kurzen Beobachtungszeit. Ein radiologisch negativer GÖR-Nachweis schließt eine GÖR-Krankheit nicht aus.

Die Sonografie als nicht invasives, nicht aufwändiges, unschädliches und überall verfügbares Verfahren kann zwar einzelne Refluxepisoden nachweisen und auch die Magenentleerung gut beurteilen, hat aber – wie die obere MDP – den Nachteil der relativ kurzen Beobachtungszeit und der fehlenden Korrelation zu einer GÖR-Krankheit.

Die Refluxszintigrafie und die Ösophagusmanometrie sind in der Routinediagnostik entbehrlich und kommen nur bei speziellen Fragestellungen zum Einsatz. Dabei kann die Szintigrafie v. a. den Verdacht Reflux-abhängiger Mikroaspirationen klären, während die Manometrie ihre Bedeutung weniger in der funktionellen Prüfung der unteren Ösophagussphinkter-Funktion, sondern mehr in der Abgrenzung zur Ösophagusachalsie hat.

5.5.5 Konservative Therapie

Sie beinhaltet zum einen eine symptomatische, zum anderen eine medikamentöse Therapie.

Zu den **symptomatischen Therapiemaßnahmen** gehören die Steigerung der Fütterungsfrequenz, das Andicken der Nahrung (falls keine Magenentleerungsstörung vorliegt) und die Lagerungstherapie. Letztere besteht in der Kopf- und Oberkörperhochlagerung (ca. 30°) in Bauchlage. Die Rückenlage begünstigt einen GÖR. Im Falle eines unkomplizierten GÖR sind die genannten Maßnahmen zunächst auch ohne weitere Diagnostik einsetzbar.

Die **medikamentöse Therapie** verfolgt einerseits die Verbesserung der Magenentleerung mittels Prokinetika und andererseits die Senkung der Säureproduktion mittels Antazida.

Als Prokinetikum steht Domperidon zur Verfügung. Cisaprid, lange Zeit ein bewährtes Mittel, steht wegen Rückruf und Ruhen der Zulassung nicht mehr zur Verfügung. Auch anderen Mitteln wie z. B. Erythromycin wird eine prokinetische Wirkung zugeschrieben.

Zur Säurereduktion stehen in erster Linie H_2-Blocker (Cimetidin, Ranitidin) und Protonenpumpenblocker (Omeprazol) zur Verfügung, bei denen aber gerade bei Säuglingen und Kleinkindern bestehende Anwendungseinschränkungen zu beachten sind. Bei Nachweis von Schleimhautveränderungen im Sinne einer Ösophagitis ist der Einsatz gerechtfertigt.

5.5.6 Operationsindikation

Die Indikation zur Operation sollte sehr sorgfältig und unter Berücksichtigung des Schweregrades der Refluxkrankheit, bereits eingetretener Komplikationen und der Erfolgsaussichten einer konservativen Therapie gestellt werden. Aber auch eine allzu lange ausgedehnte konservative Therapie ist abzulehnen, wenn reelle Erfolgschancen fehlen.

Anatomische Ursachen wie eine Hiatushernie, angeborene Fehlbildungen (Ösophagusatresie oder Zwerchfelldefekt) mit GÖR in der Folgezeit, eine liegende Gastrostomie etc. sprechen nur sehr schlecht bis gar nicht auf eine konservative Therapie an. Eine allzu lange konservative Therapiephase könnte diese Patienten durch rezidivierende Aspirationen oder eine peptische Stenose des Ösophagus zusätzlich gefährden. In diesen Fällen ist die OP-Indikation nach einer adäquaten konservativen Therapie über einige Monate und bei Ausbleiben eines Therapieerfolgs zu stellen. Ebenso sind schwerwiegende Komplikationen wie rezidivierende Apnoeanfälle Grund für eine zügige Operationsindikation.

5.5.7 Operation

Ziel der Operation ist die Beseitigung des pathologischen GÖR. Erreicht wird dies, indem eine möglichst „normale" Anatomie wiederhergestellt wird. Dazu werden der Hiatus eingeengt, der His-Winkel hergestellt und der intraabdominelle Ösophagusabschnitt verlängert. Liegt eine ausgeprägte Magenentleerungsstörung vor, so sind diese Maßnahmen u. U. durch eine Pylorotomie bzw. Pyloroplastik zu ergänzen. Selbstverständlich müssen eine evtl. vorhandene Malrotation oder sonstige Passagestörungen beseitigt werden. Die genannten Ziele sind allen operativen Verfahren gemeinsam. Die bekanntesten OP-Verfahren sind die Fundoplicatio nach Nissen mit einer zirkulären Magenmanschette und die anteriore/posteriore Semifundoplicatio nach Thal oder Toupet einschließlich aller Variationen. Jedes der Verfahren findet Kritiker wie Befürworter und hat Vor- und Nachteile. Die 360°-Nissen-Fundoplicatio beseitigt zuverlässig den GÖR; allerdings können die Patienten anschließend oft nicht mehr „normal" erbrechen und es tritt häufig ein sehr belastendes Dumping-Syndrom auf. Zudem können zahlreiche Probleme im Bereich der zirkulären Fundusmanschette auftreten (Stenose, Lockerung, En-bloc-Herniation etc.). Viele Kinderchirurgen bevorzugen deshalb eine partielle Fundoplicatio (Methoden nach Thal und Toupet). Die eingangs genannten Ziele der operativen Therapie werden durch diese Methoden alle bei einem vertretbaren Maß an unerwünschten Komplikationen erreicht. Andere Verfahren wie die Methode nach Boix-Ochoa, die Ende der 1980er-/Anfang der 1990er-Jahre propagiert wurde (alleinige Einengung des Hiatus unter Verlängerung des intraabdominellen Ösophagusabschnitts und Fundopexie), haben ihre Bedeutung nahezu vollständig verloren.

Die beiden genannten OP-Verfahren können sowohl offen als auch laparoskopisch durchgeführt werden. In den letzten Jahren ist eindeutig eine Tendenz zu laparoskopischen Methoden zu verzeichnen, wenngleich ihre Überlegenheit gegenüber konventionellen OP-Verfahren bisher nicht unwidersprochen bewiesen ist. Studien mit einer größeren Fallzahl zum Vergleich der offenen versus laparoskopischen Fundoplicatio stehen noch aus. Bisher vorliegende Ergebnisse lassen jedoch erkennen, dass die laparoskopischen Verfahren ähnliche Ergebnisse erbringen wie die offenen Verfahren.

5.5.8 Postoperative Ergebnisse, Komplikationen

Die postoperativen Ergebnisse werden in entscheidendem Maß davon beeinflusst, ob es gelingt, einen ausreichend langen intraabdominellen Ösophagusabschnitt zu mobilisieren und durch die Manschettenbildung einen His-Winkel herzustellen. Intraoperative Verletzungen der Vagusäste können zu einer erheblichen Entleerungsstörung des Magens führen, sind jedoch relativ selten. Die wichtigsten Komplikationen nach den gängigen OP-Verfahren zeigt ➤ Tab. 5.17.

Eine differenzierte Betrachtung postoperativer Komplikationen unter Berücksichtigung schwerwiegender Vorerkrankungen wie einer Ösophagusatresie zeigt eine wesentlich höhere Komplikationsrate (➤ Tab. 5.18). Andere Komorbiditäten wie eine Zwerchfelloperation oder eine mentale Retardierung hatten keinen so entscheidenden Einfluss auf die Ergebnisse.

Tab. 5.18 Vergleich der Komplikationen in zwei Patientengruppen (aus Holschneider et al. [2007] Results of the operative treatment of gastroesophageal reflux in childhood with particular focus on patients with esophageal atresia. Eur J Pediatr Surg 17(3): 163–175).

Komplikation	Patienten mit Ösophagusatresie n = 87 (%)	Übrige Patienten n = 61 (%)
Intraoperative Komplikationen	4,6	1,6
Postoperative Komplikationen	10,3	8,2
GÖR-Rezidiv	16,1	6,5
Dysphagie und/oder Stenose	17,2	6,5
Dumping-Syndrom	18,3	1,6

5.6 Cholelithiasis, Gallensteine

Im Gegensatz zum Erwachsenenalter mit einer Inzidenz von 1 : 500 sind Gallensteine und das Gallensteinleiden im Kindesalter immer noch relativ seltene Ereignisse. Die Prävalenz liegt bei ca. 0,1 %; für Mädchen über 13 Jahre ist sie etwa doppelt so hoch. Die Cholelithiasis stellt dennoch die häufigste Erkrankung der extrahepatischen Gallenwege dar.

5.6.1 Pathogenese von Gallensteinen

Annähernd ⅔ der Gallensteine (60 %) im Kindesalter sind idiopathisch, und in nur ca. 40 % der Fälle lassen sich nachvollziehbare Ursachen erkennen. Diese sind in ➤ Tab. 5.19 zusammengestellt.

Tab. 5.17 Postoperative Ergebnisse nach operativer Korrektur eines GÖR (aus Willital und Lehmann [2000], S. 215)

Verfahren/Autor	N	Ileus (%)	Rezidiv (%)	Dysphagie (%)	Reoperation (%)
Boix-Ochoa	180	1,7	6,7	–	8,4
Nissen	3917	6,2	8,4	33	14,6
Thal	1400	0,5	5,1	1	5,6
Willital	187	0,2	3,4	0,5	3,7

Tab. 5.19 Erkrankungen/Zustände mit erhöhtem Risiko für Gallensteinbildung

Hämolytische Erkrankungen	Sichelzellanämie
	Thalassämie
	Sphärozytose
Metabolische Erkrankungen	Zystische Fibrose/Pankreasinsuffizienz
	Diabetes mellitus
	Morbus Wilson
	Fettstoffwechselstörungen mit erhöhtem Cholesterinspiegel
Familiäre Belastung und Adipositas	
Magen-Darm-Erkrankungen	Morbus Crohn/Colitis ulcerosa
	Kurzdarmsyndrom
	Kardiainsuffizienz/Hiatushernie
	Hypertrophe Pylorusstenose
Anomalien/Entzündungen der Gallenwege	Caroli-Syndrom
	Choledochuszyste
	Pankreatobiliäre Ganganomalien
	Cholangitis
Vorausgegangene medizinische Maßnahmen	Ileumresektion
	Operation angeborener Herzfehlbildungen
	Parenterale Langzeiternährung
	Medikamenteneinnahme (Ceftriaxon)

Eine Geschlechtsdisposition lässt sich erst bei Jugendlichen erkennen. Das mittlere Alter bei Diagnosestellung liegt bei 8 Jahren. Säuglinge sind sehr selten betroffen.

Zahlenmäßig bedeutsam sind neben der familiären Disposition und der Adipositas die Erkrankungen, die mit einer hämolytischen Anämie einhergehen. Die zunehmende Zahl an übergewichtigen Kindern und Jugendlichen lässt auch eine zunehmende Inzidenz an Gallensteinen erwarten.

Während bei den hämolytischen Erkrankungen der hohe Bilirubingehalt der Galleflüssigkeit die entscheidende Rolle in der Steinentstehung spielt, ist im Falle der Stoffwechselstörungen – gerade bei der Hypercholesterinämie – der hohe Sättigungsgrad der Galle an Cholesterin für die Steinbildung verantwortlich.

Bei Patienten mit ausgedehnten Resektionen im Dünndarmbereich – vor allem bei Verlust des terminalen Ileums – wird die Gallensteinbildung durch eine Störung des enterohepatischen Kreislaufs begünstigt.

Je nach Zusammensetzung der Steine und ihrem Cholesteringehalt unterscheidet man drei Hauptgruppen (➤ Tab. 5.20).

Bilirubinsteine entstehen bei hohem Bilirubingehalt in der Galle. Eine Verbindung des Bilirubins mit Calcium führt zum schwer löslichen Calciumbilirubinat. Hauptursache sind hämolytische Prozesse, daneben auch Hyperkalzämie, Hyperphosphatämie, parenterale Ernährung oder eine Ceftriaxon-Therapie. Auch Patienten nach großen kardiochirurgischen Eingriffen oder mit einer cholestatischen Lebererkrankung gehören zur Risikogruppe.

Tab. 5.20 Einteilung der Gallensteine nach ihrer Zusammensetzung

Bilirubinsteine (70 %)	Calciumbilirubinat (Cholesterin < 5 %)	Rö-positiv
Gemischte Cholesterinsteine (5 %)	Cholesterin, Bilirubin und Calciumsalze	Meist Rö-positiv, je nach Calciumgehalt
Reine Cholesterinsteine (25 %)	Cholesterin (> 60 %)	Rö-negativ

Zu den Risikofaktoren für Cholesterinsteine gehören vor allem eine familiäre Disposition und Übergewicht neben Mukoviszidose, entzündlichen Darmerkrankungen und auch der Ileumresektion.

Abflussstörungen im Bereich der Gallenwege mit Cholangitis und Stase der Galleflüssigkeit erhöhen das Risiko, gemischte Gallensteine zu entwickeln.

5.6.2 Symptome, Diagnose und Differenzialdiagnose

Ein Großteil der Gallensteine bleibt stumm und die Diagnose wird zufällig gestellt – meist während einer Ultraschalluntersuchung aus anderen Gründen. Bei den symptomatischen Gallensteinträgern dominieren der Bauchschmerz mit oder ohne Erbrechen, Ikterus und Durchfall; Koliken sind im Kindesalter seltener; daneben finden sich aber auch diffuse, uncharakteristische Beschwerden bis hin zum Schmerz im rechten Unterbauch, was nicht selten zu einer elektiven Appendektomie führt. Eine sorgfältige, vor allem sonografische Abklärung ist daher einmal mehr für alle Kinder mit Bauchschmerzsymptomatik zu fordern.

Der Ultraschall kann in nahezu allen Fällen das Vorhandensein von Gallensteinen nachweisen (Spezifität 96 %, Sensitivität 98 %). Daneben kann er auch Hinweise auf eine evtl. vorliegende Gallenblasendyskinesie liefern und erlaubt die Beurteilung der Gallenblasenwand, die im Falle rezidivierender Cholezystitiden charakteristische Veränderungen (Wandverdickung) zeigt. Auch die Beurteilung der extrahepatischen Gallenwege (z. B. Erweiterung) ist sonografisch sehr gut möglich. Eine Röntgen-Übersichtsaufnahme des Abdomens sollte in der Primärdiagnostik nur ausnahmsweise eingesetzt werden. Da nur die kalziumhaltigen Gallensteine radiologisch nachweisbar sind, kann eine Zielaufnahme des rechten Oberbauchs in der Unterscheidung der vorliegenden Steinart hilfreich sein. Endoskopisch retrograde Cholangiopankreatikografie (ERCP) oder MRT haben ihre Berechtigung bei speziellen Fragestellungen, z. B. Konkrementen im Ductus choledochus oder nach stattgehabter Rekonstruktion der extrahepatischen Gallenwege (Gallengangsatresie, Choledochuszyste).

In der Labordiagnostik spielen die Bestimmung des Bilirubins, der Transaminasen und der Pankreasenzyme die wichtigste Rolle. Weitere Untersuchungen sind erforderlich, falls Begleiterkrankungen vorliegen oder vermutet werden. Die Labordiagnostik erfolgt dabei nicht zur Primärdiagnose der Gallensteine, sondern dient der Erkennung von möglicherweise vorliegenden Komplikationen wie einer Obstruktion der Gallenwege oder einer Pankreatitis und kann Aufschluss über die Steinätiologie geben.

So vielfältig wie die Symptome einer Gallensteinerkrankung sein können, so weit gefächert ist auch das Spektrum der Differenzialdiagnosen. Letztlich können fast alle abdominellen Beschwerden – ob Schmerzen, Erbrechen oder Durchfall – auch Ausdruck eines Gallensteinleidens sein. Die Bedeutung der Ultraschalluntersuchung zum frühestmöglichen Zeitpunkt aller abdominellen Erkrankungen sei daher noch einmal hervorgehoben.

5.6.3 Therapie

Einigkeit herrscht darüber, dass symptomatische Gallensteine – das betrifft etwa ⅔ der Gallensteinträger – einer Behandlung zugeführt werden sollen. Diese Patienten sind sehr gefährdet, infolge des Gallensteinleidens Komplikationen zu bekommen, die dann eine – mit einem erheblich höheren Risiko behaftete – notfallmäßige Intervention nach sich ziehen würden.

Über das absolut und einzig richtige therapeutische Vorgehen bei nachgewiesenen, aber asymptomatischen Gallensteinen – immerhin ca. ⅓ aller Gallensteinträger – herrscht weithin Unsicherheit und die Meinungen gehen sehr weit auseinander. Während für Patienten mit hämolytischen Grunderkrankungen eher ein aktives – operatives – Vorgehen befürwortet wird, sollte in allen anderen Fällen – unter regelmäßigen Kontrollen – die Operationsindikation zurückhaltend gestellt werden. Die weltweit zu dieser Fragestellung publizierten Daten sind insgesamt zu spärlich, um daraus eine allgemein gültige Empfehlung für das Kindesalter ableiten zu können.

Eine Spontanauflösung von Gallensteinen ist bekannt, jedoch sehr selten.

Medikamentöse Therapie

Eine medikamentöse Therapie ist für nicht-kalkhaltige kleine Steine bei jüngeren Patienten (< 3 Jahre) verfügbar und besteht in der oralen Verabreichung von Gallensäuren (Chenodeoxychol- und Ursodeoxycholsäure) über einen längeren Zeitraum (mehrere Monate). Durch die Absenkung der hepatischen Cholesterinsekretion kann der Cholesterinsättigungsindex der Galleflüssigkeit stark vermindert werden, sodass sich Cholesterinsteine bei längerer Behandlungsdauer auflösen können. Eine wichtige Indikation stellt auch der Gallenblasen-Sludge während parenteraler Ernährung dar. Bei Kindern mit schwerwiegenden Grunderkrankungen wie z.B. Morbus Crohn, Colitis ulcerosa, anderen entzündlich-ulzerösen Magen-Darm-Erkrankungen, Leberparenchymschäden, Verschlussikterus, Niereninsuffizienz, Malabsorptionssyndrom etc. sollte diese Behandlung aber nicht eingesetzt werden. Zu berücksichtigen ist weiterhin, dass nach Absetzen der Therapie ein Großteil der Patienten erneut Steine bildet, da die zugrunde liegende Ursache der Steinbildung nicht beeinflusst wird.

Operative Therapie

Die einzige kausale Therapie stellt die operative Entfernung der Gallenblase dar. Die Erfahrungen aus der Erwachsenenmedizin, aber auch Langzeitbeobachtungen nach Gallenblasenentfernung im Kindesalter belegen, dass eine erneute Steinbildung – dann in den Gallengängen – nur außerordentlich selten beobachtet wird. Durch die Gallenblasenentfernung steigt die Zirkulation von Gallensäuren im enterohepatischen Kreislauf an. Die zunehmende Gallensäuresekretion bei gleichbleibender Cholesterinsekretion lässt den Sättigungsindex der Gallenflüssigkeit sinken und die Tendenz zur Steinbildung abnehmen. Dieser Mechanismus erklärt, warum die alleinige Steinentfernung (Cholezystolithotomie) bei Belassen der Gallenblase als Ort der Steinbildung mit einer hohen Rezidivquote belastet ist. Untersuchungen haben gezeigt, dass nach alleiniger Steinentfernung 30 % der Kinder bereits 7–12 Monate postoperativ erneut symptomatische Gallenblasensteine hatten. So bleibt die Cholezystektomie die Therapie der Wahl bei symptomatischen Gallenblasensteinen.

Ähnlich verhält es sich mit der Stoßwellenlithotripsie, die neben der Rezidivgefahr auch weitere Komplikationen begründen kann. Solitäre, nicht röntgendichte Steine können zwar bei größeren Kindern desintegriert werden; durch die kleineren Fragmente kann jedoch eine Obstruktion der ableitenden Gallenwege bis hin zum Verschlussikterus entstehen.

Die Operation kann grundsätzlich offen („konventionell") oder laparoskopisch durchgeführt werden. Das geringere Operationstrauma im Bereich der Bauchdecke – entscheidend für die postoperativen Beschwerden –, die schnellere Erholung und damit verbunden auch ein kürzerer Krankenhausaufenthalt ließen die laparoskopische Cholezystektomie zur Methode der Wahl werden. Die genannten Vorteile werden bei adipösen Kindern noch offensichtlicher. Die Gefahr, bei der laparoskopisch durchgeführten Operation Gallengangsteine zu übersehen, ist angesichts der Seltenheit derartiger Konkremente im Kindesalter sehr gering. In solchen Fällen und gerade bei älteren Kindern steht dann die ERCP mit Papillotomie und retrograder Steinextraktion zur Verfügung. In den meisten Fällen handelt es sich jedoch um größere Solitärsteine, die mit der Gallenblase sicher entfernt werden können (➤ Abb. 5.19).

Die intraoperative Komplikationsrate ist erfreulich niedrig. Hauptkomplikationen können eine Blutung (Arteria cystica) oder eine iatrogene Verletzung des Ductus choledochus sein,

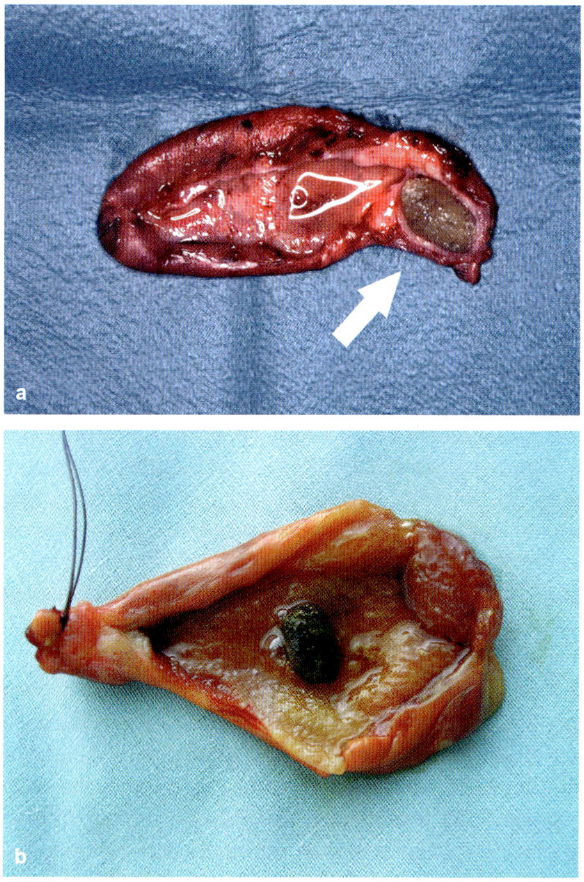

Abb. 5.19 Verschiedene Solitärsteine in der Gallenblase (OP-Präparate). (a) Im Gallenblasenhals inkrustrierter Stein. (b) Großer Stein im Gallenblasenfundus. Gut erkennbar ist die Wandverdickung der Gallenblase nach rezidivierenden Cholezystitiden. [G879]

die dann regelmäßig eine Konversion zum offenen Verfahren bedingen. Das Risiko postoperativer Komplikationen – Wundheilungsstörung, intraabdominelle Infektion bis hin zur Peritonitis, Galleleck etc. – ist wesentlich höher, wenn die Cholezystektomie als Notfalleingriff vorgenommen wird. Liegt zusätzlich noch eine schwerwiegende Grunderkrankung (z. B. Herzfehler) vor, steigt das Risiko noch einmal beträchtlich an (16 vs. 6 %). Eine retrospektive Analyse (von 128 Patienten in einem Zeitraum von 16 Jahren) führte daher zur Empfehlung, gerade Kinder mit schwerwiegenden Grunderkrankungen lieber elektiv zu einem früheren Zeitpunkt zu operieren.

Die postoperative Therapie gleicht in wesentlichen Zügen der nach anderen abdominalchirurgischen Eingriffen (z. B. Appendektomie oder Abtragung eines Meckel-Divertikels). Ziele sind eine möglichst frühe Mobilisierung der Patienten und ein zügiger Nahrungsaufbau. Beides ist in der Regel bereits nach 24 bis 48 Stunden zu beginnen. Die Nahrung sollte in den ersten Wochen nach einer Cholezystektomie fettarm und leicht verdaulich sein. Häufigere kleine Mahlzeiten reduzieren das Risiko eines postoperativen Dumping-Syndroms. In den ersten Tagen nach einer Cholezystektomie werden neben Hämoglobin und Hämatokritwert vor allem die Enzyme GOT, GPT und γ-GT sowie das Bilirubin kontrolliert. Eine generelle Empfehlung für eine antibiotische Therapie kann nicht gegeben werden; in den meisten Fällen wird man sich auf eine perioperative Antibiotikaprophylaxe (oder die präoperative Single-shot-Gabe) eines Cephalosporins beschränken können.

5.6.4 Prognose

Angesichts der niedrigen Mortalität und Morbidität ist die Prognose nach Cholezystektomie sehr gut. Rezidivsteine entstehen in weniger als 5 % der Fälle. Erfolgte die alleinige Steinextraktion unter Belassung der Gallenblase, so steigt das Rezidivrisiko auf 30 % an.

Sehr kritisch zu sehen sind die Kinder, die als Gallensteinträger zunächst beschwerdefrei sind und bei denen eine Therapie daher abgelehnt wird. Im späteren Leben werden diese Gallensteinträger in 30–50 % der Fälle symptomatisch, und 20–30 % von ihnen entwickeln Komplikationen, die letztlich in 1–3 % der Fälle letal enden. Diese Kinder sollten zumindest regelmäßig kontrolliert werden, um sich anbahnende Komplikationen frühzeitig zu erkennen und die OP-Indikation dann noch rechtzeitig zu stellen.

5.7 Ovarialzysten und -tumoren

Während Ovarialzysten im peripubertären Alter relativ oft und meist als Zufallsbefund angetroffen werden, sind solide Tumoren des Ovars im Kindesalter selten. Sie machen nur etwa 1 % der Tumoren bei Mädchen unter 16 Jahren aus. Am häufigsten treten sie zwischen dem 6. und 15. Lebensjahr auf, wesentlich seltener bei jüngeren Mädchen.

5.7.1 Ätiologie, Pathologie

Die Ätiologie ist entsprechend dem komplexen Aufbau des Ovars sehr vielfältig. Es existieren zahlreiche Klassifikationen der Ovarialtumoren und -zysten, die meisten gehen dabei nach dem möglichen Ursprungsgewebe vor. Nach einer vereinfachten und sehr pragmatischen Einteilung unterscheidet man folgende Typen, die zusammen etwa 90 % aller beobachteten Ovarpathologien bei Kindern unter 16 Jahren bilden:

- **Einfache Zysten,** die vom Oberflächenepithel des Ovars ausgehen. Sie sind mit klarer Flüssigkeit gefüllt und können mitunter eine beträchtliche Größe erreichen (➤ Abb. 5.20). Histologisch ist die Zuordnung zum Ausgangsgewebe oft nicht mehr möglich.
- Sog. **funktionelle Zysten** (jenseits der Pubertät)
  - Zysten, die durch Persistenz eines Graaf-Follikels entstehen
  - Persistierende Corpus-luteum-Zysten

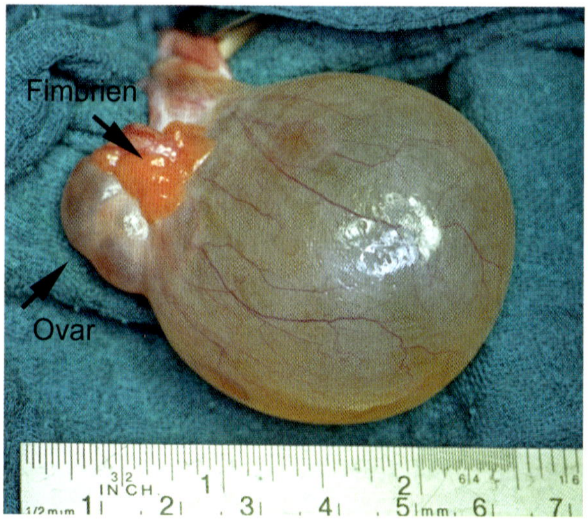

Abb. 5.20 Einfache seröse Ovarialzyste [G879]

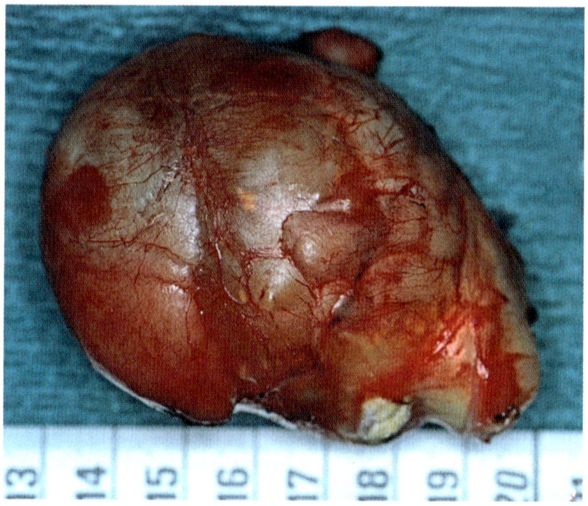

Abb. 5.21 Solider Ovarialtumor (Teratom) [G879]

- **Parovarialzysten,** ausgehend von Resten des Wolff-Gangs. Auch diese Zysten können mehrere Zentimeter Durchmesser erreichen.
- **Zystische Tumoren des Ovars:** Wichtigster Vertreter ist das zystische Ovarteratom (➤ Abb. 5.21).
- **Solide Tumoren des Ovars** (Teratom, Dysgerminom, Gonadoblastom u.a.). Ihre Bedeutung liegt nicht zuletzt in der Malignität (Dysgerminom, Gonadoblastom) oder der potenziellen Entartungsmöglichkeit (Teratom).

Eine gewisse Sonderstellung nehmen die großen neonatalen Ovarialzysten ein, die mit einer Häufigkeit von ca. 1 : 2.500 angetroffen werden. Für ihre Entstehung werden u.a. eine fetale hormonelle Überstimulation oder eine vermehrte plazentare β-hCG-Produktion als mögliche Ursachen diskutiert; der Beweis steht jedoch noch aus.

Im klinischen Alltag kann die genaue Art der vorliegenden Pathologie meist erst intraoperativ bzw. durch die histologische Untersuchung festgestellt werden.

5.7.2 Symptome

Abgesehen von den wenigen hormonell aktiven Tumoren fehlen in der Regel typische Symptome und die Diagnose wird nicht selten zufällig im Rahmen einer Ultraschalluntersuchung aus anderen Gründen (z.B. uncharakteristische Unterbauchschmerzen) gestellt. Größere Tumoren können mitunter rezidivierende Schmerzen auslösen, die man als beginnende (subtotale) Torsion interpretieren kann. Da das rechte Ovar häufiger betroffen ist als das linke, werden diese Schmerzen öfter im rechten Unterbauch lokalisiert und man denkt zunächst an eine (chronisch-rezidivierende) Appendizitis. Zeichen eines akuten Abdomens treten bei der Torsion einer Zyste oder des ganzen Ovars bzw. der ganzen Adnexe auf. Diese werden von den Kindern als stärkste, stechende Schmerzen tief im Unterbauch neben der Blase angegeben und bilden den Grund für die weitere Abklärung. Nach stattgehabter Torsion – wenn die Intervention nicht früher erfolgt – lassen die Schmerzen nach 12–24 Stunden nach und die Kinder sind wieder weitgehend beschwerdefrei. Mit fortschreitender Nekrose des Organs können sekundäre Zeichen einer Entzündung im Unterbauch auftreten. Typische Laborparameter fehlen; im Falle einer beginnenden Entzündung wird man eine mäßige Leukozytose bzw. CrP-Erhöhung finden. Die Abwehrspannung im Unterbauch – als Zeichen der Unterbauchperitonitis – ist ein Spätsymptom und Folge des fortschreitenden Organuntergangs.

5.7.3 Diagnostik

Asymptomatische Zysten oder Tumoren werden zufällig entweder im Rahmen einer Ultraschalluntersuchung oder einer Operation aus anderen Gründen (z.B. einer Appendektomie) entdeckt. Die mitunter recht großen fetalen/neonatalen Zysten werden in der Regel bereits intrauterin im Rahmen der Schwangerschaftsvorsorgeuntersuchung oder des Neugeborenenscreenings diagnostiziert. Die Sonografie erlaubt eine weitere Unterscheidung der Zysten nach ihrer Sonomorphologie (➤ Tab. 5.21).

Bei einer symptomatischen Raumforderung ist die Sonografie als Erstuntersuchung indiziert; oft wird man aber zur weiteren Abklärung – insb. zur Feststellung der Organzuge-

Tab. 5.21 Sonografische Merkmale von Ovarialzysten (aus: Garten L, Schmid O, Degenhardt P (2008), Monatsschr Kinderheilkd 156: 677–682)

Einfache Ovarialzyste	Komplexe Ovarialzyste
Dünne Zystenwand	Verdickte, teils unregelmäßige Zystenwand
Keine Septierungen	z.T. Mehrfachseptierungen
Inhalt vollständig echoleer	Inhomogenes Echo, basale Sedimentation

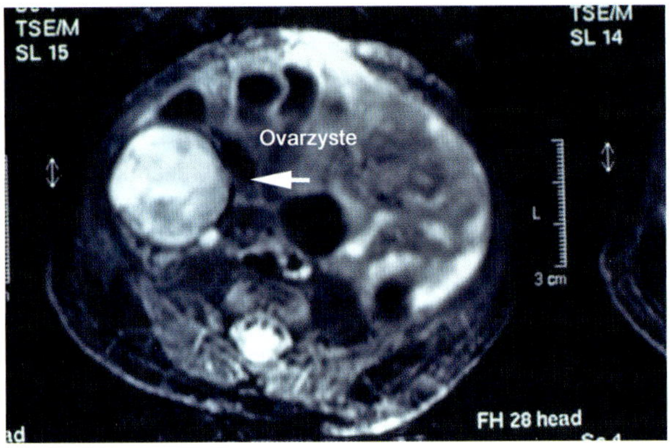

Abb. 5.22 CT-Befund bei Ovarialzyste [G879]

hörigkeit – eine Schnittbilduntersuchung (MRT oder CT) durchführen (➤ Abb. 5.22).

Laborparameter sind wenig hilfreich, es sei denn, es handelt sich um einen hormonell aktiven Tumor oder einen Tumor, der typische Marker aufweist (β-hCG, α-Fetoprotein). Hier können dann die entsprechenden Marker im weiteren Verlauf auch zur Therapiekontrolle eingesetzt werden. Die Ovarialzysten und auch die reifen Teratome verursachen keine charakteristische Markererhöhung.

5.7.4 Operationsindikation

Für symptomatische Ovarialtumoren und -zysten besteht unter dem Gesichtspunkt der in solchen Fällen zu vermutenden Torsion und damit einer vitalen Gefährdung des Organs immer eine dringende Operationsindikation.

Asymptomatische Ovarialzysten im präpubertären Alter sind oftmals zystische Ovarialteratome, sodass hier die Indikation zur Operation ebenfalls großzügig zu stellen ist. Handelt es sich um Kinder im Pubertätsalter, so ist bei kleineren asymptomatischen Zysten (< 4 cm) ein eher abwartendes Verhalten gerechtfertigt, weil sich viele dieser Zysten spontan zurückbilden können. Aufgrund der Organgröße und der ggf. veränderten Organlage ist jedoch stets an die Möglichkeit einer Torsion zu denken und die Eltern und Kinder sind darüber aufzuklären. Für größere Zysten (> 5–6 cm) ist die Indikation großzügiger zu stellen, da die Gefahr einer Torsion bei größeren Zysten nicht unerheblich ist (➤ Abb. 5.23). Für die neonatalen asymptomatischen Ovarialzysten gilt ebenfalls ein eher abwartendes Verhalten, da sie eine hohe Rückbildungstendenz aufweisen. Große Zysten > 5 cm sollten bei ausbleibender Rückbildung (engmaschige sonografische Kontrolle!) operiert werden.

Liegt eine solide Raumforderung des Ovars vor, ist die Operationsindikation immer gegeben. Hier sollte bereits im Vorfeld der Operation eine entsprechende Labordiagnostik zur Erfassung evtl. erhöhter Tumormarker erfolgen.

5.7.5 Therapie

In der operativen Therapie hat sich die Laparoskopie als Methode der Wahl etabliert. Aufgrund der anatomischen Situation (Lage, Größe, Begleitpathologie) kann gelegentlich ein Umsteigen auf ein offenes Verfahren erforderlich sein. Die alleinige Punktion der Zysten ist wegen der hohen Rezidivquote, der Gefahr der Einblutung und auch der Verletzung benachbarter Organe abzulehnen.

Ziel der Operation ist es stets, so viel Ovarialgewebe wie möglich zu erhalten. Auch in scheinbar sehr dünnen Resten eines Ovars können noch viele Oozyten vorhanden sein. Eine Zyste wird man möglichst vollständig auszuschälen versuchen. Das kann nach Inzision der Kapsel stumpf oder unter Einsatz einer bipolaren Schere sehr schonend erfolgen. Liegt ein solides Ovarialteratom vor, muss das gesamte Ovar entfernt werden, wobei man versuchen sollte, die Tube zu erhalten. Im Falle einer Ovarialtorsion sollte versucht werden, zunächst die Detorquierung vorzunehmen, was laparoskopisch jedoch nicht immer gelingt (➤ Abb. 5.24). Grundsätzlich sollte die In-

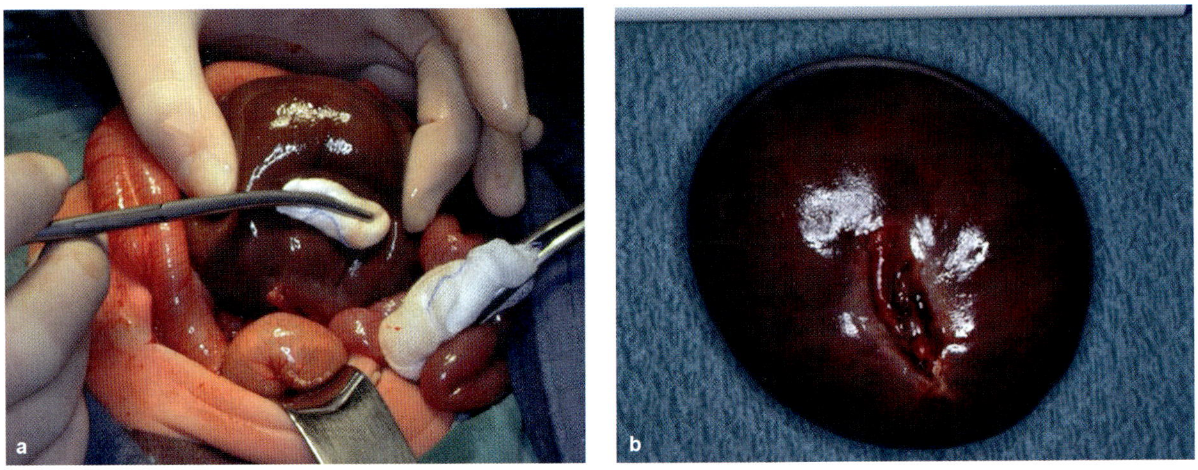

Abb. 5.23 Große torquierte und eingeblutete Ovarialzyste. (a) OP-Situs. (b) OP-Präparat. [G879]

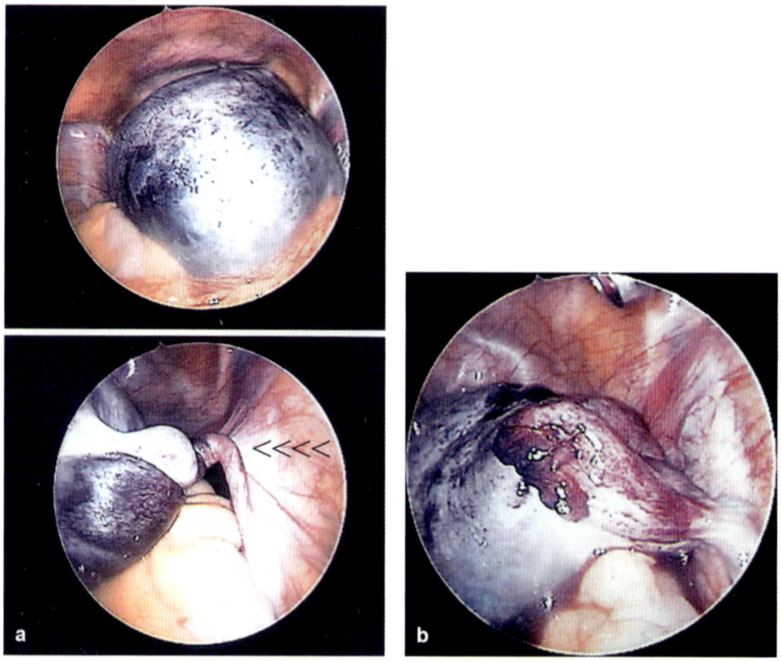

Abb. 5.24 Ovartorsion bei Ovarteratom. (a) Oben im Bild die laparoskopische Erscheinung nach Eingehen ins Abdomen; unten im Bild: nach Einstellen des Situs zeigt sich die 3 × 360°-Torsion der rechten Adnexe. (b) Befund nach Detorquierung: keine erkennbare Erholung der Durchblutung. Die Histologie bestätigt das Teratom, die Adnexe wurde entfernt. [G879]

dikation zur Ovarektomie – auch im Falle einer Torsion – sehr zurückhaltend gestellt werden. Nur wenn die Organschädigung irreversibel erscheint oder bereits Zeichen einer Nekrotisierung vorliegen, sollte sie primär vorgenommen werden.

5.7.6 Komplikationen, postoperative Nachsorge

Die postoperative Therapie beschränkt sich in der Regel auf eine adäquate Infusions- und Schmerztherapie. Der Nahrungsaufbau kann meist sehr zügig erfolgen, sodass eine längere parenterale Ernährung nicht erforderlich ist.

Eine Sonografie/Dopplersonografie sollte im postoperativen Verlauf erfolgen, gerade wenn ein torquiertes Ovar zunächst belassen wurde. Die Behandlung eines malignen Ovartumors erfolgt nach den geltenden onkologischen Richtlinien. Für ein reifes, benignes Teratom reicht es in der Regel aus, die Tumormarker einmal pro Jahr zu kontrollieren. Regelmäßige Ultraschallkontrollen (1- bis 2-mal/Jahr) sind ebenfalls erforderlich.

5.8 Gastrointestinale Fremdkörper

Kleinkinder, aber durchaus auch ältere Kinder nehmen gerne die unterschiedlichsten Gegenstände aus Neugier oder in spielerischer Absicht in den Mund. Dabei kommt es häufig vor, dass diese Gegenstände versehentlich verschluckt werden. Die meisten Gegenstände passieren den Gastrointestinaltrakt (GI) problemlos; nur selten kommt es zu Komplikationen. Die kritischen „Engstellen" am GI-Trakt sind: der Ösophagus mit den drei physiologischen Engstellen, der Pylorus, das Treitz-Band und die Ileozökalklappe. Besonders gefährdet sind Patienten mit Ösophaguserkrankungen (peptische Stenose, Striktur nach Verätzung, narbige Stenose nach Operationen z. B. wegen Ösophagusatresie), die hier eine Sonderrolle einnehmen. Bei ihnen reichen oft schon „normale" Mengen an Nahrungsmitteln aus, um einen Bolusstopp mit Obstruktion des Ösophagus hervorzurufen.

Die verschluckten Fremdkörper sind unterschiedlichster Art. Neben Nahrungsmittelboli überwiegen kleine Spielzeuge, meist aus Kunststoff, gefolgt von metallischen Fremdkörpern wie Münzen (➤ Abb. 5.25), Kugeln, kleinen Scheiben, Knopfbatterien, Reißnägeln, Sicherheitsnadeln, Stecknadeln u. a. m. Von besonderer Bedeutung sind die Knopfbatterien wegen ihres giftigen Schwermetallinhalts. Eine Sonderstellung nehmen auch die magnetischen Spielzeuge ein, die aus vielen, meist kleinen, kunststoffüberzogenen Teilen bestehen.

Neben der „akuten", meist akzidentellen Ingestion von Fremdkörpern gibt es auch eine „chronische" Ingestion mit Ausbildung eines Bezoars. Hiervon betroffen sind meist psychisch auffällige Kinder.

5.8.1 Symptome

Führende Symptome bei Fremdkörpern im Ösophagus sind Dysphagie, retrosternale Schmerzen, Würgereiz, Erbrechen und Hypersalivation. Bei tiefer liegenden Fremdkörpern können Bauchschmerzen, Zeichen einer intestinalen Obstruktion bis hin zum Ileus, Darmblutung und im Falle einer Perforation selbstverständlich auch Zeichen eines akuten Ab-

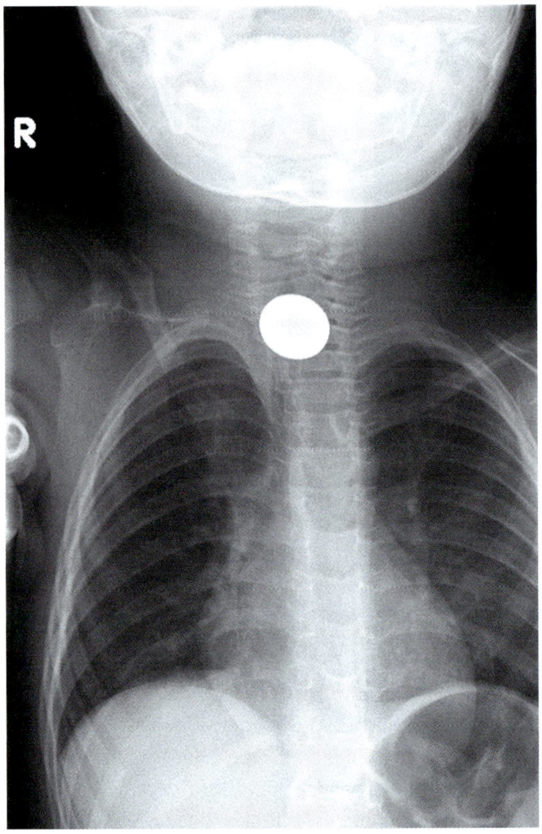

Abb. 5.25 Übersichtsaufnahme p. a.: Münze im oberen Ösophagus bei einem Kleinkind [G879]

domens mit Peritonitis – ein allerdings extrem seltenes Ereignis – vorhanden sein.

5.8.2 Diagnostik

Das wichtigste diagnostische Instrument ist die Röntgen-Übersichtsaufnahme. Als vorteilhaft hat sich der Beginn mit einer seitlichen Aufnahme bewährt, auf der Hals und Thorax und ggf. auch das Abdomen abgebildet sind. Eine weitere Ebene kann bedarfsweise gezielt eingestellt werden (➤ Abb. 5.26, ➤ Abb. 5.27). So lassen sich zumindest alle metallischen und röntgendichten Fremdkörper lokalisieren. Nicht-röntgendichte Fremdkörper entgehen der direkten Darstellung. Hier muss ggf. der indirekte Nachweis mithilfe eines Kontrastmittels erfolgen (➤ Abb. 5.28). Das gilt insb. für Kunststoffspielzeuge oder Nahrungsmittel, die aufgrund der Beschwerdeart im Ösophagus vermutet werden. Weitere Instrumente wie z. B. ein Metalldetektor o. Ä. sind in der Primärdiagnostik nicht erforderlich. Auch die Sonografie muss nur selten und dann meist in der Phase der „Verfolgung" eines Fremdkörpers auf dem langen Weg durch den Magen-Darm-Trakt eingesetzt werden.

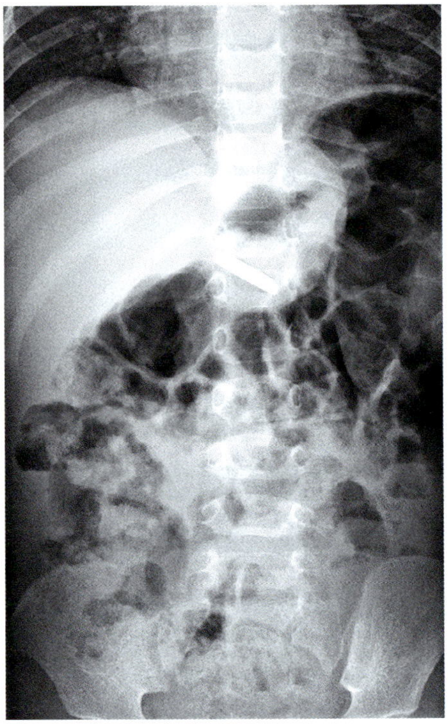

Abb. 5.26 Knopfbatterie im Magen [G879]

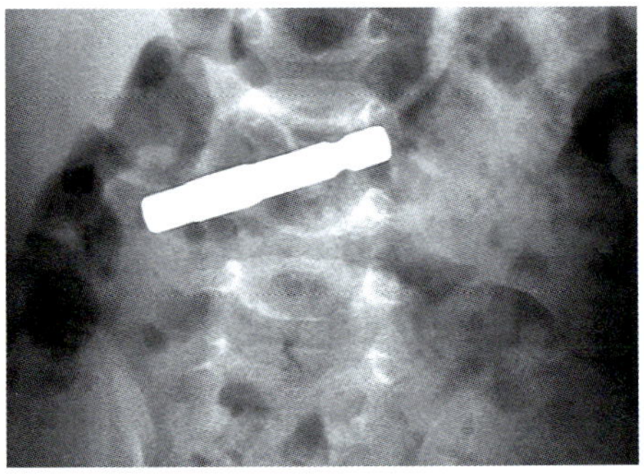

Abb. 5.27 Bohrmaschinenzubehör (Adapterstück) im Dünndarm bei einem 5-Jährigen [G879]

5.8.3 Indikation

Es kann davon ausgegangen werden, dass verschluckte Fremdkörper (FK) in 80–90 % der Fälle spontan entleert werden. Nur 10–20 % der FK erfordern ein endoskopisches Vorgehen, und nur ca. 1 % müssen offen geborgen werden.

Ein rasches Eingreifen erfordern alle im Ösophagus lokalisierten symptomatischen Fremdkörper, da die Gefahr einer Drucknekrose der Ösophaguswand mit Perforation, Ausbildung einer ösophagotrachealen Fistel und/oder Mediastinitis sehr groß ist. Zudem leiden die Kinder unter Dysphagie, Würgereiz und ggf. Erbrechen, sodass auch eine große Aspirationsgefahr besteht. Die Indikation zur Endoskopie ist in diesen Fällen zum frühestmöglichen Zeitpunkt zu stellen. Ein differenzierteres Vorgehen erfordern Situationen, in denen eine Ingestion zwar vermutet wird, typische Symptome aber fehlen oder nur dis-

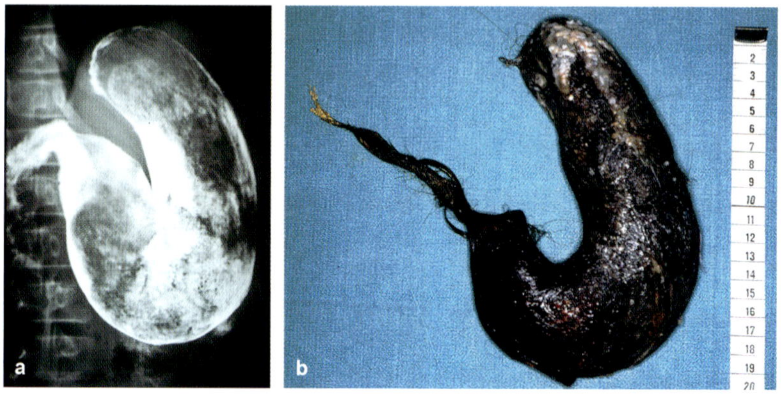

Abb. 5.28 (a) Obere MDP bei sonografischem Verdacht auf solide Raumforderung im Magen: durch einen Trichobezoar komplett ausgefüllter Magen. (b) Dazugehöriges Präparat nach Gastrotomie mit Bergung des Bezoars. [G879]

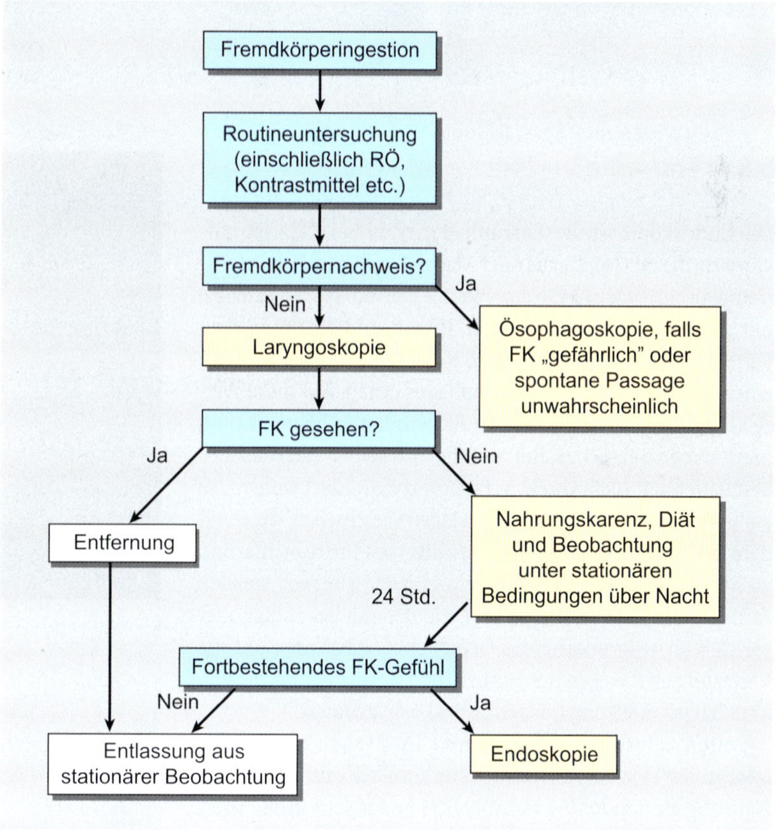

Abb. 5.29 Standardisiertes Vorgehen bei Fremdkörpern im Ösophagus (aus Wong KK et al. 2006) [L157]

kret ausgeprägt sind. Hier kann ein standardisiertes Protokoll (➤ Abb. 5.29) hilfreich sein, um die Indikation für eine Ösophagoskopie – meist in Intubationsnarkose – zu erhärten.

Bei Fremdkörpern, die bereits im Magen liegen, kann nach dem „Wait and see"-Prinzip verfahren werden, da die meisten von ihnen – auch spitze oder kantige FK – spontan den Magen verlassen und auf natürlichem Wege entleert werden. Eine Ausnahme bilden hier die Knopfbatterien. Sind sie noch geladen, so können sie im Magen aufgrund der einsetzenden Elektrolyse an der Magenwand haften bleiben und nicht rasch genug weitertransportiert werden. Die einsetzende Korrosion kann die Batterie innerhalb weniger Stunden zerstören und ihren Inhalt (Nickel, Cadmium etc.) freisetzen. In-vitro-Studien haben gezeigt, dass praktisch alle untersuchten Knopfbatterien, die einem magensaftähnlichen Milieu ausgesetzt waren, bereits nach 4 Stunden eine Leckage zeigten, deren Ausmaß zeitabhängig war. Deshalb sollte in diesen Fällen kurzfristig (4–6 Stunden) mittels einer Röntgenaufnahme die Lage der Batterie kontrolliert werden. Bleibt sie unbeweglich, ist die Indikation zur Endoskopie und Bergung der Batterie gegeben.

Für alle FK, die auch den Magen passiert haben, ist ein zunächst abwartendes Verhalten gerechtfertigt. Die Patienten sollten engmaschig beobachtet werden (Bauchschmerzen? Blutige Stühle? Zeichen der intestinalen Obstruktion?). Der Stuhl muss zusätzlich gesiebt werden. Wird der FK nicht innerhalb weniger Tage gesichtet, sollte eine Röntgen-Übersichtsaufnahme zur Lokalisation des FK angefertigt werden (➤ Abb. 5.30).

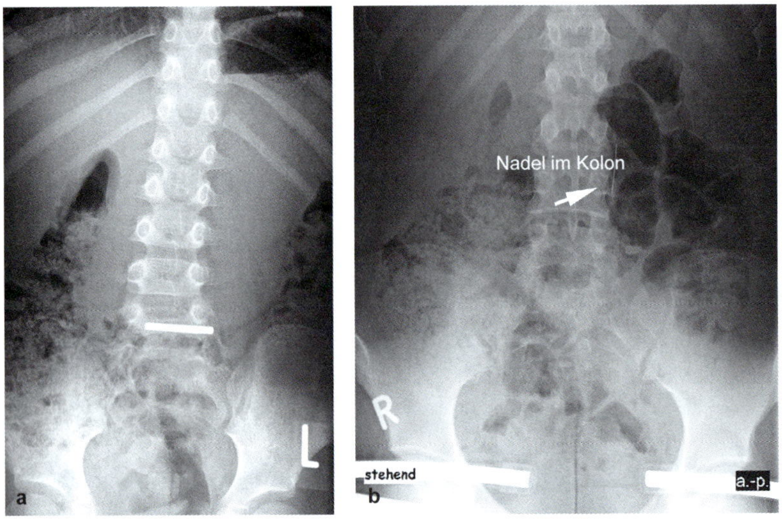

Abb. 5.30 Intestinale Fremdkörper: Münze (a) und Nadel (b). Die Kontrolle wurde durchgeführt, nachdem die FK auch nach 7 Tagen nicht entleert waren. Beide FK wurden dann 2 bzw. 3 Tage später auf natürlichem Wege ausgeschieden. [G879]

5.8.4 Therapie

Die Endoskopie ist die Therapie der Wahl bei allen Fremdkörpern, die im Ösophagus oder Magen liegen. Für Ösophagusfremdkörper – meist Münzen – eignet sich die Ösophagoskopie mit starrem Instrument sehr gut. Hierzu sind die intubierten Patienten mit stark rekliniertem Kopf zu lagern, sodass man einen geraden Zugang zum Ösophagus erhält. Auf diese Weise kommt man sehr gut an den FK heran und bekommt ihn meist auch zu fassen. Kann er aufgrund seiner Oberflächenbeschaffenheit nicht direkt gefasst und extrahiert werden, so kann man ihn wenigstens in den Magen vorschieben, wo er mit dem flexiblen Gastroskop und dem diversen Instrumentarium an Schlingen und Körbchen gefasst und geborgen werden kann. Besondere Vorsicht ist bei Patienten mit bekannter oder vermuteter Erkrankung des Ösophagus (z. B. Voroperation, Verätzung etc.) wegen der zusätzlichen Gefahr der iatrogenen Ösophagusverletzung bei der Endoskopie geboten.

Selten erfordern Fremdkörper im Magen ein aktives operatives Vorgehen. Hier liegen dann z. B. aufgequollene Nahrungsbestandteile (➤ Abb. 5.31) oder sehr große sperrende Fremdkörper vor.

Problematischer ist die Endoskopie bei FK, die bereits im Darm liegen. Zugänglich sind ohnehin nur das Duodenum, der Dickdarm und das terminale Ileum. Aufgrund der hier herrschenden schlechten Sicht und der Einbettung des FK in Gallesekret bzw. Stuhlmassen ist die endoskopische Bergung zwar einen Versuch wert, bleibt aber meist ohne Erfolg. Liegt ein FK gar in der Appendix, so hat man gar keine Chance auf einen endoskopischen Zugriff. Für alle diese Fälle bleiben die Laparotomie und die offene Bergung des FK. Die Indikation dazu sollte gestellt werden, wenn ein FK über eine Woche unbeweglich an Ort und Stelle liegt, wenn es sich um spitze/scharfe Gegenstände handelt und selbstverständlich jederzeit dann, wenn Beschwerden oder Komplikationen wie eine Perforation auftreten. Der Eingriff besteht dann in einer „Mini-Laparotomie" mit Enterotomie zur Bergung des FK (➤ Abb. 5.32). Besonders problematisch ist die Ingestion multipler magnetischer FK. Diese können sich über mehrere Darmschlingen hinweg miteinander fest verbinden und die dazwischen liegenden Darmwände – infolge der ischämischen

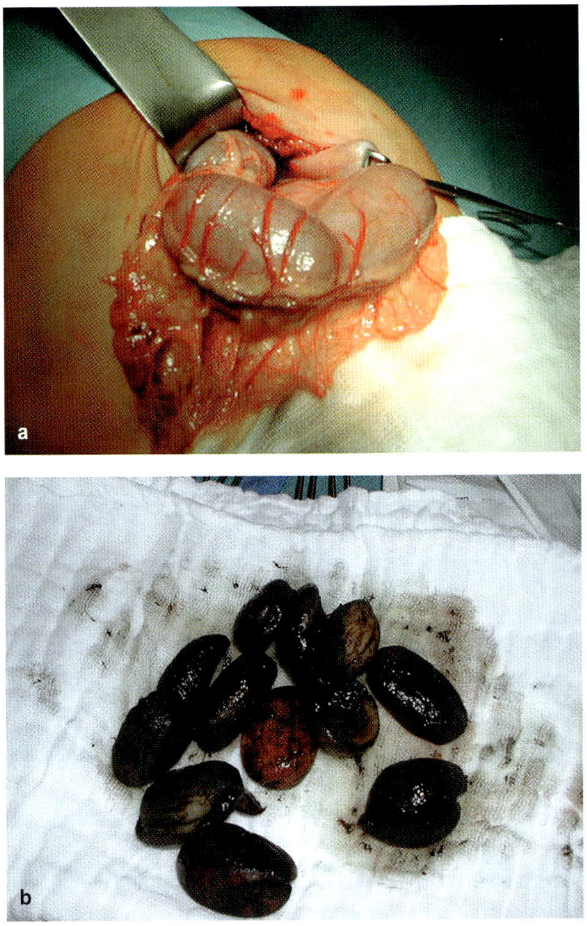

Abb. 5.31 Fremdkörper im Magen [G879]

Drucknekrose – perforieren (➤ Abb. 5.33) und erfordern dann einen mehrstündigen Eingriff mit Gastroskopie, Koloskopie, Laparotomie und Versorgung der Darmperforationen, um alle magnetischen Spielzeugteile zu bergen. Wenn solche Situationen auch extrem selten sind, sollte die Operation immer dann erwogen werden, wenn eine spontane Entleerung nicht mehr zu erwarten ist oder es sich um spitze/scharfe Gegenstände handelt, die leicht die Darmwand verletzen können. Die Indikation zur Operation und offenen Bergung von FK bleibt immer eine individuelle „Einzelfall"-Entscheidung, ohne dass man allgemeingültige Regeln aufstellen könnte.

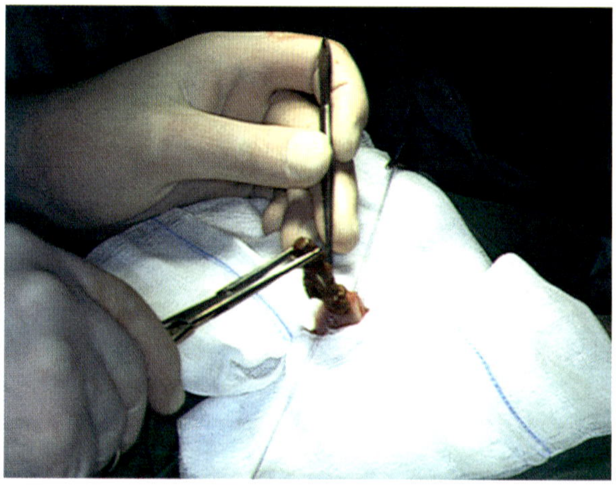

Abb. 5.32 Operative Entfernung des FK aus ➤ Abb. 5.27 (Bohrmaschinen-Zubehör): Der 5 cm lange FK hat sich vor der Ileozökalklappe quergestellt und konnte nicht passieren. Die Operation erfolgte 7 Tage nach Ingestion des FK aus Sorge um eine Perforation. [G879]

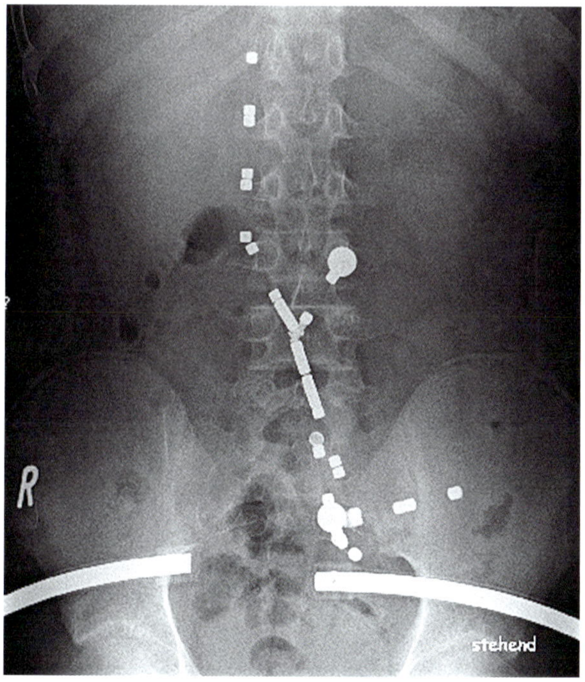

Abb. 5.33 Multiple magnetische Spielzeuge, die sich über mehrere Darmschlingen hinweg miteinander verbunden haben und zu einer ischämischen Darmwandschädigung und multiplen Perforationen geführt haben. [G879]

5.9 Chronisch-entzündliche Darmerkrankungen

Zu den chronisch-entzündlichen Darmerkrankungen gehören der Morbus Crohn (MC) und die Colitis ulcerosa (CU). Ist eine genaue Unterscheidung dieser beiden Erkrankungen nicht möglich, spricht man von einer nicht-klassifizierbaren Colitis (ca. 15 % der Fälle).

Die beiden Erkrankungen – MC und CU – werden meist gemeinsam besprochen, wenngleich zahlreiche Merkmale sie voneinander unterscheiden (➤ Tab. 5.22).

Die weitere Einteilung beider Erkrankungen erfolgt am häufigsten nach dem anatomischen Befall: Der MC ist in ca. 65 % der Fälle ileozökal lokalisiert, wesentlich seltener nur im Dünndarm („Dünndarm-Crohn") oder im gesamten Kolon („Crohn-Colitis"). Eine Ausnahme stellt der rein anale MC dar. Im Falle der CU wird eine isolierte Proktitis von einer linksseitigen Colitis (bis zur linken Flexur) und einer Pancolitis (gesamtes Kolon) unterschieden. Indizes zur Beurteilung des Schweregrades sind nach klinischen, laborchemischen und endoskopischen Kriterien vorgeschlagen worden, sie haben sich aber nicht durchgehend etablieren können.

5.9.1 Ätiologie

Die Ätiologie ist sowohl für die CU als auch für den MC weitgehend ungeklärt. Diskutiert werden sowohl genetische als auch exogene Faktoren. Einige Autoren vermuten eine bakterielle oder virale Genese der Erkrankungen. Bekannt ist auch, dass bis zu 15 % der Patienten eine familiäre Belastung aufweisen. Zumindest in der Rezidiventstehung spielen

Tab. 5.22 Unterscheidungsmerkmale entzündlicher Darmerkrankungen

Morbus Crohn	Colitis ulcerosa
Befall des gesamten GI-Trakts möglich	Betrifft nur das Kolon (Ausnahme: „Backwash"-Ileitis)
Betroffen ist die gesamte Darmwand	Betroffen ist nur die Mukosa
Segmentales Auftreten (kranke und gesunde Abschnitte nebeneinander)	Kontinuierlicher Befall, immer vom Rektum ausgehend, unterschiedlich weit nach proximal reichend
Zahlreiche extraintestinale Komplikationen, Fisteln	Extraintestinale Komplikationen bekannt, aber seltener

auch persönliche psychische Faktoren wie z. B. privater oder beruflicher Stress eine Rolle.

5.9.2 Symptome

Hauptsymptome beim MC sind Bauchschmerzen, Gewichtsstillstand oder -verlust und chronische Durchfälle, die in 80–85 % der Fälle auftreten. Alleiniger Wachstumsstillstand und/oder verzögerte Pubertät zeigen 60–65 % der Kinder und Jugendlichen. Weitere seltenere und inkonstante Symptome können Anorexie, Aktivitätsverlust und Augenentzündungen sein. Auch weitere extraintestinale Symptome wie Fieberschübe, Arthralgien/Arthritiden oder Hautveränderungen (Erythema nodosum) können das Krankheitsbild bestimmen. Typisch und in 16–62 % der Fälle anzutreffen sind perianale Läsionen, meist in Form von Fissuren, Fisteln und Abszessen (➤ Abb. 5.34). Diese sind häufiger, wenn Dünn- und Dickdarm befallen sind (54 %), etwas seltener bei alleinigem Dünn- (41 %) oder Dickdarmbefall (36 %).

Bei der CU stehen profuse, blutige Durchfälle im Mittelpunkt der Beschwerden. Wegen des oft dramatischeren Verlaufs und der eindeutigeren Symptomatik wird die CU meist früher als der MC diagnostiziert. Extraintestinale Symptome sind auch bei der CU bekannt und können der Diagnosestellung gelegentlich lange Zeit vorausgehen.

5.9.3 Diagnostik

Die chronisch-entzündlichen Darmerkrankungen erfordern den Einsatz einer ganzen Reihe von Verfahren, um einerseits die Diagnose zu stellen und andererseits eine Unterscheidung zwischen MC und CU zu erlauben. Eine Auswahl ist in ➤ Tab. 5.23 zusammengestellt.

Nach einer eingehenden allgemeinpädiatrischen Untersuchung und Ausschluss von gastrointestinalen Infektionen

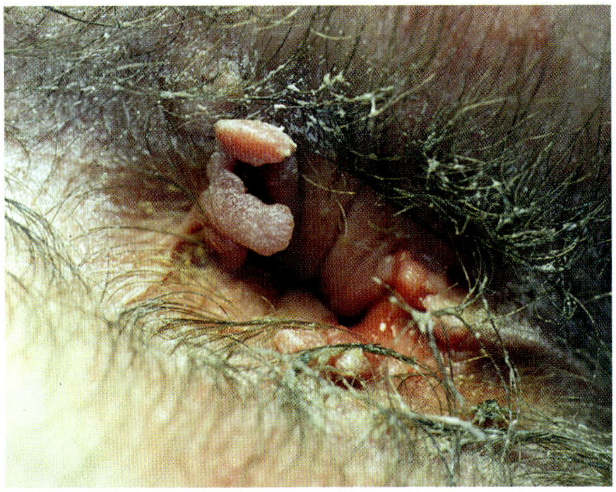

Abb. 5.34 Perianaler Befall bei Morbus Crohn [G879]

Tab. 5.23 Diagnostik bei chronisch-entzündlichen Darmerkrankungen

Familien- und Eigenanamnese	Wachstums- und Gewichtsverlauf, familiäre Fälle, Pubertätsablauf
Körperliche Untersuchung	Haut/Schleimhaut (Lippen, Mundhöhle), Tanner-Stadium, Abdominalresistenzen, perianale Auffälligkeiten, Gelenksymptomatik
Entzündungsparameter	BB, CRP, Eiweißelektrophorese, BSG, Immunglobuline
Ausschluss von GI-Infektionen	Tbc, Yersinien, Amöben, Salmonellen, Viren
Ultraschall	Darmwanddicke, Cholelithiasis
Koloskopie	Koloskopie mit multiplen Biopsien (auch aus scheinbar gesunden Darmabschnitten!)
Ösophago-Gastro-Duodenoskopie	Bei V. a. MC; verzichtbar, wenn CU sicher erscheint
Dünndarm-Kontrastdarstellung (Doppelkontrast)	Alternativ heute primär MRT mit Gadolinium-Verstärkung
Rö-Kontrasteinlauf	Selten in der Primärdiagnostik, erst bei V. a. Stenosen oder Fistelbildung

steht die bildgebende Diagnostik mittels Ultraschall an vorderster Stelle. Sonografisch können neben Darmwandverdickungen auch intraabdominelle Konglomerate – als möglicher Hinweis auf Abszess- oder Fistelbildungen – dargestellt werden. In jedem Verdachtsfall einer chronisch-entzündlichen Darmerkrankung ist die Koloskopie (nach Möglichkeit bis ins terminale Ileum!) mit der Entnahme von Stufenbiopsien aus allen Darmabschnitten (auch aus makroskopisch normal erscheinenden!) indiziert. Im Kindesalter wird sie immer in Narkose durchgeführt. Diese kann selbstverständlich auch zu einer simultanen Ösophagogastroduodenoskopie genutzt werden, sofern die Diagnose CU noch nicht ganz sicher ist und ein MC vermutet wird. Die Endoskopie kann am zuverlässigsten die Diagnose sichern und Auskunft über das Ausmaß der Erkrankung geben (➤ Abb. 5.35). Im weiteren Verlauf kann die Endoskopie im Falle eines protrahierten Verlaufs z. B. vor Änderung des Therapieschemas oder vor geplanten Operationen zur Verlaufsbeurteilung eingesetzt werden. Eine routinemäßige Kontrollendoskopie ist jedoch nicht indiziert. Der Kolon-Kontrasteinlauf hat seine Berechtigung immer dann, wenn eine Passagestörung, z. B. eine Stenose klinisch vermutet wird (➤ Abb. 5.36).

5.9.4 Therapie

Die Behandlung entzündlicher Darmerkrankungen ist in erster Linie eine Domäne der konservativ-medikamentösen Therapie. Ihr Ziel ist es, die entzündliche Aktivität zu senken und damit die entzündungsbedingten Symptome zu lindern. Sie ist

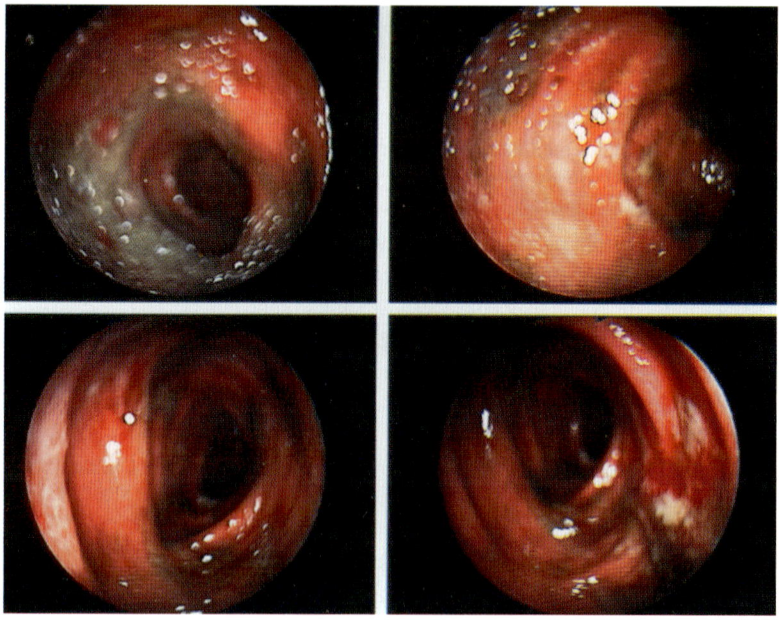

Abb. 5.35 Endoskopischer Befund bei Colitis ulcerosa mit massiver Schleimhautalteration [G879]

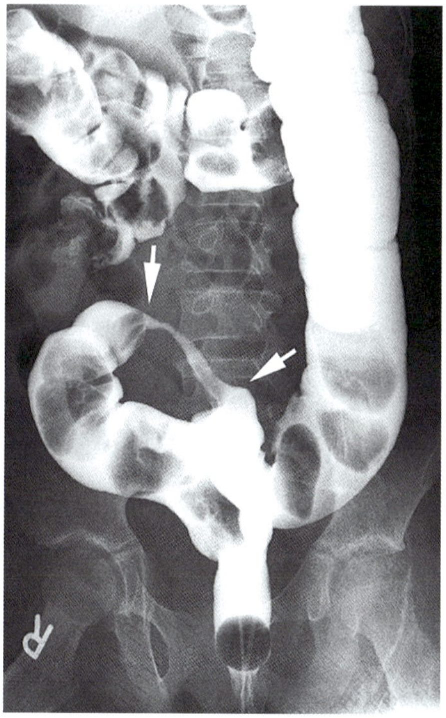

Abb. 5.36 Langstreckige filiforme Stenose im Sigma bei Morbus Crohn [G879]

also nur symptomatisch und nicht kausal. Eine Heilung des MC ist weder medikamentös noch chirurgisch möglich, aber es lassen sich mitunter sehr lange symptomfreie Intervalle erreichen. Eine Heilung ist nur für die CU und nur im Falle einer Proktokolektomie möglich.

Medikamentös-konservative Therapie

Grundsätzlich stützt sich die Therapie auf den Einsatz antiinflammatorischer (5-Aminosalicylsäure, Glukokortikoide incl. Budesonid-Klysmen und -Schäume) und immunsuppressiver (Azathioprin, Methotrexat, Cyclosporin etc.) Substanzen in Kombination mit Antibiotika zur Reduktion der Darmflora (Ciprofloxacin, Metronidazol) und ggf. TNF-α-Antikörper (Infliximab, Adalimumab). Auch Probiotika werden eingesetzt. Zudem hat die „totale enterale Ernährung" (TEN) mit polymerer Flüssignahrung heute eine relevante Bedeutung. Die genannten Substanzen werden abgestuft je nach Aktivität und Schwere der Erkrankung und in Kombination eingesetzt. Die Nebenwirkungen der Therapie – gerade, wenn Immunsuppressiva oder Glukokortikoide zum Einsatz kommen – sind mitunter erheblich und belasten die Patienten enorm.

Chirurgische Therapie

Hier gilt der Grundsatz: „So lange wie möglich konservativ und so wenig wie möglich operativ". Damit kann festgehalten werden, dass die Chirurgie erst im Falle von Komplikationen oder einer konservativ nicht beherrschbaren Krankheitsphase als Alternative erwogen werden sollte. Eine chirurgische „Therapie" im Sinne von Heilung des Grundleidens ist beim MC nicht und bei der CU nur in Form der Proktokolektomie mit ileoanaler Anastomose mit oder ohne Pouch möglich. Im Falle des MC sind es vor allem Darmstenosen mit Ileussymptomatik oder mit deutlicher Wachstumsverzögerung, Perforation, Peritonitis, enteroenterale oder enterokutane Fisteln und intraabdominelle entzündliche Konglomerattumoren, die zu einer chirurgischen Intervention zwingen. Bei der CU stellen das toxische Kolon (relativ selten) und die unstillbare, konservativ nicht zu beherrschende Blutung die Hauptindikation. Für beide Erkrankungen gelten als relative Operationsindikation ein Versagen der konservativen Therapie oder inakzeptable Nebenwirkungen der medikamentösen Behandlung.

Ausgedehnte Darmresektionen sind im Kindesalter, nicht zuletzt wegen des chronischen, möglicherweise lebenslangen Verlaufs der Erkrankung mit der evtl. Notwendigkeit weiterer Operationen/Darmresektionen, möglichst zu vermeiden. Treten klinisch relevante segmentale Stenosen auf, so kann eine isolierte Segmentresektion oder eine sog. „Strikturoplastik" (Erweiterungsplastik) des betroffenen Darmabschnitts meist zum Ziel führen. Bei der häufigen ileozökalen Stenose ist die laparoskopische Skelettierung der Region und die extraperitoneale Resektion und Anastomose über einen begrenzten tiefen (bikinifreundlichen) Unterbauchschnitt eine bei jungen Mädchen und Frauen akzeptierte Technik. Die chirurgische Behandlung der perianalen Crohn-Komplikationen beschränkt sich auf lokale Maßnahmen wie Fistel- oder Abszessspaltung mit Abszessdrainage. Die chirurgische Behandlung sollte stets auch antibiotisch (Metronidazol) unterstützt werden. Eine ausgedehnte Dickdarmresektion kommt beim MC nur sehr selten in Betracht. Bei der CU ist sie im Falle einer unstillbaren Blutung oder eines konservativ-medikamentös nicht beherrschbaren Krankheitsverlaufs indiziert. Nach der Proktokolektomie wird eine kontinente ileoanale Anastomose angestrebt. Die auch heute noch propagierte direkte ileoanale Anastomose/ileoanale Durchzugsoperation steht in Konkurrenz zu einer Methode mit Pouchbildung. Dabei gibt es eine ganze Reihe an verschiedenen Pouches (J-, S-, W-Pouch). Allen Methoden gemeinsam ist die Reservoirbildung, auch mit dem Ziel, die gesteigerte peristaltische Aktivität des Ileums zu bremsen und die Entleerungshäufigkeit zu senken. In den meisten Fällen kann eine ausreichende Kontinenz erreicht werden. Auch für diese Eingriffe werden minimal-invasive oder kombinierte Vorgehensweisen (laparoskopische Präparation, transanaler Durchzug und anale Anastomose) diskutiert. Im Vorfeld einer geplanten ausgedehnten chirurgischen Maßnahme kann eine präoperative hochkalorische parenterale Ernährung die Patienten in eine bessere Ausgangslage bringen. Gemeinsames Problem aller pouchbildenden Methoden ist die postoperative „Pouchitis", die meist nach einigen Jahren auftritt und für die Patienten sehr belastend ist. Eine regelmäßige Kontrolle ist unbedingt durchzuführen.

LITERATUR

Abad P, Rigol S, Ezzedine H, et al. (2003) Conservative surgery of ovarian torsion in pediatrics. Chir Pediatr 16(4): 200–202

Ashorn M, Ruuska T, Karikoski R, Laippala P (2002) The natural course of gastroesophageal reflux disease in children. Scand J Gastroenterol 37(6): 638–641

Bailey KA, Wales PW, Gerstle JT (2007) Laparoscopic versus open reduction of intussusception in children: a single-institution comparative experience. J Pediatr Surg 42: 845–848

Blanch AJ, Perel SB, Acworth JP (2006) Intussusception: trends in clinical presentation and management. J Gastroenterol Hepatol 1921: 842–846

Bor O, Dinleyici EC, Kebapci M, Aydogdu SD (2004) Ceftriaxone-associated biliary sludge and pseudocholelithiasis during childhood: a prospective study. Pediatr Int 46(3): 322–324

Bruch SW, Ein SH, Rocchi C, Kim PC (2000) The management of nonpigmented gallstones in children. J Pediatr Surg 35(5): 729–732

Cundy TP, Gent R, Frauenfelder C, et al. (2016) Benchmarking the value of ultrasound for acute appendicitis in children. J Pediatr Surg 51: 1939–1943

Curro G, Meo A, Ippolito D, et al. (2007) Asymptomatic cholelithiasis in children with sickle cell disease: early or delayed cholecystectomy? Ann Surg 245(1): 126–129

Davidson GP, Omari TI (2001) Pathophysiological mechanism of gastroesophageal reflux disease in children. Curr Gastroenterol Rep 3(3): 257–262

De Caluwe D, Akl U, Corbally M (2001) Cholecystectomy versus cholecystolithotomy for cholelithiasis in childhood: long-term outcome. J Pediatr Surg 36(10): 1518–1521

Däbritz J, Germer P, Enninger A, et al. (2017) Chronisch-entzündliche Darmerkrankungen bei Kindern und Jugendlichen. Dtsch Ärztebl Int 114: 331–338

Duggan EM, Marshall AP, Weaver KL, et al. (2016) A systematic review and individual patient data meta-analysis of published randomized clinical trials comparing early versus interval appendectomy for children with perforated appendicitis. Pediatr Surg Int 32: 649–655

Eich C, Nicolai T, Hammer J, et al. (2016) Interdisziplinäre Versorgung von Kindern nach Fremdkörperaspiration und -ingestion. Monatssch Kinderheilkd 164: 1029–1034

Ezekian B, Leraas HJ, Englum BR, et al. (2019) Outcomes of laparoscopic resection of Meckel's diverticulum are equivalent to open laparotomy. J Pediatr Surg 54: 507–510

Galinier P, Carfagna L, Juricic M, et al. (2008) Fetal ovarian cysts management and ovarian prognosis: a report of 82 cases. J Pediatr Surg 43: 2004–2009

Garten L, Schmid O, Degenhardt P (2008) Neonatale Ovarialzysten. Diagnostisches und therapeutisches Management. Monatsschr Kinderheilkd 156: 677–682

Hecker W Ch, Schmidt A (1995) Operative Therapie der Colitis ulcerosa und der Polyposis familiaris im Kindesalter. Chir Praxis 49: 641–648

Holschneider P, Dubbers M, Engelskirchen R, et al. (2007) Results of the operative treatment of gastroesophageal reflux in childhood with particular focus on patients with esophageal atresia. Eur J Pediatr Surg 17(3): 163–175

Huppertz HI, Soriano-Gabarro M, Grimprel E (2002) Sonographically guided hydrostatic reduction of intussusception in children. J Clin Ultrasound 1930: 343–348

Kardorff R, Radke M (2007) Chronisch entzündliche Darmerkrankungen. Pädiatrie up2date 1: 13–44

Kay M, Wyllie R (2005) Pediatric foreign bodies and their management. Curr Gastroenterol Rep 7(3): 212–218

Kessler U, Mosbahi S, Walker B, et al. (2017) Conservative treatment versus surgery for uncomplicated appendicitis in children: a systematic review and meta-analysis. Arch Dis Child 102: 1118–1124

Kumar R, Tripathi M, Chandrashekar N, et al. (2005) Diagnosis of ectopic gastric mucosa using 99Tcm-pertechnetate: spectrum of scintigraphic findings. Br J Radiol 78: 714–720

Lopez JL, Deans KJ, Minneci PC (2017) Nonoperative management of appendicitis in children. Curr Opin Pediatr 29: 358–362

Mattioli M, Esposito C, Lima M (2002) Italian multicenter survey on laparoscopic treatment of gastro-esophageal reflux disease in children. Surg Endosc 16(12): 1666–1668

Miltenburg DM, Schaffer R, Breslin T, Brandt ML (2000) Changing indications for pediatric cholecystectomy. Pediatrics 105(6): 1250–1253

Mylonaki M, Fritscher-Ravens A, Swain P (2003) Wireless capsule endoscopy: a comparison with push enteroscopy in patients with gastroscopy and colonoscopy negative gastrointestinal bleeding. Gut 52(8): 1122–1126

Onen A, Cigdem MK, Oztürk H (2003) When to resect and when not to resect an asymptomatic Meckel's diverticulum: an ongoing challenge. Pediatr Surg Int 19(1–2): 57–61

Park JJ, Wolff BG, Tollefson MK, et al. (2005) Meckel diverticulum: the Mayo Clinic experience with 1476 patients (1950–2002). Annals of Surgery 241(3): 529–533

Pacilli M, Chowdhury MM, Pierro A (2005) The surgical treatment of gastro-esophageal reflux in neonates and infants. Semin Pediatr Surg 14(1): 34–41

Rebhandl W, Steffan I, Schraml P, et al. (2002) Release of toxic metals from button batteries retained in the stomach: An in vitro study. J Pediatr Surg 37(1): 87–92

Rhee D, Zhang Y, Chang DC, et al. (2011) Population-based comparison of open vs. laparoscopic esophagogastric fundoplication in children: application of the agency for healthcare research and quality pediatric quality indicators. J Pediatr Surg 46: 648–654

Rosen R, Vandenplas Y, Singendonk M, et al. (2018) Pediatric gastroesophageal reflux clinical practice guidelines: Joint recommendations of NASPGHAN and ESPGHAN. JPGN 66:516–554

Ruscher KA, Fisher JN, Hughes CD, et al. (2011) National trends in the surgical management of Meckel's diverticulum. J Pediatr Surg 46:893–896

Sai Prasad TR, Chui CH, Singaporewalla FR, et al. (2007) Meckel's diverticular complications in children: is laparoscopy the order of the day? Pediatr Surg Int 23(2): 141–147

Samuel M (2002) Pediatric appendicitis score. J Pediatr Surg 37(6): 877–881

Shalaby RY, Soliman SM, Fawy M, Samaha A (2005) Laparoscopic management of Meckel's diverticulum in children. J Pediatr Surg 40(3): 562–567

Spitz L, McLeod E (2003) Gastroesophageal reflux. Semin Pediatr Surg 12(4): 237–240

Schmidt A (1993) Perianale Komplikationen bei Morbus Crohn im Kindes- und Jugendalter. Zentralbl Kinderchir 2: 29–33

Tokar B, Cevik AA, Ilhan H (2007) Ingested gastrointestinal foreign bodies: predisposing factors for complications in children having surgical or endoscopic removal. Pediatr Surg Int 23: 135–139

Tovar JA, Luis AL, Encinas JL, et al. (2007) Pediatric surgeons and gastroesophageal reflux. J Pediatr Surg 42(2): 277–283

Wong KK, Fang CX, Tam PK (2006) Selective upper endoscopy for foreign body ingestion in children: an evaluation of management protocol after 282 cases. J Pediatr Surg 41(12): 2016–2018

Wesdorp I, Bosman D, de Graaff A, et al. (2000) Clinical presentation and predisposing factors of cholelithiasis and sludge in children. J Pediatr Gastroenterol Nutr 31(4): 411–417

Zani A, Hall NJ, et al. (2019) European Pediatric Surgeon's Association Survey on the management of pediatric appendicitis. Eur J Pediatr Surg: 29: 53–61

KAPITEL

6

Lucas M. Wessel und Martin M. Kaiser

Bauchwand

6.1 Hernien

6.1.1 Definition

Eine Hernie (Bruch) der Bauchwand ist ein Vorfall des Bauchfells (Peritoneum) durch eine bereits bestehende oder sekundär entstandene Lücke. Mit dem Bauchfell treten ständig oder zeitweilig Organe bzw. Strukturen aus dem Bauchraum aus.

Eine Hernie besteht aus:

- **Bruchpforte,** die sich aus Schichten der Bauchwand bildet, z. B. Muskeln, Sehnen, Muskelhüllen usw.
- **Bruchsack,** der die eigentliche Hernie darstellt und aus dem Bauchfell besteht. Die Größe ist sehr unterschiedlich und hängt von Ausmaß und Beschaffenheit der Bruchpforte ab.
- **Bruchinhalt,** der potenziell aus sämtlichen Organen bzw. Strukturen des Bauchraums besteht. Meist sind dies im Fall des Leistenbruchs der Dünndarm und/oder das Netz. Bei Mädchen unter 2 Jahren handelt es sich sehr oft um ein Ovar (Ovarvorfall).
- **Bruchhüllen,** die durch die den Bruchsack umgebenden Schichten gebildet werden. Beim Leistenbruch sind sie dreischichtig (Haut, Faszie, Muskulatur).

6.1.2 Einteilung

Hernien werden grundsätzlich in angeborene und erworbene Formen eingeteilt. Ferner werden sie nach ihrer Lokalisation differenziert (➤ Tab. 6.1).

Im Kindesalter sind die meisten Hernien angeboren. Die Nabelhernie ist immer angeboren. Die häufigsten Hernien im Kindesalter sind in ➤ Abb. 6.1 schematisch dargestellt.

Die unterschiedlichen Hernienformen gehen aus ➤ Tab. 6.1 hervor.

Am häufigsten wird die Leistenhernie angetroffen, die in indirekte (angeborene) und direkte (erworbene, selten, Erwachsenenform) unterteilt wird (➤ Abb. 6.2).

Die Bruchpforte der Nabelhernie befindet sich am Nabelring (➤ Abb. 6.3). Bei der supraumbilikalen Hernie ist sie oberhalb des Nabelrings gelegen (➤ Abb. 6.4).

Narbenhernien (➤ Abb. 6.5) treten im Kindesalter extrem selten auf; sie entstehen nach Voroperationen, wenn es zum Ausreißen des Nahtmaterials oder durch Infektionen zur Dehiszenz der Faszie kommt.

6.1.3 Leistenhernie

Leistenhernien gehören zu den häufigsten chirurgischen Erkrankungen des Kindesalters (0,8–4,4 % aller Kinder). Die Entstehung hängt embryologisch mit dem Descensus testis zusammen. Die männliche Gonade wird in der Nierengegend angelegt und wandert bis zur Geburt durch den Leistenkanal ins Skrotum; dabei schiebt sie einen Teil des Peritoneums vor sich her. Hieraus erklärt sich die Entstehung der Hodenhüllen. Verschließt sich die Verbindung zur Bauchhöhle nicht, so bleibt ein offener Processus vaginalis zurück.

Demzufolge besitzt die indirekte Leistenhernie als Bruchsack grundsätzlich einen offenen Processus vaginalis, der lateral der epigastrischen Gefäße gelegen ist und normalerweise perinatal verklebt. 80–90 % der Neugeborenen zeigen einen offenen Processus vaginalis, der sich im Laufe des ersten Lebensjahres spontan verschließt. Dies erklärt, warum die Leistenhernie am häufigsten im Frühgeborenen- und Säuglingsalter vor-

Tab. 6.1 Einteilung der Zwerchfellhernien (Näheres Kap. 4) und abdominalen Hernien

Zwerchfellhernien	
Typ 1	Aplasie des Zwerchfells (kein Bruchsack)
Typ 2	Zwerchfelldefekt (Diaphragmarand, kein Bruchsack)
Typ 3	Zwerchfellhernie (Bruchsack besteht aus Peritoneum und Pleura)
Typ 4	Bochdalek-Hernie (lumbokostaler Defekt)
Abdominale Hernien	
Innere Hernien	Paraduodenale Hernien
	Mesenterikoparietale Hernien
	Mesenterialdefekte
Äußere Hernien	Nabelhernie (Hernia umbilicalis)
	Supraumbilikale Hernie
	Epigastrische Hernie
	Leistenhernie (Hernia inguinalis, direkt und indirekt)
	Femoralhernie (immer erworben, sehr selten)
	Narbenhernie (immer erworben, sehr selten)

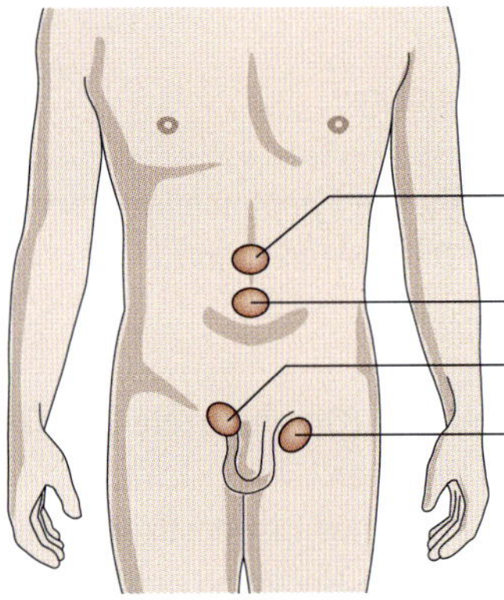

Abb. 6.1 Schema der häufigsten kindlichen Hernien [L157]

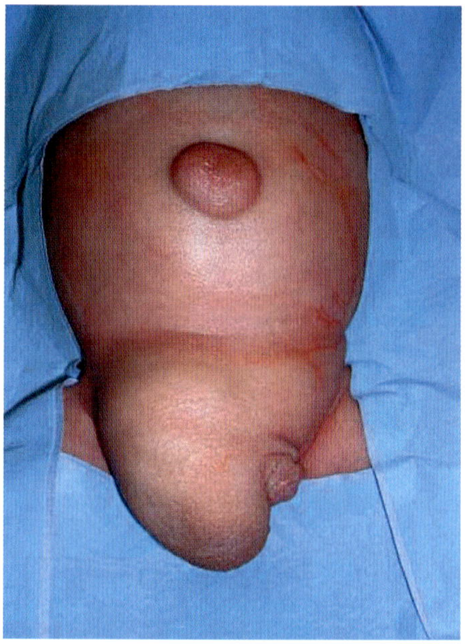

Abb. 6.2 Nabelhernie und Leistenhernie beidseits (rechts per magna) bei einem Säugling. In dieser Altersgruppe werden nur die Leistenhernien operativ versorgt. [G879]

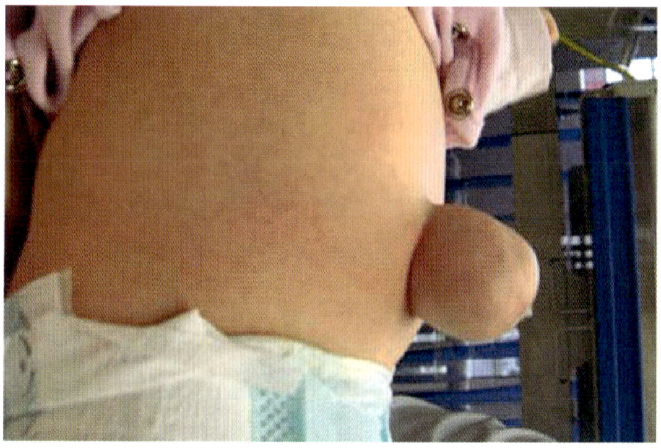

Abb. 6.3 Nabelhernie. In diesem Fall handelt es sich um eine sehr große Hernie im Sinne einer „gedeckten Omphalozele" oder „hernia into the cord". [G879]

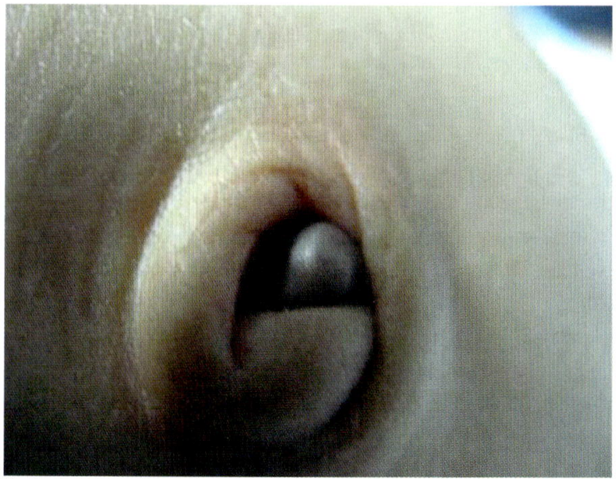

Abb. 6.4 Supraumbilikale Hernie. Die Bruchpforte liegt oberhalb des Nabelrings. Es hat sich ein Teil des Netzes eingeklemmt. [G879]

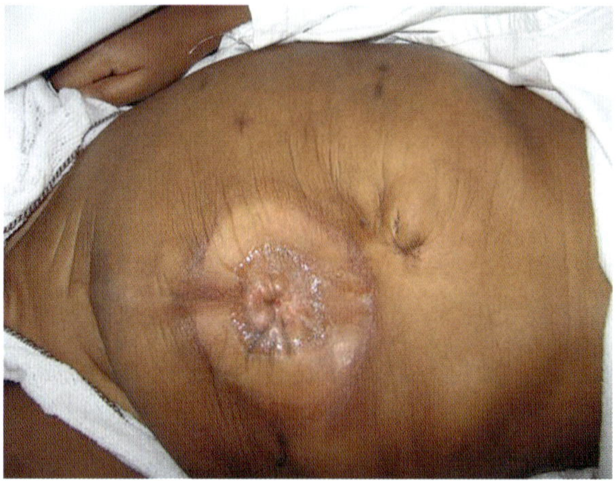

Abb. 6.5 Narbenhernie. Es fällt die Dehiszenz der Faszienränder auf, wodurch sich die Darmschlingen direkt unter der Haut nachweisen lassen. [G879]

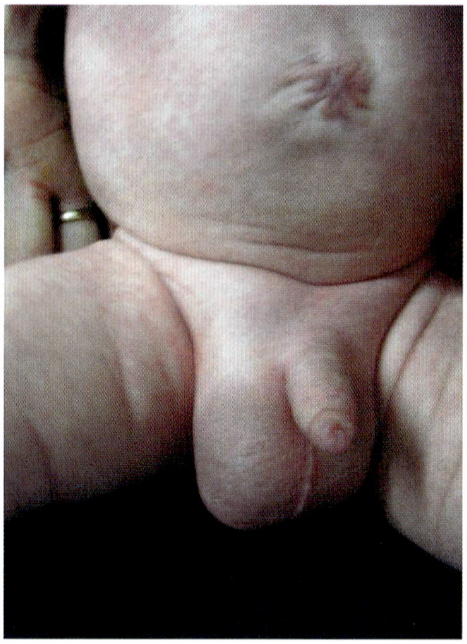

Abb. 6.6 Leistenhernie (indirekt). Es fällt die durchgehende Schwellung vom inneren Leistenring bis zum Skrotum auf. [G879]

kommt (➤ Abb. 6.6). Dabei ist zu betonen, dass ein offener Processus vaginalis nicht zwangsläufig gleichbedeutend mit dem Auftreten einer Leistenhernie ist. Anhand autoptischer Untersuchungen ließ sich feststellen, dass ca. 30 % der offenen Processus vaginales nie klinisch apparent wurden.

Die direkte Leistenhernie entsteht aufgrund einer Gewebeschwäche. Im Gegensatz zur indirekten Hernie ist die direkte Hernie medial der epigastrischen Gefäße gelegen. Sie tritt im Kindesalter selten auf. Noch seltener als die direkte Hernie sind im Kindesalter Femoral- und Schenkelhernien.

Über die Inzidenz beidseitiger Hernien liegen sehr unterschiedliche Angaben vor. Die linksseitige Hernie ist in 11 %, die rechtsseitige in 5,5 % der Fälle mit einer Hernie der Gegenseite vergesellschaftet.

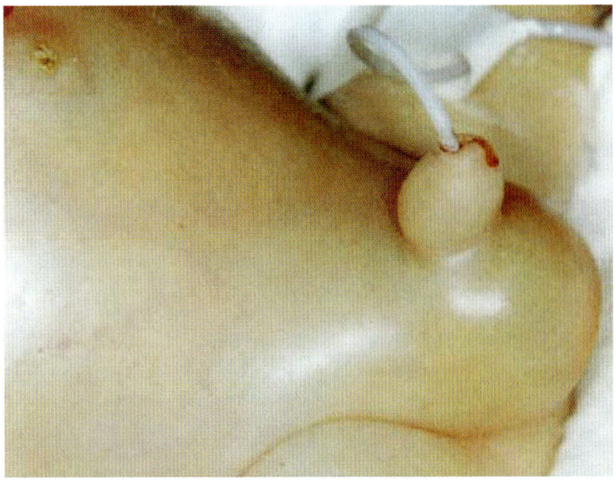

Abb. 6.7 Eingeklemmte Leistenhernie. Es bestand eine glänzende, durchgehende Schwellung vom inneren Leistenring bis zum Skrotum, die sehr berührungsempfindlich und bretthart war. Der Säugling war in einem reduzierten Allgemeinzustand. [G879]

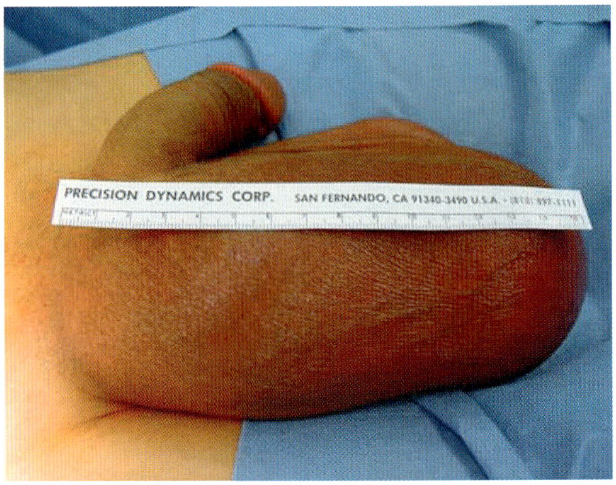

Abb. 6.8 Hydrocele testis beim Jugendlichen. Die Skrotalhälfte ist stark angeschwollen; die Schwellung begrenzt sich auf das Skrotum und lässt sich nicht bis zum inneren Leistenring verfolgen. Sowohl klinisch als auch sonografisch lässt sich Flüssigkeit darstellen. [G879]

Symptome

Das typische Symptom ist die meist schmerzfreie und passagere Schwellung in der Leiste. Bei ausgeprägten Hernien ist die Schwellung bis ins Skrotalfach nachweisbar. Die Palpation lässt eine weiche Schwellung ertasten, die sich problemlos zurückdrücken lässt (➤ Abb. 6.2 und ➤ Abb. 6.6). Bei größeren Hernien können Darmschlingen im Skrotum tastbar sein. Die Gefahr der Einklemmung scheint bei kleinen Bruchpforten zuzunehmen. Nicht selten und vor allem im Säuglingsalter machen sich Leistenhernien erst durch die Komplikation einer Einklemmung bemerkbar (➤ Abb. 6.7).

Diagnostik und Differenzialdiagnose

Die Diagnose einer Hernie wird primär stets aufgrund der Anamnese und der klinischen Untersuchung gestellt. Die Angabe einer rezidivierenden Schwellung in der Leiste (im Verlauf des Leistenkanals), die spontan wieder verschwindet, reicht als Operationsindikation aus. Diese Angaben können von den Eltern, der Hebamme oder vom Kinderarzt gemacht werden. Apparative Untersuchungen wie die Sonografie sind selten ergänzend notwendig und dienen der Differenzialdiagnostik bzw. dem Ausschluss von Komplikationen (Dopplersonografie zur Prüfung der Durchblutung; s. unten den Abschnitt „Komplikationen“).

Von der Leistenhernie ist differenzialdiagnostisch eine Hydrozele abzugrenzen (➤ Abb. 6.8). Hierzu eignet sich die Diaphanoskopie nur bedingt. Der mit Flüssigkeit gefüllte Säuglingsdarm unterscheidet sich in seiner Durchleuchtungseigenschaft nicht von dem der Hydrozele.

Die Abgrenzung einer Inkarzeration von der Hydrocele funiculi ist meist klinisch möglich, kann jedoch auch schwierig

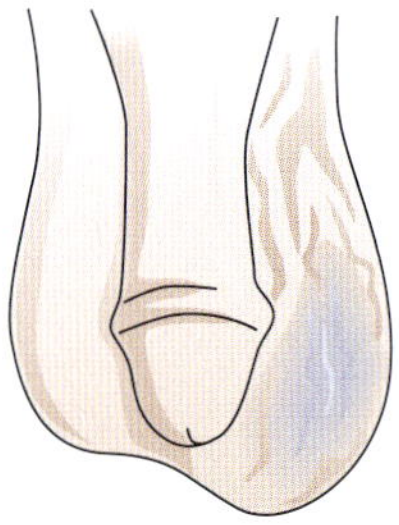

Abb. 6.9 Varikozele (Schema). Zu beachten sind die varikös veränderten Gefäße links. [L157]

sein. Die Hydrozele lässt sich nach kranial zum inneren Leistenring abgrenzen im Gegensatz zur Leistenhernie, die eine kontinuierliche Verbindung zur Bauchhöhle über den Processus vaginalis aufweist. Bei der Hydrozele bestehen keine Schmerzen in der Anamnese und auch die Palpation verursacht keine Schmerzen (Ausnahme: Es erfolgt ein brüsker „Repositionsversuch“ der vermeintlichen Einklemmung). Allerdings sollte umgekehrt bei einer neu aufgetretenen Hydrocele funiculi eine inkarzerierte Hernie ausgeschlossen werden.

Weitere Differenzialdiagnosen sind der Hodenhochstand, die Varikozele und ein Lymphknoten. Beim Hodenhochstand ist das Skrotalfach leer und es bestehen keine Schmerzen. Der in der Leiste gelegene Hoden ist auf Druck empfindlich. Ein Lymphknoten lässt sich typischerweise in der Leiste in der Nähe der großen Gefäße ohne Schmerzen ertasten und in der Regel in alle Richtungen verschieben, außer bei einer Entzündung. Bei der Varikozele, die ganz überwiegend linksseitig auftritt, werden im Skrotalfach oberhalb des gut tastbaren Hodens die varikös veränderten Gefäße palpiert (➤ Abb. 6.9; siehe ➤ Kap. 8.12).

Therapie

Es gibt keine evidenzbasierte konservative Therapie für Leistenhernien. Dagegen liegen anekdotische Mitteilungen von sekundären Verschlüssen des offenen Processus vaginalis im Laufe der Beobachtungszeit (< 0,1 %/Jahr) vor.

Grundsätzlich stellt die Diagnose einer Leistenhernie eine Indikation zum operativen Vorgehen dar, vor allem um Komplikationen zu vermeiden. Die Operation kann ambulant durchgeführt werden. Bei Frühgeburtlichkeit, Alter < 6 Monaten und Komorbidität sollte eine kurze, stationäre Aufnahme erfolgen, um einen problemlosen postoperativen und insb. postanästhesiologischen Verlauf (Risiko der Apnoe) zu sichern. Die Indikation wird nur bei Komplikationen (z. B. Einklemmung) sofort gestellt. Sonst wird der nächstmögliche, auch für die Familie günstige Termin gewählt. Bei Früh- und Neugeborenen sollte die Operation bald erfolgen, da die Einklemmungsgefahr im 1. Lebensjahr am größten ist.

Die Operation wird grundsätzlich in Vollnarkose, kombiniert mit Regional- (Kaudalblock) oder Lokalanästhesie (Nervus-ilioinguinalis-Block) durchgeführt. Ausnahmsweise kann die Operation bei ehemals Frühgeborenen mit pulmonalen Komplikationen auch in Kaudal- oder Spinalanästhesie erfolgen. Die Kaudalanästhesie kann auch als „Monokaudale" ohne Intubation erfolgen, setzt allerdings eine zügige Operation voraus, da die Dauer der regionalen Anästhesie deutlich kürzer als bei Erwachsenen ist. Da die Kinder nicht schlafen, sind Bewegungen möglich.

Mittlerweile hat sich das minimal-invasive Verfahren der Herniorrhaphie als ebenbürtige Methode neben der konventionellen Operation etabliert. Für die konventionelle Operation wird über einen horizontalen Schnitt in der Leiste (Spaltlinien der Haut!) die Darstellung und Eröffnung des Leistenkanals durchgeführt. Der Funiculus spermaticus wird freipräpariert und angeschlungen. Nach Abschieben der Kremasterfasern werden Hodengefäße und Ductus deferens freipräpariert und bis zum inneren Leistenring verfolgt. Danach ist der Processus vaginalis sicher zu durchtrennen und zu unterbinden (➤ Abb. 6.10, ➤ Abb. 6.11). Ein großer, verbleibender Rest des Processus vaginalis nach skrotal hin soll zur Vermeidung einer sekundären Hydrozele weit gespalten werden. Weder Hodengefäße noch Ductus deferens dürfen durchtrennt bzw. durch die Ligatur eingeengt werden. Die inguinalen Nerven sind unbedingt zu schonen. Bei Jungen wird die Operation nach Ferguson (Ligatur des Bruchsacks am inneren Leistenring und Adaptation des M. internus abdominis an das Leistenband) durchgeführt. Bei Mädchen findet sich häufig das Ovar im Brucksack adhärent. Der Bruchsackverschluss erfolgt direkt distal davon. Der Bruchsackstumpf kann dann unter den M. abdominus internus versenkt werden, indem die Ligaturnaht (und das zweite Fadenende mit einer ledigen Nadel) möglichst weit proximal von innen durch den Muskel gestochen und auf dem Muskel geknüpft wird. Ergänzend kommt die Methode nach Bastianelli (Fixierung des Lig. teres uteri an die Bauchmuskulatur) zur Anwendung. Die Faszie wird bis zum Pecten ossis pubis verschlossen.

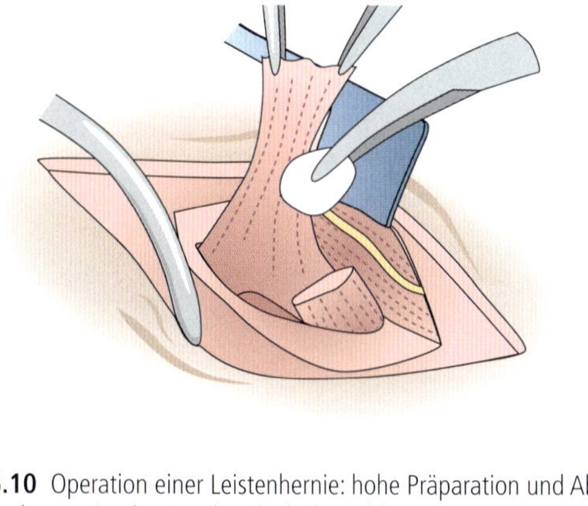

Abb. 6.10 Operation einer Leistenhernie: hohe Präparation und Abtragung des proximalen Bruchsacks (Schema) [L157]

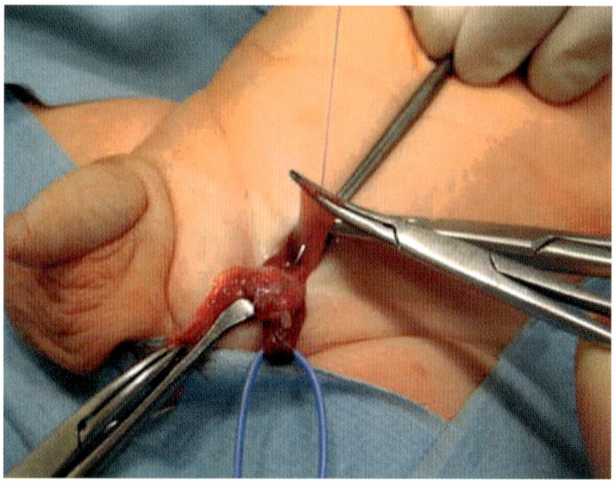

Abb. 6.11 Hohe Unterbindung des proximalen Bruchsacks, nachdem Hodengefäße und Ductus deferens abpräpariert und angeschlungen wurden. [G879]

Beim minimal-invasiven Vorgehen (➤ Abb. 6.12) kann neben der Mehr-Trokar-Methode auch ein Single-Port gewählt werden. Der innere Leistenring wird dabei von innen verschlossen. Es gibt mehrere Techniken, die alle das Prinzip haben, den Processus vaginalis durch Einzelknopfnähte, Tabaksbeutelnaht (mit nicht resorbierbarem Material) oder aber Z-Naht zu verschließen. Die Nähte können intrakorporal oder aber extrakorporal geknüpft werden. Die Implantation von Kunststoffmaterialien wie bei Erwachsenen ist grundsätzlich nicht notwendig.

Die grundsätzliche Exploration der Gegenseite entbehrt jeglicher Evidenz. Das Auftreten einer gegenseitigen Hernie ist in höchstens 5 % der Fälle zu beobachten. Nur bei Frühgeborenen wird häufiger (bis 20 %) eine beidseitige Leistenhernie festgestellt.

Die elektive Operation erfolgt stets zur Vermeidung von Komplikationen (z. B. Einklemmung).

Bei der Einklemmung einer Leistenhernie muss in Analgosedierung die sofortige Reposition erfolgen. Diese wird

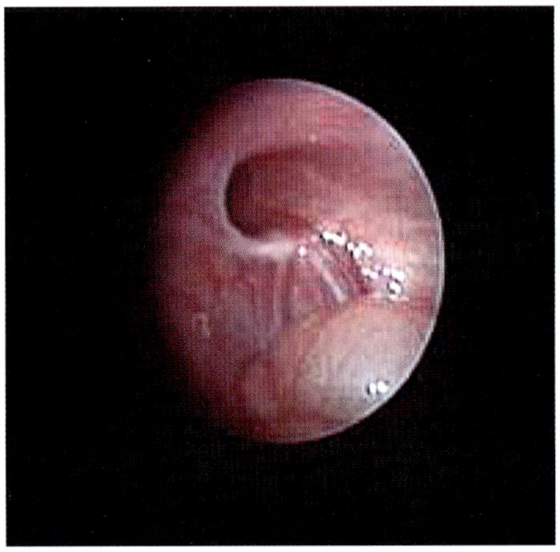

Abb. 6.12 Laparoskopische Operation einer indirekten Leistenhernie links mit Blick in den offenen Processus vaginalis (Gefäße nach links ziehend und Ductus mittig sichtbar). [G879]

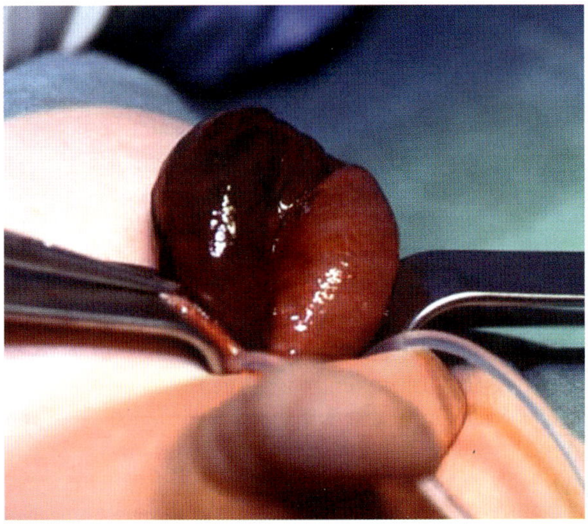

Abb. 6.13 Inkarzerierter Darm bei eingeklemmter Leistenhernie. Der geschädigte Darm ist wegen Abklemmung des Abflusses dunkel und venös gestaut resp. infarziert. [G879]

am besten bimanuell durch sanften Druck auf das Skrotum im Verlauf des Leistenkanals erreicht. Fast alle Hernien lassen sich reponieren. Gelingt die Reposition nicht, muss unverzüglich die operative Freilegung und Herniotomie durchgeführt werden. Die Verzögerung der Operation geht nicht selten mit einer Infarzierung des Hodens oder aber mit einer Strangulation des eingeklemmten Darms (Perforation!) einher (➤ Abb. 6.13, ➤ Abb. 6.14).

Komplikationen und Prognose

Die Inkarzeration des Darms ist die häufigste perioperative Komplikation, die bei der Leistenhernie vorzugsweise im ersten Lebensjahr auftritt. Unbehandelt führt die Einklemmung zur Ischämie und Nekrose des Darms und/oder zur Infarzierung des Hodens (z. B. venös-stauungsbedingt, ➤ Abb. 6.13, ➤ Abb. 6.14). Diese Befunde lassen sich durchaus dopplersonografisch verifizieren bzw. ausschließen. Außer der sehr prallen und schmerzhaften Schwellung besteht häufig Erbrechen (obstruktionsbedingt oder reflektorisch durch Peritonealreiz). Die Einklemmung ist ein Notfall.

Bei Mädchen kann das Ovar vorfallen bzw. einklemmen. Für die Einklemmung spricht die schmerzhafte Schwellung, die mit Rötung einhergehen kann. Die dopplersonografische Untersuchung klärt das Ausmaß der gonadalen Durchblutung. Der Versuch einer Reposition sollte unterbleiben, da die Gefahr der gonadalen Schädigung damit ansteigt. Es muss die sofortige Operation erfolgen. Beim reinen Vorfall ohne Einklemmung ist das Ovar beweglich. Die Operation kann elektiv am nächsten Tag, muss jedoch beim geringsten Zweifel notfallmäßig erfolgen.

Postoperative Komplikationen der konventionellen Operation sind Rezidive (ca. 0,3 %) und postoperative Hodenschäden (ca. 0,2 %), entweder als sekundärer Hodenhochstand oder als Hodenatrophie. Durchtrennung der Inguinalnerven bzw. des

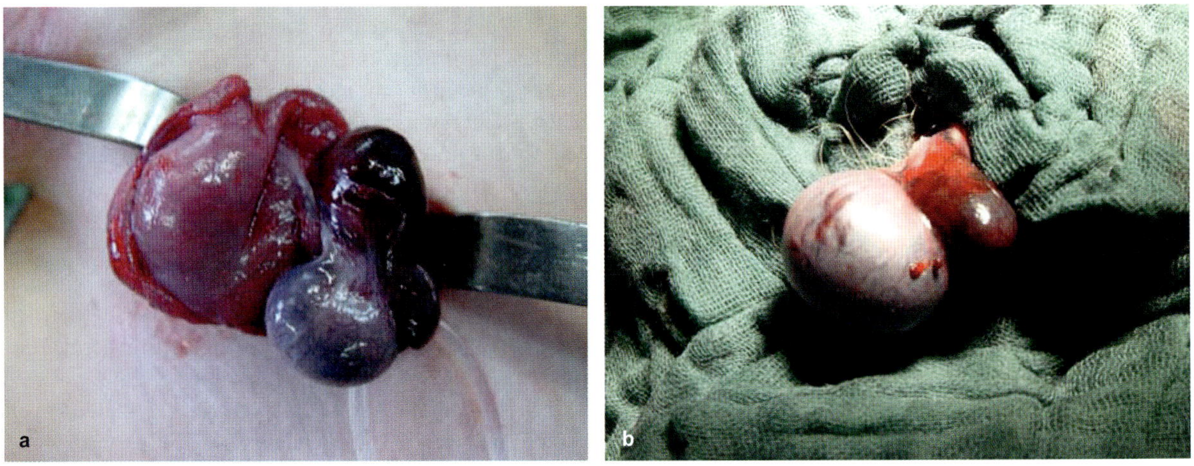

Abb. 6.14 Hodenschaden wegen eingeklemmter Leistenhernie. Sowohl Hoden als auch Nebenhoden sind, bedingt durch die Abklemmung der Gefäße, venös gestaut und infarziert. [G879]

Ductus deferens sind weitere Komplikationen (ca. 0,2 bzw. 0,06 %).

Nach laparoskopischen Operationen sind die Narben deutlich kleiner. Mittlerweile hat sich die Rezidivrate der minimal-invasiven Methode der der konventionellen Therapie angeglichen, sodass die Laparoskopie als ebenbürtige Methode anzusehen ist. Die Gegenseite lässt sich immer beurteilen, man sieht ggf. den offenen Processus, weiß aber nicht, ob jemals eine klinisch relevante Hernie daraus geworden wäre. Die Anzahl der Hodenschädigungen sind offenbar geringer nach Laparoskopie, jedoch sind alle anderen Komplikationen vergleichbar mit dem konventionellen Verfahren.

Insgesamt hat die unkomplizierte Leistenhernie eine ausgezeichnete Prognose. Komplikationen sind in aller Regel vermeidbar. Kontrollen 3 und 12 Monate postoperativ (evtl. beim niedergelassenen Arzt) zur Beurteilung der Hodengröße und -lage bzw. zum Ausschluss eines Rezidivs sind sinnvoll.

6.1.4 Hydrozele (Wasserbruch)

Die Entstehung einer Hydrozele ist ebenfalls mit dem Descensus testis zu erklären.

Die Hydrozele ist ein mit Peritonealflüssigkeit gefüllter Processus vaginalis, der mit der Bauchhöhle über eine kleine Verbindung kommunizieren kann (kommunizierende Hydrozele, Durchtritt für Darmvorfall zu eng, der „kleine Bruder“ der Leistenhernie). Die Flüssigkeit kann sich bei Obliteration der Verbindung zur Bauchhöhle im Verlauf des Processus vaginalis abkapseln (Hydrocele testis oder funiculi non-communicans, ➢ Abb. 6.15).

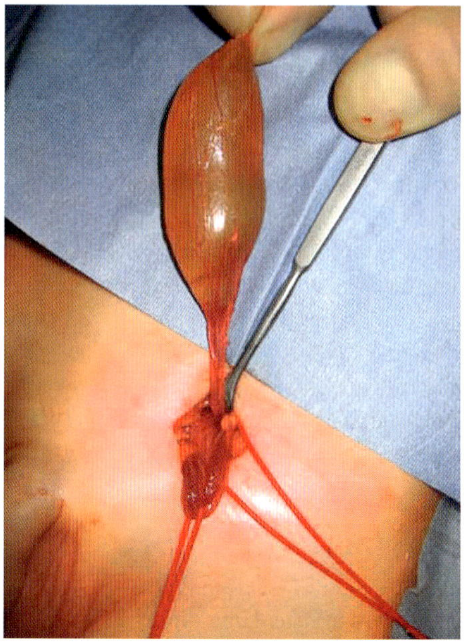

Abb. 6.15 Hydrozele beim Kleinkind. Der Hydrozelensack über dem Funikel (Hydrocele funiculi) mit der abgekapselten Flüssigkeit wurde vollständig abpräpariert. [G879]

Die Häufigkeit der Hydrozele beträgt ungefähr 50 % der Inzidenz einer Leistenhernie. Im Gegensatz zur Leistenhernie kann sie bei Obliteration der Verbindung zum Bauchraum im Laufe der ersten beiden Lebensjahre, vor allem in den ersten 3 Lebensmonaten spontan verschwinden.

Symptome

Es besteht eine schmerzlose, verschiebliche, meist bläulich schimmernde Schwellung entweder in der Leiste, im Skrotalfach oder aber im Verlauf des Samenstrangs. Diese Schwellung kann in ihrer Ausprägung sehr unterschiedlich sein und hängt von der Füllung der Hydrozele ab (➢ Abb. 6.8). Besteht über den Processus vaginalis eine Verbindung zur Bauchhöhle, so nimmt die Schwellung über Nacht immer ab (kommunizierende Hydrozele).

Diagnostik

Die Diagnose stellt man aufgrund der klinischen Untersuchung. Die Diaphanoskopie ist positiv; das gilt allerdings auch für die eingeklemmte Leistenhernie im Säuglingsalter. Im Gegensatz zur Leistenhernie ist die Hydrozele im Regelfall distal des inneren Leistenrings abgrenzbar (Processus vaginalis setzt sich bis ins Peritoneum fort).

Bei größeren Kindern bzw. Jugendlichen und plötzlichem Auftreten müssen ein Trauma, ein Hodentumor oder eine Hodentorsion ausgeschlossen werden.

Therapie

Besteht die Hydrozele über das 2. Lebensjahr hinaus oder vergrößert sich stark, wird der konventionellen Operation von der Leiste aus im Allgemeinen der Vorzug gegeben. Grundsätzlich kann der Eingriff jedoch ebenfalls minimal-invasiv erfolgen. Die Kommunikation zwischen Peritoneum und Processus vaginalis wird unterbunden und die Hydrozele breit gespalten. Kleinere Hydrozelen lassen sich komplett resezieren (➢ Abb. 6.15). Bei älteren Patienten kann die Spaltung der Hydrozele, das Umstülpen des Processus vaginalis um den Hoden und Vernähen der Ränder (Marsupialisation; Operation nach Winkelmann oder Bergmann) angewandt werden.

Im postoperativen Verlauf kommt es regelhaft zu einer erneuten Schwellung im ehemaligen Bett der Hydrozele, was zum einen mit einer Ödembildung, zum anderen mit der sekretorischen Fähigkeit des verbliebenen Peritoneums zusammenhängt. In aller Regel klingt diese Schwellung innerhalb von 14 Tagen spontan ab. Es ist wichtig, die Eltern auf diese Tatsache hinzuweisen. Eine intraoperativ gelegte Wunddrainage ändert meist nichts an diesem Verlauf, sodass sie nur ausnahmsweise bei sehr großen Hydrozelen indiziert sein kann.

Komplikationen und Prognose

Aus einer akuten Zunahme der Hydrozelengröße bzw. der Entstehung einer Schwellung kann in Ausnahmefällen eine venöse Abflussbehinderung mit der Gefahr einer Hodennekrose resultieren. Die durch die Hydrozele erhöhte Temperatur in der Leiste soll Anlass für Hodenschäden bzw. verminderte Fertilität sein. Letzteres konnte jedoch bislang nicht glaubhaft nachgewiesen werden.

Die Prognose der Hydrozelen ist exzellent. Wird allerdings ein zu großer Rest des Processus vaginalis belassen, kann dies Rezidive zur Folge haben.

6.1.5 Nabelhernie

Die Entstehung der Nabelhernie hängt mit der embryologischen Entwicklung des Darms zusammen. Da die Entwicklung des Bauchraums nicht mit der des Darms Schritt halten kann, entwickelt sich ein Teil des Darms extrakorporal (➤ Kap. 6.4). Der offene Nabelring der Nabelhernie verschließt sich normalerweise spontan bis zum Ende des 2. Lebensjahres. In Einzelfällen wurden Verschlüsse bis zum 6. Lebensjahr beschrieben.

Die Inzidenz der Nabelhernien ist deutlich niedriger als die der Leistenhernien.

Symptome

Beim Nabelbruch besteht die Schwellung unmittelbar am Nabel. Die gelegentlich monströse Vorwölbung lässt sich am besten beim stehenden, pressenden Kind nachweisen (➤ Abb. 6.2, ➤ Abb. 6.3). Die Vorwölbung beim Nabelbruch ist immer reponibel, die Einklemmung eine ausgesprochene Rarität. Häufig bestehen undefinierbare, rezidivierende umbilikale Beschwerden, deren Zusammenhang mit der Nabelhernie sehr fraglich ist.

Diagnostik

Die Nabelhernie lässt sich stets durch die Lokalisation und die Möglichkeit der Reposition von den epigastrischen und supraumbilikalen Hernien abgrenzen. Differenzialdiagnostisch müssen Weichteiltumoren ausgeschlossen werden.

Therapie

Die Nabelhernie wird bis zum 2. Lebensjahr beobachtet. Die besorgten Eltern müssen durch verständliche Aufklärung über die hohe Selbstheilung informiert werden. Auf die Wirkungslosigkeit von Nabelbinden oder Nabelpflastern ist hinzuweisen.

In seltenen Fällen einer übergroßen Hernie („gedeckte Omphalozele“, „hernia into the cord“) oder einer Einklemmung ist die frühere operative Versorgung indiziert.

Der Bruch wird von einem infraumbilikalen, die halbe Zirkumferenz umfassenden Schnitt versorgt. Der Nabelring wird durch direkte Nähte entweder nach Spitzy oder nach Mayo (Fasziendoppelung) verschlossen. Der verbliebene Herniensack wird dann aus den Weichteilen des Nabels herauspräpariert. Hierbei darf weder eine Perforation der Haut gesetzt noch eine Kompromittierung der Hautdurchblutung verursacht werden. Anschließend wird der Hautnabel wieder auf der Faszie fixiert und die Haut verschlossen.

Komplikationen und Prognose

Die Prognose der Nabelhernien ist exzellent. Komplikationen der Operation oder Rezidive sind ungewöhnlich. Vielmehr handelt es sich dann um eine insuffiziente Erstversorgung.

6.1.6 Supraumbilikale und epigastrische Hernien

Bei der supraumbilikalen Hernie handelt es sich um eine Hernie, die direkt kranial des verschlossenen Nabelrings lokalisiert ist. Ein Vorfall von abdominellem Inhalt ist möglich. Die Bruchpforte ist kleiner als bei der Nabelhernie (➤ Abb. 6.4).

Ist die Hernie paramedian und weiter kranial des Nabels gelegen, so handelt es sich um eine epigastrische Hernie. Hierbei besteht ein Fasziendefekt der Rektusmuskulatur, durch den präperitoneales Fett hervortritt. Ein wirklicher Bruchsack besteht bei dieser Hernie nicht. Beide Hernien kommen selten vor.

Symptome

Das Hauptsymptom ist die in der Regel völlig schmerzlose Schwellung, die unter Pressen zunehmen kann. Supraumbilikale und epigastrische Hernien werden gerne mit chronischen Bauchschmerzen in Verbindung gebracht. Bevor jedoch die Indikation zur Operation gestellt wird, muss sich die Hernie einwandfrei verifizieren lassen. Der Zusammenhang mit den Beschwerden ist äußerst fraglich.

Diagnostik

Die Diagnose wird in erster Linie klinisch gestellt. Im Zweifelsfall lässt sich die Lücke der Faszie mithilfe der hochauflösenden Sonografie (Schallkopf 10 MHz oder mehr) nachweisen.

Therapie

Supraumbilikale Hernien werden von einem entsprechenden supraumbilikalen, semizirkulären Schnitt aus versorgt. Die Versorgung ist prinzipiell nicht von der einer Nabelhernie zu unterscheiden. Die Lücke liegt allerdings kranial des Nabelrings und wird nach Präparation über eine direkte resorbierbare Naht verschlossen.

Für die epigastrischen Hernien benötigt man eine Querinzision über der sichtbaren und präoperativ möglichst am stehenden Kind markierten Läsion, die sich im Liegen oft nicht mehr nachweisen oder tasten lässt. Es handelt sich um eine Lücke in der Faszie, durch die das Fettgewebe vordringt. Ein Vorfall von abdominellem Inhalt besteht nie. Zur Versorgung reicht der Verschluss der Faszie.

Komplikationen und Prognose

Die Einklemmungsgefahr ist außerordentlich selten und nur bei der supraumbilikalen Hernie möglich. Da bei der epigastrischen Hernie kein Bauchinhalt vorfällt, ist die Einklemmung auszuschließen.

Die Prognose der Versorgung ist exzellent. Schlechte Ergebnisse hängen mit einer fehlerhaften Indikationsstellung zusammen.

6.1.7 Innere Hernien

Der Bruchinhalt innerer Hernien liegt stets innerhalb der Peritonealhöhle. Innere Hernien durchbrechen die Wand der Bauchhöhle nicht. Sie besitzen keinen Bruchsack und bestehen zumeist aus Darmschlingen, die in angeborene oder erworbene Lücken, Taschen oder Nischen des parietalen bzw. viszeralen Peritoneums hineinragen.

Bruchpforten innerer Hernien entstehen während der normalen Darmentwicklung in vorgebildeten Taschen und Falten des Bauchfells (wie z. B. in das Foramen epiploicum, den Recessus duodenalis oder ileocaecalis). Sie können auch durch Defekte in den Mesenterien entstehen und werden dann als transmesenteriale Hernien bezeichnet (z. B. im zökumnahen Anteil des Mesoileums, im Omentum majus oder minus, im Mesokolon o. Ä.). Die Entstehung ist unklar; es werden Defekte während der Embryonalentwicklung angenommen. Im Kindesalter können sie auch Folge von Rotationsanomalien des Darms im Laufe der Embryonalentwicklung sein. Die Ursache wird in der ausbleibenden Verschmelzung der Mesenterien vermutet. Dadurch entstehen Herniae mesentericoparietales und parajejunales. Innere Hernien können auch posttraumatisch und postoperativ durch zurückgelassene Lücken bedingt sein.

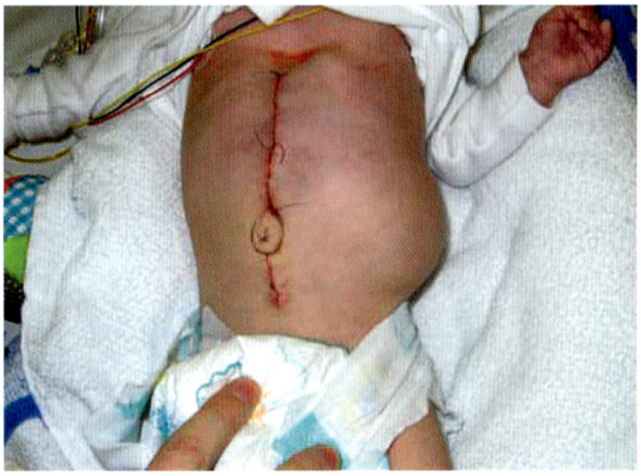

Abb. 6.16 Bauchwandhernie im Sinne einer inneren Hernie nach Korrektur eines Zwerchfelldefekts mit Kunststoff-Patch. Dieser wurde um die Rippen verankert und verursachte dadurch eine Schädigung der die Bauchmuskeln innervierenden Nerven. [G879]

Symptome

Die inneren Hernien fallen durch chronische, rezidivierende Bauchschmerzen mit mehr oder weniger ausgeprägten Obstruktionsbeschwerden (Peristaltik-abhängige Bauchschmerzen, Übelkeit, Erbrechen, Distension des Abdomens und Stuhlverhalten) bis zum Vollbild des Ileus auf (➤ Abb. 6.16). Abhängig von der Größe der Bruchlücke bzw. des Bruchsacks kann es zu Inkarzerationen des Darms mit Ischämie, Nekrose und Perforation kommen. Diese gehen mit einem perakuten Abdomen einher. Das perakute Abdomen wird von Schocksymptomatik begleitet und stellt einen chirurgischen Notfall dar. Zu spät durchgeführte Operationen können aufgrund ausgeprägter Nekrose Anlass zu ausgiebigen Resektionen und konsekutivem Kurzdarmsyndrom sein.

Diagnostik und Differenzialdiagnostik

Die inneren Hernien lassen sich radiologisch aufgrund der Luftverteilung in der Abdomenübersicht nicht weiter differenzieren. Zur weiteren Abklärung kann die Kontrastmitteldarstellung des Darms aufschlussreich sein. Mit ihrer Hilfe lässt sich ggf. eine Fehldrehung des Darms nachweisen. Vor allem die Lage des Duodenums (fehlende Kreuzung der Mittellinie) und seine Beziehung zum Kolon (Duodenum rechts der Mittellinie, Kolon komplett links, oder aber Kolon dorsal des Duodenums gelegen) können differenzialdiagnostisch Aufschluss über eine bestehende Malrotation geben. Im Zweifelsfall muss die endgültige Klärung jedoch unverzüglich operativ erfolgen (siehe ➤ Kap. 4.8 und ➤ Kap. 4.9). Mit der Sonografie gelingt der Nachweis einer inneren Hernie nur unsicher. Sinnvoller ist die Magnetresonanztomografie, evtl. als Sellink-Verfahren. Hiermit lässt sich die Lage der Darmanteile anhand der Gefäßversorgung zuverlässig darstellen. Selten ist die funktionelle Bestimmung der Magenentleerung

(Atemtest, Sonografie, Szintigrafie) indiziert. Die innere Hernie muss von Magenentleerungsstörungen, sekundären Ursachen des Erbrechens (zentral, Nahrungsunverträglichkeit), Gastritis und infektiöser Gastroenteritis abgegrenzt werden.

Therapie

Werden nur rezidivierende Beschwerden ohne Ileuszeichen angegeben und besteht aufgrund der Diagnostik der begründete Verdacht auf eine innere Hernie, so kann eine laparoskopische Abklärung erfolgen. Vermutet werden kann die innere Hernie, wenn Dünndarmschlingen an ungewohnten Stellen sichtbar sind. Dies kann in der Bursa omentalis, in einem Rezessus oder paraduodenal sein. Dazu müssen die unterschiedlichen Lücken abgesucht werden. Der Darm wird aus den vorgebildeten Lücken herausgezogen und reponiert. Anschließend wird die Öffnung (wie die Bursa omentalis, der Rezessus am Mesokolon oder mesoileal bzw. die paraduodenale Öffnung) mit Nähten verschlossen, damit kein Rezidiv entsteht. Mitunter kann die exakte Zuordnung der inneren Hernie so schwierig sein, dass sie erst per Laparotomie sichergestellt werden kann.

Bei der Einklemmung mit Ischämie oder gar Nekrose ist die Laparotomie unumgänglich. Auch hier wird die vorgebildete Lücke, durch die der Dünndarm geschlüpft ist, gesucht und der Dünndarm aus dieser Lücke reponiert. Die Lücke wird mit Nähten verschlossen. Nekrotische Darmanteile müssen reseziert werden.

Komplikationen

Eine Einklemmung innerer Hernien geht häufig mit arterieller Durchblutungsminderung oder venöser Infarzierung einher und führt zur Darmwandnekrose. Komplikationen hängen damit zusammen. Symptome sind perakute Bauchschmerzen mit Erbrechen, Schocksymptomatik (im Sinne eines akuten Abdomens) mit Zeichen der Organnekrose (Azidose, Laktaterhöhung).

6.2 Rektusdiastase

Unter einer Rektusdiastase versteht man das Auseinanderweichen der supraumbilikalen Rektusmuskulatur. Es handelt sich nicht um eine Hernie, sondern um eine gewisse Schwäche der Faszie im Bereich der Linea alba oberhalb des Nabels. Die Ursache für das Auftreten einer Rektusdiastase ist nicht geklärt.

6.2.1 Symptome

Die Rektusdiastase macht sich durch eine schmerzlose Vorwölbung im Oberbauch zwischen den beiden Rektusmuskeln bemerkbar (➢ Abb. 6.17). Die Vorwölbung verstärkt sich durch Einsetzen der Bauchpresse. Es handelt sich in erster Linie um ein kosmetisches Problem.

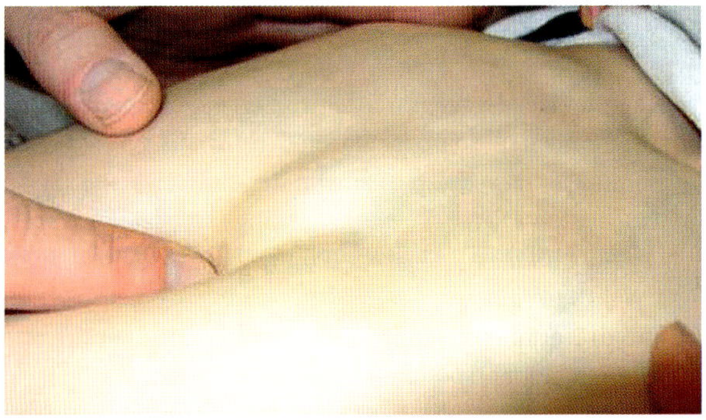

Abb. 6.17 Rektusdiastase. Der untersuchende Finger liegt in der Faszienlücke zwischen den beiden Rektusmuskeln; kranial davon wölbt sich das Peritoneum vor. [G879]

6.2.2 Diagnostik und Differenzialdiagnostik

Die Diagnose wird anamnestisch und klinisch gestellt. Es kann eine Lücke zwischen beiden Rektusmuskeln getastet werden.

Differenzialdiagnostisch ist ein Prune-Belly-Syndrom bzw. eine Lähmung der Bauchmuskulatur auszuschließen. In der Regel ist die Diagnose jedoch klar.

6.2.3 Therapie

Die Therapie ist zunächst grundsätzlich konservativ. Im Laufe der weiteren Entwicklung kommt es nahezu ausnahmslos zu einer spontanen Verstärkung der Faszie, wodurch die Rektusdiastase mit zunehmendem Alter verschwindet.

Die Indikation zur Operation sollte auch nicht aus kosmetischer Indikation gestellt werden, da die Vorteile der Verstärkung der Rektusscheide mit dem Nachteil einer großzügigen Narbe erkauft werden.

6.2.4 Komplikationen

Komplikationen sind nicht zu erwarten, da keine wirkliche Hernie vorliegt und somit keine Einklemmung auftreten kann.

6.3 Hodenhochstand

6.3.1 Definition und Ätiologie

Der Hodenhochstand (Maldescensus testis, Retentio testis) ist die häufigste angeborene Anomalie des Urogenitaltrakts und durch eine Störung des Descensus testis aufgrund mecha-

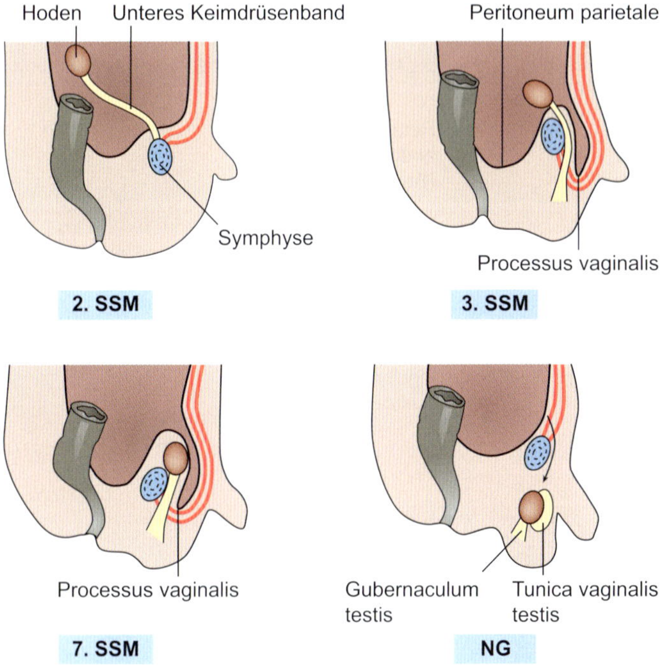

Abb. 6.18 Normaler Descensus (Schema) [L157]

nischer und/oder hormoneller Faktoren gekennzeichnet. Der Hodenhochstand tritt bei reif geborenen Knaben mit einer Häufigkeit von 1–3 % und bei männlichen Frühgeborenen mit einer Häufigkeit von bis zu 30 % auf.

Bei Frühgeborenen ist der Descensus testis zum Geburtstermin noch nicht vollständig vollzogen, bei reif geborenen Knaben ist er bei über 90 % abgeschlossen. Im Laufe des 1. Lebensjahres deszendieren von den verbliebenen 10 % spontan noch einmal 80–90 %. Bei den restlichen Knaben (1–2 %) resultiert ein Hodenhochstand.

Die Ätiologie des Hodenhochstands ist bis heute nicht in allen Einzelheiten geklärt. Die Ursachen sind multifaktoriell. Der Descensus testis gliedert sich in drei Phasen: die abdominelle, die transinguinale und die inguinoskrotale Translokation des Hodens (➤ Abb. 6.18).

Der Einfluss folgender Faktoren wird dabei diskutiert:

- **Gubernaculum testis:** bewirkt inguinale Translokation des Hodens unter dem Einfluss von Anti-Müller-Hormon der Sertoli-Zellen und Androgenen der Leydig-Zellen.
- **Lig. diaphragmaticum:** dem Gubernaculum testis und der Gonade anhängend, dabei mit dem Lig. suspensorium Abstützung für das Mesonephron (degeneriert).
- **Processus vaginalis:** wichtig für die transinguinale Translokation des Hodens. Entsteht im Bereich der inguinalen Bauchwand aus dem Peritoneum parietale durch erhöhten intraabdominellen Druck.
- **Descensus des Nebenhodens:** durch das Gubernaculum testis gemeinsamer Descensus mit dem Hoden, fusioniert mit diesem.
- **N. genitofemoralis:** produziert unter der Wirkung von Testosteron CGRP (Calcitonin Gene-Related Peptide), dieses fördert die inguinoskrotale Translokation.

Ursächlich ist meistens eine intrauterine Insuffizienz der Hypothalamus-Hypophysen-Gonaden-Achse im Sinne eines passageren pränatalen (und dann auch präpubertären) hypogonadotropen Hypogonadismus. Infolgedessen muss der Hodenhochstand als eine Endokrinopathie angesehen werden. Der Nondescensus testis ist Teil des Primärschadens, der eine Fertilitätsstörung und erhöhte Malignitätsrate sowohl ipsials auch kontralateral zur Folge hat. Diesem kann sich ein Sekundärschaden aufpfropfen, wenn der Hoden über Jahre hinweg unphysiologisch hohen Temperaturen ausgesetzt ist.

6.3.2 Klassifikation

Im deutschsprachigen Raum wird der Begriff „Kryptorchismus" für den ein- oder beidseits nicht tastbaren Hoden verwendet. Die Ursache hierfür (Anorchie oder Retentio testis abdominalis) ist primär damit nicht definiert.

Der Hodenhochstand (Maldescensus testis) wird bei vorhandenem Hoden auf der betroffenen Seite in die Retentio testis und Hodenektopie unterteilt (➤ Abb. 6.19).

Unter der Retentio testis versteht man bei Existenz des Hodens auf der betroffenen Seite global die unvollständige physiologische Hodenwanderung. Man unterscheidet den Bauchhoden (Retentio testis abdominalis: Hoden intraabdominell gelegen, nicht palpabel), den Leistenhoden (Retentio testis inguinalis: Hoden in der Leiste, nicht in das Skrotum zu verlagern) und

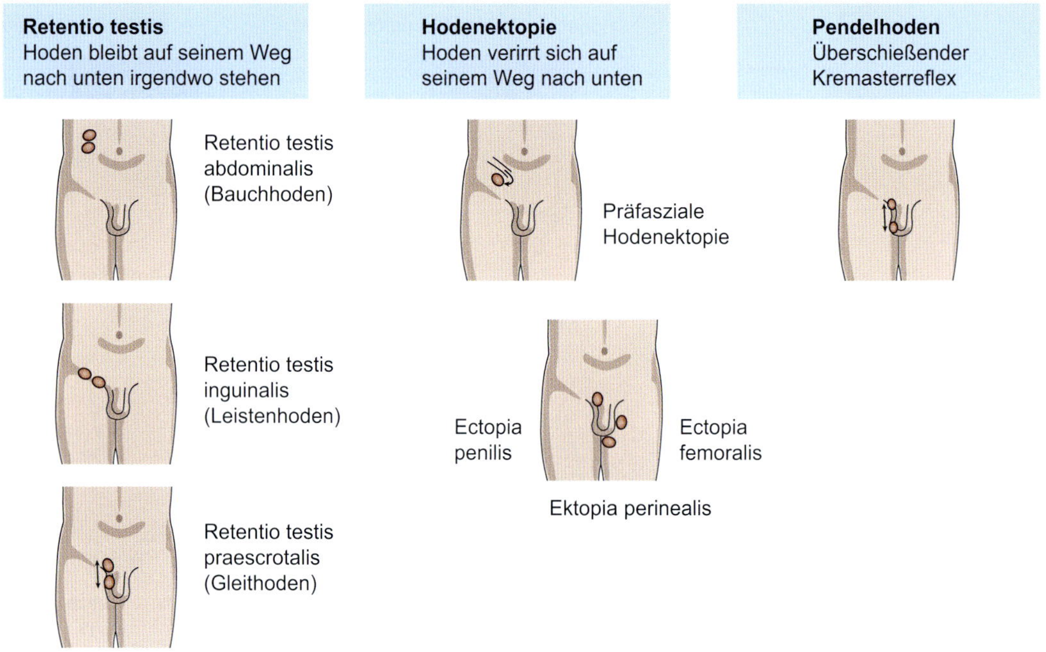

Abb. 6.19 Formen des Hodenhochstands (Schema) [L157]

den Gleithoden (Retentio testis praescrotalis: Hoden oberhalb des Skrotums, Verlagerung nur unter Spannung möglich, Hoden gleitet sofort in die ursprüngliche Lage zurück).

Unter einer Hodenektopie versteht man das Abweichen der physiologischen Hodenwanderung von der normalen Route. Der Hoden liegt infolgedessen – anstatt im Skrotalfach – auf der Aponeurose des M. obliquus externus (suprafasziale Ektopie), penil (an der Peniswurzel) oder transversal (auf der Gegenseite), perineal oder femoral. Die Ursache liegt in einer groben Fehlinsertion des Gubernaculum testis. Die inguinal-epifasziale Ektopie kommt mit 70 % am häufigsten vor und kann palpatorisch mit einem Leistenhoden verwechselt werden. In seiner ektopen Lage ist der Hoden vermehrt vulnerabel.

Von diesen behandlungsbedürftigen Formen des Hodenhochstands muss der Pendelhoden als Normvariante abgegrenzt werden. In dieser Situation liegt der Hoden wechselnd spontan im Skrotum oder kranial davon. Durch einen stark ausgeprägten Kremasterreflex, der auch durch Kälte oder psychischen Stress provoziert werden kann, wird der Hoden in das obere Skrotum gezogen. In warmer, entspannter Umgebung (Bett, Badewanne) deszendiert er jedoch wieder spontan in das untere Skrotum. Früher galt, dass eine Therapie des Pendelhodens nicht erforderlich ist. Mittlerweile gibt es Beobachtungen, die eine Korrelation zwischen dem Pendelhoden und der sekundären Aszension des Hodens (ca. 3 % der Fälle) beschreiben. Deswegen sollten Knaben mit einem Pendelhoden regelmäßig kontrolliert werden, um eine sekundäre Aszension zu überwachen. (➤ Tab. 6.2, ➤ Abb. 6.20).

Vom primären Hodenhochstand muss die sekundäre Aszension der Gonade unterschieden werden. Ein primär im Skrotalfach lokalisierter Hoden retrahiert sich zunehmend aufgrund eines inadäquaten Längenwachstums bzw. aufgrund retinierender, fibröser Anteile des Samenstrangs. Verbleibt der Hoden mehrere Jahre (> 6 Jahre) in dieser Position, so entwickelt auch er den bereits bekannten Sekundärschaden mit Abnahme der Geschlechtszellenzahl und erhöhtem Malignitätsrisiko.

Ein sekundärer Hodenhochstand infolge einer postoperativen narbigen Fixierung des Samenstrangs (Häufigkeit 0,5–2 % nach Leistenhernienoperation) erfordert eine primär operative Therapie im Abstand von 6 Monaten zum Voreingriff.

Tab. 6.2 Einteilung des Hodenhochstands

Formen	Pathophysiologie
Anorchie	• Keine Hodenanlage (selten Hypoplasie) • Intrauterine Hodentorsion (vaskuläres Inzident, **vanishing testis)**
Kryptorchismus	• „Verborgener" Hoden, kein Hoden darstellbar
Maldescensus testis • abdominalis • inguinalis • praescrotalis	• Hoden im Abdomen (Bauchhoden) • Hoden im Leistenkanal (Leistenhoden) • Hoden im oberen Skrotalfach (Gleithoden)
Hodenektopie	• Hoden hat den normalen Weg des Descensus verlassen (Externusaponeurose, femoral, Damm, Penis)
Pendelhoden	• Hoden vorwiegend (ca. 80 % der Zeit) skrotal gelegen

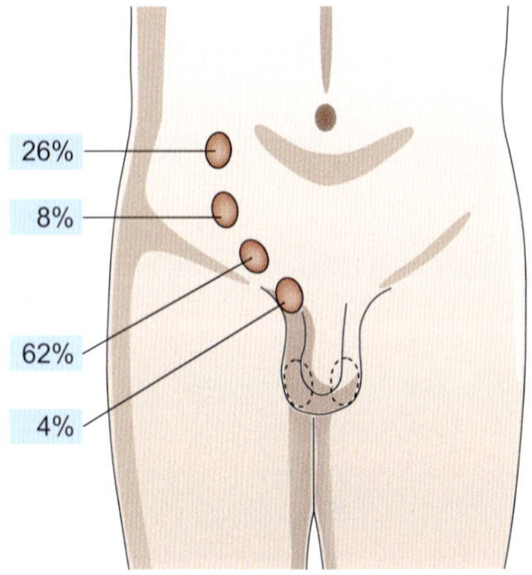

Abb. 6.20 Schema der Lokalisationsfrequenz des Maldescensus [L157]

6.3.3 Klinik und begleitende Symptome/ Syndrome

Im Rahmen der Inspektion und bimanuellen Palpation lässt sich der Hoden nicht im Skrotum (➤ Abb. 6.21) lokalisieren. Der Hodensack kann mehr oder weniger hypoplastisch sein. Infolge einer fehlenden Virilisierung ist das Ausmaß der skrotalen Hypoplasie Gradmesser für die Ausprägung des Primärschadens.

Der Hodenhochstand kann sowohl isoliert als auch als Teilbefund zahlreicher genetischer Erkrankungen bzw. Syndrome auftreten. Beim isolierten einseitigen Hodenhochstand ohne weitere klinische Auffälligkeiten und negativer Familienanamnese ist eine weiterführende endokrinologische bzw. humangenetische Abklärung nicht erforderlich.

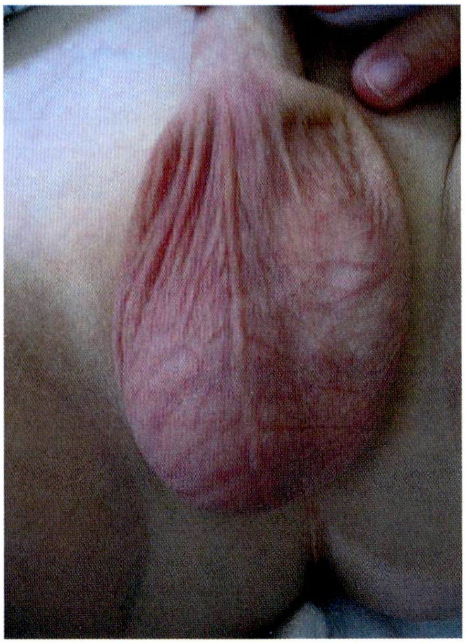

Abb. 6.21 Hodenhochstand. Das rechte Hemiskrotum ist gefüllt, das linke ist leer. [G879]

Zeigt das Kind jedoch einen beidseits nicht tastbaren Hoden, zusätzliche morphologische Stigmata und/oder eine psychomotorische Entwicklungsstörung, so muss eine syndromale Erkrankung ursächlich in Betracht gezogen werden. Infolgedessen ist eine umfassende endokrinologische und humangenetische Diagnostik einschließlich Chromosomenanalyse indiziert, da bei bis zu 10 % der Patienten ein pathologischer Befund diagnostiziert wird.

Zu den relevanten körperlichen Auffälligkeiten zählen neben allgemeinen Dysmorphiezeichen weitere Genitalfehlbildungen (z. B. Hypospadie), Fehlbildungen der inneren Organe (Nieren, Herz, Gastrointestinaltrakt, Bauchwand), zerebrale Fehlbildungen und Störungen der Skelettentwicklung.

Zusammenfassend müssen bei jedem Knaben mit Hodenhochstand die folgenden Fragen beantwortet werden:

1. Gibt es weitere klinische (morphologische) Auffälligkeiten?
2. Gibt es in der Familie weitere Personen mit Hodenhochstand oder Genitalfehlbildungen? Ein Familienstammbaum bis zu den Urgroßeltern sollte dann angelegt werden.

Bei Knaben mit Hodenhochstand und Hypospadie bzw. anderen Genitalfehlbildungen sollte gemeinsam mit der Humangenetik eine Mutation im WT1-Gen ausgeschlossen werden, da diese mit einem erhöhten Risiko für das gleichzeitige Vorliegen eines Nephroblastoms (Wilms-Tumor) einhergeht. Differenzialdiagnostisch muss an eine Androgensynthesestörung bzw. Androgenresistenz gedacht werden. Die diagnostische Klärung sollte analog zur Differenzialdiagnostik der Variationen der Geschlechtsentwicklung (**disorders of sex development,** DSD) erfolgen, da in seltenen Fällen der Hodenhochstand mit einer DSD assoziiert sein kann. Dies kann durch das Vorliegen eines unterschiedlich ausgeprägten intersexuellen Genitales gekennzeichnet sein (➤ Abb. 6.22, ➤ Abb. 6.23 und ➤ Abb. 6.24).

Fehlende Hoden bei extern männlichem Genitale und weiblichem Karyotyp finden sich bei einem schweren virilisierenden adrenogenitalen Syndrom. In solchen Fällen müssen die Eltern über die Möglichkeit einer hormonellen In-utero-Therapie eines Fetus bei nachfolgenden Schwangerschaften aufgeklärt werden.

Andere genetische Ursachen des Hodenhochstands

Der Descensus testis ist genetisch terminiert und über die Hypothalamus-Hypophysen-Gonaden-Achse hormonell reguliert. Monogene Störungen mit z. T. dominantem Vererbungsmodus wurden bereits identifiziert.

Darüber hinaus kann der Hodenhochstand Ausdruck einer endokrinen Störung sein:

- Heterozygote, dominante Mutationen in den Genen INSL3 und LGR8/GREAT, die für das testikuläre Hormon **Insulin-like factor 3** bzw. seinen Rezeptor kodieren

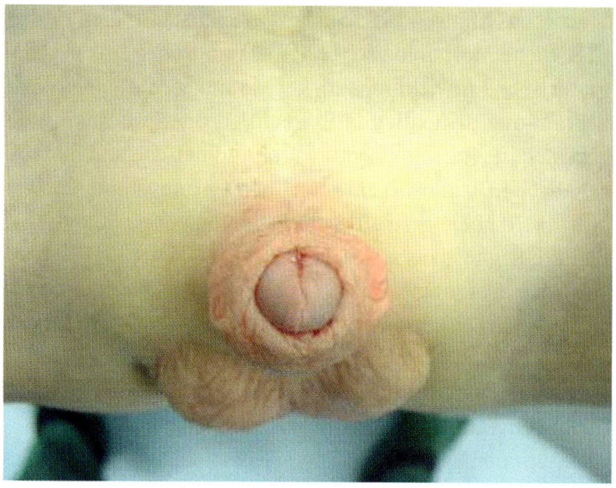

Abb. 6.22 Bei dem Jungen besteht neben einem Mikrophallus mit untypischer Vorhaut ein Hodenhochstand beidseits. Es handelte sich um eine beidseitige Gonadendysgenesie. [G879]

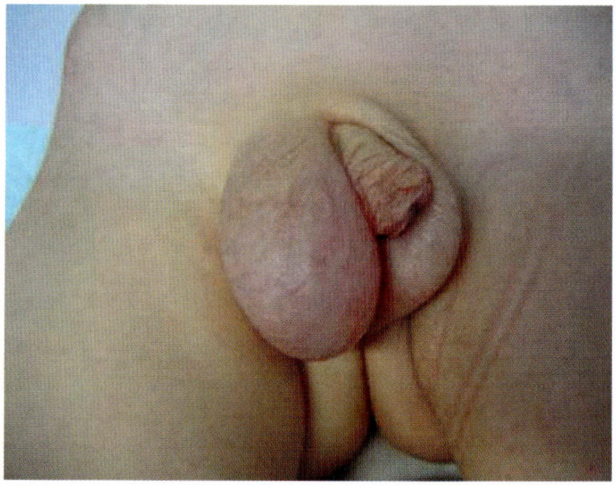

Abb. 6.24 Bei diesem Kind mit Gonadendysgenesie bestanden eine ausgeprägte Hypospadie, ein Scrotum bifidum und ein Hochstand der Gonaden. [G879]

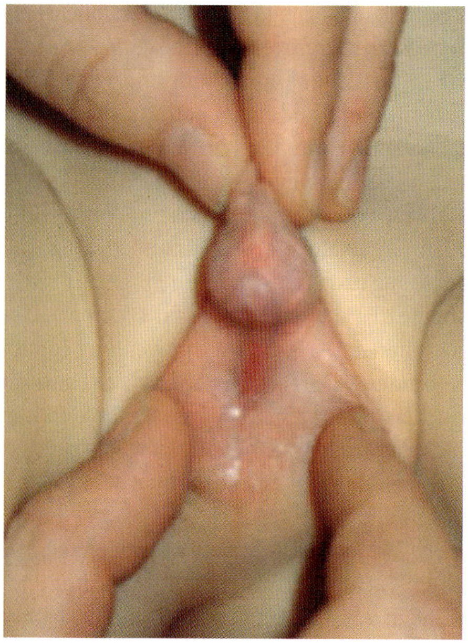

Abb. 6.23 In diesem Fall einer Gonadendysgenesie beidseits bei einem männlichen Ullrich-Turner-Syndrom (Mosaik XO/XY) besteht neben einer ausgeprägten perinealen Hypospadie ein Kryptorchismus beidseits. [G879]

- (Geschlechts-)Chromosomenstörungen
- Primäres Defizit des hypothalamischen Gonadotropin-freisetzenden Hormons (GnRH; z. B. beim Kallmann-Syndrom)
- Genetische Störungen der Androgensynthese bzw. Androgensensibilität

6.3.4 Diagnostik und Differenzialdiagnose

Die Diagnose wird nach einer umfassenden Anamnese und körperlichen Untersuchung gestellt. Die Untersuchung erfolgt in einer warmen und entspannten Atmosphäre, um den reflektorischen Effekt des M. cremaster auf die Hodenposition auszuschalten. Bei der bimanuellen Untersuchung streicht die eine Hand die Leiste wiederholt nach unten aus, die zweite Hand fasst den Hoden und zieht ihn so weit wie möglich nach unten. Aus der erreichbaren Position ergibt sich die Diagnose.

Lage, Größe und Durchblutung der Hoden müssen dokumentiert werden (Orchidometer, Sonografie/Dopplersonografie).

Wenn der Hoden strukturell nicht von der Gegenseite abweicht, jedoch in seiner Lage sehr variabel ist, so kann die Lage der Hoden zweimal täglich über drei Monate dokumentiert werden. Mithilfe dieser Dokumentation ist die Unterscheidung zwischen Gleit- und Pendelhoden besser möglich.

Durch eine genaue klinische Untersuchung muss das Vorliegen eines intersexuellen Genitale ausgeschlossen werden. Im Zweifelsfall sollte ein versierter pädiatrischer Endokrinologe hinzugezogen werden.

Bei Verdacht auf eine endokrine Insuffizienz bzw. beim beidseitigen Kryptorchismus müssen eine Labordiagnostik (hCG-Stimulationstest, Inhibin-B-Bestimmung) und humangenetische Diagnostik durchgeführt werden.

Im Rahmen der Lokalisationsdiagnostik des Hodens werden die bildgebenden Verfahren wegen ihrer unzureichenden Sensitivität nicht routinemäßig eingesetzt. Die Sonografie mit einem hochauflösenden Schallkopf (> 7,5 MHz) erlaubt eine korrekte Klassifikation bei 84 % (Sensitivität 76 %, Spezifität 100 %). Die MRT gewährt eine korrekte Klassifikation bei 85 % (Sensitivität 85 %, Spezifität 79 %).

Die heute bevorzugte Methode zur Suche eines nichtpalpablen Hodens ist die Laparoskopie. Der eindeutige Vorteil der Laparoskopie liegt in der makroskopischen Diagnostik von Hoden, Nebenhoden und Samenstrang beidseits. Ferner können bei Vorliegen eines DSD die exakte Klassifizierung der Gonaden und die Abklärung persistierender Müller-Strukturen (Utriculus, Uterus- und Scheidenanlage) erfolgen. Im Rahmen dieser Laparoskopie kann gleichzeitig therapeutisch der erste Schritt der Fowler-Stephens-Operation oder eine Orchidolyse durchgeführt werden.

6.3.5 Therapie

Geplanter Zeitablauf für die Therapie

Das Ziel der Behandlung des Hodenhochstands ist die Lokalisation des Hodens im Skrotum am Ende des 1. Lebensjahres. Bei Frühgeborenen gilt das korrigierte Alter. Ein Hodenhochstand nach Vollendung des 1. Lebensjahres bedeutet für den Hoden eine dauerhafte Schädigung.

In den ersten 6 Lebensmonaten kann der spontane Descensus testis abgewartet werden. Die früher angewendete Hormontherapie (als HCG, GnrH oder als kombinierte Therapie) wird heute als obsolet angesehen. Sie wird nur in Ausnahmefällen nach endokrinologischer Abklärung noch durchgeführt, um die sog. Minipubertät im ersten Trimenon nachzuholen. Hiermit wird eine Umwandlung der Gonozyten in Ad-Spermatogonien unterstützt. Die Hormontherapie wurde auch deshalb verlassen, weil der Erfolg minimal und ein positiver Effekt nie mit Sicherheit nachzuweisen war.

Auch wenn die vorliegenden Daten keine Aussagen über das optimale Operationsalter zulassen, so sprechen doch neuere Erkenntnisse unter Berücksichtigung der Keimzellreifung dafür, den Operationszeitpunkt zwischen dem 9. und 12. Lebensmonat zu wählen. So wird von der **American Academy of Pediatrics** bzw. im **Nordic Consensus** der skandinavischen Länder die Empfehlung zur Orchidopexie vor bzw. zum Abschluss des 1. Lebensjahres ausgesprochen.

Die Unterstützung der Spermiogenese als zusätzlicher Effekt einer Hormontherapie bliebe der postoperativen Hormontherapie vorbehalten. Allerdings ist auch die postoperative Hormontherapie nicht als evidenzbasierte Methode anzusehen.

Auch resp. besonders bei Re-Aszension, bei sekundärem Aszensus des Hodens und sekundärem Hodenhochstand sollte primär die operative Orchidopexie ohne vorherige Hormontherapie erfolgen.

Hormontherapie

Es gibt zahlreiche Hinweise für die außerordentliche Bedeutung der „Minipubertät" in den ersten vier Lebensmonaten und deren Relevanz für die spätere Fertilität. Ausreichend verifizierte Beweise existieren jedoch nicht. Interessanterweise findet bereits in den ersten zwei bis drei Lebensmonaten die Transformation vom fetalen Hauptzellpool (Gonozyten) zum Erwachsenen-Hauptzellpool (Ad-Spermatogonien) statt. Unterbleibt diese Umschaltung, resultiert im Erwachsenenalter eine verminderte Spermienzahl im Ejakulat. Infolgedessen weisen Hodenbiopsate bei verspäteter Orchidopexie eine geringe Zahl Ad-Spermatogonien auf. 20 Jahre später zeigen Spermiogramme unabhängig vom Alter zum Zeitpunkt der Operation eine Korrelation zwischen der stattgehabten Transformation der Gonozyten in Ad-Spermatogonien und der Qualität der Spermiogramme.

Grundsätzlich kann die Hormontherapie nur folgendes Ziel verfolgen: Stimulation der Keimzellreifung und -proliferation mit dem Ziel, die Fertilität zu verbessern. Dies kann sowohl durch eine prä- als auch eine postoperative Hormontherapie erreicht werden.

Präoperative Hormontherapie

Sollte aus Sicht der pädiatrischen Endokrinologie eine präoperative Hormontherapie bei Maldescensus testis erforderlich sein, besteht diese aus einer hormonellen Sequenztherapie. Primär erhält der Patient ein Nasenspray mit LH-RH in einer Dosis von 3 × 400 µg/Tag (ein Hub von 200 µg pro Nasenloch) über 4 Wochen. Im Anschluss wird die intramuskuläre Injektion von hCG in einer Dosis von 1 × 500 IE/Woche über 3 Wochen verordnet.

Die hormonelle Stimulation im Rahmen der zweiten Therapiesequenz ist jedoch sehr umstritten. Einer skandinavischen Studie zufolge liegt hierfür keine Evidenz vor. Es bedarf weiterer Studien, um den Einsatz der hormonellen Stimulation in Zukunft zu stützen. Die überwiegend positiven Berichte über die Hormontherapie bezüglich der Ausreifung des Keimepithels sowie theoretische Betrachtungen zur Wirkungsweise von LH-RH und hCG wurden früher als Grund der Hormongabe angeführt.

Bezüglich Hodenektopie und sekundärem Hodenhochstand liegt für die hormonelle Therapie keine Evidenz vor.

Postoperative Hormontherapie

Eine generelle Empfehlung zur Durchführung einer postoperativen Hormontherapie mit GnRH-Analoga lassen die heute vorliegenden Daten nicht zu. Einige Autoren empfehlen nach erfolgter präoperativer Hormontherapie immer die Hodenbiopsie im Rahmen der nachfolgenden Orchidopexie. Diese gibt Auskunft über die Umschaltung vom fetalen zum adulten Keimzellreservoir. Sollte diese nicht in ausreichendem Maße erfolgt sein, wird eine niedrigdosierte postoperative Hormontherapie mit 2 × 1 Hub (200 µg) Nasenspray zweimal wöchentlich über 6 Monate empfohlen.

Hodenbiopsie

Die Forderung nach einer Hodenbiospie zur differenzierten Abklärung des Hodenhochstandes ist sehr umstritten und wird nicht grundsätzlich empfohlen. Ziel der Hodenbiopsie war die Bestimmung des Fertilitätsindex nach Hadziselimovic und die Messung der PLAP (plazentare alkalische Phosphatase). Nachfolgend konnte der Grad des Reifungszustands des Hodens vor Beginn der eventuellen postoperativen Hormontherapie festgelegt werden. Ferner ließen sich Hinweise auf eine mögliche TIN (testikuläre intraepitheliale Neoplasie) gewinnen.

Eine absolute Indikation zur Hodenbiopsie besteht derzeit nur bei Verdacht auf Ovotestis, bei der Gonadendysgenesie (DSD) oder beim Tumor.

Eine offene Hodenbiopsie ist sicherer als die Nadelbiopsie. Werden Endarterien im Hoden verletzt, kann es zur Hodenatrophie kommen. Die Fixation der Hodenbiopsate in frisch zubereiteten Lösungen nach Stieve oder Bouin wird empfohlen. Die Biopsien dürfen auf keinen Fall in Formalin fixiert werden, da eine verlässliche Beurteilung ansonsten nicht möglich ist.

Operative Therapie

Orchidolyse und Orchidopexie

Bei inguinal oder hochskrotal gelegenem Hoden mit einem ausreichend langen Gefäßstiel sind in 95 % die operative Korrektur durch Orchidolyse von inguinal und nachfolgend die skrotale Orchidopexie in einer subkutanen Tasche (nach Schoemaker) ausreichend (➤ Abb. 6.25, ➤ Abb. 6.26). Grundsätzlich kann diese Operation auch laparoskopisch vorgenommen werden (➤ Abb. 6.27). Der Eingriff ist grundsätzlich sowohl ambulant als auch stationär möglich.

Offene inguinale Exploration

Wird bei einem vermeintlich tastbaren Hoden in der Leiste nur ein blind endender Ductus deferens mit einem kleinen Nebenhodenrest ohne Vasa spermatica gefunden, so muss laparoskopisch nach einem intraperitoneal gelegenen Hoden gesucht werden. Mitunter besteht in solchen Fällen eine schwere Hoden-Nebenhoden-Dissoziation.

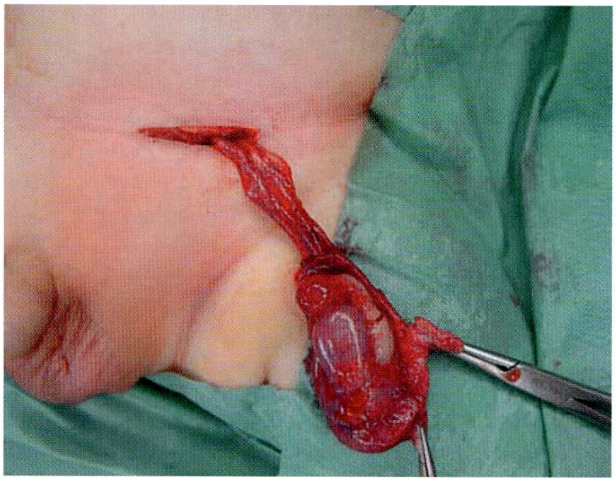

Abb. 6.25 Orchido- und Funikulolyse. Bei der Operation werden Hoden und Samenstrang so weit präpariert, bis die spannungsfreie Verlagerung in das Skrotalfach möglich wird. [G879]

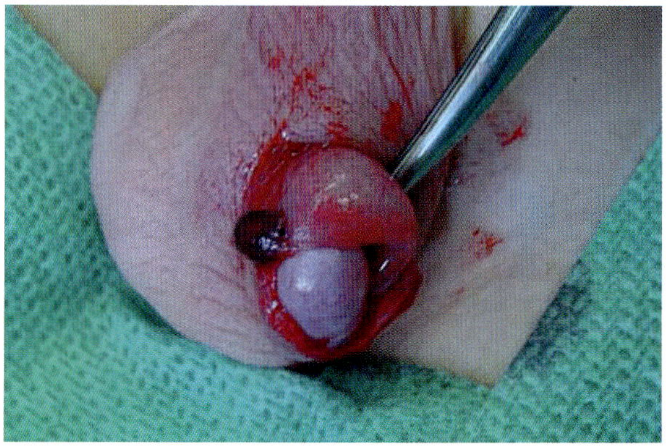

Abb. 6.26 Orchidopexie nach Schoemaker. Nach erfolgter Orchido- und Funikulolyse wird der Hoden in eine Subdartostasche skrotal ohne Spannung verlagert. [G879]

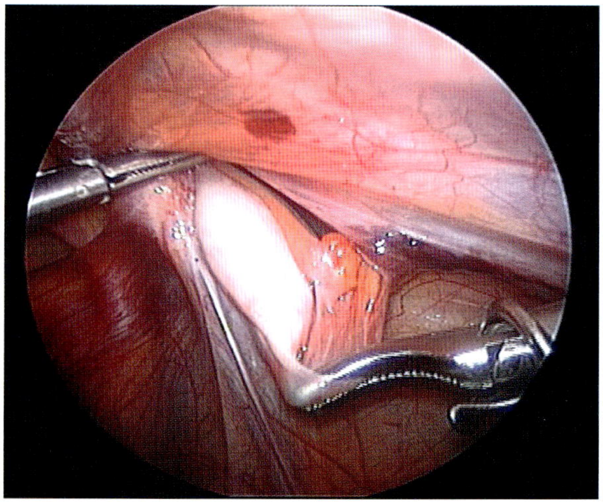

Abb. 6.27 Laparoskopische Präparation des Hodens [G879]

Werden demgegenüber blind endende Vasa spermatica in Kombination mit einem blind endenden Ductus deferens im Leistenkanal gefunden, so erübrigt sich die weitere intraperitoneale Hodensuche. Es handelt sich um ein **vanishing testis** mit Untergang von Hoden und Nebenhoden infolge einer intrauterinen Hodentorsion.

In beiden Fällen wird die prophylaktische Orchidopexie der Gegenseite angeraten.

Laparoskopisches Vorgehen

Ist der Hoden in der Leiste nicht tastbar, wird im Rahmen einer diagnostischen Laparoskopie das Abdomen exploriert und der Hoden intraperitoneal gesucht. Vier Befundkonstellationen sind bei diesem Vorgehen möglich:

1. Der Hoden liegt direkt am inneren Leistenring. Laparoskopisch werden die Gefäße retroperitoneal mobilisiert; anschließend erfolgt offen von inguinal die Orchidolyse und von skrotal die Orchidopexie nach Schoemaker. Im Einzelfall kann ein gut mobilisierter Hoden auch direkt aus der Bauchhöhle nach skrotal durchgezogen werden.

2. Der Hoden findet sich weit intraabdominell und lässt sich aufgrund der Kürze der Gefäße nicht sicher nach skrotal verlagern (➤ Abb. 6.28). Jetzt kann laparoskopisch im Rahmen des Fowler-Stephens-Manövers die Unterbindung der Testikulargefäße erfolgen. Hierbei müssen die Gefäße des Ductus deferens sicher geschont werden, da sie die Durchblutung des Hodens gewährleisten.
3. Ductus deferens und Blutgefäße ziehen in den Leistenkanal; intraabdominell findet sich kein Hoden und kein Hinweis für eine Hoden-Nebenhoden-Dissoziation. Entweder war der Hoden primär nicht im Leistenkanal tastbar und liegt jetzt inguinal, ausreichend zur Orchidolyse und Orchidopexie. Oder die Strukturen enden im Leistenkanal rudimentär, sodass dieses Rudiment von inguinal bewiesen und ggf. entfernt werden muss.
4. Ductus deferens und Blutgefäße enden blind in ihrem retroperitonealen Verlauf als Hinweis für eine intrauterine Torsion **(vanishing testis, vascular incident).** Es erfolgt die fotografische Dokumentation des Befunds (➤ Abb. 6.29). Gleichzeitig sollte der gegenseitige Hoden orchidopexiert werden, um eine mögliche Torsion mit nachfolgender Infertilität zu verhindern.

Im Rahmen der Operation nach Fowler und Stephens werden in einem ersten Schritt die testikulären Gefäße intraperitoneal bei sicherer Schonung der Gefäße des Ductus deferens unterbunden. Infolgedessen erfolgt ein Längengewinn, den man sich bei der späteren Orchidolyse zunutze macht. Voraussetzung ist jedoch eine ausreichende Schleifenbildung der Gefäße des Ductus deferens, um eine ausreichende Länge und im Verlauf einen ausreichenden Kollateralkreislauf zu gewinnen. In einem zweiten Schritt erfolgen die inguinale Orchidolyse und skrotale Orchidopexie. Das Fowler-Stephens-Manöver kann ein- oder zweizeitig durchgeführt werden. Das einzeitige Verfahren findet heute kaum noch Anwendung, da keine Zeit zur Ausbildung eines ausreichenden Kollateralkreislaufs besteht. Demgegenüber wird die Erfolgschance für die zweizeitige Operation nach Fowler-Stephens mit 77 % angegeben.

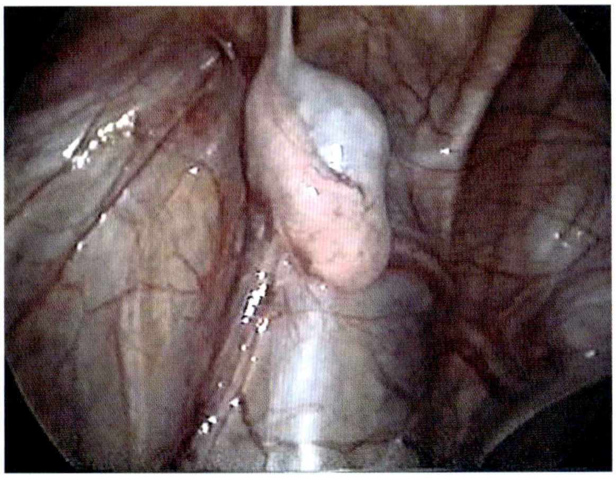

Abb. 6.28 Laparoskopischer Befund beim Bauchhoden. Der normal angelegte Hoden mit Nebenhoden liegt komplett intraabdominal. [G879]

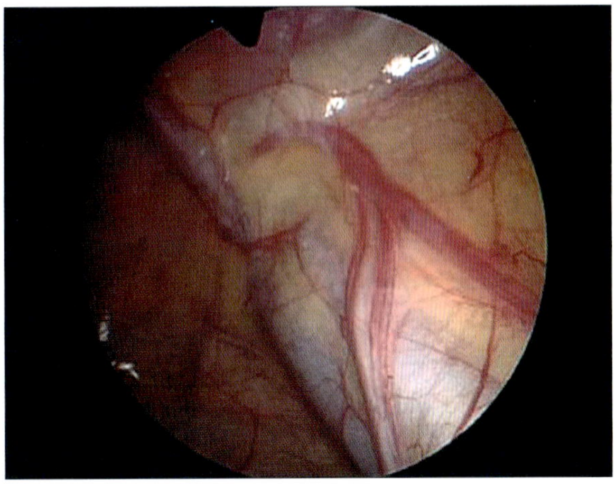

Abb. 6.29 Vanishing testis. Bei dieser Laparoskopie sieht man, dass die Hodengefäße am Eintritt in den Leistenkanal verdämmern. Der Ductus deferens lässt sich weiterverfolgen. [G879]

Das Verfahren nach Koff und Sethi unterscheidet sich vom Fowler-Stephens-Manöver durch die näher am Hoden gelegene Ligatur der Hodengefäße. Die Erfolgschancen nach einem Jahr werden mit 93 % angegeben.

Autotransplantation

Im Rahmen einer Autotransplantation wird zwischen dem intraabdominell gelegenen, mit einem zu kurzen Gefäßbündel versehenen Hoden und den epigastrischen Gefäßen unter Anwendung mikrochirurgischer Techniken eine Anastomose angelegt. Der operative Aufwand ist sehr hoch und der operative Erfolg im jungen Lebensalter durch den geringen Gefäßdurchmesser limitiert. Ausgewiesene Zentren berichten jedoch über eine Erfolgsrate von ca. 85 %. In der BRD ist momentan kein Zentrum zur Hoden-Autotransplantation bekannt.

Orchiektomie

Die Indikation zur Orchiektomie ist erhöht, je weiter proximal der Hoden lokalisiert ist, je älter das Kind ist (kurz vor Pubertät), je unwahrscheinlicher die Fertilität der betroffenen Gonade ist, je kleiner und dysgenetischer der Hoden ist, je ausgeprägter die vorliegende Hoden-Nebenhoden-Dissoziation ist und bei einem einseitigen Befund.

Insbesondere bei älteren Kindern (> 6 Jahre) muss die Orchiektomie als mögliche Alternative präoperativ mit den Eltern besprochen werden. Nach einer Orchiektomie sollte die prophylaktische Orchidopexie des verbliebenen kontralateralen Hodens erfolgen.

Besondere Situationen

Ein beidseitiger Hodenhochstand kann in der Regel in einer einzeitigen Operation beidseits korrigiert werden. Ausnahmen stellen die hochgradige Skrotalhypoplasie und eine kritische Durchblutungssituation nach der Orchidolyse dar.

Intraoperative Besonderheiten wie die Hoden-Nebenhoden-Dissoziation müssen erkannt und dokumentiert werden, haben allerdings keine Auswirkung auf das weitere operationstechnische Vorgehen. Ein intraoperativ als hypoplastisch klassifizierter Hoden wird primär erhalten, ggf. erfolgt eine Hodenbiopsie.

Vorliegende Begleitpathologien wie eine Hydatide testis oder eine Leistenhernie werden in gleicher Sitzung versorgt.

Bei Diagnose einer Leistenhernie mit Hodenhochstand innerhalb der ersten 6 Lebensmonate wird aufgrund des Inkarzerationsrisikos zunächst die Leistenhernie operativ verschlossen. Die Therapie des Hodenhochstands erfolgt frühestens ab dem 9. Lebensmonat operativ.

Bezüglich der Notwendigkeit, die Hodenhüllen nach der Mobilisation wieder zu verschließen, liegen keine Daten vor.

Komplikationen der operativen Therapie

Die Hodenatrophie ist die schwerwiegendste operative Komplikation. Sie tritt mit einer Häufigkeit von mindestens 1 % bei der offenen inguinalen Exploration auf. Die Durchtrennung des Ductus deferens und ein Rezidiv des Hodenhochstands ist bei 1–5 % der Patienten zu erwarten. Die Durchtrennung des Nervus ilioinguinalis ist sehr selten.

Nachsorge

Die erste Nachsorge zur Beurteilung des OP-Erfolges wird nach 3 Monaten empfohlen, die Kontrolle zum Ausschluss eines Rezidivs und zur Beurteilung der Hodenperfusion sollte ein Jahr postoperativ erfolgen.

Ab dem 15. Lebensjahr sollten ehemals kryptorche Patienten auf das erhöhte Risiko für ein beidseitiges Hodenkarzinom hingewiesen und diesbezüglich zur Selbstuntersuchung angeleitet werden.

Prognose

Bei unbehandeltem Hodenhochstand ist die Fertilität des betroffenen, aber auch des eventuell gesunden kontralateralen Hodens negativ beeinflusst. Die Rate der Hodentorsionen ist deutlich erhöht. Das Malignitätsrisiko für den betroffenen Hoden ist um das 5- bis 10-Fache erhöht.

6.4 Bauchwanddefekte (Omphalozele und Gastroschisis/Laparoschisis)

6.4.1 Definition und Ursachen

Bei der Laparoschisis besteht ein paramedianer (fast immer rechtsseitiger) Bauchwanddefekt mit normal inserierender Nabelschnur, durch den Organe der Bauchhöhle frei hervortreten können (➤ Abb. 6.30). Die übliche Beschreibung Gastroschisis leitet sich aus dem Griechischen ab und bedeutet Bauchspalte. Der Magen (lat. gaster) ist jedoch nie beteiligt. Im Gegensatz dazu liegt bei der Omphalozele ein umbilikaler Mittelliniendefekt vor. Innere Organe (Dünndarm, häufig auch Leber) hernieren hierbei in eine transparente Membran, an der die Nabelschnur inseriert („Nabelschnurbruch"). Der das Eventrat bedeckende Omphalozelensack besteht aus Peritoneum (innen), Amnion (außen) und aus Wharton-Sulze (➤ Abb. 6.31)

In manchen Fällen ist die Omphalozele kranial gelegen unter Einbeziehung der vorderen Brustwand; es handelt sich um die Cantrell-Pentalogie (Kombination aus Omphalozele, Sternumspalte, ventraler Zwerchfellhernie, Herzfehler und Ectopia cordis). Liegt die Omphalozele hingegen kaudal des Nabels, kann es sich um eine Kloakenekstrophie handeln. Eine äußerst seltene Fehlbildung (1 : 200.000) ist die Kloakenekstrophie, früher auch vesikointestinale Fissur genannt (➤ Abb. 6.32) als Kombination von Blasenekstrophie und kloakaler Fehlbildung. Im kranialen Teil liegt eine Omphalozele vor, kaudal davon eine gespaltene Blasenplatte, zentral dazwischen die gespaltene Ileozökalregion mit Ileumprolaps. Von dort aus zieht ein blind endendes Kolonteil zum kleinen Becken; dazu besteht eine hohe Form der Analatresie. Fast immer sind weitere Fehlbildungen assoziiert. Weitere Einzelheiten werden im ➤ Kap. 7.3 gefunden.

Die Inzidenz für Omphalozele und Laparoschisis wird sehr unterschiedlich zwischen 1 : 2.500 bis 1 : 10.000 Geburten angegeben mit z. T. deutlichen regionalen Unterschieden. Bei Totgeburten liegt sie bei beiden Erkrankungen deutlich höher.

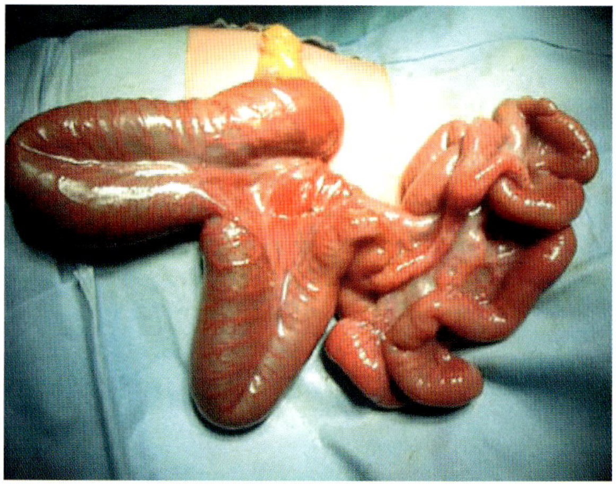

Abb. 6.30 Gastroschisis: nahezu komplett eventrierter Dünn- und Dickdarm mit Malrotation. Beachte die scheinbare Verkürzung des Mesenteriums durch die chemische Peritonitis. [G879]

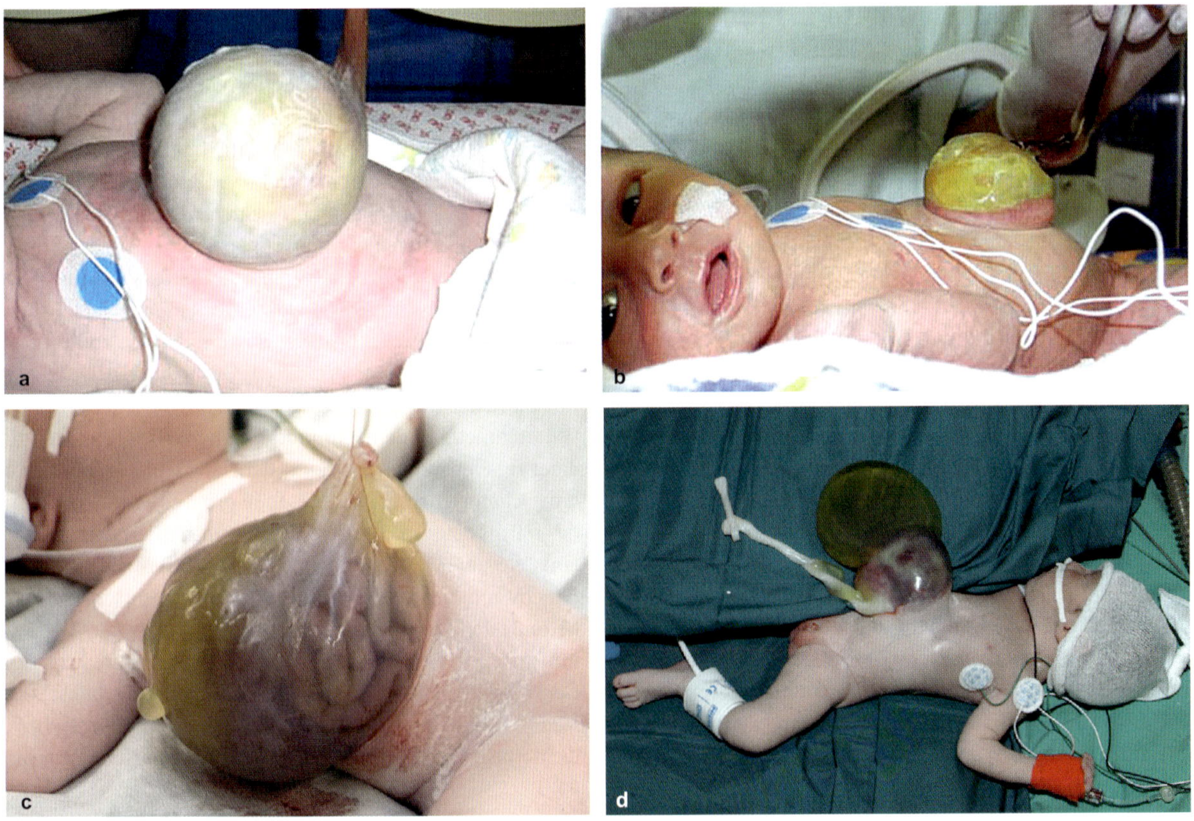

Abb. 6.31 Omphalozele. Durch den Omphalozelensack sieht man initial die Darmschlingen und/oder die Leber durchschimmern. [G879, P859]

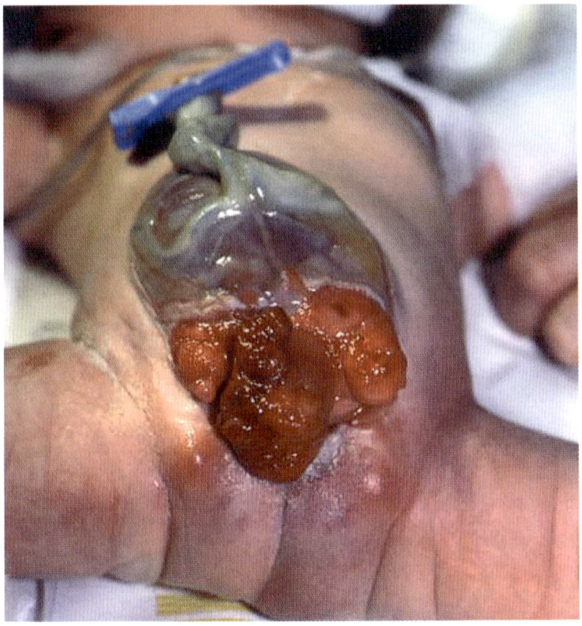

Abb. 6.32 Kloakenekstrophie (früher vesikointestinale Fissur genannt). Neben der sichtbaren Omphalozele besteht eine Spaltbildung des Beckens, darüber die Blasen- und Dickdarmplatte. [G879]

Zur Ursache der Laparoschisis existieren verschiedene Hypothesen, die widersprüchlich diskutiert werden. Zum weiteren Verständnis fehlt bislang ein gesichertes Tiermodell, diverse Teratogene führten in maximal 27 % zu einer Gastroschisis. Genetische Veränderungen finden sich nur in ca. 1 %; hierbei dominieren Trisomien. Ein späteres Geschwisterkind hat ein Laparoschisis-Risiko von 3,5 %. In den letzten Jahren ist eine deutliche Zunahme der Fälle von Laparoschisis im Vergleich zu den Omphalozelen zu verzeichnen; aktuelle Daten sprechen von nun mehr als 1 : 2.000 Lebendgeburten. Kinder mit Laparoschisis werden häufiger von jüngeren Müttern (< 20 Jahre) geboren. Ein erhöhtes Risiko konnte bei der Einnahme von Acetylsalicylsäure, Ibuprofen und Acetaminophen nachgewiesen werden. Auffällig war auch die Kombination aus maternalem Nikotinabusus mit fetalen Polymorphismen in vier speziellen Genen. Weitere Erklärungen für diese Zunahme ziehen Lebensstil, Partydrogen und Alkohol sowie Umweltfaktoren als Ursachen heran.

Morphologisch besteht bei der Omphalozele eine abnorme Vergrößerung des Nabelrings als Übergangszone zwischen Ektoderm/Mesoderm und Amnion. Als Ursache werden hauptsächlich genetische Faktoren angeschuldigt, was familiäre Häufungen und die Koinzidenz mit syndromalen Erkrankungen erklären würde. Hierzu passen Ergebnisse bei Mäusen, bei denen eine Mutation des Fibroblasten-Wachstumsfaktor-Rezeptors 1 und 2 zu einer Omphalozele führte. Genomweite Assoziationsstudien existieren bislang nicht. Lebendgeborene mit Omphalozele weisen in ca. 20 % eine Aneuploidie auf.

6.4.2 Embryologie, intrauterine Diagnostik und Geburt

Im Rahmen der 2. Phase der fetalen Darmentwicklung (5. bis 10. Woche) vergrößern sich Leber und Darm proportional stärker als die Bauchhöhle, was zu einer Verlagerung von Darmanteilen in einen „Nabelbruch“ und damit vor die Bauchdecke führt. Nach einer Drehung tritt der Darm wieder in die Bauchhöhle ein, zuletzt das Zökum. Verbleiben die Schlingen im „Nabelbruch“, entsteht eine Omphalozele, während bei der Laparoschisis die durch die muskuläre Bauchwandlücke vorgefallenen Anteile der Bauchhöhle nicht wieder vollständig zurücktreten. In Einzelfällen einer Laparoschisis klemmt das Darmkonvulut bereits intrauterin ein und stirbt ab; die Bauchhöhle wächst darüber wieder zusammen. Es resultiert ein Kurzdarmsyndrom, manchmal mit einer zusätzlichen Darmatresie vergesellschaftet. Dieses Phänomen wird „Closing Laparoschisis“ genannt.

Fehlbildungen der Bauchwand werden durch einen versierten Untersucher nach der 10. SSW während der pränatalen Ultraschalluntersuchung nahezu immer festgestellt (➤ Abb. 6.33). Ebenso können hier Omphalozele und Laparoschisis differenziert werden. Ein Labormarker ist das mütterliche AFP, das bei Laparoschisis immer und bei Omphalozele in ca. 90 % erhöht ist. Ursächlich ist der Übertritt von fetalem AFP in den mütterlichen Kreislauf; dieses ist bei der Laparoschisis durch das unbedeckte Eventrat immer möglich, während bei der Omphalozele vermutlich intrauterine Rupturen des Sacks verantwortlich sind. Die Entwicklung von Feten mit Defekten der vorderen Bauchwand wird regelmäßig per Ultraschall überwacht. Neben der Suche nach Begleitfehlbildungen wird besonders bei der Laparoschisis auf Veränderungen des Intestinums geachtet. Die Kontrollen erfolgen zunächst in 3- bis 4-wöchentlichen Abständen; nach der 30. SSW wird ein- bis zweiwöchentlich kontrolliert. Ab diesem Zeitpunkt verändert sich der Darm durch den Kontakt mit der in den letzten Schwangerschaftswochen an Harnstoffgehalt zunehmenden Amnionflüssigkeit. Dies zeigt sich in einer zunehmenden Verdickung der Darmschlingen im Sinne einer chemischen Peritonitis. Eine progrediente Dilatation des Darms deutet auf eine begleitende intestinale Atresie oder eine relevante Obstruktion an der Durchtrittsstelle durch die Bauchwand hin. Bei beiden Veränderungen entscheidet das betreuende Team über eine frühzeitige Einleitung der Geburt, um spätere gastrointestinale Komplikationen zu reduzieren. Generell wird heute bei der Laparoschisis zur Entbindung in der 34. bis 36. Woche (nach Induktion der Lungenreife) tendiert, da hierbei eine geringere Schädigung des eventrierten Darms

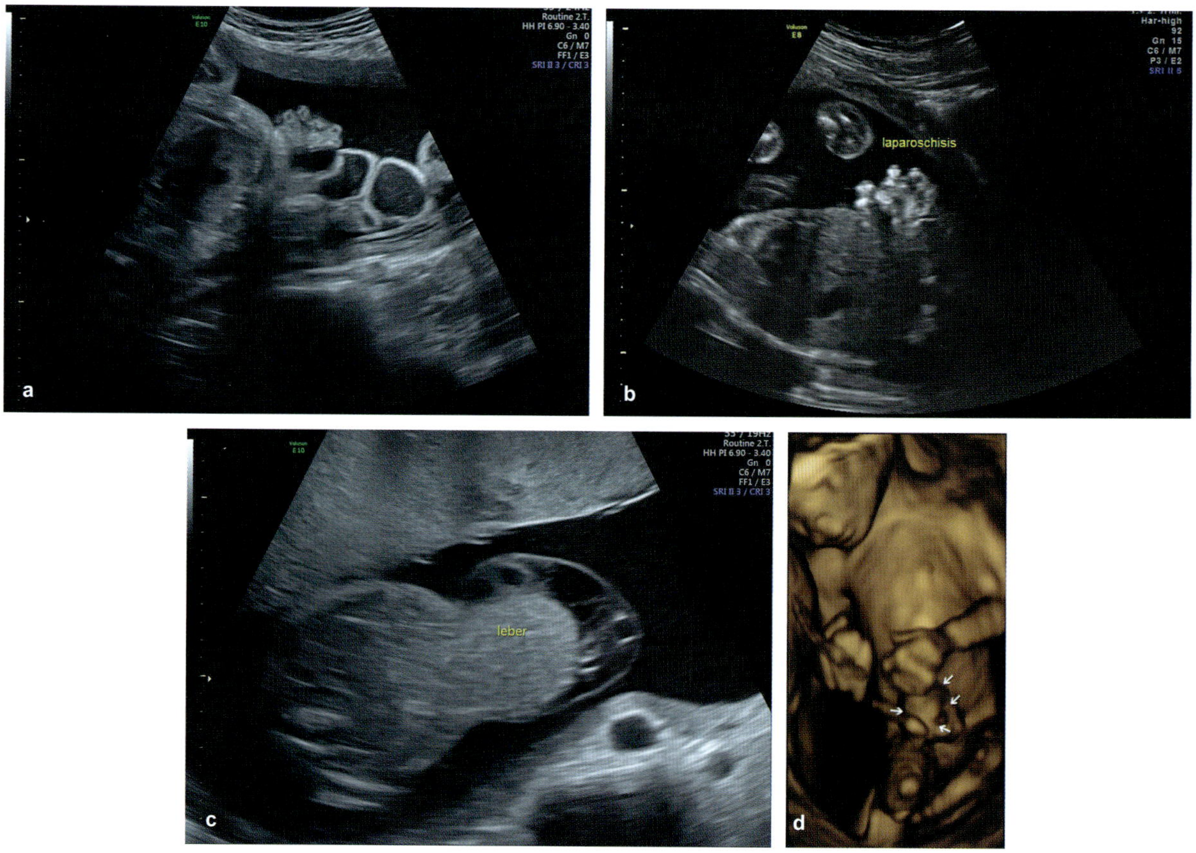

Abb. 6.33 Sonografie pränatal bei Gastroschisis: Darmschlingen in der Amnionflüssigkeit (a, b); **c** sonografische Darstellung einer „giant omphalocele“ (c); 3-D-Darstellung der „giant omphalocele“ (d) [T1110]

beobachtet wurde. Allerdings gibt es dazu wiedersprüchliche Empfehlungen. In einer britischen Metaanalyse war die Komplikationsrate bei Frühgeborenen mit Laparoschisis deutlich höher als bei zum Termin Geborenen. Weitere Studien sind hier dringend erforderlich.

Nach der intrauterinen Diagnosestellung muss mit den werdenden Eltern ein interdisziplinäres Beratungsgespräch geführt werden. Geburtshelfer, Kinderchirurgen und Kinderärzte müssen den Eltern verständlich machen, dass Omphalozele und Laparoschisis in heutiger Zeit chirurgisch sehr gut beherrschbare Erkrankungen sind. Handelt es sich um eine isolierte Fehlbildung, stellen somit beide Krankheitsbilder keine Indikation mehr für eine Interruptio dar. Aufgeklärt werden muss über das Risiko der Darmabschnürung an der kleinen Durchtrittsstelle, Atresien, Darmischämie und den protrahierten Nahrungsaufbau bei der Laparoschisis. Bei isolierten, sehr großen Omphalozelen wird die Komplikationsrate durch das Ausmaß des Lebervorfalls und der Lungenhypoplasie beeinflusst.

Ist die Diagnose bekannt, kann das Kind **in utero** in ein Zentrum verlegt werden, in dem die Kombination aus neonatologischer Versorgung und Intensivmedizin sowie Kinderchirurgie und Kinderanästhesie eine optimale Versorgung gewährleisten. Grundsätzlich ist bei diesen Defekten auch eine Spontangeburt möglich, was in einigen Publikationen zu ähnlich guten Ergebnissen führte wie die Entbindung per Sectio. Wegen der Kontaminations- und Ischämiegefahr für den vorgefallenen Darm bei Laparoschisis bzw. der möglichen Ruptur einer Omphalozele im Geburtskanal wird im deutschen Sprachraum jedoch der Sectio der Vorzug gegeben.

6.4.3 Symptome, klinische Ausprägung und Begleitfehlbildungen

Nach der Geburt ist die Omphalozele durch den unterschiedlich großen Omphalozelensack unverwechselbar. Diese Bedeckung schützt im Gegensatz zur Laparoschisis vor Infektion, Flüssigkeits- und Temperaturverlusten. Der Darm weist fast nie eine Schädigung auf. Neben Darmanteilen ist oft ein unterschiedlich großer Teil der Leber vorgefallen. Ein Bauchwanddefekt > 5 cm bzw. ein Vorfall der Leber wird im angloamerikanischen Sprachraum als **giant omphalocele** bezeichnet. Eine eventrierte Leber weist auf eine erschwerte operative Versorgung hin. Gerade bei „giant omphalocele" ist die Kombination mit einer ausgeprägten Lungenhypoplasie bekannt, die den Verlauf in negativem Sinne erheblich beeinflussen kann.

Bei der Laparoschisis finden sich meist eventrierte Dünndarm- und Dickdarmschlingen, seltener Blase und bei Mädchen inneres Genitale. Der Defekt liegt nahezu immer rechts neben dem normal inserierenden Nabel. Der Darm ist je nach Geburtstermin und Schädigung durch die Amnionflüssigkeit im Sinne einer chemischen Peritonitis verdickt und scheinbar verkürzt. Dies erschwert die Reposition des Eventrats und verschlechtert die intestinale Motilität, was zu Problemen beim Nahrungsaufbau führen kann.

Bei beiden Fehlbildungen können Begleitfehlbildungen auftreten, deren Schwere die Überlebensrate beeinflusst. Diese Fehlbildungen sind bei den Omphalozelen mit bis zu 40 % deutlich häufiger und auch schwerwiegender; es dominieren Herzfehlbildungen bis hin zur Fallot-Tetralogie, urogenitale Fehlbildungen oder syndromale Erkrankungen wie die Trisomien 13, 18 oder 21. Bei Kindern mit Laparoschisis finden sich in über 95 % keine weiteren Fehlbildungen, in etwa 5 % intestinale Veränderungen wie Drehungsanomalien, Atresien und Obstruktionen des Darms. Durch Abschnürungen mit Ischämien können allerdings größere Anteile des Dünndarms bis hin zum Kurzdarmsyndrom verloren gehen; weitere Verluste können durch multiple Atresien mit konsekutiven Perforationen entstehen. Diese „komplizierten" Laparoschisen gehen mit einem langwierigen Verlauf, Notwendigkeit der Langzeit-TPN, Motilitätsstörungen bzw. Kurzdarmsyndrom einher und sollten nur an spezialisierten Zentren versorgt werden.

6.4.4 Therapie

Postpartales Vorgehen

Kinder mit Fehlbildungen werden grundsätzlich zunächst neonatologisch betreut. Es muss nach möglichen weiteren Fehlbildungen gesucht werden. Dies beinhaltet bei beiden Fehlbildungen neben der üblichen Neugeborenenuntersuchung vor einem operativen Eingriff eine Sonografie der ableitenden Harnwege und des Gehirns sowie eine Echokardiografie. Bei der Laparoschisis sind die Neugeborenen durch Kontamination, Sepsis, Temperatur- und Flüssigkeitsverluste gefährdet. Daher muss das Eventrat (Dick- und Dünndarm, selten Milz, Blase oder inneres Genitale) spannungs- und torsionsfrei in einer sterilen Abdeckung gelagert werden. In ausgewählten Fällen und bei begrenztem Eventratvolumen ist auch eine Reposition ohne Operation im Inkubator möglich. Bei unauffälliger neonatologischer Erstuntersuchung kann versucht werden, den primären, anatomiegerechten, allschichtigen Bauchdeckenverschluss direkt anzuschließen. Wird die Bauchdecke nicht am Tag der Geburt operativ verschlossen oder ist dies wegen des Missverhältnisses von kleiner Bauchhöhle und Eventrat nicht möglich, kann die sterile Bedeckung der eventrierten Organe durch ein mit Springfeder verstärktes Silo gewährleistet werden (➤ Abb. 6.34). Diese Behandlung kann länger als eine Woche durchgeführt werden, bis nach Rückgang der ödematösen Schwellung des Darms und durch Weitung der Bauchdecke die Reposition vereinfacht wird.

Hinsichtlich der Frage, ob eine große Omphalozele primär chirurgisch verschlossen werden kann, bietet der Index „fetaler Omphalozelen-Durchmesser" zu „abdominalem Umfang" (OC/AC ratio) eine Hilfestellung. Da bei der Omphalozele

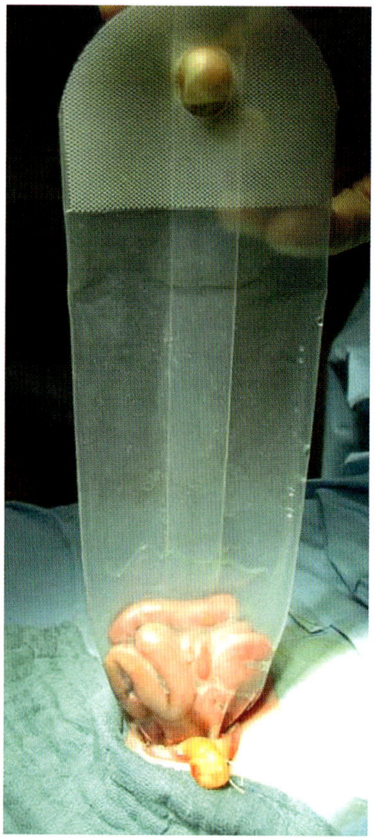

Abb. 6.34 Springfeder-Silo bei Gastroschisis. Die Durchblutung des Darms kann jederzeit evaluiert werden. [G879]

die vorgefallenen Organe im physiologischen Milieu liegen und die Darmschlingen primär nicht verändert sind, besteht hier keine Dringlichkeit eines operativen Verschlusses. Kleine Omphalozelen ohne Lebervorfall können innerhalb der ersten Lebenstage schichtgerecht verschlossen werden. In allen anderen Fällen ist ein vorsichtiger Umgang mit dem Omphalozelensack essenziell. Bleibt dieser unversehrt, ist für die ersten Tage – bei riesigen Omphalozelen auch für längere Zeit – ein siloähnliches Verfahren möglich (➤ Abb. 6.35). Dabei wird der das Eventrat bedeckende Sack als Schutz belassen und mit einem sterilen Handschuh zusätzlich geschützt. Durch Zug deckenwärts kommt es zu einer Dehnung der Bauchdecke. Die sukzessive Reposition des Eventrats durch die Schwerkraft erleichtert besonders bei großen Omphalozelen den späteren Verschluss. Alternativ kann eine Kompression des Omphalozelensacks bis zum verzögerten Verschluss versucht werden. Kommt es peripartal zur Ruptur der Omphalozele, kann ein Silo wie bei Laparoschisis eingelegt werden. Bei den beschriebenen Vorgehensweisen kann sich das Kind adaptieren sowie (mit Ausnahme von Atresien des Magen-Darm-Trakts) oral ernährt werden und benötigt keine Narkose; der Bauchdeckenverschluss wird elektiv nach 2–14 Tagen unter stabilen Bedingungen durchgeführt.

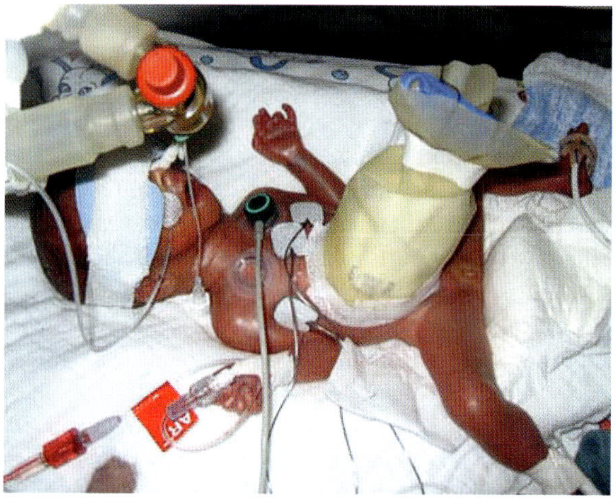

Abb. 6.35 Primäre Versorgung bei Omphalozele. Diese wird steril abgedeckt und mit einem sterilen Handschuh abgeklebt. Der Handschuh wird ohne Kompression hoch gehängt. [G879]

Operativer Verschluss der Defekte

Das Problem des Bauchdeckenverschlusses besteht im Missverhältnis zwischen der relativ kleinen Bauchhöhle durch den fehlenden Wachstumsreiz intrauterin und dem Eventrat. Je länger die Dauer der Schwangerschaft, desto mehr sind bei der Gastroschisis die Darmschlingen wie bei einer Peritonitis verdickt und verklebt, was die spannungsfreie Reposition erschwert. Bei der Omphalozele wird diese bei einem Lebervorfall deutlich erschwert.

Bei der Laparoschisis werden die parenchymatösen Organe inspiziert und der gesamte Magen-Darm-Trakt auf Atresien oder Zeichen lokaler Ischämie überprüft. Bei Atresien mit oder ohne begleitendem Volvulus erfolgt die Anastomose, auf die Anlage eines Enterostomas kann hingegen fast immer verzichtet werden. Besonders beim schon bestehenden Kurzdarm kann so ein weiterer Darmverlust vermieden werden.

Bei der Omphalozele wird der Defekt meist nach kranial und kaudal um jeweils 1–2 cm erweitert und der Omphalozelensack reseziert. Danach schließt sich eine Inspektion der Bauchhöhle und aller Organe an. Das Hauptproblem beim Verschluss ist die Leber. Ist eine Verlagerung in die relativ kleine Bauchhöhle möglich, darf die Reposition nie zu einer Abknickung von Lebervenen oder V. cava führen.

Bei beiden Krankheitsbildern sind das Ausmelken des Mekoniums nach anal und ggf. zur Magensonde hin, das Dehnen (Stretching) der Bauchdecke sowie die Entlastung der Blase durch einen Katheter hilfreich.

Nach Reposition des Eventrats muss geprüft werden, ob eine spannungsfreie Adaptation von Faszienrändern und Haut möglich ist. Optimal ist eine zusätzliche Adaptation der Ränder der Rektusmuskulatur, um das Risiko späterer Probleme wie Rektusdiastase, Narbendehiszenz oder Faszienlücken zu vermindern. Hilfreich bei der Entscheidung ist die Kommunikation mit der Anästhesie, ob sich durch einen probatorischen Verschluss die kardiale oder respiratorische

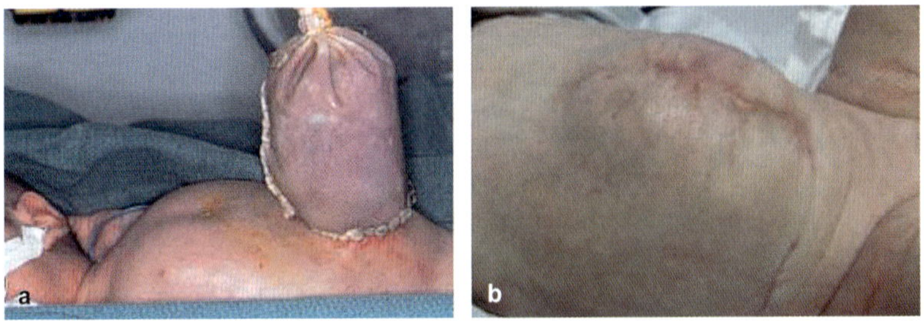

Abb. 6.36 „Klassische" Silo-Versorgung (a). Narbenhernie nach Omphalozelenversorgung (b). [G879]

Situation verschlechtert; in einigen Kliniken wird zusätzlich eine intravesikale Druckmessung vorgenommen.

Ist der primäre Bauchdeckenverschluss nicht möglich, weist die Literatur – neben den bereits oben geschilderten Möglichkeiten – eine Fülle von zwei- oder mehrzeitigen Verfahren auf (➤ Abb. 6.36a).

So kann zum Beispiel ein Kunststoff-Patch an die Haut- oder an die Faszienränder genäht werden, sodass das Eventrat spannungsfrei darunter gelagert werden kann. Der Patch wird dann sukzessive verkleinert (gerafft), bis ein Bauchdeckenverschluss möglich ist. Alternativ werden Patches aus entweder allogenem (Kollagen), autologem oder Kunststoffmaterial (z. B. PTFE) verwendet, um den Faszienverschluss zu komplettieren. Die Implantation von Fremdmaterial beinhaltet immer ein erhöhtes Infektionsrisiko, bei Ersatzmaterialien wie Perikard oder Dura ist die Übertragung von Erkrankungen nicht auszuschließen. Zudem müssen bei diesen Methoden in der Regel später breitere Narben oder Faszienlücken korrigiert werden (➤ Abb. 6.36b).

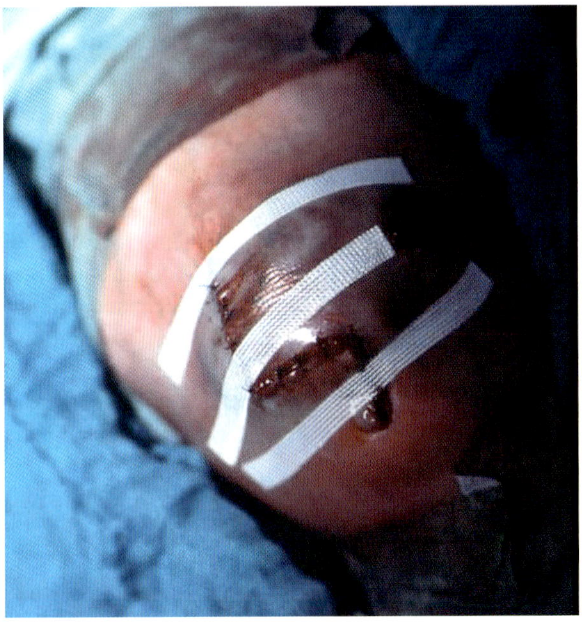

Abb. 6.37 Abdominelles Kompartmentsyndrom [G879]

6.4.5 Postoperativer Verlauf, Komplikationen und Prognose

Neugeborene mit Laparoschisis und Omphalozele werden postoperativ grundsätzlich intensivmedizinisch nachbetreut. Entscheidend sind die Kontrolle der Herz-Kreislauf-Situation und der Atmung sowie die Überwachung der Perfusion und Funktion von Darm, Leber und Nieren. Das gewählte Behandlungsverfahren sollte gewährleisten, dass die Kinder nur kurzfristig beatmet werden müssen und eine Relaxation nicht erforderlich ist. Im Gegensatz zur Omphalozele ist bei der Laparoschisis der Nahrungsaufbau oft verzögert und schwierig. Ursache ist die (je nach Entbindungstermin fortgeschrittene) Schädigung des Darms. Weitere prognostisch ungünstige Faktoren sind intestinale Atresien und Stenosen, Ischämien, Perforationen und ein Volvulus. Verschlechtert wird die Situation durch eine Kompression beim Bauchdeckenverschluss. Diese Phase mit rezidivierenden (Sub-)Ileuszuständen verlangt den Eltern und dem Behandlungsteam Geduld ab. Die medikamentöse Stimulation z. B. mit Pyridostigmin und das rektale Anspülen können hilfreich sein. Erschwerend kann neben der temporären Nahrungsunverträglichkeit eine Durchwanderungsperitonitis oder Kathetersepsis bei lang anhaltender parenteraler Ernährung entstehen. Re-Interventionen mit Adhäsiolyse sollten in den ersten Wochen möglichst vermieden werden, da sie zu erneuten Verklebungen und Fistelbildungen führen können.

Wird der Bauchdeckenverschluss erzwungen, kann ein abdominelles Kompartmentsyndrom entstehen (➤ Abb. 6.37). Hierbei kommt es zu einer kritischen Kompression der inneren Organe. Venöse Rückflussprobleme führen hierbei zur Herzinsuffizienz, eine arterielle Minderperfusion zu Leber- oder Nierenversagen bzw. zur Darmnekrose; der Druck nach kranial komprimiert die Lungen und verschlechtert den Gasaustausch. Treten intraoperativ beim Bauchdeckenverschluss oder während der postoperativen Phase Beatmungs- oder Kreislaufprobleme auf, sind diese richtungweisend und müssen zur Änderung des Behandlungskonzepts führen. Wird nicht umgehend die Bauchdecke wieder komplett eröffnet, führt das Kompartmentsyndrom zum Tod des Kindes. Überlebt das Kind, kann durch Verlust größerer Darmanteile ein Kurzdarmsyndrom entstehen.

Typisch für Kinder mit Gastroschisis sind Funktionsstörungen des Darms, die Folge der chemischen Peritonitis (erhöhte Werte für u.a. Gallensäuren, Lipase, IL-1 und IL-6 in der Amnionflüssigkeit) oder einer verminderten Durchblutung der A. mesenterica superior sein können. Bei ungünstigem Verlauf ist daher eine wochenlange stationäre Behandlung erforderlich. Diese bislang ungelöste Problematik zeigt sich in einer Fülle veröffentlichter Ernährungsprotokolle in der Literatur. Bei fehlender Darmfunktion oder einem Kurzdarmsyndrom muss über einen großlumigen, operativ zentral implantierten Venenkatheter mit einer partiellen oder kompletten parenteralen Ernährung begonnen werden.

Nach reizloser Wundheilung und abgeschlossenem Nahrungsaufbau wird ein Therapie- und Kontrollplan erstellt. Frequenz der Untersuchungen und Ausmaß der Diagnostik korrelieren hierbei mit möglichen kardialen und urogenitalen Begleitfehlbildungen. In ambulanten Langzeitkontrollen werden die Narben hinsichtlich einer möglichen Dehiszenz oder Hernienbildung untersucht. Gefahndet wird auch nach einem gastroösophagealen Reflux mit möglicher Gedeihstörung, der durch den relativen abdominellen Überdruck gefördert wird. Verschwindet er nicht spontan mit der Normalisierung der abdominellen Druckverhältnisse, ist ggf. eine Fundoplicatio erforderlich. Eine belassene Bauchwandhernie sollte aus kosmetischen Gründen vor der Einschulung korrigiert werden; anzustreben ist der direkte Faszienverschluss.

Die Entwicklung der Kinder verläuft unterschiedlich: während die mentale Entwicklung meist altersgerecht verläuft, wurden nach Behandlung großer Omphalozelen motorische Defizite beobachtet, sodass hier eine frühzeitige Unterstützung empfohlen wird.

6.5 Erkrankungen des Nabels

6.5.1 Residuen des Ductus omphaloentericus/Meckel-Divertikel

Der Ductus omphaloentericus (DO) stellt eine embryonale Verbindung zwischen dem Dottersack und dem Mitteldarm dar. Sie verschwindet normalerweise spontan in der 6. SSW. Überbleibsel des Ductus oder seiner Blutversorgung repräsentieren Fehlbildungen, die meistens in der frühen Kindheit evident werden. Die Häufigkeit wird mit 2–4 % der Bevölkerung angegeben. Die Erstbeschreibung erfolgte durch Johann Friedrich Meckel den Jüngeren aus Halle am Übergang 18./19. Jh., der zusammen mit Étienne Geoffroy Saint-Hilaire als Begründer der Teratologie gilt.

Der persistierende Ductus omphaloentericus stellt eine fistelartige Verbindung zwischen Nabel und Dünndarm dar. Das Meckel-Divertikel als darmseitiger Rest dieser embryonalen Verbindung besteht typischerweise in einer antimesenterialen Ausstülpung des Ileums; diese kann ektopes Pankreasgewebe oder Magenschleimhaut enthalten. Das Divertikel hat meist keine

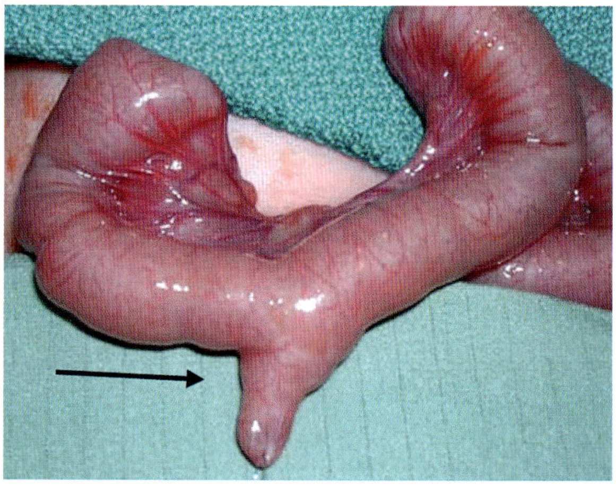

Abb. 6.38 Meckel-Divertikel [G879]

weitere Verbindung zu anderen Organen (➤ Abb. 6.38), kann jedoch über ein fibröses Band oder einen kleinen Kanal mit dem Bauchnabel oder einer kleinen Omphalozele verbunden sein. Ein fibröses Band wiederum kann Ursache eines Strangulationsileus werden, wenn es zum Mesenterium eines anderen Darmabschnitts zieht. Eine weitere Form ist eine zystische Erweiterung innerhalb dieses Strangs mit oder ohne partielle Obliteration.

Symptome

Ein nässender Nabel oder eine Omphalitis können Hinweis für ein Relikt des DO sein; oft handelt es sich aber nur um ein Granulom ohne wesentliche klinische Bedeutung. Auf der einen Seite können Relikte des Ductus omphaloentericus ein Leben lang symptomlos bleiben, auf der anderen Seite sind entsprechend der geschilderten Varianten aber auch gravierende Erkrankungen möglich. Während eine Divertikulitis zu einem appendizitisähnlichen Krankheitsbild bis hin zur Peritonitis führt, bedingt ektopes Pankreasgewebe oder ektope Magenschleimhaut Ulzerationen, die sich in akuten Hb-wirksamen peranalen Blutabgängen manifestieren (➤ Abb. 6.39).

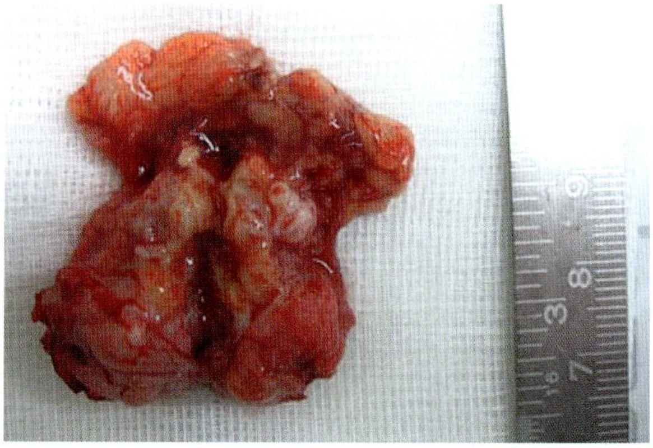

Abb. 6.39 Intraoperatives Präparat eines aufgeschnittenen Meckel-Divertikels mit ektopem Gewebe [G879]

Zysten innerhalb des Strangs können sich infizieren, Abszesse bilden oder zu einer eitrigen Sekretion am Nabel führen. Bandartige Verbindungen verursachen eine chronische oder akute intestinale Obstruktion, sind Drehpunkt eines Volvulus oder bedingen einen Strangulationsileus. Selten kommt es durch eine breite Fistel zum Austritt von Stuhl über den Nabel.

Diagnostik

Die Diagnostik besteht in der klinischen Untersuchung und der Sonografie. Eventuell kann eine radiologische Fisteldarstellung mithilfe eines Kontrastmittels erfolgen. Selten kann die MRT zur Diagnostik beitragen.

Therapie

Bei entsprechendem Verdacht wird der Nabel wie bei der Nabelhernie revidiert. Ggf. ist eine Schnitterweiterung zur Eventration des Darmabschnitts mit Absetzen des Ductus omphaloentericus oder Resektion eines Darmsegments erforderlich. Bei bandartigen Verbindungen mit chronischer oder akuter intestinaler Obstruktion sollte immer mit einer Laparoskopie begonnen werden. Zur Behandlung des isolierten Meckel-Divertikels siehe ➤ Kap. 5.2.

Komplikationen und Nachbehandlung

Die Dauer der stationären Behandlung ist von der Grunderkrankung (Zufallsbefund, Infektion oder gar Ileus/Peritonitis) abhängig. Nach einem resezierenden Eingriff muss im weiteren Verlauf die Möglichkeit einer Nahtinsuffizienz oder einer konsekutiven Enge im Bereich des ehemaligen Divertikels bedacht werden. Wie nach jedem abdominalchirurgischen Eingriff sind im Verlauf Komplikationen durch Adhäsionen möglich.

6.5.2 Urachus

Der Urachus oder Urharngang verbindet beim Embryo den Scheitel der späteren Harnblase mit der Nabelschnur. Die strangartige Struktur verläuft extraperitoneal an der Innenseite der Bauchwand. Kommt es typischerweise zum Verschluss des Urachus gegen Ende der Schwangerschaft oder in der Neonatalperiode, bildet sich das Ligamentum umbilicale mediane, das sich beim ausgewachsenen Menschen als Plica umbilicalis mediana wiederfindet. Der persistierende Urachus kann auch als unvollständig verschlossener Rest des Allantoisgangs bezeichnet werden, der durch das Einsprossen embryonaler Gefäße in die Nabelschnur entsteht. Die Urachuslänge variiert zwischen 3 und 10 cm, der Durchmesser liegt bei 8–10 mm. Die äußerste Schicht besteht aus Muskulatur und geht in die Detrusormuskulatur der Blase über; die epitheliale Auskleidung besteht meist aus Übergangsepithel. Es ist jedoch auch kolonartiges muzinöses Epithel möglich. Knaben sind ungefähr doppelt so häufig betroffen wie Mädchen.

Vier Typen von Anomalien können unterschieden werden:

1. Urachuszyste: zystische Aufweitung des Kanals ohne Verbindung zur Blase (➤ Abb. 6.40).
2. Interne Fistel: ein Divertikel am Blasendach (Urachusdivertikel).
3. Externe Fistel: ein blind endender Gang, der vom Nabel ausgeht (Urachussinus).
4. Urachusfistel: durch ausgebliebene Obliteration des Lumens besteht eine Verbindung vom Nabel zur Blase.

Symptome

Ein „nässender“ Nabel oder ein Nabelgranulom im Säuglingsalter kann eine erste Manifestation sowohl eines Urachus als auch eines Relikts des Ductus omphaloentericus sein. Bei entsprechend großem Lumen der Verbindung ist der Austritt von Urin über den Nabel möglich. Die häufigste Komplikation von Urachusanomalien ist die Infektion. Diese kann sowohl lymphatisch als auch hämatogen bedingt sein, ihren Ausgang aber auch von der Blase nehmen. Gefunden werden verschiedene grampositive und gramnegative Bakterien; es dominieren Staphylokokken. Die Kinder zeigen meist eine

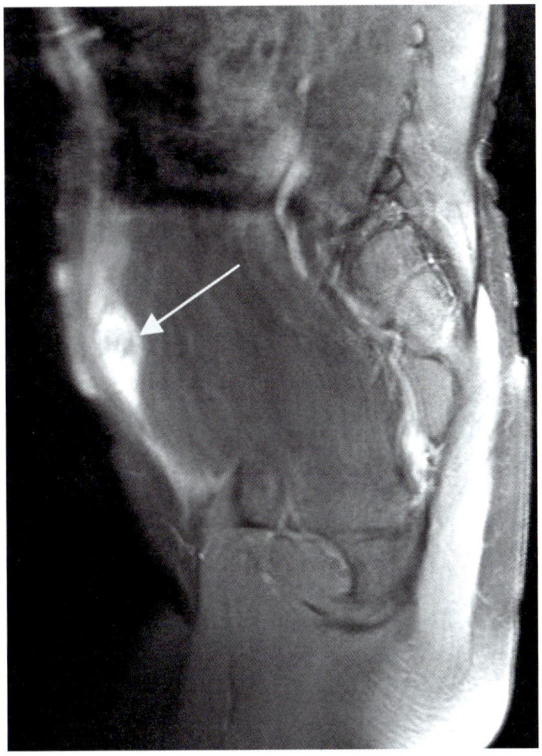

Abb. 6.40 Urachuszyste: MRT-Darstellung [G879]

Nabelsekretion oder eine entzündliche Verhärtung im Nabelbereich; häufiger als Miktionsbeschwerden werden Bauchschmerzen angegeben. Die Ruptur einer infizierten Zyste mit Peritonitis ist eine Rarität. Aufgrund des untypischen kolonähnlichen Epithels können in seltenen Fällen in späteren Jahren Urachuskarzinome auftreten.

Diagnostik

In erster Linie sind die Anamnese und der Lokalbefund richtungsweisend. Möglich sind die vorsichtige Sondierung sowie eine radiologische Fisteldarstellung mit Kontrastmittel. Das Miktionszysturethrogramm (MCU) wird heute nur noch selten eingesetzt. Bei hochauflösenden Geräten kann die Diagnose oft per Ultraschall gesichert werden (➤ Abb. 6.41).

Therapie

Die Exploration des Urachus bis zur Blase gelingt über eine subumbilikale Inzision und extraperitoneale Präparation; eine Unterbauchlaparotomie ist fast nie nötig (➤ Abb. 6.42). Hierbei muss der gesamte Urachus (mit eventuellen Zysten) sicher bis zur Blase abgetragen werden. Typisch ist die kegelförmige Erweiterung des Urachus am Übergang zum Blasendach, die ein Festlegen der Resektionsgrenze ermöglicht. Nach meist zweifacher Durchstechungsligatur wird der Urachus entfernt und die Abtragungsstelle übernäht. Bei einem breiten Urachus ist nach dem Legen von Haltefäden und Resektion am Übergang zur Blase der zweischichtige Verschluss mit resorbierbaren Einzelknopfnähten oder fortlaufender Naht sinnvoll. In diesen Fällen legen wir für 2 Tage einen transurethralen Blasenkatheter ein. Eine intrakutane Hautnaht ergibt danach die besten kosmetischen Ergebnisse. Bei Infektion muss entsprechend der Schwere begleitend antibiotisch oder zweizeitig (Operation erst nach Infektsanierung) behandelt werden. Eine Drainageneinlage bietet sich bei Abszedierung an. Bei einem klinisch inapparenten Zufallsbefund wird aufgrund der möglichen Entartung zur Entfernung geraten; dies ist auch laparoskopisch möglich. Nach Wechsel der Optik auf einen extraumbilikalen Trokar wird intraperitoneal der Urachus vom Nabel bis zur Blase präpariert; zur Abtragung bietet sich eine doppelte Schlingenligatur oder bei größeren Befunden der Stapler an.

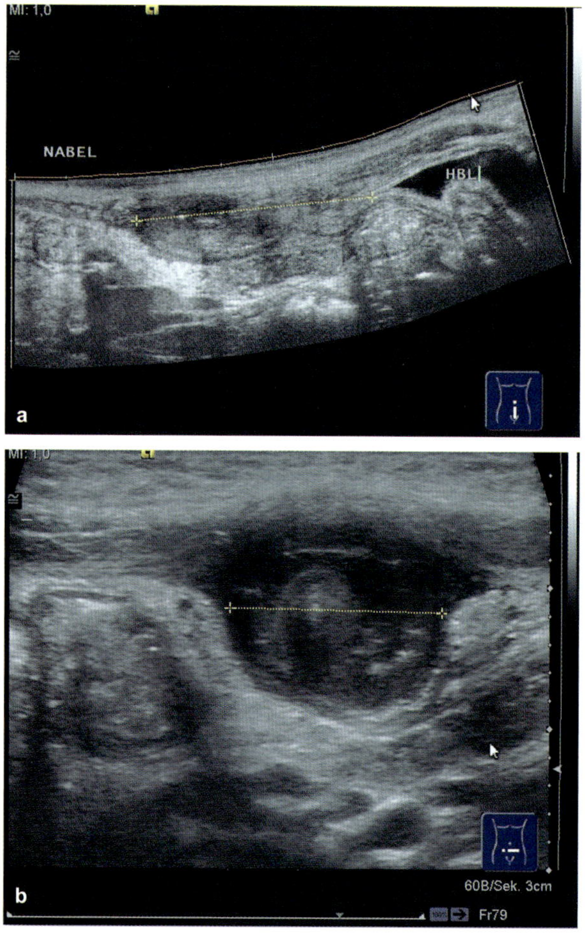

Abb. 6.41 Sonografische Darstellung des Urachus [T1111]

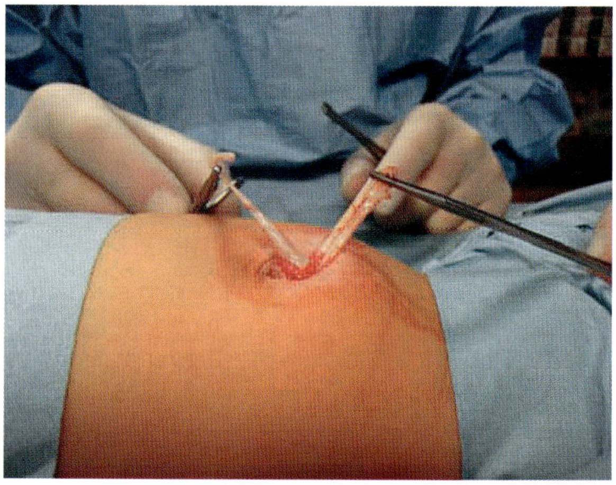

Abb. 6.42 Resektion des Urachus durch infraumbilikale Inzision. Links: Urachus. Rechts: obliterierte Nabelarterien. [G879]

Nachbehandlung, Komplikationen und Prognose

Nach Resektion eines Urachus ist neben der ungestörten Wundheilung die Dichtigkeit der Blasennähte essenziell. Daher müssen sowohl eine ungestörte Miktion als auch eine unauffällige Ultraschalluntersuchung dokumentiert sein. Bei langstreckiger Naht kann kurzzeitig ein Blasenkatheter erwogen werden. Spätere Probleme sind nicht zu erwarten.

LITERATUR

Abdulhai S, et al. (2017) Inguinal hernia. Clin Perinatol 44: 865–877
Albers N (2005) Konservative Therapie des Hodenhochstandes. Monatsschr Kinderheilkd 153: 436–443
Ashley RA, Inman BA, Routh JC, et al. (2007) Urachal anomalies: a longitudinal study of urachal remnants in children and adults. J Urol 178(4) Pt 2: 1615–1618
Baker L A, Docimo SG, Surer I, et al. (2001) A multi-institutional analysis of laparoscopic orchidopexy. Br J Urol 87: 484–489
Bauer SB, Retik AB (1978) Urachal anomalies and related umbilical disorders. Urol Clin North Am 5(1): 195–211
Bauman B, Stephens D, Gershone H, et al. (2016) Management of giant omphaloceles: A systematic review of methods of staged surgical vs. nonoperative delayed closure. J Pediatr Surg 51(10): 1725–1730
Bianchi A, Dickson AP, Alizai NK (2002) Elective delayed midgut reduction – No anesthesia for gastroschisis: Selection and conversion criteria. J Pediatr Surg 37(9): 1334–1336
Brown MF, Wright L (1998) Delayed external compression reduction of an omphalocele (DECRO): an alternative method of treatment for moderate and large omphaloceles. J Pediatr Surg 33(7): 1113–1135; discussion 5–6
Carnaghan H, Pereira S, James CP, et al. (2014) Is early delivery beneficial in gastroschisis? J Pediatr Surg 49(6): 928–933
Chen Y, Wang F, Zhong H, et al. (2017) A systematic review and meta-analysis concerning single-site laparoscopic percutaneous extraperitoneal closure for pediatric inguinal hernia and hydrocele. Surg Endosc 31: 4888–4901
Christiansen P, Andersson AM, Skakkebaek NE, Juul A (2002) Serum inhibin B, FSH, LH and testosterone levels before and after human chorionic gonadotropin stimulation in prepubertal boys with cryptorchidism. Eur J Endocrin 147: 95–101
Dreuning KMA, et al. (2019) Diagnostic accuracy of preoperative ultrasonography in predicting contralateral inguinal hernia in children: a systematic review and meta-analysis. Eur Radiol 29: 866–876
Dumper J, Mackenzie S, Mitchell P, et al. (2006) Complications of Meckel's diverticula in adults. Can J Surg 49(5): 353–357
Ein SH, et al. (2006) Six thousand three hundred sixty-one pediatric inguinal hernias: a 35-year review. J Pediatr Surg 41(5): 980–986
Elder J (2002) Ultrasonography is unnecessary in evaluating boys with a nonpalpable testis. Pediatrics 110: 748–751
Esposito C, et al. (2016) Current concepts in the management of inguinal hernia and hydrocele in pediatric patients in laparoscopic era. Semin Pediatr Surg 25: 232–240
Fowler R, Stephens FD (1959) The role of testicular vascular anatomy in the salvage of high undescended testes. Aust NZ J Surg 29: 92–106
Grimsby GM et al (2015) Non-absorbable sutures are associated with lower recurrence rates in laparoscopic percutaneous inguinal hernia ligation. J Pediatr Urol 11: 275e1–275e4
Grosfeld JL, et al. (2006) Pediatric Surgery. 6th ed. Vol. 2. Mosby: 1172–1192
Hadziselimovic F, Herzog B (2001) The importance of both an early orchidopexy and germ cell maturation for fertility. Lancet 358: 1156–1157
Hadziselimovic F, Zivkovic D, Bica DTG, Emmons LR (2005) The importance of minipuberty for fertility in cryptorchidism. J Urol 174: 1536–1539
Hawkins RB, Raymond SL, St Peter SD, Downard CD, Qureshi FG, Renaud E, Danielson PD, Islam S (2019) Immediate versus silo closure for gastroschisis: results of a large multicenter study. J Pediatr Surg 55(7): 1280–1285
Hijkoop A, Lap CCMM, Aliasi M, et al. (2019) Using three-dimensional ultrasound in predicting complex gastroschisis: A longitudinal, prospective, multicenter cohort study. Prenat Diagn 39(13): 1204–1212
Hijkoop A, Peters NCJ, Lechner RL, et al. (2019) Omphalocele: from diagnosis to growth and development at 2 years of age. Arch Dis Child Fetal Neonatal Ed 104(1): F18–F23
Hobson D, Spence K, Trivedi A, Thomas G (2019) Differences in attitudes to feeding post repair of Gastroschisis and development of a standardized feeding protocol. BMC Pediatr 19(1): 475
Hutson JM (2007) Treatment of undescended testes – time for a change in European traditions. Acta paediatrica 96: 608–610
Jona JZ (2003) The 'gentle touch' technique in the treatment of gastroschisis. J Pediatr Surg 38(7): 1036–1038
Kaiser MM, Kahl F, von Schwabe C, Halsband H (2000) [Omphalocele and gastroschisis. Outcome – complications – follow-up – quality of life]. Chirurg 71(10): 1256–1262
Kaiser MM, Kohl M, Tafazzoli K, et al. (2007) Delayed primary closure of omphaloceles: A minimal-invasive treatment strategy. Surgery Journal 2(4): 41–44
Kawar B, Siplovich L (2003) Abdominal compartment syndrome in children: the dilemma of treatment. Eur J Pediatr Surg 13(5): 330–333
Kirollos DW, Abdel-Latif ME. (2018) Mode of delivery and outcomes of infants with gastroschisis: a meta-analysis of observational studies. Arch Dis Child Fetal Neonatal Ed 103(4): F355–F363
Koff SA, Sethi PS (1996) Treatment of high undescended testis by low spermatic vessel ligation: an alternative to Fowler-Stephens Technique. J Urol 156: 799–803
Landisch RM, Yin Z, Christensen M, Szabo A, Wagner AJ (2017) Outcomes of gastroschisis early delivery: A systematic review and meta-analysis. J Pediatr Surg. 52(12):1962–1971
Lindgren BW, Franco I, Blick S, et al. (1999) Laparoscopic Fowler-Stephens orchidopexy for the high abdominal testis. J Urol 162: 990–994
Little DC, Shah SR, St Peter SD, et al. (2005) Urachal anomalies in children: the vanishing relevance of the preoperative voiding cystourethrogram. J Pediatr Surg 40(12): 1874–1876
Lupo PJ, Mitchell LE, Jenkins MM (2019) Genome-wide association studies of structural birth defects: A review and commentary. Birth Defects Res 111(18): 1329–1342
Luton D, et al. (2019) A randomised controlled trial of amnioexchange for fetal gastroschisis. BJOG 126(10): 1233–1241
Mack AJ und Rogdo B (2016) Giant omphalocele: current perspectives. Research and Reports in Neonatology 6: 33–39
Münsterer OJ, Gianicolo E (2019) Contralateral processus closure to prevent a metachronous inguinal hernia: a systematic review. Int J Surg 68: 11–19
Nichol PF, Corliss RF, Tyrrell JD, Graham B, Reeder A, Saijoh Y (2011) Conditional mutation of fibroblast growth factor receptors 1 and 2 results in an omphalocele in mice associated with disruptions in ventral body wall muscle formation. J Pediatr Surg 46(1): 90–6
Nuchtern JG, Baxter R, Hatch EI, Jr (1995) Nonoperative initial management versus silo chimney for treatment of giant omphalocele. J Pediatr Surg 30(6): 771–776
Olesen CS et al (2019) Risk of incarceration in children with inguinal hernia: a systematic review. Hernia 23:245–254
Peters NCJ, Hijkoop A, Lechner RL, et al. (2019) The validity of the viscero-abdominal disproportion ratio for type of surgical closure in all fetuses with an Omphalocele. Prenat Diagn 39(12): 1070–1079
Raveenthiran V, Agarwal P (2017) Choice of repairing inguinal hernia in children: open versus laparoscopy. Indian J Pediatr 84: 555–563
Revels JW, Wang SS, Nasrullah A, et al. (2020) An algorithmic approach to complex fetal abdominal wall defects. AJR Am J Roentgenol 214(1): 218–231
Ritzen EM, Bergh A, Bjerknes R, et al. (2007) Nordic consensus on treatment of undescended testes. Acta paediatrica 96: 638–643
Schier F (2006) Laparoscopic inguinal hernia repair – a prospective personal series of 542 children. J Pediatr Surg 41(6): 1081–1084

Shalaby R et al (2018) Fifteen years experience of laparoscopic inguinal hernia repair in infants and children. J Laparoendosc Adv Surg Tech A 28:101–6

Snyder CL (2007) Current management of umbilical abnormalities and related anomalies. Semin Pediatr Surg 16(1): 41–49

Spitz L, Coran AG (1995) Rob & Smith's Operative Surgery: Pediatric Surgery. London: Chapman & Hall Medical

St. Vil D, Shaw KS, Lallier M, et al. (1996) Chromosomal anomalies in newborns with omphalocele. J Pediatr Surg 31(6): 831–834

Van Dorp DR, Malleis JM, Sullivan BP, Klein MD (2010) Teratogens inducing congenital abdominal wall defects in animal models. Pediatr Surg Int 26(2): 127–39

Walker K, Holland AJA. Physical growth, neurodevelopment and cognition outcomes in children with abdominal wall defects: a tale with two endings? Arch Dis Child Fetal Neonatal Ed 104(1): F2-F3

Wenzler DL, Bloom DA, Park JM (2004) What is the rate of spontaneous testicular descent in infants with cryptorchidism? J Urol 171: 849–851

Williams T (2008). Animal models of ventral body wall closure defects: A personal perspective on gastroschisis. Am J Med Genet Part C Semin Med Genet 148C: 186–191

Williams SL, Tkach JA, Rattan MS, South AP, Wessel J, Kingma PS (2019) Feeding Tolerance, Intestinal Motility, and Superior Mesenteric Artery Blood Flow in Infants with Gastroschisis. Neonatology 18: 1–7

KAPITEL

7

Sabine Grasshoff-Derr und Marc A. Levitt

Anus

Die Abbildungen 7.1, 7.4a, b, 7.5, 7.7, 7.8, 7.9, 7.10a–g, 7.11a, b, 7.12a, b sind aus Levitt MA, Peña A (2010) Imperforate anus and cloacal malformations. In: Holcomb GW III, Murphy P (eds.): Ashcraft's Pediatric Surgery. 5th ed. Saunders, Elsevier, 337–359. Mit freundlicher Genehmigung des Verlags.

7.1 Analatresie

Die Analatresie ist ein angeborener Entwicklungsdefekt, der den Enddarm betrifft. Es liegen unterschiedlich lange Strecken der Anal-, Rektum- oder Kolonfehlbildung vor, die meist in einer Fistel auslaufen oder blind enden können. Die Fisteln führen zum Perineum oder zum Urogenitaltrakt.

Die Ätiologie dieser Fehlbildung ist bisher unklar. Als Ursache wird ein Defekt der dorsalen Anteile der Kloakenmembran und der angrenzenden dorsalen Kloake in der 7. bis 8. Postovulationswoche vermutet. Die Schwere der sich entwickelnden Fehlbildung wird durch das Ausmaß des Defekts im dorsalen Bereich der Kloakenmembran bestimmt. Unter Verdacht sind exogene Faktoren wie Thalidomid, Tridione®, Retinolsäure, Insulin und Herbizide. Ein familiär gehäuftes Auftreten wird beobachtet.

Die Analatresie tritt im Rahmen von Syndromen auf (Trisomie 21, Currarino-Syndrom, **Cat-eye-Syndrom,** kaudales Regressionssyndrom).

Die Inzidenz der anorektalen Fehlbildung liegt bei 1 : 5.000 Lebendgeburten. Es ist eine leichte Knabenwendigkeit zu verzeichnen.

7.1.1 Symptomatik und Klinik

Direkt nach der Geburt fällt die fehlende anale Öffnung bzw. eine dystope Öffnung im Bereich des Perineums, ggf. entlang der skrotalen Raphe bis zum Penisschaft oder im Scheideneingangs auf oder es kommt zur mekoniumhaltigen Urinentleerung. Klinisch handelt es sich um einen tiefen Dickdarmileus, der je nach Vorhandensein einer Fistel und deren Durchmesser von unterschiedlicher klinischer Relevanz ist.

Die Analatresien weisen ein weites Fehlbildungsspektrum auf. Seit 2005 werden sie nach therapeutischen und prognostischen Gesichtspunkten klassifiziert. ➤ Tab. 7.1 gibt die gängige internationale Klassifikation von Krickenbeck wieder. In der Hauptgruppe sind die häufigen Malformationen zu finden, in der Nebengruppe werden die selteneren Fehlbildungen mit ihren regionalen Unterschieden aufgelistet.

Tab. 7.1 III. Internationale Klassifikation der Krinkenbeck-Konferenz (Holschneider et al. 2005)

Hauptgruppe Jungen	Hauptgruppe Mädchen
Perineale (kutane) Fistel	Perineale (kutane) Fistel
Rektourethrale Fistel • Bulbär • Prostatisch	Vestibuläre Fistel
Rektovesikale Fistel	Kloake
Anorektale Malformation ohne Fistel	Anorektale Malformation ohne Fistel
Analstenose	Analstenose
Seltene Fehlbildungen/regionale Besonderheiten	
• Pouchkolon • Rektumatresie (< 1 %)/-stenose • Rektovaginale Fistel (< 1 %) • H-Fistel-Typ • Andere	

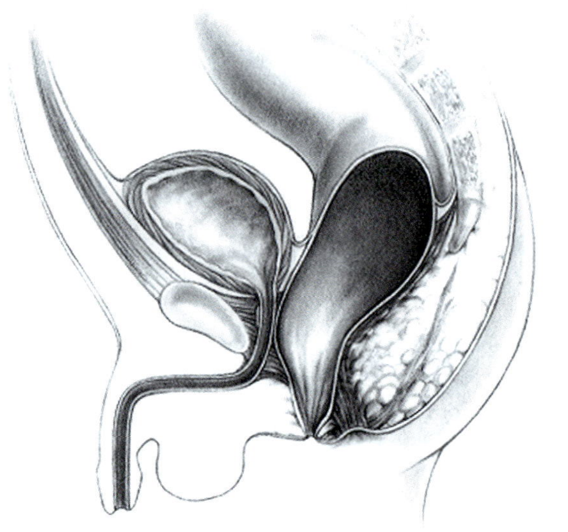

Abb. 7.1 Männliche Fehlbildung der anorektalen Malformationen: rektoperineale Fistel [G974]

Männliche Fehlbildungen

Rektoperineale Fistel

Der größte Teil des Rektums ist innerhalb des Schließmuskelapparats lokalisiert. Nur der tiefste Teil des Rektums ist nach ventral verlagert (➤ Abb. 7.1). Häufig ist keine deutliche Öffnung zu sehen, sondern ein kleiner subepithelialer Gang (➤ Abb. 7.2). Dieser Gang ist meist erst nach Füllung mit Mekonium zu erkennen. In diese Fehlbildungsgruppe gehören auch die Korbhenkel-Malformation und die Analmembran (➤ Abb. 7.3).

Dieser Defekt ist von einer anterioren Analektopie (Antepositio ani) zu differenzieren, bei der es sich um eine Fehllage des Anus, das heißt eine nach ventral verlagerte, normal entwickelte Analöffnung mit einem zirkulären Sphinkterapparat und normalem Muskeltonus handelt.

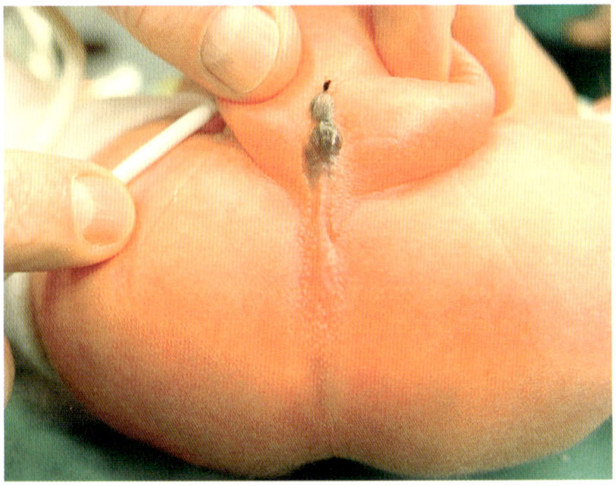

Abb. 7.2 Rektoperineale Fistel: subepithelialer Gang mit Mekonium gefüllt [G974]

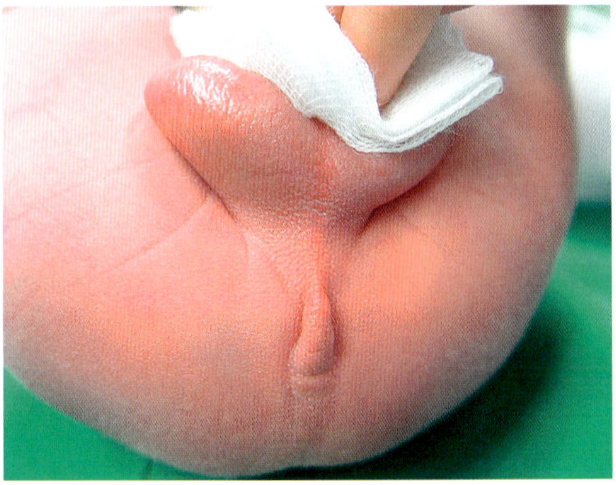

Abb. 7.3 Korbhenkelform/Analmembran [G974]

Rektourethrale Fistel

Dieser Fehlbildungstyp ist der häufigste unter den männlichen Patienten. Die Fistel kann in den unteren Teil der posterioren Harnröhre münden und wird in diesem Fall als rektobulbäre Fistel bezeichnet (➤ Abb. 7.4a). Mündet sie höher, spricht man von der selteneren rektoprostatischen Fistel (➤ Abb. 7.4b). Oberhalb der Fistelmündung teilen sich Rektum und Urethra eine gemeinsame Wand. Je höher die Fistel, desto kürzer ist die gemeinsame Wand. Das Rektum ist teilweise von Levatormuskulatur umgeben. Die Schließmuskulatur liegt unterhalb des Rektums. Die rektobulbäre Fistel ist mit einer gut ausgebildeten Muskulatur, einem normal entwickelten Os sacrum sowie einem deutlich sichtbaren Analgrübchen ausgestaltet und wird von einer gut erkennbaren Glutealfalte begleitet, während die höhere prostatische Fistel durch schlecht ausgebildete Muskulatur, ein atypisch entwickeltes Sakrum und ein abgeflachtes Perineum gekennzeichnet ist.

Blasenhalsfistel

Bei dieser seltenen Fehlbildung (10 %) mündet die Rektumfistel direkt in den Blasenhals (➤ Abb. 7.5). Die Patienten haben aufgrund der schlecht ausgebildeten Levator- und Schließmuskulatur meist eine schlechte Kontinenzprognose. Os sacrum und das gesamte Becken sind meist unterentwickelt.

Analatresie ohne Fistel

Dieser Defekt kommt bei 5 % der Patienten vor und hat eine gut ausgebildete Muskulatur und ein meist gut entwickeltes Os sacrum. Etwa 2 cm oberhalb des Perineums endet das Rektum blind. 50 % der Patienten mit dieser Fehlbildung haben ein Down-Syndrom.

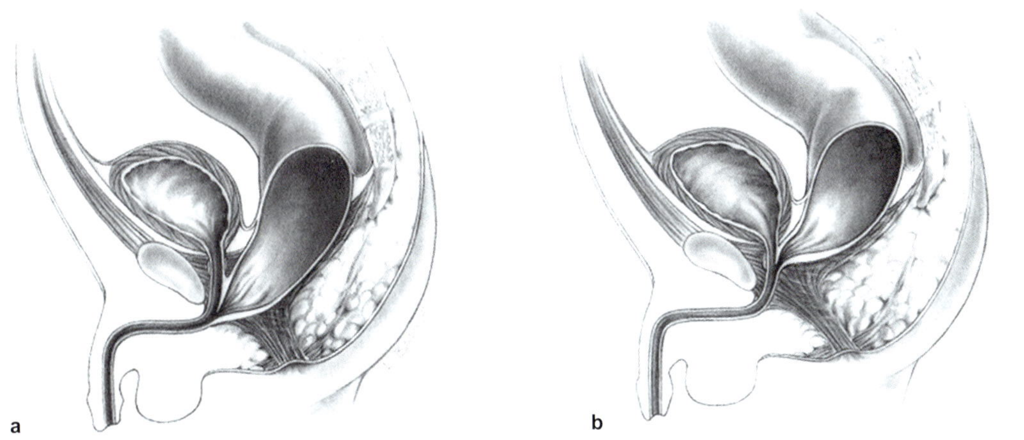

Abb. 7.4 Männliche Fehlbildung der anorektalen Malformationen: rektobulbäre Fistel (a); rektoprostatische Fistel (b) [G974]

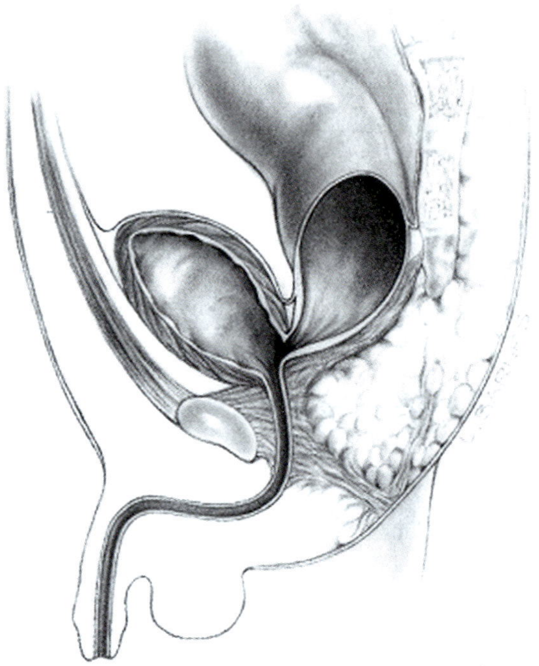

Abb. 7.5 Männliche Fehlbildung der anorektalen Malformationen: Blasenhalsfistel [G974]

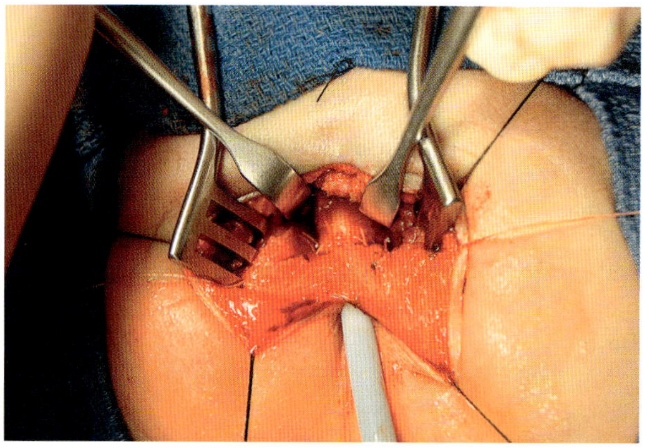

Abb. 7.6 Rektumatresie nach Bildung der Anastomose. Mit freundlicher Genehmigung von Herrn Dr. Levitt. [G974]

Rektumatresie/Rektumstenose

Diese seltene Fehlbildung (1 %) zeigt etwa 1–2 cm oberhalb der Linea dentata einen vollständigen (Atresie) oder partiellen (Stenose) Verschluss des Rektumlumens. Der Anus ist angelegt. Der oberhalb des Verschlusses liegende Enddarmabschnitt zeigt eine Dilatation. Der Sphinkterapparat ist ebenfalls gut ausgebildet (➤ Abb. 7.6). Bei 30 % dieser Patienten findet sich eine präsakrale Raumforderung, diese ist durch Sonografie/MRT präoperativ abzuklären.

Weibliche Fehlbildungen

Rektoperineale Fistel

Diese Fehlbildung ist häufig. Das Rektum ist bis auf den tiefsten Abschnitt im Zentrum des Sphinkterapparats lokalisiert. Nur der unterste Abschnitt ist nach ventral verlagert. Die Distanz zwischen Fistelmündung und Vagina differiert und kann bei größerem Abstand zunächst übersehen werden. Der Schließmuskelapparat ist gut ausgebildet, das Sakrum normal entwickelt (➤ Abb. 7.7).

Rektovestibuläre Fistel

Dies ist die häufigste Fehlbildung bei Mädchen. Durch vorsichtiges Auseinanderziehen der Schamlippen ist die Fistelmündung direkt hinter der Vaginalöffnung in der hinteren Kommissur des Vestibulum vaginae zu erkennen. Sphinktermuskulatur und Os sacrum sind meist gut ausgebildet. In 5 % der Fälle liegen Doppelanlagen des inneren Genitale vor (➤ Abb. 7.8).

Analatresie ohne Fistel

Dieser Defekt wurde bereits für Knaben beschrieben und zeigt bei Mädchen die gleichen guten Anlagen der Muskulatur und des Os sacrum.

Persistierende Kloake

Beschreibung dieser Fehlbildung ➤ Kap. 7.2.

Begleitfehlbildungen

Assoziierte Fehlbildungen kommen bei Patienten mit anorektalen Malformationen zu etwa 65 % vor. Die häufigsten Begleitfehlbildungen betreffen das Harnsystem und die Wirbelsäule.

Etwa 20–54 % der Begleitfehlbildungen betreffen den Urogenitaltrakt. Je komplexer die anale Fehlbildung, desto häufiger sind Fehlbildungen des Harntrakts zu finden. Patienten mit Blasenhalsfistel haben in 90 % der Fälle urogenitale Begleitfehlbildungen. Kinder mit tieferen Defekten (z. B. mit einer perinealen Fistel) haben in weniger als 10 % urologische Auffälligkeiten. In der Neugeborenenperiode sind die Patienten besonders gefährdet, eine Urosepsis und eine metabolische Azidose zu entwickeln. Eine unilaterale Nierenagenesie geht mit einer ungünstigen Prognose für die Kontinenz einher.

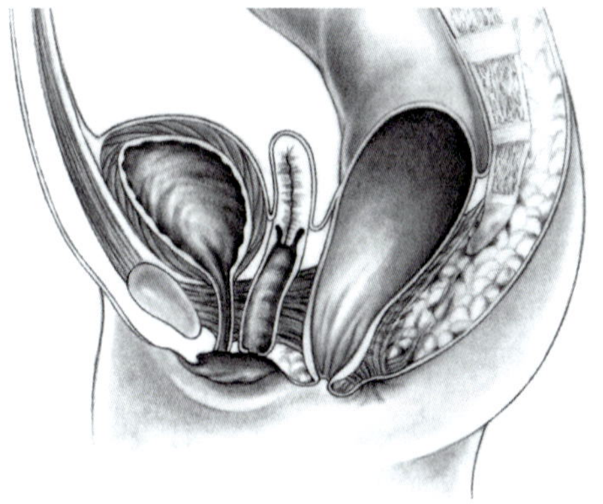

Abb. 7.7 Weibliche Fehlbildung der anorektalen Malformationen: rektoperineale Fistel [G974]

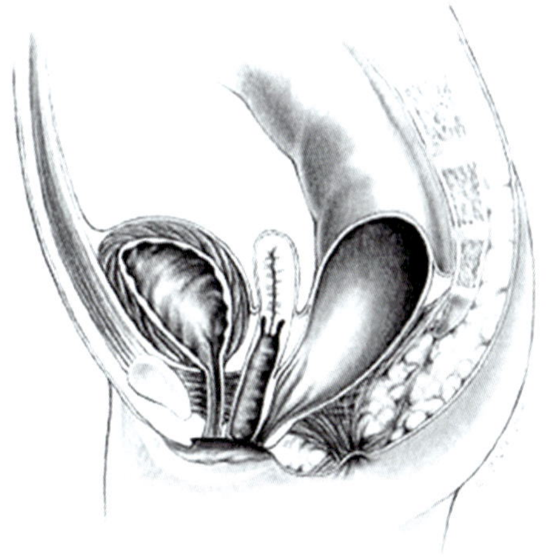

Abb. 7.8 Weibliche Fehlbildung der anorektalen Malformationen: rektovestibuläre Fistel [G974]

Die Skelettfehlbildungen, besonders die Deformitäten des Sakrums sind ebenfalls häufige Begleitfehlbildungen. Sie sind zumeist schlechter dokumentiert. Neben der Abwesenheit einzelner Sakralwirbel kann eine partielle oder komplette Sakrumagenesie auftreten. Die Entwicklung eines Hemisakrums tritt häufig in Verbindung mit einem sakralen Tumor (Dermoid, Meningomyelozele, seltener Teratom) auf. Ein Hemisakrum, aber auch spinale Hemivertebrae sind mit einer schlechten Kontinenzprognose verbunden.

Zur objektiven Beurteilung des Os sacrum kann ein sakraler Quotient in einem Röntgenbild des Beckens anterior-posterior und seitlich ermittelt werden, der eine Prognose bezüglich der Kontinenzentwicklung ermöglicht. Der Quotient wird gebildet aus dem vertikalen Abstand vom untersten Punkt des Iliosakralgelenks zur Spitze des Os sacrum (Os coccygis) und der Strecke zwischen dem höchsten Punkt der Crista iliaca zum untersten Punkt des Iliosakralgelenks. Gesunde Kinder haben einen Quotienten von 0,77. Unter 0,3 ist nicht mit einer Kontinenz zu rechnen.

Eine weitere Begleitfehlbildung mit einer Häufigkeit von etwa 25 % ist das **tethered cord,** eine fibröse Verwachsung des Filum terminale, die zu einem Tiefstand des Conus medullaris und damit zu neurologischen Störungen führen kann.

Weitere Begleitfehlbildungen betreffen das Herz, den Ösophagus und den Darm. In etwa 17 % treten VATER- und VACTERL-Assoziationen auf. Die Akronyme stehen für **V**ertebral, **A**nal, **C**ardial, **T**racheal, **E**sophageal, **R**enal, **L**imb. Dabei müssen mindestens drei der aufgeführten Fehlbildungen vorliegen.

7.1.2 Diagnostik

Die Analatresie fällt direkt nach der Geburt bei der Neugeborenenuntersuchung auf.

In den ersten 24 Stunden muss eine sorgfältige Diagnostik erfolgen, da die grundsätzliche Entscheidung über die operative Behandlungsstrategie nach Ablauf von 24 Stunden getroffen werden muss.

Nach einer genauen körperlichen Untersuchung mit sorgfältiger Inspektion des Perineums kann die Diagnose in mehr als 80 % der Fälle gestellt werden. Entscheidend hierbei ist die in 95 % auftretende Fistel und deren Mündungsstelle. Wie in den Schemazeichnungen oben zu sehen, kann es eine große Hilfe sein, den Austritt von Mekonium über die Fistel abzuwarten.

Die Entscheidung über eine operative Therapie sollte deshalb möglichst erst nach 24 Stunden getroffen werden. Zu diesem Zeitpunkt hat das Mekonium den tiefsten Punkt des Rektums erreicht.

Ist ein Mekoniumaustritt am Perineum zu sehen, kann eine primäre Durchzugsoperation vorgenommen werden.

Im Falle der perinealen Fistel kann, je nach Weite der Fistel, zunächst eine reguläre Stuhlentleerung möglich sein. Liegen Frühgeburtlichkeit, Anpassungsstörungen oder komplexere Begleitfehlbildungen vor, sollte die operative Therapie unter Ausnutzung der perinealen Stuhlentleerung auf einen späteren Zeitpunkt verschoben werden.

Liegt eine rektovestibuläre Fistel ohne Begleitfehlbildungen oder Frühgeburtlichkeit vor, kann je nach Erfahrung des Operateurs eine direkte Durchzugsoperation erfolgen. Diese Operation wird häufig unterschätzt. Eine AP-Anlage und OP nach 8 Wochen ist der sicherste Weg.

Tritt das Mekonium über die Urethra aus oder lässt sich Mekonium im Urin nachweisen, handelt es sich um eine rektourethrale oder um eine Blasenhalsfistel. Hier sollte zunächst ein Kolostoma angelegt werden.

Ist nach 24 Stunden kein Mekoniumabgang zu verzeichnen, wird eine seitliche Röntgenaufnahme in Bauchlage mit angehobenem Becken und in horizontalem Strahlengang durchgeführt. Ist der tiefste Punkt des Rektums dann distal des Os coccygis zu sehen, kann direkt eine posterior-sagittale Durchzugsoperation erfolgen. Ist das Rektum proximal des Os coccygis zu finden oder sind zusätzliche Begleitfehlbildungen des Os sacrum zu erkennen, sollte ein Kolostoma angelegt werden. Es handelt sich dann um eine sehr dünne rektourethrale Fistel oder um eine Blasenhalsfistel, die später durch einen distalen Kontrasteinlauf sichtbar gemacht werden kann.

Bei den Mädchen ist in weniger als 5 % der Fälle keine äußere Fistel sichtbar. Die oben erwähnte Röntgenuntersuchung in Bauchlage ist also nur bei einer sehr kleinen Gruppe von Patienten notwendig. Beträgt der Abstand des luftgefüllten Rektums vom Perineum etwa 2 cm, handelt es sich wahrscheinlich um eine Analatresie ohne Fistel. Dieser Defekt ist bei 90 % der Patienten mit Down-Syndrom und Analatresie zu finden. Ist bei der perinealen Untersuchung nur eine einzige Öffnung sichtbar, handelt es sich um eine Kloakenfehlbildung (➤ Kap. 7.2).

Ist ein Neugeborenes aufgrund seiner Begleitfehlbildungen oder peripartaler Instabilität nicht operationsfähig, kann die Entleerung des Rektums bei rektoperinealer und rektovestibulärer Fistel durch Fisteldehnung und Spülung erfolgen und der operative Zeitpunkt hinausgezögert werden.

In den ersten 24 Stunden erfolgt auch die Abklärung weiterer Fehlbildungen. Mit einer Magensonde wird die Durchgängigkeit des Ösophagus geprüft und gleichzeitig bei sich entwickelndem tiefem Dickdarmileus das Kind vor Aspirationen geschützt. Eine Echokardiografie gibt Aufschluss über Herzfehlbildungen und komplettiert die Diagnostik im Falle einer Ösophagusatresie.

Eine Ultraschalluntersuchung wird bei jedem Kind mit angeborener Analatresie gefordert, um Begleitfehlbildungen der Niere (Hydronephrose) und obstruierende Probleme des ableitenden Harnsystems auszuschließen. Zudem sollten routinemäßig das Abdomen und das kleine Becken untersucht werden, um weitere Begleitfehlbildungen wie z. B. Darmatresien, Doppelanlagen des inneren Genitale sowie sakrale und spinale Fehlbildungen zu diagnostizieren.

7.1.3 Therapie

Kolostomie

Die ideale Kolostomielokalisation bei anorektalen Fehlbildungen liegt am Übergang vom Colon descendens zum Sigmoid. Es sollte eine Trennung der beiden ausgeleiteten Stomata mit einer dazwischenliegenden Hautbrücke erfolgen, um Stuhlübertritt in den distalen Schenkel und damit Harnwegsinfektionen (bei vorhandener rektourethraler Fistel) oder die Ausbildung eines Megarektums zu vermeiden. Das ausgeschaltete distale Kolonsegment muss lang genug sein, um die Durchzugsoperation vornehmen zu können, aber kurzgehalten werden, um den unteren Darmschenkel ausreichend entleeren zu können. Auch muss zur Darstellung der Fistel später bei der Durchführung des Kolon-Kontrasteinlaufs genügend Druck aufgebaut werden können. Außerdem dient ein kurzes distales Segment im Falle einer rektourethralen Fistel dem Ablauf des Urins, ohne dass größere Mengen davon resorbiert werden. Dies kann sonst zur metabolischen Azidose führen. Wird die Kolostomie zu weit proximal angelegt, kommt es zu ungenügender Darmdekompression, was zu einer Dilatation des distalen Schenkels führt und dauerhaft eine irreversible Hypomotilitätsstörung begünstigt. Zudem besteht das Risiko des Anus-praeter-Prolapses (➤ Abb. 7.9).

a
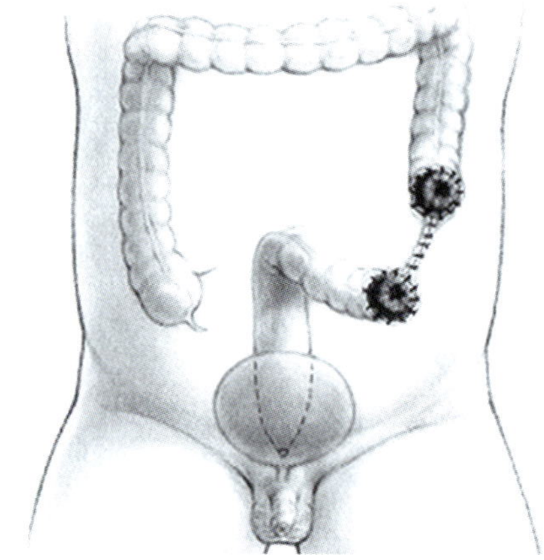
b
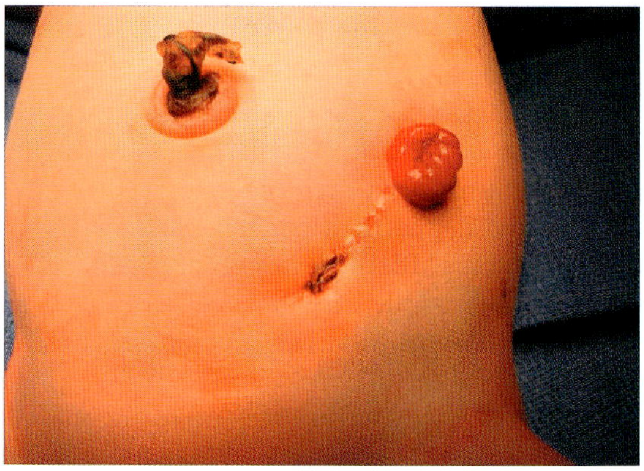

Abb. 7.9 Ideale Position der Kolostomie [G974]

Die Entscheidung zur Anlage eines protektiven Stomas ist von vielen Faktoren abhängig. Alter und Gewicht des Patienten spielen eine Rolle, seine Stabilität postnatal, Begleitfehlbildungen und die genaue anale Diagnose selbst. Je nach Erfahrung des Operateurs und der Sorgfalt in der Diagnostik lässt sich die Operationszahl durch Vermeidung einer Kolostomieanlage um zwei Operationen reduzieren. Demgegenüber stehen die Risiken von perinealer Infektion, Wunddehiszenz, Anastomoseninsuffizienz und Fistelrezidiv. Die Anlage eines Kolostomas ist immer noch der sicherste Weg, um Komplikationen zu vermeiden.

Über den distalen Schenkel des Kolostomas wird für die Planung der Durchzugsoperation ein antegrader Kontrasteinlauf unter Abdichtung mithilfe eines geblockten Blasenkatheters durchgeführt. Nur so kann genügend Druck aufgebaut werden, um durch Hochdruck die vorhandene Fistel darzustellen und auf diese Weise wichtige Detailinformationen zur Klassifizierung des Defekts und zur Operationsvorbereitung zu erhalten. Damit können Komplikationen, die durch aufwändige Präparation bei der Suche nach der Fistel entstehen, vermieden werden.

Operationstechnik

In der Vergangenheit gab es viele verschiedene Operationstechniken zur Korrektur der Analatresie. Seit den achtziger Jahren hat sich die posteriore sagittale Anorektoplastik (PSARP) nach Peña als Korrekturverfahren durchgesetzt.

Unter exakter Darstellung der Sphinktermuskulatur mithilfe eines Muskelstimulators lässt diese Operationstechnik einen exakten Durchzug durch die vorhandene Muskulatur zu und führt bezüglich der Kontinenz zu einem optimalen Ergebnis.

Etwa 90 % aller Defekte beim Jungen können allein mit dieser Technik behoben werden. Nur in 10 % der Fälle kann die Laparotomie oder Laparoskopie wegen einer hohen Fistelmündung (Blasenhalsfistel) notwendig werden.

Dieses Verfahren (PSARP) wird in Bauchlage mit erhöhtem Becken durchgeführt. Ein transurethraler Blasenkatheter wird als Orientierung und zum Schutz der Urethra gelegt. Die Schnittführung erfolgt in der Mittellinie, ebenso die Durchtrennung der Muskulatur. Die Inzision kann vom Sakrum bis zur Fistelöffnung reichen, bei der perinealen Fistel ist häufig eine 2 cm lange Schnittführung von der Fistel bis zur Sphinktermuskulatur notwendig (➤ Abb. 7.10a). Die Präparation in die Tiefe ist vom Defekttyp abhängig. Bei vorhandener Fistel wird diese umschnitten und es wird entlang dieser Fistel bis zum Rektum präpariert. Liegt keine äußere Fistel vor, erfolgt die Präparation von dorsal kommend. Die Rektumhinterwand wird dargestellt (➤ Abb. 7.10b), am tiefsten Punkt des Rektums eröffnet und die Fistel vom Rektumlumen aus dargestellt (➤ Abb. 7.10c). Anschließend wird die Fistel freipräpariert (➤ Abb. 7.10d), verschlossen und das Rektum anschließend soweit mobilisiert (➤ Abb. 7.10e),

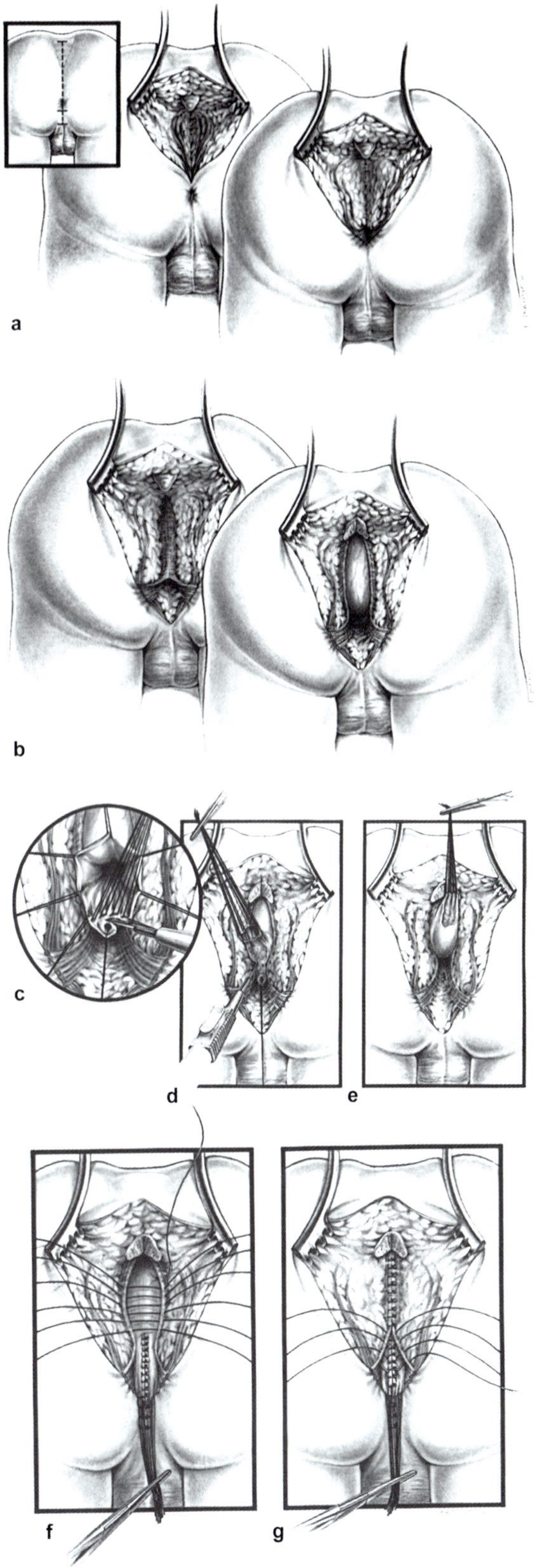

Abb. 7.10 Posteriorer sagittaler Zugang, Korrektur männliche Fehlbildung: rektobulbäre Fistel. Korrektur einer anorektalen Fehlbildung mit rektobulbärer Fistel (a). Darstellung der Rektumhinterwand (b). Eröffnung des Rektums und Darstellung der ventralen Fistel (c). Freipräparation und Verschluss der Fistel (d und e). Durchzug des Rektums durch Levator- und Schließmuskulatur (f und g). [G974]

dass es sich bequem durch die Muskulatur durchziehen lässt. Wichtiger Bestandteil der Operationstechnik ist das Anlegen von multiplen Haltefäden, um so eine bessere und gleichmäßige Wandspannung zu erreichen, welche die Präparation erleichtert. Je nach Höhe des Defekts muss das Rektum teilweise oder komplett durch die Levator- und Schließmuskulatur durchgezogen (➤ Abb. 7.10f und g) und der Enddarm rosettenartig in den Komplex der Sphinktermuskulatur eingenäht werden.

Während der Präparation des Rektums sind bei jedem Subtyp eigene anatomische Merkmale zu beachten. Bei der rektobulbären Fistel besteht eine lange gemeinsame Wand zwischen Rektum und Urethra, die zur Mobilisation des Rektums in zwei Wandschichten aufgeteilt werden muss. Diese gemeinsame Wand ist bei der rektoprostatischen Fistel deutlich kürzer; die Schwierigkeit dieser Operationen liegt dafür in der viel tieferen Präparation auf Höhe der dorsalen Prostata. Durch unkritische Präparation sind eine Denervation der Blase, eine Verletzung des Ductus deferens oder der Samenbläschen möglich. Die Blasenhalsfistel ist von posterior sagittal erheblich schwieriger zu operieren und profitiert von einer laparoskopischen Darstellung der Fistel. Die gute laparoskopische Sicht vermeidet während der Fistelpräparation eine Verletzung der umgebenden Strukturen. Die Fistel, die nahezu senkrecht auf den Blasenhals trifft und sich somit leicht trennen lässt, wird direkt am Blasenhals abgesetzt. Anschließend wird nach sterilem Umlagern des Patienten von posterior sagittal ein Durchzug vorgenommen.

Die Besonderheit bei der Rektumatresie oder Rektumstenose ist der äußerlich normal angelegte Anus und ein teilweiser oder kompletter Verschluss auf einer Höhe von 2 cm. Der Rektumpouch ist nach proximal offen. Hier erfolgt unter direkter Sicht eine End-zu-End-Anastomose (➤ Abb. 7.6).

Bei Mädchen erfolgt die Korrektur der perinealen Fisteln und der Analatresien ohne Fistel in gleicher Weise. Der häufigste Defekt, die rektovestibuläre Fistel, wird dagegen regelmäßig unterschätzt. Auch hier ist ähnlich wie bei den bulbären Urethralfisteln der Knaben eine langstreckige gemeinsame Wand zwischen Rektum und Vagina vorhanden. Diese muss vollständig separiert werden, da ein Durchzug sonst zu Spannung und in der Folge zu Dehiszenz, Retraktion und Stenose der Anastomose führt (➤ Abb. 7.11a, b).

Postoperative Therapie

Eine antibiotische Therapie erfolgt für etwa 2–7 Tage und das Verabreichen antibiotikahaltiger Salben für etwa 1 Woche. Der intraoperativ gelegte Blasenkatheter wird (je nach Atresietyp und operativer Manipulation an der Harnröhre) für 3–7 Tage belassen. Mit der analen Kalibrierung des Neoanus wird 14 Tage nach der Durchzugsoperation begonnen (➤ Tab. 7.2). Das Bougierungsregime sieht eine tägliche Kalibrierung für einen Zeitraum von einem Monat vor. Im folgenden Monat wird der Neoanus jeden zweiten Tag, im 3. Monat zweimal pro Woche und im 4. Monat einmal pro Woche dilatiert. Eine Kalibrierung kann anschließend zweimal im Monat für die nächsten 3 Monate stattfinden. So hat man eine gute Verlaufskontrolle über die Anastomosennarbe und kann den Patienten in diesen Abständen gut nachversorgen. Dies ist besonders bei Patienten mit AP-Anlage, die keine tägliche Defäkation haben, notwendig. Eine Kalibrierung sollte schmerzfrei stattfinden, andernfalls muss eine Bougierung in Narkose erwogen werden.

Der Kolostomaverschluss erfolgt 6–8 Wochen nach der Durchzugsoperation, nachdem der Neoanus gut verheilt und die Dilatation mit der altersentsprechend erwarteten Zielgröße schmerzfrei möglich ist.

Tab. 7.2 Dilatatorgrößen zur Analbougierung bei Kindern

Alter	Hegar-Dilatator (mm)
1–4 Monate	12
4–8 Monate	13
8–12 Monate	14
1–3 Jahre	15
3–12 Jahre	16
> 12 Jahre	17

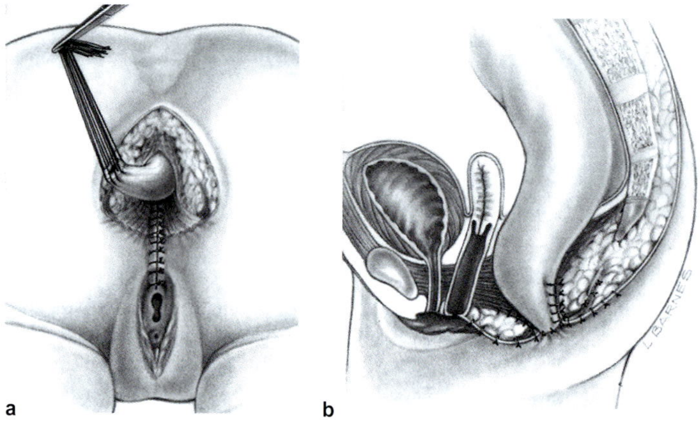
a b

Abb. 7.11 Korrektur weibliche Fehlbildung: vestibuläre Fistel [G974]

7.1.4 Komplikationen, Langzeitverlauf, Folgen

Die häufigste funktionelle Störung nach posteriorer sagittaler Durchzugsoperation ist die Obstipation.

Je besser die Prognose für die Kontinenz, desto höher ist die Inzidenz für die Obstipation. Funktionelle Darmentleerungsstörungen unterschiedlichen Ausmaßes sind bei fast allen Patienten mit Analatresie zu finden. Eine frühzeitige Behandlung von Obstipation und Überlaufenkopresis ist daher dringend erforderlich, um die Entwicklung eines Megarektosigmoids zu vermeiden.

Nach zu früher Beendigung des Dilatationsregimes wurden Analstrikturen beobachtet. Bei rektourethraler Fistel werden nach ausgedehnter Präparation häufig Blasenstörungen beschrieben.

Etwa 25 % der Patienten mit Analatresie sind aufgrund ihrer angeborenen Fehlbildung inkontinent. Ziel ist es, dass die Patienten auch bei Inkontinenz „sauber“ für Urin und Stuhl sind. Dies ist durch intermittierendes Katheterisieren und durch eine einmal täglich durchgeführte retrograde Spülung des Kolons zu erreichen. Die soziale Kontinenz (sauber bleiben für 24 Stunden) wird durch die Verabreichung einer Darmirrigation, diätetische Maßnahmen und Medikamente erreicht und muss bei jedem Patienten individuell angepasst werden (**bowel management**).

Wenn Patienten in der Pubertät größere Unabhängigkeit wünschen, ist dies durch eine antegrade Darmspülung möglich. Hierzu muss ein kontinentes Appendikostoma (MACE, Malone-Stoma) angelegt werden. Über eine kaum sichtbare Verbindung zwischen Bauchdecke (meist Nabel) und Zökum wird der Dickdarm mithilfe eines dünnen Katheters antegrad gespült.

7.2 Kloakenfehlbildung

Diese Fehlbildung tritt bei Mädchen als schwerwiegendster Entwicklungsdefekt der analen Anlagestörungen auf. Die Kloakenfehlbildung zeigt eine fehlende Trennung von Rektum, Vagina und Urethra mit der Folge, dass alle drei Strukturen in einen einzigen Ausführungsgang münden (**common channel;** ➤ Abb. 7.12a, b).

7.2.1 Symptomatik und Klinik

Klinisch fallen die Kinder häufig bereits während der Pränataldiagnostik durch einen Hydrokolpos auf. Postnatal werden die Patientinnen durch einen kennzeichnenden Befund im Perineum mit nur einer Öffnung (Sinus urogenitalis) auffällig.

7.2.2 Diagnostik

Die Diagnose der Kloakenfehlbildung wird klinisch gestellt und sollte bei einem weiblichen Neugeborenen, das mit einer Analatresie auf die Welt gekommen ist und ein kleines äußeres Genitale zeigt, vermutet werden. Durch vorsichtiges Auseinanderspreizen der Labien stellt sich eine einzige perineale Öffnung dar (➤ Abb. 7.13a, b). Diese Untersuchung kann sich etwas schwieriger gestalten, da das äußere Genitale des weiblichen Neugeborenen in den ersten Tagen durch hormonellen Einfluss der Mutter stark geschwollen ist.

Die Länge des gemeinsamen Ausführungsgangs kann sehr unterschiedlich sein, und dementsprechend schlechter entwickelt können Sakrum, Muskulatur und Nerven sein. Man teilt Patientinnen mit dieser Fehlbildung in zwei Gruppen ein: Kloakenfehlbildungen, deren gemeinsamer Ausführungsgang kürzer als 3 cm ist, und solche mit komplexeren Defekten und einer gemeinsamen Ganglänge von mehr als 3 cm.

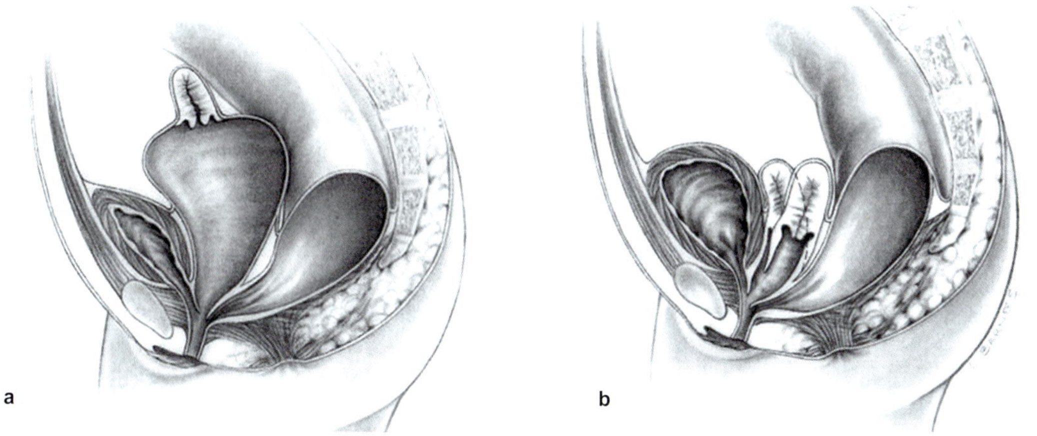

Abb. 7.12 Kloakenfehlbildung Hydrokolpos (a), Doppelanlage (b) [G974]

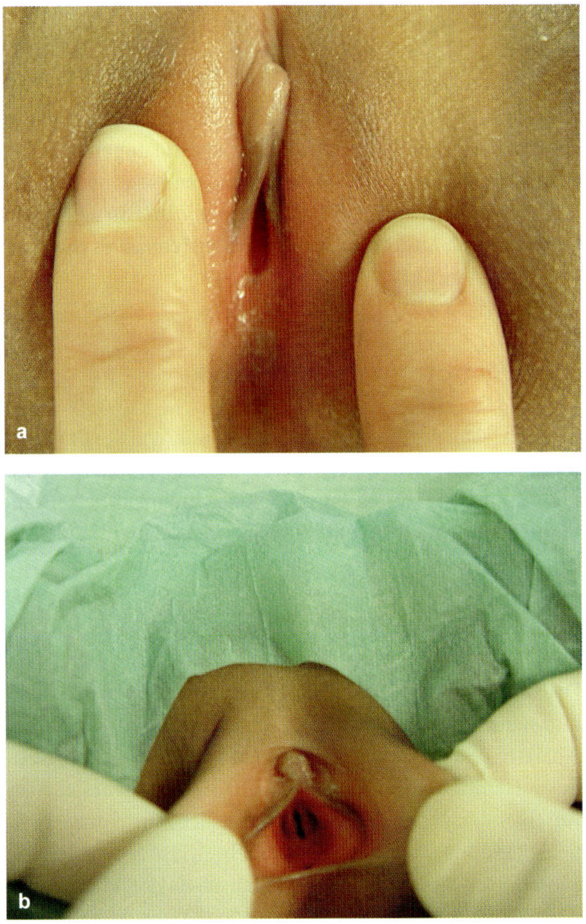

Abb. 7.13 Kloakenfehlbildung: nur eine einzige perineale Öffnung. Spreizen der Schamlippen (a). Die Diagnosestellung ist nur durch eine sorgfältige Inspektion möglich (b). [G974]

Patientinnen mit einem gemeinsamen Gang < 3 cm haben in der Regel ein gut entwickeltes Sakrum, eine adäquat angelegte Muskulatur und eine dementsprechend gute funktionelle Prognose. Patientinnen mit einem gemeinsamen Gang von > 3 cm haben eher eine mäßig bis wenig ausgebildete Muskulatur und eine schlechtere Kontinenzprognose. Die Entwicklung von Defekten knöcherner Strukturen im Bereich der unteren Wirbelsäule kann vergleichsweise stark variieren.

Häufig ist die Vagina stark dilatiert und mit Sekretionsflüssigkeit gefüllt. Dieser sog. Hydrokolpos entsteht durch Abflussbehinderungen an der Vaginaleinmündung in den gemeinsamen kloakalen Ausführungsgang, die durch Doppelanlagen, Vaginalsepten und partielle oder komplette Atresien ausgelöst sein können. Durch pränatale Ultraschalluntersuchung kann diese Größenzunahme der Vagina schon sehr frühzeitig dargestellt werden. Diese Flüssigkeitsansammlung kann zu einer Infektion (Pyokolpos) führen und diese wiederum zu einer Perforation.

Durch die Größenzunahme der Vagina wird das Trigonum vesicae kompromittiert. Dies führt zu Harnstau, Hydronephrose und zur Entwicklung von Megaureteren. Ein Hydrokolpos kann so groß werden, dass Atemprobleme entstehen.

Bei einer Kloakenfehlbildung sollte zur Ergänzung der Diagnostik eine MRT-Untersuchung stattfinden, da hier mit zahlreichen Begleitfehlbildungen zu rechnen ist (zu 90 % liegen urologische Fehlbildungen vor).

7.2.3 Therapie

Bei einer Kloakenfehlbildung ist in der Regel eine Kolostomie erforderlich, die im Colon descendens erfolgen sollte. Dabei ist darauf zu achten, dass die getrennt ausgeleitete distale Kolostomie weit genug proximal angelegt wird, um bei der eigentlichen Durchzugsoperation neben dem Durchzug selbst ggf. auch eine vaginale Rekonstruktion zu ermöglichen. In manchen Kliniken wird die Kolostomie in diesen Fällen an der rechten Flexur angelegt.

Während dieser Operation zur Kolostoma-Anlage muss auch der vorhandene Hydrokolpos entlastet werden. Dies kann durch eine Vaginostomie oder, wenn die Vagina nicht bis zur Bauchdecke reicht, mithilfe eines Katheters drainiert werden. Dabei ist darauf zu achten, dass dieser Katheter bei Doppelanlagen der Vagina beide Hemivaginae drainiert oder durch eine Fensterung im Vaginalseptum den gesamten Hydrokolpos entleert. Durch diese Maßnahmen werden urologische Obstruktionen entlastet, und eine suprapubische Harnableitung ist nicht immer notwendig.

In allen Fällen sollte zur Darstellung und Messung des gemeinsamen Ausführungsgangs vor der eigentlichen Operation eine Endoskopie (Vagino-Urethro-Zystoskopie) vorgenommen werden. Patientinnen mit einem gemeinsamen Ausführungsgang < 3 cm Länge lassen sich in der Regel von posterior sagittal operieren. Die **P**osteriore **S**agittale **A**no-**R**ekto-**V**agino-**U**rethro-**P**lastik (PSARVUP) erfolgt ähnlich wie vorher bei der Durchzugsoperation der Analatresie (PSARP) beschrieben (➤ Kap. 7.1.3). Auch hier wird zunächst das Rektum von dorsal dargestellt, dann von dorsal eröffnet und so der Blick auf den gemeinsamen Ausführungsgang von Rektum, Vagina und Urethra ermöglicht. Nach Einlage eines transurethralen Blasenkatheters erfolgt die Trennung von Rektum und Vagina. Wenn möglich, wird sodann eine totale urogenitale Mobilisierung durchgeführt. Das bedeutet, dass eine Trennung der gemeinsamen Wand zwischen Urethra und Vagina unterlassen, der gemeinsame Ausführungsgang komplett mobilisiert und die Stelle des Konfluens zum Perineum gebracht und dort eingenäht wird.

Etwa 60 % aller Kloakenfehlbildungen können mit dieser Technik operiert werden. Ist der gemeinsame Gang länger als 3 cm, müssen Vagina und Urethra prinzipiell getrennt werden. Die Korrektur ist deutlich aufwändiger und schwieriger und setzt ausreichende Kenntnisse der verschiedenen Vaginalersatzplastiken und große Erfahrungen in rekonstruktiver Kinderurologie voraus.

Auch hier ist als erster Schritt der Operation eine Endoskopie (Zysto-Vaginoskopie) notwendig. Ist die Urethra

(Urethraöffnung bis zum Blasenhals) kürzer als 1,5 cm, ist eine totale urogenitale Mobilisierung nicht sinnvoll, da mit einer Urinkontinenz nicht zu rechnen ist. Der gemeinsame Kanal muss vollständig mobilisiert werden und als Harnröhre bestehen bleiben. Davon ist die Vagina zu separieren und die vaginourethrale Verbindung zu schließen. Die gesamte untere Körperhälfte wird steril abgewaschen, um ein Drehen der Patientin während des Eingriffs möglich zu machen. Von abdominell wird das innere Genitale vom Harntrakt getrennt und die hintere Wand des gemeinsamen Gangs verschlossen. Der gemeinsame Gang wird als Harnröhre verwendet. Die Tubendurchgängigkeit sollte geprüft werden, um bei einseitiger Atresie ggf. die Adnexe zu entfernen. Sind beide Adnexe atretisch, sollten sie belassen und in der Pubertät kontrolliert werden. Je nach Größe der Vagina, dem Vorhandensein einer genitalen Doppelanlage und der Distanz zum Perineum ist jeder Fall individuell zu lösen. Bei kurzer oder atretischer Vagina kann ein vaginaler Ersatz durch Augmentation eines Darmsegments (Rektum, Kolon, Dünndarm) gewonnen werden (Breech 2016, Skerritt 2017). Bei einer Doppelanlage des inneren Genitales ist eine vaginale Schwenktechnik **(vaginal switch)** möglich.

Bei den komplexeren Kloakenfehlbildungen ist der Blasenhals funktionslos. Hier muss über eine Blasenhalsrekonstruktion oder einen permanenten Blasenhalsverschluss entschieden werden. Zur Blasenentleerung wird ein intermittierendes Katheterisieren (CIC) notwendig. Bei Blasenhalsverschluss bedarf es einer Vesikostomie, die im Alter von 3–4 Jahren in eine kontinente Harnableitung umgewandelt wird.

Korrekturen von Kloakenfehlbildungen sollen in einem kinderchirurgischen Zentrum mit ausreichender Erfahrung erfolgen.

Postoperative Therapie

Ein transurethraler Blasenkatheter wird für 2–3 Wochen belassen. Komplexere Malformationen erhalten einen suprapubischen Blasenkatheter. Die anale Dilatation wird wie oben beschrieben durchgeführt. Der Kolostomieverschluss erfolgt wie bei den vorher beschriebenen Analatresien nach 6–8 Wochen. Zu diesem Zeitpunkt kann zur Überprüfung des Operationsergebnisses eine Endoskopie (Zysto-Vaginoskopie) durchgeführt werden.

7.2.4 Komplikationen, Langzeitverlauf, Folgen

Patientinnen nach korrigierter Kloakenfehlbildung brauchen ca. 1–3 Monate, um nach Kolostomieverschluss ein normales Defäkationsmuster zu entwickeln. Obstipierende Kost kann dabei hilfreich sein.

Zur Entleerung der Blase benötigen 20 % der Patientinnen mit einem gemeinsamen Gang < 3 cm Länge und 70–80 % der Patientinnen mit einem gemeinsamen Gang > 3 cm ein intermittierendes Katheterisieren **(clean intermittent catheterization,** CIC). Wundinfekte treten direkt postoperativ auf und heilen meist sekundär aus. Anale Strikturen werden durch Devaskularisierung des Rektums bei der Mobilisierung und durch inkonsequente Analbougierung ausgelöst. Vaginalstrikturen und Fibrosen entstehen durch ungenügende Mobilisierung und Devaskularisierung der Vagina.

Die häufigste Komplikation vor der Einführung der totalen urogenitalen Mobilisierung war die urethrovaginale Fistel.

Die neurogene Blasenstörung kann bei komplexer Fehlbildung angeboren oder durch großzügige Präparation iatrogen entstanden sein.

7

Tab. 7.3 Funktionelle Ergebnisse nach korrigierter anorektaler Malformation (Levitt und Peña 2010)

Fehlbildungsform	Selbstständige Darmentleerung (%)	Stuhlschmieren (%)	Stuhlkontinenz (%)	Obstipation (%)	Urininkontinenz (%)
Perineale Fistel	97	12	85	51	0
Rektumatresie/-stenose	100	25	75	63	0
Vestibuläre Fistel	89	36	71	57	3
Analatresie ohne Fistel	79	45	67	51	6
Rektobulbäre Fistel	81	54	52	64	8
Rektoprostatische Fistel	66	78	30	46	8*
Kloake: < 3 cm *common channel*	64	68	47	40	28*
Kloake: > 3 cm *common channel*	39	93	18	33	80
Blasenhalsfistel	21	95	25	18	17
Gesamt	70	60	55	48	18

* Alle Patienten sind trocken mit intermittierendem Katheterismus.

Die Therapie bei Inkontinenz und Obstipation entspricht der bei der Analatresie.

Da die Patienten mit persistierender Kloakenfehlbildung ein breites Spektrum an Defekten aufweisen, werden sie je nach Stuhl- und Urinkontrolle unterteilt. Dabei spielt die Länge des gemeinsamen Gangs eine entscheidende Rolle (➤ Tab. 7.3).

7.3 Kloakenekstrophie

7.3.1 Ätiologie und Inzidenz

Die schwerste Form der ventralen Bauchwanddefekte ist die Kloakenekstrophie. Sie wurde früher auch als vesikointestinale Fissur bezeichnet. Die Kloakenekstrophie zählt zu den seltenen Fehlbildungen, die auf der ungünstigen Seite des Epispadie-Ekstrophie-Komplexes (EEC) liegen.

Diese komplexe Mittellinienfehlbildung ist durch eine Ausstülpung des Urogenital- und Intestinaltrakts gekennzeichnet.

Das Krankheitsbild wird im OEIS-Komplex (**O**mphalozele, **E**xstrophie der Blase, **i**mperforate anus (Analatresie), **S**pinaldefekte) zusammengefasst.

Die Inzidenz der Kloakenekstrophie wird mit 1 : 200.000 bis 400.000 Geburten angegeben. Drei bis fünf Neugeborene werden pro Jahr in Deutschland mit dieser Fehlbildung geboren.

Die Ätiologie ist bisher nicht endgültig geklärt. Es handelt sich um eine komplexe Störung in der Entwicklung und dem Zusammenwachsen des Mesoderms sowie der Kloakenmembran in der frühen Embryonalentwicklung. Im Tierexperiment führten teratogene Noxen zur Entwicklung einer Kloakenekstrophie.

7.3.2 Symptomatik und Klinik

Das Krankheitsbild zeigt ein weites Spektrum an Fehlbildungen. Es ist durch einen zentral liegenden ekstrophierten Darm und zwei seitlich davon positionierte ekstrophierte Blasenhälften gekennzeichnet. Oberhalb der Ekstrophie liegt in den meisten Fällen (> 90 %) eine Omphalozele vor (➤ Abb. 7.14; ➤ Abb. 7.15). Meist ist der Ileozökalbereich betroffen. In beiden Blasenfeldern ist eine Ureteröffnung gelegen. Die Ostien des offenliegenden Darms sind proximal dem zuführenden Dünndarmanteil (meist terminales Ileum) und distal dem aboralen Darmabschnitt (meist Kolon, wenn vorhanden) zuzuordnen. Zusätzlich liegt eine Analatresie vor, d. h., das Rektum endet blind. Darüber hinaus bestehen Spinaldefekte unterschiedlicher Ausprägung. Das äußere Genitale ist gespalten. Bei Mädchen liegt eine gespaltene Klitoris, bei Jungen ein gespaltener, meist verkürzter Phallus vor. Häufig bestehen zusätzlich inguinale Hernien und retinierte Hoden. Neben intestinalen Doppelanlagen (z. B. Appendix) werden häufig

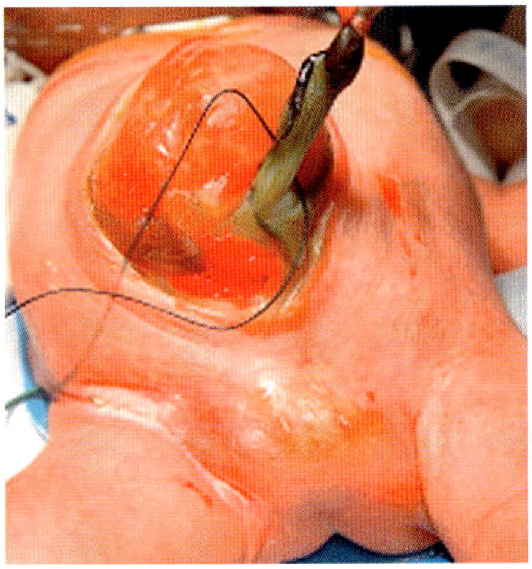

Abb. 7.14 Kloakenekstrophie [G974]

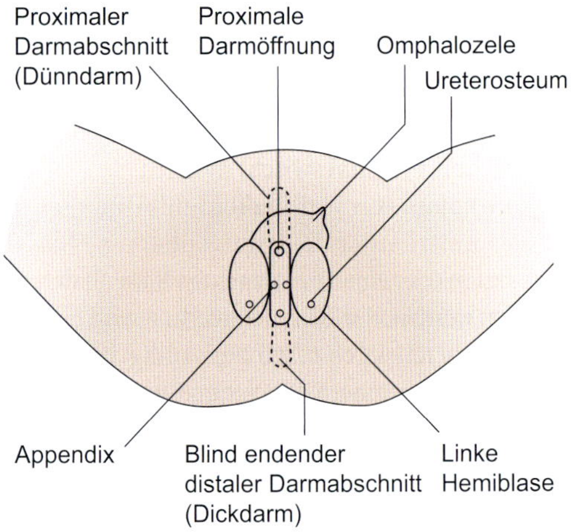

Abb. 7.15 Schematische Darstellung der Kloakenekstrophie [L157]

auch Doppelanlagen des inneren Genitale (Uterus bicornis, Vaginalduplikatur) beobachtet. Die Symphyse klafft.

Noch viel seltener wird die „gedeckte Ekstrophie" (covered exstrophy) beobachtet, deren Besonderheit die durch Haut oder intakte Bauchwand überdeckte Kloakenekstrophie ist.

Begleitfehlbildungen

Die Erkrankung tritt häufig mit assoziierten, meist kardiovaskulären und spinalen Fehlbildungen auf. Daneben stehen Defekte der Wirbelsäule, urogenitale, weitere intestinale sowie Extremitätenfehlbildungen.

7.3.3 Diagnostik

In der 16. bis 20. Schwangerschaftswoche kann die pränatale Diagnose dieser Fehlbildungen gestellt werden. Diese frühe Pränataldiagnostik macht eine rechtzeitige Information der

Eltern möglich und gibt dem Ärzteteam die Chance für eine gute Planung der postpartalen Therapie. Ein Schwangerschaftsabbruch ist bei schwerer Fehlbildung zu diskutieren.

Nach Durchführung einer Amniozentese oder Karyotypisierung wird das Geschlecht zunächst unter Vorbehalt genannt, da bei einer schweren Genitalfehlbildung eine Geschlechtsumwandlung abwogen werden kann.

Die Entbindung sollte direkt in einem „Kompetenzzentrum" stattfinden oder das Kind nach der Geburt dorthin verlegt werden. Notfallmäßige Eingriffe sind nicht erforderlich und zu vermeiden.

Die Zusammenarbeit von Kinderchirurgen, Kinderurologen, Orthopäden, Neurochirurgen und Neonatologen ist bei dieser schweren Fehlbildungsform erforderlich.

Die Diagnostik besteht aus der genauen klinischen Untersuchung des Neugeborenen zur vollständigen Erfassung des gesamten Fehlbildungstyps. Dabei ist große Sorgfalt auf die Erkennung der Begleitfehlbildungen zu legen. Falls bis dahin nicht stattgefunden, ist eine Bestimmung des genetischen Geschlechts vorzunehmen.

Röntgenaufnahmen von Thorax, Wirbelsäule und Becken werden als Screeninguntersuchung durchgeführt.

Die Ultraschalluntersuchung dient der Ermittlung von Fehlbildungen des oberen Harntrakts, zum Ausschluss spinaler Defekte und zur Abklärung des inneren Genitale. Eine MRT-Untersuchung sollte zusätzlich veranlasst werden.

Danach erfolgt die Festlegung des Therapieplans, der individuell für jeden einzelnen Patienten erstellt wird.

7.3.4 Therapie

Die funktionelle Rekonstruktion ist weltweit als Goldstandard akzeptiert.

Direkt nach der Geburt müssen Omphalozele und ekstrophierte Organe vor Austrocknung und Verletzung geschützt werden. Dazu werden sie mit Kochsalz befeuchtet und in eine sterile Plastikhülle eingepackt. Die erste Operation wird in den ersten Lebenstagen durchgeführt und sieht den Verschluss von Omphalozele und Blase vor. Hierzu wird zunächst das zwischen den Blasenhälften gelegene Darmfeld mobilisiert, unter Erhaltung der Appendix tubularisiert, mit dem Dickdarmrelikt anastomosiert und der Dickdarm distal als endständiges Stoma ausgeleitet. Dann werden die Blasenhälften miteinander verbunden und die Blasenplatte verschlossen. Alle vorhandenen Kolonabschnitte müssen in die Darmkontinuität einbezogen werden, um Flüssigkeits- und Elektrolytverschiebungen, Mangelernährung, Dehydratation und metabolischer Azidose vorzubeugen.

Zwischen dem zweiten und achten Lebensjahr sollte die Blasen- und Darmkontrolle angestrebt werden. Zu diesem Zeitpunkt ist über einen Blasenhalsverschluss oder eine Blasenhalsrekonstruktion zu entscheiden.

Die Darmrekonstruktion hängt von der Fähigkeit des Patienten ab, festen Stuhl zu produzieren. Um diese Fähigkeit exakt zu testen, ist ein Darmtraining (Bowel-Management-Programm) notwendig, das über das Stoma täglich verabreichte Einläufe, zusätzlich ggf. obstipierende Kost und die Darmmotilität reduzierende Medikamente vorsieht. Wenn sich dadurch der Darm für 24 Stunden sauberhalten und somit eine soziale Kontinenz erreichen lässt, ist die Voraussetzung für eine perineale Durchzugsoperation gegeben.

Zeigt das Darmtraining keinen Erfolg, ist dies eine Kontraindikation für eine Durchzugsoperation, auch wenn der Patient ein gut ausgebildetes Sakrum und eine kräftige Sphinktermuskulatur zeigt.

Funktionelle und kosmetische Konstruktionen/Rekonstruktionen des äußeren Genitale werden in einem zweiten Schritt meist im 6. bis 9. Lebensmonat vorgenommen. Dabei stellt die Konstruktion des männlichen Genitale eine besondere Herausforderung dar. Bei Mädchen sind genitale Rekonstruktionen meist mit 3–4 Jahren indiziert. Bis zum Beginn der Pubertät sind die Doppelanlagen des inneren Genitale zu korrigieren. Eine vaginale Konstruktion kann aus verschiedenen Geweben (Blasenschleimhaut, Dünn-, Dickdarm, lokal gestielte Lappen) erfolgen.

Operative Korrekturen von Begleitfehlbildungen werden je nach Dringlichkeit in den zu Anfang erstellten Behandlungsplan eingebaut.

7.3.5 Komplikationen, Krankheitsverlauf, Folgen

Regelmäßige Nierenfunktionskontrollen, Ultraschalluntersuchungen des oberen Harntrakts und Abklärungen der metabolischen Situation sind erforderlich. Patienten mit kurzen Dünn- und Dickdarmabschnitten sind gerade in der Kleinkindzeit immer wieder anfällig für Flüssigkeitsverluste und Elektrolytverschiebungen.

Regelmäßige neurologische Untersuchungen sollten stattfinden, um ein **tethered cord** rechtzeitig zu diagnostizieren und den Patienten einer pädiatrisch-neurochirurgischen Betreuung zuzuführen.

Das Ausmaß der psychischen Probleme insbesondere bei Patienten mit Geschlechtskonversion ist zu keinem Zeitpunkt zuverlässig abzuschätzen. Hier ist man nach den Erfahrungen aus der Vergangenheit sehr viel zurückhaltender geworden.

In den letzten Jahrzehnten hat sich die Überlebenschance der Patienten von 50 % in den 1970er-Jahren auf jetzt 83–100 % deutlich verbessert. Die Erfolge sind nicht nur auf die verbesserte Operationstechnik, sondern vor allem auf ein interdisziplinäres Gesamtkonzept zurückzuführen. Dadurch sind neben Verbesserungen der enteralen und parenteralen Ernährung die Trennung des Gastrointestinal- und Urogenitaltrakts sowie die Einbeziehung des Dickdarms in die Darmkontinuität möglich geworden. Durch die Rekonstruktion, ggf. mit

Bildung einer kontinenten Harnableitung und Durchzug des Restkolons, sind die Voraussetzungen für eine soziale Kontinenz gegeben. Vielen Patienten wurde dadurch die Möglichkeit geschaffen, unabhängig und als stomafreier Erwachsener durch Selbstkatheterismus (CIC) trocken und durch Darmtraining (Bowel Management) und gezielten Stuhlgang sozial kontinent zu sein. Einige der Patienten entscheiden sich in der Adoleszenz für ein endständiges Stoma, da erhebliche Komplikationen des Darms (Funktionsstörungen, multiple Darm-Re-Operationen, rezidivierende Enteritiden) ihr Leben stark beeinträchtigen.

Psychosozial und psychosexuell finden dank der modernen Rekonstruktionstechniken die funktionell und kosmetischen Ergebnisse Akzeptanz und etwa die Hälfte der männlichen Patienten sind sexuell aktiv, bei den weiblichen Patienten sind es etwa 80 %.

7.4 Sonstige perianale Erkrankungen

7.4.1 Analfissuren

Eine Analfissur ist ein Einriss in die Haut und Schleimhaut des Analkanals. Üblicherweise treten Analfissuren mit Blutung und perianalem Schmerz während der Defäkation auf. Akute oberflächliche Einrisse sind in der frühen Kindheit gerade nach Ernährungsumstellung auf festere Kost oft zu beobachten und der häufigste Grund für hellrote frische Blutungen aus dem Anus. Bei älteren Kindern ist die Ursache meist eine Obstipation oder die Passage von hartem Stuhl, die zum mechanischen Einriss führen. Tritt die Fissur zusammen mit Diarrhö auf, ist eine chemische Verbrennung durch den alkalischen Stuhl ursächlich für die Schmerzen und die Entzündung. Jede Defäkation bereitet bei dieser Konstellation Schmerzen, sodass die Kinder versuchen, diesen Schmerz zu vermeiden, indem sie die nächste Stuhlentleerung unterdrücken, was eine Obstipation begünstigt oder noch verstärkt.

Fissuren sind meist in der hinteren Mittellinie (6'SSL) distal der Linea dentata zu finden. In der Regel liegt ein erhöhter Sphinktertonus vor. Eine schlecht verheilte Fissur kann sich entzünden und in ein chronisches Ulkus übergehen. In diesem Stadium sind ein entzündlich umschriebenes Hautareal distal der Fissur und eine mehr proximal gelegene hypertrophierte Analpapille zu sehen. Fissuren können auch ventral (12'SSL) zu finden sein. Sie können einzeln oder multipel auftreten. Sind sie lateral lokalisiert, handelt es sich meist um Patienten mit einer Crohn-Erkrankung oder einer Immunschwäche.

Die Anamnese ist typisch. Das Kind weint bei jedem Stuhlgang. Dieser wird von den Eltern als fest und mit frischblutigen Auflagerungen beschrieben. Die Diagnose wird durch die rektale Untersuchung gestellt, bei der die Haut rund um den Anus leicht angespannt wird, sodass ein Blick bis zur Linea dentata ohne Proktoskopie möglich ist.

Akute Fissuren im Kindesalter benötigen nur selten eine operative Versorgung. Durch stuhlauflockernde Nahrungsmittel und Medikamente, Laxanzien und Sitzbäder heilen sie innerhalb von 10–14 Tagen ab.

Chronische Analulzera bei älteren Kindern können bereits der erste klinische Hinweis auf eine sich entwickelnde entzündliche Darmerkrankung sein. Sie sprechen gut auf eine Therapie mit Metronidazol an. Der erhöhte Analsphinktertonus kann medikamentös behandelt werden. Botulinumtoxin und Nitroglyzerinpräparate zeigen gute Erfolge. Schmerzlindernde Salben nach jedem Stuhlgang verschaffen Besserung. Chronische Ulzera müssen exzidiert werden. Die Rezidivrate liegt unter 5 %.

7.4.2 Analabszesse

Perianale Infektionen und Abszesse kommen bei Kindern unter einem Lebensjahr häufig vor und betreffen Mädchen und Jungen gleichermaßen. Die Ursache der oberflächlichen Abszesse ist meist eine superinfizierte Windeldermatitis. Staphylokokken oder gramnegative Keime lassen sich durch intraoperativ gewonnene Abstriche nachweisen. Nach dem ersten Lebensjahr sind mehr Jungen betroffen. Die Infektion geht jetzt von den Krypten aus und reicht in den Analkanal oder in das perirektale Gewebe mit Ausläufern transsphinktär in das Subkutangewebe, den Levatormuskel oder das Ischiorektalgewebe (➤ Abb. 7.16). Hier sind ursächlich meist anaerobe Darmkeime zu finden. Diese tiefer gelegenen Abszesse können den ersten Hinweis auf eine Crohn-Erkrankung liefern.

Die Diagnose eines Abszesses erfolgt klinisch aufgrund eines eindeutigen Befunds mit einer erythematösen, entzündlich fluktuierenden Schwellung perianal (➤ Abb. 7.17). Sehr ober-

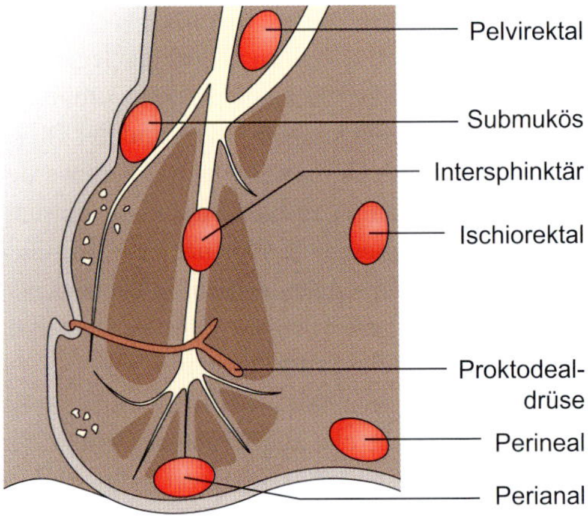

Abb. 7.16 Abszesslokalisationen [L157]

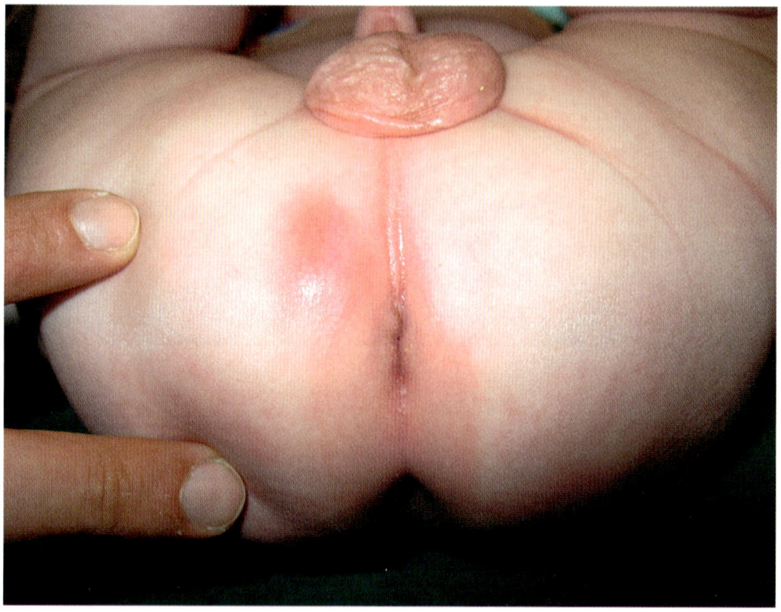

Abb. 7.17 Perianaler Analabszess [G974]

flächliche Befunde, die gerade im Entstehen sind, können konservativ durch Sitzbäder behandelt werden.

Die meisten Abszesse müssen jedoch chirurgisch versorgt werden. Die Therapie der Wahl ist die Inzision und die Einlage einer Lasche bzw. bei den tiefergelegenen Abszessen einer Drainage. Der Eingriff findet in Allgemeinanästhesie statt. Eine antibiotische Therapie ist üblicherweise nicht notwendig. Es erfolgt eine lokale Behandlung nach jeder Defäkation. Ein Drittel der Patienten zeigt Rezidive. Etwa 50 % der Patienten mit perianalen Abszessen entwickeln (oder haben bereits) anale Fisteln.

Perirektalabszesse werden durch eine sorgfältige, rektale Untersuchung diagnostiziert. Die Patienten erhalten eine sofortige Abszessinzision und Drainage und eine systemische antibiotische Therapie. Die meisten Abszesse heilen prompt, neigen aber auch zu Rezidiven.

7.4.3 Analfisteln

Eine Analfistel entwickelt sich klassischerweise aus einem Kryptenabszess, der sich zur Perinealhaut ausgedehnt hat. Sie kann aber auch das Ergebnis eines Perianalabszesses oder einer chronischen Infektion des Anorektums sein. Aus rudimentär angelegten entzündeten Proktodäaldrüsen bildet sich zusammen mit den Analkrypten eine pathologisch-anatomische Einheit. Im Embryonalstadium finden sich noch zahlreiche Analdrüsen, im Erwachsenenalter sind sie nur noch selten zu finden. Die Ursache der Infektion ist im Einzelfall nicht zu klären. Prädisponierende Faktoren sind anatomische Gegebenheiten der Analregion (verlängerte Analsinus als Überreste einer Proktodäalmembran oder vertiefte Analtaschen als Ursache für Kotstau). Wegen der tonsillenähnlichen Schutzfunktion der Analdrüsen treten kryptogranuläre Entzündungen im Rahmen systemischer Erkrankungen oder nach Allgemeininfekten auf. Es besteht eine Prädominanz für Jungen. Säuglinge haben oft mehrere wiederkehrende perineale Infekte, die durch eine Entzündung der Proktodäaldrüse zu einer Abszedierung mit Ausbreitung in verschiedene Sphinkterbereiche führen können. Es kann zu einer Spontanentleerung kommen. Die Fistel verläuft normalerweise zwischen internem und externem Sphinkter (intersphinktär) oder durchzieht den Sphinkter (transsphinktär) und eröffnet sich zur Perinealhaut hin. Proximale Ausdehnung oder supralevatorische Abszesse sind bei Kindern ungewöhnlich (➤ Abb. 7.17). Die Fistelöffnung befindet sich in der Regel lateral des Anus und dehnt sich radiär von der perinealen Hautöffnung zur betroffenen Krypte im Analkanal aus.

Die Behandlung der Fisteln erfolgt chirurgisch durch Fistelotomie oder Fistelektomie mit oder ohne Kryptektomie. Die meisten Kinderchirurgen tendieren zur Fistelotomie und öffnen den Fistelgang der Länge nach unter Vollnarkose. Dazu wird eine kleine Sonde in den Fistelgang eingeführt, das darüberliegende Gewebe bis zur dazugehörigen Krypte hin eröffnet und der Wundgrund kürettiert. Die Wunde heilt sekundär, eine Tamponade erfolgt nicht länger als zwei Tage. Eine offene Behandlung mit Sitzbädern schließt sich an. Ist ein Fistelgang gut entwickelt mit entzündlicher Reaktion und Granulationsgewebe, kann der gesamte Gang exzidiert werden. Hohe transsphinkterische Fisteln werden mit einem Loop versehen. Die Wunde wird üblicherweise offengelassen oder nur lose abgedeckt. Sitzbäder, eine gute Wundversorgung, elterliche Unterstützung und eine den Stuhl weichmachende Therapie lassen die Wunde innerhalb weniger Tage abheilen. Eine systemische Antibiotikatherapie ist in der Regel nicht notwendig.

7

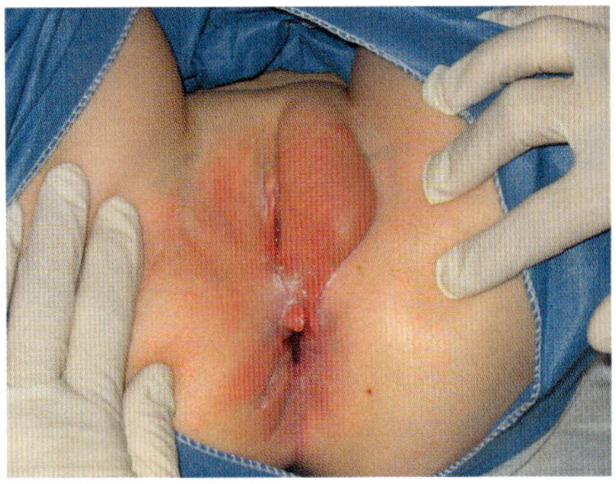

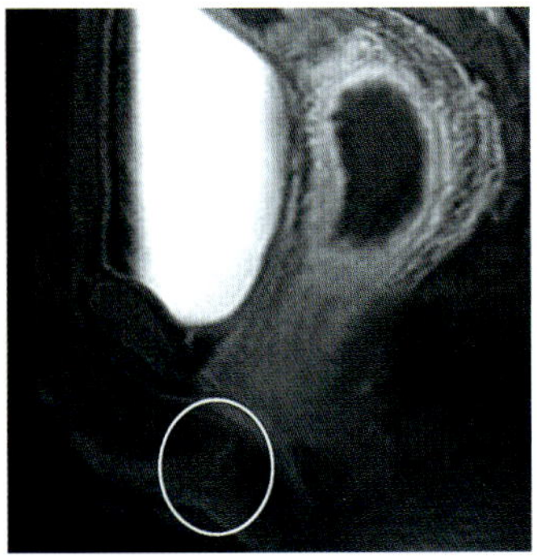

Abb. 7.18 Crohnfistel. Mit freundlicher Genehmigung von Frau Dr. Dick, Universitätsklinikum Würzburg. [P879]

7.4.4 Anal-/Rektumprolaps

Der Rektumprolaps ist ein sehr häufiges selbstlimitierendes Problem bei kleinen Kindern. Das typische Erkrankungsalter liegt zwischen 1 und 3 Jahren – eine Zeit, in der die Rektummukosa relativ locker auf der darunterliegenden Muskulatur liegt. Die perineale Muskulatur entwickelt sich im Hinblick auf die Kontinenz und das Sauberwerden (Toilettentraining), und die Abflachung des Sakrums richtet den intraabdominellen Druck gegen den Anus anstatt gegen die geschützte Beckenhöhle aus. Das Beckenperitoneum wird gestreckt mit einem tiefen Douglaspouch und die Levatorschlinge gedehnt, was dem Rektum die Hernierung über den Anus erlaubt.

Der Prolaps kann mukös sein, nur 2–3 cm der Mukosa umfassen, oder die gesamte Rektumwand betreffen. Der typische Rektumprolaps ist eine nach außen gestülpte geschwollene Mukosarosette, posterior meist etwas länger ausgeprägt als anterior. Der Mukosaprolaps hat üblicherweise radiäre Falten, während der häufigere Vollwandprolaps zirkuläre Falten in der prolabierten Mukosa zeigt.

Jungen und Mädchen sind gleich häufig betroffen (➤ Abb. 7.19).

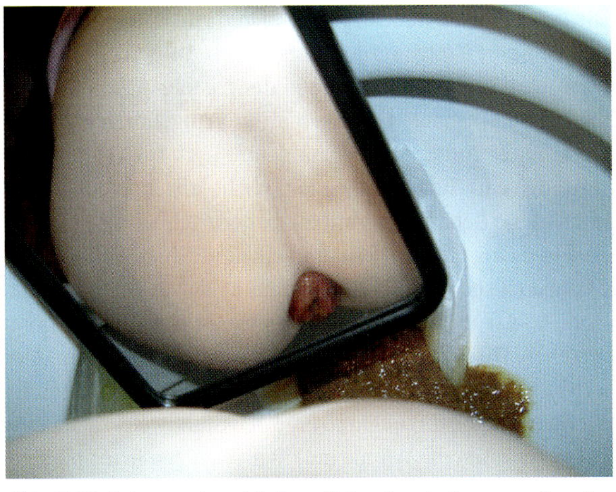

Abb. 7.19 Rektumprolaps. Mit freundlicher Genehmigung von Frau Dr. Dick, Universitätsklinikum Würzburg. [P879]

Der Prolaps kann mit Schleimhautblutungen einhergehen, die aber nicht so stark sind wie bei einer Polypenblutung. Eine selten vorkommende Sigmoidinvagination stellt sich ähnlich dar. Dieser Unterschied sollte bei der rektalen Untersuchung geklärt werden.

Die Ursache des Prolapses ist meist idiopathisch. Die Diagnose wird aufgrund des oben beschriebenen rosettenartigen Befunds, wie er nach einer Defäkation zu sehen ist, gestellt. Der Prolaps kann sich spontan lösen oder manuell reponiert werden. Ausgelöst wird er meist durch Schreien, Anstrengung, Durchfallerkrankungen oder Obstipation. Kinder mit neuromuskulären Problemen wie Meningomyelozele oder Blasenekstrophie zeigen häufiger einen Prolaps. Jede Form von erhöhtem Stuhldrang wie bei Parasiteninfektion, Proktitis, Polypen und entzündlichen Darmerkrankungen kann zu einem Prolaps führen. Patienten mit Mukoviszidose leiden häufiger an einem Rektumprolaps. Deshalb sollte bei allen Patienten mit einem Rektumprolaps eine zystische Fibrose ausgeschlossen werden. Eine rektale Untersuchung wird durchgeführt, und falls rektale Blutungen berichtet werden, muss auch der Ausschluss von Polypen erfolgen (Proktoskopie, Koloskopie, Kontrasteinlauf).

Da der Prolaps meist nur von sehr kurzer Dauer ist, wird die Diagnose manchmal nur durch die Beschreibung der Eltern gestellt werden können. Bei manchen Kindern tritt ein Prolaps nach jedem Stuhlgang und speziell bei Säuglingen nach intensiven Schreiepisoden oder starkem Husten auf.

Ein akuter Prolaps kann vor dem Auftreten von Schwellung und Ödem einfach gelöst werden. Mit einer feuchten Kompresse wird vorsichtig auf den oberen Teil des hernierten Darms gedrückt. Bei Ödembildung ist ein leichtes Komprimieren notwendig, ehe der Darm zurückgedrückt werden kann. Bei häufigem Auftreten erlernen die Eltern das sofortige Reponieren. Körperliche Anstrengung sollte vermieden werden. Bei Diarrhö, Obstipation, Mukoviszidose oder Parasiten sollte eine medikamentös unterstützende Therapie bzw. eine Therapie des Grundleidens erfolgen und ein gerade begonnenes Toilettentraining auf einen späteren Zeitpunkt verschoben werden. 1–2 Monate nach begonnener Therapie ist das Problem meist überwunden. Bleibt der Prolaps über Monate bestehen, ist eine Operation zu erwägen. Es gibt zahlreiche Operationstechniken, von denen sich im wissenschaftlichen Vergleich keine Methode besonders hervorhebt.

Eine submuköse ein- bis zweimalige Injektionsbehandlung mit einem sklerosierenden Mittel, eine der hämorrhoidalen Sklerotherapie vergleichbare Technik, kann Abhilfe schaffen und unter Narkose durchgeführt werden. Nachuntersuchungen zeigen eine 90-prozentige Erfolgsrate. Komplikationen wie Blutungen, Infektionen, Strikturen und Abszesse sind selten. Ein die ganze Darmwand betreffender Rektumprolaps ist gegen die konservative Therapie meist resistent. Hier seien die posteriore präsakrale Rektopexie und die posteriore sagittale Anorektopexie als zwei effektive Methoden genannt. Im Ergebnis sind die zahlreichen anderen Eingriffsmöglichkeiten ähnlich und mit wenigen Komplikationen behaftet.

7.4.5 Hämorrhoiden

Hämorrhoiden sind ungewöhnlich im Kindesalter, es sei denn, sie treten mit portaler Hypertonie auf. Die Inzidenz für symptomatische Hämorrhoiden und rektale Varizen bei Kindern mit portaler Hypertonie liegt zwischen 4 und 5 %. Eine rektale Duplikatur kann externe Hämorrhoiden vortäuschen. Kinder mit der Verdachtsdiagnose Hämorrhoiden leiden oft an einem Analprolaps, an Rektumpolypen oder einem Analulkus.

Hämorrhoiden bilden sich durch Hypertrophie der Analpolster im oberen Bereich des Analkanals. Diese Polster bewirken im Rahmen der Kontinenz durch Aneinanderlegen einen präzisen Abschluss des Analkanals. Diese analen Polster liegen bei 3, 7, 11 Uhr in Steinschnittlage. Distal der Linea dentata werden sie als äußere Hämorrhoiden (➤ Abb. 7.20), proximal als innere Hämorrhoiden bezeichnet.

Chronische venöse Abflussbehinderungen führen zur Hypertrophie des sog. Corpus cavernosum recti.

Es werden verschiedene Mechanismen zur Pathologie beschrieben:

- Dysregulation des arteriovenösen Shunts, der zum Stau der Polster führt
- Unzureichender venöser Blutabstrom über die oberen rektalen Venen
- Erhöhter intraabdomineller Druck, der zur Kompression der Venen führt (Blasenentleerungsstörung, Schwangerschaft, Beckentumoren)
- Obstipation
- Ausgeprägte Leberzirrhose mit erhöhtem Pfortaderdruck
- Chronisch erhöhter Sphinktertonus
- Lockerung der Pekten- oder Parks-Ligamente, die bei einer Hypertrophie des Corpus cavernosum recti nach Defäkation nicht zu einer aktiven Retraktion des Hämorrhoidalpolsters oberhalb der Linea dentata führen und damit die Prolapsausbildung unterstützen

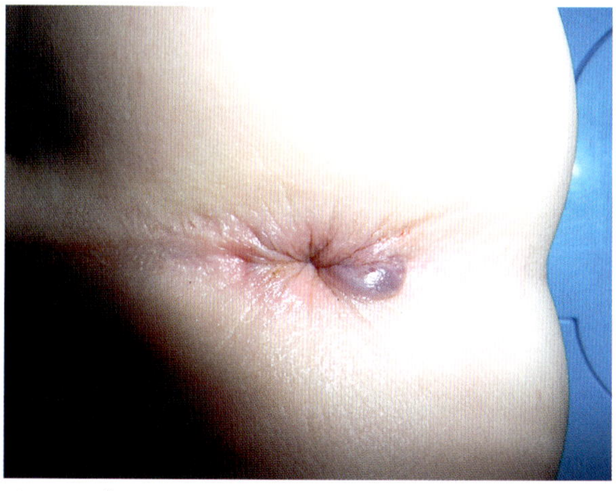

Abb. 7.20 Äußere Hämorrhoide bei 7'SSL bei einem 4-jährigen Jungen [G974]

Oft fällt primär eine transanale Blutung auf. Die Hämorrhoiden werden bei chronischem Stuhlpressen beobachtet. Sie führen zu Schmerzen, Schleimabgang und Stuhlschmieren, was wiederum einen Pruritus ani und Hauterosionen zur Folge haben kann. Akute Schmerzen treten bei einer Analvenenthrombose (Hämorrhoidalpolster-Thrombose) auf.

Die Diagnose wird aus der Anamnese und der klinischen Untersuchung einschließlich Proktoskopie gestellt.

Die Therapie erfolgt symptombezogen. Um Pressen bei der Defäkation zu vermeiden, ist eine diätetische Stuhlauflockerung zu empfehlen. Die Abschwellung der Mukosa wird durch Salben und Suppositorien erreicht, die Stimulation des venösen Blutflusses durch Senkung des Sphinkterspasmus und durch Senkung des intraabdominellen Drucks gefördert.

Eine innere hämorrhoidale Blutung kann bei einem Kind mit portalem Hochdruck schwierig zu kontrollieren sein. Sklerotherapie kann gelegentlich helfen. Eine direkte Übernähung der blutenden Hämorrhoide kann während der medikamentösen portalen Hypertonuseinstellung erforderlich werden.

Eine Analvenenthrombose kann im Teenageralter und besonders bei jungen athletischen Gewichthebern auftreten. Wenn der Patient in den ersten 24 Stunden vorstellig wird, ist eine Inzision und Thrombektomie möglich. Bestehen die Symptome länger als einen Tag, hat die spontane Auflösung bereits begonnen. Hier ist die konservative Therapie mit stuhlweichmachenden Nahrungsmitteln und Medikamenten, Sitzbädern, Bettruhe und Analgetika hilfreich.

Therapie

Die Therapie der Wahl ist die primäre Hämorrhoidektomie. Die Ferguson-Hämorrhoidektomie zeigt z. B. eine Rezidivrate von unter 0,5 %. Immungeschwächte Kinder sollten möglichst keine Operation erhalten. Bei Kindern mit entzündlicher Darmerkrankung ist entweder eine Sklerotherapie oder eine Gummibandligatur zu empfehlen. Differenzialdiagnostisch ist auch an Hämangiome und vor allem an Gefäßmalformationen zu denken, die ebenfalls in diesem Bereich auftreten können und äußerlich nur die Spitze des Eisbergs zeigen.

7.4.6 Blut im Stuhl

Magen-Darm-Blutungen können bei Kindern in jedem Alter auftreten. Meist handelt es sich um keine lebensbedrohlichen, sondern um spontan sistierende Blutungen. Größere Blutungen können jedoch bei kleinen Säuglingen wegen des noch geringen zirkulierenden Blutvolumens gefährlich werden. Es ist deshalb die akute Blutung mit Zeichen der Anämie und drohendem Schock von der mehr chronisch verlaufenden Blutung mit okkultem Blutverlust im Stuhl und mit meist nur leichter Anämie zu unterscheiden.

Zunächst muss festgestellt werden, ob es sich tatsächlich um Blut handelt. Dies ist besonders wichtig bei fraglichen Blutungen aus dem Rektum. Stuhlverfärbungen können durch Kontrastmittel, aber auch durch Nahrungsmittel (Himbeeren, rote Rüben) und Eisenpräparate (dunkelrot bis schwarz) verursacht werden.

Die Anamnese sollte familiäre Erkrankungen erfassen und nach Petechien, Purpura etc. fragen. Nach Ausschluss einer hämorrhagischen Diathese muss die Art des Blutes und die Größe des Blutverlusts abgeschätzt, aber nur selten eine kreislaufstabilisierende Therapie verabreicht werden. Die Lokalisation der Blutungsquelle kann durch die Farbe des Stuhls zunächst nur abgeschätzt werden. Stammt das Blut aus einem Abschnitt distal der Flexura duodenojejunalis, so entstehen durch Säureeinwirkung, bakterielle oder fermentative Prozesse dünne schwarze Stühle, sog. Teerstühle (Meläna). Stammt Blut unmittelbar aus dem Anus oder dem unteren Rektum, so ist es hellrot und frischblutig (Hämatochezie) und häufig dem Stuhl aufgelagert. Besteht eine massive obere gastrointestinale Blutung, kann es ebenfalls zur Hämatochezie kommen.

Die Ursachen für blutige Stühle können vielfältig sein.

Teerstuhl tritt bei einer oberen gastrointestinalen Blutung (Gastroenteritis, Gastritis, Ulkus) oder Blutungen aus dem Nasen-Rachen-Raum mit Verschlucken größerer Blutmengen (Epistaxis, Verletzungen) auf. Bei ca. 3 % der Bevölkerung liegt ein Meckel-Divertikel vor, das in ca. 10 % der Fälle mit ektoper Magenschleimhaut ausgekleidet ist und so zu Ulzerationen und Blutungen führen kann. Die Patienten sind in der Regel jünger als 16 Jahre. Ein akutes Abdomen mit den Zeichen eines mechanischen Ileus und transanalem Blutabgang zeigen Säuglinge und Kleinkinder mit einer intestinalen Malrotation oder Invagination durch die Kompression der venösen Gefäße bei erhaltenem arteriellem Blutfluss. Nicht selten kommt es bei einer abdominellen Beteiligung im Rahmen der Purpura Schoenlein-Henoch zu einer Invagination, was die differenzialdiagnostische Abgrenzung problematisch macht, da beide Erkrankungen per se blutige Stühle aufzeigen können.

Eine ausführliche Anamnese mit Angaben zur genauen Beschaffenheit des Blutes (Farbe und Qualität), Begleiterkrankungen (Fieber, Erbrechen, Durchfall, Schmerzen, Traumen, Blutungsneigung) und aktueller Medikation werden erfragt. Bei Neugeborenen ist an eine Melaena spuria durch verschlucktes maternales Blut zu denken.

Die Einschätzung von Kreislaufsituation und Blutverlust erfordert die Bestimmung des Hämoglobin- und Hämatokritwertes. Notfallmäßig müssen Blutbild, Quick, partielle Thromboplastinzeit, Blutgasanalyse, Serum-Elektrolyte, Serum-Kreatinin und Blutgruppe bestimmt werden.

Maßnahmen zur Blutungslokalisation sind die obere und untere Endoskopie, Abdomensonografie und Szintigrafie. Letztere kann eine Blutung erst ab einem Volumen von 0,1 ml/Minute nachweisen. Eine Angiografie zur Diagnostik einer akuten Blutung ist im Kindesalter nur sehr selten notwendig. Hier ist zur Lokalisation ein Blutaustritt von 0,5 ml/min notwendig.

Die Therapie erfolgt je nach Krankheitsbild konservativ, interventionell oder operativ.

Die Prognose ist in der Regel gut. Die Ursache für blutige Stühle ist trotz aller diagnostischen Maßnahmen bei etwa einem Drittel der Patienten nicht zu klären.

Die häufigsten Blutungsursachen nach Lebensabschnitt

Magen-Darm-Blutung in der Neugeborenenperiode

In 50 % findet sich keine sichere Ursache. Bereits 5 ml verursachen bei Neugeborenen dunkle Stühle.

- Melaena spuria
- Vitamin-K-Mangel
- Magen-Darm-Ulzera
- NEC

2. Lebensmonat bis 2. Lebensjahr

- Analfissur, häufiger Grund für frische anale Blutung
- Volvulus
- Stressulzera
- Invagination
- Meckel-Divertikel
- Unspezifische Gastroenteritis
- Colitis ulcerosa
- Duplikaturen des Magen-Darm-Trakts

2. bis 10. Lebensjahr

- Stressulzera
- Darmpolypen
- Ösophagusvarizenblutung
- Purpura Schoenlein-Henoch

Adoleszenz

- Chronisches Ulcus pepticum
- Colitis ulcerosa
- Enteritis regionalis Crohn
- Hämangiome im Magen-Darm-Trakt
- Purpura Schoenlein-Henoch

LITERATUR

Ashcraft KW, Holder TM (eds.) (1993) Acquired anorectal disorders. In: Pediatric Surgery. 2nd ed. Saunders Company, 410–415

Bianchi DW, Crombleholme TM, D'Alton ME (2009) Cloacal exstrophy. In: Fetology: diagnosis and management of the fetal patient. 2nd ed. New York: McGraw-Hill, p. 12

Breech L (2016) Gynecologic concerns in patients with cloacal anomaly. Semin Pediatr Surg 25: 90–95

Ebert AK, Zwink N, Jenetzky E, et al. (2019) Association Between Exstrophy-epispadias Complex And Congenital Anomalies: A German Multicenter Study. Urology 123: 210–220

Ebert AK, Reutter H, Ludwig M, Rösch WH (2009) The exstrophy-epispadias complex. Orphanet J Rare Dis 4: 23

Falcone RA, Levitt MA, Peña A, Bates MD (2007) Increased heritability of certain phenotypes. J Pediatr Surg 42: 124–128

Georgeson K (2007) Laparoscopic-assisted anorectal pull-through. Semin Pediatr Surg 16: 266–269

Hong AR, Rosen N, Acuña MF, et al. (2002) Urological injuries associated with the repair of anorectal malformations in male patients. J Pediatr Surg 37: 339–344

Holschneider A, Hutson J, Peña A et al. (2005) Preliminary report on the International Conference for the Development of Standards for the Treatment of Anorectal Malformations. J Pediatr Surg 40(10): 1521–1526

Husberg B, Malmberg P, Strigrad K (2009) Treatment with botulinum toxin in children with chronic anal fissure. Eur J Pediatr Surg 19: 290–292

Hutcheson JC, Zderic SA (2000) The CHOP experience with cloacal exstrophy: the medical, surgical and social aspects. Dialog Pediatr Urol 23: 2–3

Hutson JM, van der Putte SCJ, Penington E, et al. (2006) The embryology of anorectal malformations. In: Holschneider AM, Hutson JM (eds.) Anorectal malformation in children: Embryology, Diagnosis, Surgical Treatment, Follow up. Berlin, Heidelberg, New York: Springer, 49–63

Jayman J, Tourchi A, Feng Z, et al. (2019) Predictors of a successful primary bladder closure in cloacal exstrophy: A multivariable analysis. J Pediatr Surg 54: 491–494

Kluth D (2010) Embyology of anorectal malformations. Semin Pediatr Surg 19: 201–208

Lee SC, Chen YS, Jung SE, et al. (1997) Currarino triad: anorectal malformation, sacral bony abnormality, and presacral mass – a review of 11 cases. J Pediatr Surg 32: 58–61

Levitt MA, Mak GA, Falcone RA, Peña A (2008) Cloacal exstrophy – pull through or permanent stoma? A review of 53 patients. J Pediatr Surg 43: 164–170

Levitt MA, Peña A (2010) Imperforate anus and cloacal malformations. In: Holcomb GW III, Murphy P (eds.): Ashcraft's Pediatric Surgery. 5th ed. Elsevier Verlag, pp. 337–359

Levitt M A, Peña A (2010) Cloacal malformations: lessons learned from 490 cases. Semin Pediatr Surg 19: 128–138

Levitt MA, Stein DM, Peña A (1998) Gynecological concerns in the treatment of teenagers with cloaca. J Pediatr Surg 33: 188–193

Männer J, Kluth D (2003) A chicken model to study the embryology of cloacal exstrophy. J Pediatr Surg 38: 678–681

Malone PS, Ransley PG, Kiely EM (1990) Preliminary report: The anterograde continence enema. Lancet 336: 1217–1218

Martucciello G (2006) Genetics, pathogenesis and epidemiology of anorectal malformation. In: Holschneider AM, Hutson JM (eds.) Anorectal malformation in children: Embryology, diagnosis, surgical treatment, follow up. Berlin, Heidelberg, New York: Springer, pp. 17–30

McDougal WS (2005) Vaginal construction using sigmoid colon in children and young adults. J Urol 173: 2145–2146

Peña A (1988) Posterior sagittal anorectoplasty: Results in the management of 322 cases of anorectal malformations. Pediatr Surg Int 3: 94–104

Peña A (1997) Total urogenital mobilization: an easier way to repair cloacas. J Pediatr Surg 32: 263–268

Peña A, Grasshoff S, Levitt MA (2007) Reoperations in anorectal malformations. J Pediatr Surg 42: 318–325

Peña A, Guardino K, Tovilla JM, et al. (1998) Bowel management for fecal incontinence in patients with anorectal malformations. J Pediatr Surg 33: 133–137

Peña A, Levitt M (2002) Colonic inertia disorders in pediatrics. Current Problems in Surgery 39: 661–730

Peña A, Levitt MA, Hong A, Midulla P (2004) Surgical management of cloacal malformations: a review of 339 patients. J Pediatr Surg 39: 470–479

Peña A, Migotto-Krieger M, Levitt MA (2006) Colostomy in anorectal malformations: a procedure with serious but preventable complications. J Pediatr Surg 41: 748–756

Riccabona M, Lobo M-L, Ording-Muller L-S, et al. (2017) European Society of Paediatric Radiology abdominal imaging task force recommendations in paediatric uroradiology, part IX: Imaging in anorectal and cloacal malformation, imaging in childhood ovarian torsion, and efforts in standardising paediatric uroradiology terminology. Pediatr Radiol. 47: 1369–1380

Rich MA, Broch WA, Peña A (1988) Spectrum of genitourinary malformations in patients with imperforate anus. Pediatr Surg Int 3: 110–113

Rosen NG, Hong AR, Soffer SZ, et al. (2002) Recto-Vaginal fistula: a common diagnostic error with significant consequences in female patients with anorectal malformations. J Pediatr Surg 37: 961–965

Seldon NR (2006) Occult tethered cord syndrome: the case for surgery. J Neurosurg 104: 302–304

Skerritt C, Sánchez AV, Lane VAL, et al. (2017) Menstrual, sexual, and obstetrical outcomes after vaginal replacement for vaginal atresia associated with anorectal malformation. Eur J Pediatr Surg 27: 495–502

Stephens FD, Smith ED (1971) Incidence, frequency of types, etiology. In: Stephens FD, Smith ED, Paul NW (eds.) Anorectal malformations in children. Chicago: Year Book Medical, pp. 160–171

Stoll C, Alembik Y, Dott B (2007) Associated malformations in patients with anorectal anomalies. Eur J Med Genet 50: 281–290

Torres P, Levitt MA, Tovilla JM, et al. (1998) Anorectal malformations and Down's syndrome. J Pediatr Surg 33: 1–5

Tsuda T, Iwai N, Kimura O, et al. (2007) Bowel function after surgery for anorectal malformations in patients with tethered spinal cord. Pediatr Surg Int 23: 1171–1174

Wood RJ, Reck-Burneo CA, Levitt MA (2019) Cloacal malformations: technical aspects of the reconstruction and factors which predict surgical complexity. Front Pediatr 7: 240

KAPITEL

8

Maximilian Stehr

Kinderurologie

8.1 Die embryologische Entwicklung der Nieren und ableitenden Harnwege, Nieren- und Lageanomalien

Bei der Entwicklung der Nieren und ableitenden Harnwege ist die zeitlich ungestörte Abfolge einzelner embryologischer Entwicklungsschritte von großer Bedeutung. Die fehlerhafte Aussprossung der Ureterknospe kann Doppelbildungen und vesikorenalen Reflux mit vergesellschafteter Nierendysplasie nach sich ziehen. Lage- und Fusionsanomalien (Beckenniere, gekreuzte Dystopie, Hufeisenniere) entstehen durch einen gestörten Aszensus des sich differenzierenden Metanephros. Obstruktionen können schließlich bei fehlerhafter Muskeldifferenzierung der Hohlorgane Harnleiter und Blase resultieren. Die Entwicklung der Blase beginnt mit der 3. Gestationswoche. Die Kloakenmembran besteht zu dieser Zeit aus zwei Schichten, dem Endoderm und dem Ektoderm. Während der 5. und 6. Woche erfährt die Kloake eine koronare Septierung durch eine mesenchymale, von kranial nach kaudal einwachsende Falte (Tourneux-Falte oder urorektales Septum). Nach abgeschlossener Septierung am Ende der 6. Woche entstehen so der dorsal gelegene Rektumkanal und der ventral gelegene primitive Urogenitalsinus.

Die Ureterknospe ist ein epitheliales Divertikel des Ductus mesonephricus (Wolff-Gang), wächst in dorsokranialer Richtung und dringt ins Metanephros-Blastem vor, wo es sich unter der Induktionswirkung des metanephrogenen Blastems mehrmals dichotom aufteilt und die renalen Ausscheidungswege (Ureter, Nierenbecken, Calices, Sammelrohre) entwickelt. Die Interaktion zwischen der Ureterknospe (epitheliales Gewebe) und dem metanephrogenen Blastem (Mesenchym) ist umgekehrt für die Nierenentwicklung von entscheidender Bedeutung. Es entstehen Metanephros-Bläschen im präterminierten Blastem. Durch Umwandlung in Epithelgewebe bilden diese die Nierenkanälchen, und schließlich gehen daraus die Nephrone hervor. Dabei rotiert die Niere um 90°, wobei das Nierenbecken von anterior nach medial gedreht wird. Im Rahmen dieses Entwicklungsprozesses muss sich der Harnleiter verlängern.

Der kaudale Anteil des mesonephrischen Wolff-Gangs vereint sich schon am Tag 28 mit der Kloake und kommt während der Septierung der Kloake in dem ventralseitig gelegenen Urogenitalsinus zu liegen. Mit fortschreitender Inkorporation des Wolff-Gangs wird der Ureterursprung am Tag 37 in die Blase integriert und verlagert sich in kraniolateraler Richtung zum Blasenboden (Trigonum). Der Wolff-Gang selbst wandert beim Knaben weiter kaudalwärts bis zum Verumontanum (Ductus deferens), während er beim Mädchen verkümmert (➤ Abb. 8.1, ➤ Abb. 8.2).

Aus embryologischer Sicht besteht die Blase aus zwei Regionen unterschiedlichen Ursprungs: dem Blasenkörper

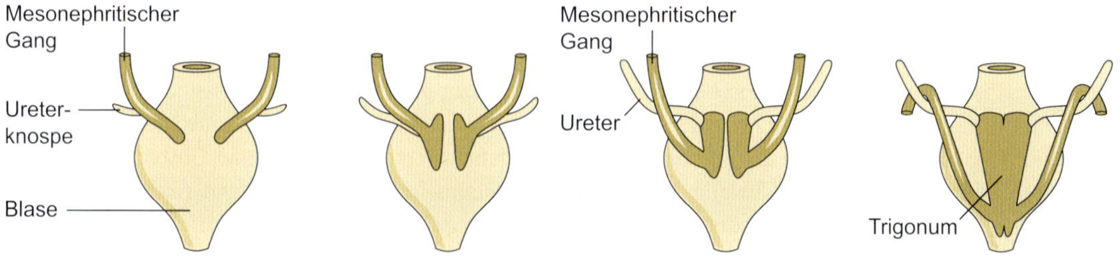

Abb. 8.1 Das Trigonum ist das Resultat der Inkorporation des Epithels und des Mesenchyms des mesonephritischen Ganges in den Boden der sich entwickelnden Blase. Jedes Ostium wandert dabei nach der Integration in der weiteren Entwicklung lateral und kranial, während der mesonephritische Gang weiter inferior und medial zum Verumontanum des Knaben wandert. Beim Mädchen bildet sich dieser Gang zurück. [L157]

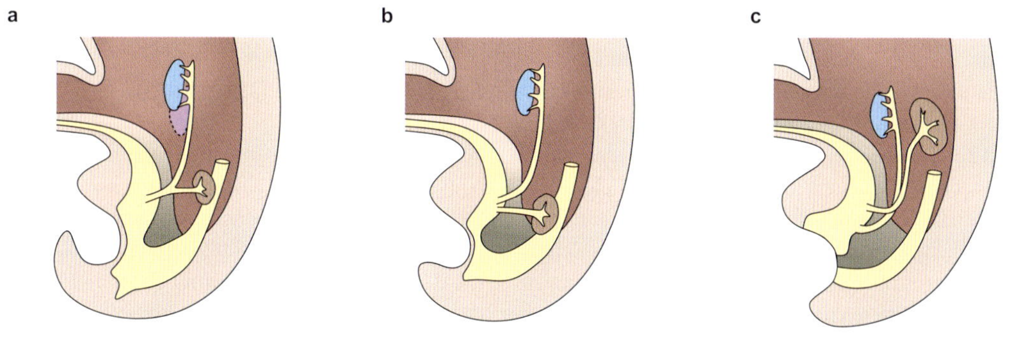

Abb. 8.2 Entwicklung und Aszensus der Niere. Am Ende der 5. Woche befinden sich die Nieren noch im lumbalen Bereich. Der Mesonephros, der sich in diesem Stadium unterhalb der noch undifferenzierten Gonaden befindet, ist im Begriff, sich zurückzubilden (a). Am Ende der 7. Woche ist der Ureter unabhängig vom Ductus mesonephricus (Wolff-Gang) in der Blase implementiert. Der Mesonephros ist verschwunden (b). Am Ende der 8. Woche befindet sich die Niere auf thorakaler Höhe in ihrer definitiven Lage (c). [L157]

(Detrusor) und dem Trigonum. Der Blasenkörper entwickelt sich aus dem endodermalen vesikourethralen Kanal und dem splanchnopleuralen Mesoderm, das sich diesem anlegt. Dieses Mesoderm differenziert während der 7. bis 13. Gestationswoche zur glatten Muskulatur des M. detrusor. Die Entwicklung des Trigonums dagegen ist Bestandteil der ureteralen Entwicklung mit Inkorporation in den Boden der sich entwickelnden Blase.

Treten Störungen im Aussprossungsprozess der Ureterknospe auf, kann es zu zwei wesentlichen Folgeerscheinungen kommen: kaudal zur fehlerhaften Inkorporation des Harnleiterostiums in das Trigonum mit dadurch bedingtem vesikorenalem Reflux und kranial zur gestörten Induktion der Nierendifferenzierung durch die Ureterknospe mit dadurch bedingter Nierendysplasie. Vesikorenaler Reflux und kongenitale Nierendysplasie sind also zwei Symptome einer embryologisch fehlerhaften Aussprossung der Ureterknospe. Sprossen dagegen zwei Ureterknospen aus dem mesonephrischen Gang aus oder teilt sich die Ureterknospe kurz nach dem Aussprossen, werden am kranialen Ende jeweils getrennte Nierenanlagen differenziert. Dadurch entstehen Doppelnieren mit unterschiedlich lang vereinigten Harnleitern (Ureter fissus, bifidus).

Zwischen dem 37. und 40. Gestationstag liegt beim menschlichen Embryo vermutlich eine vollständige Atresie des Harnleiters mit nachfolgender Rekanalisierung des Lumens vor. Dies erfolgt zur gleichen Zeit wie die Inkorporation des Ostiums in den Blasenboden. Temporär kann es in dieser Entwicklungsstufe zur ureteralen Obstruktion mit Distension des Harnleiters kommen. Eine weitere Möglichkeit temporärer ureteraler Obstruktion und Distension besteht durch die Chwalle-Membran – zwei Zellschichten, die vom 37. bis 39. Gestationstag vor dem Harnleiterostium beobachtet werden können. Eine Persistenz der Chwalle-Membran wird ätiologisch mit der Ausbildung einer distalen Ureterobstruktion mit Ureterozele in Zusammenhang gebracht. Dies ist jedoch letztlich nicht geklärt.

Eine Urinproduktion der Niere ist ab der 10. Woche nachweisbar. Möglicherweise wirkt dies als mechanische Stimulation zur Muskeldifferenzierung des Harnleiters. Am Ende der Entwicklung ist der Harnleiter durch eine dreischichtige glatte Muskulatur gekennzeichnet. Die innere und äußere Muskelfaserschicht des Harnleiters gehen kontinuierlich in die Muskulatur des Trigonums über. Diese Entwicklung der muskulären Verankerung ist für die spätere Antirefluxivität des Ostiums durch ausreichende Tunnellänge und regelrechten Eintrittswinkel des Harnleiters in die Blase wesentlich.

Der dreischichtige Muskelaufbau der Harnleiterwand sorgt für rhythmische ureterale Peristaltik und den bolusweisen Transport des Harns über das Ostium in die Blase. Störungen einer regelrechten Differenzierung der drei Muskelschichten des Harnleiters resultieren in fehlerhaftem Muskelwandaufbau mit gestörter Peristaltik, wodurch der Transport des Harnbolus in die Blase behindert wird. Die Ausbildung der Ureterabgangsstenose am pelvikoureteralen Übergang oder der terminalen Ureterstenose (primär obstruktiver Megaureter) am ureterovesikalen Übergang wird heute so erklärt.

8.2 Zystische Nierenerkrankungen

Es werden genetisch determinierte zystische Nephropathien (polyzystisch) von zystischen Nierendysplasien (multizystisch, hypoplastisch) unterschieden. Dabei sind die Zeitpunkte der Krankheitsmanifestation und damit die Prognose sehr unterschiedlich.

8.2.1 Definition

An die Stelle gesunden Nierengewebes treten entweder anlagebedingt oder erworben flüssigkeitsgefüllte Hohlräume mit oder ohne Anschluss zum Nierenbeckenhohlsystem. Dadurch kommt es zum Nierenfunktionsverlust. Bis zu 10 % aller dialysepflichtigen erwachsenen Patienten weisen als Ursache der Niereninsuffizienz zystische Nierenveränderungen auf. Die Zystenbildung kann einzeln, lokal oder generalisiert und das ganze Organ betreffend auftreten. Bei generalisierter Zystenbildung sind beide Organe befallen.

8.2.2 Ätiologie

Wie es zur parenchymalen Zystenbildung kommt, ist bis heute nicht vollständig geklärt. Die rein mechanische Vorstellung der Zystenentstehung als Folge einer Obstruktion auf der Ebene der Sammelrohre ist einleuchtend, reicht aber zur Erklärung der unterschiedlichen Formen zystischer Nierenerkrankungen nicht aus, da Zystenbildung auch ohne Obstruktion eintreten kann. Auch lässt sich Zystenbildung im Tierversuch durch verschiedene Medikamente (z. B. Kortison) ohne Obstruktion induzieren. Die Nierenzyste ist vielmehr Ausdruck einer lokalen Gewebedysplasie mit strukturellen Abnormalitäten auf zellulärer und biochemischer Ebene.

8.2.3 Klinik und Diagnostik

Die Sonografie ist wesentlich für die Erkennung zystischer Nierenerkrankungen. Oft gelingt schon damit allein die Stellung der Diagnose. Bereits im pränatalen Ultraschall kann die Zystenbildung beobachtet werden. Die Nierenszintigrafie (MAG-3 oder DMSA) bestimmt dann den Funktionsanteil des betroffenen Organs. Nur im Zweifel und zur Abgrenzung von anderen, insb. malignen Geschehen ist die Durchführung weiterer bildgebender Diagnostik (CT oder MRT) angezeigt.

Bei den generalisierten polyzystischen Nierenerkrankungen spielt neben der Sonografie die histologische Zuordnung diagnostisch die wesentliche Rolle. Zunehmend wird auch eine genetische Diagnostik möglich.

8.2.4 Klassifikation

Während die Einteilung sich früher im Wesentlichen an der Morphologie orientierte (➤ Tab. 8.1), werden die verschiedenen zystischen Nierenerkrankungen heute nach pathogenetischen Gesichtspunkten eingeordnet (➤ Tab. 8.2). So werden die genetisch determinierten und damit immer bilateral vorkommenden polyzystischen Nierenerkrankungen von den nicht-hereditären, meist unilateralen Dysplasien unterschieden.

Genetisch determinierte polyzystische Nephropathie

Autosomal-rezessive polyzystische Nephropathie (infantiler Typ, ARPN)

Der autosomal-rezessive Erbgang wie auch der Genort (Chromosom 6p21) sind bekannt. Die Erkrankung tritt stets doppelseitig auf. Die Inzidenz wird mit 1 : 10.000 bis 1 : 40.000 angegeben. Das Wiederholungsrisiko beträgt für weitere Geschwister eines betroffenen Kindes 25 %.

Tab. 8.1 Einteilung der zystischen Nierenerkrankungen nach Potter

Typ I	Autosomal-rezessive polyzystische Nephropathie (ARPN)
Typ II	Zystische Nierendysplasien
• Typ IIa	• Multizystische Nierendegeneration
• Typ IIb	• Hypoplastische Nierendysplasie
Typ III	Autosomal-dominante polyzystische Nephropathie (ADPN)
Typ IV	Zystische Dysplasie bei Ureterobstruktion

Tab. 8.2 Einteilung der zystischen Nierenerkrankungen nach Zerres/Waldherr

Genetisch determinierte zystische Nephropathien	• Autosomal-rezessive polyzystische Nieren • Autosomal-dominante polyzystische Nieren
Zystische Nierendysplasien, Entwicklungsstörungen	• Multizystische Nierendegeneration • Hypoplastische Nierendysplasie • Kortikale Zysten • Zystische Dysplasie bei Ureterobstruktion
Zystische Nephropathien bei Fehlbildungssyndromen	

In der präpartalen Ultraschalluntersuchung fallen zunächst weniger die Zysten als vielmehr die Nierenvergrößerung auf, weshalb eine richtungweisende Aussage nicht vor der 24. Schwangerschaftswoche (SSW) möglich ist. Heute kann eine gezielte genetische Präpartaldiagnostik z. B. bei betroffenem Geschwisterkind durchgeführt werden. Postpartal fallen zunächst kleine Zysten auf. Im weiteren Wachstum werden die Zysten größer und können das Volumen der Niere verdreifachen. Bei sonografischem (erhöhte Echogenität) und laborchemischem Verdacht auf Vorliegen der ARPN (72 % der Patienten weisen eine verringerte glomeruläre Filtrationsrate [GFR] auf) muss die Diagnose histologisch durch Nierenbiopsie gesichert werden. Mikroskopisch sind sämtliche Sammelrohre wie die distalen Tubuli zystisch erweitert.

Die Therapie ist rein symptomatisch. Im Vordergrund steht die Behandlung der Hypertonie wie auch der Hyponatriämie und der Anämie. In der Situation der Niereninsuffizienz bleibt nur die Peritoneal- oder Hämodialyse nach bilateraler Nephrektomie mit der späteren Aussicht auf eine Nierentransplantation.

Der Verlauf der Erkrankung hängt stark vom Alter bei Erstmanifestation ab. So werden die Patienten in eine perinatale, neonatale, infantile und juvenile Gruppe eingeteilt. Bei einer perinatalen Manifestation ist die Prognose sehr ernst und geht mit einer Sterblichkeit von über 80 % einher. Wenn der erste Lebensmonat überlebt wird, kann derzeit mit einem Überleben im ersten Lebensjahr von 86 % und im 15. Lebensjahr von 67 % gerechnet werden. 60 % der Patienten müssen zu diesem Zeitpunkt bereits antihypertensiv behandelt werden. Die Prognose dieser Patienten ist wesentlich von der obligaten Pankreas- und Leberbeteiligung abhängig, da diese Organe ebenfalls zystisch oder fibrotisch verändert sind. Bei etwa ⅓ der Patienten treten in einem mittleren Alter von 12,5 Jahren Ösophagusvarizenblutungen auf.

Autosomal-dominante polyzystische Nephropathie (adulter Typ, ADPN)

Mit einer Inzidenz von 1 : 1.000 handelt es sich um eines der häufigsten monogenen Erbleiden (Chromosom 16p.13.3 = sog. PKD-1-Locus bei 94 % der Betroffenen; Chromosom 4 = sog. PKD-2-Locus bei 4 % der Betroffenen). 50 % der Nachkommen sind von der Erkrankung betroffen. Im Rahmen der genetischen Beratung kann eine pränatale Genanalyse angeboten werden.

Selten bekommt diese Form der Nephropathie vor dem 4. Lebensjahrzehnt Krankheitswert. Zunehmend wird in der Literatur über atypische Verläufe mit Manifestation im Kindesalter berichtet. Diese lassen sich nur schwer von der rezessiven Form unterscheiden und beruhen wahrscheinlich auf Genmutationen. Präsymptomatisch können Betroffene bis zum 20. Lebensjahr zu 90 %, nach dem 30. Lebensjahr zu 100 % sonograiscfh diagnostiziert werden (zunächst Konturvergrößerung und weniger Zystenbildung). Histologisch nach

Biopsie zeigen sich Tubuluszellhyperplasien mit sekundärer Obstruktion und Ausbildung prästenotischer Zysten. Eine Mitbeteiligung anderer parenchymatöser Organe wie Leber, Pankreas oder auch Lunge sind wesentlich seltener und für das Überleben von geringerer Bedeutung.

Die Therapie ist rein symptomatisch mit Überwachung der Nierenfunktion und des Blutdrucks. Etwa 50 % der Patienten erleiden um das 60. Lebensjahr die terminale Niereninsuffizienz.

Zystische Nierendysplasien – Entwicklungsstörungen

Multizystische Nierendegeneration

Diese nicht hereditäre Erkrankung mit einer Morbidität von 1 : 4.300 Geburten tritt fast immer unilateral auf. Kinder mit beidseitigem Befall werden tot geboren oder versterben postpartal. Die linke Niere ist etwas häufiger betroffen (1,2 : 1 bis 3 : 1). Auch kann bei Doppelnieren der obere oder untere Anteil isoliert betroffen sein.

Der fehlende Anschluss metanephrogenen Gewebes an den Urnierengang mit seinen Derivaten, den Sammelrohren, scheint die Morphogenese dieser Erkrankung zu sein. Nierengewebe ist, wenn überhaupt, nur in Spuren und dann vollkommen dysplastisch nachweisbar. Ein Nierenbeckenkelchsystem (NBKS) ist nicht vorhanden, ebenso wenig ein normales Gefäßsystem. Mikroskopisch finden sich primitive Sammelrohre, die in zystischen Erweiterungen von bis zu 3 cm und größer enden. Der Harnleiter ist meist hypoplastisch oder atretisch. Dabei kann diese nie funktionierende „Nierenruine" mindestens die Ausmaße der kompensatorisch hypertrophierten gesunden Gegenseite annehmen und so Verdrängungssymptome hervorrufen.

Bei einseitigem Befall und gesunder Gegenseite sind die Kinder postpartal klinisch unauffällig. Wenn die Veränderungen nicht schon präpartal diagnostiziert wurden, handelt es sich häufig um einen Zufallsbefund in den ersten Lebensjahren. Bei der Diagnosestellung steht die Sonografie an erster Stelle. Allerdings ist die Unterscheidung von einer ausgeprägten Hydronephrose rein sonografisch oft nicht möglich. Die Funktionslosigkeit zeigt dann eine Nierenszintigrafie (MAG-3 oder DMSA). Zusätzlicher vesikoureteraler Reflux (VUR) sollte durch ein MCU ausgeschlossen werden. Weitere bildgebende Diagnostik wie Ausscheidungsurografie, CT oder MRT sind nicht nötig.

Unter konservativer Betreuung kann in fast allen Fällen eine Involution des Organrudiments beobachtet werden. Dieser Prozess dauert u. U. mehrere Jahre. Die Tatsache, dass im Erwachsenenalter so gut wie nie eine multizystische Nierendegeneration beobachtet wird, lässt eine vollständige Involution bis dahin vermuten.

Zu den Komplikationen, die unter diesem Therapiemanagement auftreten können, zählen die Infektion des Organrests, die Entwicklung arteriellen Bluthochdrucks oder unspezifische abdominelle Beschwerden. Eine mögliche maligne Entartung spielt klinisch keine Rolle. Die Kinder sollten hinsichtlich der Involution regelmäßig sonografisch, später auch hinsichtlich des Blutdrucks klinisch kontrolliert werden. Die Nephrektomie, die früher in jedem Fall die Therapie der Wahl darstellte, ist heute nur bei ausbleibender Involution, bei sehr großen oder bei sich progressiv vergrößernden Zystennieren indiziert, ebenso bei der Entwicklung arteriellen Hochdrucks oder anderen klinischen Begleitsymptomen. Die Prognose ist mit der der einseitigen Nierenaplasie identisch und geht damit bei gesunder Gegenseite mit einer normalen Lebenserwartung einher.

Solitäre Nierenzysten

Diese häufige Fehlbildung wird zufällig und meist sonografisch diagnostiziert. Die Zysten entstehen durch späte Obstruktion auf verschiedenen Ebenen, meist nach Entzündungen oder lokalen Ischämien. Bei kleinen Zysten und klinischer Beschwerdefreiheit unter sonografischer Kontrolle erübrigt sich weitere Diagnostik oder Therapie aufgrund der günstigen Prognose. Größere Zysten sollten exstirpiert werden.

8.3 Doppelbildungen und assoziierte Anomalien

Bei Störung der Aussprossung der Harnleiterknospe kann es zur Ausbildung einer kompletten oder inkompletten Doppelung der Nieren und des Harnleiters kommen. Auch können die einzelnen Pole unterschiedlich von einer primären Nierendysplasie betroffen sein. Häufig sind Doppelnieren mit anderen Pathologien assoziiert: oftmals mit einem vesikoureteralen Reflux (VUR) in den unteren Pol oder einer Obstruktion (z. B. durch eine Ureterozele) des Harnleiters vom oberen Pol. Während eine unkomplizierte Doppelniere keinen Krankheitswert besitzt, richtet sich die Therapie und weitere Prognose bei komplizierten Doppelsystemen ganz nach den assoziierten Pathologien.

8.3.1 Definition, Ätiologie und Inzidenz

Bei einer Doppelniere handelt es sich um eine renale Einheit mit zwei getrennten Nierenbeckenkelchsystemen. Dabei kann die Doppelung auch den kompletten Harnleiter betreffen (Ureter bifidus). Der Harn wird dann über zwei getrennte Ostien in die Blase drainiert. Dabei drainiert das weiter kaudal liegende Ostium immer den Oberpol, das weiter kranial gelegene Ostium den Unterpol (Meier-Weigert-Regel). Verständlich ist, dass der Unterpol mit vesikorenalem Reflux und einer möglichen Nierendysplasie assoziiert ist. Das Ostium des Unterpols erreicht früher die Blasenhinterwand und wandert in der weiteren Entwicklung länger in kraniolateraler Richtung. Dadurch kommt es zur Ostiumlateralisation mit dementsprechend kürzerem Tunnel, was den VUR begünstigt. Kranial trifft diese Ureterknospe möglicherweise auf Randbereiche des Metanephros mit eingeschränktem Differenzierungspotenzial. Das Oberpol-Ostium ist häufiger mit einer Obstruktion (vor allem Ureterozele) oder kaudaler Ektopie assoziiert. Bei einer inkompletten Doppelung findet sich nur ein Ostium; der Harnleiter teilt sich dann weiter kranial in die verschiedenen Hohlsysteme auf (Ureter fissus).

Bis zu 1 % der Bevölkerung weist eine komplette Doppelbildung der Nieren auf. Die Anomalie ist hereditär; wahrscheinlich liegt ein autosomal-dominanter Erbgang mit unterschiedlicher Penetranz zugrunde. Bei etwa ⅓ der Kinder ist eine komplette Doppelung mit VUR, Obstruktion oder Nierendysplasie des betreffenden Pols assoziiert. Bei 40 % findet sich auch kontralateral eine Doppelung. Mildere inkomplette Formen der Doppelung sind weitaus häufiger. Man schätzt, dass etwa 10 % der Bevölkerung ein bifides Nierenbecken aufweisen.

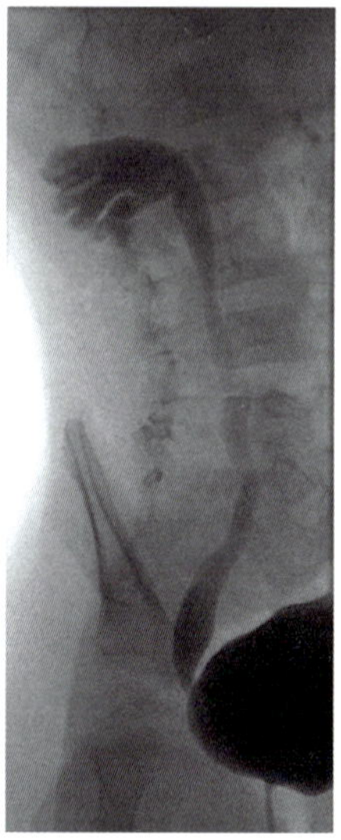

Abb. 8.3 VUR in den Unterpol bei Doppelniere. Durch den darüberliegenden Oberpol kommt es zum typischen Bild der „Nelkenblume" **(drooping flower).** [G879]

8.3.2 Klinik und Diagnostik

Unkomplizierte Doppelnieren haben an und für sich keinen Krankheitswert und sind symptomlos. Die Klinik wird wesentlich von den häufig assoziierten Pathologien wie VUR, ektoper Harnleitermündung und Obstruktion (durch Ureterozele oder primär) bestimmt. Führt dies zur Hydronephrose, wird diese meist bereits pränatal erkannt. Der VUR in den Unterpol stellt die am häufigsten assoziierte Pathologie dar (➤ Abb. 8.3).

Die Klinik und Diagnostik entspricht der des einfachen VUR. Auch eine ektope Harnleitermündung in den Blasenhals oder die Urethra kann mit einem VUR verbunden oder obstruktiv sein. Die Sonografie ist oft bereits wegweisend. Ggf. kann die Durchführung eines MRs (am besten als sog. MR-Urografie) die genaue Anatomie klären. In seltenen Fällen empfiehlt sich eine endoskopische retrograde Kontrastmitteldarstellung mit röntgendichtem Kontrastmittel. Für die weitere Therapieplanung kann die szintigrafische Funktionsbestimmung der beiden Pole durch ipsilaterale Seitentrennung wichtig sein.

8.3.3 Therapie

Sofern die Funktion des betroffenen Pols erhaltungswürdig erscheint (ca. 10 % der Gesamtfunktion), wird bei Vorliegen von VUR zunächst wie üblich eine antibiotische Langzeitprophylaxe begonnen. Zu beachten ist allerdings, dass die im Verlauf spontane Maturationschance refluxiver Doppelostien etwas schlechter ist als die der Monoostien. Auch die Erfolgsrate der endoskopischen Korrektur durch subureterale Unterspritzung liegt unter der bei Monoostien. Deshalb müssen refluxive Doppelostien ebenso wie refluxive ektope Harnleiter häufiger reimplantiert werden. Ansonsten ist die Therapie der bei VUR in eine Einzelniere vergleichbar. Im Fall einer Reimplantation nach dem ersten Lebensjahr hat diese immer **en bloc,** d. h. für beide Harnleiter, zu erfolgen. Im Fall eines nicht erhaltungswürdigen Funktionsanteils eines betroffenen Pols sollte die Heminephroureterektomie angestrebt werden. Eine zunehmend verbreitete und erfolgreiche Therapieoption stellt die Uretero-Ureterostomie dar. Hierbei wird am besten direkt prävesikal der die Pathologie führende Harnleiter (z. B. refluxiver Unterpolharnleiter oder obstruktiver Oberpolharnleiter) mit dem jeweils anderen Harnleiter anastomosiert. Voraussetzung hierbei ist ein normaler ureterovesikaler Übergang des gesunden Harnleiters ohne VUR oder Obstruktion. Die Methode kann unabhängig von der Partialfunktion der betreffenden Pole der Doppelniere durchgeführt werden und erspart dem Patienten die Heminephrektomie mit dabei deutlich geringerer Invasivität.

Im Falle einer Obstruktion durch eine Ureterozele kann diese zunächst in den ersten Lebenswochen endoskopisch an der Basis geschlitzt oder punktiert werden. Der Abfluss wird so möglicherweise verbessert. Es ist allerdings fraglich, ob ein bereits geschädigter bzw. dysplastischer Nierenpol im weiteren Verlauf an Funktion hinzugewinnen wird. Postoperativ muss unbedingt auf möglichen VUR untersucht werden. Der weitere Verlauf richtet sich dann wiederum nach der Partialfunktion des betroffenen Pols, nach möglichem VUR oder Harnabflussstörung. Über die endoskopische Refluxkorrektur auch bei assoziierter Ureterozele finden sich zunehmend gute Ergebnisse in der Literatur. Allerdings ist bei Erhaltungswürdigkeit des Nierenpols die en-bloc-Reimplantation mit Blasenbodenrekonstruktion die zwar aufwändigere, aber sicherere Methode.

8.3.4 Prognose

Die Prognose richtet sich ganz nach den assoziierten Pathologien. Doppelanlagen ohne assoziierte Pathologie haben keinen Krankheitswert und werden häufig zufällig diagnostiziert. Bei Korrektur des VUR oder einer Obstruktion ist die Prognose der von Einzelnieren vergleichbar. Die konservative Therapie gerade bei VUR führt allerdings weniger häufig zur Maturation. Bei der Heminephroureterektomie sollte darauf geachtet werden, dass der retrovesikale Harnleiterstumpf nicht zu lang belassen wird. Rezidivierende Harnwegsinfektionen (HWI) könnten sonst in der Symptomatik persistieren und eine sekundäre Harnleiterstumpfentfernung notwendig werden lassen. Bei Durchführung einer Uretero-Ureterostomie ergeben sich auch bei funktionslosen Nierenanteilen nach bisherigen Erfahrungen auch in nephrologischer Hinsicht keine Probleme.

8.4 Ureterabgangsstenose (UAST)

Die Ureterabgangsstenose (UAST) bezeichnet eine Enge im Bereich des pyeloureteralen Übergangs. Je nach urodynamischer Relevanz kommt es morphologisch zur Dilatation des Nierenbeckenkelchsystems und funktionell zu drohendem Nierenfunktionsverlust. Die UAST ist die häufigste Diagnose bei einer sonografisch entdeckten Hydronephrose. Wichtigste Untersuchung ist neben der Sonografie die dynamische MAG-3-Nierenszintigrafie. Bei kompensierten Verhältnissen (stabile Nierenpartialfunktion, kompensiertes Abflussmuster) sollte konservativ verfahren werden. Bei dekompensiertem Abfluss oder schwindender Nierenpartialfunktion wird die Ureteropyeloplastik durchgeführt. Die postoperativen Ergebnisse und weitere Prognose sind dabei sehr gut.

8.4.1 Definition, Ätiologie und Inzidenz

Bei einer UAST besteht eine Harnabflussbehinderung aus dem Nierenbecken durch eine Stenose im Bereich des pyeloureteralen Übergangs. Je nach urodynamischer Wirksamkeit dieser Abflussbehinderung kommt es konsekutiv zur Dilatation und Hydronephrose unterschiedlichen Ausmaßes mit drohendem Nierenfunktionsverlust.

Mit einer Inzidenz von 1: 1.000 bis 1 : 4.000 gilt die UAST als die häufigste Ursache einer Hydronephrose. Die UAST findet sich zu ⅔ der Fälle unilateral links mit deutlicher Knabenwendigkeit. 6 % zeigen eine beidseitige UAST; bei Neugeborenen lässt sich in 20 % der Fälle eine kontralaterale UAST nachweisen.

Es werden intrinsische von extrinsischen Ursachen unterschieden (➤ Abb. 8.4). Bei der intrinsischen UAST handelt es sich um eine Veränderung des Ureterwandaufbaus am pyeloureteralen Übergang im Sinne einer fibromuskulären Dysplasie, deren Ätiologie und Deutung bis heute unklar sind. Sie macht etwa 75 % der Fälle aus. In etwa 10 % findet sich ein sog. hoher Ureterabgang mit dadurch bedingter Abflussbehinderung aus dem Nierenbecken. Bei den extrinsischen Ursachen handelt es sich entweder um ein aberrierendes unteres Polgefäß oder um ein durch fibrotische Stränge fixiertes Kinking des Harnleiters. Letzteres ist dann häufig Folge rezidivierender Entzündungen z. B. infolge eines vesikorenalen Refluxes. Patienten mit unterem Polgefäß werden typischerweise deutlich später, oft erst im Schulalter klinisch auffällig.

8.4.2 Klinik

Heute wird die Diagnose in über 50 % der Fälle bereits präpartal vermutet. Postpartal wird die Diagnose in ⅔ der Fälle zufällig sonografisch bzw. im Rahmen einer Screeninguntersuchung gestellt. Bei höchstens 20 % der Kinder veranlassen klinische Symptome wie Flankenschmerzen, tastbare Raumforderung, Hämaturie oder Harnwegsinfekt eine spezielle Diagnostik. Ältere Kinder mit aberrierendem unterem Polgefäß bilden hier eine Ausnahme und fallen häufig durch rezidivierende Flankenschmerzen auf.

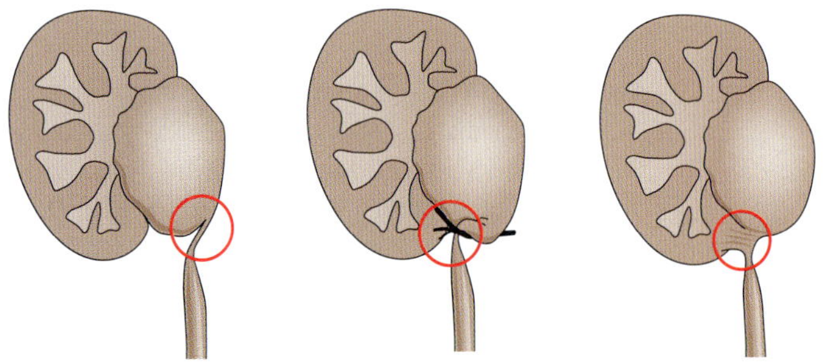

Abb. 8.4 Links: intrinsische Ureterabgangsstenose. Mitte: extrinsische Ureterabgangsstenose. Ätiologie durch ein Kinking bei unterem Polgefäß. Rechts: Ausbildung fibrotischer Stränge nach rezidivierenden Entzündungen. [L157]

8.4.3 Diagnostik

Die Sonografie steht an erster Stelle. Die UAST stellt mit etwa 35 % die häufigste postpartal gesicherte Diagnose unter den präpartal sonografisch entdeckten Uropathien dar. Aufgrund der physiologischen postpartalen Oligurie sollten sonografische Befunde in diesem Zeitraum wiederholt kontrolliert werden. Die Dopplersonografie mit Bestimmung des **Resistive Index** (Index als Maß für den Gefäßwiderstand intrarenaler Arterien) hat sich nur in Einzelfällen bewährt und spielt in der Routine eine untergeordnete Rolle.

Zeigt sich in der Sonografie keine Harnleiterdilatation, kann auf die Durchführung eines MCUs, das früher noch routinemässig zumindest vor der Operation empfohlen wurde, verzichtet werden. Rationale hierfür ist, dass die Rate an koinzidentem VUR lediglich bei etwa 7 % liegt.

Bei sonografischem Verdacht auf eine relevante UAST folgt eine MAG-3-Szintigrafie. Wegen der physiologischen Nierenreifung in der Neugeborenenperiode sollte diese Untersuchung (wie auch die AUG) erst im Alter von 4–6 Lebenswochen durchgeführt werden. Wichtig ist eine standardisierte Untersuchungstechnik zur Vergleichbarkeit der Untersuchungsbefunde.

Die Ausscheidungsurografie (AUG) oder i. v. Pyelografie hat heute in der Diagnose der UAST weitgehend an Bedeutung verloren. Lediglich bei Sonderindikationen wie zusätzlichen morphologischen Anomalien (Lage- oder Nierenanomalien) ist diese Untersuchungstechnik noch indiziert.

Ebenfalls bei besonderen Indikationen oder in Situationen unklarer Morphologie kann heute zusätzlich ein MR-Urogramm durchgeführt werden. Mit dieser Untersuchungsmethode kann ohne Strahlenbelastung zusätzliche Information nicht nur zur reinen Morphologie, sondern auch zur Funktionalität und Dynamik gewonnen werden. Allerdings kann die Untersuchung bei kleinen Kindern nur in Allgemeinanästhesie durchgeführt werden.

8.4.4 Therapie

Die Therapie richtet sich wesentlich nach der Nierenfunktion und dem Abflussmuster. Bei kompensierten Verhältnissen, d. h. stabiler Nierenpartialfunktion und funktionell kompensiertem obstruktivem Abfluss (Abfluss > 60 % 20 min nach Lasixgabe), kann konservativ verfahren werden. Eine antibiotische Prophylaxe ist dabei nicht notwendig. Gerade in den ersten Lebensmonaten kommt es durch Streckung und Öffnung sog. fetaler Harnleiterschleifen zu einer signifikanten Verbesserung der Abflussverhältnisse. Regelmäßige Kontrollen durch Sonografie und Szintigrafie sind obligat.

Bei rückläufiger Nierenpartialfunktion oder gleichbleibend obstruktivem Abflussmuster (Abfluss < 60 % 20 min nach Lasixgabe) im Verlauf sollte die UAST operativ korrigiert werden. Verschiedene operative Techniken haben sich mit und ohne Durchtrennung des Harnleiters (sog. **dismembered** bzw. **non-dismembered** Verfahren) etabliert. Als Standardverfahren findet die Ureteropyeloplastik nach Anderson-Hynes Anwendung (➤ Abb. 8.5). Dabei wird die Stenose am pyeloureteralen Übergang reseziert **(dismembered)** und der Harnleiter an der tiefsten Stelle des Pyelons wieder trichterförmig anastomosiert. Die Pyeloplastik kann offen oder laparoskopisch durchgeführt werden. Die Erfolgsraten unterscheiden sich dabei nicht.

8.4.5 Prognose

Die Komplikationsrate der Pyeloplastik ist gering und mit etwa 5 % anzugeben. Eine Re-Obstruktion findet sich in etwa 1 %. Eine szintigrafisch nachweisbare Verbesserung des Harnabflusses wird nach Pyeloplastik in 97–99 % erreicht. Dabei bleibt in etwa 60 % eine funktionelle Abflussverzögerung bestehen, die aber die Nierenfunktion im Langzeitverlauf nachweislich nicht beeinträchtigt. Ob sich eine einmal verschlechterte Nierenpartialfunktion postoperativ erholt, ist umstritten. Wichtig erscheint hierbei, dass in diesen Fällen mit der operativen Korrektur nicht zu lange gewartet werden sollte. Bei initial funktionseingeschränkten Niereneinheiten (< 30 %) ist postoperativ keine Erholung der Partialfunktion zu erwarten. Die Operation dient dann vor allem der Prävention weiteren Funktionsverlustes.

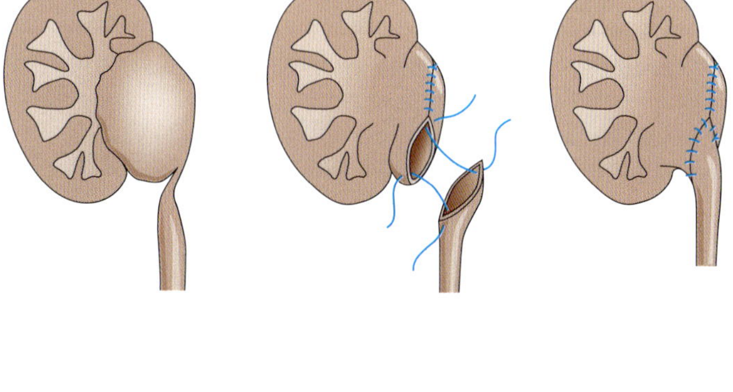

Abb. 8.5 Pyeloplastik nach Anderson-Hynes: Resektion des engen pyeloureteralen Übergangs und weite trichterförmige Anastomose. Das Pyelon wird postoperativ für etwa 6 Tage perkutan oder bei älteren Kindern für etwa 6 Wochen mit einer JJ-Schiene in die Blase drainiert. [L157]

8.5 Megaureter

Der Begriff Megaureter bezeichnet einen weiten Harnleiter. Meist liegt eine primäre Obstruktion im Bereich des ureterovesikalen Übergangs vor (sog. primär obstruktiver Megaureter, POM), die auch mit VUR assoziiert sein kann (primär refluxiv-obstruktiver Megaureter). Die Prognose beim POM ist unter dem heute im Wesentlichen konservativen Therapiemanagement sehr gut. Lediglich 10–15 % der Kinder bedürfen einer operativen Korrektur; die vorhandene Nierenfunktion kann fast immer vollständig erhalten werden.

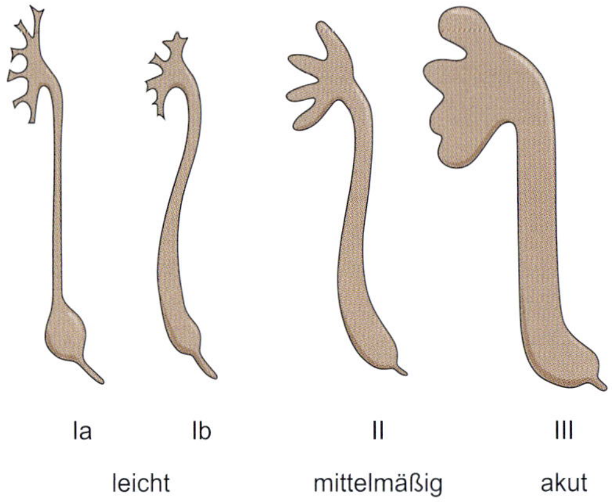

Abb. 8.6 Klassifikation des Megaureters nach Pfister und Hendren [L157]

8.5.1 Definition und Klassifikation, Ätiologie und Inzidenz

Der Harnleiter ist ein muskuläres Organ, das den Urin in peristaltischen Wellen bolusweise zur Blase fördert. Somit ändert sich der Durchmesser des Harnleiters in seiner natürlichen Funktion. Eine genaue Begriffsdefinition anhand einer Millimeterangabe erscheint deshalb nicht sinnvoll. Nach dem heutigen Verständnis beschreibt der Begriff Megaureter zunächst nur einen weiten Harnleiter. Entscheidend ist die Frage nach der Ätiologie: primärer oder sekundärer Megaureter, rein obstruktiver oder refluxiver Megaureter (➢ Tab. 8.3).

Die möglichst frühe Klassifikation eines Megaureters ist von entscheidender Bedeutung, da sich hiervon unterschiedliche Therapiekonzepte ableiten.

Der häufige primäre Megaureter (POM) wird nach Pfister und Hendren radiologisch in verschiedene Schweregrade eingeteilt (➢ Abb. 8.6).

Der Megaureter ist nach der Ureterabgangsstenose die zweithäufigste Ursache für eine Hydronephrose im Säuglingsalter. Die Inzidenz liegt etwa bei 0,3 : 1.000 Neugeborenen. Beim POM beträgt das Verhältnis von Knaben : Mädchen = 4 : 1. Die linke Seite ist häufiger betroffen als die rechte, in 20 % liegt er beidseits vor.

Der primäre Megaureter resultiert aus einer distalen Obstruktion ggf. in Kombination mit einem VUR. Ursache der Obstruktion ist ein distales, sog. adynames Segment des Harnleiters von meist ½ cm bis zu mehreren Zentimetern Länge, das Unterbrechungen der peristaltischen Wellen mit resultierender Abflussbehinderung bedingt (➢ Abb. 8.7). Die Ätiologie dieses adynamen Segments ist nicht geklärt. Histologisch zeigt sich eine Muskelhypotrophie. Vermutet wird eine Überexpression von TGF-β (transforming growth factor β) mit Verzögerung der normalen ureteralen Muskeldifferenzierung. Möglicherweise spielt auch die mangelhafte Ausprägung der sog. Cajal-Zellen und damit eine verminderte motorische Schrittmacherfunktion in dieser Region eine Rolle. Eine generalisierte Harnleiterdysplasie findet sich beim Prune-Belly-Syndrom. Erhöhte Druckverhältnisse herrschen dabei nicht vor.

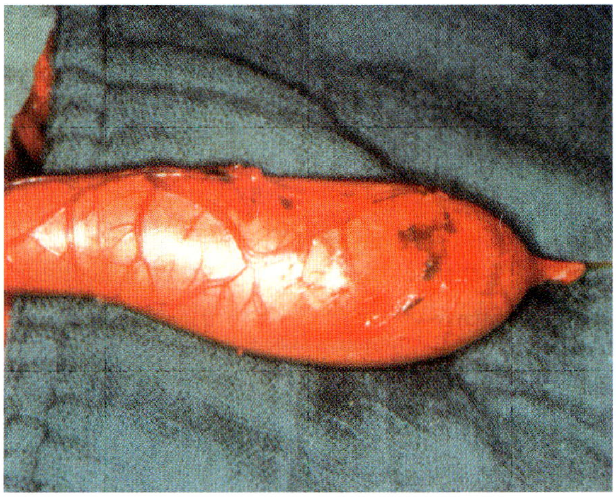

Abb. 8.7 Intraoperativer Befund des adynamen Segments eines primär obstruktiven Megaureters (POM) [G879]

Sekundäre Formen entstehen, wenn die eigentliche Pathologie beispielsweise subvesikal (im Bereich der Harnröhre) zu finden ist (z. B. posteriore Urethralklappen, neurogene Blasenentleerungsstörung) und eine daraus resultierende Blasenwandveränderung zu einem VUR oder zu einer Obstruktion des ureterovesikalen Übergangs geführt hat.

Tab. 8.3 Klassifikation des Megaureters

Primär obstruktiv (POM)	Sekundär
Primär refluxiv	
Primär nicht-refluxiv nicht-obstruktiv	
Primär refluxiv obstruktiv	

8.5.2 Klinik

Die Harnwegsinfektion (HWI) ist die häufigste klinische Erscheinung, insb. bei Vorliegen eines VUR. Lange kann der Megaureter aber asymptomatisch bleiben und wird zufällig in der Sonografie entdeckt. Im Erwachsenenalter kann er zu Steinbildung führen. Eine primäre Nierendysplasie kann vergesellschaftet sein. Bei fieberhaftem HWI kommt es zur Narbenbildung und Funktionsverlust.

8.5.3 Diagnostik

Die Diagnostik stützt sich auch hier auf Sonografie, Miktionszystourethrogramm und Nierenfunktionsszintigrafie.

Sonografie

In etwa 40–50 % der Fälle mit Megaureter wird der Verdacht bereits präpartal geäußert; postpartal ist die Sonografie ab dem 1. Lebenstag bei ausreichender Hydrierung aussagekräftig. Gemessen und dokumentiert werden Blasenwandveränderungen (➤ Abb. 8.8), Harnleitererweiterung, Nierengröße und -dilatation. Insbesondere beim POM kommt der Sonografie als Verlaufsuntersuchung neben der MAG-3-Nierenszintigrafie eine entscheidende Rolle zu und wird zunächst in 4-wöchentlichen Abständen durchgeführt.

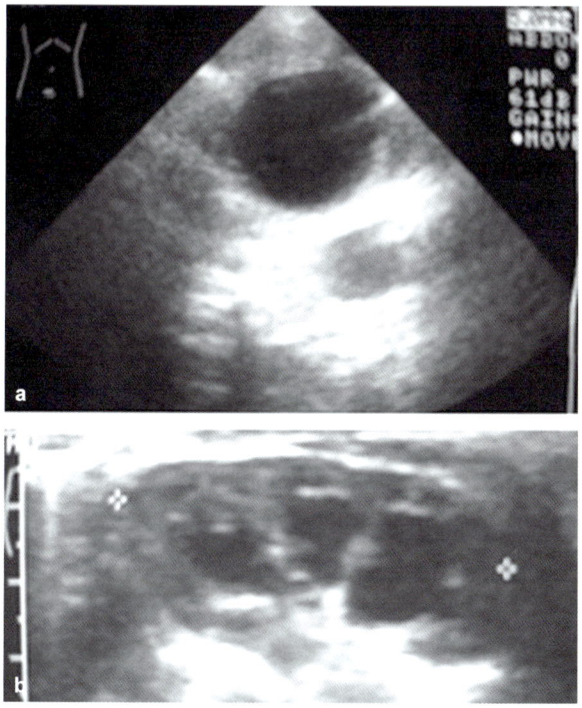

Abb. 8.8 Sonografie der Nieren und ableitenden Harnwege bei POM. Unterbauch-Querschnitt: Sonografische Darstellung des linksseitigen Megaureters hinter der Blase (a). Längsschnitt dorsal: Der Parenchymsaum der linken Niere ist kräftig, die Pyelonkaliektasie mäßig ausgeprägt (b). [G879]

Röntgen-MCU

Das Vorliegen eines ipsilateralen oder kontralateralen assoziierten Refluxes ist für das weitere Vorgehen bestimmend. So sollte baldmöglichst eine Miktionszystourethrografie (MCU) durchgeführt werden. Unabdingbar ist die Darstellung der Miktionsphase mit suffizienter Kontrastierung der Harnröhre, insb. bei Buben mit beidseitigem Megaureter. Nur in einer seitlichen oder schrägen Projektion kann eine ursächliche subvesikale Obstruktion (z. B. posteriore Urethralklappen, PUV) bewiesen bzw. ausgeschlossen werden.

Dynamische Nierenszintigrafie (MAG-3)

Neben der Bestimmung der Gesamt- und Partialfunktion kann in der Abflussstudie das Ausmaß der Obstruktion quantifiziert werden. So wird zwischen freiem Abfluss, funktionell obstruktivem oder obstruktivem Abflussmuster differenziert (➤ Abb. 8.9). Die MAG-3-Nierenszintigrafie ist die wichtigste Untersuchungsmethode im Verlauf beim POM und kann zunächst nach 3 Monaten, später in halbjährlichen oder jährlichen Abständen wiederholt werden.

Andere Untersuchungen

Die dopplersonografisch gemessene Erhöhung des *Resistive Index* (s. oben) der Niere ist prinzipiell wertvoll, gehört aber derzeit nicht zur klinischen Routine. Invasive Untersuchungsmethoden wie die endoskopische retrograde Darstellung mit röntgendichtem Kontrastmittel können in seltenen Fällen zur Klärung beitragen.

8.5.4 Therapie

Die Therapie richtet sich zunächst nach der Klassifikation: Liegt ein VUR vor, muss unverzüglich eine antibiotische Langzeitprophylaxe eingeleitet werden; ohne einen VUR kann diese unterbleiben. Die Behandlung des POM hat sich in den letzten Jahrzehnten grundlegend geändert. Während sie früher eine Domäne operativer Therapie (ca. 90 % der Fälle) war, weiß man inzwischen, dass das distale Segment nachreift und der Abfluss sich spontan verbessert. Daher sollte heute die operative Therapie des POM die Ausnahme darstellen und ist nur noch in etwa 10–15 % der Fälle notwendig. Der Mechanismus dieser „Maturation" ist wie die Ätiologie noch nicht geklärt.

Die Indikation zur operativen Korrektur ist von der Funktion und vom Abflussmuster abhängig und besteht bei Vorliegen einer initial eingeschränkten Nierenfunktion und gleichbleibend obstruktivem Abflussmuster, bei Verschlechterung der Abflussverhältnisse im Verlauf und/oder bei Funktionsverlust im Verlauf sowie bei klinischen Beschwerden. Hier wird

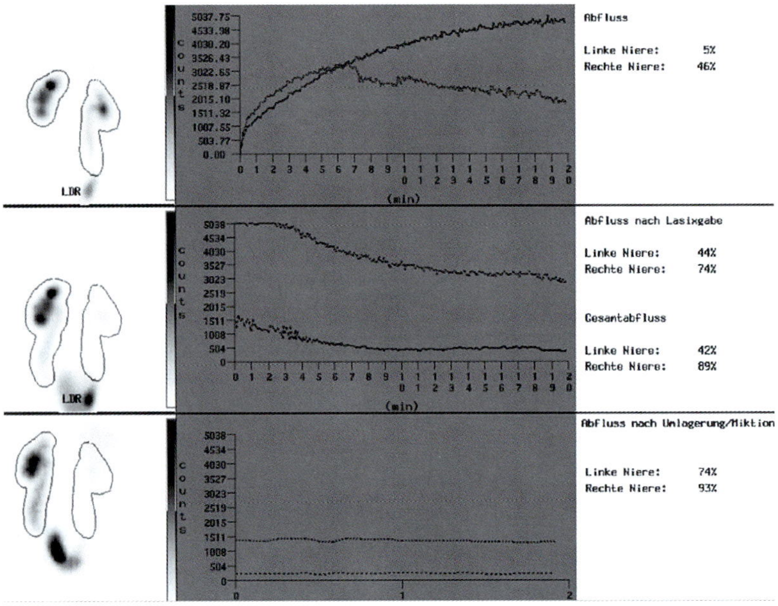

Abb. 8.9 MAG-3-Nierenszintigrafie eines Patienten mit primär obstruktivem Megaureter (POM) links, Grad 2. Kurvenverlauf des Abflusses aus beiden Nierenbecken bei funktionell obstruktivem Abflussmuster links (> 60 % Abfluss nach Lasixgabe) [G879]

die Wertigkeit der dynamischen Nierenszintigrafie (MAG-3) offensichtlich. Ist eine operative Korrektur unumgänglich, so hat sie die Resektion des distalen adynamen Segments mit anschließender Ureterreimplantation zum Ziel. Ein Harnleitertapering ist nur in Fällen sehr stark ausgeprägter Harnleiterdilatation nötig. Möglicherweise sollte in diesen Fällen mit der initialen Anlage einer Ureterokutaneostomie zur Entlastung und Tonisierung des Harnleiters vor der sekundären Reimplantation zweizeitig vorgegangen werden.

Mehrere Studien haben sich in den letzten beiden Jahren mit der neuen Technik der endoskopischen Ballondilatation beim primär obstruktiven Megaureter beschäftigt, um der Frage nachzugehen, ob sich hier eine Alternative zur Ureterreimplantation darbietet. Bei dieser Technik wird mittels eines 5–7 mm durchmessenden Ballons die Uretermündung über einige Minuten aufgedehnt (bis auf 12 atm) und anschließend über 6–8 Wochen mit einem Doppel-J-Stent geschient. Die publizierten Ergebnisse zeigen eine relativ hohe Erfolgsrate bei allerdings möglichem (temporärem) VUR nach der Intervention. Es muss betont werden, dass durch diese einfache Technik die strenge Indikationsstellung zu einem operativen Eingriff wegen der nach wie vor hohen Rate an Spontanremission nicht aufgeweicht werden darf. Möglicherweise ist die Technik aber eine Alternative zur temporären Harnableitung v. a. im ersten Lebensjahr.

8.5.5 Prognose

Unter dem im Wesentlichen konservativen Therapiemanagement und strenger Kontrolle von Abflusssituation und Nierenfunktion ist die Prognose sehr gut; die vorhandene Nierenfunktion kann meist vollständig erhalten werden. Bei etwa 85–90 % der Kinder mit einem POM verbessern sich die Abflussverhältnisse im Laufe der ersten beiden Lebensjahre so weit, dass keine Nierenschädigung mehr zu befürchten ist. Liegt ein ipsilateraler höhergradiger VUR vor (primärer refluxiv-obstruktiver Megaureter), ist eine spontane Maturation des ureterovesikalen Übergangs allerdings weniger wahrscheinlich.

8.6 Hintere Harnröhrenklappen und Urethralklappenkrankheit

Bei den hinteren Harnröhrenklappen (**posterior urethral valves,** PUV) handelt es sich um eine seltene, früh embryonal wirksame subvesikale Obstruktion aufgrund einer Fehlentwicklung des Sinus urogenitalis des Knaben. Eine möglichst frühe suprapubische Entlastung und spätere endoskopische Klappenresektion gewährleisten den Harnabstrom. Trotz verbesserter Therapieoptionen bleibt die Prognose durch die begleitenden Blasenfunktionsstörungen und vor allem die Nierenschädigung (primär dysplastisch oder sekundär geschädigt) sehr ernst. 70 % der Patienten gelangen im Langzeitverlauf in die kompensierte oder sogar terminale Niereninsuffizienz.

8.6.1 Definition, Klassifikation, Ätiologie und Inzidenz

Durch eine Faltenbildung im Bereich der hinteren Harnröhre kommt es zur subvesikalen Obstruktion. Diese bewirkt je nach Ausmaß eine Schädigung der Blasenfunktion und weiter aufsteigend der Nierenfunktion, weswegen heute auch der Begriff Urethralklappenkrankheit gebräuchlich ist.

Bei den PUV handelt es sich um die häufigste Form der obstruktiven Uropathie, die zum terminalen Nierenversagen führt, da immer beide Nierenanlagen betroffen sind. Die Inzidenz liegt bei 1 : 8.000 bis 1 : 25.000.

Die Entstehungsursache ist bis heute nicht eindeutig geklärt. In jedem Fall handelt es sich um eine frühe embryonale Entwicklungsstörung im Bereich des Urogenitalsinus. Neben einer Störung der Ausbildung der sog. Tourneux-Falte zur Teilung der Kloake spielen möglicherweise eine abnorme Inkorporation beider **common excretory ducts** als Derivate der Wolff-Gänge in die hintere Harnröhre dabei eine Rolle. Embryologisch gesehen kann diese Pathologie nur bei Knaben entstehen.

Nach Young werden drei unterschiedliche Klappentypen beschrieben (➤ Abb. 8.10). Beim Typ 1, der in 95 % vorliegt, inserieren zwei Falten direkt unterhalb des Colliculus seminalis an der Hinterwand der Urethra, ziehen segelförmig transsphinktär nach kaudal bis zur membranösen Urethra und fusionieren lateroventral. Beim seltenen Typ 2 ziehen die Klappen vom Colliculus seminalis proximal in den Blasenhals. Eine Obstruktion ist hier weniger relevant. Der Typ 3 beschreibt eine kongenitale membranöse Urethralstenose mit lochblendenartiger Öffnung. Möglicherweise handelt es sich auch um Typ-1-Klappen mit zusätzlicher ventraler Fusion. Aufgrund der fehlenden Kenntnis der genauen Entstehungsursache bleibt diese Klassifikation rein beschreibend und ist nicht unumstritten.

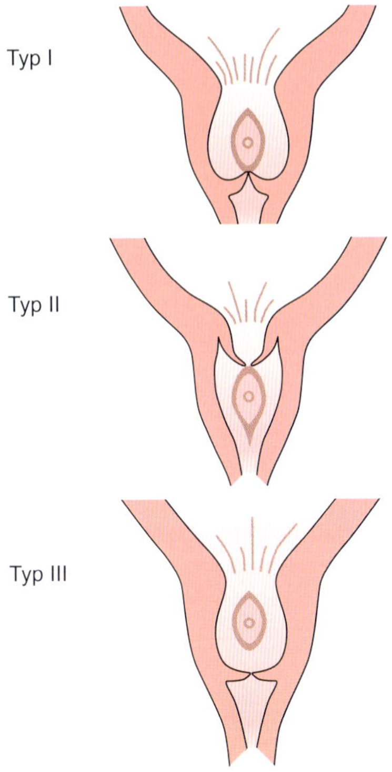

Abb. 8.10 Einteilung der hinteren Harnröhrenklappen nach Young (nach Dietz et al. 2001 [L157])

8.6.2 Klinik

Die meisten Kinder fallen heute präpartal auf. Leitsymptom ist hierbei die beidseitige ausgeprägte Hydronephrose bei kleiner Blase bzw. Blasenwandverdickung. Zusätzlich besteht ein Oligohydramnion, woraus eine pulmonale Hypoplasie resultieren kann. Postpartal imponiert neben den ausgeprägten sonografischen Befunden eine oftmals kleine, durch die Bauchdecke hindurch palpable harte Blase. Die Miktion ist tröpfelnd. Bei weniger ausgeprägten Befunden mit geringerer urodynamischer Wirksamkeit besteht bei älteren Knaben eine Blasenfunktionsstörung. Leitsymptom hierbei ist die Blaseninstabilität mit Pollakisurie und Harninkontinenz, ggf. auch abgeschwächtem Uroflow.

8.6.3 Diagnostik

In der Sonografie ist die Kombination folgender Befunde richtungweisend: beidseitige Megaureteren mit ausgeprägter beidseitiger Hydronephrose, zusätzlich pathologische Blasenwandverdickung auch bei Vollfüllung der Blase im Sinne einer ausgeprägten Hypertrophie. Oftmals kann die dilatierte hintere Harnröhre ebenfalls dargestellt werden. Die Nieren können unterschiedlich dysplastisch sein. Ein Aszites (auch schon präpartal) weist auf eine Blasen- oder Fornixruptur hin.

Blutgasanalysen, Bestimmung der Elektrolyte und harnpflichtigen Substanzen im Serum und Urin sowie die Kalkulation der GFR sind unerlässlich und ihr Wert von erheblicher prognostischer Bedeutung. Der Urin muss regelmäßig auf Infektionen hin untersucht werden.

Ein Röntgen-MCU sollte unter Berücksichtigung des Allgemeinzustands (oftmals handelt es sich um sehr unreife Frühgeborene) über einen suprapubischen Blasenkatheter durchgeführt werden. Eine gute Durchführung mit exakter Darstellung der hinteren Harnröhre im seitlichen Strahlengang ist hier von enormer Bedeutung. Charakteristisch sind dann die Dilatation der hinteren Harnröhre mit abruptem Kontrastmittel-Stopp bzw. erheblichem transsphinktärem Kalibersprung hin zur membranösen Harnröhre (➤ Abb. 8.11). Blasendivertikel, Balkenblase und ein hypertropher Blasenhals sind begleitende Pathologien. Bei etwa 50 % der Knaben lässt sich ein ein- oder beidseitiger VUR nachweisen, was für die Nierenfunktion ebenfalls von Bedeutung ist. Manchmal zeigt sich als Ausdruck des erhöhten Drucks auch ein Influx des Kontrastmittels in den Samenleiter (deferenzialer Influx).

Die dynamische MAG-3-Nierenszintigrafie informiert über die Nierenpartialfunktion und das Abflussmuster. Ein AUG ist nicht zwingend notwendig, gibt aber weitere Auskunft über die genauen anatomischen Verhältnisse und Pathologien.

Letztlich erfolgt die Sicherung der Diagnose durch die Urethrozystoskopie mit der Option der kausalen Therapie durch Klappenresektion.

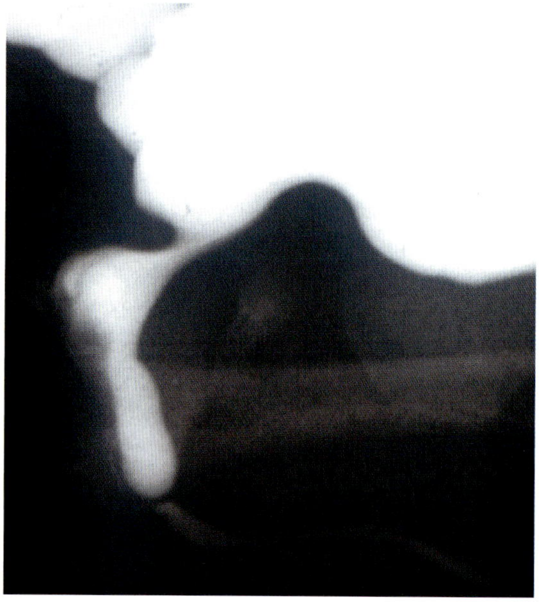

Abb. 8.11 PUV-Harnröhrenklappe [G879]

8.6.4 Therapie

Der Stellenwert einer präpartalen Intervention muss derzeit zurückhaltend bewertet werden. Es gibt klare Hinweise für eine positive Beeinflussung insb. der Nierenfunktion durch eine frühe intrauterine Harnableitung, allerdings ist die Komplikationsrate dieser interventionellen präpartalen Eingriffe nicht unerheblich. Zum anderen kann die Diagnose oft nur vermutet werden. Dennoch zeigen Kinder mit früher spontaner intrauteriner Blasenruptur durchaus eine bessere Nierenfunktion und geringere VUR-Inzidenz, weshalb die Diskussion um die Sinnhaftigkeit der präpartalen Intervention weiter im Gange ist.

Direkt postpartal steht die sofortige Entlastung ganz im Vordergrund. Hier sollte nicht die Diagnosesicherung mittels MCU abgewartet werden. Vielmehr ist unmittelbar ein suprapubischer Blasenkatheter einzulegen, über den die Blase entlastet wird. Über diesen Katheter erfolgt dann im weiteren Verlauf die Röntgendiagnostik.

Eine antibiotische Langzeitprophylaxe ist wie auch die intensivmedizinische und vor allem nephrologische Betreuung dieser Neugeborenen in der ersten Zeit unerlässlich.

Ab einem Alter von etwa 3–4 Lebenswochen (für Frühgeborene korrigiert!) kann die endoskopische Klappenresektion vorgenommen werden. Wir bevorzugen dabei die kalte Resektion mit dem Hakenmesserchen, beschrieben sind aber auch die monopolare elektrische Resektion und Laserverfahren. Bei der kalten Inzision erscheint die Gefahr einer Harnröhrenschädigung mit konsekutiver Strikturenbildung am geringsten zu sein. Gegebenenfalls muss die Intervention auch zweimalig durchgeführt werden. Ein koexistierender VUR wird zunächst konservativ behandelt. Ein oder mehrere Kontroll-MCU-Untersuchungen sollen den freien Harnröhrendurchfluss bestätigen. Wichtig sind Blasenfunktionsprüfungen (Zystomanometrien, CMM) im Verlauf. Erholt sich die Blasenfunktion nicht und kommt es zu progressiver Nierenfunktionsschädigung, kann die Anlage einer temporären Vesikostomie angezeigt sein.

8.6.5 Prognose

Trotz intensivierter und verbesserter Therapieoptionen hat sich die Prognose der Klappenblasenkrankheit nicht wesentlich gebessert. Mögliche negative prädiktive Faktoren sind ein Oligohydramnion vor der 24. SSW, der Kreatininverlauf (innerhalb des 1. Lebensjahres) und die Refluxsituation als weiterer Schädigung der ohnehin dysplastischen Nierensituation. Die Inzidenz einer progressiven Nierenfunktionseinschränkung wird mit 25–50 % angegeben. Im Langzeitverlauf kommt es in bis zu 70 % der Fälle zu einer kompensierten oder terminalen Niereninsuffizienz und damit sind Harnröhrenklappen immer noch die häufigste obstruktive Uropathie, die zu einem terminalen Nierenversagen führt. Die Nierenfunktion ist dabei von der funktionierenden Blase abhängig. Die Blasendysfunktion ist damit ein entscheidender Risikofaktor für die spätere terminale Niereninsuffizienz.

Die Blasenfunktion bleibt trotz suffizienter Desobstruktion oft zeitlebens pathologisch. Während im frühen Lebensalter die instabile, kleinkapazitäre Blase mit geringer Compliance vorherrscht, dominiert bei älteren Patienten eher eine schlaffe hyperkapazitäre Blase. Bis zu ¾ aller betroffenen Knaben leiden an einer Blasenfunktionsstörung, lediglich etwa 50 % von ihnen sind im Alter von 10 Jahren zuverlässig kontinent. Später können eine gestörte Sexualfunktion und Fertilität hinzukommen.

Die Urethralklappenkrankheit erfordert deshalb eine lebenslange engmaschige urologisch-nephrologische Betreuung.

8.7 Vesikoureterorenaler Reflux (VUR)

Der VUR ist mit rezidivierenden Harnwegsinfekten (HWI) streng assoziiert. Dabei handelt es sich meist um komplizierte HWI mit Nierenbeteiligung und Fieber, also um Pyelonephritiden. Ursächlich ist hierfür eine gewisse Stase des Harns, hervorgerufen durch postmiktionellen (Pseudo-) Restharn, in dem sich einmal aszendierte Keime gut vermehren können. Die eigentliche Bedeutung dieses Krankheitsbildes liegt darin, dass rezidivierende Pyelonephritiden den irreversiblen Verlust von Nierenfunktion zur Folge haben. Die Therapie erfolgt zunächst konservativ mit der Gabe einer antibiotischen Dauerprophylaxe unter Ausnutzung der möglichen spontanen Maturation. Wenn diese ausbleibt oder nicht mehr zu erwarten ist, sollte operativ vorgegangen werden. Die Art der Operation, endoskopisch oder offen, richtet sich dabei nach dem VUR-Grad, dem Krankheitsverlauf sowie dem Alter des Kindes. Da der VUR vor allem bei größeren Kindern häufig mit einer Blasenentleerungsstörung assoziiert ist, muss diese diagnostiziert und ggf. zusätzlich behandelt werden.

8.7.1 Definition, Klassifikation, Ätiologie und Inzidenz

Den unphysiologischen Rückfluss des Harns von der Blase in den Ureter bzw. in die Niere bezeichnet man als vesikoureterorenalen Reflux (VUR). Man unterscheidet einen primären vom sekundären VUR. Während die Ursache des primären VUR in einer Malformation des ureterovesikalen Übergangs zu sehen ist, wird der sekundäre VUR bei zunächst normalem ureterovesikalem Übergang durch eine Hochdruckmiktion induziert wie z. B. bei posterioren Urethralklappen oder neurogener Blasenentleerungsstörung.

Nach der Internationalen Refluxstudie **(International Reflux Study in Children,** IRSC) wird der VUR in Anlehnung an Heikel-Parkkulainen in 5 Schweregrade eingeteilt. Dabei erreicht ein VUR Grad I nicht das NBKS. Eine zunehmende Dilatation des Harnleiters und Verplumpung des Kelchsystems charakterisieren die höheren VUR-Grade (➤ Abb. 8.12). Einen VUR bis in die Sammelrohre bezeichnet man als intrarenalen VUR. Ein intrarenaler VUR muss nicht zwingend mit dem höchsten VUR-Grad vergesellschaftet sein, sondern kann bei kleinen Säuglingen auch bei niedrigeren Graden beobachtet werden. Die Gefahr einer Nierenschädigung wird dann als besonders hoch eingeschätzt.

Die Inzidenz des VUR liegt bei Kindern zwischen 0,5 und 1 % und ist abhängig von der familiären Belastung, dem Alter und dem Geschlecht des Kindes. Im ersten Lebensjahr wird ein VUR allerdings wesentlich häufiger (40 %) gefunden. Zudem liegt im ersten Lebensjahr eine auffällige Geschlechtsverteilung mit einer Knabenwendigkeit von 3 : 1 bis 5 : 1 vor. Später kehrt sich dieses Verhältnis um. In 57–72 % tritt der VUR bilateral auf.

Der VUR wird familiär gehäuft beobachtet (Kinder betroffener Eltern etwa 66 %, Geschwister betroffener Kinder bis zu 33 %, Zwillingsgeschwister bis zu 66 %) und gilt als die häufigste vererbte Anomalie im Bereich des Urogenitaltrakts. Diskutiert wird ein autosomal-dominanter Erbgang verschiedener Penetranz.

Der VUR wird normalerweise durch einen passiven und einen aktiven Mechanismus verhindert.

- **Passiver Mechanismus:** Mit zunehmendem Füllungszustand der Blase wird der distale, schräg intramural und submukös verlaufende Anteil des Harnleiters zusammengedrückt. Bestimmend für die Antirefluxivität sind der Winkel des Harnleitereintritts sowie die Länge des intramuralen Verlaufs.
- **Aktiver Mechanismus:** Ein erhöhter Muskeltonus des Trigonum vesicae verhindert während der Miktion und somit bei erhöhtem intravesikalem Druck eine Verformung der Ureterostien.

Bei morphologischer oder funktioneller Abweichung des vesikoureteralen Übergangs versagt der Ventilmechanismus und es kommt zum VUR.

Durch Fehlanlage der Ureterknospe kommt es zur Lateralisierung des Ostiums. Dadurch wird der Eintrittswinkel des Harnleiters in die Blase flacher und die intramurale Tunnellänge kürzer (➤ Abb. 8.13), das Ostium verändert seine Konfiguration bis hin zum sog. Golfloch.

Bei Strukturanomalien in der Umgebung des Ostiums mit Ausbildung eines periostialen Divertikels (sog. Hutch-Divertikel) verliert die Harnleitermündung teilweise ihr Widerlager und der vesikoureterale Übergang wird refluxiv.

Bei der neurogenen Blasenentleerungsstörung kommt es zum einen aufgrund eines erhöhten Miktionsdrucks, zum anderen aufgrund eines mangelnden Tonus des Trigonums zum VUR. Beide Mechanismen wirken dabei synerg pathogen.

8.7.2 Klinik

An erster Stelle der Probleme steht die Harnwegsinfektion (HWI). 3–5 % der Mädchen und 1–2 % der Knaben erkranken

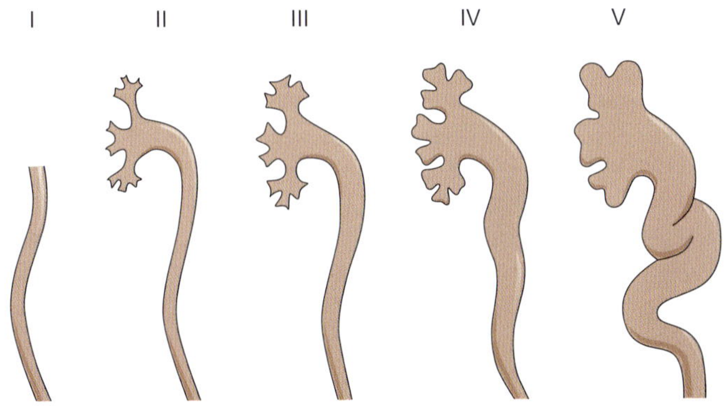

Abb. 8.12 Internationale Gradeinteilung des VUR nach Heikel-Parkkulainen [L157]

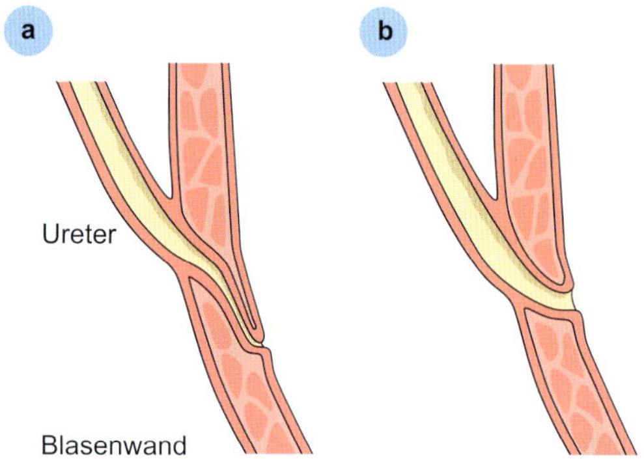

Abb. 8.13 Normale antirefluxive Ostiumkonfiguration mit ausreichendem intramuralem Harnleiterverlauf und kleinem Harnleitereintrittswinkel (a) sowie refluxive Ostiumkonfiguration mit kurzem intramuralem Harnleiterverlauf und größerem Harnleitereintrittswinkel (sog. Harnleiterfehlmündung) (b) [L157]

bis zur Pubertät an einer Harnwegsinfektion. Etwa 40 % hiervon weisen einen VUR auf. Durch Bildung von Pseudorestharn bei höhergradigem dilatierendem VUR und mangelndem Auswascheffekt der Blase wird die Entstehung einer HWI begünstigt. Ist das Nierenparenchym von der Infektion betroffen, spricht man von einer Pyelonephritis. Neben teilweise sehr schweren Krankheitsverläufen mit hohem Fieber ist die Ausbildung einer postinfektiösen Nierennarbe mit einem damit verbundenen anteiligen Nierenfunktionsverlust die am meisten gefürchtete Komplikation einer Pyelonephritis.

8.7.3 Diagnostik

Nach der ersten fieberhaften HWI bei Säuglingen sollte die Diagnostik zum Ausschluss eines VUR eingeleitet werden. Aufgrund der niedrigeren VUR-Inzidenz bei älteren Kindern kann die Diagnostik je nach Alter des Kindes auch erst nach rezidivierender HWI eingeleitet werden.

- **Anamnese/klinische Untersuchung:** Bei rezidivierenden HWI steht die Anamnese und hier besonders die Frage nach den Miktionsgewohnheiten und -mustern an erster Stelle. In etwa 18 % der Fälle liegt eine assoziierte nichtneurogene Blasenentleerungsstörung vor. Die Durchführung einer Zystomanometrie (CMM) mit Uroflowmetrie wäre dann sinnvoll. Die klinische Untersuchung umfasst speziell die Inspektion des äußeren Genitales und schließt Stigmata dysraphischer Störungen aus.
- **Sonografie:** In zunehmendem Maße spielt die pränatale Sonografie eine Rolle. Bei intrauteriner und postpartal fortbestehender Hydronephrose muss ein VUR ausgeschlossen werden. Die postpartale Sonografie dient der planimetrischen Messung der Nieren. Größere Parenchymnarben können sonografisch entdeckt und besonders im Verlauf dokumentiert werden; das Nierenwachstum kann zuverlässig beurteilt werden.

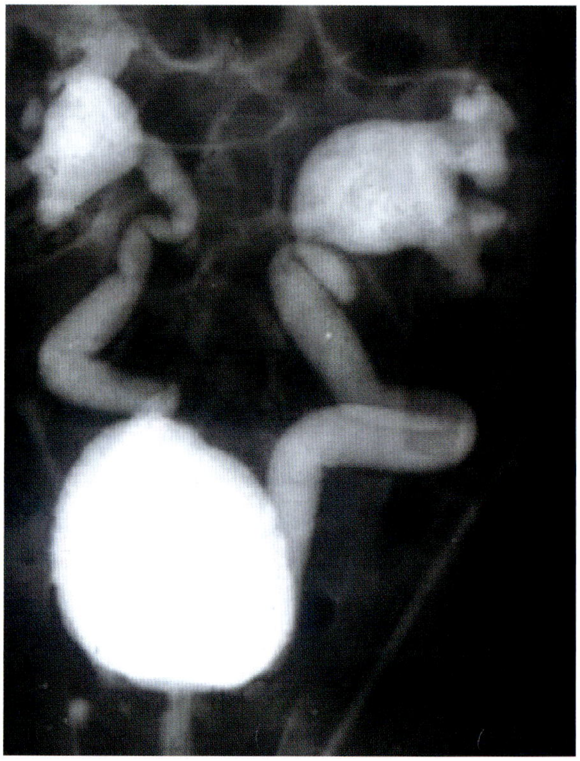

Abb. 8.14 Röntgen-MCU: hochgradiger VUR beidseits [G879]

- **Uroradiologische Bildgebung:** Die exakte Graduierung des VUR ist für das weitere Vorgehen bestimmend. Dies geschieht durch das Röntgen-Miktionszystourethrogramm (Rö-MCU), das ab dem 1. Lebenstag durchgeführt werden kann (➤ Abb. 8.14).
- **DMSA-Szintigrafie:** Die Parenchymsituation kann heute besser durch die DMSA **(Dimercaptosuccinic acid)**-Szintigrafie beurteilt werden. Diesbezüglich ist sie dem ivP überlegen. Ab einem Refluxgrad 3 findet man zum Zeitpunkt der Diagnosestellung in etwa 19 % der Fälle Parenchymnarben (➤ Abb. 8.15). Bei Vorliegen eines höhergradigen VUR ist eine DMSA-Szintigrafie initial wie im Verlauf unabdingbar.
- **MAG-3-Szintigrafie:** Die MAG-3-Szintigrafie erlaubt ähnlich wie die DMSA-Szintigrafie eine Trennung der Partialfunktion. Parenchymnarben können allerdings wesentlich schlechter erfasst werden. Der Verdacht auf ein Vorliegen assoziierter primärer oder sekundärer Harnabflussbehinderungen, die in 3,5–11 % zu finden sind, stellt eine Indikation für die MAG-3-Szintigrafie dar. In diesen Fällen sollte die MAG-3-Szintigrafie mit liegendem Blasenkatheter durchgeführt werden.
- **Direktes Nuklid-MCU (d-NMCU):** Es basiert auf der gleichen Technik wie das Röntgen-MCU, wobei hier jedoch die Blase mit einem radioaktiv markierten Tracer (z. B. ^{99m}Technetium MAG-3) aufgefüllt wird. Die Methode ist im Vergleich zum Röntgen-MCU etwas sensitiver, die Auflösung jedoch deutlich schlechter. Diese Methode

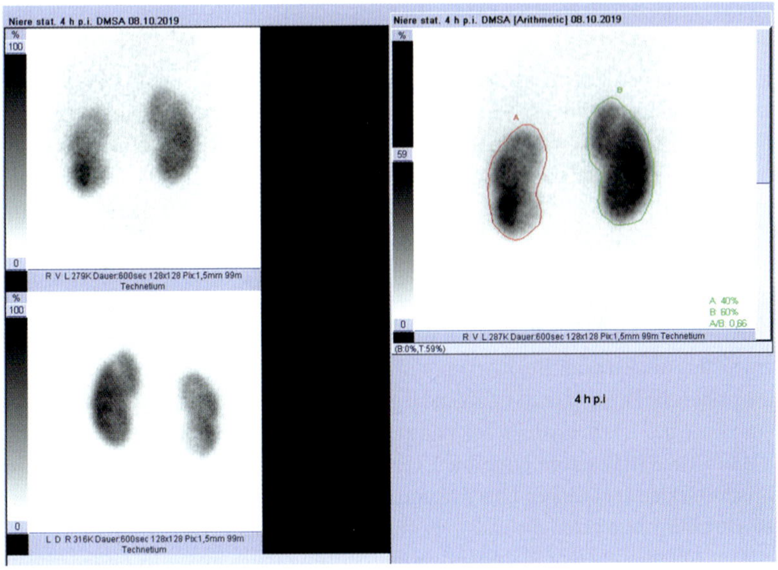

Abb. 8.15 DMSA-Szintigrafie bei VUR zur Erfassung bestehender oder sich entwickelnder Parenchymnarben: hier bds. Hinweis auf Parenchymdefekte rechts lateral und links kranial. Partialfunktion re : li = 40% : 60%. [P878]

eignet sich für Verlaufskontrollen eines VUR, z. B. postoperativ. Bei vorhandenem Messplatz kann das d-NMCU in Kombination mit einer Zystomanometrie (CMM) durchgeführt werden. Dem Kind wird so eine Katheterisierung erspart.

- **Miktionsurosonografie (MUS):** Eine nicht strahlenbelastende Alternativmethode ist die sonografische Refluxprüfung (MUS). Sie gewinnt zunehmend an Bedeutung und ihre diagnostische Relevanz konnte in zahlreichen Studien belegt werden. Bei dementsprechender Erfahrung sowie apparativer Ausstattung kann auch die Harnröhre des Knaben hinsichtlich einer subvesikalen Obstruktion (z. B. PUV) beurteilt werden. Welche Refluxprüfung (sonografisch oder radiologisch) durchgeführt wird, ist letztlich zentrums- und untersucherabhängig. Der notwendige Katheterismus kann allerdings auch hier nicht erspart werden, was letztlich den Vorteil der Methode gegenüber dem MCU für den Patienten relativiert.
- **MRT:** In der Diagnostik und Therapie des VUR spielt das MRT als zusätzliche Diagnostik keine Rolle und bleibt lediglich Sonderindikationen vorbehalten (z. B. unklare Morphologie bei Lageanomalien o. Ä.).
- **Zystoskopie:** Die genaue Ostiumlokalisation und Konfiguration korreliert mit der Maturationswahrscheinlichkeit des VUR und ist deshalb im Rahmen des therapeutischen Konzepts von großer Bedeutung. Die Zystoskopie ist jedoch ein invasiver Eingriff und kann im Kindesalter nur in Narkose erfolgen. Als rein diagnostische Maßnahme ist sie aus diesem Grund abzulehnen. Eine Zystoskopie sollte nur dann durchgeführt werden, wenn in gleicher Sitzung eine endoskopische Antirefluxplastik als therapeutische Option durchgeführt werden kann.

8.7.4 Therapie

Ziel jeglicher Behandlung ist der Erhalt der Nierenfunktion. Dafür müssen in jedem Fall weitere pyelonephritische Schübe verhindert werden, weil damit ein irreversibler Nierenfunktionsverlust verbunden ist. Bei der Erstellung eines Therapiekonzepts zur Behandlung eines VUR sind zwei Prinzipien zu berücksichtigen:

1. VUR hat die Tendenz, in den ersten Lebensjahren spontan zu maturieren, niedrig gradiger VUR (I + II) mit einer Wahrscheinlichkeit von annähernd 100 %, III-gradiger VUR zu etwa 50 % und IV-gradiger VUR zu etwa 20 % innerhalb der ersten 5 Lebensjahre. Danach sind die Maturationschancen wie auch initial bei V-gradigem VUR deutlich schlechter.
2. Nierenentwicklung und -funktion sind durch eine konsequente Infektverhinderung mittels antibiotischer Langzeitprophylaxe sicher zu gewährleisten.

Daraus leitet sich die konservative Refluxtherapie ab: antibiotische Langzeitprophylaxe und Abwarten der spontanen Maturation (➤ Tab. 8.4). Im ersten Lebensjahr wird das konservative Vorgehen grundsätzlich durchgeführt, eine Operation ist meist nicht indiziert. Nach erfolgtem Kontroll-MCU 12–18 Monate später richtet sich das weitere Vorgehen nach dem Befund: Zeigt sich die Tendenz zur Maturation mit nun niedrigerem VUR-Grad, kann bei gutem Vertragen die Langzeitprophylaxe für die nächsten 12–18 Monate fortgesetzt werden. Dann sollte die nächste MCU-Kontrolle erfolgen. Zeigt sich hingegen keine Maturation des VUR-Grades oder ist keine weitere Maturation mehr zu erwarten

Tab. 8.4 Antibiotika zur Durchführung der Langzeitprophylaxe

Wirkstoff	Medikament	Dosierung
Cephalexin	Ceporexin®	10 mg/kg KG abends
Cefuroxim	Elobact®	3 mg/kg KG abends
Trimethoprim	Infectotrimet®	1–2 mg/kg KG abends
Nitrofurantoin	Nifuretten®	1–2 mg/kg KG abends

(aufgrund des fortgeschrittenen Alters des Kindes oder des hohen VUR-Grades), ist eine operative Therapie indiziert. Eine solche ist jenseits des ersten Lebensjahres auch dann in Erwägung zu ziehen, wenn sich unter antibiotischer Langzeitprophylaxe mehrfache Durchbruchsinfektionen ereignen. Stärkere Resistenzentwicklung (auch multiresistenter Keime wie z.B. MRSA, ESBL) in Ländern, in denen die Verwendung antibiotischer Prophylaxe weitverbreitet ist, haben die Diskussion über die Sinnhaftigkeit einer solchen antibiotischen Langzeitprophylaxe erneut belebt mit der Folge, dass sie bei klinischer Beschwerdefreiheit und noch vorhandenem (niedergradigem) VUR bei älteren Kindern nicht mehr generell empfohlen werden kann. Bei Säuglingen ist die Indikation für eine antibakterielle Prophylaxe ab VUR Grad II gegeben, bei Jungen bis zum Ende des 1. Lebensjahres, bei Mädchen und hochgradigem VUR (> Grad III) bis zum Ende des 2. Lebensjahres, bei Durchbruchsinfekten auch länger. Eine Zirkumzision bei Jungen kann bei Durchbruchsinfekten ebenfalls in Erwägung gezogen werden.

Eine ggf. bestehende Blasenentleerungsstörung muss im Rahmen der konservativen Therapie unbedingt erkannt und behandelt werden. Die häufigste Form ist hierbei die Detrusor-Sphinkter-Dyskoordination, seltener die isolierte Blaseninstabilität. Die Behandlung erfolgt urotherapeutisch (➤ Kap. 8.13.4), ggf. unterstützt durch ein Biofeedback-Training. Unter einer Urotherapie versteht man eine ganzheitliche Verhaltenstherapie mit dem Ziel eines besseren Verständnisses der Blasenfunktion. Gleichzeitig lernt das Kind hierbei eine bessere Körperperzeption, d.h., es lernt z.B., wie es sich anfühlt, wenn der Beckenboden bei der Miktion sich entspannt. Therapieformen sind das Gespräch und spezielle körperliche Übungen (z.B. Beckenbodenübungen). Zusätzlich sollte unterstützend für 3–6 Monate mit einem Anticholinergikum behandelt werden.

8

Operative Therapie

Hierbei bestehen grundsätzlich zwei verschiedene Möglichkeiten:

- Endoskopisch (endoskopische Antirefluxplastik)
- Offen chirurgisch (Antirefluxplastik oder Ureterreimplantation)

Die endoskopische Antirefluxplastik ist ein minimal-invasiver Eingriff, der in Narkose tageschirurgisch durchgeführt wird. Zystoskopisch werden mit einer Nadel einige Milliliter Fremdmaterial unter das betreffende Ostium gespritzt. Hierdurch ergibt sich eine schlitzförmige fischmaulartige Umformung desselben, wodurch Antirefluxivität erreicht werden kann. Als Material kommt heute im Wesentlichen ein Dextranomer/Hyaluronsäure-Kopolymer zur Anwendung (➤ Abb. 8.16). Die Wirksamkeit hängt stark von der Ostiumkonfiguration ab. Die Methode eignet sich für den mittelgradigen VUR. Initial kann dabei eine VUR-Freiheit von etwa 80 % erreicht werden. Im Langzeitverlauf kommt es allerdings in bis zu einem ¼ der Fälle zum Rezidiv. Die Rate an iatrogener Ostiumobstruktion durch die endoskopische Antirefluxplastik ist temporär häufig und nur selten fixiert. Allerdings mehren sich auch hierüber Fallberichte. Von einigen Autoren wird die endoskopische Antirefluxplastik zumindest bei VUR-Grad II–IV als **First-line**-Therapie mit bis zu 2 Wiederholungsinjektionen favorisiert.

Im Gegensatz dazu zeigt die offene Operation deutlich höhere Erfolgsraten mit etwa 95 % postoperativer VUR-Freiheit (Grad 2: 99 %, Grad 3 und 4: 98 %, Grad 5: 80 %). Demgegenüber steht ein stationärer Aufenthalt von etwa 1 Woche. Im Laufe der Jahre haben sich verschiedene Techniken entwickelt: intravesikal (Politano-Leadbetter, Cohen, Glenn-Anderson), extravesikal (Lich-Gregoir) oder kombiniert intra-/extravesikal (mod. Politano-Leadbetter). Allen Techniken ist gemein, dass dadurch eine neue, länger submukös verlaufende Tunnelstrecke des Harnleiters geschaffen wird, die nach dem Ventilprinzip passive Antirefluxivität garantiert (➤ Abb. 8.17). Wegen der Gefahr zumindest temporärer Blasenentleerungsstörungen sollten rein extravesikale und kombinierte intra-/extravesikale Ureterreimplantationen nicht bilateral in einer Sitzung vorgenommen werden. Die Blase muss bis zum Abschluss der primären Wundheilung transurethral oder suprapubisch für etwa 6 Tage abgeleitet werden.

Postoperativ reichen sonografische Verlaufskontrollen aus. Wegen der hohen Erfolgsrate kann auf ein routinemäßiges Kontroll-MCU verzichtet werden. Die antibiotische Langzeitprophylaxe wird 6 Wochen postoperativ abgesetzt. Nach einem Jahr sollten Nierenfunktion und -abfluss szintigrafisch (MAG-3) überprüft werden.

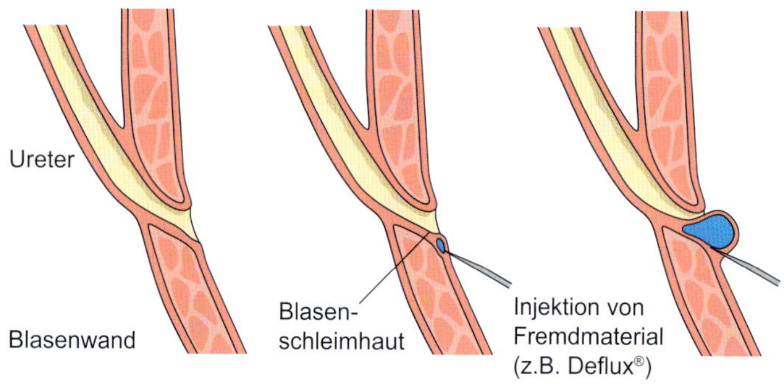

Abb. 8.16 Schema der endoskopischen Antirefluxplastik mit korrekter Positionierung der Injektionsnadel und antirefluxiver Umformung des Ostiums durch das subostial injizierte Depot [L157]

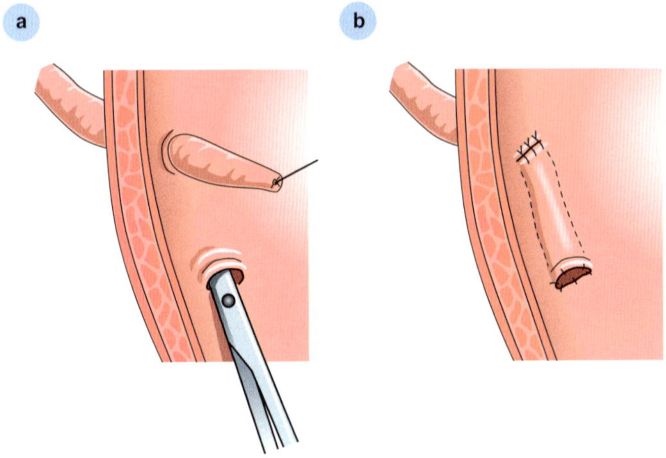

Abb. 8.17 Schema der offen-chirurgischen Refluxkorrektur: Durch einen kranial gelegenen Neohiatus wird der Harnleiter neu in die Blase geleitet (a). Der Harnleiter wird durch einen submukösen Tunnel gezogen und das Neoostium in der Blasenwand verankert (b). [L157]

8.7.5 Prognose

Unbehandelt führt ein persistierender VUR zum Nierenfunktionsverlust bis hin zur Niereninsuffizienz, mithin auch zur renalen Hypertonie. Der VUR ist ein prädisponierender Faktor zur Ausbildung einer Pyelonephritis, die immer eine Nierenparenchymschädigung mit Parenchymnarben mit sich bringt (Refluxnephropathie). Zwischen 3,1 und 25 % der Kinder und 10–15 % der Erwachsenen mit terminaler Niereninsuffizienz leiden an einer Refluxnephropathie. Die Verhinderung der Pyelonephritis und damit der Schutz der Nierenfunktion und -entwicklung gelingen gleichermaßen konservativ wie operativ. Doch auch nach offener operativer VUR-Korrektur mit dokumentierter postoperativer VUR-Freiheit ereignen sich im Verlauf in bis zu 5 % der Fälle weitere Nierenfunktionsverluste.

8.8 Phimose, Paraphimose, Balanitis, Balanoposthitis

Bei der Phimose handelt es sich um eine Verengung des Präputiums, die ein Zurückstreifen über die Glans verhindert. Dies ist in den ersten Lebensjahren physiologisch, später betrifft es etwa 2–4 % der Knaben und Männer. Vor einer Zirkumzision sollte in jedem Fall zunächst eine topische Steroidbehandlung des Präputiums vorgenommen werden. In 80–90 % der Fälle weitet sich das Präputium bis zur freien Zurückstreifbarkeit, sodass eine Zirkumzision vermieden werden kann. Hauptkomplikation der Zirkumzision ist die Meatusstenose. Die Paraphimose dagegen ist ein Notfall und bedarf sofortiger Behandlung. Entzündliche Prozesse der Glans und des Präputiums (Balanitis, Balanoposthitis) werden lokal antiphlogistisch und antibiotisch behandelt.

8.8.1 Definition, Ätiologie und Inzidenz

Eine Phimose (Vorhautenge, griech. **phimos** = „Maulkorb, Knebel") bezeichnet die Unmöglichkeit der atraumatischen Retraktion des Präputiums über die Glans. Dies ist zunächst kein pathologischer Zustand, sondern eine anatomische Gegebenheit, die einer physiologischen Entwicklung bis zum Abschluss der Pubertät unterliegt.

Durch eine zunehmende Weitung des elastischen Präputiums kommt es in der Regel bis zum Abschluss der Pubertät zu einer Lösung der Verklebungen und einer Zurückstreifbarkeit der Vorhaut. Bildet sich die kongenitale Präputialenge im Laufe der physiologischen Entwicklung nicht vollständig zurück, spricht man von einer primären Phimose. Die Ätiologie dieser seltenen Störung ist unbekannt. Die Häufigkeit der primären Phimose ist mit einer Inzidenz zwischen 0,6 % und 1,5 % insgesamt betrachtet sehr niedrig. Bei der sekundär erworbenen Phimose handelt es sich um eine narbige Fixierung der Präputialenge, häufig als Folge von lokalen Entzündungen oder traumatischen Retraktionsversuchen mit dementsprechender Ausbildung eines narbigen Schnürringes. Über die Häufigkeit sekundärer Phimosen gibt es keine verlässlichen Angaben. Ätiologisch muss bei Vorliegen einer sekundären Phimose auch ein Lichen sclerosus der Vorhaut in Betracht gezogen werden: eine entzündliche, nicht ansteckende Hauterkrankung, die zu einer weißlich-derben Veränderung der Vorhaut führt. Die Erkrankung gehört in den Formenkreis der Autoimmunerkrankungen und ist pathophysiologisch von einer zunehmenden und fortschreitenden Sklerosierung der unter der Epidermis liegenden Kollagenschichten gekennzeichnet (➤ Abb. 8.19). Die Inzidenz des Lichen sclerosus liegt etwa bei 0,3–0,6 % aller Jungen, selten vor dem 6. Lebensjahr. Bei bis zu 34 % aller Vorhäute, die aufgrund einer sekundären Phimose entfernt wurden, kann ein Lichen sclerosus allerdings histologisch nachgewiesen werden.

Eine **Paraphimose** liegt vor, wenn sich ein enges Präputium nach Retraktion hinter den Sulcus coronarius nicht wieder in seine normale Position verlagern lässt (➤ Abb. 8.18). Da-

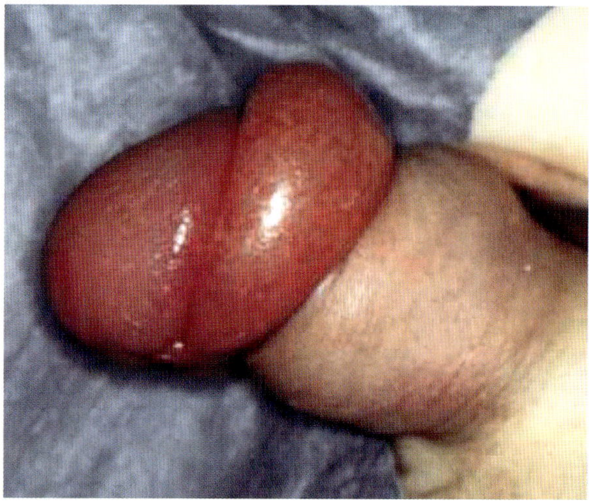

Abb. 8.18 Paraphimose [G879]

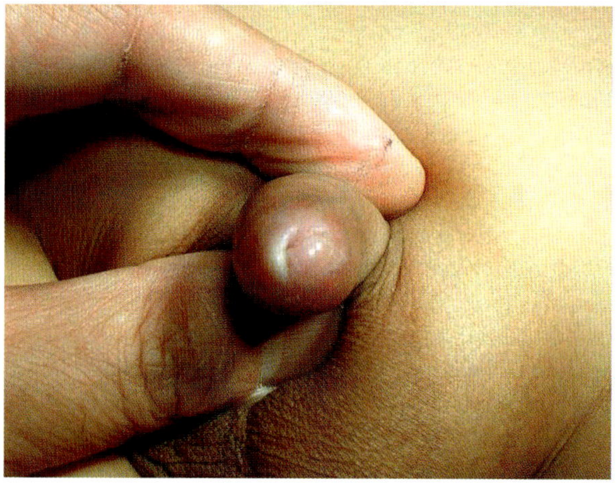

Abb. 8.19 Lichen sclerosus (Balanitis xerotica obliterans, BOX) [G879]

durch entsteht eine zunehmende Schwellung der Glans, die in einen Circulus vitiosus mündet. Zusätzlich resultiert eine Minderdurchblutung des distal gelegenen Vorhautabschnitts mit Ödem, sodass schließlich die Reposition unmöglich ist. Ursächlich ist ein Missverhältnis zwischen der Glans und der Größe der Vorhautöffnung. Bei längerer Dauer sind Entzündung, Ulzeration sowie Nekrose der Glans möglich. Die **Balanitis** bezeichnet die Entzündung der Glans, die **Balanoposthitis** zusätzlich des Präputiums.

8.8.2 Klinik

Es zeigt sich eine Fibrose des distalen Präputiums, die bei vorsichtiger Retraktion einen konisch zulaufenden Narbenring bildet. Bei ausgeprägtem Befund kommt es bei der Miktion zu deutlicher Ballonierung des Präputiums mit gelegentlichem Nachträufeln. Rezidivierende Entzündungen können die Folge sein und verstärken den pathogenetischen Prozess. In späteren Lebensjahren können Schmerzen bei der Erektion bis hin zu Kohabitationsproblemen auftreten. Flächig-weißliche und sklerosierende Veränderungen der Vorhaut bzw. des Glansepithels sind Zeichen eines Lichen sclerosus et atrophicus. Die Paraphimose ist dagegen akut und zunehmend schmerzhaft und bedarf als Notfall sofortiger Behandlung.

8.8.3 Therapie

Vom Kleinkindalter bis zum Abschluss der Pubertät bleibt die Indikation zur Behandlung einer primären Vorhautenge auf wenige Indikationen beschränkt. Auch anamnestisch rezidivierende Balanitiden beim Säugling oder Kleinkind sind zunächst keine Indikation zur Zirkumzision. Vorhautverklebungen oder Smegmaretentionszysten müssen nicht behandelt werden.

Bei Beschwerden und nicht zu stark fortgeschrittener Vernarbung sollte das Präputium in jedem Fall zunächst mit topischen Steroiden behandelt werden. Dazu wird eine kortikoidhaltige Salbe mehrmals täglich für 4–6 Wochen aufgetragen. In 80–90 % der Fälle weitet sich das Präputium bis zur freien Zurückstreifbarkeit und eine Zirkumzision kann vermieden werden.

Die Indikation zur Operation stellt sich bei Versagen konservativer Therapie (Kortikoid-Salbenbehandlung) oder bereits stattgehabter starker Vernarbung. Ggf. kann statt der radikalen eine präputiumerhaltende Zirkumzision durchgeführt werden bei allerdings etwas höherer Rezidivrate. Auch eine Vorhauterweiterungsplastik (Welsh-Plastik) kann in geeigneten Fällen den Patienten helfen, ohne dass das Präputium reseziert werden muss. Nur in sehr seltenen Ausnahmefällen mit assoziierter urologischer Pathologie (z. B. hochgradiger VUR mit Durchbruchsinfektionen) kann eine prophylaktische Zirkumzision sinnvoll sein, da die Infektionen so besser beherrschbar werden. Der Nutzen einer präventiven Zirkumzision zur Vermeidung maligner Erkrankungen ist heute widerlegt. Ebenso kann zumindest in Deutschland die Zirkumzision als Prävention vor Geschlechtskrankheiten wie auch vor HIV-Infektion aufgrund niedriger Inzidenzzahlen keine Rolle spielen.

Die Paraphimose stellt einen Notfall dar und bedarf sofortiger Behandlung. Gelingt ein manuelles Reponieren des zurückgestreiften Präputiums in Analgosedierung auch nach vorsichtiger Kompression und Auspressen des Ödems nicht, ist die Spaltung des Schnürrings unumgänglich. Nach Abheilung sollte dann die definitive Zirkumzision geplant werden.

Etwa 2–4 % aller Knaben und Männer müssen im Laufe ihres Lebens aufgrund einer Phimose, Paraphimose oder rezidivierender Balanoposthitiden zirkumzidiert werden.

Entzündungen wie die Balanitis und Balanoposthitis werden durch Sitzbäder sowie lokal antiphlogistisch und antibiotisch behandelt.

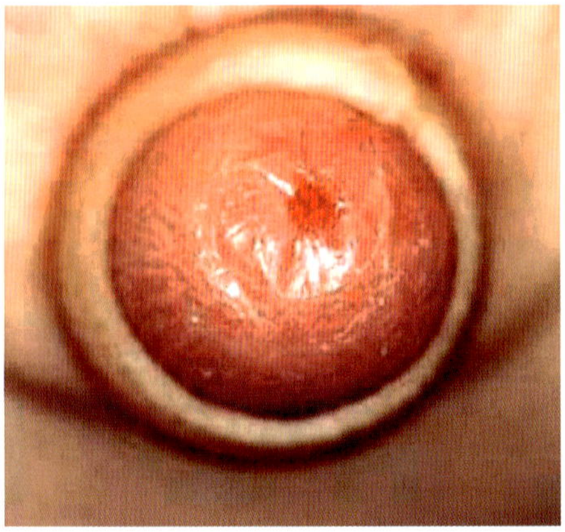

Abb. 8.20 Meatusstenose nach Zirkumzision. Deutlich erkennbar ist die Hyperkeratinisierung des Glansepithels. [G879]

8.8.4 Prognose

Zirkumzisionen sind mit einer signifikanten Komplikationsrate behaftet, die auch in kinderchirurgischer Hand etwa 5 % beträgt. Nachblutungen, Ödeme und postoperative Sekretion, Wundinfektion sowie Narbenbildung sind allgemeine Risiken. In seltenen Fällen entstehen urethrokutane Fisteln bei Verletzung der Harnröhre in Sulkushöhe, meist durch zu starke elektrochirurgische Blutstillung mit Ausbildung späterer Nekrose bedingt. Insbesondere bei durchgeführter Zirkumzision im Neugeborenenalter treten postoperativ in bis zu 20 % Meatusstenosen auf. Der Grund hierfür wird in einer zunehmenden Hyperkeratinisierung des ungeschützten Glansepithels wie auch in einer Schrumpfung gesehen, die durch lokale Minderperfusion aufgrund der zwangsläufigen Durchtrennung der Frenulumarterie bedingt ist (➤ Abb. 8.20).

Insbesondere ein Lichen sclerosus birgt die Möglichkeit einer narbigen Meatusstenose und ein Übergreifen lichenoider Veränderungen auf die Glansoberfläche. Die Nachbehandlung kann mit Clobetason (täglich 0,2–0,3 g Creme 0,05 %, entsprechend 0,1–0,15 mg Clobetason Proprionat) über 6 Wochen durchgeführt werden.

8.9 Hypospadie

Die Hypospadia penis zeichnet sich durch eine proximale dystope Harnröhrenmündung, eine ventrale Penisschaftdeviation und eine dorsale Präputiumschürze aus und ist mit einer Inzidenz zwischen 4,7 und 8 auf 1.000 Lebendgeburten die häufigste angeborene urogenitale Fehlbildung des Knaben. Je nach Lage des Meatus urethrae wird die Hypospadie in eine anteriore (distale), eine mittlere und eine posteriore (proximale) Form unterteilt, mit zunehmend aufwändigerer operativer Rekonstruktion und höherer Komplikationsrate. Ziel der Korrektur ist ein orthotoper Neomeatus, ein gerader Penisschaft mit nach vorne gerichtetem Harnstrahl und eine normale Sexualfunktion. Die Korrektur wird heute zwischen dem 9. und 12. Lebensmonat angestrebt. Die Komplikationsrate – je nach Schweregrad und Technik unterschiedlich – hat sich in den vergangenen Jahren deutlich verringert, wobei die Urethralfistel und die Meatusstenose dominieren. Die soziokulturelle wie auch sexuelle Entwicklung dieser Knaben verläuft nach erfolgter Korrektur ungestört.

8.9.1 Definition und Klassifikation, Inzidenz und Ätiologie

Die Hypospadie ist definiert als das Zusammentreffen dreier anatomischer Anomalien des Penis:

- Proximal dystope Harnröhrenmündung mit oder ohne Meatusstenose, die an jeder Position zwischen Glansspitze und Perineum ventralseitig gelegen sein kann (➤ Abb. 8.21)
- Ventrale Penisschaftdeviation
- Typische dorsale Präputiumschürze

Während das erste Merkmal obligat ist, sind die beiden anderen Merkmale fakultativ. Eine Frenulumarterie ist nie ausgebildet.

Je nach Lage der Harnröhrenmündung wird die Hypospadie in verschiedene Ausprägungsgrade eingeteilt. Mit zunehmendem Grad sind eine aufwändigere operative Rekonstruktion und eine höhere Komplikationsrate vergesellschaftet.

Es wird eine anteriore, eine mittlere und eine posteriore Form unterschieden (➤ Abb. 8.22).

Die Inzidenz liegt zwischen 4,7 und 8 auf 1.000 männliche Lebendgeburten. Ob in Europa wie in den USA eine echte Zunahme an Hypospadien zu beobachten ist, wird kontrovers diskutiert wie auch mögliche auslösende Faktoren. Die Hypospadie tritt familiär gehäuft auf. 8 % der Väter betroffener Knaben litten auch an einer Hypospadie, 14 % der männlichen Geschwister eines betroffenen Knaben sind ebenfalls betroffen und auch das Wiederholungsrisiko für die Nachkommen eines Betroffenen liegt bei 14 %.

Gegen Ende des zweiten Schwangerschaftsmonats setzt die geschlechtsspezifische Differenzierung ein. Beim männlichen Embryo wächst der Geschlechtshöcker unter dem Einfluss von Testosteron zum Phallus in die Länge und bildet den Penis. Bis zur 12. Woche bilden sich die penile Harnröhre sowie das Corpus spongiosum aus der Urethralplatte, indem die medialen Ränder der endodermalen Urethralfalten von proximal nach distal bis zum Sulcus coronarius fusionieren. Andererseits existiert ab der 16. Woche die glanduläre Harnröhre, die sich möglicherweise von distal nach proximal (also entgegen der penilen Harnröhre) entwickelt. Störungen dieser Entwicklungsschritte führen zur Hypospadie. Wodurch die Störung im Einzelnen ausgelöst wird, ist bis heute nicht vollständig geklärt. Selten findet sich ein Androgenrezeptor-Mangel. Diskutiert werden u. a. Enzymdefekte (z. B. 5α-Reduktase Typ 2) mesenchymaler Zellen oder ein Mangel an epidermalem Wachstumsfaktor (EGF).

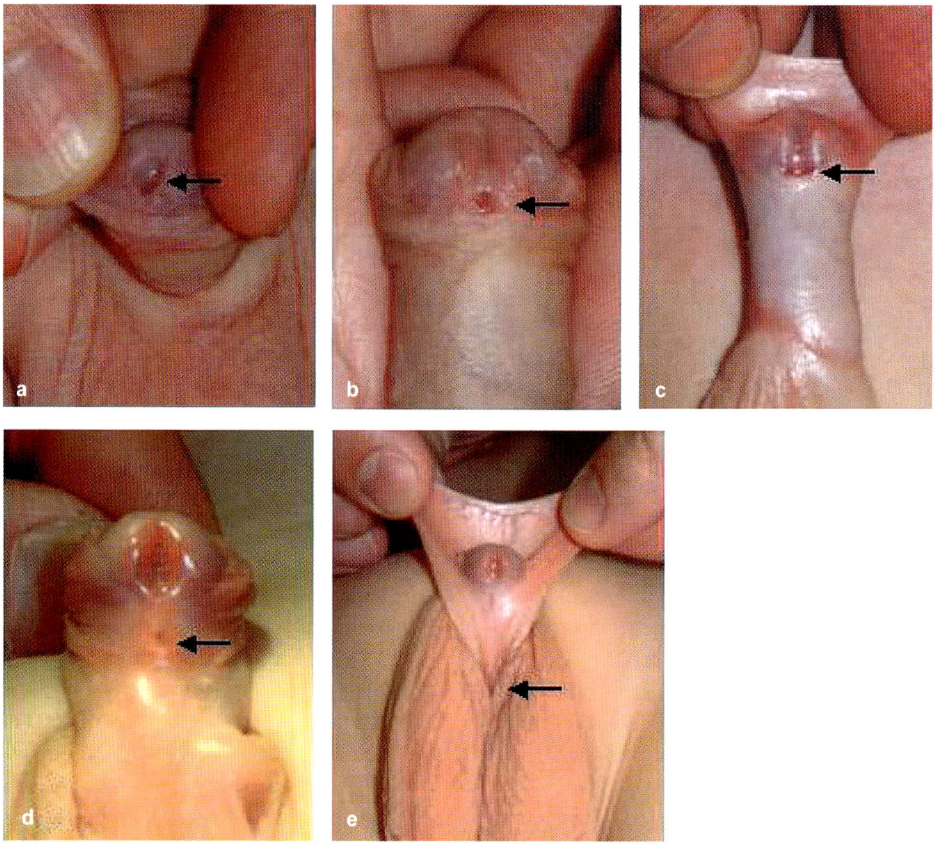

Abb. 8.21 Verschiedene Formen der Hypospadia penis. (a) Hypospadia glandis. (b) Hypospadia coronaria. (c) Hypospadia penis distalis ohne ventrale Penisschaftdeviation. (d) Hypospadia penis distalis mit ventraler Penisschaftdeviation. (e) Hypospadia penoscrotalis (Pfeil: Meatus). [G879]

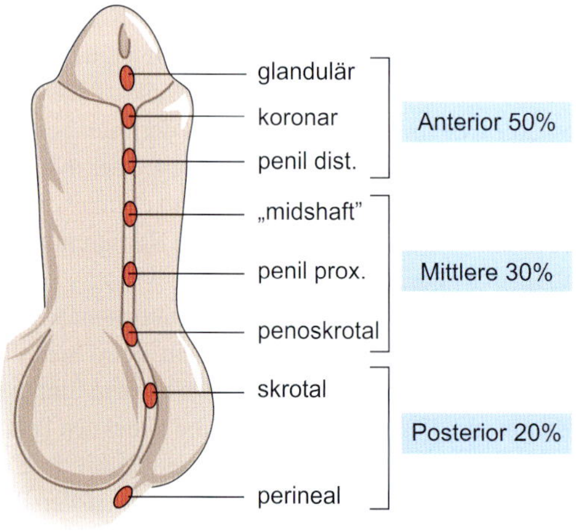

Abb. 8.22 Schematische Klassifikation der Hypospadieformen und relative Häufigkeit [L157]

8.9.2 Klinik und Diagnostik

Meist wird die Hypospadie direkt nach der Geburt erkannt. Augenfälligste Merkmale sind das ventral nicht geschlossene Präputium im Sinne einer dorsalen Präputialschürze und der dystope Meatus urethrae. Beim seltenen Vorliegen eines zirkulären Präputiums trotz ektop mündender Urethra kann die Diagnose erst verspätet gestellt werden. Wichtig ist die Erkennung einer möglichen Penisschaftdeviation nach ventral, die bei allen höhergradigen Hypospadien mehr oder weniger ausgeprägt vorhanden ist. Das ganze Ausmaß wird nur bei Erektion erkennbar und kann sich im Laufe des Wachstums verstärken. Wesentliche Ursache hierfür ist die sog. Chorda, das bindegewebige Rudiment des Corpus spongiosum distal des dystopen Meatus. Es strahlt V-förmig beidseits nach lateral aus und wirkt durch die fehlende Elastizität nach ventral schaftverkrümmend. Gelegentlich ist der dystope Meatus stenotisch. Bei deutlicher Klinik mit sehr dünnem und weitem Harnstrahl muss aber eine Meatotomie nur in Ausnahmefällen schon vor der definitiven Harnröhrenkorrektur durchgeführt werden. Bei niedriggradiger Hypospadie sind assoziierte Anomalien des oberen Harntrakts selten. Bei klinischer Beschwerdefreiheit und unauffälligem Sonogramm der Nieren und ableitenden Harnwege ist weiterführende Diagnostik nicht indiziert. Bei Patienten mit posteriorer Hypospadie und uni- oder bilateralem Hodenhochstand oder Kryptorchismus müssen endokrinologische und genetische Untersuchungen durchgeführt werden, um andere Formen von Varianten der Geschlechtsdifferenzierung (DSD, früher: intersexuelles Genitale) auszuschließen.

8.9.3 Therapie

Ziele der operativen Korrektur einer Hypospadie sind:

- Orthotope Anlage eines Neomeatus im Bereich der distalen Glans
- Aufrichtung des nach ventral deviierten Penisschaftes
- Nach vorne gerichteter ungeteilter Harnstrahl mit normalem Flow
- Normale Sexualfunktion
- Ästhetisch ansprechender Aspekt

Die operative Korrektur sollte spätestens abgeschlossen sein, wenn der Knabe das Kindergartenalter erreicht, also etwa das 3. Lebensjahr vollendet hat. Im Hinblick auf die emotionale und kognitive Entwicklung des Kindes und den Beginn der Körper- und Geschlechtsidentifikation liegt der beste Zeitpunkt zur Hypospadiekorrektur zwischen dem 6. Lebensmonat und dem vollendetem 1. Lebensjahr. Eine spätere Hospitalisation zwischen dem 18. Lebensmonat und dem 3. Lebensjahr wird von den Kindern psychologisch wesentlich schlechter verarbeitet.

Es haben sich verschiedene Operationsverfahren etabliert, wobei hier nicht im Einzelnen auf alle Techniken eingegangen werden kann. Die Wahl richtet sich nach dem klinischen Befund. Meist kann die Korrektur einzeitig ohne vorherige Penisschaftaufrichtung vorgenommen werden. Diese wird in gleicher Sitzung vor der Urethralplastik durchgeführt. Abhängig von der Position des Meatus wird das Operationsverfahren oder eine modifizierte Abwandlung gewählt. Bei schweren proximalen Hypospadieformen ist gelegentlich die Bildung der Harnröhre aus Transplantaten nötig; diese werden entweder gestielt (z. B. inneres Präputialblatt, **preputial island-flap** nach Duckett) oder frei (z. B. Mundschleimhaut, Präputialhaut) übertragen. Bei den distalen und den mittleren bis hin zu weniger ausgeprägten proximalen Formen gelingt die Bildung der Neourethra in aller Regel durch Umschneiden und Tubularisierung der originären Urethralplatte (Thiersch-Duplay). Die Urethralplatte wird hierbei jedoch meist vor der Tubularisierung dorsal längs inzidiert und auf diese Weise verbreitert (Snodgrass). Wird eine sehr tiefe Inzision nötig, um eine spannungsfreie Tubularisierung zu gewährleisten, kann der Defekt mit einem freien Transplantat (z. B. Inlay aus innerem Präputium) gedeckt werden. Nach der Tubularisierung zur Neourethra wird eine dorsale subkutane Schicht aus der Tunica dartos des inneren Präputialblatts präpariert und ventral über die Neourethra gedeckt (➤ Abb. 8.23). Darüber erfolgt dann die Glansplastik. Der Penisschaft wird anschließend mit Penisschafthaut unter Bildung einer Neoraphe gedeckt. Der limitierende Faktor für diese Technik ist bei den sehr proximalen Hypospadieformen neben dem Grad der ventralen Penisschaftdeviation die Behaarung der Skrotalhaut. Bis zur Skrotalgrenze kann die Snodgrass-Technik angewendet werden, weil proximal davon eine komplikationsträchtige „innere" Behaarung der proximalen Neourethra bei der Tubularisierung resultieren würde. Die Dauer des stationären Aufenthalts beträgt in der Regel 3–4 Tage. Ein transsphinktär platzierter Stent **(dripping stent)** bleibt postoperativ etwa 7–14 Tage liegen. Zwischenzeitliche Verbandwechsel sind in der Regel nicht nötig und sollten vermieden werden. Das funktionelle wie auch das ästhetische Ergebnis dieser Technik sind sehr gut. Der Neomeatus hat eine natürliche längsorientierte, schlitzförmige Konfiguration (➤ Abb. 8.24). Mit Komplikationen ist je nach Hypospadieform in etwa 2 % (distale Form) bis 20 % (proximale Form) der Fälle zu rechnen, wobei die Urethralfistel und die Meatusstenose dominieren.

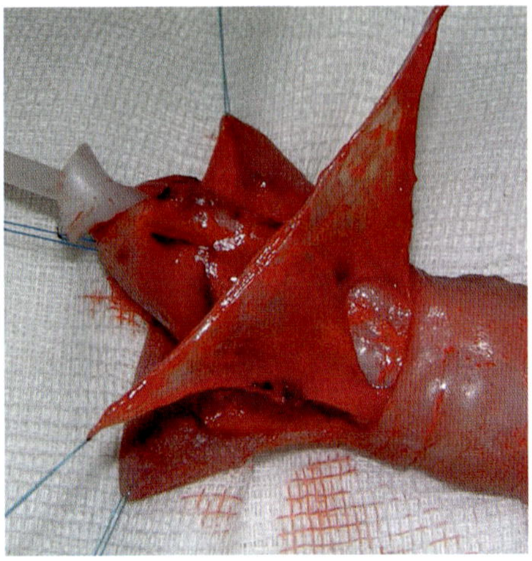

Abb. 8.23 Hypospadiekorrektur nach Snodgrass: Nach Tubularisierung der Neourethra wird der dorsale Tunica-dartos-Lappen präpariert und wie hier in Knopflochtechnik nach ventral verlagert. Anschließend erfolgt damit die Deckung der Neourethra. So lassen sich auch die Perfusionsverhältnisse verbessern und damit die Fistelprävention erreichen. [G879]

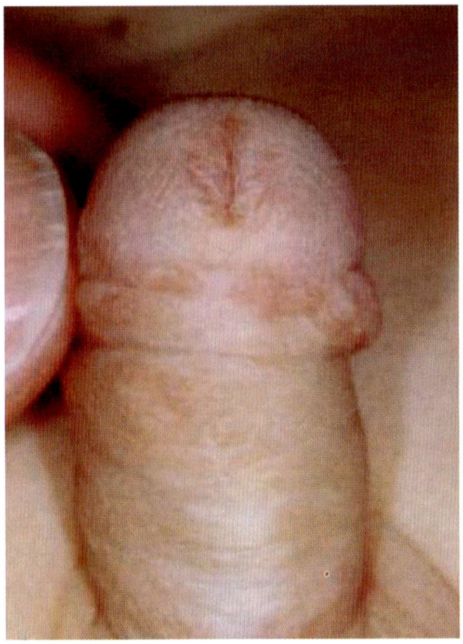

Abb. 8.24 Postoperatives Ergebnis nach Urethralplastik (Snodgrass) bei distal peniler Hypospadie: orthotoper schlitzförmiger Meatus [G879]

8.9.4 Prognose

In der Chirurgie der Hypospadie hat sich die OP-Technik, aber auch das Material (z. B. Nahtmaterial) in den letzten

Jahren entscheidend verbessert. So konnten auch deutliche Verbesserungen der Ergebnisse erzielt werden. Dazu gehört neben einer normalen Funktionalität des Penis eine möglichst „normale" postoperative Erscheinung mit ansprechender Ästhetik. Bei entsprechender Erfahrung sind diese Ziele mittlerweile bei nahezu allen Patienten erreichbar, wenn auch nicht immer in einer Korrektur möglich. Man kann heute davon ausgehen, dass sowohl die soziokulturelle als auch die sexuelle Entwicklung dieser Knaben nach erfolgreicher Korrektur normal und ungestört verläuft.

8.10 Epispadie-Ekstrophie-Komplex

Beim Epispadie-Ekstrophie-Komplex handelt es sich um eine seltene dysraphische ventrale Mittellinienfehlbildung unterschiedlicher Ausprägung. Von der gespaltenen Harnröhre (Epispadie) mit oder ohne Sphinkterbeteiligung bis zur kompletten Blasenekstrophie mit offenem Blasenfeld sind die Übergänge fließend. Die schwerste Fehlbildung in diesem Komplex ist die Kloakenekstrophie. Hier findet sich zwischen zwei Blasenfeldern der sog. **hind-gut,** d.h. Darmanteile mit Verbindung zu Dünn- und Dickdarm. Die operative Behandlung sollte spezialisierten Zentren überlassen werden. Nur mit großer Erfahrung lassen sich annehmbare Kontinenzraten erreichen. Eine Langzeitbetreuung dieser Patienten ist obligat.

8.10.1 Definition und Klassifikation, Inzidenz und Ätiologie

Zum Epispadie-Ekstrophie-Komplex gehören die Epispadie, die Blasenekstrophie sowie die Kloakenekstrophie. Während es sich bei der Epispadie um eine dysraphische Mittellinienfehlbildung der Harnröhre mit unterschiedlicher Beteiligung des externen Sphinkters handelt, ist bei der klassischen Blasenekstrophie zusätzlich die gesamte Blase betroffen und liegt als Blasenfeld offen in der Bauchdecke (➤ Abb. 8.25). Bei der Kloakenekstrophie findet sich zwischen zwei lateral getrennten Blasenfeldern mittig offenes Darmlumen mit einer Dünndarm- und einer Dickdarmfistel. Die Übergänge zwischen den einzelnen Formen sind fließend.

Die Inzidenz der Blasenekstrophie liegt zwischen 1 : 10.000 und 1 : 50.000 der Lebendgeburten. Es besteht eine Knabenwendigkeit von etwa 2,5 : 1. Bei der schwereren Kloakenekstrophie sind Mädchen häufiger betroffen (1 : 2), während die leichteste Form (Epispadie) fast ausschließlich bei Knaben vorkommt. Das familiäre Wiederholungsrisiko liegt bei etwa 3,6 %. Im Einzelnen ist das Wiederholungsrisiko für Kinder betroffener Eltern gegenüber der Allgemeinbevölkerung etwa um das 400-Fache, das für Geschwister um das 300- bis 650-Fache erhöht. Es liegt wahrscheinlich ein polygenetischer

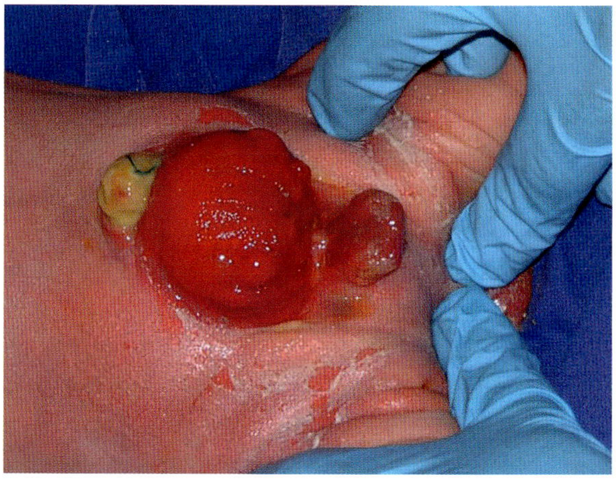

Abb. 8.25 Männlicher Säugling mit Blasenekstrophie. Distal des offenen Blasenfeldes zeigt sich der epispade Penis mit relativ kurzem Schaft. [G879]

multifaktorieller Erbgang zugrunde. Spezifische teratogene Noxen konnten bislang nicht verantwortlich gemacht werden.

Beim Epispadie-Ekstrophie-Komplex handelt es sich um eine frühe embryonale Entwicklungsstörung in den ersten drei Entwicklungswochen. Wenn die kausale Genese auch letztlich noch nicht genau verstanden wird, handelt es sich offensichtlich um eine topografische Fehlentwicklung im Bereich der Kloakenmembran.

8.10.2 Klinik und Diagnostik

Das Ausmaß der strukturellen wie funktionellen Defizite steigt mit zunehmendem Schweregrad der Fehlbildung an. Anatomisch handelt es sich bei der Blasenekstrophie nicht nur um eine reine Herniation der Blase. Vielmehr zeigen die Patienten ein Spaltbecken mit großer Distanz beider Schambeinanteile. Die dadurch bedingte Außenrotation der Hüftgelenke hat orthopädische Auswirkungen. Auch der M. obturatorius internus und die Muskeln der Puborektalisschlinge werden durch die Außenrotation tangiert. Der Anus hat eine ventralisierte Lage. Die Spaltbildung betrifft auch die Abdominalwand. Hinter dem Blasenfeld befindet sich keine Bauchwandmuskulatur. Der M. rectus abdominis ist bei regelrechter Insertion am Os pubis lateralisiert. Dadurch kommen innerer und äußerer Leistenring annähernd übereinander zu liegen. Das bedingt eine deutliche Verkürzung der Leistenkanäle mit dementsprechender Tendenz zur indirekten Hernienbildung. Der Penis des ekstrophen Knaben ist kürzer und breiter, liegt zwischen den Ossa pubes eingesunken und dorsal flektiert. Das ist nicht nur durch das V-förmige Auseinanderweichen der Corpora cavernosa bedingt, sondern diese haben im Vergleich zur altersentsprechenden Normalbevölkerung auch eine verkürzte Länge. Die Urethralrinne ist dorsal offen und ebenfalls verkürzt. Mädchen weisen eine Hemiklitoris auf jeder Seite auf; die Vaginalöffnung findet sich direkt unterhalb der gespaltenen Urethra. Häufig finden sich Duplikaturen.

Pränatal kann das Fehlen einer gefüllten Harnblase Hinweise auf das Vorliegen einer Blasenekstrophie liefern. Postnatal genügt zunächst die Ultraschalluntersuchung der Nieren, ggf. kann eine Nierenfunktionsszintigrafie zur präoperativen Nierenfunktionsbestimmung hilfreich sein. In der weiteren Diagnostik ist die Röntgenaufnahme des Beckens einschl. des Sakrums wichtig, um nicht eine gedeckte Dysraphie (Spina bifida occulta) zu übersehen. In diesem Fall muss dann eine Kernspinuntersuchung angeschlossen werden.

8.10.3 Therapie

Prinzipiell sollte heute der Rekonstruktion vor der primären Harnableitung der Vorzug gegeben werden. Die Harnableitung ist erst nach fehlgeschlagener Rekonstruktion zu erwägen. Ziel der Rekonstruktion ist der Blasenverschluss, die Schaffung einer Kontinenzzone durch eine Blasenhalsplastik (➤ Abb. 8.26) sowie die Rekonstruktion des Penis mit Harnröhrenplastik, Penisschaftverlängerung und Korrektur der dorsalen Deviation. Abschließend erfolgt der Beckenringverschluss mit Adaptation der Ossa pubes sowie der Bauchdeckenverschluss. Die Rekonstruktion erfolgt etwa in der 8. bis 10. Lebenswoche (meist ohne Becken-Osteotomie). Je nach Zentrum kann die Rekonstruktion ein- oder mehrzeitig (nach zunächst nur erfolgtem Blasenverschluss) durchgeführt werden (➤ Abb. 8.27).

Als sekundäre kontinente harnableitende Verfahren kommen zwei unterschiedliche Methoden infrage: Die Schaffung eines Pouches (z. B. ileozökal MAINZ-I) mit Reimplantation beider Harnleiter und Anlage eines kontinenten katheterisierbaren Stomas (z. B. Appendikostoma nach Mitroffanoff) oder die Bildung eines Sigma-Rektum-Pouches ohne Durchtrennung der Darmkontinuität (MAINZ-II) und Reimplantation beider Harnleiter. Der Urinabgang erfolgt dann per ano, ein kontinenter Sphincter ani ist hierbei Voraussetzung und muss dementsprechend präoperativ untersucht und dokumentiert werden.

Ungleich schwieriger ist die Rekonstruktion einer Kloakenekstrophie. In diesen Fällen lässt sich eine normale Anatomie oft nicht erreichen, da durch die mangelnde Muskulatur im Bereich des Beckenbodens schon eine Stuhlkontinenz per ano unmöglich ist. Bei anatomischer Rekonstruktion ist eine spätere Irrigationsbehandlung zum Erreichen zumindest sozialer Stuhlkontinenz obligat. Möglicherweise sind diese Patienten besser mit einem definitiven Kolostoma versorgt. Neben der Blasenrekonstruktion erweist sich die Rekonstruktion des äußeren Genitales gerade bei Knaben als sehr problematisch.

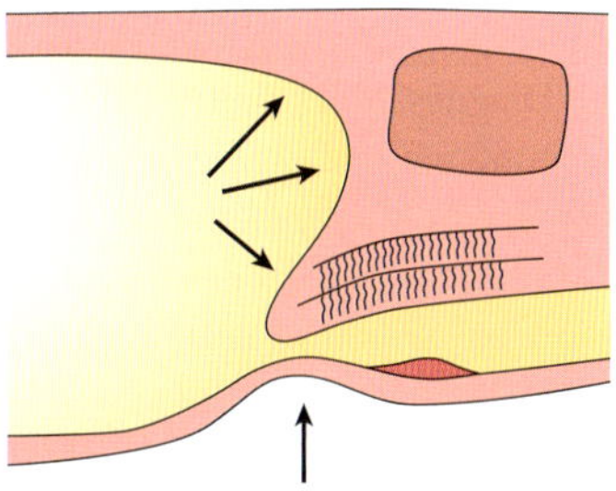

Abb. 8.26 Schemazeichnung der Blasenhalsplastik [157]

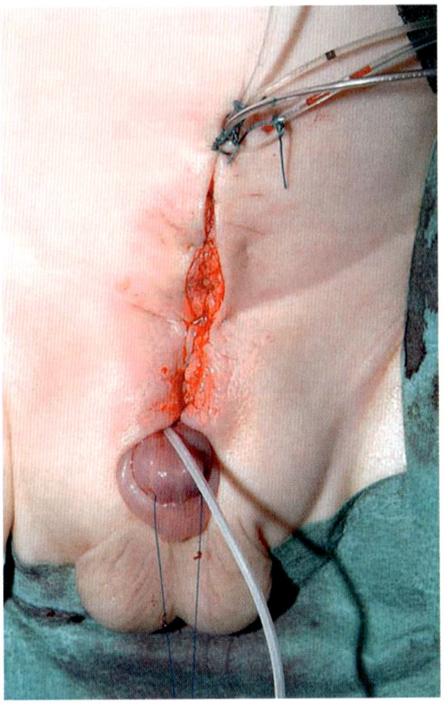

Abb. 8.27 Blasenekstrophie nach erfolgter primärer Korrektur mit Blasenhalsplastik, Beckenringadaptation und Bauchdeckenverschluss. Genitalkorrektur (Glansschluss bei Epispadie) noch ausstehend. [G879]

8.10.4 Prognose

Ganz im Vordergrund steht das Erreichen der Harnkontinenz. Nach Durchführen einzeitiger Rekonstruktion der Blasenekstrophie können Kontinenzraten zwischen 60 und 80 % erreicht werden. Gerade für diese Rekonstruktion ist die Versorgung der Kinder in spezialisierten Zentren von enormer Bedeutung. Rezidiv-Rekonstruktionen haben eine signifikant niedrigere Erfolgsrate! Die Kontinenzraten nach harnableitenden Verfahren sind sicherlich höher. Hier gilt es jedoch zu bedenken, dass es sich letztlich um einen verstümmelnden Eingriff handelt. Außerdem sind Folgekomplikationen durch den Kontakt der Darmschleimhaut mit Urin mit Störungen des Elektrolyt- und Säure-Basen-Haushalts bis hin zum nicht unerheblichen Risiko einer Malignomentwicklung im Langzeitverlauf zu beachten.

Eine ganzheitliche Langzeitbetreuung dieser Patienten ist obligat. Themen wie Partnersuche und Sexualität nehmen gerade bei Heranwachsenden einen breiten Raum ein und dürfen nicht tabuisiert werden. Soziale Kontakte auch zu Betroffenen sind hierbei sehr wichtig und hilfreich. Hervorragende Arbeit leistet die Selbsthilfegruppe Blasenekstrophie (www.blasenekstrophie.de).

8.11 Das akute Skrotum

Hinter einem akuten Skrotum mit Rötung, Schmerz und Schwellung einer oder beider Skrotalhälften verbergen sich verschiedene Differenzialdiagnosen. Als absoluter Notfall gilt hier das Vorliegen einer Hodentorsion, da nach etwa 6 Stunden ein Organerhalt nicht mehr gewährleistet werden kann. Bis heute ist es eine Herausforderung für den behandelnden Arzt, trotz der Liste der weitaus häufigeren Ätiologien wie entzündlichen Prozessen, Hydatidentorsionen oder idiopathischen Prozessen diese Notfälle zeitgerecht operativ zu behandeln, ohne zu viele explorative Hodenfreilegungen vornehmen zu müssen.

8.11.1 Definition, Ätiologie und Inzidenz

Das akute Skrotum beschreibt ein Krankheitsbild mit den Symptomen Rötung, Schmerz und Schwellung einer oder beider Skrotalhälften (➤ Abb. 8.28).

Unterschiedliche Differenzialdiagnosen können ein akutes Skrotum verursachen (➤ Tab. 8.5). In keinem Fall darf eine Hodentorsion dabei übersehen werden, da diese Ätiologie unmittelbar chirurgischer Behandlung bedarf, um den betroffenen Hoden erhalten zu können. Dabei stellt die Hodentorsion mit einer Inzidenz zwischen 10 und 30 % nicht die häufigste Ätiologie dar. Am häufigsten wird ein akutes Skrotum durch entzündliche Prozesse wie die Epididymitis, gefolgt von der Hydatidentorsion, im Kindesalter verursacht. In 10–20 % der Fälle handelt es sich um ein idiopathisches Skrotalödem, eine selbstlimitierende Erkrankung möglicherweise allergischer Genese, die keiner speziellen Therapie bedarf und letztlich einer Ausschlussdiagnose entspricht.

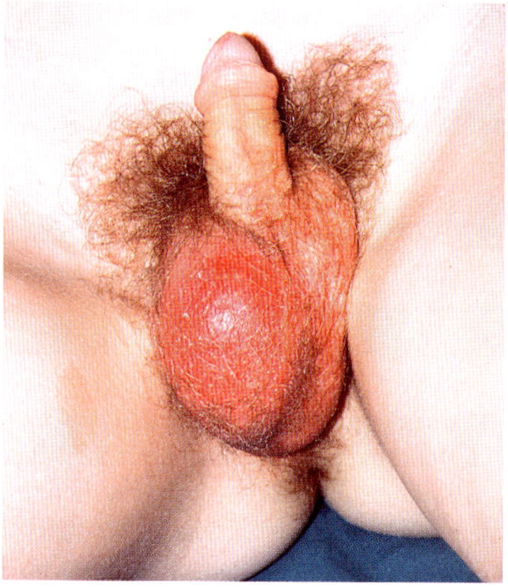

Abb. 8.28 Akutes Skrotum [G879]

Tab. 8.5 Differenzialdiagnosen des akuten Skrotums

Differenzialdiagnose	Ätiologie	Therapie
Hodentorsion	Idiopathisch	Operativ innerhalb von 6 h
Hydatidentorsion	Idiopathisch	Operativ, bei blander Klinik konservativ
Epididymitis	Bakteriell Aszendierend Idiopathisch	Konservativ antibiotisch In Ausnahmen operativ Lokal antiphlogistisch
Orchitis	Viral	Konservativ
Leistenhernie	Bei Inkarzeration	Reposition, elektive Herniotomie
Hydrozele, Hämatozele	Akute Einblutung	Konservativ
Spermatozele	Idiopathisch	ggf. elektiv operativ
Trauma		Konservativ (operativ z. B. bei Ruptur)
Insektenstich, -biss		Konservativ
Tumor		Elektiv operativ
Idiopathisches Skrotalödem	Idiopathisch	Konservativ

8.11.2 Klinik

Die Klinik ist geprägt von der akuten Schmerzsymptomatik. Nicht selten, vor allem bei Vorliegen einer Hodentorsion, kommt es zum Erbrechen. Im weiteren Verlauf kommen zunehmende Schwellung und Rötung des gesamten Skrotums hinzu. Die Klinik kann jedoch in hohem Maße variieren! So können entzündliche Prozesse durchaus klinisch stärker imponieren als eine Hodentorsion.

8.11.3 Diagnostik

Ein akutes Skrotum ist immer als Notfall anzusehen. Die Diagnostik muss unverzüglich eingeleitet werden. Hierbei stehen neben der Erhebung der Anamnese die klinische Untersuchung und die apparative Untersuchung mittels Dopplersonografie (seltener Hodenszintigrafie) zur Verfügung. Derzeit spielt das MRT in der Diagnostik des akuten Skrotums keine Rolle, da die Untersuchung sehr aufwändig ist und hinsichtlich der Perfusion keine weiteren Informationen gewonnen werden können. Im Zweifel muss der Hoden freigelegt werden. Bis heute stellt das Stellen der richtigen Differenzialdiagnose eine Herausforderung für den behandelnden Arzt dar.

Anamnese Die Anamnese kann Hinweise auf die verschiedenen Differenzialdiagnosen liefern. Die Hodentorsion hat zwei typische Altersgipfel: in der Neugeborenenperiode und peripubertär. Die Hodentorsion ereignet sich häufig in den frühen Morgenstunden mit akut einsetzender Symptomatik. Typischerweise steigert sich dabei der Schmerz im weiteren Verlauf; nicht selten kommt es zum Erbrechen. Ein schleichender, subakuter Beginn über mehrere Tage spricht hingegen eher für ein entzündliches Geschehen; auch werden hier oft intermittierende Schmerzen angegeben. Allerdings ist eine intermittierende Hodentorsion mit spontaner Detorsion bekannt und in die Differenzialdiagnose einzubeziehen!

Klinische Untersuchung An erster Stelle steht die Beurteilung der Hodenlage (Brunzel-Zeichen): Bei einer Hodentorsion ist der Hoden hochskrotal, oft quer stehend zu tasten. Der Kremasterreflex ist typischerweise aufgehoben. Eine orthotope Lage mit intaktem Kremasterreflex spricht eher gegen eine Hodentorsion, allerdings sind die Untersuchungsbedingungen oft bei hoher Schmerzhaftigkeit und fortgeschrittener Schwellung eingeschränkt. Ebenso eingeschränkt beurteilbar ist das sog. Prehn-Zeichen: Hierbei werden die Schmerzen im Falle einer Epididymitis bei Anheben des Hodens gelindert, bei einer Torsion bleiben sie unverändert bestehen. Auch sollten der Hoden und der Nebenhoden direkt auf Konsistenz und Druckschmerzhaftigkeit hin palpiert werden. Bei hochgradigem Verdacht auf Vorliegen einer Hodentorsion kann eine manuelle Detorsion (meist nach lateral!) insb. bei älteren Patienten versucht werden. Auch bei Erfolg mit akuter Schmerzlinderung ist die anschließende operative Freilegung obligat.

Sonografie Die Sonografie steht im Rahmen der apparativen Untersuchungen des akuten Skrotums an erster Stelle. Moderne Technik mit gepulstem Doppler-Modus, ein Linearschallkopf mit entsprechend hoher Auflösung sowie große Erfahrung seitens des Untersuchers sind hierbei Voraussetzung. Im B-Mode lassen sich der Hoden und Nebenhoden bzgl. Größe und Echotextur gut untersuchen; oft kann eine stielgedrehte Hydatide dargestellt werden. In der Duplexsonografie wird dabei die Perfusion im Hodenparenchym (und nicht nur in der Kapsel!) beurteilt. Mit einer Sensitivität von etwa 92 % und einer Spezifität von ca. 98 % kann eine Hodentorsion als ischämische Ursache des akuten Skrotums diagnostiziert bzw. ausgeschlossen werden (➤ Abb. 8.29). Es muss explizit darauf hingewiesen werden, dass das Ergebnis der Ultraschalluntersuchung für die Entscheidung, weiter konservativ oder operativ vorzugehen, nicht allein ausschlaggebend sein darf. Im Zweifel muss die Hodenfreilegung durchgeführt werden.

Szintigrafie Die Hodenszintigrafie ist hinsichtlich der Aussagekraft über die Perfusionssituation der Hoden prinzipiell sicher als der Sonografie gleichwertig anzusehen. Aufgrund der höheren Invasivität, des größeren apparativen Aufwands und einer schlechteren Verfügbarkeit hat diese Untersuchungsmethode heute weitgehend an Bedeutung verloren.

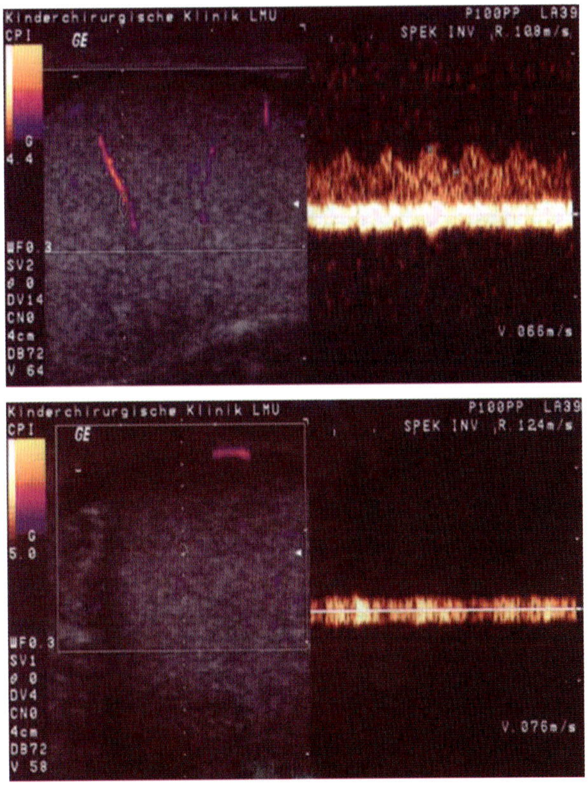

Abb. 8.29 Dopplersonografischer Befund bei einer Epididymitis mit reaktiver Hyperperfusion (oben) und bei einer Hodentorsion mit aufgehobener Perfusion (unten). Beachte die mögliche Restperfusion der Hodenhülle (oberer Bildrand). [G879]

Blutbild/Urin Bei entzündlicher Ätiologie kann das Blutbild entsprechend verändert sein. Meist ist es aber unspezifisch. Eine Epididymitis kann begleitend mit einer Harnwegsinfektion auftreten. Eine Urinkultur sollte vor Therapiebeginn gewonnen werden. Meist liefert sie insbesondere im Kindesalter aber keine spezifischen Ergebnisse.

Weiterführende Diagnostik Bei rezidivierenden Epididymitiden sollte zum Ausschluss einer Harnröhrenpathologie eine Röntgen-Miktionszystourethrografie (MCU) durchgeführt werden. Auch eine Zystomanometrie (CMM) kann in Fällen neurogener oder nicht-neurogener Blasenentleerungsstörung wertvolle Hinweise liefern. Hintergrund ist eine mögliche subvesikale Obstruktion, die einen deferentialen Influx des Harns bedingt und so auslösend für eine Epididymitis wirken kann.

8.11.4 Therapie

Die Therapie richtet sich nach der Ätiologie (➤ Tab. 8.5). Oberstes Gebot ist es, eine Hodentorsion nicht zu übersehen und verzögert freizulegen. Eine vorliegende Hodentorsion muss in einem Zeitfenster von 6 Stunden detorquiert werden, um eine Ablatio zu vermeiden (➤ Abb. 8.30). Der Zugang sollte von der Leiste aus erfolgen. So kann eine begleitende

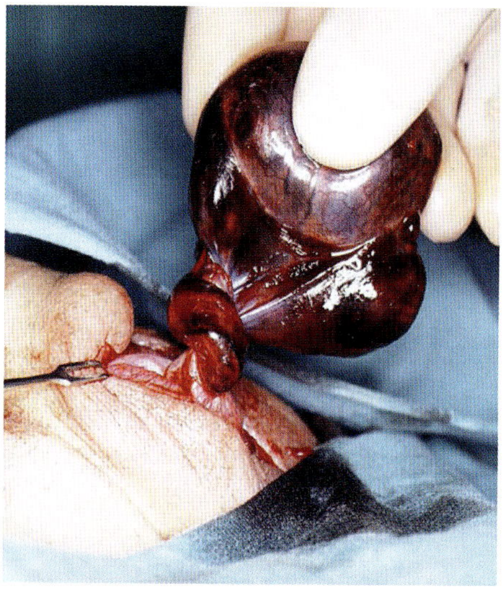

Abb. 8.30 Intraoperativer Befund bei Hodentorsion [G879]

Leistenhernie oder ein offener Processus vaginalis mitversorgt werden. Die Beurteilung des Funiculus spermaticus und ggf. seiner Erholung gelingen über diesen Zugangsweg ebenfalls wesentlich besser. Anschließend wird intraoperativ die Erholung des Hodens beurteilt. Bei sichtbarer Erholung erfolgt die Orchidopexie, bei bereits stattgefundener Nekrose die Ablatio. Die Entscheidung hierzu ist oft nicht einfach. Gegen einen zu großzügig indizierten Erhaltungsversuch sprechen die Gefahr der Abszedierung und die Möglichkeit der sog. sympathischen Orchidopathie (Schädigung der Gegenseite durch Autoantikörper auf humoralem Weg). Für den Erhalt auch teilgeschädigter Hoden spricht die Tatsache, dass die Leydig-Zwischenzellen wesentlich robuster sind und eine Hormonproduktion später noch erwartet werden kann. Bei einer Hodentorsion muss auch die Gegenseite pexiert werden, bei starker entzündlicher Reaktion des Skrotums spätestens im Intervall von etwa 4 Wochen. Dies betrifft insbesondere Jugendliche. Bei Säuglingen ist die prophylaktische Orchidopexie der Gegenseite im Intervall umstritten.

Bei geringsten Zweifeln an der Diagnose (Ausschluss Hodentorsion) ist die Hodenfreilegung anzustreben. Dennoch darf an dieser Stelle der unkritischen Operation nicht das Wort geredet werden. Bei dementsprechender Erfahrung, Untersuchung und apparativer Diagnostik müssen etwa 30 % aller Fälle eines akuten Skrotums operiert werden. Entsprechend können prinzipiell die meisten Fälle eines akuten Skrotums konservativ behandelt werden (➤ Tab. 8.5). Hierbei kommen lokale Maßnahmen wie Umschläge und Hodenbänkchen, ggf. Antibiotika und nicht-steroidale Antiphlogistika zum Einsatz. Die Epididymitis spricht in aller Regel gut auf intravenöse Antibiotikatherapie an, bei abakteriellen Fällen auch auf symptomatische Therapie. Dabei kann es aber durchaus sinnvoll sein, auch eine Epididymitis bei drohender Abszessbildung freizulegen und zu spülen. Der Krankheitsverlauf wird günstig beeinflusst und abgekürzt. Gleiches gilt prinzipiell für die Hydatidentorsion: Bei entsprechender Klinik sollte nicht konservativ vorgegangen, sondern die stielgedrehte Hydatide abgetragen werden. Die Kinder sind dann tags darauf oftmals wieder beschwerdefrei.

8.11.5 Prognose

Bei einer Hodentorsion sind histologische Veränderungen bereits nach etwa 2 Stunden Ischämiezeit nachzuweisen. In der Folge ist eine Atrophie zu beobachten. Die Spermiogenese ist dabei als Erste betroffen, die Hormonproduktion bleibt länger erhalten. Nach 6 Stunden Ischämiezeit erscheint ein Organerhalt nicht mehr sinnvoll. Ernst zu nehmen ist die Epididymitis hinsichtlich der Ausbildung späterer Sterilität. Bei rezidivierenden Entzündungsprozessen muss mit einer Vernarbung des Nebenhodens und des Ductus deferens gerechnet werden.

8.12 Varikozele

8.12.1 Definition, Ätiologie und Inzidenz

Der venöse Blutabstrom der Hoden erfolgt über die Vv. testiculares, der der Nebenhoden über die Vv. ductus deferentes und der der Hodenhüllen über die Vv. cremastericae. Untereinander bestehen zahlreiche Anastomosen. Dieses Venengeflecht wird als Plexus pampiniformis bezeichnet. Dilatierte und varizenartige Veränderungen des Plexus pampiniformis werden als Varikozele (Krampfaderbruch) bezeichnet.

Etwa 15 % aller männlichen Adoleszenten weisen eine Varikozele auf. Selten wird eine Varikozele vor der Pubertät klinisch evident. Wenn vorhanden, ist eine spontane Regression sehr unwahrscheinlich. Etwa 90 % der Varikozelen betreffen die linke Seite, etwa 2 % sind bilateral.

Retrograder venöser Blutfluss in der V. testicularis bedingt die Varikozele. Hierbei spielt möglicherweise die unterschiedliche Anatomie zwischen rechter und linker V. testicularis eine Rolle und kann die Prädominanz der linken Seite erklären: Während die rechte V. testicularis spitzwinklig direkt in die V. cava inf. einmündet, mündet die linke V. testicularis eher rechtwinklig in die linke V. renalis. Außerdem liegt die Mündungsstelle der linken V. testicularis verglichen mit der Gegenseite etwa 8–10 cm weiter kranial. Möglicherweise wird so der venöse Abstrom behindert bzw. ein retrograder Blutfluss durch den höheren abdominellen Gesamtdruck auf die längere linke venöse Abstrombahn begünstigt. Zudem werden fehlende oder inkompetente Venenklappen wie auch venovenöse Kollateralen ätiologisch diskutiert.

Sekundäre Varikozelen entstehen durch lokale, meist retroperitoneale Raumforderungen, die im Rahmen der Diagnostik in jedem Fall ausgeschlossen werden müssen.

Tab. 8.6 Varikozele: Einteilung der Schweregrade gemäß WHO

	Varikozelengrad nach WHO
Subklinisch	Inspektorisch und palpatorisch kein Nachweis einer Varikozele; aber positiver dopplersonografischer Refluxnachweis
Grad I	Unter Valsalvamanöver tast-, aber nicht sichtbares Venenkonvolut
Grad II	Unter Ruhebedingungen tast-, aber nicht sichtbares Venenkonvolut
Grad III	Bereits unter Ruhebedingungen leicht tast- und sichtbares Venenkonvolut

8.12.2 Klinik

Eine klinische Manifestation ist abhängig vom Ausprägungsgrad der Varikozele. Die meisten Varikozelen sind niedergradig und damit klinisch asymptomatisch. Die Varikozele wird nach der WHO in verschiedene Grade eingeteilt (➤ Tab. 8.6). In wenigen Fällen geben die Patienten ein unspezifisches Ziehen bis zu Schmerzen in der Leiste oder ein Schweregefühl im Skrotum an. Oft wird dies auch im Zusammenhang mit sportlicher Aktivität berichtet.

8.12.3 Diagnostik

Die klinische Untersuchung sollte in liegender und stehender Position erfolgen. Hierbei tasten sich die schmerzfreien und zusammendrückbaren Venenkonvolute im Verlauf des Funiculus, die an einen „Beutel mit Würmern" erinnern. Entscheidend ist die Beurteilung der Hodengröße und Konsistenz. Neben der Palpation und der Messung mit dem Orchidometer kommt hier der Sonografie große Bedeutung zu. Neben der exakten Bestimmung des Hodenvolumens hat unbedingt die Sonografie der Nieren zu erfolgen. Ein Nierentumor kann den venösen Abstrom der V. testicularis behindern und eine sekundäre Varikozele hervorrufen!

8.12.4 Pathophysiologie

Im Vordergrund steht eine mögliche Schädigung des Hodens. Morphologisch wird in bis zu 80 % der Fälle eine Hypotrophie der betroffenen Seite beobachtet, die sich in gewissem Maß nach operativer Korrektur erholen kann. Histologische Untersuchungen zeigen tubuläre Alterationen wie

- reduzierte Anzahl an Spermatogonien,
- erhöhte Aktivität der **reactive oxygen species** (ROS, mutagen wirkende oder Apoptose induzierende Sauerstoffradikale),
- Spermatogenesearrest,
- eingeschränkte Funktion der Sertoli-Zellen,
- Störungen der Lamina propria der Tubuluszellen.

Der Zusammenhang dieser nachweisbaren Veränderungen mit der Varikozele ist derzeit nicht klar. Diskutiert werden mehrere Ursachen wie der Reflux adrenaler Metaboliten, Hypoxie oder auch die resultierende thermische Schädigung. Die kontralaterale Seite kann hierbei mitbetroffen sein. Als Zeichen einer eingeschränkten Leydig-Zell-Funktion findet sich bei Patienten mit Varikozele eine mit dem Alter fortschreitende Erniedrigung der Testosteronkonzentration im peripheren Blut.

8.12.5 Therapie

Insgesamt sind Varikozelen der häufigste Grund für eine reversible männliche Infertilität, dennoch sind 80 % der Varikozelenträger fertil. Zudem besteht keine Korrelation zwischen Hodengröße und Fertilität. Daher sollte die Indikation zur operativen Korrektur sehr zurückhaltend gestellt werden. Ob die spätere Fertilität durch die operative Korrektur positiv beeinflusst wird, ist nicht sicher.

Da andrologische Untersuchungen wie Samenanalyse im kindlichen Krankengut nicht eingesetzt werden können, stützt sich die Indikationsstellung auf wenige Parameter, die eine Operation rechtfertigen:

- Klinische Symptomatik wie Schmerzen, Ziehen in der Leiste oder z. B. Behinderung sportlicher Aktivität durch das Skrotalvolumen
- Hodenatrophie der betroffenen Seite mit Volumenverlust von mehr als 20 % oder 2 ml gegenüber der Gegenseite
- ggf. nach der Pubertät reduzierte Ansprechbarkeit auf das Gonadotropin-Releasing-Hormon (GnRH)

Operationstechnisch unterscheidet man zwischen:

- Offen chirurgischen Verfahren
- Laparoskopischen Verfahren
- Retrograder Embolisierung bzw. Sklerosierung
- Antegrader Sklerosierung

Allen Techniken gemein ist eine Unterbrechung des retrograden Flusses der V. testicularis mit oder ohne Schonung der A. testicularis bzw. der begleitenden Lymphgefäße. Eine postoperative Hydrozele kann am ehesten durch Schonung der Lymphgefäße vermieden werden. Deshalb sollten (offen oder laparoskopisch) retroperitoneal die A. testicularis und die V. testicularis durchtrennt werden (OP nach Palomo) unter möglicher Schonung der Lymphgefäße, die durch vorherige Farbstoffinjektion (1 % Isosulfan Blau) unter die Tunica dartos der betroffenen Skrotalseite sichtbar gemacht werden können. Eine alternative Methode – bei allerdings etwas höherer Komplikationsrate – stellt die retrograde oder anterograde Embolisierung der V. testicularis (nach Tauber) dar.

8.12.6 Prognose

Hochgradige Varikozelen wirken sich wahrscheinlich negativ auf die Spermiogenese aus. Die Pathogenese ist hierbei unklar. Einflussfaktoren wie Hyperthermie, Hypoxie, aber auch Hyperperfusion des betroffenen Hodens und Reflux adrenerger Metaboliten werden derzeit diskutiert. Bei hochgradigen Varikozelen kann ein Volumenverlust des betroffenen Hodens im Vergleich zur Gegenseite beobachtet werden. Bei einem Volumenunterschied von mindestens 10 % ist das Spermiogramm signifikant häufiger pathologisch. Häufig sind aber auch diese Patienten klinisch beschwerdefrei; ferner spiegeln diese Beobachtungen keine verminderten Vaterschaften wider. Derzeit ist nicht klar, ob durch eine frühzeitigere operative Korrektur auch asymptomatischer Patienten diesen ein therapeutischer Nutzen hinsichtlich der Spermiogenese und der Vaterschaft zukommt. Andererseits lässt sich bei Männern mit Varikozele und unerfülltem Kinderwunsch die Vaterschaftsrate nach durchgeführter Operation erhöhen.

Als Hauptkomplikation der offenen oder laparoskopischen Gefäßunterbindung muss die Ausbildung einer Rezidivvarikozele (4–37 %), einer Hydrozele (3–33 %) oder gar einer Hodenatrophie/-nekrose (< 1 %) angegeben werden. Prinzipiell ist die Gefahr eines Rezidivs eher dann gegeben, wenn die A. testicularis geschont wird. Hauptkomplikationen der Embolisierung sind das Rezidiv (bis zu 25 %) und die Entwicklung einer Hydrozele (bis zu 9 %), selten eine Hodenatrophie.

8.13 Enuresis und Harninkontinenz im Kindesalter

Zur effektiven Behandlung des Symptoms „Einnässen" muss die Enuresis von der Harninkontinenz unterschieden werden. Während es sich bei der Enuresis um eine normale Blasenentleerung am falschen Platz zur falschen Zeit handelt, bezeichnet die Harninkontinenz jede Form des ungewollten Harnabgangs als Symptom einer zugrunde liegenden Erkrankung, sei sie struktureller, neurogener, psychogener oder auch funktioneller Art. Die Unterscheidung gelingt meist schon durch eine strukturierte Anamnese sowie ein sauber geführtes Miktionsprotokoll. Bei vorliegender Harninkontinenz müssen ggf. weitere diagnostische Schritte von der Zystomanometrie bis ggf. zur Urethrozystoskopie durchgeführt werden. Die Therapie der Enuresis (apparativ und/oder medikamentös) ist auf die Dauer zu annähernd 100 % erfolgreich. Die Therapie der Harninkontinenz richtet sich nach der zugrunde liegenden Störung. Zunehmend werden insb. bei funktioneller Harninkontinenz durch die Urotherapie (➤ Kap. 8.13.4) hervorragende Erfolge erzielt. Hierbei handelt es sich um eine ganzheitliche Verhaltenstherapie, bei der das Kind die Blasenfunktion mit Speicher- und Entleerungsfunktion verstehen lernen soll. Dabei wird auch die Körperperzeption gefördert. So lernt das Kind z. B., wie es sich anfühlt, bewusst den Beckenboden zu entspannen, um eine koordinierte Miktion einzuleiten. Schulalter und damit ein gewisses kognitives Verständnis sind bei dieser Therapieform Voraussetzung.

Tab. 8.7 Harninkontinenz und Enuresis

	Enuresis	Harninkontinenz
Definition	Normale, weitgehend vollständige Blasenentleerung am falschen Platz zur falschen Zeit	Jede Form des ungewollten Harnabgangs, der nicht durch eine normale Blasenentleerung zustande kommt
Synonyma	Enuresis nocturna, unkomplizierte Enuresis, monosymptomatische Enuresis, immature Enuresis, enuretisches Syndrom	Enuresis nocturna et diurna, komplizierte Enuresis, Enuresis mit Tagessymptomatik, symptomatische Enuresis

8.13.1 Ätiologie und Pathogenese

Die Enuresis ist definiert als Einnässen im Schlaf an mindestens zwei Nächten pro Monat nach dem 5. Lebensjahr. Ab diesem Alter wird normalerweise die Blasenkontrolle erreicht. Die Enuresis wird in eine primäre und eine sekundäre Form unterteilt. Während es sich bei der primären Form um das Einnässen von Geburt an ohne längere Trockenphasen handelt, beschreibt die sekundäre Form das wieder aufgetretene Einnässen nach einer bereits stattgehabten Trockenphase von 3–6 Monaten.

Differenzialdiagnostisch steht demgegenüber die Harninkontinenz, die jede Form des ungewollten Harnabgangs bezeichnet, der nicht durch eine normale willentliche Blasenentleerung zustande kommt. Dabei ist das Einnässen ein Symptom einer zugrunde liegenden Erkrankung, sei sie struktureller, neurogener, psychogener oder auch funktioneller Art (➤ Tab. 8.7, ➤ Abb. 8.31).

Seit 2006 wird der Versuch unternommen, die Terminologie zu standardisieren. Unglücklicherweise wurde hierbei „Enuresis" wieder unter **incontinence** als besondere Form subsummiert, was allerdings auf den unterschiedlichen Gebrauch in den verschiedenen Sprachen zurückzuführen ist: **Incontinence** bedeutet im Englischen nichts anderes als Urinverlust. So und nicht als Inkontinenz im obigen Sinne verstanden ist die Standardisierung der Terminologie sehr wertvoll.

Im Alter zwischen 5 und 6 Jahren sind etwa 90 % aller Kinder zuverlässig trocken. Mit einer Rückfallquote von ca. 5 % pro Jahr ist zu rechnen. Diese bleibt über die Jahre im Wesentlichen konstant. Eine Persistenz über das 18. Lebensjahr hinaus wird bei 1 % der Betroffenen beobachtet und dann als adulte Enuresis bezeichnet (➤ Tab. 8.8).

8.13.2 Die Entwicklung der Blasenkontrolle

Die Miktion des Säuglings erfolgt unbewusst und ohne kortikale Kontrolle. Bei entsprechender Blasenfüllung folgt eine unwillkürliche Detrusorkontraktion im Sinne eines Reflexbogens. Dies geschieht in 24 Stunden bis zu 20-mal. Vollständige Blasenkontrolle heißt, unabhängig von der Blasenfüllung die Miktion

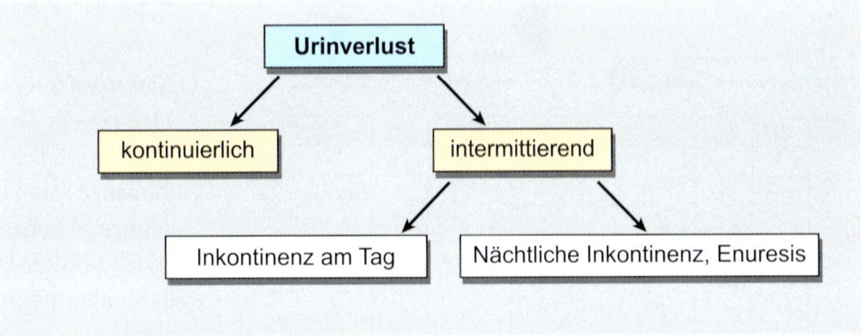

Abb. 8.31 Inkontinenzeinteilung [L157]

Tab. 8.8 Normales Trockenwerden

Alter	Buben (%)	Mädchen (%)
2	7	9
3	16	22
4	77	86
5	86	89
6	90	94

willentlich einzuleiten oder zu verhindern. Dies geschieht durch kortikale Steuerung sowie durch komplexe Interaktionen zwischen den glatten Muskelzellen der Blase und Motoneuronen im pontinen Miktionszentrum des Stammhirns. Die vollständige Blasenkontrolle wird etwa im Alter von 5 Jahren erreicht. Dazwischen liegt ab dem 2. Lebensjahr die Phase, in der die Blasenfüllung bewusst wahrgenommen wird, unwillkürliche Detrusorkontraktionen aber noch nicht vollständig gehemmt werden können. Kompensatorisch wird dann der willkürliche Sphincter externus vesicae angespannt, um den Harnabgang zu verhindern. **Enuresis** ist die Folge verzögerter Reifung dieser Blasenkontrolle. Besonders nachts kommt es noch zu vollständig unkontrollierter Blasenentleerung durch eine nicht gehemmte Detrusorkontraktion. Tiefschlaf und damit verminderte Vigilanz, kleine Blasenkapazität oder übermäßige bzw. nicht gedrosselte nächtliche Urinproduktion durch mangelnde ADH-Ausschüttung mögen einen verstärkenden Einfluss haben. Als ursächlich für die Enuresis können sie nach heutiger Erkenntnis jedoch nicht angesehen werden. Enuresis tritt familiär gehäuft auf. Handelt es sich bei beiden Elternteilen um ehemalige Enuretiker, so sind es in 77 % der Fälle auch die Kinder, bei einem betroffenen Elternteil immerhin noch 44 %. Dabei handelt es sich um einen autosomal-dominanten Erbgang mit einer Penetranz von über 90 %. Verschiedene Genorte sind derzeit bekannt (sog. ENUR-Gene).

Da die Harninkontinenz definitionsgemäß ein Symptom einer zugrunde liegenden Erkrankung struktureller, neurogener, psychogener oder funktioneller Art ist, ist die Ätiologie nicht einheitlich. Neben der normalen Blasenfunktion und -kontrolle bedarf es zweier morphologischer Grundvoraussetzungen zur Kontinenz: eines Speicherorgans mit entsprechender Kapazität sowie eines Auslasswiderstands, der über dem Speicherdruck liegt.

Bei **psychogener Harninkontinenz** findet sich zunächst keine eigentliche Blasenfunktionsstörung. Sie resultiert vielmehr aus sog. miktionellem Fehlverhalten. Hierbei wird der Harndrang nicht registriert oder die Miktion trotz Harndrang hinausgezögert. Die Gründe hierfür sind psychischer Natur; so wollen die Kinder z. B. ihr Spiel nicht unterbrechen oder meiden den Toilettengang abseits des gewohnten häuslichen Milieus. Sekundäre Blasenfunktionsstörungen mit Restharnbildung können die Folgen sein. Neben der Enkopresis finden sich bei diesen Kindern überzufällig häufig auch andere Verhaltensauffälligkeiten.

Funktionelle Harninkontinenz resultiert aus einer pathologischen Speicherphase bei Detrusorinstabilität und/ oder aus einer pathologischen Entleerungsphase bei Detrusor-Sphinkter-Dyskoordination. Unter Detrusorinstabilität versteht man die vorzeitige Detrusorkontraktion bei schon geringer Blasenfüllung. Sie kann idiopathisch oder auch sekundäre Folge eines erhöhten Blasenauslasswiderstands (subvesikale Obstruktion) sein. Die Detrusor-Sphinkter-Dyskoordination ist charakterisiert durch die mangelhafte Entspannung des Beckenbodens und des Sphincter externus während der Miktion. Eine neurogene Komponente liegt hier im Unterschied zur Detrusor-Sphinkter-Dyssynergie der neurogenen Blasenentleerungsstörung nicht vor. Da sie funktionell als subvesikale Obstruktion wirkt, treten Detrusor-Sphinkter-Dyskoordination und Detrusorinstabilität bei funktioneller Harninkontinenz häufig gemeinsam auf. Bei psychogener wie funktioneller Harninkontinenz ergibt die Diagnostik im Unterschied zur echten neurogenen Blase meist normale anatomische und morphologische Verhältnisse.

Unter **strukturell bedingter Harninkontinenz** sind all die Fehlbildungen des Harntrakts gemeint, die eine Speicherung des Urins nicht zulassen. Im Bereich des oberen Harntrakts wäre z. B. die extrasphinktäre ektope Harnleitermündung zu nennen, wodurch kontinuierlicher Urinverlust zustande kommt. Dies ist auch unter dem heute veralteten Krankheitsbegriff Enuresis ureterica bekannt geworden. Im Bereich des unteren Harntrakts sind vor allem Fehlbildungen des Epispadie-Ekstrophie-Komplexes zu nennen.

8.13.3 Klinische Symptomatik und Diagnostik

Mit genauer Anamnese sowie einem Miktionsprotokoll kann die Enuresis von der Harninkontinenz abgegrenzt und di-

8

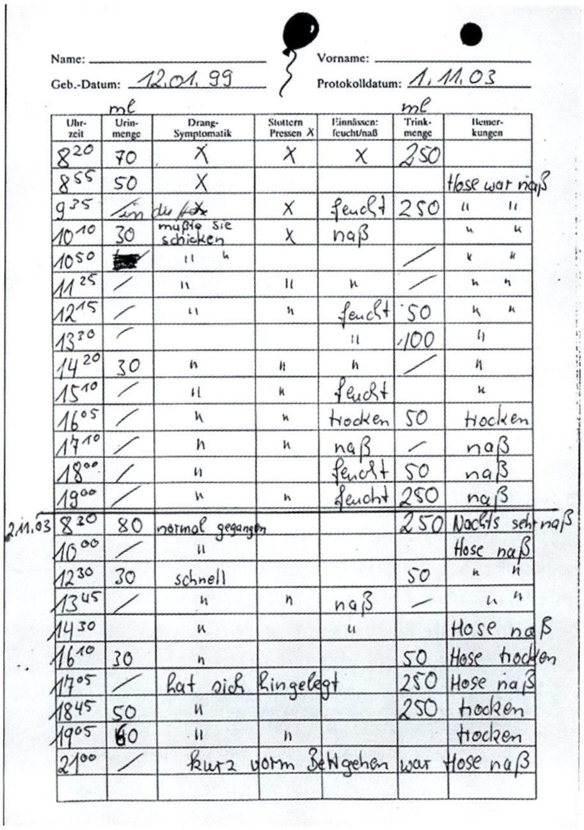

Name: Vorname:

Geb.-Datum: 12.01.99 Protokolldatum: 1.11.03

Uhrzeit	Urinmenge (ml)	Drang-Symptomatik	Stottern Pressen X	Einnässen: feucht/naß	Trinkmenge (ml)	Bemerkungen
8:20	70	X	X	X	250	
8:55	50	X				Hose war naß
9:35	in die Hose	X	X	feucht	250	" "
10:10	30	mußte sie schicken	X	naß		" "
10:50		" "			/	" "
11:25	/	"	"	"	/	" "
12:15	/	"	"	feucht	50	" "
13:30	/			"	100	"
14:20	30	"	"	"	/	"
15:10	/	"	"	feucht		"
16:05	/	"	"	trocken	50	trocken
17:10	/	"	"	naß	/	naß
18:00	/	"		feucht	50	naß
19:00	/	"	"	feucht	250	naß
2.11.03 8:20	80	normal gegangen			250	Nachts sehr naß
10:00	/	"				Hose naß
12:30	30	schnell			50	" "
13:45	/	"	"	naß	—	" "
14:30		"		"		Hose naß
16:10	30	"			50	Hose trocken
17:05	/	hat sich hingelegt			250	Hose naß
18:45	50	"			250	trocken
19:05	60	"	"			trocken
21:00	/	kurz vorm Bettgehen			war	Hose naß

Abb. 8.32 Miktionsprotokoll [G879]

agnostiziert werden. Ein Blasentagebuch (Miktionsprotokoll) sollte an mindestens zwei aufeinanderfolgenden Tagen zuverlässig ausgefüllt werden (➤ Abb. 8.32).

Typisch für die Enuresis ist:

- Regelmäßiges Einnässen nachts, bis das Bett „schwimmt". Das Kind wird davon nicht wach und ist auch sonst schwer erweckbar.
- Normales Miktionsverhalten tagsüber wie auch normale Stuhlgewohnheiten, nach denen immer gefragt werden sollte. Tagessymptomatik legt immer den Verdacht auf Vorliegen einer Harninkontinenz nahe.
- Keine Harnwegsinfektionen.

Harnanalyse und Ultraschalluntersuchung sollten als nichtinvasive Methoden immer durchgeführt werden. Besteht anamnestisch der Verdacht auf das Vorliegen einer Harninkontinenz (z. B. mit Tagessymptomatik im Miktionsprotokoll oder Harnwegsinfekten), schließt sich oben beschriebener Basisdiagnostik (Anamnese, klinische Untersuchung, Sonografie, Harnanalyse) eine weiterführende Stufendiagnostik an, da sich die Harninkontinenz nur in Kenntnis der Ursache effektiv behandeln lässt. Diese beinhaltet dann die Zystomanometrie mit Uroflow und Beckenboden-EMG, ggf. uroradiologische und szintigrafische Diagnostik und eine Urethrozystoskopie.

8.13.4 Therapie

Alarmsysteme, also Klingelmatratzen oder Klingelhosen, besitzen in der Therapie der Enuresis nach wie vor einen hohen Stellenwert. Die Therapie ist jedoch nicht ohne Belastung für die ganze Familie. Bei richtiger und konsequenter Anwendung können innerhalb von 8 Wochen Erfolgsquoten von bis zu 85 % erzielt werden. Die Rückfallquote liegt bei etwa 20 %; es kann dann aber ein nächster Behandlungszyklus angeschlossen werden.

Demgegenüber steht die medikamentöse Therapie zur Drosselung der nächtlichen Urinproduktion. Die enterale Gabe von Desmopressin ist für das Kind wenig belastend. Desmopressin ist ein synthetisches Analogon des humanen Vasopressins und wirkt selektiv als V_2-Rezeptoragonist. V_2-Rezeptoren finden sich vorwiegend in den Sammelrohren und den Henle-Schleifen. Desmopressin führt so zur vermehrten Wasserrückresorption und zur Konzentrierung des Harns. Nach abendlicher Einnahme müssen Trinkexzesse unbedingt vermieden werden, da es sonst zur lebensbedrohlichen Wasserintoxikation kommen kann. Unter konsequenter Behandlung und richtiger Dosierung werden innerhalb von 6 Monaten 70–80 % der Kinder trocken (➤ Tab. 8.9).

Die medikamentöse Therapie der Enuresis mit trizyklischen Antidepressiva kann nur bei Versagen anderer Therapien empfohlen werden.

Die Therapie der kindlichen Harninkontinenz dagegen richtet sich streng nach der diagnostizierten Erkrankung, die das Symptom des Einnässens verursacht, und umfasst die Urotherapie, die medikamentöse anticholinerge Therapie, den sauberen intermittierenden Einmalkatheterismus (CIC) und schließlich die verschiedenen Formen der operativen Rekonstruktion.

Die Urotherapie bezeichnet eine Verhaltenstherapie, die ambulant und teilstationär in mehreren Sitzungen einzeln und in Gruppen, teilweise auch zusammen mit den Eltern, durchgeführt wird. Ziele sind hierbei ein besseres Verständnis des eigenen Körpers im Allgemeinen und der Blasenfunktion im Besonderen. Als Voraussetzung müssen die Kinder eine entsprechende Motivation und mindestens Schulreife mitbringen. Unterstützt werden kann die Urotherapie mit Biofeedback-Methoden zur besseren Entspannung des Beckenbodens.

Anticholinergika wie Oxybutinin und Propiverinhydrochlorid sind bei der primären Enuresis nicht wirksam. Ihr

Tab. 8.9 Therapie der Enuresis

Wirkstoff	Medikament	Dosierung
Desmopressin, DDAVP	z. B. Minirin® 0,2 mg Tabletten Alternativ: Minirin® Lyophilisat Schmelztablette	1 Tabl. abends, bei Nichtansprechen kann die Dosis verdoppelt werden (entspr. 0,2–0,4 mg oder 120–240 µg bei Schmelztablette)

Stellenwert liegt in der Therapie von Patienten mit Einnässen und gleichzeitig bestehender Blasenfunktionsstörung. Insbesondere Patienten mit einer kleinen Blasenkapazität und/oder Blaseninstabilität (Detrusorhyperreflexie) profitieren von der Therapie. Die Dosierung für Oxybutinin beträgt 0,3 mg/kg KG/Tag in 2–3 ED (maximal 3 × 5 mg) und für Propiverinhydrochlorid 0,4 mg/kg KG ein- bis zweimal täglich.

8.13.5 Prognose

Die Prognose einer Enuresis (insb. der primären Form) ist sehr gut, bei Mädchen noch etwas besser als bei Knaben. Nur etwa 1 % bleiben Enuretiker.

Die Prognose der Harninkontinenz richtet sich nach der zugrunde liegenden Erkrankung. Funktionell bedingte Harninkontinenz kann in bis zu 80 % der Fälle erfolgreich behandelt werden. Mit den heute zur Verfügung stehenden Möglichkeiten medikamentöser und operativer Therapie kann bei den meisten Patienten der Gruppe strukturell (fehlbildungs- oder neurogen) bedingter Harninkontinenz teilweise durch zusätzlichen intermittierenden Einmalkatheterismus (CIC) zumindest eine soziale Kontinenz erreicht werden.

8.14 Erkrankungen des äußeren weiblichen Genitales

Zu den häufigsten Erkrankungen des weiblichen Genitales im Kindesalter zählen die Hymenalatresie, die Labiensynechie sowie die Vulvovaginitis. Während die Labiensynechie wie die Vulvovaginitis im Wesentlichen konservativ behandelt werden, bedarf die Hymenalatresie zur Vermeidung eines Hydrometrokolpos der Inzision.

8.14.1 Hymenalatresie

Die Hymenalatresie ist die häufigste Atresie des weiblichen Genitaltrakts. Das Hymen perforiert normalerweise spontan von zentral. Aus nicht geklärter Ursache bleibt diese spontane Perforation präpartal gelegentlich aus und bildet so ein Abflusshindernis. Wird die Atresie nicht bereits im Neugeborenenalter erkannt, fällt sie spätestens mit einsetzender Menstruation auf. Der entstehende Hämatokolpos verursacht krampfartige Unterbauchbeschwerden; oft ist dann ein Unterbauchtumor (gestauter Uterus) tastbar. Therapeutisch erfolgt daher bei Diagnosestellung die Inzision in Analgosedierung, ggf. mit Übernähung der Wundränder, um ein erneutes Verkleben zu vermeiden. Differenzialdiagnostisch kommen periurethrale Zysten in Betracht, die ebenfalls als entsprechende Vorwölbung imponieren können. Dann ist daneben allerdings ein offenes Vaginallumen sondierbar.

8.14.2 Labiensynechie

Hiervon abzugrenzen ist die Labiensynechie, eine Verklebung der Labia minora. Sie geht von der hinteren Kommissur aus und reicht unterschiedlich weit nach ventral, bis teilweise nur noch ein kleines Restlumen verbleibt, über das die Miktion erfolgt. Ursächlich werden stattgehabte Entzündungen oder kleine Verletzungen diskutiert, die zur sekundären Verklebung führen. Meist sind die Mädchen beschwerdefrei und die Diagnose erfolgt zufällig. Gelegentlich kann es aber bei Urinansammlung zu entzündlichen Veränderungen kommen. Eine therapeutische Intervention ist nur bei klinischer Symptomatik gerechtfertigt, da sich die Verklebungen zum Zeitpunkt der Pubertät unter zunehmendem Östrogeneinfluss spontan lösen. Die lokale Applikation östrogenhaltiger Salben ist meist ausreichend. Bei hierdurch ausbleibender Lösung oder hartnäckigen Beschwerden kann die Synechie in Lokalanästhesie (z. B. mit EMLA) mit einer Knopfsonde gelöst werden.

8.14.3 Vulvovaginitis

Klinisch äußert sich eine Vulvovaginitis durch Jucken und Brennen, das durch heftiges Kratzen noch verstärkt wird. Äußerlich imponiert meist eine Rötung, gelegentlich auch vaginaler Ausfluss. Ätiologisch begünstigend für die meist unspezifischen Entzündungen ist die Tatsache, dass der pH-Wert der kindlichen Vagina noch neutral ist, da sich die typische Döderlein-Flora noch nicht ausgebildet hat. Bei der Windeldermatitis kann die Vulvovaginitis auch durch Candida verursacht sein. Diagnostisch erfolgt nach der Inspektion ein Abstrich. Selten finden sich spezifische Keime, die dann allerdings (z. B. Gonokokken, Chlamydien) hinweisend für sexuellen Missbrauch sein können. Sexueller Missbrauch muss grundsätzlich bei allen Entzündungen oder Verletzungen des äußeren Genitales in der differenzialdiagnostischen Überlegung mitbedacht werden! Auch ein vaginaler Fremdkörper kann Ursache für eine Vulvovaginitis sein.

Therapeutisch sind bei unspezifischer Vulvovaginitis Maßnahmen wie Sitzbäder und lokale Salbenbehandlung ohne systemische antibiotische Therapie meist ausreichend. Bei Fremdkörperverdacht sollte das Kind geröntgt und ggf. vaginoskopiert werden.

8.15 Störungen der Geschlechtsentwicklung (Disorders of Sex Development, DSD)

8.15.1 Definition, Ätiologie und Inzidenz

Es werden vier unterschiedliche Geschlechtsformen unterschieden: chromosomales, gonadales, genitales und psychisches Geschlecht. Der frühere Begriff „Intersexualität“

8

bezeichnet das Nichtübereinstimmen des Genitales mit dem gonadalen bzw. chromosomalen Geschlecht. Um diskriminierende Begrifflichkeiten zu vermeiden, werden seit 2005 die vielfältigen Diagnosegruppen unter dem Überbegriff **„Disorders of Sex Development"** oder DSD zusammengefasst. Aus eben diesem Grund wird auch der Begriff „Varianten der Geschlechtsentwicklung" wie in der aktuell gültigen Leitlinie verwendet, um den negativ belegten Begriff „Disorder" (= Störung) zu vermeiden.

Letztlich handelt es sich aber ursächlich um eine „Störung" in einem der genitalen Entwicklungsschritte: In der Phase der Konzeption mit Festlegung des Chromosomensatzes kann es zur Störung des chromosomalen Geschlechts kommen. Spätere Störungen im Stadium der Geschlechtsentwicklung (ab SSW 3) ziehen die Ausbildung abnormer Gonadenanlagen nach sich. Ist dadurch die Funktion der Gonaden aufgehoben oder beeinträchtigt, kommt es zur fehlerhaften Ausbildung der inneren wie äußeren Geschlechtsorgane mit fehlerhafter phänotypischer Differenzierung. Der weibliche Phänotyp entwickelt sich dann passiv unter dem Östrogeneinfluss der Mutter.

Die Inzidenz einer schweren genitalen Fehlbildung liegt bei etwa 1 : 4.500 Geburten. Die diagnostische Abklärung sollte bereits in der Neonatalperiode erfolgen. Die Einteilung anhand der klinischen Untersuchung erfolgt nach Prader (➤ Abb. 8.33):

Prader I	Klitorishypertrophie
Prader II	Klitorishypertrophie mit weitem, trichterförmigem Sinus urogenitalis oder eng beieinanderliegender Vaginal- und Urethralmündung
Prader III	Angedeuteter Phallus, Sinus urogenitalis, weite anogenitale Distanz, beginnende Fältelung der Labia majora
Prader IV	Phallus mit dorsaler Präputialschürze, kleine Sinusöffnung an der Phallusbasis, deutliche Fältelung der Labia majora
Prader V	Urogenitalmündung an der Spitze des Phallus, äußerlich Skrotum (ggf. bipart) ohne tastbare Hoden

Folgende Untersuchungen sind notwendig:
- Chromosomenanalyse mit Bestimmung des Karyotyps
- Sonografie zur Beurteilung der inneren Geschlechtsorgane
- Bestimmung von 17-Hydroprogesteron, Testosteron, Gonadotropin und Anti-Müller-Hormon
- Bestimmung der Serum-Elektrolyte

und ggf.
- MR-Untersuchung zur weiteren Bildgebung
- β-hCG-Test zur Bestimmung der Leydig-Zell-Funktion oder Bestimmung von Inhibin B
- HMG-Test zur Bestimmung der ovariellen Funktion
- LHRH-Test zur Bestimmung der Hypophysenfunktion
- Genitale Hautbiopsie zur Bestimmung der Androgenbindung (Fibroblastenkultur)
- Bestimmung der Androgenrezeptorfunktion (DNA)
- Explorative Laparoskopie mit Gonadenbiopsie oder Entfernung von Rudimenten

Die sog. **Geschlechtszuweisung** hat nach heutigen Gesichtspunkten behutsam zu erfolgen und richtet sich definitiv nicht danach, was chirurgisch einfacher zu realisieren ist. Vielmehr weiß man heute, dass eine chirurgisch noch so perfekte Korrektur bei nicht passendem Genotyp in keinem Fall eine erfolgreiche sexuelle Identität garantiert. 90 % der Patientinnen mit einem adrenogenitalen Syndrom (AGS) identifizieren sich mit dem weiblichen Geschlecht, ebenso aber auch 46XY-Patienten mit kompletter Androgenresistenz (CAIS). Der Genotyp ist also

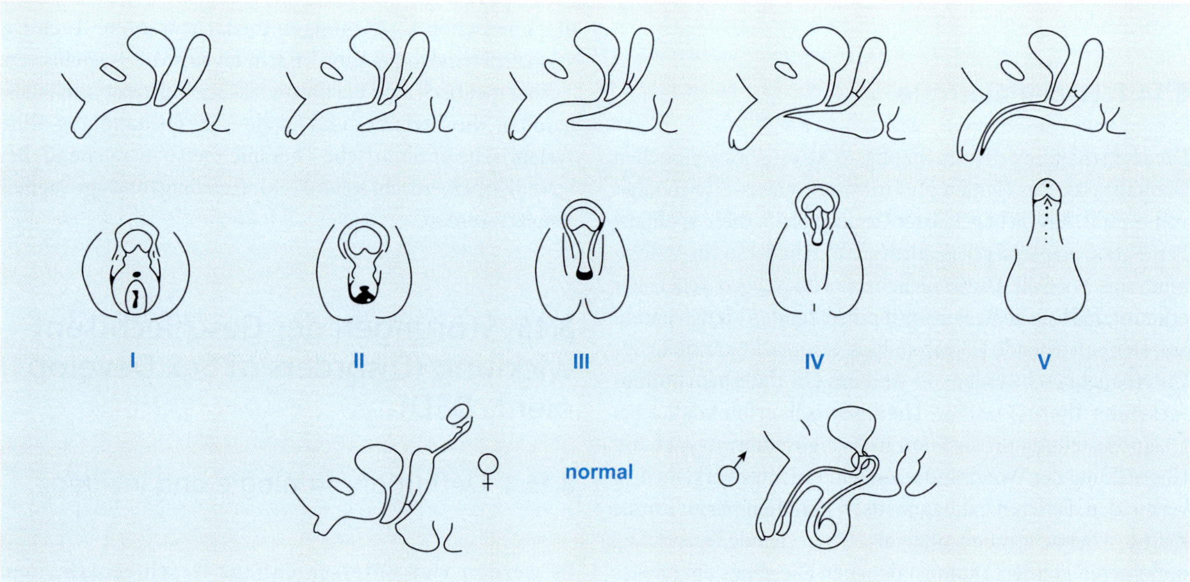

Abb. 8.33 Einteilung nach Prader [G879]

nicht allein entscheidend. Allerdings leben Patienten mit einem Androgenbiosynthesedefekt (z. B. 5α-Reduktase-Mangel), die in der Regel zunächst als Mädchen erzogen wurden, nach der Virilisierung in der Pubertät in ca. 60 % der Fälle als Männer. Verstümmelnde Maßnahmen besonders vor dem Zeitpunkt der Geschlechtszuweisung sind unbedingt zu vermeiden.

Im Einzelnen werden die nachfolgend beschriebenen Formen des DSD unterschieden.

Geschlechtschromosomale DSD

Karyotyp 45,X0; 46,XX/45,X0-Mosaik oder ein strukturell abnormes X-Chromosom Diese als Ullrich-Turner-Syndrom bezeichnete DSD tritt mit einer Inzidenz von etwa 1 : 2700 auf, der Phänotyp ist weiblich. Menarche und Entwicklung der sekundären Geschlechtsmerkmale bleiben aus. Das innere Genitale ist hypoplastisch und es liegen sog. Streakgonaden vor. Syndromhaftes Aussehen mit typischem Minderwuchs, hohem Gaumen, Pterygium colli, kleinem Unterkiefer, tiefer Nackenhaargrenze, schildförmigem Thorax und Cubitus valgus vervollständigen das klinische Bild. Die Behandlung ist symptomatisch und erfolgt ggf. durch Hormonsubstitution. Bei Vorliegen eines Mosaik-Karyotyps mit Anteilen des Y-Chromosoms sollten die Gonaden wegen der Gefahr der Gonadoblastombildung im Kindesalter bereits entfernt werden.

Karyotyp 47,XXY (Klinefelter-Syndrom) Der Phänotyp ist männlich, aber es besteht ein Androgendefizit mit erhöhter testikulärer Östrogensekretion. Hodenhypoplasie mit Azoospermie und späterer Infertilität sind die Folge. Oft besteht geistige Retardierung. In der Pubertät kommt es zu weiterer Feminisierung mit spärlichem Haarwuchs. Therapeutisch kann eine Testosteronsubstitution durchgeführt werden.

Karyotyp 45,X0/46,XY (gemischte Gonadendysgenesie) Der Phänotyp ist meist weiblich mit unterschiedlicher Virilisierung, je nach Überwiegen der jeweiligen Gonadenanteile. Typisch sind kryptorche Hoden (oder Streakgonaden) mit hypoplastischem Uterus und Tuben. Die malignitätsgefährdeten Gonaden sollten spätestens in der Pubertät entfernt werden. Die chirurgische Korrektur hin zu einem Geschlecht richtet sich nach den individuellen Verhältnissen.

46,XY-DSD

Prinzipiell liegt ein normaler männlicher Chromosomensatz vor. Der Phänotyp ist weiblich. Daher wird diese Form als Pseudohermaphroditismus masculinus bezeichnet. Es kommen folgende Ätiologien infrage:

- Komplette Gonadendysgenesie (Swyer-Syndrom)
- Androgenbiosynthesedefekt (5α-Reduktase-Mangel, 17β-Hydroxysteroid-Dehydrogenase-Mangel)
- Androgenresistenz (komplette Androgenresistenz, CAIS; partielle Androgenresistenz, PAIS)
- Leydig-Zell-Hypoplasie (LH-Rezeptor-Defekt)
- Störung des Anti-Müller-Hormons/Anti-Müller-Hormon-Rezeptors

Die Therapie ist individuell und richtet sich nach den gonadalen und genitalen Befunden. Die Geschlechtszuordnung kann dabei sehr problematisch sein. Die Gonaden sollten ggf. nach der Pubertät wegen des erhöhten Entartungsrisikos entfernt werden. Bis zur Pubertät sorgen sie auch bei weiblichem Phänotyp für einen notwendigen Testosteronspiegel, durch den auch die Bildung von Östrogenen gewährleistet ist (CAIS).

46,XX-DSD

Prinzipiell liegt ein normaler weiblicher Chromosomensatz vor. Der Phänotyp ist unterschiedlich ausgeprägt männlich. Daher wird diese Form als Pseudohermaphroditismus femininus bezeichnet. Es kommen folgende Ätiologien infrage:

- Ovotestikuläre DSD (echter Hermaphroditismus, gleichzeitig differenziertes Hoden- und Ovarialgewebe = Ovotestis, gelegentlich Mosaik-Karyotyp XX/XY)
- Adrenogenitales Syndrom (AGS)
- Sonstiger Androgenexzess (z. B. mütterlicherseits durch androgenproduzierende Tumoren)

Bei der weitaus häufigsten Form dieser DSD, dem AGS, handelt es sich um einen autosomal-rezessiv vererbten Enzymdefekt mit Störung der Kortisol- und ggf. Aldosteronsynthese der Nebennierenrinde. Am häufigsten liegt ein Defekt des Enzyms 21-Hydroxylase, seltener der 11-Hydroxylase vor. Durch die Unterbrechung der negativen Rückkopplung von Kortisol auf die Hypophyse kommt es zur vermehrten Ausschüttung von hypophysärem ACTH, das wiederum eine Nebennierenrindenhyperplasie auslöst. Hohe Spiegel von Hormonvorstufen innerhalb der Kortisolsynthese werden dann teilweise zu Androgenen abgebaut, die wiederum bereits fetal die Virilisierung unterschiedlichen Ausmaßes bewirken. Bei dementsprechendem Aldosteronmangel kommt es zum zusätzlichen Salzverlust (salzverlierende Form des AGS) bis hin zur sog. Salzverlustkrise. Diese tritt typischerweise z. T. lebensbedrohlich ab dem 8. Lebenstag auf (niedriges Serum-Natrium mit Apathie, Erbrechen, Herzrhythmusstörungen). Leichtere Formen des AGS werden häufig verspätet diagnostiziert bei zu frühem Pubertätsbeginn, auffallendem Minderwuchs oder ausbleibender Fertilität (sog. Late-onset-AGS).

Die Therapie des AGS besteht aus dem Ersatz von Kortisol durch Hydrokortison. Die Dosierung muss dabei dem Wachstum sowie ggf. besonderen Situationen (z. B. „Stressdosierung" bei Fieber oder operativen Eingriffen) individuell angepasst werden. In jedem Fall erfolgt zunächst wegen des befürchteten

Salzverlustes eine Mineralokortikoidsubstitution, z. B. mit Astonin H, die später je nach Typ ggf. ausgelassen werden kann. Durch frühzeitige und suffiziente Hormonsubstitution kann zumindest einer fortschreitenden Virilisierung des äußeren Genitales vorgebeugt werden. Die chirurgische Therapie richtet sich nach der Prader-Einteilung (➤ Abb. 8.33) und hat die Klitorisreduktion, Aufhebung eines eventuell vorliegenden Sinus urogenitalis mit Schaffung eines vaginalen Eingangs sowie eine Labienplastik zum Ziel. Als Operationszeitpunkt hat sich die zweite Hälfte des ersten Lebensjahres bewährt. Der vaginale Eingang muss ggf. später postpubertär nochmals erweitert werden.

Momentan plant die Bundesregierung ein Gesetz zum „Schutz von Kindern vor geschlechtsverändernden operativen Eingriffen". Dabei sollen „geschlechtsangleichende medizinische Eingriffe an Kindern nur in unaufschiebbaren Fällen und zur Abwendung von Lebensgefahr" zulässig sein. Die Diskussion über einen bereits existierenden Referentenentwurf mit den zuständigen Ministerien sowie mehreren Verbänden (u. a. DGKCH, DGU, DGKJ) ist in vollem Gange und wird kontrovers geführt! Es ist zu erwarten, dass die Durchführung solcher Operationen verboten wird bzw. nur noch mit Zustimmung eines Familiengerichts oder im einwilligungsfähigen Alter durchgeführt werden darf. Es wird von einer modernen Gesellschaft gefordert, dass sie neben dem bisher streng binär definierten Geschlechtersystem eben Varianten als gegeben annimmt. Es darf aus medizinischer Sicht allerdings darüber nicht den Patienten, denen bisher durch bewährte Behandlungsmethoden und Operationen geholfen werden konnte, dies in Zukunft verwehrt werden. Dabei handelt es sich wesentlich um die Patientengruppen mit AGS sowie mit proximaler Hypospadie. Die beteiligten Berufsverbände sowie wissenschaftlichen Fachgesellschaften haben hierauf vehement hingewiesen. Noch diese Legislaturperiode soll das Gesetz verabschiedet werden.

LITERATUR

Ade-Ajayi N, Wilcox DT, Duffy PG, Ransley PG (2001) Upper pole heminephrectomy: is complete ureterectomy necessary? BJU Int 88(1): 77–79

Akdogan B, Dogan HS, Keskin S, et al. (2006) Significance of age-specific creatinine levels at presentation in posterior urethral valve patients. J Pediatr Urol 2(5): 446–452

Arena E, Nicòtina PA, Arena S, et al. (2007) Interstitial cells of Cajal network in primary obstructive megaureter. Pediatr Med Chir 29(1): 28–31

Baker LA, Gomez RA (1998) Embryonic development of the ureter. Semin Nephrol 18(6): 569–584

Bochove-Overgaauw DM, Gelders W, De Vylder AM (2009) Routine biopsies in pediatric circumcision: (Non) sense? J Pediatr Urol 5(3): 178–180

Calisti A, Oriolo L, Perrotta ML, et al. (2008) The fate of prenatally diagnosed primary nonrefluxing megaureter: do we have reliable predictors for spontaneous resolution? Urology 72(2): 309–312.

Capozza N, Caione P (2007) Vesicoureteral reflux: surgical and endoscopic treatment. Pediatr Nephrol 22(9): 1261–1265.

Chertin B, Mohanan N, Farkas A, Puri P (2007) Endoscopic treatment of vesicoureteral reflux associated with ureterocele. J Urol 178(4 Pt 2): 1594–1597

Chevalier I, Benoît G, Gauthier M, et al. (2008) Antibiotic prophylaxis for childhood urinary tract infection: a national survey. J Paediatr Child Health 44(10): 572–578

Cooper CS, Andrews JI, Hansen WF, Yankowitz J (2002) Antenatal hydronephrosis: evaluation and outcome. Curr Urol Rep 3(2): 131–138

Dietz HG, Schuster T, Stehr M (2001) Operative Eingriffe in der Kinderurologie. Ein Kompendium. München: Urban & Vogel Medien und Medizin.

Ghysel C, van der Eeckt K, Bogaert GA (2009) Long-term efficiency of skin stretching and a topical corticoid cream application for unretractable foreskin and phimosis in prepubertal boys. Urol Int 82(1): 81–88

Heinlen JE, Manatt CS, Bright BC, et al. (2009) Operative versus non-operative management of ureteropelvic junction obstruction in children. Urology 73(3): 521–525; discussion 525

Hermanns B, Alfer J, Fischedick K, et al. (2003) Pathologie und Genetik hereditärer Zystennieren. Pathologe 24(6): 410–420

Hubertus J, Plieninger S, Martinovic V, et al. (2013) Children and adolescents with ureteropelvic junction obstruction: is an additional voiding cystourethrogram necessary? Results of a multicenter study. World J Urol. Jun;31(3):683–7

Ishikawa T, Fujisawa M (2005) Effect of age and grade on surgery for patients with varicocele. Urology 65(4): 768–772

Karnak I, Woo LL, Shah SN, et al. (2008) Prenatally detected ureteropelvic junction obstruction: clinical features and associated urologic abnormalities. Pediatr Surg Int 24(4): 395–402

Kawal T, Srinivasan AK, Talwar R, et al. (2019) Ipsilateral ureteroureterostomy: does function of the obstructed moiety matter? J Pediatr Urol. Feb;15(1):50.e1–50.e6

Kousidis G, Thomas DF, Morgan H, et al. (2008) The long-term outcome of prenatally detected posterior urethral valves: a 10 to 23-year follow-up study. BJU Int 102(8): 1020–1024

Larsen WJ (1997) Human Embryology. New York: Churchill Livingston

Maizels M (1998) Normal and anomalous development of the urinary tract. In: Walsh PC, Retik AB, Vaughan DE, Wein AJ (eds.) Cambell's Urology. Philadelphia: Saunders, 1545–1600

Menezes MN, Puri P (2007) The role of endoscopic treatment in the management of grade V primary vesicoureteral reflux. Eur Urol 52(5): 1505–1509

Merlini E, Lelli Chiesa P (2004) Obstructive ureterocele – an ongoing challenge. World J Urol 22(2): 107–114

Merlini E, Spina P (2005) Primary non-refluxing megaureters. J Pediatr Urol 1(6): 409–417

Mesrobian HG (2009) The value of newborn urinary proteome analysis in the evaluation and management of ureteropelvic junction obstruction: a cost-effectiveness study. World J Urol 27(3): 379–383

Miller J, Pfeiffer D, Schumacher S, et al. (2002) Die Varicocele testis im Kindes- und Jugendalter. Urologe A 41(1): 68–75

Nevéus T, von Gontard A, Hoebeke P, et al. (2006) The standardization of terminology of lower urinary tract function in children and adolescents: report from the Standardisation Committee of the International Children's Continence Society. J Urol 176(1): 314–324

Nicotina PA, Romeo C, Arena F, Romeo G (1997) Segmental up-regulation of transforming growth factor-beta in the pathogenesis of primary megaureter. An immunocytochemical study. Br J Urol 80(6): 946–949

Romero RM (2019) Management of Primary Obstructive Megaureter by Endoscopic High-Pressure Balloon Dilatation. IDEAL Framework Model as a New Tool for Systematic Review. Front Surg. 2019 Apr 16;6:20

Sack BS, Schäfer M, Kurtz MP (2017) The dilemma of adolescent varicoceles: Do they really have to be repaired? Curr Urol Rep. 18(5):38

Salzhauer EW, Sokol A, Glassberg KI (2004) Paternity after adolescent varicocele repair. Pediatrics 114(6): 1631–1633

Schuster T, Stehr M, Rossmüller B, et al. (2001) Clinical impact of differential renal function to indicate and assess pyeloplasty and the significance of coexisting vesicoureteral reflux. Clin Nucl Med 26(11): 923–929

Shukla AR, Cooper J, Patel RP, et al. (2005) Prenatally detected primary megaureter: a role for extended follow-up. J Urol 173(4): 1353–1356

Silverman SG, Leyendecker JR, Amis ES Jr (2009) What is the current role of CT urography and MR urography in the evaluation of the urinary tract? Radiology 250(2): 309–323

Stehr M, Boehm R (2003) Critical validation of colour Doppler ultrasound in diagnostics of acute scrotum in children. Eur J Pediatr Surg 13(6): 386–392

Stehr M, Lehner M, Schuster T, Heinrich M, Dietz HG (2005) Tubularized incised plate (TIP) urethroplasty (Snodgrass) in primary hypospadias repair. Eur J Pediatr Surg 15(6): 420–424

Stehr M, Metzger R, Schuster T, et al. (2002) Management of the primary obstructed megaureter (POM) and indication for operative treatment. Eur J Pediatr Surg 12(1): 32–37

Stehr M, Putzke H, Dietz HG (2008) Strafrechtliche Konsequenzen auch bei religiöser Begründung. Dtsch Ärztebl 105(34–35): A1778–1780

Sudarsanan B, Nasir AA, Puzhankara R, et al. (2009) Posterior urethral valves: a single center experience over 7 years. Pediatr Surg Int 25(3): 283–287

Sutherland DE, Jarrett TW (2009) Surgical options in the management of ureteropelvic junction obstruction. Curr Urol Rep 10(1): 23–28

Thorup J1, Thorup SC, Ifaoui IB (2013) Complication rate after circumcision in a paediatric surgical setting should not be neglected. Dan Med J. 2013 Aug;60(8): A4681

Tröbs RB, Heinecke K, Elouahidi T, et al. (2006) Renal function and urine drainage after conservative or operative treatment of primary (obstructive) megaureter in infants and children. Int Urol Nephrol 38(1): 141–147

Vauth F, Vogel S, Hofmann A (2020) Das idiopathische Skrotalödem – eine unterschätzte Differentialdiagnose des akuten Skrotums. Urologe 59: 266–270

Williams B, Tareen B, Resnick MI (2007) Pathophysiology and treatment of ureteropelvic junction obstruction. Curr Urol Rep 8(2): 111–117

KAPITEL

9

Tobias Schuster und Peter Knorr

Haut und Extremitäten

9.1 Vaskuläre Tumoren und Anomalien

Die Klassifikation und das Verstehen des biologischen Verhaltens vaskulärer Fehlbildungen sind essenzielle Voraussetzungen für eine gezielte individuelle Diagnostik und Therapie. Man unterscheidet prinzipiell zwei Entitäten: Die **Gefäßtumoren** sind durch eine nahezu ausnahmslos gutartige klonale Endothelzellproliferation („Neoplasma des Endothels") charakterisiert. Die häufigste Form ist das fast immer in den ersten zwei Lebensmonaten überproportional wachsende und später regressive **Hämangiom,** der eigentliche „Blutschwamm". Davon abzugrenzen sind als Ergebnis einer Dysmorphogenese die selteneren angeborenen **Gefäßmalformationen,** die einen normalen Endothelzellzyklus aufweisen und im Gegensatz zum Hämangiom keine spontane Regression zeigen, allenfalls proportional mit dem Älterwerden des Kindes mitwachsen, in bestimmten Fällen allerding klinisch progredient werden können.

9.1.1 Gefäßtumoren

Hämangiome

Bei diesem „häufigsten Tumor im Kindesalter" handelt es sich um proliferative, kapilläre, endotheliale, tumorähnliche Läsionen. Sie gehören zu den häufigsten angeborenen und frühkindlichen Weichgewebstumoren. 4–11 % der Säuglinge sind betroffen, bevorzugt die kaukasische Bevölkerung, Mädchen häufiger als Knaben (w/m = 2,5–3 : 1). Familiäre Belastung, Frühgeburtlichkeit, Zwillingsgeschwister, höheres Alter der Mutter, Präeklampsie und Plazentaabnormalitäten sind prädisponierende Faktoren. Dazu passt der pathophysiologische Ansatz einer ursächlichen Hypoxie, die eine Proliferation induziert, und der Nachweis von auch in der Plazenta exprimiertem GLUT-1 in Hämangiomen („versprengte Plazentazellen").

Induziert durch eine Imbalance von pro- und antiangiogenetischen Stimuli (z. B. β-FGF, VEGF, FGF, IFN-β) durchlaufen Hämangiome prinzipiell drei Phasen. Die Kenntnis dieser zeitlichen Abfolge inkl. ihrer Variationen und Besonderheiten ist Voraussetzung für eine verlaufs- und prognoseorientierte Therapie (➤ Abb. 9.1):

1. Hämangiome manifestieren sich typischerweise wenige Tage bis 4 Wochen nach der Geburt; ein früh auftretender bzw. bei Geburt bereits vorhandener kleiner rötlicher oder auch weißer Fleck bleibt häufig initial unerkannt.
2. In 98 % kommt es anschließend im Durchschnitt über 5 Monate zu einer **Progression** mit dadurch überproportionaler Größenzunahme im Vergleich zum übrigen Wachstum. Im Alter von 5 Monaten hat das Hämangiom 80 % seine Endgröße erreicht. Bei subkutanen Hämangiomen kann das Wachstum später einsetzen und länger anhalten; insbesondere segmentale Hämangiome (s. unten) können auch nach dem 6. Monat im Sinne einer 2. Proliferation noch deutlich an Größe zunehmen.
3. Einer kurzen **stationären Phase** im Alter von ca. 1 Jahr folgt, in der Regel spontan einsetzend, die Phase der frühen langsamen **Involution** (➤ Abb. 9.2). Die Existenz der stationären Phase als definierbaren biologischen Ablauf wird heute aufgrund molekularer Erkenntnisse bezweifelt, dafür spricht auch die klinische Beobachtung simultaner Regression (intrakutaner Anteil) und Proliferation (subkutaner Anteil) bei kombinierten Hämangiomen. Mit 6 Jahren zeigt noch ca. ⅓ eine inkomplette

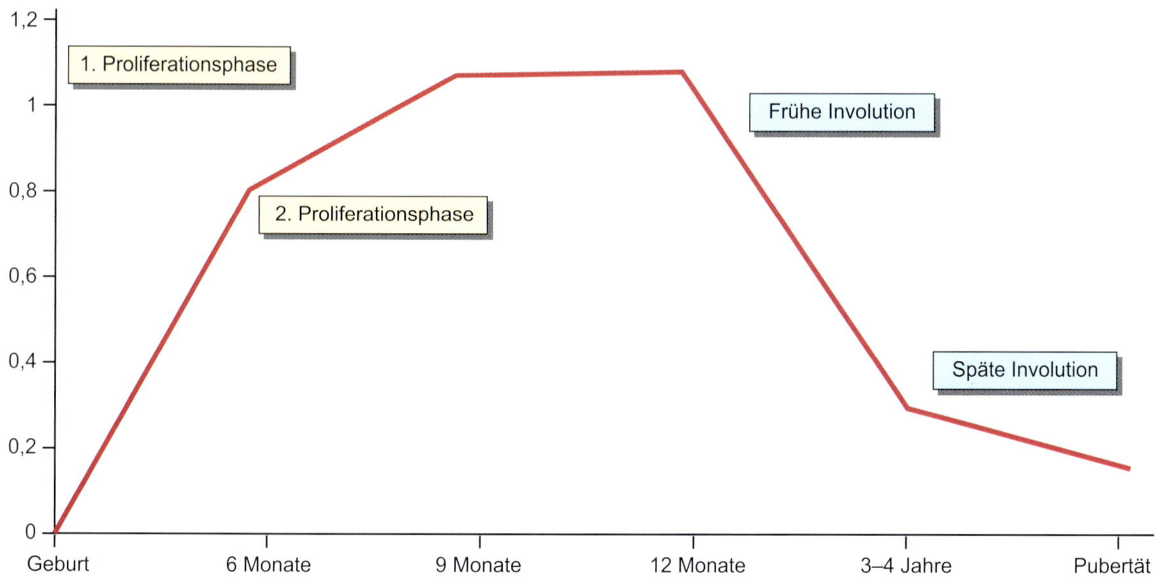

Abb. 9.1 Zeitlicher Verlauf des Hämangioms ohne Intervention [L157]

Tab. 9.1 Klassifikation der Gefäßtumoren

Infantiles Hämangiom	Fokales (lokalisiertes) Hämangiom	• Oberflächlich, intrakutan • Tief, subkutan • Intra- und subkutan • Abortiv • Andere
	Multifokales Hämangion	
	Segmentales Hämangiom	
	Nicht determiniertes Hämangiom	
Kongenitales Hämangiom	„Rapidly involuting" (RICH)	
	„Non-involuting" (NICH)	
	„Partially involuting" (PICH)	
Tufted Hemangioma (TA)		
Granuloma pyogenicum	Synonyme: „eruptives Angiom", „lobular capillary hemangioma"	
Spindelzell-Hämangiom		
Epitheloid-Hämangiom		
Andere		

Involution; in der Pubertät folgt die Phase der späten Involution. Nach dem 9. Lebensjahr kommt es nur noch in ca. 10 % zu einem weiteren Rückgang. Je größer das Hämangiom und sein subkutaner Anteil, desto seltener ist die vollständige Rückbildung, die auch von der Lokalisation abhängig ist (s. unten).

Residualzustände in Form faltiger, ggf. narbig-atropher oder/und leicht bläulicher, teleangiektatischer Veränderungen sind nicht selten. Hyper- oder Hypopigmentierung (➤ Abb. 9.2 c) und eine Cutis laxa können verbleiben; größere Hämangiome hinterlassen eine fibrös-lipomatöse Gewebsvermehrung.

Klassifikation

Das letzte Update der International Society for the Study of Vascular Anomalies (ISSVA) datiert auf Mai 2018. Unter www.ISSAV.org ist die sehr vielschichtige Unterteilung zu finden. Man unterscheidet **benigne** (die eigentlichen Hämangiome) von **lokal agressiven** bzw. **Borderline**-Formen (z. B. das kaposiforme Hämangioendotheliom, s. u.) und von **malignen** Formen (z. B. Angiosarcom). ➤ Tab. 9.1 fasst die benignen Formen zusammen.

A. Lokalisiertes Hämangiom

Etwa ⅔ aller Hämangiome sind lokalisiert. Definitionsgemäß scheinen sie von einem umschriebenen zentralen Fokus auszugehen. Betroffen ist in mehr als 60 % der Fälle der Kopf-Hals-Bereich (➤ Abb. 9.3), gefolgt von Stamm und Extremitäten; ca. 10 % treten im Bereich der Anogenitalregion auf.

B. Segmentale Hämangiome (SH)

Die SH sind einem bestimmten Entwicklungssegment zuzuordnen. Das Hämangiom (meist am Schädel) oder auch eine Gruppe mehr oder weniger zusammenhängender Hämangiome (Cluster, z. B. an den Extremitäten) respektieren die Grenzen neuroektodermaler Migrationsmuster. Es resultiert z. B. eine frontotemporale, maxilläre, mandibuläre oder frontobasale Ausbreitung (➤ Abb. 9.4). Sie machen ca. 13 % aller Hämangiome aus und sind durch ein bisweilen besonders rasches und längeres Wachstum charakterisiert.

Komplikationen sind deutlich häufiger, ebenso Assoziationen mit ophthalmologischen, kardialen und neurologischen Anomalien. Sie können im Rahmen eines Syndroms auftreten (vgl. ➤ Abb. 9.5):

PHACES-Syndrom	Posterior fossa malformations
	Hemangiomas (plaque-like facial)
	Arterial anomalies
	Cardiac anomalies, aortal coarctation
	Eye anomalies
	Sternal clefts/supraumbilical raphe
PELVIS-Syndrom	Perineal hemangioma
	External genital malformation
	Lipo-meningo-myelocele
	Vesicorenal malformation
	Imperforate anus
	Skintags

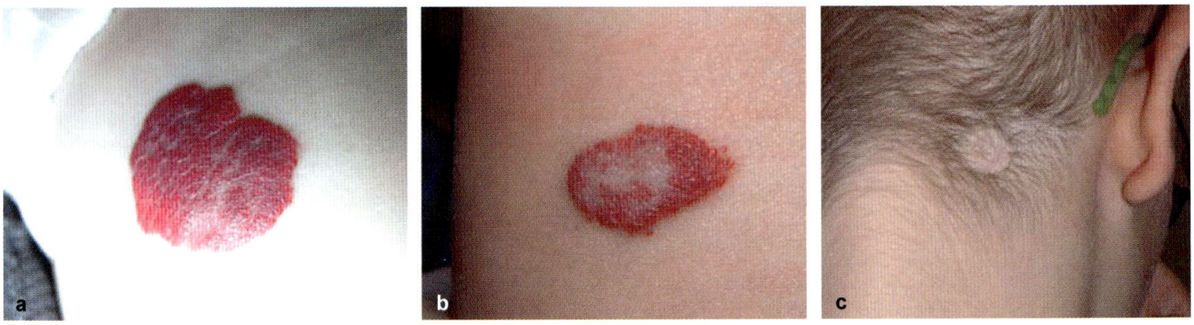

Abb. 9.2 Stadien der Rückbildung: einsetzende Regression mit 5 Monaten (a), deutliche Regressionszeichen mit 9 Monaten (b); Residualzustand im Alter von 12 Jahren nach intrakutanem Hämangiom am Haaransatz, Nacken rechts (c). [G879]

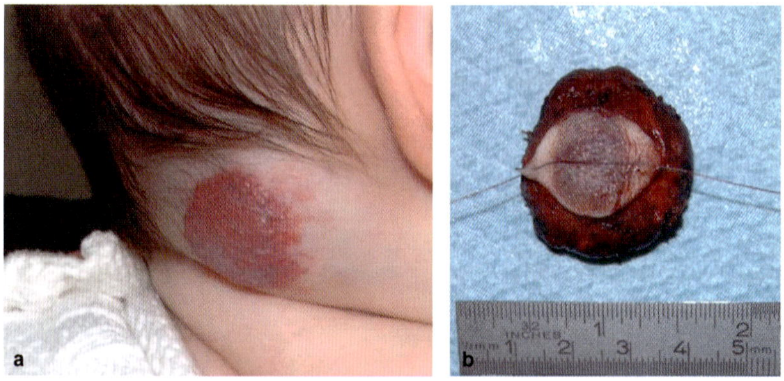

Abb. 9.3 Fokales Hämangiom Nacken (a). Großer subkutaner Anteil, Resektionspräparat (b). [G879]

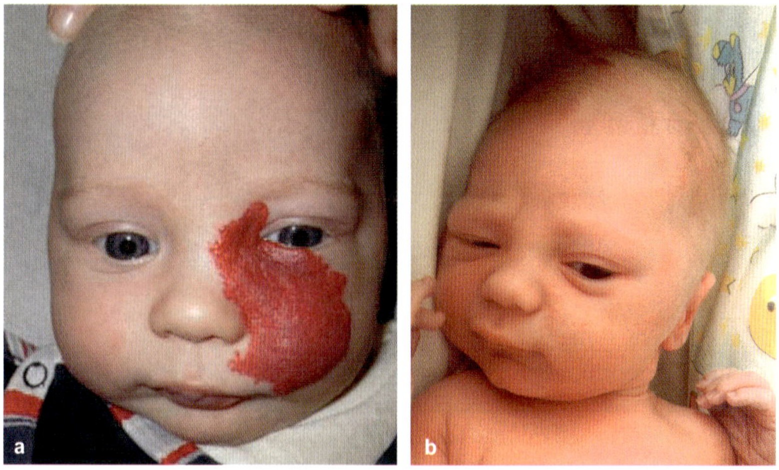

Abb. 9.4 Segmentales Hämangiom, maxilläre Ausbreitung, bei einem 3 Monate alten Knaben (a); initial postpartal „nur kleiner Punkt" (b). [G879]

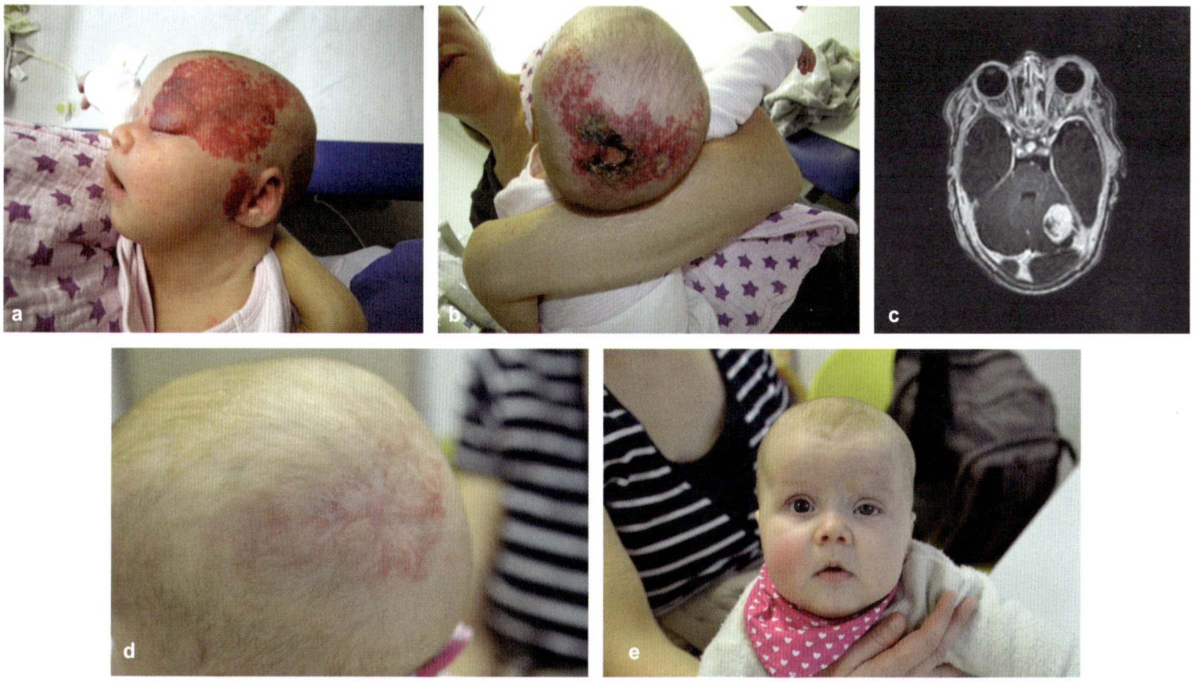

Abb. 9.5 Patientin mit PHACES-Syndrom vor (a, b und c) und nach (d, e) systemischer Monotherapie mit Propranolol. Im MRT sichtbares Hämangiom im Kleinhirn mit zuführendem Gefäß (c). [P861]

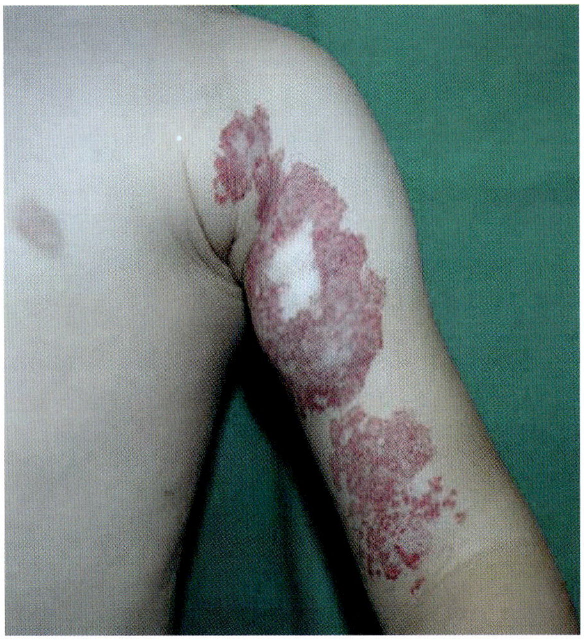

Abb. 9.6 Nicht-determiniertes Hämangiom nach Farbstofflasertherapie [G879]

C. Nicht-determinierte Hämangiome

Die nicht-determinierten Hämangiome sind weder den lokalisierten noch den segmentalen Formen eindeutig zuzuordnen und machen ca. 16 % aus. Dabei kann es sich z. B. um ein unregelmäßig begrenztes Hämangiom im Bereich der Glabella oder der Extremitäten handeln, das keinen zentralen Fokus erkennen lässt, aber gleichzeitig auch die Fläche eines Entwicklungssegments nicht ausfüllt (➤ Abb. 9.6).

D. Abortive Hämangiome

Bei den angeborenen „weißen Hämangiomen" erkennt man feine teleangiektatische Gefäßverzweigungen auf einem hypopigmentierten umschriebenen Areal. Es wurde früher als Hämangiom-„Vorläufer" bezeichnet, da sich hieraus im weiteren Verlauf erhabene Hämangiome bilden können, wenngleich mit einer wesentlichen Progression nicht zu rechnen ist. Ohne Hypopigmentierung spricht man auch von einem „teleangiektatischen Hämangiom".

E. Kongenitale Hämangiome

Diese heterogene Gruppe zeichnet sich durch ein bei Geburt abgeschlossenes intrauterines Wachstum aus. Man unterscheidet jene mit guter Rückbildungstendenz innerhalb des ersten Lebensjahres **(rapid involuting congenital hemangioma,** RICH) von solchen ohne Spontanrückbildung **(non-involuting congenital hemangioma,** NICH) (➤ Abb. 9.7). Sie werden auch **tumor-like hemangioma** genannt und haben mit den „Gefäßtumoren mit besonderer Histologie" die negative Expression des immunhistochemischen Markers GLUT1 gemeinsam, der typisch ist für das klassische Hämangiom. Charakteristisch sind neben dem bulbösen Aussehen ein weißer umgebender Hautring und eine eher dunkle, nahezu violette Farbgebung.

F. Tufted Hemangioma (TA)

Das TA ist histologisch definiert durch charakteristischerweise büschel- und läppchenförmig angeordnete Kapillaren in der Dermis. Manifestationsalter (nur ca. 50 % im 1. Lebensjahr) und Wachstumsverhalten variieren ebenso wie das klinische Erscheinungsbild; wegweisend können indurierte oder noduläre, „an ein Hämangiom erinnernde", unscharf begrenzte, klein- bis großflächige Plaques oder Gefäßtumoren sein. Gelegentlich findet sich eine Hypertrichose;

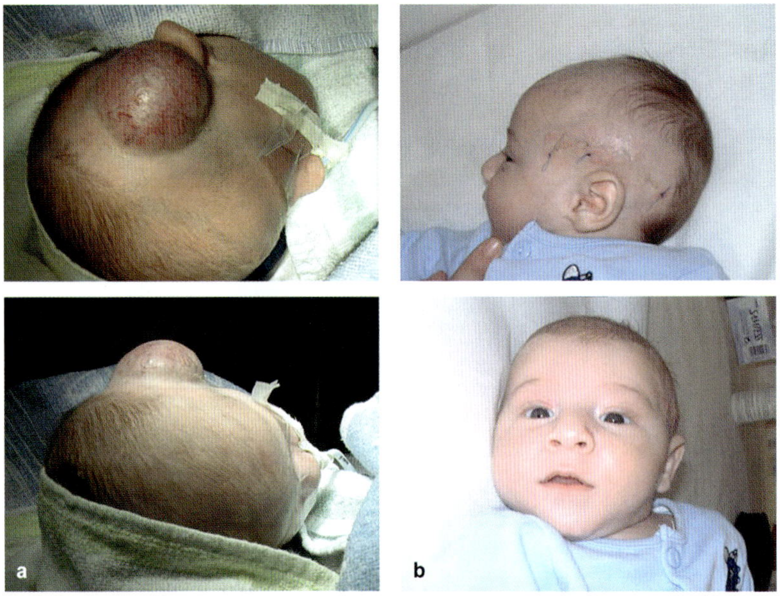

Abb. 9.7 Hämangiom mit abgeschlossener Entwicklung bei Geburt: Ausgangsbefund (a) und postoperativ vor Fadenzug (b). [G879]

anamnestisch können Schmerzen hinweisend sein. Fällt bei einer vaskulären Anomalie die klinische Zuordnung schwer und ist ein Kasabach-Merritt-Syndrom (KMS) oder auch -Phänomen (KMP) assoziiert, muss an ein TA gedacht und eine Histologie erzwungen werden. Die meisten TAs sind aufgrund ihrer Größe der Chirurgie nicht zuführbar. Topische und systemische Steroide, diverse Laser, Vincristin und Interferon-α werden als therapeutische Optionen angegeben.

G. Eruptives Angiom

Hierbei handelt es sich um plötzlich auftretende umschriebene kleine Gefäßneubildungen ähnlich kleinen lokalisierten Hämangiomen. Unabhängig von der klassischen Progressionsphase des Hämangioms manifestieren sich die eruptiven Angiome am ehesten in der Folge kleiner oberflächlicher Verletzungen (Kratzen) in jedem Alter. Häufig induziert ein Bluten unmittelbar die Kryotherapie oder Exzision.

H. Hämangiomatosen

Bei mindestens 10 oder mehr kleinflächigen infantilen kutanen Hämangiomen müssen zwei Entitäten unterschieden werden: die **benigne neonatale Hämangiomatose** ohne viszerale Beteiligung und die **disseminierte Hämangiomatose.** Bei der benignen Form finden sich meist kleine, mit eruptiven Angiomen (s. oben) vergleichbare intrakutane lokalisierte Hämangiome am ganzen Körper im Gegensatz zu den eher größeren bei der disseminierten Form. Kinder können während der progressiven Phase trotz äußerlich in der Summe unbedenklich erscheinender Hämangiome durch Kreislaufprobleme, Hepatomegalie oder Anämie auffallen. Wichtig ist die weitere Diagnostik zum Ausschluss assoziierter viszeraler, aber auch zerebraler, okulärer und pulmonaler Hämangiome.

Nicht zu verwechseln sind die Hämangiomatosen mit multiplen, meist angeborenen venösen Malformationen der Cutis und des Gastrointestinaltrakts, dem sog. **Blue-rubber-bleb-nevus-Syndrom**.

I. Kaposiformes Hämangioendotheliom (KHE)

Man nimmt an, dass das TA und das KHE unterschiedliche Stadien einer identischen Entität darstellen. Histologisch lassen sich neben dem infiltrativen Kapillarwachstum erweiterte, mit Hämosiderin und Erythrozytenfragmenten gefüllte Lymphgefäße nachweisen (D2-40-Expression). Das häufig stammnah gelegene KHE, meist angeboren, imponiert äußerlich bereits „aggressiv" durch unscharfe Ränder eines ödematösen, verdickten und unter Spannung stehenden purpurfarbenen Gewebes; die Haut darüber erscheint durchlässig. Ein Kasabach-Merritt-Phänomen (KMP) tritt in ¾ der Fälle auf, ein schnelles Größenwachstum begleitend. Sonografie, MRT und Klinik veranlassen zu einer **Biopsie.** Therapie: zwingend Zusammenarbeit mit Hämostaseologen und Kinderonkologie, nur selten ist eine chirurgische Entfernung möglich.

Diagnostik

In über 90 % kann die Diagnose anamnestisch und klinisch gestellt werden; die Abgrenzung zu den Gefäßmalformationen anhand der Kriterien „Vorhandensein bei Geburt" (spricht für Malformation), „Progression" und „Regression" (sprechen für Hämangiom) ist essenziell. Die Duplexsonografie liefert bezüglich Tiefenausdehnung und zur Beurteilung der Progressions- bzw. Regressionsphase (Durchblutungsgrad, Flussgeschwindigkeit, Fett- und Bindegewebsanteil insb. im Verlauf) wertvolle Hinweise. Gelingt vor allem bei rein subkutanen Veränderungen der Ausschluss einer Malformation mittels Duplexsonografie nicht, kann im Fall komplizierter Veränderungen zur weiteren Therapieplanung ein MRT indiziert sein. Dies ist unverzichtbar, wenn es um den Befall innerer Organe geht und wenn speziell im Bereich des Kopfes eine saubere sonografische Darstellung nicht möglich ist. Eine Tracheoskopie ist bei perioralen segmentalen Hämangiomen („Bartbereich") notwendig, eine entsprechend zielgerichtete weitere Diagnostik bei V. a. PHACES- oder PELVIS-Syndrom.

Essenziell ist eine jederzeit abrufbare Dokumentation. Fotos sollten das Hämangiom in Relation zu anderen definierten Körperteilen in mindestens zwei Ebenen erfassen. Die Sonografie erlaubt eine Volumetrie. Intrakutane Anteile können herkömmlich messtechnisch und mittels Paustechnik in ihrer Größenentwicklung dokumentiert werden. Daneben ermöglichen „hemisphärische" formelunterstützte Messmethoden die Verlaufsbeurteilung auch subkutaner oder kombinierter Formen. Die Biopsie ist die Ausnahme bei auf anderem Weg nicht möglicher Zuordnung oder wenn trotz der oben genannten Diagnostik die Differenzialdiagnose gegenüber malignen Raumforderungen unklar ist.

Therapie

Die klinische Heterogenität der Hämangiome stellt eine Herausforderung an das therapeutische Vorgehen dar. Obwohl das Wachstumsverhalten prinzipiell gut verstanden ist, existieren gegenwärtig keine routinemäßig zu bestimmenden Parameter oder Zellmarker, die proliferative und regressive Verläufe der Hämangiome qualitativ, quantitativ und im individuellen Zeitablauf unterscheiden würden. Die Risikoabschätzung des noch zu erwartenden Wachstums zum Zeitpunkt der Vorstellung des Kindes ist neben der Kenntnis typischer Komplikationen Hauptbestandteil des therapeutischen Konzepts. Hierfür müssen die folgenden klinischen Parameter herangezogen werden:

- Hämangiomtyp
- Lokalisation
  - Problemzonen: Lippe (weniger Rückbildung bei Hämangiomen im Lippenbereich); Nase (verbleibende Nasendeformitäten – „Cyrano-Nase"); Auge (s. unten)

  - Relative Problemzonen: Anogenitalbereich; Finger- und Zehenbereich; Brust-, Dekolletébereich
- Absolute Größe
- In welcher klassischen Wachstumsphase befindet sich das Hämangiom? (Alter bei Vorstellung! Nahezu immer Verdopplung der Größe in den ersten 2 Monaten!)
- Sind bereits Zeichen der **Regression** zu erfragen oder erkennbar (➤ Abb. 9.2):
  - Berichteter Wachstumsstopp oder Wachstumsverlangsamung, erkennbare Abblassung, gräulich-silbrige Oberfläche
  - Ggf. sonografische Parameter: geringe Vaskularisation, hoher Fett- und Fibroseanteil
- Liegen **Komplikationen** vor?
  - Ulzeration, Superinfektion (mit Abstand häufigste Komplikation, meist in der Genitalregion)
  - Probleme bei der Nahrungsaufnahme (periorales Hämangiom)
  - Blutung (z. B. bei eruptivem Hämangiom an der Stirn)
  - Einengung der Lidspalte mit drohender Amblyopie, Bulbuskompression mit Gefahr von Anisometropie und Astigmatismus (periokuläres Hämangiom)
  - Kardiale Belastung
  - Thrombozytopenie (Kasabach-Merritt-Phänomen)
  - Organspezifische Komplikationen (bei disseminierter Hämangiomatose)
  - Atemwegsprobleme beim perioralen segmentalen Hämangiom („Bartbereich")

Ziel der Behandlung muss die Vermeidung von Komplikationen sein, und zwar durch:
- Induktion des Wachstumsstopps bzw.
- Initiierung oder Beschleunigung der Regression bzw.
- ggf. Beseitigung des Hämangioms unter Minimierung von Nebenwirkungen

Zu Beginn der Therapie sollte sich der Behandler das prognostizierte Endergebnis bereits vorstellen können und somit aus den verschiedenen Behandlungsmöglichkeiten die individuell richtige zum richtigen Zeitpunkt auswählen. Das Kind hat das Recht, mit einem möglichst geringen Aufwand das bestmögliche funktionelle und kosmetische Ergebnis zu bekommen.

Funktionelle Probleme stehen dabei im Vordergrund, aber auch ästhetisch-plastische Gesichtspunkte sind relevant. Ein an sich unproblematisches lokalisiertes Hämangiom kann, im Gesicht gelegen und zu spät der differenzierten (Früh-) Therapie zugeführt, einen „ästhetischen Notfall" bedeuten.

Die Therapieverfahren in der Behandlung infantiler Hämangiome haben in der letzten Dekade eine deutliche Wandlung erfahren (➤ Tab. 9.2). Stand früher der Einsatz des Nd:YAG-Lasers stark im Vordergrund, ist nun die systemische Anwendung von Propranolol (Betablocker, als Hemangiol® im Handel) aktuell Goldstandard in der Behandlung infantiler Hämangiome. Hemangiol® ist zur systemischen Behandlung infantiler Hämangiome bei Säuglingen im Alter von 5 Wochen bis 5 Monaten offiziell zugelassen. Die Zieldosis ist max. 3 mg/kg KG/Tag und sollte unter stationären Bedingungen in mehreren Schritten unter permanenter Blutdruck- und Pulskontrolle eingeschlichen werden. Vor Anwendung ist ein EKG, ggf. UKG unabdingbar. Trotz einfacher Anwendung und geringer Nebenwirkungsrate bedarf die Anwendung von Propranolol nach wie vor einer klaren Indikationsstellung, da auch andere Therapiemöglichkeiten zur Verfügung stehen. Gelegentlich sind die anderen Verfahren wie Kontakt-Kryotherapie oder die chirurgische Exzision einfacher in der Anwendung und führen bei deutlich besserem ästhetischen Ergebnis zu einer sofortigen bzw. definitiven „Heilung".

Komplikationen, Langzeitverläufe und Prognose

Eine fehlende Frühtherapie kann zu deutlichen lokalen und funktionellen Komplikationen führen und somit erheblich ungünstigere Voraussetzungen für eine spätere Therapie bedingen (➤ Abb. 9.4, ➤ Abb. 9.6 und ➤ Abb. 9.8). Eine typische Komplikation ist das oberflächige, aber sehr schmerzhafte Spontanulkus kutaner Hämangiome, im Periorbitalbereich sind das sekundäre Augenschädigungen wie Amblyopie oder Astigmatismus. In der Regel führen diese Komplikationen zu einer Eskalation der Therapie.

Die natürliche Regression bedeutet keineswegs Restitutio ad integrum. Typische Langzeitresiduen vor allem größerer Hämangiome sind Narben, Teleangiektasien, überschüssige Hautanteile, Pigmentstörungen oder fettig-degenerative Gewebsreste bzw. Vermehrungen. Hier können jedoch nach Ablauf der Spontanregression, also ab etwa dem 4. Lebensjahr, pädiatrisch-plastische Eingriffe wie die Narbenresektion eine deutliche Verbesserung des ästhetischen Erscheinungsbildes bewirken.

9.1.2 Gefäßmalformationen (GM)[1]

Gefäßmalformationen sind das Resultat eines gestörten Ablaufs der Vaskulogenese (Entstehung primitiver Gefäße) oder Angiogenese (Bildung neuer Gefäße aus bestehenden Anlagen). Obwohl die Gefäßmalformationen definitionsgemäß bereits bei Geburt vorhanden sind, sind sie meist primär klinisch nicht erkennbar, sondern manifestieren sich je nach Flussparametern zu verschiedenen Lebenszeitpunkten, vorwiegend im Kindes- und Jugendalter. Fehlende Involution und lebenslange Persistenz sind charakteristisch. Unbe-

[1] Wir danken Herrn Prof. W. Wohlgemut, Direktor der Universitäts- und Poliklinik für Radiologie, Martin-Luther-Universität Halle-Wittenberg und Dr. F. Stangl, Klinik für Diagnostische Radiologie und Neuroradiologie, Universitätsklinikum Augsburg, für die Unterstützung bei der Erstellung des Kapitels.

Tab. 9.2 Synopsis der Therapieverfahren (➤ Abb. 9.5, ➤ Abb. 9.6, ➤ Abb. 9.8, ➤ Abb. 9.9)

Therapie/Vorgehensweise		Indikation	Bemerkungen
Beobachten	**Close observation** statt **wait and see!**	• LH Stamm und Extremitäten • SH Stamm und Extremitäten, Gesicht, Kopf, Problemzonen: besonders enges Kontrollregime: (1. Lebensmonat [LM] wöchentlich; 2. LM alle 2 Wo., 3. LM alle 3 Wo. etc.)	Häufigstes Vorgehen, enge Führung des Patienten in den ersten 3 Lebensmonaten; setzt Kenntnis der Indikation für differenzierte Therapie voraus
Kontaktkryotherapie, lokale	Elektrisch (–30 °C) Flüssigstickstoff (–196 °C) Promptes Gefrieren mit Kristallisation induziert Schädigung flüssigkeitsgefüllter Endothelzellen	Kleine, flache (< 10 mm) LH; zwingende „Frühtherapie" bei wachsenden Hämangiomen im Gesicht und in Problemzonen. **Cave:** Verhindert nicht zusätzliches Tiefenwachstum!	Hypopigmentierung (kreisrund), Narbe in ca. 15 %; kein genereller Einsatz z. B. an Stamm, Extremitäten; auch bei kleinen (gut kontrollierten) nichtwachsenden LH im Gesicht: großzügige, aber nicht generelle Indikationsstellung unter Berücksichtigung unerwünschter Effekte
Propranolol p. o. (➤ Abb. 9.5)	Systemisch	Bei allen rasch wachsenden Hämangiomen mit zu erwartendem schlechtem Spätergebnis oder Komplikationen, insbes. bei fehlenden Alternativen aufgrund Lokalisation oder Form; diffuse Hämangiomatose; besonders große Hämangiome; PHACES-Syndrom	Hemangiol® 2–3 mg/kg KG/d, einschleichende Dosierung; zugelassen zwischen 5 Wochen und 5 Monaten; kinderkardiologische Voruntersuchung; möglichst früher Beginn; über 6–12 Monate; Rebound-Effekt möglich
Operative Therapie (➤ Abb. 9.8)	• Exzision • Exstirpation • Plastisch-chirurgische Verfahren	• Einfach zu operierende, volumenreiche, pilzförmige Hämangiome: definitive Heilung mit bester Ästhetik • Bei drohenden Komplikationen: z. B. Augenbereich, Blutung • Häufig zusätzlich im Lippen- und Nasenbereich • Als Primärtherapie bei LH am behaarten Kopf	Im Einzelfall deutliche Vorteile gegenüber allen anderen Verfahren mit definitiver Heilung und feinster unauffälliger Narbe
	Haut-, Narbenkorrektur	Ggf. erforderlich nach abgeschlossener Involution, bei Residualhämangiomen oder Hautüberschuss, Narbe etc. Nach vorausgegangener Propranololtherapie	Immer Individualtherapie
Lasertherapie (➤ Abb. 9.6 und Abb. 9.9)	FPD-IP-Laser (Farbstofflaser, selektive Photothermolyse bei Wellenlänge von 585 nm durch Absorption in Hämoglobin)	Oberflächliche (0,75–1,2 mm/2 mm flach) LH und SH (Frühtherapie) FPD-Laser v. a. geeignet bei teleangiektatischen Residuen	FPD-Laser zur Induktion eines Wachstumsstopps/-rückgangs tieferer Anteile nicht ausreichend **Cave:** Hypopigmentierung, Narbenbildung; Kooperation mit Dermatologie, Sitzungen i. d. R. ohne Narkose/in Oberflächenanästhesie möglich
	CO_2-Laser (Vaporisation)	Tracheale, glottische Hämangiome	Nur in Zentren
	Nd:YAG-Laser (perkutan)	Transkutane Applikation mit kontinuierlicher Oberflächenkühlung (Eiswürfel, Kühlküvette), Einwirktiefe bis 10 mm; geeignet für subkutane und kombinierte Hämangiome	Immer in Allgemeinanästhesie; nach 1–2 Sitzungen Regression in ca. 75 % der Fälle erkennbar, in 20 % Wachstumsstopp; in ca. 20 % später kutane Residuen (therapiebedürftig)
	Nd:YAG-Laser (interstitiell)	Unter Verwendung der **bare fiber** für große/tiefe LH und SH; z. B. im Bereich von Wange, Kinn	Wie bei transkutaner Anwendung auch zur Volumenreduktion (außerhalb der Progressionsphase) vor geplanter Operation
Embolisation (➤ Abb. 9.9)		In ausgewählten Fällen, ggf. eine operative Resektion unterstützend	Nur in Zusammenarbeit mit entsprechend spezialisierten interventionellen Radiologen

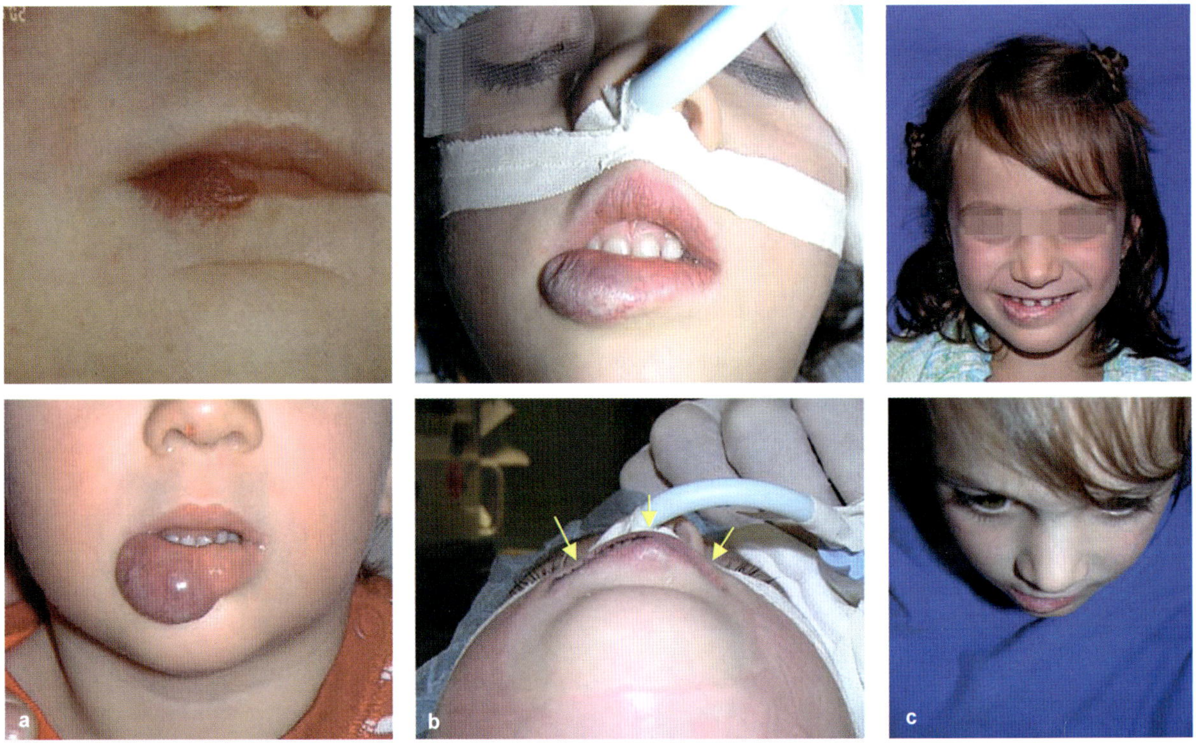

Abb. 9.8 Therapieoptionen: **Wait and see,** hier fälschlicherweise statt **close observation,** Befund im Alter von 2 Jahren (a); gleiches Hämangiom nach 2-maliger Nd:YAG-Lasertherapie und vor operativer Teilresektion (b); 3 Monate postoperativ (c) [G879]

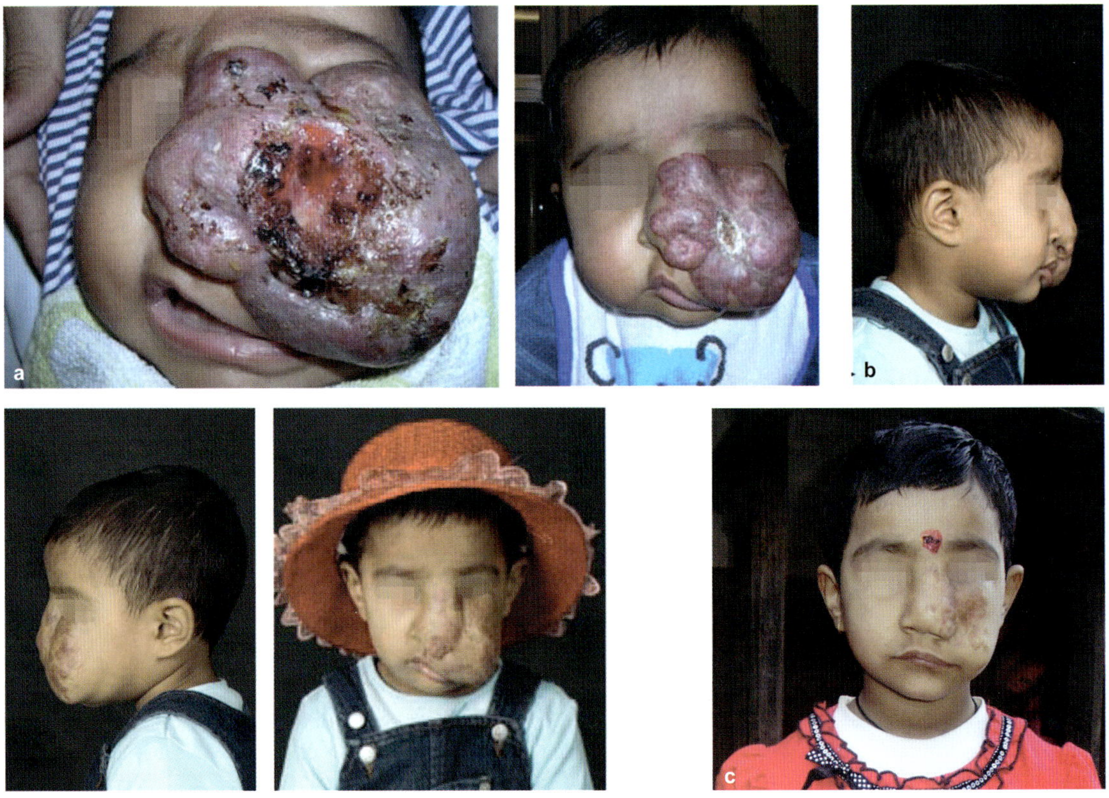

Abb. 9.9 Initialer Befund bei Erstvorstellung mit 6 Monaten (a), nach zweimaliger Nd:YAG-Lasertherapie sowie interventioneller Gefäßobliteration (b); nach zusätzlicher Resektion im Alter von 6 Jahren (c) [G879, P861]

Tab. 9.3 Klassifikation der einfachen Gefäßmalformationen

Durchflussrate	Dominierende Gefäßart	Beispiele
Slow-flow-Malformationen	Kapilläre Malformationen (CM)	• Naevus flammeus (Feuermal) • Naevus simplex (Storchenbiss) • Cutis marmorata teleangiectatica congenita
	Venöse Malformationen (VM)	• „Klassische" solitäre (95 %) • Familiäre mukokutane VM • Familiäre intraossäre VM • Blue-rubber-bleb-nevus-(Bean-)Syndrom
	Lymphatische Malformationen (LM)	• „Klassische LM" – Mikrozystisch – Makrozystisch – Kombiniert • Generalisierte lymphatische Anomalie • Primäres Lymphödem
Fast-flow-Malformationen	Arteriovenöse Malformation (AVM)	Sporadisch Kombiniert mit CM Morbus Rendu-Osler-Weber
	Arteriovenöse Fisteln	

handelt kann es im Einzelfall zu einer klinischen Progredienz kommen.

Klassifikation

Entsprechend der zumeist komplexen Gefäßarchitektur und -pathologie bzw. -funktion ist eine differenzierte Klassifizierung die Voraussetzung für eine möglichst kausale und prognoseorientierte Therapie. Maßgeblich ist die von der sinusoidalen Dilatation vorwiegend betroffene Gefäßart. Die ISSVA berücksichtigt die Hämodynamik und unterteilt in einfache Formen (➤ Tab. 9.3), in kombinierte, in solche benannt nach großen Gefäßen („trunkuläre") und in jene assoziiert mit anderen Anomalien (➤ Tab. 9.4). Die aktuelle Klassifikation der ISSVA von 2018 listet ferner ursächliche Gendefekte auf (ca. 30), vaskuläre Tumoren inklusive.

A. Kapilläre Malformationen (CM)

Der häufige angeborene **Naevus simplex** (engl. auch Naevus flammeus neonatorum), als „Storchenbiss" (Nacken) bzw. „Engelskuss" (Stirn, Augenlid, Glabella) bezeichnet und nicht zu verwechseln mit dem Naevus flammeus (s. unten), gehört möglicherweise nicht im eigentlichen Sinne zu den GM, sondern stellt den Hautabschnitt einer Dysfunktion dar; sie sind meist in der Mittellinie gelegen und quasi symmetrisch. Histologisch typisch sind erweiterte, aber strukturell normale Kapillargefäße. Charakteristisch ist das Verblassen bis Verschwinden innerhalb von 1–2 Jahren.

Der viel seltenere (0,3 % der Neugeborenen) **Naevus flammeus** (port wine stain) hingegen wird mit der Zeit infolge zunehmend dilatierter Kapillaren (fibrovaskuläres Wachstum) der oberflächlichen Dermis dunkler und wächst mit dem Kind mit. Histologisch charakteristisch sind dilatierte Kapillaren mit einem verminderten Nervengeflecht der Gefäßwände.

Auch wenn der Naevus flammeus meist isoliert und rein kutan auftritt, kann er eine „darunter liegende strukturelle Läsion" signalisieren; beispielsweise kann sich unter einer okzipital in der Mittellinie gelegenen Läsion eine Enzephalozele verbergen. Bei Lokalisation im Versorgungsgebiet der Trigeminusäste V1, V2, V3 ist neben der neuropädiatrischen Untersuchung der Ausschluss okulärer und leptomeningealer GM notwendig (MRT mit KM). Ophthalmologische Untersuchung! ➤ Abb. 9.10a

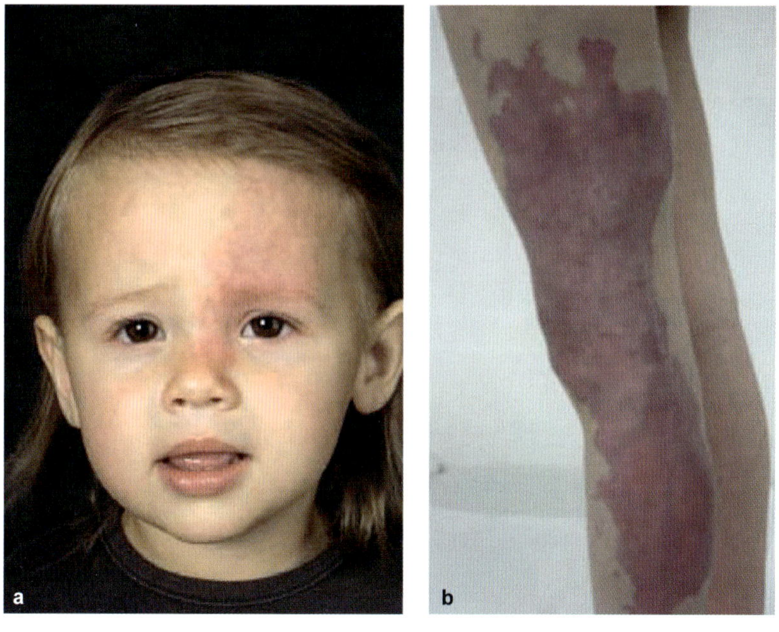

Abb. 9.10 Naevus flammeus bei Kind mit Sturge-Weber-Syndrom (a); typischer Naevus flammeus (b) [G879]

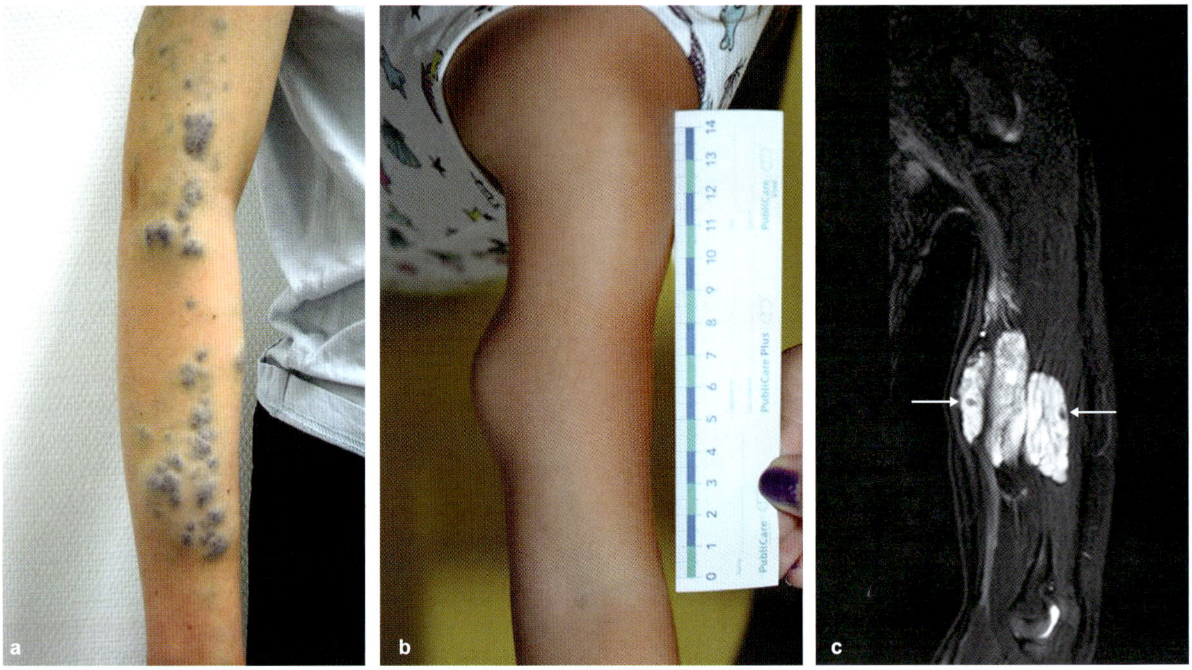

Abb. 9.11 Venöse Malformation. (a) Am gesamten Arm. (b) Bei einem weiteren Kind, 5 J.: subkutane und intramuskuläre Ausdehnung, langsame Progredienz der VM im Sulcus biciptalis. (c) MRT: T2-Dixon-Sequenz ohne KM: stark hyperintenses Signal mit zwei intrakavitären Signalaussparungen (Pfeile) i. S. von Phlebolithen; V. brachialis zieht durch die VM; nach KM-Gabe flächiges KM-Enhancement (hier nicht gezeigt). [G879, P861]

zeigt ein Kind mit Sturge-Weber-Syndrom, bei dem eine neuropädiatrische Therapie nötig ist.

B. Venöse Malformation (VM)

Sie machen 50 % aller Gefäßmalformationen aus. VM wurden in der Vergangenheit häufig als kavernöse Hämangiome bezeichnet. Fehlende Venenklappen, dünnwandige, dilatierte Kavernen und „Kanäle" mit abnormer Muskelarchitektur, gefüllt mit Thromben und pathognomonischen Phlebolithen, charakterisieren das histologische Bild. Obwohl sporadisch, können VM auch autosomal-dominant vererbt werden; dabei wurde ein Defekt im endothelialen Rezeptor Tie-2 beschrieben. VM können bei Geburt als zarte, bläulich schimmernde, unscharf begrenzte, komprimierbare Läsionen intra- oder subkutan gelegen imponieren; im Kopf- und Halsbereich ist eine zunehmende Füllung bei Valsalvamanöver erkennbar. Das Wachstum erfolgt meist langsam proportional zum übrigen Wachstum; mit der Pubertät kann es zu einem Wachstumsschub kommen (➢ Abb. 9.11).

Extrakutane Manifestationen umfassen die Schleimhaut, tieferes Weichgewebe wie die Muskulatur (➢ Abb. 9.12), Gelenke sowie die viszerale Beteiligung (Abdomen, Becken).

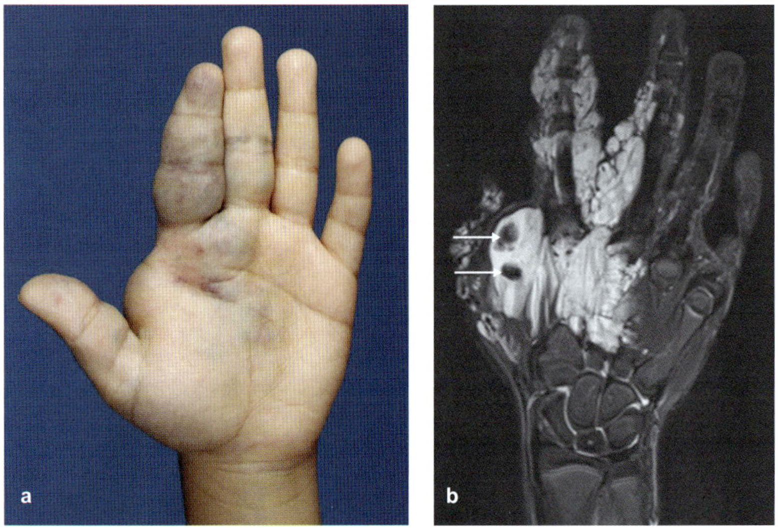

Abb. 9.12 Venöse Malformation. (a) Klinischer Befund. (b) MRT (T2-Fs-Sequenz) mit hyperintenser Darstellung der venösen Malformation und zweier intrakavitärer Thromben (Pfeile). [P861]

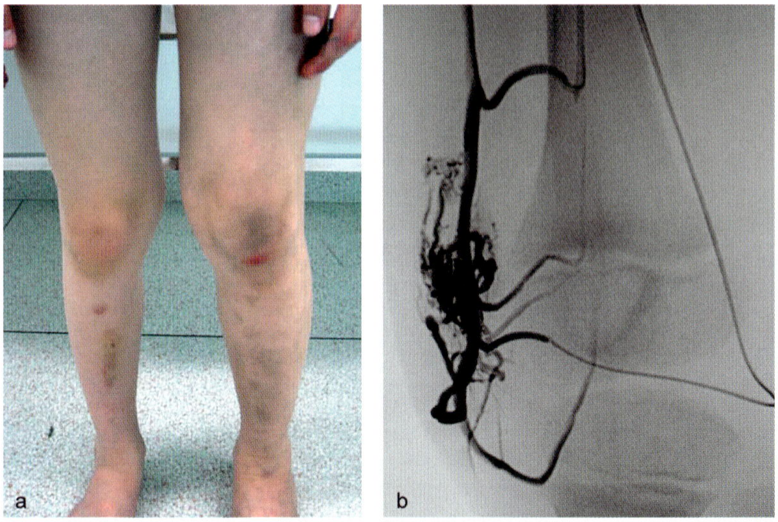

Abb. 9.13 Arteriovenöse High-flow-Gefäßmalformation am linken Knie (a), entsprechende Angiografie (b) [G879]

Vgl. familiäre Formen in ➢ Tab. 9.3. Bei kraniofazialer VM kann eine intraorbitale, bukkale, intraorale, pharyngeale oder laryngeale Komponente vorhanden sein. Beim Bluerubber-bleb-nevus-(Bean-)Syndrom mit multiplen weichen, bläulichen, nodulären, kutanen Veränderungen kann sich die viszerale Beteiligung in Form einer gastrointestinalen Blutung, einer Invagination oder Darmobstruktion manifestieren.

Komplikationen im Verlauf sind im Wesentlichen von der Größe und Lokalisation abhängig. Bei z.B. kraniofazialen VM kann ein pathologisches ossäres Wachstum resultieren. Große VM können eine chronische, lokalisierte intravasale Koagulopathie (LIC) bedingen, klinisch als Thrombose, Blutung oder Phlebolithenbildung imponierend. Vorherrschend sind erniedrigte Gerinnungsfaktoren, ein niedriges Fibrinogen und erhöhte D-Dimere im Gegensatz zur führenden Thrombozytopenie beim Kasabach-Merritt-Phänomen.

C. Lymphatische Malformation (LM)

➢ Kap. 9.1.2, lymphatische Malformation.

D. Arteriovenöse Malformation (AVM)

AVM sind in ihrem klinischen Erscheinungsbild sehr variabel und können insb. beim Säugling zunächst nur als zarte vaskuläre Läsion mit einer CM oder einem Hämangiom verwechselt werden. Aufgrund ihrer Progression (Durchfluss, Druck-, Volumenbelastung, Dilatation) kommt es – auch getriggert durch Pubertät, Schwangerschaft, Trauma oder auch durch Teilentfernung, Laser- oder Kryotherapie – zur Gewebsvermehrung „unterhalb" der kutanen Veränderung. Gemäß der Schobinger-Klassifikation werden vier Entwicklungsstufen unterschieden, die mit jeweiligen lokalen und klinischen Veränderungen einhergehen: Ruhephase, Evolution, Destruktion und Dekompensation. Ohne therapeutische Intervention drohen je nach Größe und Lokalisation, bedingt durch die relative Minderperfusion des Gewebes, Komplikationen wie Blutung, chronischer Schmerzmittelverbrauch, pathologische Fraktur, Herzbelastung, trophische Störungen, Ulzera bis hin zur bedrohlichen Ischämie bzw. dem Verlust der Extremität (➢ Abb. 9.13).

Die therapeutische Herausforderung ergibt sich aus der Tatsache, dass AVM einer befriedigenden Therapie häufig schwer zugänglich sind, andererseits durch eine rechtzeitige Indikation zur invasiven Therapie Komplikationen vermieden bzw. möglichst minimiert werden müssen. Letztlich ist eine Heilung bei AVM nur durch eine komplette operative Entfernung der Läsion (selten möglich) oder eine vollständige Eradikation des Nidus mittels Embolisation (➢ Abb. 9.14) erreichbar.

E. Kombinierte Gefäßmalformationen

VM können isoliert oder als Teil eines Syndroms auftreten; häufig handelt es sich um kombinierte Formen (➢ Tab. 9.4).

Diagnostik

Schmerzen, eine umschriebene (z.B. gespannte) oder diffuse Schwellung, Bewegungseinschränkung, Umfangsvermehrung oder Längendifferenz einer Extremität sind klassische Symptome neben unmittelbar auf eine GM hinweisenden Veränderungen:

- Ggf. atypisch lokalisierte netzartige Venenzeichnung
- Sichtbare Varizen, Gefäßkonvolute
- Hör- oder tastbares Schwirren
- Marginal-Embryonalvene
- Zeichen der chronisch-venösen Insuffizienz
- Zeichen der lokalen Ischämie (Steal-Effekt)
- Blutung, LIC
- Lymphödem

Schweregefühl und Schmerzen können mit körperlicher Anstrengung und Außentemperatur variieren. Nicht zu unterschätzen sind psychosoziale Probleme im Langzeitverlauf bedingt durch Chronizität und ggf. äußerlich sichtbare

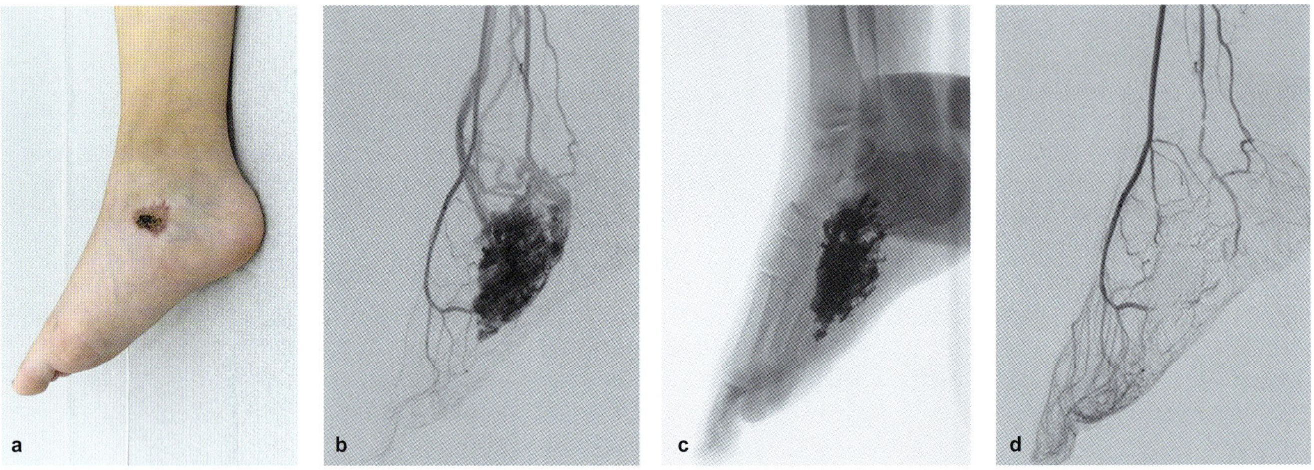

Abb. 9.14 Intrakutaner Befund der AVM in der Tiefe des medialen Hohlfusses, zunehmend Beschwerden beim Laufen (a); Darstellung des Nidus in Angiografie (b); kompletter Verschluss des Nidus in einer Sitzung über Doppellumen Eclipse-Ballon 7 mm, 15 Amp. Squid-12, 4 Amp. Squid-1.8 (c); Angiografie nach Nidusverschluss (d). [P861]

Tab. 9.4 Kombinierte Gefäßmalformationen/Gefäßmalformationen mit assoziierten Anomalien

Syndrom	Vaskuläre Malformation	Charakteristika, Bemerkungen
Klippel-Trenaunay-Syndrom	CVM, CLVM (low-flow)	Oberflächliche Varikose, Marginalvene („Servelle"), Anomalie des tiefen Venensystems, Lymphödem; Hypertrophie (Plusvariante) überwiegend der unteren Extremität (Weichteile, Skelett). Therapieansätze: Kompressionsbehandlung, Längenausgleich; Teilamputationen am Fuß, Epiphysiodese; Varizenkorrektur, Sklerosierungstherapie/Chirurgie lymphatischer Komponenten; Prophylaxe und Behandlung von Thrombophlebitis, Embolie etc.
Servelle-Matorell-Syndrom	CVM (low-flow)	Minusvariante (progressiv) der betroffenen Extremität
Sturge-Weber-Syndrom	CM	**Port wine stain** im Trigeminusgebiet; Glaukom und andere okuläre Pathologien; zerebrale und leptomeningeale Läsionen (CV, Atrophie, Kalzifikationen u. a.)
Proteus-Syndrom	CM, VM, CVLM Bindegewebsnävus „plantar thickening" Epidermaler Nävus	Sehr selten, polymorpher Charakter, asymmetrische GM unterschiedlichster Expression, lokalisierter Großwuchs bis Hemihypertrophie; viszerale Lipome, viszerale VM
Maffucci-Syndrom	VM	Venöse Malformationen subkutan und intraossär, Enchondrome (90 % Füße, Hände); Entwicklung von Hämangioendotheliomen und maligne Transformation der knöchernen Läsionen möglich
Bannayan-Riley-Ruvalcaba-Syndrom	CM, LM, VM,	Makrozephalus, lokalisierter Großwuchs, Viszeromegalie, multiple Lipome, hamartöse Polypen im Ileum und Kolon, Hashimoto-Thyreoiditis; Veränderungen an der Glans penis. Autosomal-dominant
Parkes-Weber-Syndrom	CAVM, CLAVM (fast-flow)	Plusvariante überwiegend der unteren Extremität. Selten Herzinsuffizienz im Neugeborenenalter; Embolisation ist Therapie der Wahl

CM: kapilläre Malformation; CVM: kapillär-venöse Malformation; CLVM: kapillär-lymphatisch-venöse Malformation; CAVM: kapillär-arteriovenöse Malformation; CLAVM: kapillär-lymphatisch-arterio-venöse Malformation; LM: lymphatische Malformation; VM: venöse Malformation; AVM: arterio-venöse Malformation

Veränderungen. Eine kardiale Belastung kann auf ein großes Shuntvolumen hinweisen.

Hormonelle Einflüsse (Pubertät, Kontrazeptiva, Schwangerschaft) können die Erstmanifestation asymptomatischer subfaszialer GM induzieren.

Die Diagnostik und Behandlung vaskulärer Malformationen kann nur in Zusammenarbeit mit einem auf dem Gebiet der GM spezialisierten interventionellen Radiologen erfolgen. Bei Verdacht auf eine syndromale Form (➤ Tab. 9.4) der GM sind darüber hinaus weitere Disziplinen hinzuzuziehen. Instrumentelle und ggf. invasive Untersuchungsmethoden ergänzen die klinische Untersuchung (➤ Tab. 9.5).

Tab. 9.5 Instrumentelle und invasive Untersuchungsmethoden bei Gefäßmalformationen

Methodik	Indikation, Fragestellung
Duplexsonografie (FKDS, B-mode), Continuous-wave-Doppler	Standarduntersuchung; immer im Seitenvergleich; Morphologie und Flusseigenschaften
MRT mit KM	Lokalisation, Ausdehnung? (epi-, subfaszial, intraossär?) Flusssensitive Sequenzen (Low-/High-flow?) Goldstandard bei LM
MR-Angiografie	Arterielle und venöse Phase; geringe Zeit- und Ortsauflösung, daher im Rahmen einer geplanten interventionellen Therapie nicht ausreichend
Phlebografie, Venenverschluss-Plethysmografie	VM: Anschluss an das tiefe Leitvenensystem? Nur, wenn Indikation zur invasiven Therapie besteht Klappen, Reflux? Aneurysmen? Embryonal-, Marginalvene?
Varikografie	Im Rahmen einer indizierten Sklerosierungstherapie epifaszialer VM ohne Kommunikation nach subfaszial
Angiografie	Durch MRA nicht ersetzbar; in der Regel einzeitig (Narkose!) im Rahmen einer indizierten Embolisation; Frage: arterielle Zuflüsse, Nidus, Pooling, „blush", venöser Abfluss? Klassifikation der peripheren arteriovenösen Fast-flow-GM (Typ I–IIIb)
Lymphografie Lymph-Sequenz-Szintigrafie	Direkte Lymphografie mit öligem KM: obsolet Abgelöst durch Lymph-Sequenz-Szintigrafie zur Bestimmung der lymphatischen Transportkapazität, nur in Ausnahmen indiziert

Therapie

Da es sich prinzipiell um gutartige Erkrankungen handelt, aber häufig ausgedehnte Befunde mit komplexer Organinfiltration vorliegen und ein chronischer Verlauf mit nicht selten multiplen Vorbehandlungen charakteristisch ist, sind Indikationsstellung, Auswahl und Terminierung einer invasiven Therapie kritisch abzuwägen. Ein multidisziplinärer Therapieansatz ist die Regel. Kernziel ist es, drohende oder bestehende Komplikationen (s. oben) zu vermeiden. Kompressionstherapie und medikamentöse Optionen (ASS, Heparin) stellen vorausgehende bzw. begleitende Therapiemaßnahmen dar (➤ Tab. 9.6, ➤ Abb. 9.15).

Lymphatische Malformation (LM)

Nachdem es sich beim Lymphangiom um eine nicht-proliferative lymphangiomatöse Malformation handelt, wird der Begriff des Lymphangioms unter Verwendung des Suffix -oma, das einen hochregulierten Zellumsatz beschreibt, zunehmend vermieden.

LM sind bevorzugt kraniofazial/supraklavikulär und axillär (80 %), ca. 20 % mediastinal, retroperitoneal bzw. an den Extremitäten lokalisiert. Dies ist embryologisch-pathogenetisch bedingt: Das Lymphsystem entwickelt sich, ausgehend ursprünglich von präexistenten Venen, zentrifugal aus sechs primitiven endothelialen Lymphsäckchen (und ihren Verbindungen) im Bereich der Jugularvenen, der Mesenterialwurzel sowie der Vv. iliacae. Die Störung der Entwicklung lymphatischer Kanäle resultiert in Hypoplasie (Insuffizienz), Aplasie (Fehlen) oder Obstruktion (Ektasie) der Lymphbahnen, klinisch als LM imponierend. Bzgl. genetischer Grundlagen sei auf das „Compendium Gefäßanomalien" der Deutschen interdisziplinären Gesellschaft für Gefäßanomalien unter www.compgefa.de hingewiesen.

Klinisch wird folgende Klassifizierung bevorzugt:

- **Makrozystische LM:** das meist subkutan und häufig an den Extremitäten gut abgrenzbare Lymphangioma cavernosum
- **Mikrozystische LM:** z. B. das durch stecknadel- bis erbsengroße Knötchen und Bläschen imponierende Lymphangioma simplex an der Haut oder auf der Zunge
- **Kombinierte LM:** Hygroma colli bzw. Lymphangioma cysticum, mit z. T. breiten („soliden") Bindegewebswänden zwischen überwiegend großen Zysten, ➤ Abb. 9.16

Komplikationen ergeben sich aus der gestörten lymphatischen Transportkapazität und der ggf. fehlenden Barrierefunktion der Haut, z. T. groteske Schwellung („Entstellung"), Entzündung, Lymphödem, trophische Störungen, Einblutung.

Diagnostik

Ein Großteil der LM wird bereits pränatal sonografisch diagnostiziert. 90 % der LM manifestieren sich innerhalb der ersten 2 Jahre. Bei umschriebenen kleineren und problemlos chirurgisch zu entfernenden LM ist die Sonografie ausreichend. Fehlende oder geringe Perfusion erlaubt meist eine Abgrenzung zu anderen GM. In den anderen Fällen liefert das MRT (Goldstandard) hinsichtlich therapeutischer Konsequenzen wichtige Details: Ausdehnung (mediastinal!), Anteil solider bzw. kleinzystischer Anteile, benachbarte bzw. „infiltrierte Strukturen", insb. Informationen zu Larynx- und Trachea-

Tab. 9.6 Synopsis der invasiven Therapieverfahren

Therapie	Indikationen	Bemerkungen
Farbstofflaser	Naevus flammeus	Kooperation mit Dermatologie **Cave:** Hypopigmentierung, Narbenbildung; Sitzungen in der Regel ohne Narkose (in Oberflächenanästhesie) möglich
Sklerosierung (bildgesteuerte Sklerosierung, Schaumsklerosierung mit Polidocanol; Picibanil, Doxycyclin, Ethanol)	• Epifasziale, (vorwiegend) venöse Malformation • Selten bei subfaszialer, vorwiegend venöser oder venolymphatischer GM	• Nur, wenn keine Kommunikation nach subfaszial • Nur, wenn keine venöse Drainage (**cave:** Verschleppung des Sklerosierungsmittels, ggf. Verschluss der Kommunikationsvene)
Endovaskuläre Lasertherapie (Diodenlaser mit Leistungsabgabe je nach Temperatur im Zielgewebe); Radiofrequenztherapie	Epifasziale, (vorwiegend) venöse Malformation, abhängig von Lumen und Durchfluss	Ggf. auch in Kombination mit offener Resektion von Gefäßkonvoluten (➤ Abb. 9.15); dem Nd:YAG-Laser überlegen
Laserinduzierte interstitielle Thermotherapie (Diodenlaser)	Subfasziale, vorwiegend venöse oder venolymphatische GM	Selten in Kombination mit Embolisation bei AV-GM
Embolisation • Transarteriell • Via Direktpunktion • Transvenös (retrograd) (vollständiger Nidusverschluss mit „coils", „plugs", meist mehrere Sitzungen)	• Subfasziale arteriovenöse GM • Zum Verschluss großer Kommunikationsvenen	Selten in Kombination mit Sklerosierung bei subfaszialen venösen GM mit kleinerer Fistel
Operative Resektion, chirurgisches Debulking, Prinzip der „partiellen tangentialen Resektion"	• Epifasziale, (vorwiegend) venöse Malformation • Marginalvene (wenn tiefes Venensystem offen) • Varikose • Selten bei subfaszialer arteriovenöser GM (Heilung nur bei kompletter Resektion möglich)	• Ggf. der Sklerosierungsbehandlung epifaszialer venöser GM vorzuziehen • Selten vollständige Resektion subfaszialer GM möglich, Rezidive; Risiko-Nutzen-Abwägung
Epiphysiodese	Klippel-Trenaunay-Syndrom	Bei relevanter Überlänge Wachstumslenkung mit temporärer Epiphyseodese
Laparotomie mit intraoperativer totaler Enteroskopie	Blue-rubber-bleb-naevus-Syndrom (Bean-Syndrom)	Konservative endoskopische Verfahren wegen Verteilung und transmuraler Ausdehnung der Läsionen häufig nicht ausreichend

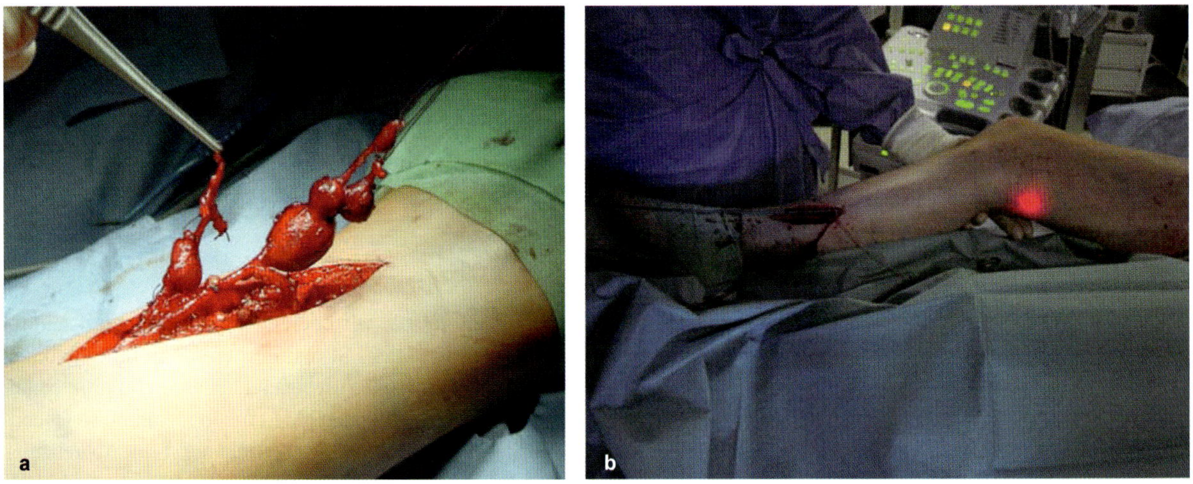

Abb. 9.15 Venöse Gefäßmalformation mit Resektion (a) von venös-aneurysmatischen Anteilen und gleichzeitiger intraoperativer endovaskulärer Lasertherapie zum Verschluss der zuführenden fisteltragenden dysplastischen Venenanteile (b). [G879]

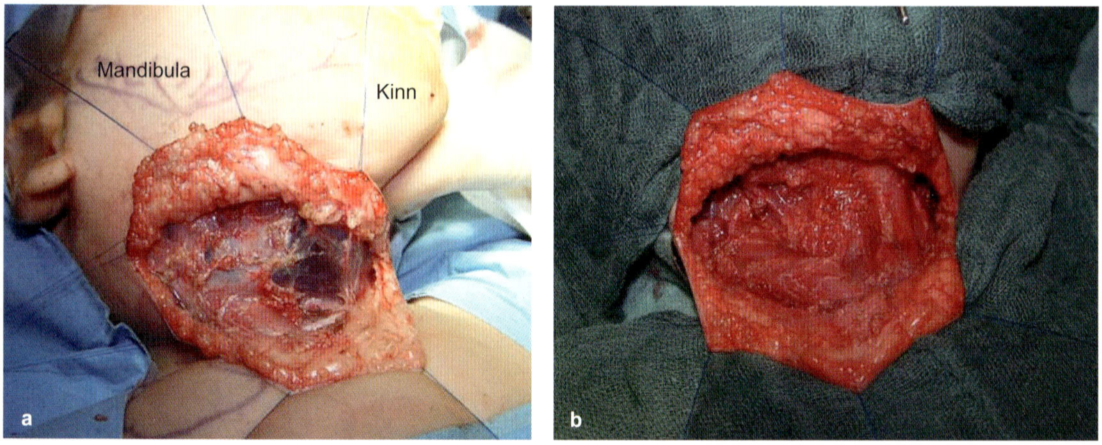

Abb. 9.16 LM zervikal, typischer intraoperativer Befund (a), nach Resektion (b). [G879]

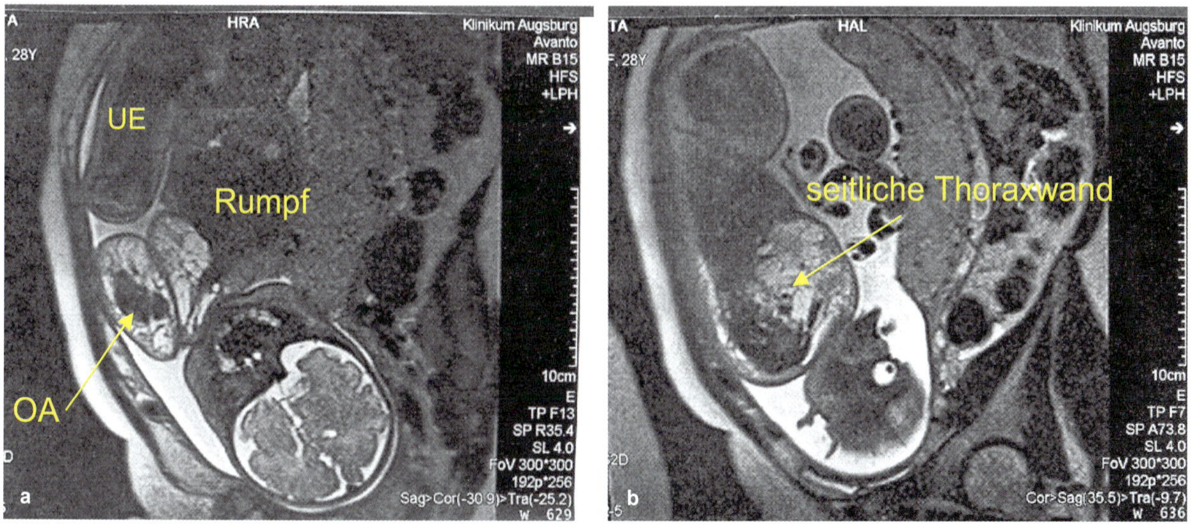

Abb. 9.17 Intrauterines fetales MRT bei ausgedehnter thorakaler LM: OA, Oberarm; UE, untere Extremität (a); Anschnitt seitliche Thoraxwand; eine Infiltration zervikaler Weichteile und Strukturen konnte so ausgeschlossen werden (b). [G879]

kompromittierung (ggf. ergänzt durch Laryngotracheoskopie und Ösophagoskopie).

Bei pränatal diagnostizierter LM im Kopf-Hals-Bereich sollte aus diesem Grund zur Risikoabschätzung unmittelbarer postnataler Atemwegskomplikationen ein intrauterines MRT veranlasst werden (➤ Abb. 9.17).

Therapie

Prinzipiell kommen verschiedene Therapieoptionen in Betracht (➤ Tab. 9.7, ➤ Abb. 9.16, ➤ Abb. 9.18 und ➤ Abb. 9.20).

Komplikationen und Prognose

Bei makrozystischen, gut abgrenzbaren LM insb. im Extremitätenbereich kommt es nur sehr selten zu postoperativen Rezidiven; diese treten naturgemäß häufiger bei mikrozystischen bzw. kombinierten Formen etwa in der Leiste auf und beruhen in der Regel auf einer nur inkomplett möglichen Resektion. Die Gefahr der Wundheilungsstörung ist bei notwendigerweise dermisnaher Resektion und/oder großer undrainierter Höhlenbildung erhöht. Die OK-432-Therapie kann neben häufig zu beobachtenden temporären lokalen reaktiven Veränderungen durch sekundäre spontane Nachblutungen, Spätinfekte, lebensbedrohliche Schwellungen (paratracheal) und Rezidive kompliziert sein.

Nach de Serres lässt sich für die **zervikofasziale LM** (Hygroma colli) die Wahrscheinlichkeit prä- und postoperativer Komplikationen folgendermaßen abschätzen:

Stadium	Lokalisation	Wahrscheinlichkeit (%)
I	Unilateral infrahyoidal	17
II	Unilateral suprahyoidal	18
III	Unilateral supra- und infrahyoidal	67

Tab. 9.7 Therapie lymphangiomatöser Malformationen (LM)

Therapie/Vorgehensweise	Indikation	Bemerkungen
„Beobachten"	Kleine LM, die sich z. B. im Rahmen einer Einblutung bemerkbar machen und anschließend eine Regression aufweisen	Selten; insbesondere wenn im Hinblick auf Narbe ungünstig und/oder für Sklerosierung ungeeignet (➤ Abb. 9.17)
Sklerosierung mit OK-432 (lyophilisierter niedrig-virulenter *Streptococcus-pyogenus*-Stamm, inkubiert mit Benzylpenicillin)	Gut geeignet bei makrozystischen LM; bedingt geeignet bei gemischten Formen; bei kleineren Zysten nur ultraschallgesteuert	Erfolge bei makrozystischen LM: 86–100 % Ungeeignet bei mikrozystischen Formen, LM mit hohem Anteil solider Komponenten; z. T. mehrfache Sklerosetherapie erforderlich
Operative Entfernung	Alternative zu OK-432 bei günstig (Narbe!) lokalisierten umschriebenen makrozystischen LM; Therapie der 1. Wahl bei gemischten und mikrozystischen LM; nach erfolgloser oder teilweise erfolgreicher Sklerosetherapie	Wichtige Prinzipien: • „So viel wie möglich entfernen, ohne gesunde Strukturen zu gefährden" • Ggf. mehrzeitiges Vorgehen orientiert an anatomischen und ästhetischen Einheiten • Re-Intervention im Bereich einer anatomischen Einheit und/oder „delikater Strukturen" vermeiden • Prolongierte postoperative Drainage
Kombination OK-432 mit nachfolgender OP	Überwiegend bei gemischten LM	Operation nicht **a priori** durch vorausgegangene Sklerosierung erschwert
Laserinduzierte interstitielle Thermotherapie (Diodenlaser, Nd:YAG-Laser)	Indikation wird unterschiedlich gesehen	Selten
Sirolimus-Therapie	„Ultima ratio" in hochselektionierten Einzelfällen	In Zusammenarbeit mit Kinderonkologie
Kompressionsbehandlung	Bei Lymphabflussstörung, z. B. bei kombinierter Gefäßmalformation	Ggf. lebenslang als konservative Therapie erforderlich
EXIT-Prozedur *(ex utero intrapartum technique)*	Pränatales/intrauterines MRT wegweisend	Tracheobronchoskopie und ggf. Tracheotomie beim noch nicht abgenabelten Neugeborenen

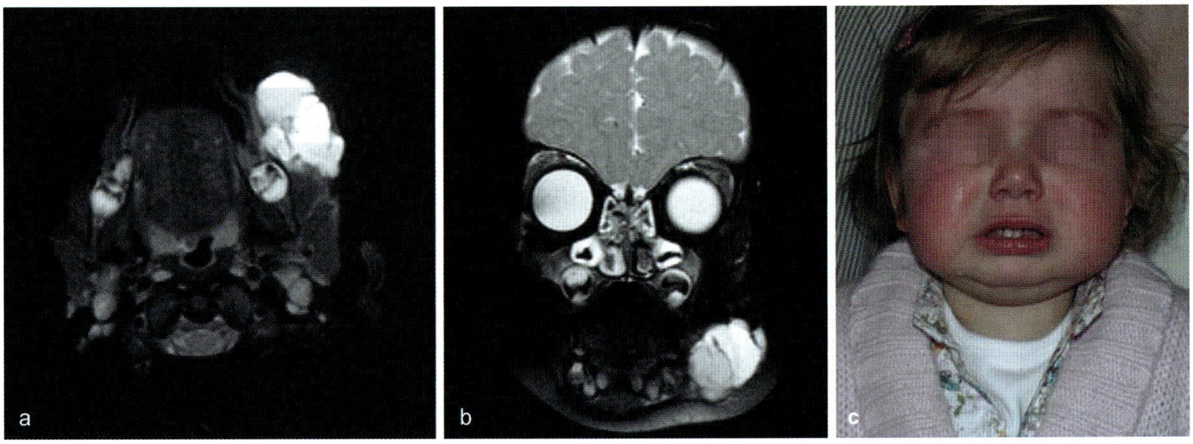

Abb. 9.18 Lymphangiomatöse Malformation der linken Wange, MRT (transversal und koronar) bei Erstmanifestation und klinischer Befund im Verlauf (bisher keine spezifische Therapie). [G879]

IV	Bilateral suprahyoidal	80
V	Bilateral supra- und infrahyoidal	100

Eine definierte Größeneinteilung unter Berücksichtigung zweier Hilfslinien (laterale Begrenzung des Gesichts, Mediane) ermöglicht bei operativem Vorgehen prädiktive Aussagen bezüglich Morbidität und Prognose (➤ Abb. 9.19 und ➤ Abb. 9.20).

Während sich für Typ II (in 15–23 % postoperative Komplikationen) vs. Typ III keine signifikanten Unterschiede ergaben, ist das Risiko postoperativer Komplikationen (Innervationsstörung, Serom/Teilrezidiv, Infektion) bei Typ IV mit 67–83 % signifikant höher als bei Typ III (25–38 %).

9

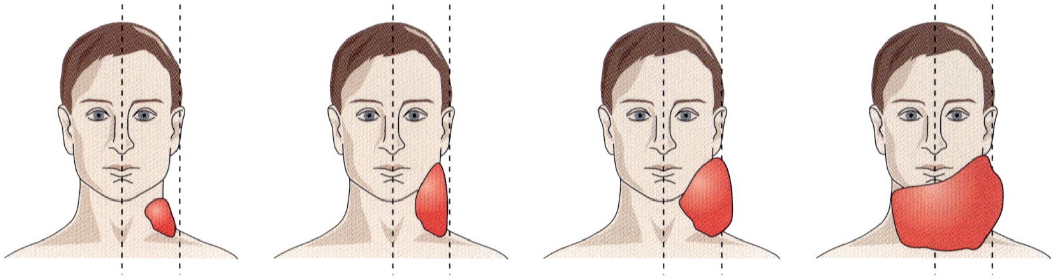

Abb. 9.19 Morbidität und Prognose zervikofaszialer LM bei operativem Vorgehen. [L157]

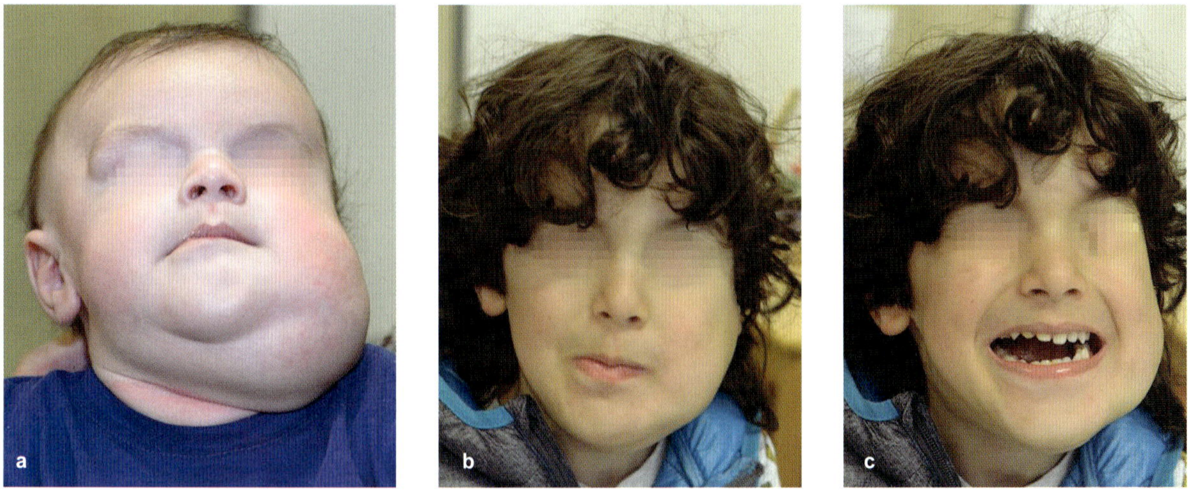

Abb. 9.20 Lymphatische Malformation Typ III im Alter von 3 Monaten (a); im Alter von 4 Jahren nach Sklerosierung (2-mal) und nach abschließender Operation ohne Schädigung des N. facialis (b, c) [P861]

9.2 Nävi

9.2.1 Melanozytäre Nävi

Epidemiologie

Man unterscheidet angeborene, auch in den ersten Lebensmonaten auftretende von erworbenen Nävi. **Kongenitale Nävi** finden sich bei 1 % der Neugeborenen; große (> 20 cm) kongenitale Nävi („bathing suit naevus“) treten etwa mit einer Häufigkeit von 1 : 20.000 auf. **Erworbene Nävi** können sich bereits in den ersten Lebensjahren entwickeln. Im Alter von 5 Jahren sind bis zu 4 melanozytäre Nävi/Kind zu erwarten, bei den 14- bis 18-Jährigen finden sich bei knapp 30 % 10–100 Nävi. Die Prävalenz der klinisch atypischen und damit aus therapeutischer Sicht relevanten Nävi wird dabei mit 24 % angegeben. Statistisch relevante Assoziationen finden sich zwischen der Anzahl der Nävi, dem Geschlecht, der Haar- und Augenfarbe, dem Hauttyp und einer positiven Familienanamnese sowie der Anamnese intermittierender intensiver Sonnenexposition im Kindesalter.

Kongenitale Nävi (CMN)

➢ Tab. 9.8; ➢ Abb. 9.22, ➢ Abb. 9.23. Pathogenetisch handelt es sich bei CMN um Hamartome. Sie sind das Ergebnis einer klonalen Proliferation benigner, während der Embryogenese entstandener Melanozyten. Histologisch ist es charakteristisch, dass die dermalen Zellformationen bis in die Tiefe der Dermis reichen und z. T. Hautanhangsgebilde wie Haarfollikel und Schweißdrüsen, aber auch Nerven und Gefäße einhüllen bzw. bis zur tiefsten Ausdehnung dieser Adnexorgane heranreichen. Die Nävuszellverbände erreichen z. T. das subkutane Fettgewebe, die Faszie und die Muskulatur. Zum klinischen und diagnostisch wegweisenden Erscheinungsbild und zur Kategorisierung siehe ➢ Tab. 9.8. Dabei ist die im Erwachsenenalter zu erwartende Größe (= maximaler Durchmesser des CMN) maßgeblich. Beim Neugeborenen würde z. B. ein CMN > 6 cm am Rumpf als „groß“ gelten. Große und Riesen-CMN werden ferner klassifiziert nach der Anzahl der Satelliten: S0, S1 (< 20), S3 (20–50) und S4 (> 50). Oberflächenbeschaffenheit, Farbheterogenität, noduläre Anteile und Hypertrichose – sämtlich nicht statisch – erfahren eine Graduierung.

Tab. 9.8 Eigenschaften kongenitaler Nävi

Kongenitale Nävi	Beschreibung
Kleiner CMN	< 1,5 cm Durchmesser; Prädilektionsstellen: unterer Rumpf, oberer Rücken, Schulter- und Brustbereich, proximale Extremitäten; flach, erhaben, verrukös oder nodulös, braun bis schwarz; häufig irregulär, landkartenartig begrenzt.
Mittelgroßer CMN	M1: 1,5–10 cm, M2: 10–20 cm; vgl. ➤ Abb. 9.21 Häufig auch mit Hypertrichose. Multiple mittelgroße CMN: Abklärung bzgl. neurokutaner Melanozytose (NCM) erforderlich.
Großer CMN	20 cm Durchmesser (adulte Größe) bzw. > 5 % der Körperoberfläche; Prädilektionsstellen: dorsal am Rumpf, auch an Kopf und Extremitäten. Gleichmäßige dunkle Pigmentierung, scharf begrenzt, oft nodulopapulär, z. T. mit Hypertrichose, Assoziation mit leptomeningealer und NCM bevorzugt bei Lokalisation am Kopf, in der Mittellinie oder bei zusätzlichen Satelliten. Neurologische Entwicklungsstörungen, Epilepsie auch bei normalem MRT möglich.
Riesen-CMN	G1: 40–60 cm, G2: > 60 cm Man unterscheidet prinzipiell sechs anatomische Verteilungsmuster („6 B's"): bolero, back, bathing trunk, breast/belly, body extremity, body.
Congenital nevus-like nevi	Kleine melanozytäre Nävi, die i. d. R. bis zum 2 Lj. auftreten und klinisch und histologisch vergleichbar mit einem CMN sind.
Differenzialdiagnose (bei Geburt)	Mongolenfleck, Café-au-Lait-Fleck, Naevus Ota (blauschwarze Pigmentierung im Versorgungsgebiet des ersten und zweiten Trigeminusastes), Naevus Ito (grauschwarze Pigmentierung im Schulter- und Brustbereich)

Indikation zur chirurgischen Therapie und Histopathologiegewinnung

Die tatsächliche Inzidenz maligner Melanome bei kleinen oder mittleren CMN ist unbekannt. Die Gesamtinzidenz maligner Melanome für alle drei Formen wird mit 0,7–2,4 % angegeben, für die großen CMN wird das Melanomrisiko mit 2,3–10 % veranschlagt, für Riesennävi bis 15 %. Die Hälfte der Melanome entwickelt sich zwischen dem 3. und 5. Lebensjahr. Dennoch ist nicht generell die Entfernung aller Läsionen notwendig.

Das Management wird kontrovers gesehen. Wurde früher noch in jedem Fall die möglichst frühe und vollständige Exzision der großen CMN als „unbedingt erforderlich" angesehen, muss heute bei der Aufklärung und Indikationsstellung prinzipiell Folgendes berücksichtigt werden:

- Bei unproblematisch resezierbaren CMN wird die Entfernung unabhängig von der Lokalisation empfohlen.
- CMN im Gesicht sollten entfernt werden.
- Nachweislich hohe Patientenzufriedenheit bei Exzision von CMN < 20 cm und solchen im Gesicht.
- Die 100 Jahre alte „Abtropftheorie" ist widerlegt und berechtigt nicht zu einem besonders frühen Vorgehen. Die Tiefenausdehnung korreliert primär mit der Größe des CMN. Melanome entstehen klassischerweise innerhalb der tieferen Zellen der Dermis. Wichtig: Die Palpation der gesamten Nävusoberfläche ist essenziell zur Detektion verdächtiger nodulärer Veränderungen.
- Dies relativiert Indikation und Zeitpunkt einer Dermabrasio.
- Melanome können im Bereich tangential entfernter CMN entstehen.
- Patienten mit großen CMN scheinen generell ein abnormales melanozytäres Verhalten aufzuweisen; kutane und extrakutane Melanome entstehen auch nach ihrer vollständigen Entfernung.

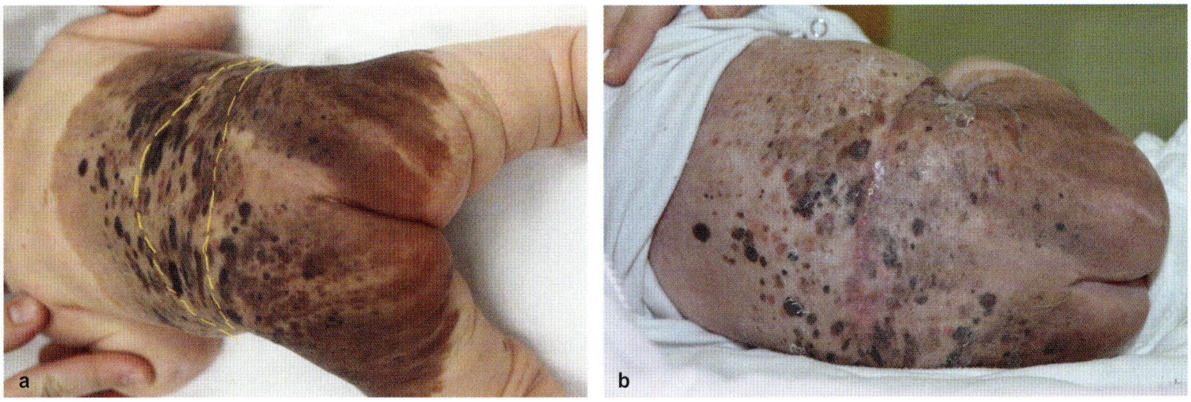

Abb. 9.21 Der Palpationsbefund proliferierender Knötchen führte mit 3 Monaten zur dermatologisch gestellten Indikation zur operativen Histologiegewinnung (inkl. Genetik) durch die Kinderchirurgie zum Ausschluss eines MM. Riesen-CMN, spindelförmige maximale Resektion eingezeichnet (a). Nach Abheilung (b). [P861]

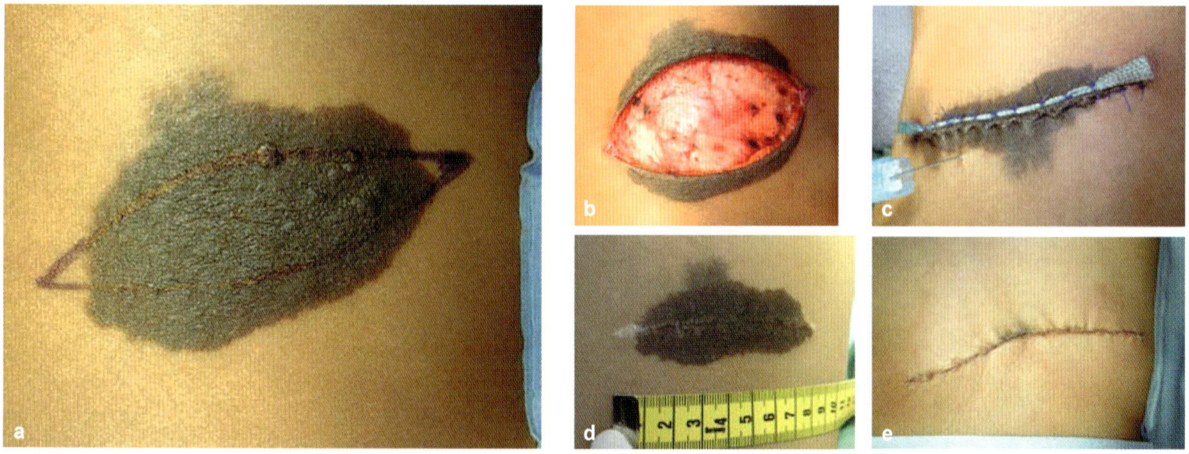

Abb. 9.22 Mittelgroßer (beim Säugling von der Wirbelsäule bis zur seitlichen Rumpfbegrenzung reichender) kongenitaler Nävus am Rücken (a): Serielle Resektion in 2 Sitzungen. **Cave:** Defekt nach initialer Teilresektion immer größer als Anzeichnung (b); kindgerechte Nahttechnik, Wundrandinfiltration (c). 2. Sitzung: Intrakutannaht möglich (d, e). [G879]

- Neue CMN können an den Resektionsrändern auftreten, ebenso nach Expandertherapie (Satelliten).
- Unbehandelte CMN können spontan aufhellen.
- Lokalisation und die Möglichkeit der klinischen Beobachtung müssen bei konservativem Vorgehen berücksichtigt werden. Schlechte Kontrollierbarkeit (z. B. behaarter Kopf) spricht für eine Exzision.
- Eine vollständige Entfernung ist bei Vorliegen einer leptomenigealen und neurokutanen Melanozytose erforderlich.
- Eine Biopsie/Exzision neu auftretender Satelliten ist erforderlich.
- Regelmäßige fotografische Dokumentation und dermoskopische Kontrollen bei konservativem Vorgehen.
- Multidisziplinäres Team zum Wohle der Kinder! Möglichkeiten zur Kürettage, Dermabrasio oder Lasertherapie durch Dermatologie abklären lassen.

Erworbene Nävi

Nachdem erworbene melanozytäre Nävi (früher ungenau: Nävuszellnävus, „Muttermal aus Muttermalzellen entstanden") den wichtigsten Risikofaktor hinsichtlich der Entwicklung von malignen Melanomen darstellen, sind sie verstärkt in das Blickfeld auch der Kindermedizin geraten. Im Kindesalter handelt es sich in über 90 % um den melanozytären Nävus vom **Junktionstyp,** aus dem sich der **Compoundtyp** und nach Proliferationsstopp der **dermale Nävus** entwickeln (➤ Tab. 9.9; ➤ Abb. 9.23).

Melanomrisiko In histologischen Präparaten maligner Melanome finden sich in 20–30 % Anteile melanozytärer Nävi. Aber nur ein sehr kleiner Anteil (1 : 3.000 bis 1 : 5.000) der erworbenen melanozytären Nävi unterliegt einer malignen Transformation.

Indikation zur Exzision und Histo(patho)logie-Gewinnung:

- Plötzliche Größenzunahme
- Entwicklung von Satelliten
- Verschiedenfarbigkeit (rötliche, bräunliche, gräuliche, schwarze und blaue Anteile)
- Regionale Lymphknotenvergrößerung
- Randunregelmäßigkeiten, Kerben
- Schuppung, Ulzeration, Erosion, Induration
- Bestimmte Lokalisationen (Hohlhand, Fußsohle)

Häufig sind diese „verdächtigen" Veränderungen allerdings die Folge von lokaler Irritation, Entzündung oder auch Maturation im Adoleszentenalter. Symptomatische Nävi (Schmerzen, Jucken, Blutung) und große und/oder kosmetisch störende Nävi

Tab. 9.9 Klinik und Histologie melanozytärer Nävi

Melanozytärer Nävus vom Junktionstyp **Klinik:** scharf begrenzte, dunkelbraun-schwarze, rund-ovaläre Makula **Histologie:** melanozytäre Proliferation in Form von Zellnestern an der Verbindung der Dermis mit der Epidermis		
Der **Junktionstyp** kann im Bereich der Handflächen und Fußsohlen und im Genitalbereich bis in das Erwachsenalter als Junktionsnävus persistieren.	**Melanozytärer Nävus vom Compoundtyp** **Klinik:** hell- bis dunkelbraune, rund-ovaläre 3–5 mm große Papel (± makulöse Komponente) **Histologie:** zusätzliche strang- und nestförmige Nävuszellformationen in der Dermis; Pigmentbildung rückläufig	**Dermaler melanozytärer Nävus** **Klinik:** Läsion wird zunehmend erhaben, papulöse und noduläre Anteile, pendulierende Formen; hautfarben; z. T. Restpigmentierung an der Oberfläche. **Histologie:** Alle melanozytären Zellverbände liegen rein dermal.

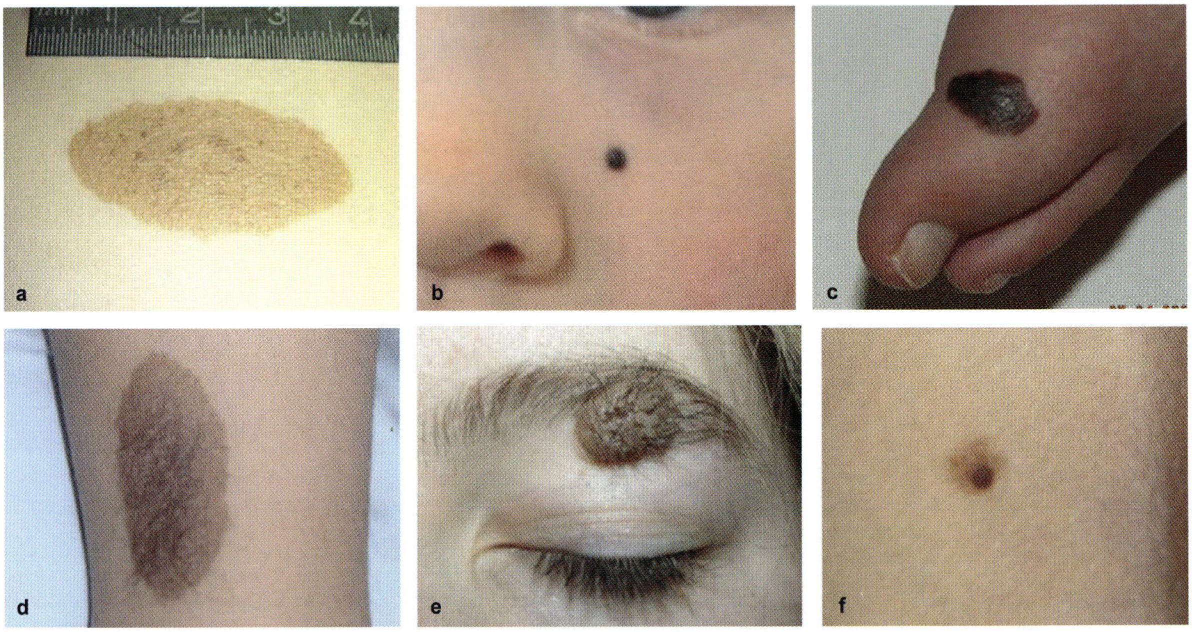

Abb. 9.23 Diverse Nävustypen: melanozytärer Nävus vom Compoundtyp (a), blauer melanozytärer Nävus (b), kleiner kongenitaler melanozytärer Nävus (c), kongenitaler melanozytärer Nävus mit Hypertrichose (d), verruköser melanozytärer Nävus vom dermalen Typ (e), melanozytärer Nävus vom Compoundtyp mit Nebeneinander von papulöser und makulärer Komponente (f). [G879]

Tab. 9.10 Sonderformen melanozytärer Nävi (Auswahl)

Atypischer melanozytärer Nävus	Synonym: **dysplastischer melanozytärer Nävus** Definiert, wenn 3 der folgenden Kriterien erfüllt sind: unscharf begrenzt, unregelmäßig begrenzt, Pigmentierung variierend, makulöse Komponente, > 5 mm. Auftreten sporadisch (> 10 Jahre, häufig am Rücken) oder assoziiert mit familiären malignen Melanomen (**dysplastisches Nävus-Syndrom, B-K-mole syndrome,** in 10 % der Fälle Entwicklung eines malignen Melanoms). → Präventive Exzision nicht generell empfohlen, bei multiplen (familiären) Nävi auch nicht möglich; ratsam bei Kindern mit Immunschwäche, unter Chemo- oder Strahlentherapie; häufig diagnostisch.
Spitz-Nävus	Ursprünglich von Sophie Spitz als **juveniles malignes Melanom** beschrieben. Charakteristischerweise schwierig vom malignen Melanom zu unterscheiden. Meist bräunlich-rötliche, glatte, harte, symmetrische und kuppelförmige Papel < 1 cm. → In 5 % Lokalrezidiv; bei positiven Rändern Nachresektion mit Sicherheitsabstand von 5 mm empfohlen, auch um spätere Verwechselungsgefahr mit malignem Melanom zu vermeiden.
Halo-Nävus	Typisch ist ein den Nävus (meist Junktions- oder Compound-Typ) umgebender depigmentierter Hof; der eigentliche Nävus bildet sich in der Regel zurück, die Depigmentierung verbleibt oder repigmentiert. → Indikation zur Resektion richtet sich nach dem zentralen Nävus.
Naevus spilus	Synonym: **Kibitzei-Nävus.** Einem Café-au-lait-Fleck ähnliche Grundpigmentierung im Kindesalter mit im Verlauf auftretenden gesprenkelten, kleinfleckigen, deutlich dunkleren Pigmentierungen. 2–10 cm. Naevus spilus häufiger bei Melanompatienten als in Kontrollgruppe, „malignes Potenzial" unterschiedlich bewertet. → Dynamik und Größe führen häufig zur Exzision, nicht generell empfohlen.
Blauer melanozytärer Nävus	Solitäre, glatte, kuppelförmige bläulich-graue oder blau-schwarze Papel oder Knötchen, < 10 mm (gewöhnlicher blauer Nävus). Beim **zellreichen blauen Nävus** (1–3 cm) Anordnung der spindelförmigen Melanozyten in der Dermis zu Nestern und Zellsträngen, z. T. bis in Subkutis reichend. Abgrenzung gegenüber Melanom z. T. schwierig. Gilt auch für den **kombinierten blauen Nävus.** → Histologische Abgrenzung recht sicher.

führen häufig zu einem konkreten Behandlungswunsch. Die mögliche Vorgehensweise einer „engen Beobachtung" konkurriert nicht selten mit der Empfehlung, den Nävus zugunsten einer dann sicheren Aussage bzgl. weiterer Entwicklung und Histologie zu entfernen. Nachdem die Exzision im Rahmen eines ambulanten Eingriffs unkompliziert ist, kann sie im Zweifelsfall auch indiziert sein, um Patient und Eltern jegliche Sorge zu nehmen. Sonderformen siehe ➤ Tab. 9.10.

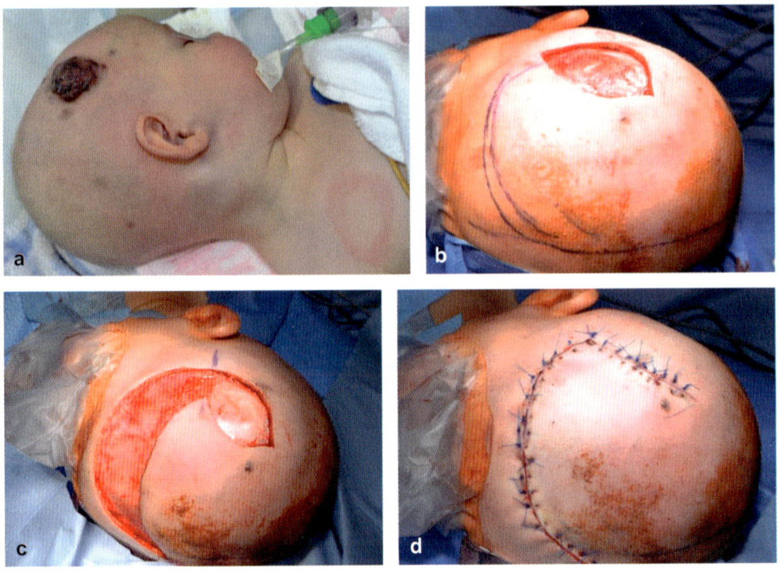

Abb. 9.24 Veränderung im Alter von 16 Monaten, ursprünglich mehrere kongenitale Nävi, im Verlauf mit Hypertrichose und zunehmender Pigmentierung: Exzision und Schwenklappenplastik unter Beachtung der intrinsischen Durchblutung. Histologie: malignes Melanom. [P861]

Prinzipielle kinderchirurgische Aspekte zur Operationstechnik

Die ovaläre oder spindelförmige Entfernung mit Platzierung der Narbe entlang der Hautspaltlinien ist anzustreben und einer zirkulären Umschneidung oder Stanze aus kosmetischen Gründen in jedem Fall vorzuziehen. Ein Sicherheitsabstand von 1 mm ist für die meisten Veränderungen akzeptabel. In jedem Fall müssen einige Millimeter subkutanes Fett parallel zur Oberfläche mitreseziert werden.

Gegeneinander abzuwägende Techniken bei großen Nävi:

- Lokale Lappen- und Verschiebeplastiken (➤ Abb. 9.24)
- Serielle Exzisionen mit Beginn zentral (!)
- Defektdeckung mit Hauttransplantat (vorzugsweise zweizeitig)
- Expanderimplantation zur Vergrößerung von gesundem Nachbargewebe, bei Explantation dann Nävusresektion und Primärverschluss

Prinzipiell erscheint die nicht-resorbierbare intrakutane Naht am günstigsten. Bei notwendigen Einzelknopfnähten erlaubt die Unterlage eines Mersilenebändchens einen kindgerechten Fadenzug (➤ Abb. 9.22c). Ist das betroffene Areal bzgl. des Fadenzugs diffizil, ist resorbierbares Nahtmaterial vorteilhaft.

9.2.2 Nicht-melanozytäre Nävi und Dermatosen

Hierbei handelt es sich um Nävi, die nicht von Melanozyten ihren Ausgang nehmen. Man unterscheidet **organoide Epidermalnävi,** bei denen mehr als eine Gewebestruktur (Hautanhangsgebilde) an der Hautanomalie beteiligt ist (z. B. den Naevus sebaceus), von **nicht-organoiden Epidermalnävi** (keine Vermehrung von Adnexstrukturen, z. B. im Rahmen von Proteus-Syndrom, Schimmelpenning-Syndrom), **Bindegewebsnävi** (z. B. bei tuberöser Sklerose) und **vaskuläre Nävi.**

Naevus sebaceus

Synonym Talgdrüsennävus.

Histopathologie Hyperplasie der Epidermis, unreife Haarfollikel, Talg- und Schweißdrüsen, z. T. ektop gelegen.

Beschreibung Scharf begrenzter, meist ovalärer, gelb-orangefarbener, unbehaarter, erhabener Nävus mit angedeutet orangenschalenartigem Relief, bevorzugt an Kopf und Hals lokalisiert. Bei Geburt ist er häufig noch sehr flach und erhält sein charakteristisches Aussehen erst in der Pubertät durch die Vermehrung der Talgdrüsen und Hyperkeratose. Man geht davon aus, dass der Naevus sebaceus von pluripotenten primären epithelialen Zellen ausgeht, weshalb er die Möglichkeit der sekundären Entwicklung verschiedener epithelialer Tumoren (Syringocystadenoma papilliferum, Basaliom u. a.) beinhaltet.

Therapie der Wahl Vollständige Exzision; Größe, Lokalisation, kosmetische Aspekte und Sorgen um Entartung (Risiko geringer als früher angenommen) bestimmen das individuelle Vorgehen. Multidisziplinärer Ansatz bei Schimmelpenning-Syndrom.

9.3 Aplasia cutis congenita

Fokales oder großflächiges Fehlen der Haut, in ca. 70 % ist der behaarte Kopf betroffen. Die verschiedenen Schichten

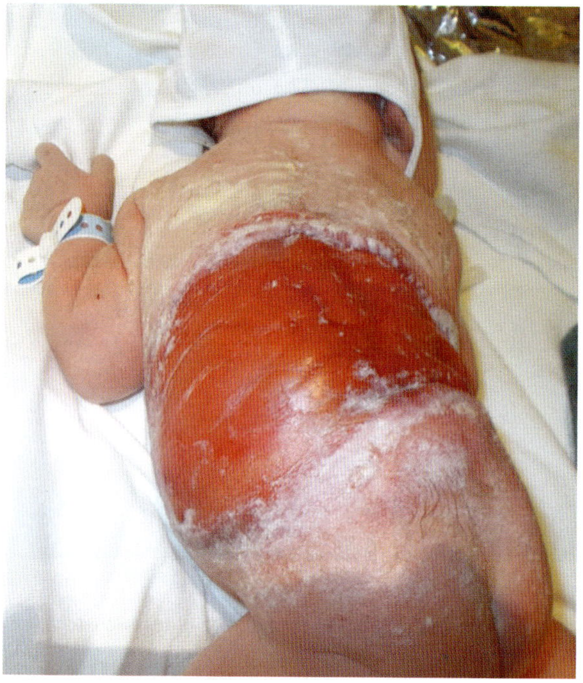

Abb. 9.25 Großflächige Aplasia cutis congenita am Rücken ohne assoziierte Anomalie: bei enormer Verletzlichkeit vollständige Exzision und temporäre Restdefektdeckung mit Goretex® im Alter von 3 Wochen, definitiver Verschluss in 3. Sitzung mit 6 Wochen; mit knapp 2 Jahren Narbenkorrektur. [P861]

können unterschiedlich betroffen sein, inklusive z. B. darunter liegendem Periost, Knochen und Dura. Meist isolierte Pathologie, selten mit genetischen Syndromen oder Fehlbildungen assoziiert (Sonografie Schädel, etc.!).

Der Defekt imponiert initial wie mit einer halbdurchlässigen Membran bedeckt und erinnert an eine mit Flüssigkeit gefüllte Bulla (➤ Abb. 9.25). Im weiteren Verlauf ist er als ulzerierender, granulierender oder vernarbender Defekt erkennbar.

Therapie In den meisten Fällen chirurgisch, wenn gleich individualisiert je nach Lokalisation, Größe, Tiefe des Defekts, Komplikation (Verletzlichkeit, Wundproblematik) und ggf. interdisziplinären Aspekten (Neurochirurgie). Das Spektrum reicht von der spontanen Vernarbung über die einfache Exzision (Alopezie-Areal) mit primärem Wundverschluss bis hin zu Lappenplastiken, Spalthauttransplantation und Dermisersatz.

9.4 Haut- und subkutane Tumoren

An dieser Stelle kann nur eine Auswahl der dem Kinderchirurgen gelegentlich vorgestellten nicht-melanozytären Hauttumoren angesprochen werden. Das Basaliom und kutane maligne Tumoren werden hier nicht behandelt.

9.4.1 Epidermale Zyste

Beschreibung Auch als Atherom bezeichnet, entsteht diese Zyste durch die Akkumulation von Hautabschilferungen und Keratin, das durch in die Dermis versprengte epitheliale Zellen produziert wird. Auslöser sind meist Mikrotraumen. Sie findet sich meistens am Kopf, am Hals, im Brust- oder oberen Rückenbereich.

Klinik Die Klinik ist durch eine gut abgrenzbare, meist relativ feste, gut verschiebliche subkutane Raumforderung geprägt. Die darüber liegende Haut ist normal, ein meist vorhandener kleiner zentraler Porus ist häufig nicht erkennbar. Die Zysten sind asymptomatisch, solange sie nicht rupturieren oder sich sekundär infizieren.

Therapie Die vollständige Entfernung vor dem Auftreten von Komplikationen wird empfohlen. Im Stadium der Infektion muss zunächst konservativ (antibiotisch) behandelt werden, bevor die Exstirpation geplant wird.

9.4.2 Dermoidzyste

Beschreibung Es handelt sich um eine kongenitale, mit der epidermalen Zyste verwandte Veränderung, die im Einzelfall klinisch schwer zu unterscheiden ist. Sie stellt die häufigste subkutane knötchenförmige Veränderung im Kindesalter dar.

Histopathologie Histopathologisch ist sie durch zusätzlich enthaltene dermale Elemente von der epidermalen Zyste zu differenzieren, Haarbalganteile bilden die Zystenwand.

Klinik Die Dermoidzyste ist typisch am Kopf über dem lateralen Orbitarand (➤ Abb. 9.26) oder retroaurikulär lokalisiert, kommt aber auch im Brustbereich paramedian vor. Sie liegt immer eng dem Knochen an, bildet oft eine Mulde und ist dadurch nicht verschieblich. Ggf. ist differenzialdiagnostisch die (sonografische) Abgrenzung zu Lymphknoten (retroaurikulär) nötig.

Therapie Die Therapie der Wahl ist die vollständige Entfernung möglichst ohne Eröffnung der Wand, da dies zum Rezidivrisiko führt. Im Orbitabereich ist die Schnittführung in oder oberhalb der unrasierten Augenbraue zu wählen.

9.4.3 Pilomatrixom

Synonym Epithelioma calcificans Malherbe.

Beschreibung Das Pilomatrixom ist die zweithäufigste subkutane knötchenförmige Veränderung im Kindesalter.

9

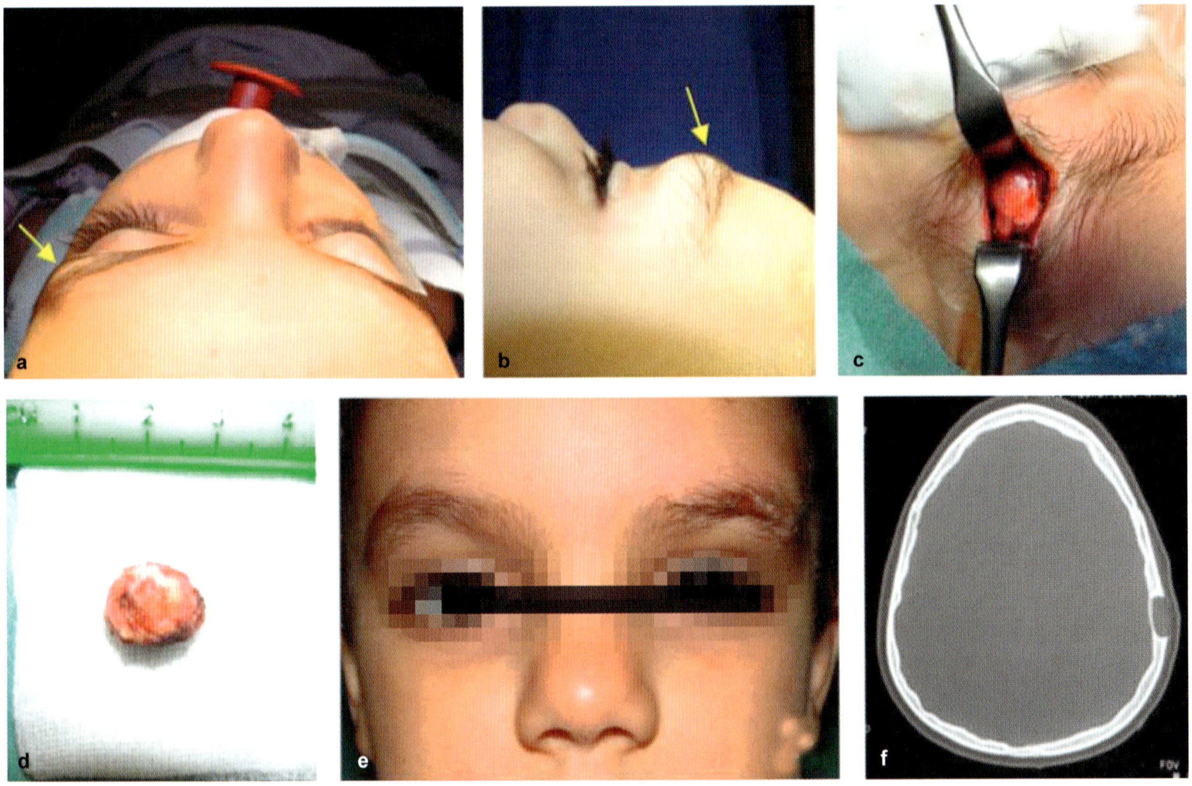

Abb. 9.26 Dermoidzyste loco typico (a, b); intraoperativer Befund (c); Präparat (d); 5 Tage postoperativ, resorbierbare Intrakutannaht und Klebung (e); Knochendefekt links-temporal bei bis zum 10. Lebensjahr nicht entfernter Dermoidzyste (f) [G879]

Klinik Die Klinik ist geprägt von einem tief dermalen oder subkutanen, sehr harten, solitären Knoten mit einem Durchmesser von 3–30 mm, der bevorzugt im Gesicht, an Kopf, Nacken oder der oberen Extremität lokalisiert ist. Die darüber liegende Haut ist meist unauffällig, kann aber einen rötlich-blauen Farbton aufweisen.

Histopathologie Histopathologisch imponieren irregulär geformte Inseln von epithelialen Zellen, eingebettet in zelluläres Stroma; in 70 % sind Kalkablagerungen nachweislich.

Therapie Lokalisation, Irritation und Wunsch nach Klärung der Histologie führen zur Exzision.

9.4.4 Neurogene Tumoren

Beschreibung **Kutane Neurofibrome** manifestieren sich als derbe, irreguläre, solitäre purpurne Knötchen auf der Haut, charakteristischerweise während der Adoleszenz, und kommen sporadisch oder im Rahmen einer Neurofibromatose (NF) vor. Bereits bei Geburt vorhanden sind dagegen **plexiforme Neurofibrome,** die aus diffus verdickten oberflächlichen Nerven resultieren, meist periorbital und temporal lokalisiert sind, sich als derbe, knorpelig anmutende Stränge tasten lassen und klinisch auch als diffuse subkutane Gewebsvermehrung imponieren.

Klinik Neben den Café-au-lait-Flecken sind Neurofibrome ein weiteres der klassischen sieben Zeichen einer NF. Für die Diagnose müssen sechs oder mehr Neurofibrome > 5 mm (präpubertär) bzw. 15 mm (postpubertär) gesucht werden.

Therapie Im Einzelfall ist die chirurgische Entfernung störender kutaner Neurofibrome notwendig. Plexiforme Neurofibrome müssen aus diagnostischen Gründen (NF) nicht biopsiert werden.

9.4.5 Lipom, Lipoblastom

Es handelt sich um eine benigne lobulierte Ansammlung von Fettgewebe in einer Bindegewebskapsel, die meist am Rumpf, am Hals und an den proximalen Extremitäten gefunden wird. Das **Lipoblastom** enthält zusätzlich unreife Fettzellen.

Klinik Lipome tasten sich als relativ weiche (vergleichbar mit Hämangiomen), komprimierbare, meist unregelmäßig begrenzte subkutane Tumoren. Multiple Läsionen **(Lipomatosis)** werden im Rahmen des Gardner-Syndroms und kongenital z. B. in Verbindung mit dem Proteus-Syndrom beobachtet. Mit der Bildgebung gelingt keine sichere Differenzierung zwischen Lipom, Lipoblastom und **Liposarkom.**

Therapie Die vollständige Entfernung muss das Ziel sein. **Cave:** Verlust der Tumorbegrenzung während der Präparation.

9.5 Verruköse Hautveränderungen

Warzen entwickeln sich bei 5–10 % der Kinder. Prinzipiell besteht die Möglichkeit der spontanen Involution; die Chance liegt bei 50 %.

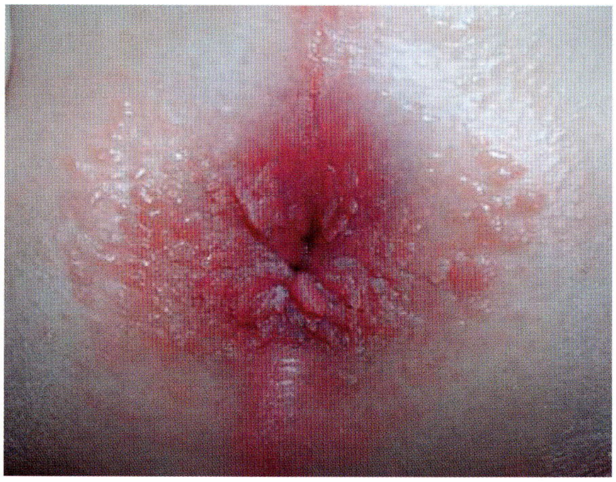

Abb. 9.27 Condylomata acuminata bei einem 3-jährigen Knaben [G879]

9.5.1 Verrucae vulgares

Humanpathogene Papillomviren (Typ 2 und 4) infizieren Epithelzellen der Haut und Schleimhaut und rufen warzige Wucherungen hervor. Die Infektion erfolgt durch direkten Kontakt oder über unbelebte Vektoren (Hornschüppchen). Prädilektionsstellen sind die Finger, der Handrücken, der Nagelwall, das Gesicht, die Kniebeugen und die Ellenbogen. An den Fußsohlen (Verrucae plantares, HPV Typ 1) sind die **Dornwarzen** häufig enorm schmerzhaft. Die sichtbaren braunschwarzen Pünktchen und Streifen durch thrombosierte Kapillarschlingen und die Unterbrechung der Papillarleisten grenzen die Befunde differenzialdiagnostisch von Schwielen und Clavi ab.

Therapie Konservative Therapieansätze stehen prinzipiell im Vordergrund (Salicylsäure-Pflaster, flüssiger Stickstoff, Dye-Laser u. a.). Die Exkochleation ist primär bei einzeln stehenden Warzen und bei therapieresistente Beschwerden bereitenden Plantarwarzen indiziert; in Ausnahmefällen muss auch eine chirurgische Exzision mit und ohne primären Wundverschluss erfolgen.

9.5.2 Condylomata acuminata

Synonyme Spitze Kondylome oder Feigwarzen (➤ Abb. 9.27).

Beschreibung Wie bei Erwachsenen wird auch bei Kindern häufig HPV 6 und 11 nachgewiesen, aber auch HPV 1, 2, 3, 16 und 18. Bei den Kindern selbst oder bei Personen in der Umgebung finden sich oft HPV-2-haltige Verrucae vulgares.

Der Infektionsweg ist im Einzelnen schwer nachzuvollziehen; eine Inokulation ist in utero oder während der Geburt, als Autoinokulation (Kinder > 4 Jahre, HPV 2) oder als Heteroinokulation von virushaltigem Material (Handtücher, gemeinsames Bad, Babypflege) möglich. Die Assoziation mit sexuellem Missbrauch ist bekannt und muss ggf. geklärt werden. Bei exzessiver Wucherung ist der Ausschluss einer HIV-Infektion indiziert.

Klinik Zunächst kleine, stecknadelkopfgroße, weißlich-rötliche Knötchen, die im Verlauf papillomatös und schließlich blumenkohlartig wuchern. Bevorzugte Lokalisation ist das äußere Genitale beider Geschlechter, die Perianalregion (bevorzugt bei Knaben und Kindern < 2 Jahre) sowie die Inguinalregion.

Therapie Die Exzision zur molekularbiologischen Virusidentifikation ist differenzialdiagnostisch nicht routinemäßig erforderlich. Einzeln stehende Condylomata können erfolgreich operativ (Exzision, elektro-, kryo-, laserchirurgisch) entfernt werden. Podophylotoxin zur lokalen Behandlung ist zulassungsbeschränkt; die Anwendung ist wie andere konservative Behandlungsmethoden zusammen mit der Dermatologie anzustreben.

9.5.3 Mollusca contagiosa

Beschreibung Der Erreger ist ein DNA-Virus aus der Gruppe der Pockenviren und vermehrt sich im Zytoplasma epithelialer Zellen. Die Infektion erfolgt durch direkten Kontakt und breitet sich durch Autoinokulation aus. Gesunde Schulkinder und immunsupprimierte Kinder sind am stärksten betroffen.

Klinik Die Klinik ist durch kleine, perlenartige, fast hautfarbene 1–5 mm große Papeln mit typischerweise zentralem Umbilicus („Dellwarze") charakterisiert, aus dem sich bisweilen käsiges Material exprimieren lässt (➤ Abb. 9.28). Gewöhnlich finden sich die Mollusken an ein bis zwei Hautbezirken des Integuments gruppiert; ausgenommen sind der behaarte Kopf

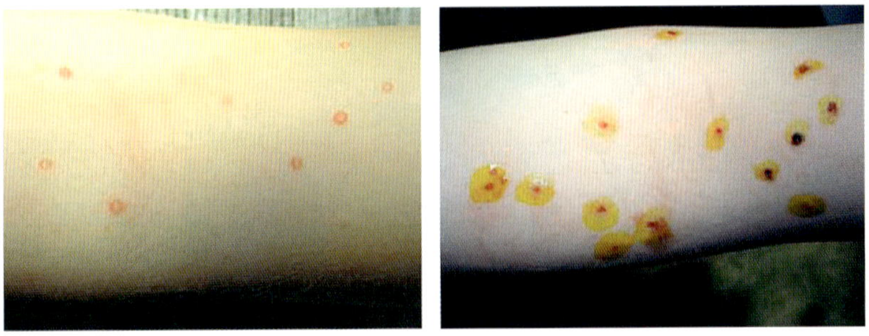

Abb. 9.28 Dellwarzen im Ellenbogenbereich, nach Exkochleation und Blutstillung mit Eisen-III-Chlorid [G879]

sowie die Fuß- und Handflächen. Eine ekzematöse Reaktion der Umgebung ist möglich.

Therapie Innerhalb von 3–6 Monaten selbstlimitierend. Insbesondere bei zunehmender Ausbreitung ist auch eine vorzeitige Therapie durch Kürettage der Mollusken nach EMLA®-Okklusivverband oder in Narkose indiziert. Nach Blutstillung mit Eisen-III-Chlorid (10 % Liqu. Ferrisesquichlorat) kommt es zur narbenlosen Abheilung. Die Kryotherapie und lokale konservative Maßnahmen sind wegen der schwierigen Durchführbarkeit und Rezidivneigung zweitrangig.

9.6 Thermische Verletzungen (Verbrennung/Verbrühung)

Verbrennungen oder Verbrühungen der Haut, der Hautanhangsgebilde sowie des Subkutangewebes sind ein traumatisches Ereignis mit potenziellem Einfluss auf die Lebensqualität. In Deutschland erleiden jährlich etwa 30.000 Kinder eine thermische Verletzung. 2018 wurden über 2.500 stationäre Patienten an das Verbrennungsregister gemeldet. Die Dunkelziffer dürfte aber deutlich höher liegen. Von den thermischen Verletzungen waren ca. 75 % Verbrühungen, der Rest Verbrennungen. Eine Hochrisikogruppe stellen Säuglinge und Kleinkinder dar, Kinder unter 3 Jahren waren zu 55 % betroffen. Die häufigsten und typischen Unfallmechanismen waren bei den Verbrühungen das Verschütten von heißem Kaffee/Tee oder direkt von frisch aufgekochtem Wasser. Einen besonderen Unfallschwerpunkt stellen kabelgebundene Wasserkocher in der Küche dar, die von Kleinkindern am Kabel heruntergezogen werden. Typische Verbrennungsmechanismen sind das Anfassen heißer Herdplatten, Ofentüren und Bügeleisen, Tritt auf heiße Gegenstände am Boden und nach wie vor Grillunfälle mit Brandbeschleunigern.

9.6.1 Pathophysiologie Verbrennung/Verbrühung

Definitionsgemäß wird dann von einer thermischen Verletzung, also einer Verbrennung oder Verbrühung, gesprochen, wenn durch zu hohe Temperaturen die Regulationsfähigkeit der Haut überfordert wird. Unterschieden werden hier:

- Trockene Hitze (Flammen, heiße Gegenstände)
- Feuchte Hitze (heiße Flüssigkeiten wie Wasser, Tee, Öl)
- Hitze durch Strom
- Thermischer Schaden durch Strahlung (Sonne, Radioaktivität)

Bei der thermischen Verletzung der Haut wird Energie in Form von Hitze auf die Haut übertragen. Je höher die spezifische Energie und je länger die Einwirkzeit ist, umso tiefer dringt die Hitze in die Haut ein. Das Ausmaß der Schädigung wird von der Verbrennungstiefe bestimmt, resultierend aus der Höhe bzw. der Einwirkungsdauer der Temperatur. Ist die intrakutan auftretende Wärme relativ niedrig, also geringer als 100 °C (z. B. bei Kontakt mit heißen oder kochenden Flüssigkeiten), spricht man von einer Verbrühung. Entstehen durch Flammenwirkung (900 °C = mittlere Flammentemperatur) oder direkte Leitung (z. B. Metalle, Chemikalien) hohe Temperaturen in der Haut, so spricht man von Verbrennungen. Unter der Einwirkung von Hitze kommt es zum kontinuierlichen Wasserverlust. Aufgrund ihrer hohen spezifischen Wärmekapazität und geringen thermischen Leitfähigkeit vermag die Haut durch Verdampfen von intra- und extrazellulärem Wasser einer Temperaturerhöhung von über 100 °C kurzzeitig entgegenzuwirken. Andererseits kommt es durch eine verlangsamte Wiederabgabe der Wärme auch nach Abbruch der äußeren Hitzeeinwirkung zu einer anhaltenden Gewebeschädigung. Dieser Vorgang wird als „Nachbrennen" bezeichnet. Die sofortige Kühlung mit lauwarmem Wasser ist daher für die Reduktion des örtlichen Schädigungsausmaßes entscheidend.

Ab einer intrakutanen Temperatur von ca. 45 °C entstehen Erytheme, ab 55 °C kommt es zu Blasenbildung. Bei Temperaturen von mehr als 60 °C kommt es infolge von Eiweißdenaturierung zu Nekrosenbildung.

Altersspezifisch ergeben sich hier die folgenden Besonderheiten:

- Größere Körperoberfläche im Verhältnis zum Körpergewicht bei Kindern, als Folge: stärkere Dehydratation

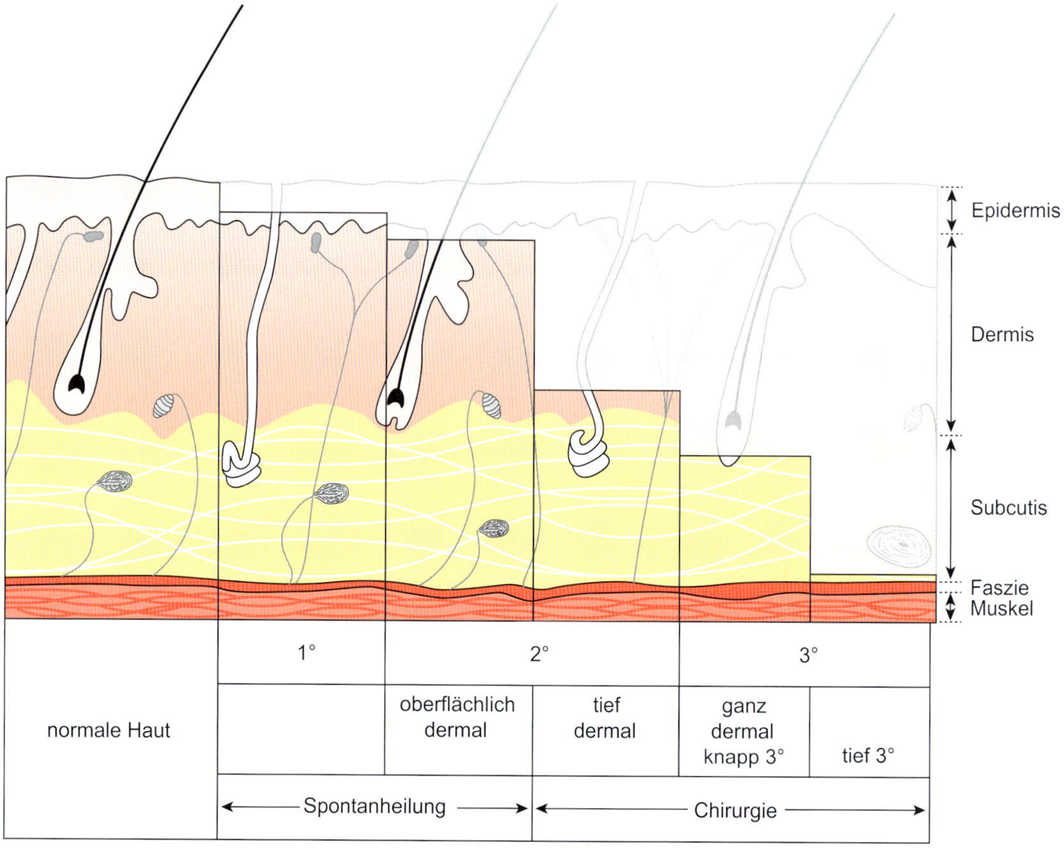

Abb. 9.29 Schweregrad-Einteilung entsprechend der Verbrennungstiefe [G879]

und ein erhöhter Wärmeverlust, vor allem bei zu starker Kühlung als Notfallmaßnahme
- Unterschiedliche anatomische Proportionen von Kopf und Körper zugunsten des Kopfes
- Dünnere Haut, somit potenziell primär tiefere Verletzungen
- Stärkere Narbenbildung mit prolongierter Narbenreifung

Eine Tasse heißes Wasser kann bei einem Kleinkind eine Läsion von 20 % der KOF verursachen. Eine Temperatur von 48 °C verursacht in 10 Minuten eine drittgradige thermische Verletzung, bei 65 °C dauert es lediglich 2 Sekunden! Akut resultieren Zelltod, Eiweißdenaturierung und Thrombosierung der betroffenen Gefäße.

Da die Eindringtiefe der Hitze direkte Auswirkungen auf die spätere Therapie und das Ergebnis der Behandlung hat, ist die daraus resultierende Gradeinteilung von eminenter Bedeutung (➢ Abb. 9.29).

Es werden vier Grade unterschieden:
- **Grad I:** Die thermische Verletzung erreicht nur die oberste Schicht der Epidermis, das Stratum corneum. Die Haut ist gerötet, die Oberfläche intakt, schmerzhaft und geschwollen.
- **Grad IIa:** Die thermische Verletzung ist auf die Epidermis begrenzt, wobei das Stratum basale und die Haarfollikel erhalten sind. Die Haut zeigt locker sitzende Blasen; der Wundgrund ist feucht, hyperämisch und sehr schmerzhaft (➢ Abb. 9.30, ➢ Abb. 9.31, ➢ Abb. 9.32).
- **Grad IIb:** Die thermische Verletzung reicht durch die komplette Epidermis mit Beteiligung des Stratum basale; Haarfollikel und Dermis sind noch erhalten. Die Haut zeigt fetzenförmige Blasenbildung; der Wundgrund ist trocken bis feucht, rötlich mit weißlichem Netzmuster und mäßig schmerzhaft (➢ Abb. 9.33).

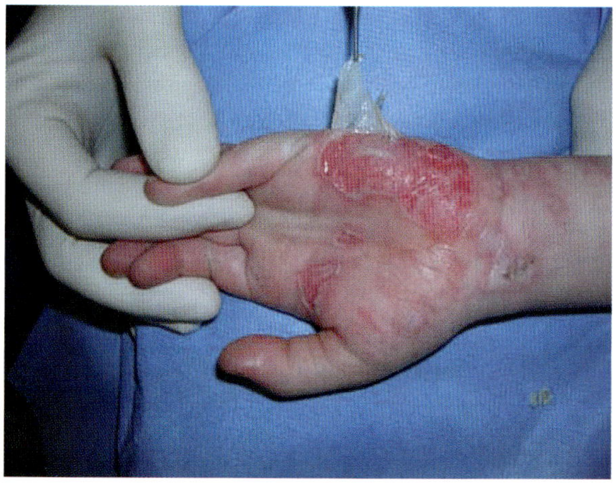

Abb. 9.30 Verbrennung Grad IIa der Hand, Entfernung der Blasen [G879]

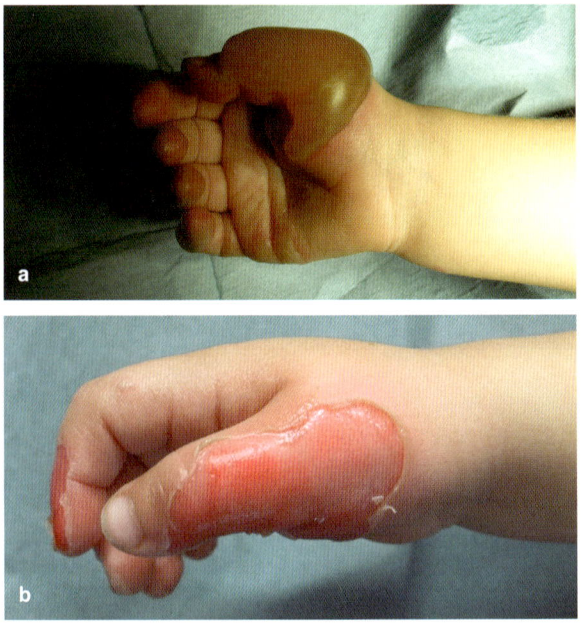

Abb. 9.31 Verbrühung Grad IIa: Blasenabtragung und konservative Therapie (Suprathel) [P861]

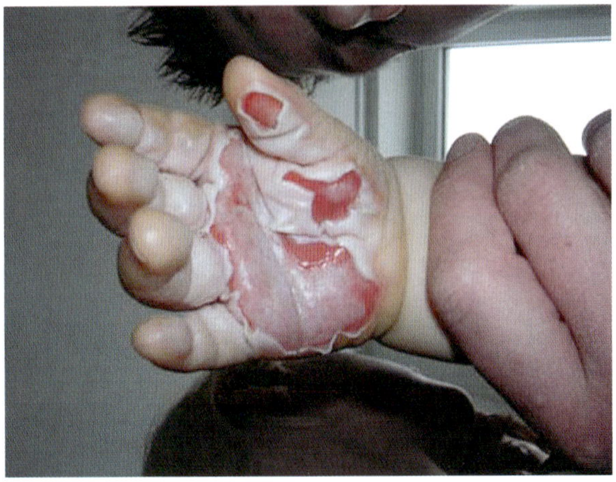

Abb. 9.33 Verbrennung Grad IIb der Handinnenfläche [G879]

- **Grad III:** Die thermische Verletzung umfasst die komplette Epidermis, die Dermis mit Haarfollikeln und Hautanhangsgebilden. Die Haut zeigt teils trockene Blasenbildung, teils Brandschorf. Der Wundgrund ist trocken mit erhöhter Konsistenz, weißlich und weitgehend schmerzlos (➤ Abb. 9.34, ➤ Abb. 9.35).

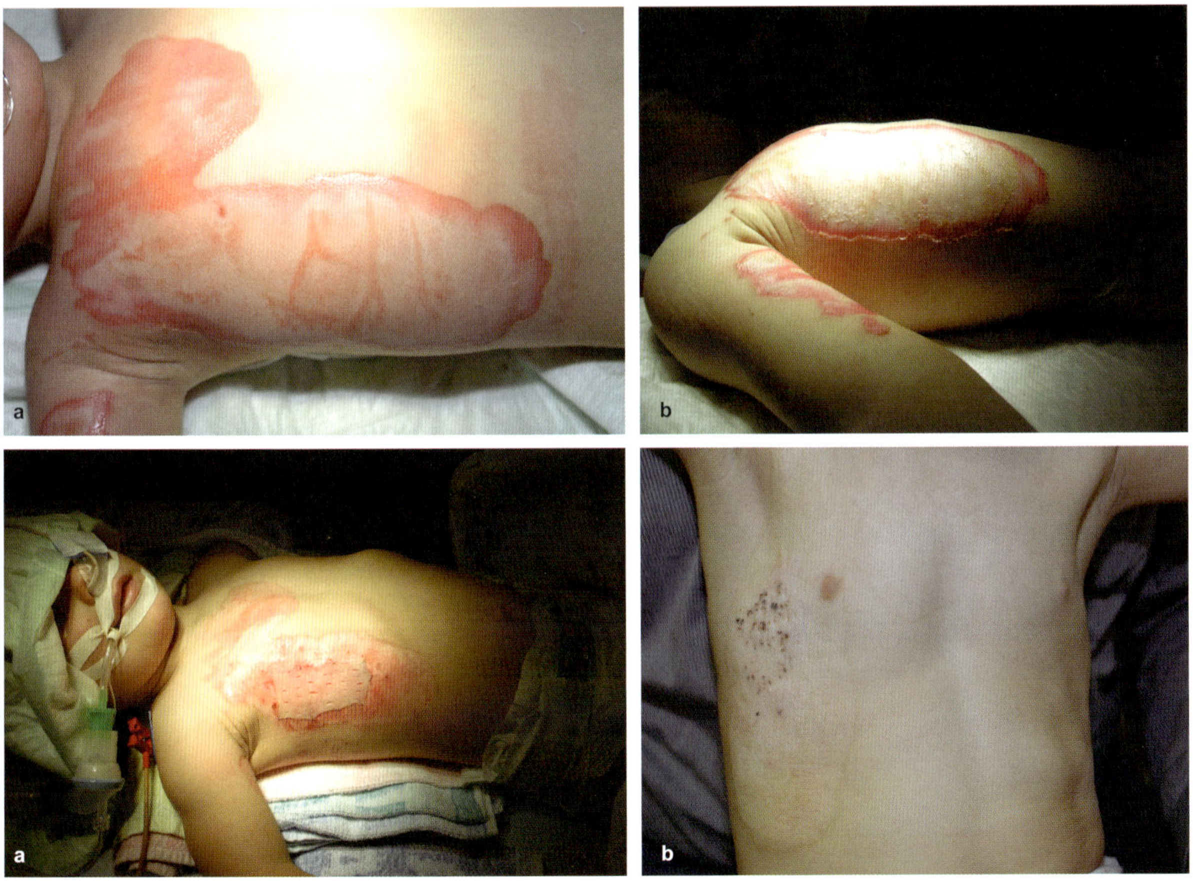

Abb. 9.32 Verbrühung Grad IIa–b: anfänglich konservative Therapie, Abheilung der peripheren Grad-IIa-Areale, Spalthauttransplantation des zentralen Grad-IIb-Areals [P861]

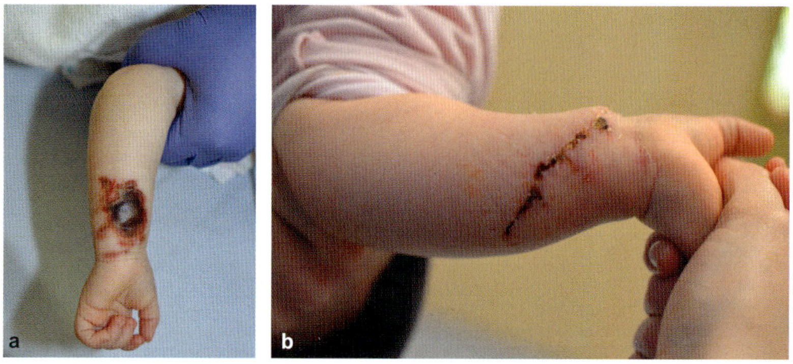

Abb. 9.34 Verbrennungen Grad IIb–III: Nekrosektomie und primärer Wundverschluss [P861]

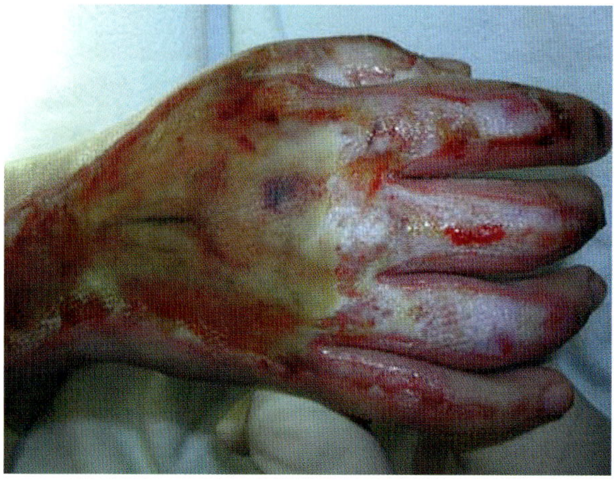

Abb. 9.35 Verbrennung Grad III der Hand (Bügelmaschine) [G879]

- **Grad IV:** Die thermische Verletzung reicht bis in das Subkutangewebe oder bis zur Muskelfaszie. Je nach Unfallmechanismus (trockene oder feuchte Hitze) zeigt sich eine Verkohlung oder die komplette weiße Denaturierung der Epidermis und Dermis. Die Konsistenz ist prallhart; Berührungsschmerz fehlt komplett.

Oft liegen verschiedene Grade nebeneinander vor. Die Einschätzung der Tiefe der thermischen Verletzung direkt nach dem Unfall ist schwierig und führt oft zu Fehleinschätzungen. Während thermische Verletzungen der Grade I, III und IV für den Erfahrenen klar diagnostiziert werden können, ist die primäre Unterscheidung zwischen Grad IIa oder IIb im Initialstadium oft nur sehr schwer möglich, da es vor allem bei den Verbrühungen zum „Nachbrennen" kommt. Die exakte Gradeinteilung, vor allem die wichtige Unterscheidung in Grad IIa oder IIb, kann v. a. bei den Verbrühungen erst einige Tage nach dem Unfall erfolgen, sodass frühzeitige Prognosen über endgültige Therapie und Ergebnis nicht sinnvoll sind.

Kompliziert wird die thermische Verletzung besonders an ausgewählten Lokalisationen wie Gesicht, Hals, weiblicher Brust, Händen und Füßen, großen Gelenken sowie im Anogenitalbereich.

Die Zuweisungskriterien in ein Behandlungszentrum für brandverletzte Kinder (Tel. 040/2882–3998) sind folgende:
- Verbrennungen 2. Grades von 10 % und mehr der KOF
- Verbrennungen 3. Grades von 5 % und mehr der KOF
- Verbrennungen 2. und 3. Grades im Gesicht, an der Hand, am Fuß oder im Genitalbereich und über großen Gelenken
- Inhalationstrauma
- Elektrotrauma
- Chemische Noxen

Aus Gründen der besseren Praktikabilität und heimatnahen Versorgung haben sich in den Jahren 2019 und 2020 neben den Zentren für schwerbrandverletzte Kinder spezialisierte Kliniken für brandverletzte Kinder etabliert, die mit den Zentren für schwerbrandverletzte Kinder kooperieren. Diese Kliniken nehmen ebenfalls brandverletzte Kinder zur Behandlung auf. Den regionalen Rettungsdiensten sind diese Kliniken bekannt.

Bei allen strumpfförmigen Verbrühungen an den Füßen und handschuhförmigen Verbrühungen an den Händen (Eintauchen in heißes Wasser) oder scharf abgegrenzten Verbrennungen (z. B. punktförmig bei Verbrennung durch Zigarette) muss eine Kindsmisshandlung in Betracht gezogen werden!

9.6.2 Diagnostik

Die Einschätzung der Fläche der verletzten Haut erfolgt zuverlässig bei Adoleszenten gemäß der „Neuner-Regel" nach Wallace, bei Säuglingen und Kleinkindern nach der 1-Prozent-Regel (Handfläche inkl. Finger = 1 % KOF) (➤ Abb. 9.36). Alternativ kann ➤ Tab. 9.11 nach Lund und Bowder angewendet werden.

Eine weitere zuverlässige und sehr praktikable Möglichkeit zur Bestimmung der relativen Größe der verletzten Haut ist die Anwendung spezieller Apps, die sowohl für Android als auch IOS zur Verfügung stehen (E-burn, BurnMed, BurnCase).

9.6.3 Therapie

Erstmaßnahmen

Kleinere Verbrennungen/Verbrühungen sollten innerhalb der ersten 30 Minuten mit lauwarmem Wasser (nicht kälter

9

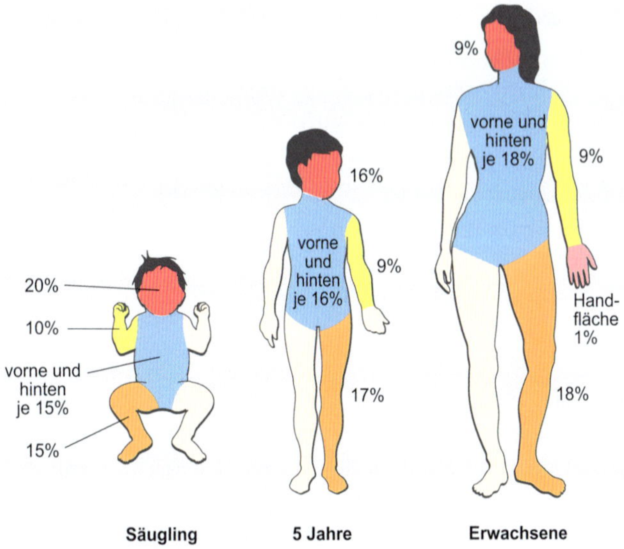

Abb. 9.36 Abschätzung der verletzten Hautoberfläche nach der „Neuner-Regel" (Prozent verbrannte Hautoberfläche) [G879]

Tab. 9.11 Abschätzung der verletzten Hautoberfläche nach Lund und Bowder

Verbrennung	1 Jahr	1–4 Jahre	5–9 Jahre	10–14 Jahre	15 Jahre	Erwachsene	Grad IIa	Grad IIb	Grad III
Kopf	19	17	13	11	9	7			
Hals	2	2	2	2	2	2			
Rumpf (vorne)	13	13	13	13	13	13			
Rumpf (hinten)	13	13	13	13	13	13			
Gesäßhälfte rechts	2,5	2,5	2,5	2,5	2,5	2,5			
Gesäßhälfte links	2,5	2,5	2,5	2,5	2,5	2,5			
Genitalien	1	1	1	1	1	1			
Oberarm rechts	4	4	4	4	4	4			
Oberarm links	4	4	4	4	4	4			
Unterarm rechts	3	3	3	3	3	3			
Unterarm links	3	3	3	3	3	3			
Hand rechts	2,5	2,5	2,5	2,5	2,5	2,5			
Hand links	2,5	2,5	2,5	2,5	2,5	2,5			
Oberschenkel rechts	5,5	6,5	8	8,5	9	9,5			
Oberschenkel links	5,5	6,5	8	8,5	9	9,5			
Unterschenkel rechts	5	5	5,5	6	6,5	7			
Unterschenkel links	5	5	5,5	6	6,5	7			
Fuß rechts	3,5	3,5	3,5	3,5	3,5	3,5			
Fuß links	3,5	3,5	3,5	3,5	3,5	3,5			
Summe:									
Gesamtverbrennung									

als 15 °C) vor Ort für 10–20 Minuten gekühlt werden. Eine Unterkühlung des Patienten ist dabei unbedingt zu vermeiden. Bei großflächigen Verletzungen über 15 % KOF, bei Kleinkindern, Säuglingen, Neugeborenen, bei intubierten und beatmeten Patienten ist auf die Kühlbehandlung zu verzichten, da eine Hypothermie signifikant mit einer erhöhten Letalität einhergeht. Die Wundareale sind steril bzw. sauber abzudecken.

Tab. 9.12 Dosierungsempfehlungen zur Analgosedierung bei thermischen Verletzungen

Ketamin	2–4 mg/kg KG i. v./intraossär
Ketamin	10 mg/kg KG rektal
Ketamin S	1,5–3 mg/kg KG i. v./intraossär
Fentanyl	0,001–0,01 mg/kg KG i. v.
Piritramid	0,05–0,1 mg/kg KG i. v.
Midazolam	0,05–0,1(–0,2) mg/kg KG i. v.

Analgosedierung

Oberste Priorität hat die Schmerzbehandlung. Durch Ketamin/Ketamin S sowie Opiate (z. B. Fentanyl in Kombination mit Midazolam) lässt sich im Notfall rasch Schmerzfreiheit erzielen. Wenn am Unfallort kein intravenöser Zugang gelegt werden kann, kann Ketamin/Ketamin S sowohl intraossär, intranasal als auch rektal verabreicht werden (➤ Tab. 9.12). Peripher wirkende Analgetika alleine zeigen keine ausreichende Analgesie und sollten nur in Kombination mit Opiaten verabreicht werden. Alle Manipulationen am Patienten finden grundsätzlich in **Analgosedierung** statt.

Für die Infusionstherapie existiert eine Fülle von speziellen Formeln (abhängig von Quantität und Qualität der benutzten Infusionslösungen: Parkland-Formel, Holliday-Segar), entscheidend ist jedoch eine adäquate Urinproduktion (Säuglinge und Kleinkinder 1,0–2,0 ml/kg/h, Schulkinder 0,5–1,0 ml/kg/h).

An die **Verbandstechnik** werden grundsätzlich folgende Anforderungen gestellt:

- Es wird eine feuchte Wundbehandlung durchgeführt.
- Ab Grad IIa sollte ein lokaler Infektionsschutz erfolgen.
- Der Verband soll eine schnelle Reepithelisierung ermöglichen.
- Der Verband soll nicht kleben und der Verbandswechsel schmerzlos sein.
- Verwendung von modernen Wundauflagen wie z. B.:
  - Adaptic® (feuchte Wundauflage aus Viskosefaser mit Öl-in-Wasser-Emulsion)
  - Urgotül® (sterile, nichthaftende, nichtokklusive Lipidokolloid-Wundauflage)
  - Mepitel® (elastisches, silikonbeschichtetes Polyamidnetz)
  - Grassolind® (Baumwollgewebe, imprägniert mit einer neutralen Salbenmasse)

Grad I

Hier genügt ein Salbenverband mit z. B. Bepanthen® und einer nichthaftenden Wundauflage. Prinzipiell kann bei erstgradigen thermischen Verletzungen auch eine offene Wundbehandlung erfolgen. Bei kleinflächigen Verletzungen hat sich ein geschlossener Hydrokolloid-Klebeverband bewährt. Manipulationen an der verletzten Haut sind nicht notwendig und kontraindiziert. Eine Infektionsgefahr besteht nicht. Die übliche lokale Applikation antiseptischer Substanzen ist nicht erforderlich. Die verletzte Haut heilt innerhalb weniger Tage narbenfrei und ohne Pigmentstörungen ab. Die Prognose ist sehr gut.

Grad IIa

Auch hier führt die konservative, nichtoperative Therapie zum Erfolg. Die Erstbehandlung beinhaltet das Abtragen der Hautblasen, die Applikation antiseptischer Lokaltherapeutika wie z. B. Polyhexanid-Gel oder Silbersulfadiazin in Kombination mit den oben genannten nichthaftenden Wundauflagen. Diese werden mit sterilen Kompressen bedeckt. Das Polyhexanid-Gel hat aufgrund seiner Klarheit und Farblosigkeit den Vorteil einer wesentlich besseren Beurteilbarkeit des Wundgrundes und somit einer besseren Einschätzung der Verbrennungstiefe. Das Silbersulfadiazin hat den Nachteil, dass es einen trüben Film auf der Wunde bildet, der eine primäre Beurteilung der Wunde unmöglich macht. Weiterhin kann eine Mazeration im Wundrandbereich mit folgender Keimbesiedelung ermöglicht werden.

Hervorragend bewährt hat sich nach vorsichtigem Wunddébridement das Aufbringen eines synthetischen oder biologischen epidermalen Hautersatzmaterials (z. B. Polylactidmembran [Suprathel®] oder die selbsttrocknende Hydromembran epicite®). Bei richtiger Indikation und richtiger Einschätzung der Verbrennungstiefe heilt die Verletzung unter dieser Membran schmerzfrei ohne weitere Verbandswechsel ab. Zuletzt löst sich der Verband nach kompletter Reepithelialisierung komplett wieder ab. Speziell beim Suprathel ist eine grünliche Verfärbung des Schutzverbands und ein leichter Geruch nach vergorener Milch kein Hinweis auf eine Infektion, sondern normal.

Zeigt sich innerhalb von 7–14 Tagen die Reepithelialisierung, wird dann auf eine offene Wundbehandlung mit z. B. Bepanthen®-Salbe übergegangen.

Narbenbildungen und Pigmentstörungen sind nach Grad-IIa-Verletzungen möglich. Sie sind von individuellen Faktoren wie Hauttyp, Lokalisation und Unfallmechanismus abhängig, aber in den meisten Fällen diskret und selten therapiebedürftig.

Grad IIb

Diese Verletzungstiefe zeigt sich gelegentlich erst nach 3–5 Tagen. Die Epidermis ist bis auf die Haarfollikel zerstört, der Wundgrund ist netzartig und weißlich bis gelblich; dies entspricht denaturierten Strukturproteinen der Dermis. Eine chirurgische Intervention ist notwendig. Zunächst müssen mittels tangentialer Nekrosektomie sämtliche zerstörten Hautschichten entfernt werden. Dazu kann je nach Beschaffenheit der Hautnekrosen ein Schwamm, ein breitbasiges Skalpell, ein Handdermatom, ein maschinell betriebenes Dermatom oder eine hochtourige Dermabrasio verwendet werden. Treten bei der tangentialen Nekrosektomie punkförmige, kapilläre Blutungen auf, ist die richtige Tiefe erreicht. Kleinflächige IIb-Verletzungen, oft in Kombination mit IIa-Verletzungen, können wie letztere konservativ behandelt werden.

Eine temporäre Wundabdeckung mit synthetischem oder biologischem, epidermalem Hautersatzmaterial analog zu den Grad-IIa-Verletzungen ist bis zur Abheilung möglich. Anders sieht es bei großflächigen IIb-Verletzungen aus. Die Spontanheilung unter konservativer Therapie ist hier sehr zögerlich und dauert 4–10 Wochen oder auch länger. Die sich spontan bildende Neoepidermis ist von minderer Qualität, sehr dünn und mechanisch wenig belastbar. Die Narbenbildung ist ausgeprägt, aber instabil. Hier ist eine konservative Therapie mit langfristig gravierenden Nachteilen behaftet, sodass die Hauttransplantation die bessere Alternative darstellt.

Ist der Wundgrund nach Nekrosektomie gut durchblutet, sauber und infektfrei, kann die Hauttransplantation im Sinne eines einzeitigen Verfahrens erfolgen. Zeigen sich jedoch schlechte Transplantationsbedingungen wie z. B. schlechte Durchblutung des Empfängerareals (subkutanes Fettgewebe) oder Hinweise auf eine Infektion, ist eine 5–7 Tage dauernde Wundgrundkonditionierung notwendig. Ihr Ziel ist die Schaffung eines optimal durchbluteten, infektfreien Wundgrundes, da das Spalthauttransplantat nach der Transplantation initial nur über Diffusion vital bleibt, bevor sekundär Kapillaren einwachsen. Erreicht wird die Wundgrundkonditionierung durch das Einnähen eines temporären Hautersatzes für 5–7 Tage (z. B. Epigard® oder Tegapore®).

Grundsätzliche Vorbemerkungen zur Hauttransplantation

Das Kind sollte in stabilem Allgemeinzustand sein; eine floride Verbrennungskrankheit oder eine Sepsis verbieten die Transplantation. In den meisten Fällen wird Spalthaut mit einer Dicke von 0,2 mm verwendet. Die Indikation für Vollhauttransplantate ist selten, z. B. Gesicht, Hand oder Fuß. Die Entnahmestelle sollte primär nicht sichtbar sein, da diese Areale deutliche sekundäre Narben und Pigmentstörungen zeigen. Ideal im Kindesalter ist als Entnahmestelle der behaarte Kopf (➤ Abb. 9.37). Die Narbe der Entnahmestelle ist später aufgrund des Haarwachstums nicht mehr sichtbar. Der Schädel bildet bei der Entnahme ein kräftiges Widerlager,

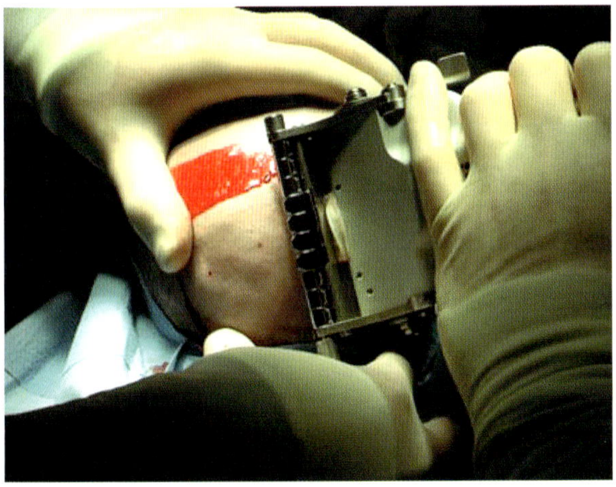

Abb. 9.37 Hauttransplantation: Hautentnahme (Spalthaut) vom Kopf [G879]

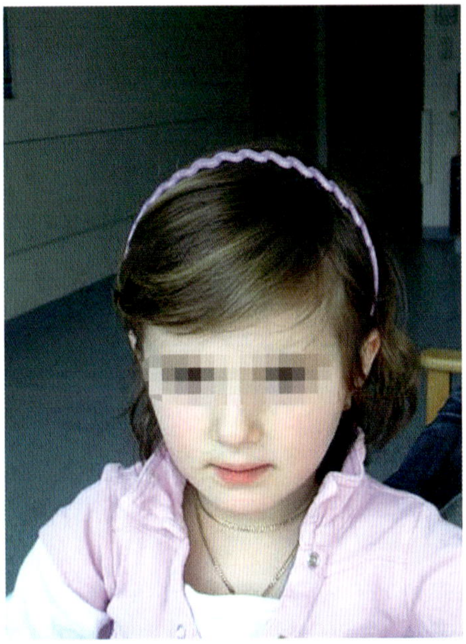

Abb. 9.38 Dasselbe Kind wie in ➤ Abb. 9.37: nachgewachsene Haare [G879]

sodass die Arbeit mit dem Dermatom deutlich erleichtert wird. Bei Knaben sollte der möglichen späteren Glatzenbildung Rechnung getragen werden, indem primär die Region des „Haarkranzes" verwendet wird, falls diese Areale ausreichend sind (➤ Abb. 9.38).

Diese Methode trifft bei den Eltern zunächst oft auf einen erheblichen psychologischen Widerstand. Aber nach einer Bedenkzeit und Aufklärung von Patient und Eltern auch mittels Fotodokumentation anderer Patienten wird die Methode meist akzeptiert.

Bei geringem Flächenbedarf reicht es aus, die Spalthaut zur Drainage von Wundsekret und Blut zu sticheln; bei größerem Flächenbedarf muss gemesht werden. Je größer das Mesh-Verhältnis wird, umso unschöner wird das kosmetische Ergebnis aufgrund der Porengröße des geschaffenen Netzes. In den meisten Fällen reicht ein Mesh-Verhältnis von 1 : 1,5 aus. Nur bei Patienten, bei denen die verletzte Körperoberfläche deutlich größer ist als das zur Verfügung stehende gesunde Spenderareal, muss bis zu einem Verhältnis von 1 : 3 gemesht werden. Die Fixation der Haut erfolgt durch körpereigenes Fibrin, resorbierbare Nähte (keine Klammern), Steri-Strips und sterile Verbände.

An besonderen Lokalisationen werden spezifisch folgende Vorgehensweisen empfohlen:

- Gesicht: gestichelte Spalthaut oder Vollhaut, Rekonstruktion in ästhetischen Einheiten (das Gesicht wird hierzu in Einheiten wie Periorbital-, Nasen-, Wangen- und Perilabialregion unterteilt, die jeweils getrennt behandelt werden).
- Hände und Füße: gestichelte Spalt- oder Vollhaut wegen der besseren Belastbarkeit (➤ Abb. 9.39), Transplantate möglichst gelenkübergreifend, Schienenbehandlung.
- Anogenitalbereich: gestichelte Spalthaut.

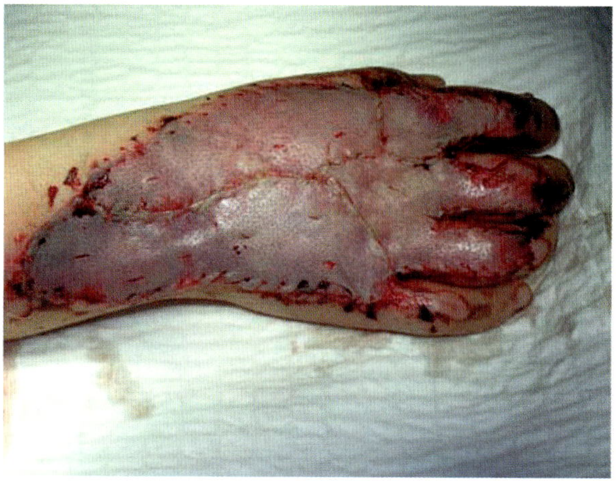

Abb. 9.39 Frische Spalthautdeckung der Hand [G879]

Der erste Verbandswechsel kann nach 5–6 Tagen durchgeführt werden; nach dieser Zeit ist das Transplantat bei Infektfreiheit angewachsen.

Grad III

Thermische Grad-III-Verletzungen heilen nicht spontan, da die gesamte Epidermis und Dermis mit Hautanhangsgebilden zerstört ist. Sämtliches nekrotische Gewebe muss mittels tangentialer Nekrosektomie entfernt werden. Im Kindesalter ist eine epifasziale Nekrektomie nicht notwendig; vitales subkutanes Fettgewebe sollte dringend erhalten werden. Als Basis für die notwendige Spalthauttransplantation, gestichelt oder gemesht, hat sich zunehmend der Ersatz der Dermis durch synthetische Kollagenprodukte wie Integra® oder Matriderm® gezeigt. Integra® ist eine Rinderkollagen-Matrix auf einer Silikonfolie, die vor der eigentlichen Hauttransplantation aufgetragen wird. Nach ca. 2–3 Wochen ist das Kollagen als Dermisersatz eingewachsen, die Silikonfolie kann abgezogen und die eigentliche Spalthauttransplantation durchgeführt werden. Das Verfahren ist allerdings material- und zeitaufwändig. Matriderm® ist eine dreidimensionale Matrix aus Kollagen und Elastin und kann als Dermisersatz einzeitig zusammen mit der Spalthaut transplantiert werden. Das weitere Therapieschema entspricht weitgehend dem der IIb-Verletzungen. Nach der Spalthauttransplantation und der Konsolidierung folgt die komplette Nachsorge. Der zeitliche Aufwand ist jedoch hier deutlich erhöht.

Bei flächenmäßig ausgeprägten Verletzungen besteht die Möglichkeit von Mischtransplantaten in Form von weitgemeshter Spalthaut, kombiniert mit Keratinozyten- und/oder Fibroblastenkulturen. Hierzu werden von dem Patienten autologe Keratinozyten- oder Fibroblastenkulturen angelegt. Diese werden dann in die Zwischenräume der notwendigerweise weit (Verhältnis 1 : 3 bis 1 : 6) gemeshten Spalthaut aufgetragen. Vorteile sind hier eine beschleunigte Reepithelialisierung und ein verbessertes kosmetisches Endergebnis. Alternativ kann die Technik nach Meek angewendet werden. Bei dieser Technik wird die gewonnene Spalthaut in kleine, ca. 4 × 4 mm große Quadrate aufgeteilt und auf eine Polylactitmembran aufgebracht. Diese Matrix wird dann transplantiert; dabei kann ein Verhältnis von bis zu 1 : 9 erreicht werden.

Grad IV

Die Behandlung ist mit der der Grad-III-Verletzung weitgehend identisch. Als Frühkomplikation zeigt sich hier gelegentlich an Hals, Extremitäten oder Thorax ein Kompressionssyndrom mit der Folge der sofort notwendigen Escharotomie. Bei Verbrühungen oder Verbrennungen dritten Grades an den Extremitäten oder am Hals bzw. Rumpf, die mindestens ⅔ der Zirkumferenz betreffen oder zirkulär sind, ist die Indikation zur Escharotomie zu überprüfen. Die verbrannte Haut wird mittels definierter Schnittführung durchtrennt (➤ Abb. 9.40). Das Durchtrennen des gesamten subkutanen Fettgewebes bis auf die Muskulatur ist nicht notwendig. Die Schnittführung erfolgt nach funktionellen Gesichtspunkten. Die Durchblutung ist anschließend regelmäßig zu kontrollieren. Bei Verdacht auf ein Kompartmentsyndrom ist zusätzlich eine Fasziotomie in üblicher Weise erforderlich.

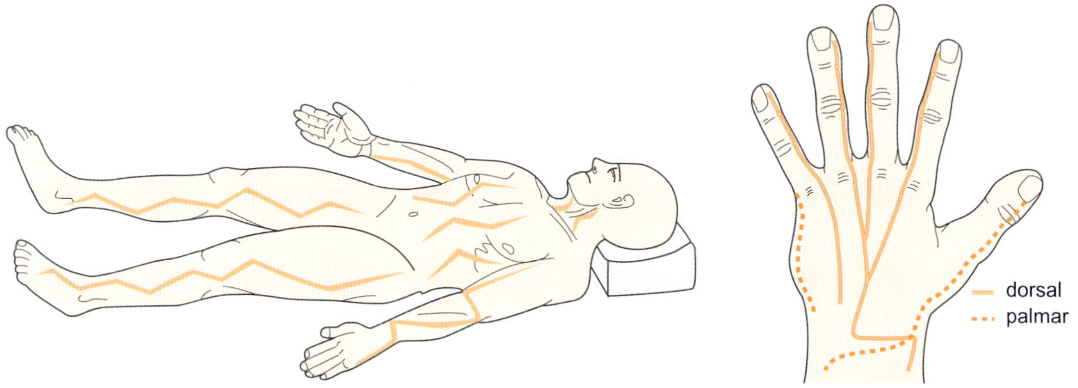

Abb. 9.40 Schnittführung bei der Escharatomie [G879]

9.6.4 Narbenprophylaxe und -therapie

In den ersten 2–3 Wochen nach der Transplantation ist das Empfängerareal mechanisch nur sehr gering belastbar; weiterhin epithelialisieren die Poren der gemeshten Spalthaut etwas verzögert. Nach kompletter Epithelialisierung beginnt die aktive Narbenprophylaxe. Diese besteht aus:

- Lokaltherapie der Haut
- Physiotherapie
- Narbenprophylaxe und -therapie
- Sekundär plastische Korrekturen

Lokaltherapie Die Haut muss durch tägliches Auftragen von fettenden Salben (z. B. Bepanthen®-Salbe, Linola®-Fettsalbe) geschmeidig gehalten werden. Direkte Sonnenbestrahlung führt zu weiterer Schädigung der Haut und muss bis zur Narbenausreifung in den ersten 2 Jahren vermieden werden.

Physiotherapie Drohen aufgrund der Verletzung und Therapie der Verbrennung/Verbrühung Gelenkkontrakturen, muss umgehend eine kindspezifische Physiotherapie begonnen werden. Hierbei müssen die Eltern in die Therapie integriert werden.

Narbenprophylaxe und -therapie Bei allen verzögert spontan abgeheilten Verletzungen (meist Grad IIb) sowie mittels Transplantation versorgten Wunden muss eine Narbenprophylaxe in Form der Kompressionstherapie durchgeführt werden. Diese nimmt eine genauso hohe Stellung ein wie die Akuttherapie und dauert ca. 2 Jahre. Ziel ist es, stigmatisierende Narben oder die Funktion beeinträchtigende Narbenzüge auf ein minimales Maß zu reduzieren. Dies muss Eltern und Patient eindrücklich erklärt werden.

Für die Kompressionsbehandlung müssen je nach verletztem Körperareal entsprechende Kompressionskleidungsstücke (z. B. Handschuh, Hemd, Hose, Strumpf) in spezialisierten Sanitätshäusern auf Maß angefertigt werden. Die Kompressionsbandagen sind außer zur Körperpflege kontinuierlich zu tragen. Aufgrund von Wachstum und Verschleiß müssen die Kompressionsbandagen mehrmals angepasst werden. Gelegentlich können zur Optimierung spezielle Silikonsheets eingenäht werden. Pelotten führen an problematischen Stellen zu lokalisiertem Druck. Kleinere Narbenareale können auch direkt durch die Applikation von Silikonfolien (Cica-care®) behandelt werden.

Schwerwiegende Verletzungen im Gesicht benötigen zur Narbenprophylaxe eine Kompressionsbehandlung mit einer maßgefertigten Maske, z. B. der durchsichtigen Uvex-Maske. Leider zeigt sich aber hier, dass das Gesicht nach schwerer Verletzung nur konstruiert, aber niemals rekonstruiert werden kann.

Das Tragen der Kompressionsbandagen erfolgt erfahrungsgemäß anfangs nur widerwillig, muss aber konsequent geschehen. Später ist das Tragen nicht mehr unangenehm und eine Selbstverständlichkeit. Insbesondere wird auch der quälende Juckreiz deutlich gemindert.

An Körperregionen, an denen eine Kompressionsbehandlung nicht möglich ist, wird die Auflage von Silikongelen (Dermatix®) oder Silikonauflagen (Mepiform®) empfohlen.

9.6.5 Nachsorge

Die weitere Rehabilitation besteht zum einen in regelmäßigen Kontrollen bei in der Verbrennungsbehandlung erfahrenen chirurgisch tätigen Kollegen. Hier gilt der Grundsatz, dass funktionell störende Komplikationen (Ulkus, Kontraktur) frühzeitig korrigiert werden sollen, während rein kosmetische Probleme frühestens nach Ausreifung der Narbenbildung, also ca. 2 Jahre nach dem Unfall, operativ behoben werden (➢ Abb. 9.41). Als chirurgische Techniken werden Narbenresektionen, auch in Kombination mit erneuter Transplantation, Z-Plastiken oder Verschiebeplastiken, verwendet.

Viele der thermischen Verletzungen im Kindesalter passieren in Anwesenheit eines Elternteils oder eines anderen Angehörigen (Topf vom Herd gezogen, Grillunfall). Dies im-

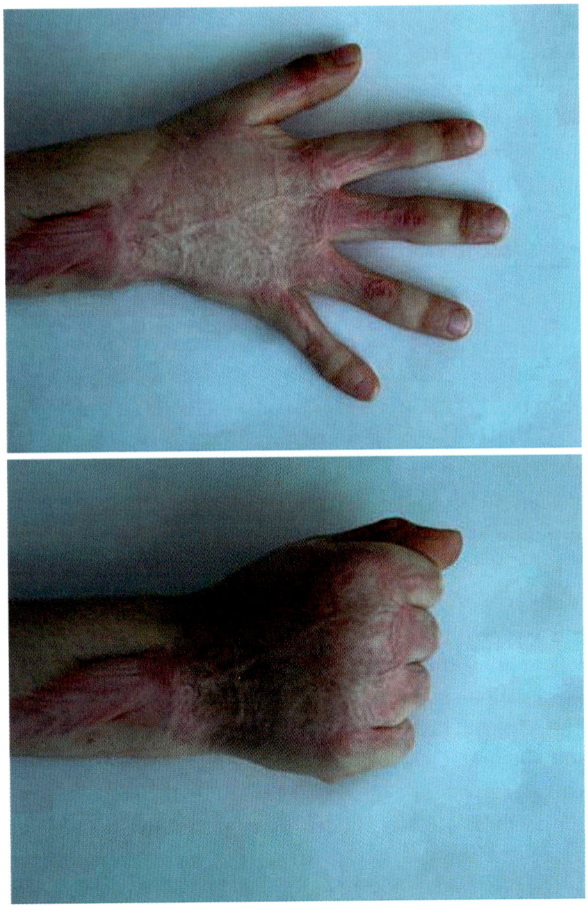

Abb. 9.41 Gute langfristige Funktion der Hand nach Transplantation und Kompressionsbehandlung [G879]

9

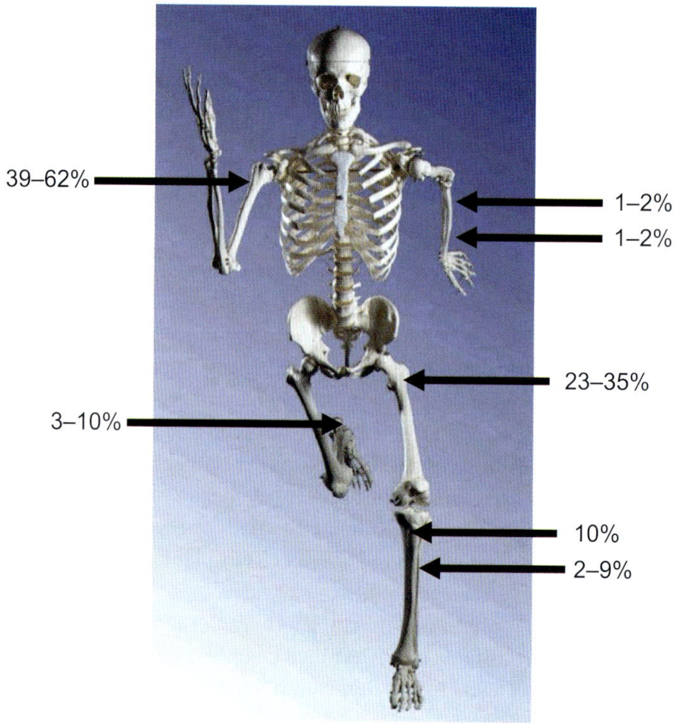

Abb. 9.42 Prozentuale Verteilung der juvenilen Knochenzysten [G879]

pliziert Selbstvorwürfe und Probleme in der psychischen Verarbeitung und bedarf einer akuten psychotraumatologischen Betreuung, die gelegentlich in der Nachsorge fortgesetzt werden muss. Andererseits ist eine aktive psychosoziale Rehabilitation mit Verarbeitung des Verletzungstraumas und der Schuldgefühle dringend notwendig. Selbsthilfegruppen wie die Elterninitiative brandverletzter Kinder „Paulinchen e.V." erleichtern in vielen Fällen das Schicksal.

9.7 Knochenzysten

9.7.1 Juvenile Knochenzysten

Die juvenile Knochenzyste **(juvenile bone cyst,** JBC, oder **unicameral bone cyst)** ist die häufigste tumorähnliche Läsion des Skeletts im Kindes- und Jugendalter und macht in großen Sammelstatistiken von Tumorzentren 13–19 % der gutartigen und tumorähnlichen Erkrankungen aus. Die JBC ist **per definitionem** benigne, kann aber bei entsprechender Lokalisation und Größe zu lokalen Problemen führen. Sie wird entsprechend der WHO-Klassifikation der Knochentumoren und tumorähnlichen Läsionen den solitären (einfachen bzw. einkammerigen) Knochenzysten zugeordnet. Der Altersgipfel für die Erstmanifestation der JBC liegt zwischen dem 9. und 13. Lebensjahr.

Die prozentuale Verteilung der JBC in den verschiedenen Lokalisationen schwankt etwas je nach Literaturangabe (➤ Abb. 9.42).

Die genaue Pathogenese der JBC ist unklar. Diskutiert werden lokale Wachstumsstörungen aufgrund eines Missverhältnisses zwischen Perfusion und venösem Abfluss sowie versprengtes synoviales sezernierendes Deckepithel als Ursache der Zystenbildung.

Klinik und Symptomatik

Der zunächst meist metaphysäre Prozess wandert mit dem Längenwachstum des Röhrenknochens diaphysenwärts. Hierbei zeigt die JBC stets eine exakt zentrale Lage mit zum Teil hochgradiger Ausdünnung der Kortikalis sowie einer Ballonierung des Knochens im Bereich der Zyste. Ausnahme ist hier die Manifestation im Calcaneus (➤ Abb. 9.43).

Die JBC manifestiert sich in den meisten Fällen aufgrund einer pathologischen oder Spontanfraktur (30–60 %). In den weiteren Fällen ergibt sich die Diagnose als radiologischer Zufallsbefund bei der Abklärung anderer Erkrankungen, gelegentlich wird die sog. „aktive" JBC aufgrund unspezifischer Schmerzen radiologisch diagnostiziert. Als Ursache dieser Schmerzen werden ein erhöhter Druck in der Zyste sowie Mikrofrakturen im Bereich der Zystenwand diskutiert.

Diagnostik

Die Diagnostik umfasst obligat ein konventionelles Röntgenbild in zwei Ebenen (➤ Abb. 9.44). Bei typischem Befund kann auf eine Schnittbilddiagnostik verzichtet werden. Bei

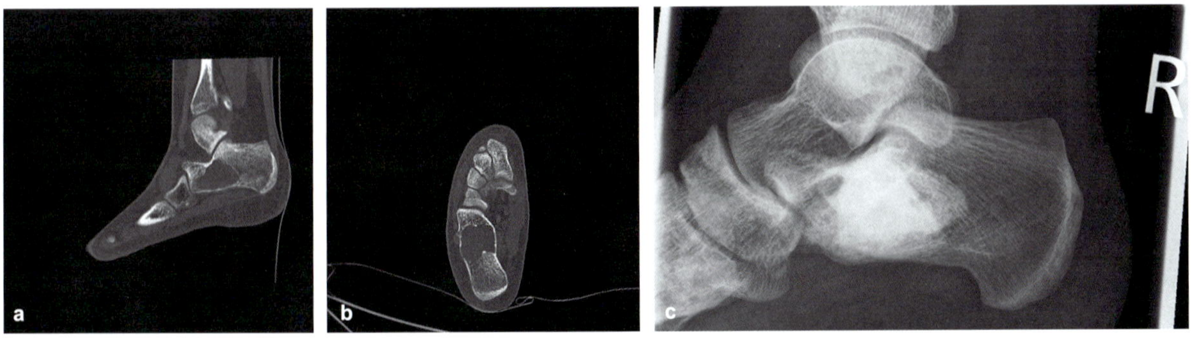

Abb. 9.43 Juvenile Knochenzyste des Calcaneus (a, b). Kürettage und Auffüllen mit Hydroxylapatit, langsames Einwachsen autologer Knochensubstanz (c) [P861]

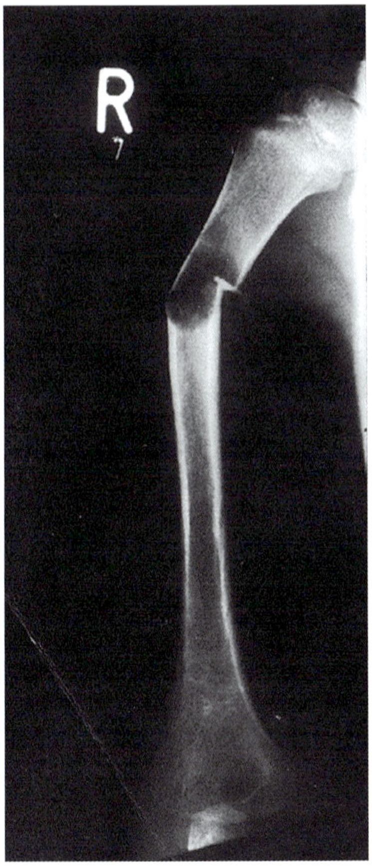

Abb. 9.44 Juvenile Knochenzyste des Humerus mit pathologischer Fraktur [G879]

atypischen Lokalisationen, auch im Bereich des Beckens, ist ein CT oder MRT sinnvoll. Die radiologische Einteilung der Knochenzysten erfolgt nach Enneking (➤ Tab. 9.13).

Eine Prognose über das Frakturrisiko bei zufälliger Entdeckung einer JBC ist schwierig. Weder der Durchmesser der Zyste noch die Dicke der Kortikalis oder die radiologische Beurteilung der Zystenaktivität sind signifikante Parameter zur Beurteilung des Frakturrisikos.

Die Frage der grundsätzlichen Biopsie ist nicht geklärt. Auf eine Biopsie kann nach Meinung spezialisierter Zen-

Tab. 9.13 Radiologische Einteilung der Knochenzysten (nach Enneking)

Stadium	Befund
I	Wenig aktiver/inaktiver Tumor, von einer Kapsel umgeben („latent")
II	Aktive benigne Läsion mit ausgeprägtem Wachstum („active")
III	Aggressive benigne Läsion mit ausgeprägtem Wachstum („aggressive")

tren verzichtet werden, wenn auf der Basis qualitativ guter Röntgenbilder die typischen radiologischen Zeichen der JBC (exakt zentrale Lage in der Metaphyse des Knochens, leicht sklerosierter Randsaum, monozystischer Hohlraum, leichte Auftreibung mit Ausdünnung der Kortikalis) vorhanden sind und in einer Dreierkonferenz Kinderradiologe, Kinderonkologe und Kinderchirurg keinen Zweifel haben. Asymmetrie, Periostreaktion, Mottenfraßnekrose oder Codman-Dreieck führen selbstverständlich ebenso zur Biopsie wie der Zweifel nur eines Konferenzteilnehmers. Konsequenterweise muss dann aber das Biopsieergebnis abgewartet werden, bevor die Stabilisierung erfolgt.

Differenzialdiagnostisch sind die aneurysmatische Knochenzyste, ein Knochenabszess, eine Langerhans-Zell-Histiozytose, das extrem seltene teleangiektatische Sarkom oder ein osteoklastischer maligner Tumor auszuschließen.

Therapie

Eine kausale Therapie der juvenilen Knochenzyste ist aufgrund der unbekannten Pathogenese nicht möglich. Somit orientiert sich die Therapie an folgenden Gesichtspunkten: zusätzliche Fraktur, Lokalisation (belasteter/unbelasteter Knochen) und radiologische Aktivitätseinteilung nach Enneking (➤ Tab. 9.13). Ziel der Therapie ist die Ausheilung der JBC und ggf. der Spontanfraktur. Therapieansätze sind

- Beeinflussung der Zystenflüssigkeit: Kortisoninstillation oder Ablassen der Flüssigkeit über Hohlschrauben nach Ekkernkamp

- Kürettage der Zyste
- Auffüllen der Zyste mit autologer Spongiosa, Fremdknochen oder Knochenersatzmaterial wie Kalziumsulfat (ChronOs®), Kalziumphosphat (Actifuse®) oder Hydroxylapatit (Ostim®), die teilweise auch nanokristallin resorbierbar sind
- Frakturstabilisierung (und interne Drainage): ESIN-Osteosynthese
- Aufwendige Resektionen

Weiterhin ist bekannt, dass die JBC nach einer Spontanfraktur in etwa 15 % der Fälle ausheilt. Zusammenfassend lässt sich aufgrund der vorhandenen Literatur sagen, dass bis auf wenige Ausnahmen eine Monotherapie mit einem der oben genannten Therapieansätze nicht empfohlen werden kann. Stattdessen sollte eine multimodale Therapie erfolgen, die sich nach den o. g. Gesichtspunkten richtet.

Es haben sich folgende Kombinationen bewährt:

- Kürettage + Knochenersatz
- Kürettage + Knochenersatz + ESIN-Osteosynthese

Hierbei gelten folgende Richtlinien:

- Die konservative Therapie kann bei frakturierten JBC der oberen Extremität aufgrund der geringen Belastung des Knochens angewendet werden.
- Die Kürettage ist bei der operativen Therapie die wichtigste Maßnahme.
- Die ESIN-Osteosynthese ermöglicht eine sofortige Übungsstabilität.
- Die Indikation zur ESIN ist an der unteren Extremität häufiger zu stellen als an der oberen Extremität.
- Bei Zysten ohne Fraktur wird die prophylaktische ESIN ausnahmsweise auch ohne lokale Kürettage angewandt, an der unteren Extremität häufiger als an der oberen Extremität.

Ziel der ESIN-Osteosynthese (➤ Kap. 10; ➤ Abb. 9.45) ist neben der sofortigen Frakturstabilisierung auch eine „innere Drainage" der kürettierten Zyste hin zum Markraum des betroffenen Röhrenknochens. Zusätzlich wird dieser Knochen weitgehend vor einer Re-Fraktur geschützt. Nach der Osteosynthese ist eine sofortige Mobilisation erlaubt und erwünscht, bei einer femoralen JBC ggf. zunächst unter Entlastung: Da die femorale JBC fast immer in der proximalen Metaphyse lokalisiert ist, droht bei sehr fragilem Knochen und frühzeitiger Belastung trotz intramedullärer Nagelung die sekundäre Dislokation respektive Verkürzung. Abhängig von der klinisch und radiologisch sichtbaren Fraktur- und Zystenheilung erfolgt eine stufenweise Belastung. Eine zusätzliche Ruhigstellung im Gips ist bei korrekter Technik nicht erforderlich.

Nach radiologisch dokumentierter Konsolidierung der Fraktur der oberen Extremität wird die sportliche Betätigung mit liegendem Implantat erlaubt.

Im weiteren Verlauf zeigt die JBC eine langsame endogene Sklerosierung und Dickenzunahme der betroffenen Kortikalis. Ergibt sich bei nicht ausgeheilter Zyste aufgrund des Längenwachstums ein „Herauswandern" der liegenden Nägel, wird die Indikation zum Nagelwechsel gestellt. Die endgültige Metallentfernung erfolgt erst nach kompletter Ausheilung der Zyste, durchaus nach 2–3 Jahren.

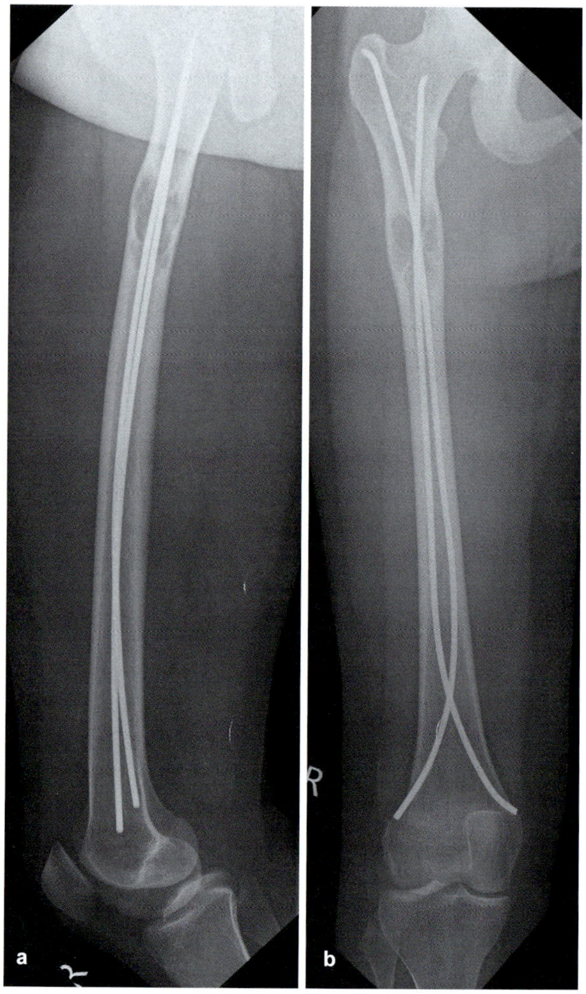

Abb. 9.45 Versorgung der Fraktur und der JBC mittels ESIN [P861]

Röntgenkontrollen: postoperativ, nach 4 Wochen (Kontrolle der Frakturheilung), dann halbjährlich (Kontrolle der Zystenkonsolidierung).

Zusammenfassend kann entsprechend der aktuellen Leitlinie folgender Therapiealgorithmus genannt werden (genaue Aufklärung vorausgesetzt):

- Aktive Zyste ohne Fraktur: multimodale Kürettage-Therapie, ggf. auch mit ESIN
- Nicht oder gering dislozierte Fraktur/inaktive Zyste: konservative Therapie möglich (eher obere als untere Extremität)
- Nicht oder gering dislozierte Fraktur/aktive Zyste: konservative Therapie nur als absolute Ausnahme, besser multimodale ESIN-Osteosynthese
- Dislozierte Fraktur: multimodale ESIN-Therapie
- Calcaneuszyste: multimodale Kürettage-Therapie

Komplikationen und Prognose

Perioperative Komplikationen umfassen alle spezifischen und unspezifischen Komplikationen der Osteosynthesetechnik

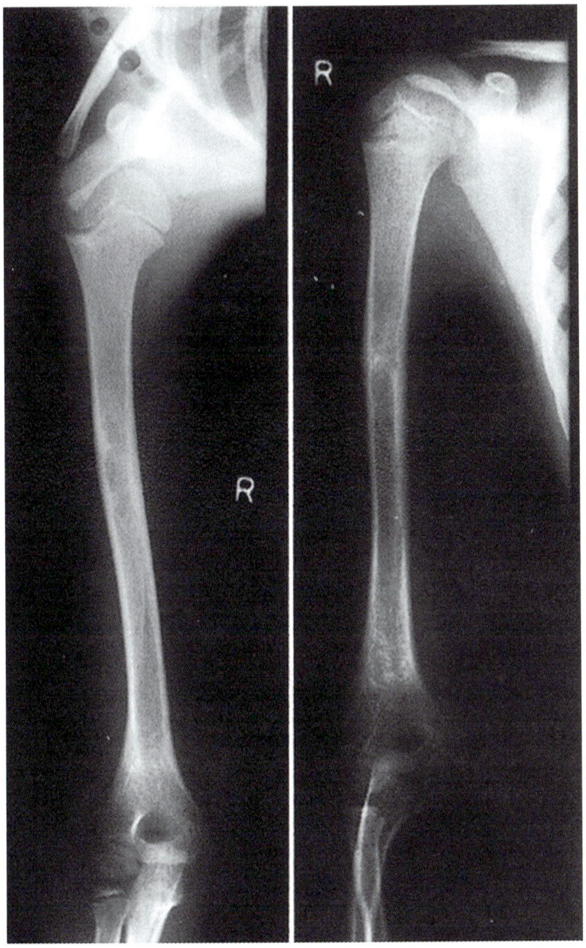

Abb. 9.46 Ausheilung der Fraktur und der JBC (der selbe Patient wie in ➤ Abb. 9.44) [G879]

(➤ Kap. 10). Im Langzeitverlauf kann es zu verzögerter oder ausbleibender Heilung der Zyste, Refraktur und Nageldislokation kommen. Die Prognose für die Ausheilung der JBC mittels einer multimodalen Therapie ist sehr gut: Es konnten Heilungsraten von 85 % innerhalb von 2 Jahren erreicht werden (➤ Abb. 9.46; ➤ Tab. 9.14).

9.7.2 Aneurysmatische Knochenzysten

Die aneurysmatische Knochenzyste **(aneurysmatic bone cyst,** ABC) wird ebenfalls den tumorähnlichen osteolytischen Läsionen zugerechnet, kommt aber wesentlich seltener vor als die JBC (ca. 6 % der primären Knochenläsionen). Der Altersgipfel liegt zwischen dem 10. und 20. Lebensjahr. Die ABC kann im gesamten Skelettbereich vorkommen; die häufigsten Manifestationen sind die Metaphysen der langen Röhrenknochen, hier vor allem die Knieregion, und die Bögen und Fortsätze der Wirbelkörper. Weiterhin ist die ABC im Bereich des Kiefers, der Rippen und der Finger beschrieben.

Tab. 9.14 Klassifikation der Heilung von juvenilen Knochenzysten nach Neer in der Modifikation von Capanna

I	Heilung: Die Zyste ist komplett mit Knochen aufgefüllt.
II	Heilung mit Residuen: Die Zyste ist fast vollständig mit Knochen aufgefüllt, kleinere osteolytische Herde.
III	Rezidiv: zunächst Konsolidation, anschließend Wiederauftreten einer wachsenden Zyste.
IV	Keine Änderung nach der Behandlung.

Die Ätiologie und Pathogenese der ABC sind ungeklärt. Die Forschung auf genetischer Basis vermutet über eine Überexpression gewisser Fusionsgene eine Osteoblastenmaturation, gefolgt von einer Osteolyse und Inflammation.

Symptomatik und Klinik

Die ABC ist ein schnell wachsender Prozess und verursacht Schmerzen und im Verlauf eine Schwellung und Vorwölbung. Pathologische Frakturen können vorkommen.

Diagnostik

In der konventionellen Röntgenaufnahme zeigt sich ein exzentrischer, meist osteolytischer, ballonartig aufgetriebener, gelegentlich septierter Prozess mit wenig Randsklerose. Die Kortikalis ist ausgedünnt, gelegentlich durchbrochen, selten mit Periostreaktion (➤ Abb. 9.47).

Differenzialdiagnostisch kommen JBC, Histiozytose, Chondromyxoidfibrom und Osteosarkom infrage.

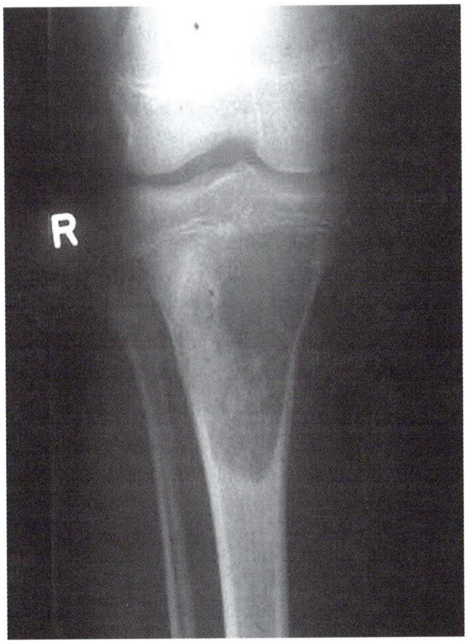

Abb. 9.47 Bioptisch gesicherte aneurysmatische Knochenzyste in der proximalen Tibiametaphyse. Nativ-Röntgen: großer osteolytischer Bezirk, dezentrales Wachstum, hauchdünne mediale Kortikalis, scharfe endostale Grenze. [G879]

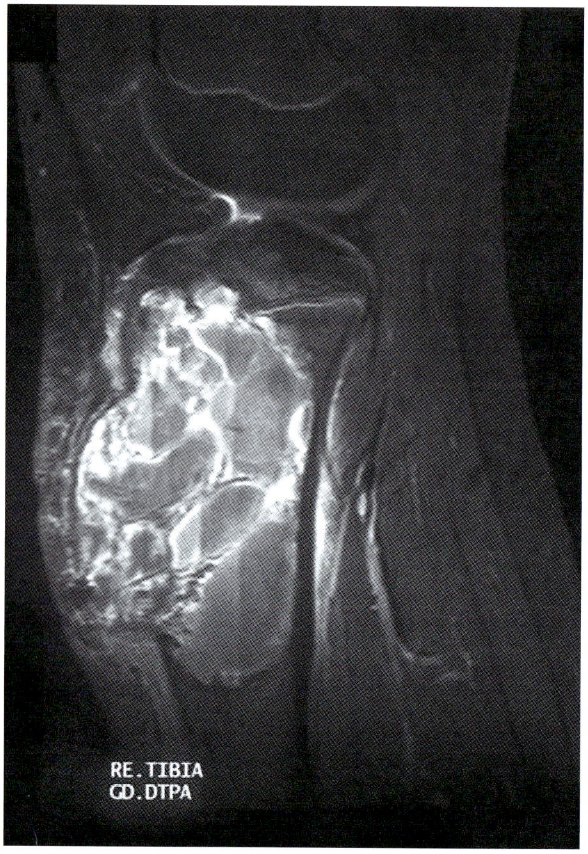

Abb. 9.48 Gleiche Patientin, MRT: multiple Septierung der aneurysmatischen Knochenzyste, dezentrales Wachstum mit ventralem Kortikalisdurchbruch und Durchbruch der Epiphysenfuge [G879]

Die Röntgenmorphologie ist jedoch nie so typisch und charakteristisch wie bei der JBC, sodass die weitere Diagnostik ggf. mit MRT (➤ Abb. 9.48) und offener Biopsie unter onkologischen Prinzipien zu empfehlen ist.

Therapie

Die ABC stellt einen wachsenden, lokal destruierenden Prozess dar, eine kausale Therapie ist nicht möglich. Nach bioptischer Sicherung besteht die OP-Indikation. Die Therapie der aneurysmatischen Knochenzyste ist im Gegensatz zur JBC nicht nur stabilisierend, sondern auch lokal resezierend, je nach Lokalisation und Alter des Patienten als En-bloc-Resektion oder als Kürettage mit nachfolgender Auffüllung und Rekonstruktion resp. Stabilisierung. Voraussetzung für die Rezidivfreiheit und somit wichtiger Therapiebaustein ist die komplette Kürettage der AKZ. Als Kombinationstherapie sind allerdings weitere Maßnahmen sinnvoll. Die Kürettage mit Defektauffüllung und Stabilisierung (z. B. ESIN) kann einzeitig erfolgen. Als Füllmaterial kann je nach Verfügbarkeit autologe Spongiosa, demineralisierte Knochenmatrix oder Knochenersatzmaterialien wie Kalziumsulfat (ChronOs®), Kalziumphosphat (Actifuse®) oder Hydroxylapatit (Ostim®) verwendet werden (➤ Abb. 9.49, ➤ Abb. 9.50). Die En-bloc-Resektion im Gesunden hat eine hohe Rezidivfreiheit, beinhaltet jedoch ggf. aufwendige Stabilisierung mit Knochentransplantat oder die Kallusdistraktion.

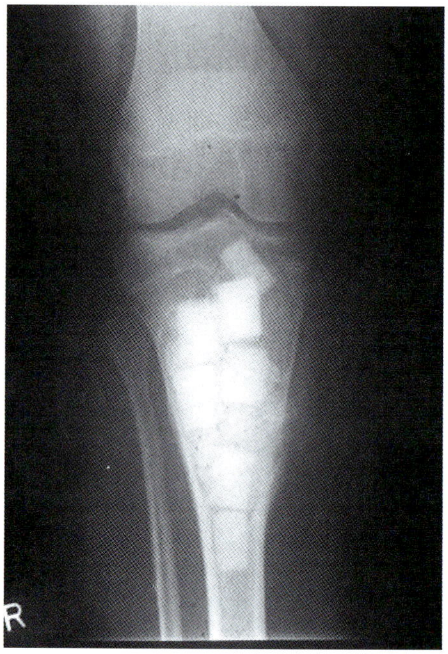

Abb. 9.49 Therapie: komplette Kürettage der Zyste, Auffüllen des Defekts mit Hydroxylapatit, langsames Einwachsen des Hydroxylapatits in die Neospongiosa [G879]

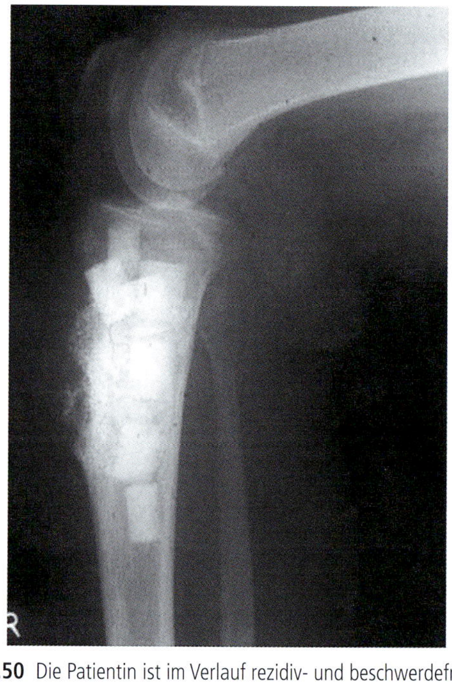

Abb. 9.50 Die Patientin ist im Verlauf rezidiv- und beschwerdefrei, das Bein ist voll belastbar. [G879]

9

Komplikationen und Prognose

Komplikationen Die spezifische Hauptkomplikation ist das lokale Rezidiv, in der Literatur mit Werten von 10–59 % angegeben. Das Rezidiv tritt nach Literaturangaben als Frührezidiv innerhalb von 8–10 Wochen auf. Weitere Komplikationen sind pathologische Frakturen sowie Wachstumsstörungen aufgrund eines Einbruchs der ABC in die Epiphysenfuge.

Prognose Bei frühzeitiger Diagnose, anatomisch unkomplizierter Lage der ABC und radikal chirurgischem Vorgehen ist die Prognose das Rezidiv betreffend gut. Je größer die Zyste ist und je aggressiver umgebende anatomische Strukturen destruiert wurden (z. B. die Epiphysenfuge), je komplizierter das therapeutische Vorgehen ist (z. B. En-bloc-Resektion mit Längenkonstruktion), umso schlechter ist die Prognose das Rezidiv oder das Fehlwachstum betreffend.

9.8 Osteomyelitis

Die akute hämatogene Osteomyelitis entsteht durch Einschwemmung von Bakterien überwiegend in die Metaphysen langer Röhrenknochen bei fakultativ ständig vorhandener Bakteriämie. Die hier typische verminderte Flussgeschwindigkeit führt bei Fehlen von retikuloendothelialen Zellen in den funktionellen Endarterien der Arteriolen und durch Stase in den venösen Plexus zur Prädilektion. Der intraartikuläre Metaphysenanteil und transepiphysäre Kapillaren begünstigen im Säuglingsalter die septische Begleitarthritis. Die dünne metaphysäre Kortikalis und das kräftige Periost sind Voraussetzung für die subperiostalen Abszesse. Ein geschlossenes Trauma mit Gefäßirritation oder ein Hämatom können ebenso als auslösend diskutiert werden wie ein passagerer oder dauernder Immundefekt. Die akute Osteomyelitis nach offener Fraktur ist dagegen selten.

Betroffen sind der Femur zu 84 %, die Tibia zu 25 % und der Humerus zu 12 % bei grundsätzlich möglichem multifokalem Befall (etwa 10 %). Andere Skelettabschnitte sind nur selten Manifestationsort einer hämatogenen Osteomyelitis.

9.8.1 Symptomatik und Klinik

Die Anamnese ist kurz, meist nur Stunden oder wenige Tage, definitionsgemäß unter 2 Wochen. Oft wird aus „Kausalitätsgründen" ein Trauma als Ursache der Beschwerden herangezogen, ist dann oft verwirrend und kann die Diagnose hinauszögern.

Das Klein- und Schulkind zeigt die typischen Entzündungszeichen mit lokaler Schwellung, Spontan- und Druckschmerz, Rötung, Überwärmung und Fieber sowie Schonung der Extremität. Bei in diesem Alter seltenerer Gelenkbeteiligung imponiert ein hochgradiger Bewegungsschmerz.

Beim Säugling fehlt oft das Fieber; der Lokalbefund kann dezent sein. Federführend sind der reduzierte Allgemeinzustand und die eingeschränkte Bewegung der betroffenen Extremität (Pseudoparalyse).

9.8.2 Diagnostik

Die Diagnose und nachfolgend die Therapie müssen rasch erfolgen, da die akute Osteomyelitis komplikationsträchtig ist und bleibende Schäden nach sich ziehen kann! Die Diagnostik beruht obligat auf Blutuntersuchung, Bakteriologie und Bildgebung.

Die Blutuntersuchungen umfassen Blutbild und Differenzialblutbild; die Akutphasenproteine wie CrP und die BKS gelten immer noch als guter Verlaufsparameter.

Die Blutuntersuchungen müssen im Verlauf regelmäßig wiederholt werden, um in Kombination mit der Klinik den Erfolg der Therapie beurteilen zu können. Die bakteriologische Keimidentifikation ist aus Abszess- oder Gelenkpunktat, aus lokal infiltrierter und wieder aspirierter physiologischer NaCl-Spüllösung oder aus der Blutkultur möglich und sollte unbedingt angestrebt werden (Anzüchtung oder erregerspezifische PCR). Das typische Erregerspektrum ist altersabhängig (➤ Tab. 9.15).

Bei der Osteomyelitis im MKG-Bereich ist mit Anaerobiern zu rechnen, bei der Osteomyelitis des Beckens und der Wirbelsäule muss gezielt nach gramnegativen Erregern und *Mycobacterium tuberculosis* gesucht werden.

Im Rahmen der primären Bildgebung dient das Nativ-Röntgen der Beurteilung der Ausgangssituation und der Abgrenzung zu Differenzialdiagnosen wie Fraktur, eosinophilem Granulom, Osteoidosteom oder Knochentumor (Osteosarkom, Ewing-Sarkom), ist bei der akuten Osteomyelitis aber meist unauffällig. Erst die Röntgenkontrolle ca. 10–14 Tage später lässt Periostreaktionen, ggf. Osteolysen, pathologische Frakturen und selten sekundäre Deformitäten erkennen. Zeigen

Tab. 9.15 Typisches Erregerspektrum der akuten Osteomyelitis

Neugeborenes	• *Staphylococcus aureus* • Streptokokken der Gruppe B, E • *E. coli* • Salmonellen • *Haemophilus influenzae* • *Pseudomonas* spp.
Kleinkinder < 5 Jahre	• *Staphylococcus aureus* • Streptokokken der Gruppe A • Pneumokokken • *Haemophilus influenzae*
Schulkinder > 5 Jahre	• *Staphylococcus aureus* • Streptokokken der Gruppe A
Adoleszente	Pseudomonaden, Kingella kingae

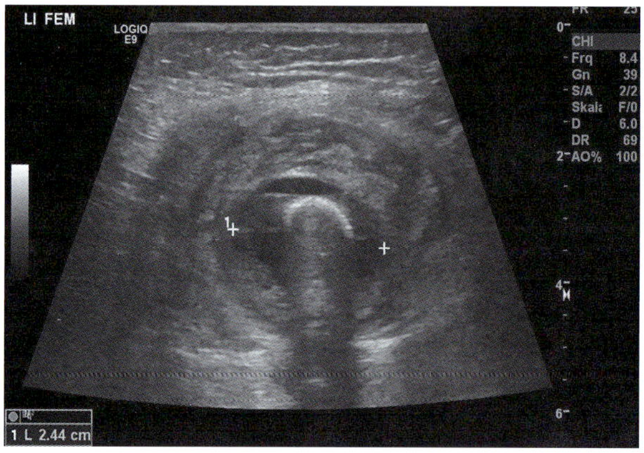

Abb. 9.51 Sonografie des Oberschenkels: zirkulärer subperiostaler Abszess, Weichteilreaktion im M. quadriceps [P861]

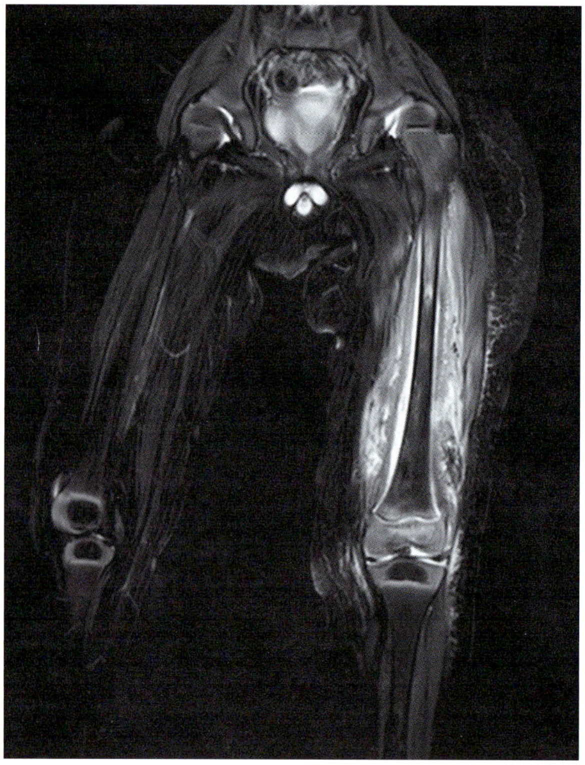

Abb. 9.52 MRT Oberschenkel: Osteomyelitis des Femurs mit massiver Begleitmyositis [P861]

sich keine Osteolysen oder andere Komplikationen, sind keine weiteren Röntgenkontrollen notwendig. Die Sonografie dient der gezielten Suche nach einem subperiostalen Abszess (➤ Abb. 9.51), dem angrenzenden Weichteilödem und einem Erguss im benachbarten Gelenk und hilft bei der Lokalisierung einer guten Punktionsstelle.

Der diagnostische Goldstandard ist heute die MRT. Sie zeigt den intra- wie extraossären Entzündungsprozess und ggf. die Gelenkbeteiligung (Erguss) (➤ Abb. 9.52). Bei Verdacht auf stammnahe Osteomyelitis (Becken, Wirbelsäule) ist das MRT obligat.

Kontrovers diskutiert wird der Einsatz der Skelettszintigrafie. Da besonders im Säuglingsalter die akute hämatogene Osteomyelitis in bis zu 10 % der Fälle multifokal auftreten kann und die Klinik eher dezent ist, sollte die 3-Phasen-Skelettszintigrafie erfolgen, um für die späteren klinischen Kontrollen alle befallenen Segmente zu kennen.

Die Computertomografie wird nur sekundär bei sehr speziellen Fragestellungen wie dem Nachweis von Knochensequestern oder im Rahmen der OP-Planung zur Deformitätskorrektur eingesetzt.

Differenzialdiagnostisch sind bei gering ausgeprägter oder schon sehr lange anhaltender Klinik die subakute oder die chronisch-rezidivierende Osteomyelitis zu bedenken. Bei wiederkehrender und multifokaler Klinik juveniler Mädchen ist an eine nichtbakterielle Osteomyelitis (chronisch-rekurrierende multifokale Osteomyelitis; CRMO) zu denken.

Echte Differenzialdiagnosen sind das eosinophile Granulom, das Osteoidosteom und der Knochentumor (Osteosarkom, Ewing-Sarkom, Metastase, Chondroblastom).

9.8.3 Therapie

Die Basistherapie besteht aus einer konsequenten, bis zu 3 Wochen andauernden, möglichst erregergerechten, hochdosiert und intravenös verabreichten Antibiotikatherapie. Diese sollte sofort nach der Erregergewinnung eingeleitet werden. In vielen Fällen genügt zur i. v. Applikation ein peripherer Zugang, gelegentlich ist aber auch ein zentraler Venenkatheter notwendig.

Die Deutsche Gesellschaft für Pädiatrische Infektiologie empfiehlt altersabhängig folgendes empirisches Antibiotikaregime: ➤ Tab. 9.16. Kann ein Erreger isoliert werden, muss das Antibiotikaregime überprüft und ggf. angepasst werden: ➤ Tab. 9.17.

Die i. v. Therapie kann nach 3 Wochen beendet werden, wenn sich keine Komplikationen gezeigt haben und die Laborparameter einschließlich BKS wieder Normalwerte aufweisen. Eine orale Fortführung über die Phase der Wiederaufnahme normaler körperlicher Tätigkeit ist umstritten.

In der Regel erfordert die akute Osteomyelitis keine chirurgische Intervention. Begleitende septische Arthritiden (z. B. septische Coxitis) vor allem bei Säuglingen bedürfen jedoch der konsequenten Arthrotomie und Spülung, um bleibende Gelenkschäden zu vermeiden. Seltener und vornehmlich bei

Tab. 9.16 Altersabhängiges empirisches Antiobiotikaregime

Alter	Empirische Therapie
0–2 Monate	Ampicillin/Sulbactam oder Amoxicillin/ Clavulansäure + Aminoglykosid
> 2 Monate bis 4 Jahre	Ampicillin/Sulbactam oder Amoxicillin/ Clavulansäure oder Cefuroxim
Ab 5 Jahren	Cefazolin, Cefuroxim, Flucloxacillin oder Clindamycin

Tab. 9.17 Antibiotikaregime bei isoliertem Erreger

Erreger	Therapie
S. aureus (MSSA)	Cephalosporin Gruppe 1 oder 2 oder Flucloxacillin oder Ampicillin/Sulbactam oder Amoxicillin/Clavulansäure oder Clindamycin
S. aureus (MRSA)	Vancomycin oder Clindamycin oder Linezolid
Kingella kingae, Streptokokken	Penicillin oder Amoxicillin oder Cephalosporin Gruppe 1 oder 2
E. coli	Cephalosporin Gruppe 3 oder Ampicillin/Sulbactam oder Amoxicillin/Clavulansäure
Salmonellen	Cephalosporin Gruppe 3 oder Fluorchinolone

Kindern aus der Dritten Welt bedürfen ausgedehnte subperiostale Abszesse der Eröffnung und Drainage, sind Kürettagen von Weichteilen und Knochen, ggf. Sequestrektomien oder Fistelsanierungen erforderlich. Das Einlegen von Gentamycin-PMMA-Ketten oder von Sulmycin-Schwämmen ist bei Kindern in der Regel nicht notwendig.

Eine Ruhigstellung der betroffenen Extremität ist nur im Sinne der begleitenden Schmerztherapie für einige Tage sinnvoll, später sogar kontraindiziert. Bei kompliziertem Verlauf mit Knochendefekten richtet sich die Ruhigstellung nach der Stabilität des Knochens, der ggf. einer osteosynthetischen Fixation (Fixateur externe, Ringfixateur) bedarf (➤ Abb. 9.53, ➤ Abb. 9.54, ➤ Abb. 9.55).

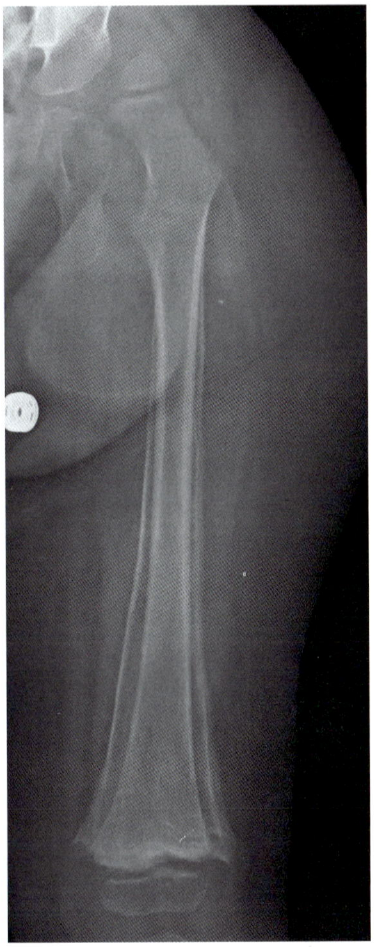

Abb. 9.53 Röntgen linker Femur 2 Wochen nach Therapiebeginn: deutliche meta- und diaphysäre Periostreaktion. ND: Hüftluxation bei Myelomenigozele. [P861]

Nachsorge, Komplikationen und Prognose

Bei unkompliziertem Verlauf ist eine Nachsorge mit Kontrolle der Entzündungsparameter 4 Wochen, 3 Monate und 6 Monate nach Therapieende sinnvoll. Es gilt, mögliche Spätkomplikationen oder die Chronifizierung der Erkrankung zu vermeiden. Bei Eintreten von Komplikationen wird die Nachsorge individuell gestaffelt. Je jünger der Patient und je näher das Geschehen an einer relevanten Wachstumsfuge gelegen war, umso größer ist das Risiko eines postentzündlichen partiellen Fugenverschlusses mit konsekutivem Fehlwachstum (➤ Abb. 9.56, ➤ Abb. 9.57).

Bei zu später, inkonsequenter oder nicht resistenzgerechter Antibiotikatherapie kann sich eine chronische Osteomyelitis mit Knochendefekten aufgrund von Nekrosen und Sequestern, ggf. mit Weichteildefekten (Haut, Muskulatur) und Extremitätenverkürzung, entwickeln. Jetzt kann es auch zu pathologischen Frakturen kommen. Nicht konsequent behandelte Arthritiden gefährden den Gelenkknorpel und führen zur Früharthrose. Selten werden septische Thrombosen beobachtet.

Bei frühzeitiger Diagnose, konsequenter Diagnostik und sofortigem Beginn mit dem richtigen Antibiotikum über die geforderte Therapiedauer ist die Prognose sehr gut; es kann mit einer Restitutio ad integrum gerechnet werden. Jede Komplikation kann jedoch eine Defektheilung nach sich ziehen (etwa 10 %).

9.9 Poplitealzyste

Die Pathogenese der Poplitealzyste ist nicht genau geklärt. Morphologisch entspricht sie der Aussackung einer synovialen Membran, gefüllt mit klarer gallertartiger Synovialflüssigkeit. Anatomisch liegt die Poplitealzyste in den meisten Fällen zwischen dem distalen Anteil des M. semimembranosus und dem proximalen Anteil des Caput mediale des M. gastrocnemius. Verbindungen zur Bursa semimembranosa sowie zum Kniegelenk sind im Verhältnis 2 : 1 beschrieben.

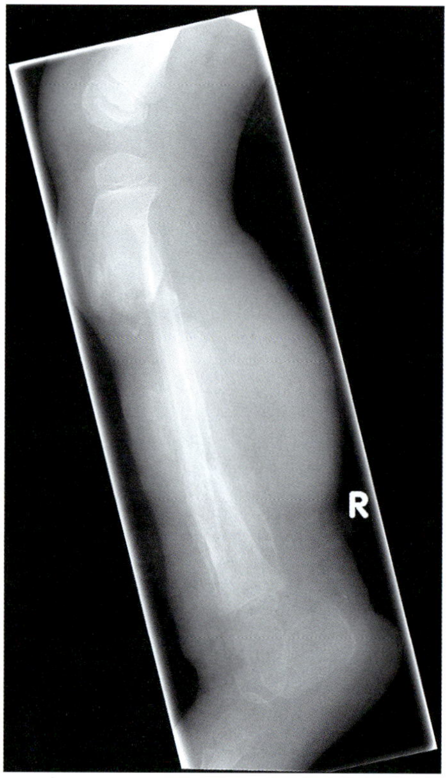

Abb. 9.54 Chronische fistelnde Osteomyelitis mit Sequester bei einem Patienten aus Angola [G879]

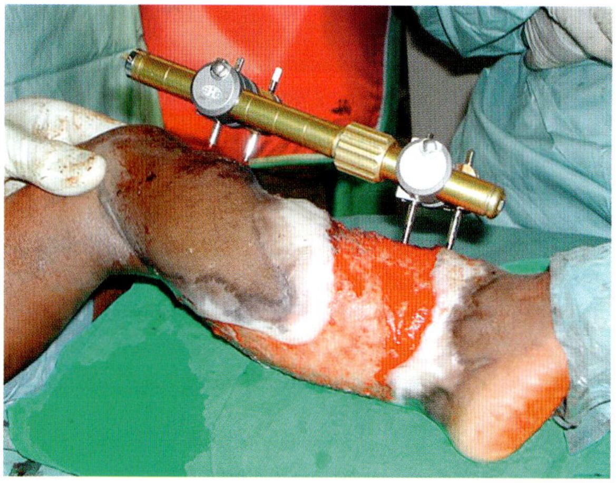

Abb. 9.55 Nach Sequestrektomie und Kürettage Stabilisation mittels Fixateur externe [G879]

9.9.1 Symptomatik und Klinik

Die Poplitealzyste manifestiert sich meist vor dem 10. Lebensjahr als meist einseitige, prall-elastische, nicht schmerzhafte, reizlose Schwellung in der Kniekehle. Die Zyste wird fast immer von den Eltern bei ihren stehenden Kindern bemerkt. Beim Überstrecken des Kniegelenks wird sie deutlicher sichtbar. Das Kniegelenk ist dabei im Kindesalter immer symptomfrei, was die Poplitealzyste von der mit einer Kniebinnenpathologie einhergehenden Baker-Zyste des erwachsenen Patienten unterscheidet.

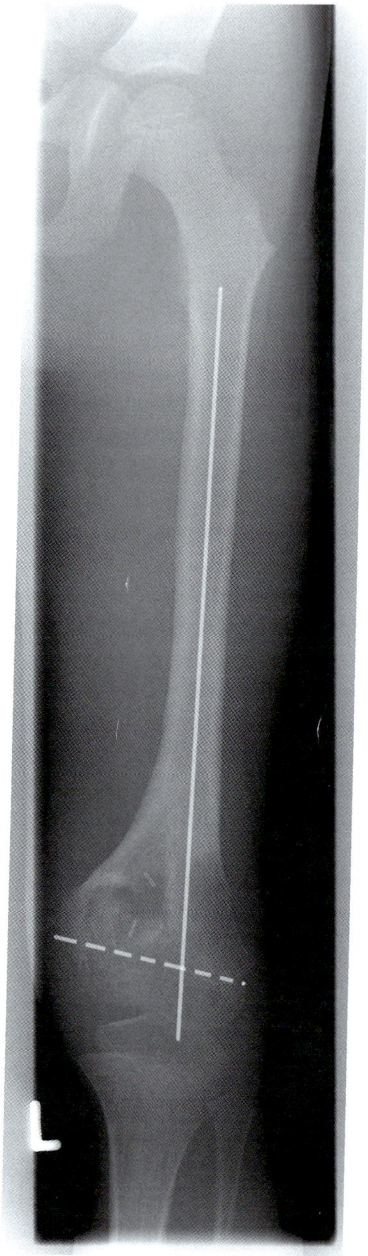

Abb. 9.56 Wachstumsstörung der distalen Femurepiphyse nach multifokaler hämatogener Säuglingsosteomyelitis (---- Fuge) [G879]

9.9.2 Diagnostik

Es handelt sich in aller Regel um eine Blickdiagnose. Als sinnvolle Bildgebung bietet sich nur die Sonografie an (> Abb. 9.58). Hier imponiert die Poplitealzyste als echofreie Struktur entsprechend der oben beschriebenen Anatomie. Ein Röntgenbild des Kniegelenks ist nicht nötig, auch

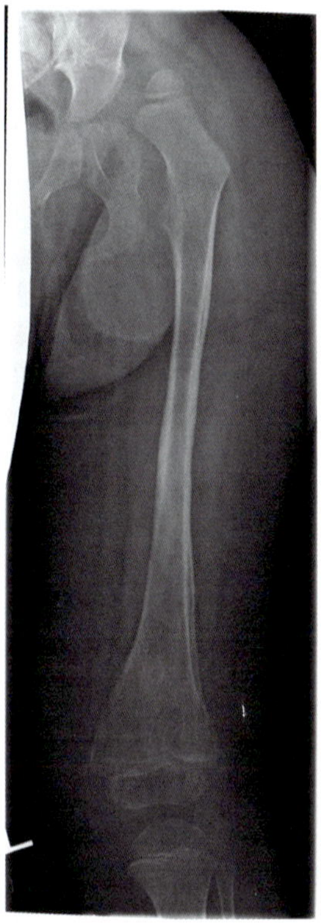

Abb. 9.57 Röntgen linker Oberschenkel nach einem Jahr: leichte Deformierung des Femurs bei offener Epiphysenfuge [P861]

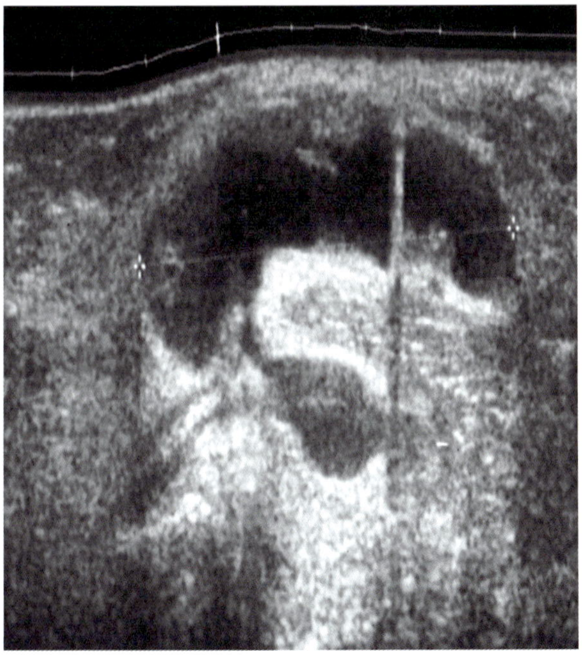

Abb. 9.58 Sonografie Kniekehle mit echofreier, gestielter Raumforderung, einer Poplitealzyste entsprechend [G879]

eine Kernspintomografie erübrigt sich in der Regel und sollte nur bei klinisch oder sonografisch begründetem Verdacht auf eine seltene atypische Poplitealzyste durchgeführt werden

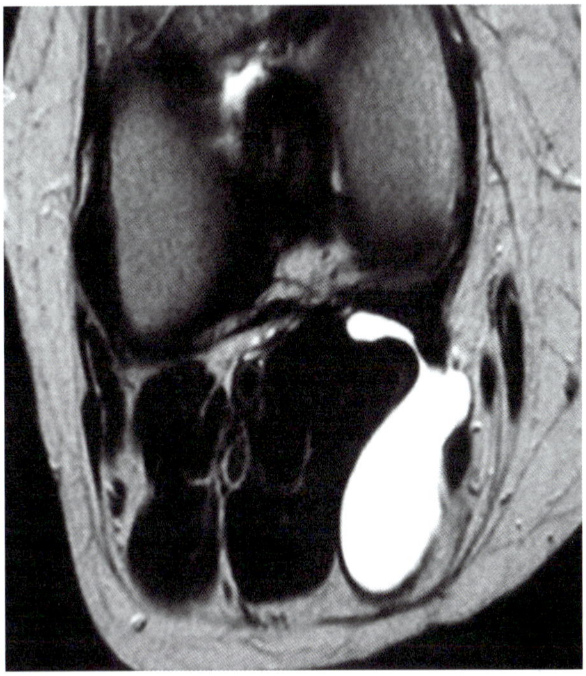

Abb. 9.59 MRT Kniegelenk transversal: Darstellung einer flüssigkeitsgefüllten, gestielten Raumforderung (weiß) zwischen der Sehne des M. semimembranosus und dem proximalen Anteil des Caput mediale des M. gastrocnemius [G879]

(➤ Abb. 9.59). Arthroskopische Abklärungen intraartikulärer Pathologien sind überflüssig.

9.9.3 Therapie

Spontanregressionen der Poplitealzysten sind in bis zu 80 % beschrieben; somit kann bei Beschwerdefreiheit zunächst abgewartet werden. Eine relative Operationsindikation besteht bei Größenzunahme mit oder ohne zusätzliche Beschwerdesymptomatik. Manchmal berichten die Kinder über Störungen beim Sport oder ein Druckgefühl; eine sekundäre Läsion des N. peronaeus ist eine Rarität.

Die Operationsaufklärung soll auf das Rezidiv, die passagere Bewegungseinschränkung sowie eine Läsion von Nerven und Gefäßen hinweisen. Die Operation erfolgt in Bauchlage über eine (je nach Größe der Zyste) quere, L- oder S-förmige Hautinzision. Nach Darstellung der Zyste wird sie an der Basis abgesetzt und die Gelenk- oder Bursakapsel verschlossen. Eine Blutsperre ist fakultativ. Postoperativ ist keine Immobilisation erforderlich.

9.9.4 Komplikationen und Prognose

Die Spontanregression tritt in 80 % der Fälle ein. Bei operativer Therapie sind Lokalrezidive möglich.

9.10 Angeborene Fehlbildungen der Hand

So zahlreich und komplex wie die Vielzahl möglicher Handfehlbildungen sind auch die Klassifizierungsvorschläge. Die Klassifikation von Swanson basiert auf embryologischen Fehlentwicklungen, Temtamy berücksichtigt auch genetische Faktoren (➤ Tab. 9.18)

Diverse Zwischenformen und Kombinationen erschweren es in der Praxis, sich an diese Einteilungsformen zu halten. Im Folgenden werden die wichtigsten und zugleich häufigsten klinischen Bilder angeborener Fehlbildungen der Hand orientierend dargestellt, ergänzt durch den Pollex flexus congenitus, den schnellenden Daumen.

Prinzipiell ist bei der Besprechung einer **OP-Indikation** zu bedenken, dass die postoperativ zu erwartende, aber durchaus ungewisse Funktionsverbesserung gegenüber den natürlich sich entwickelnden Anpassungsvorgängen, aber auch gegenüber den sich entwickelnden wachstumsbedingten Deformitäten abgewogen werden müssen. Letztere bestimmen auch den **OP-Zeitpunkt.** Frühzeitige Operation meint eine Terminierung innerhalb der ersten 3 Lebensjahre, sodass eine leichtere Adaptation an die erzielten Funktionsmöglichkeiten gegeben ist und psychologische Störungen verhindert werden.

Tab. 9.18 Klassifikation von angeborenen Handfehlbildungen nach Swanson und Temtamy

Klassifizierung nach Swanson (1976)		Klassifizierung nach Temtamy/McKusick (1978)	
I.	Fehlen der Bildung von Teilen	I.	Fehlende Anteile
II.	Fehlen der Differenzierung (Separation) von Teilen	II.	Brachydaktylie
III.	Doppelbildungen	III.	Syndaktylie
IV.	Überentwicklung (Gigantismus)	IV.	Polydaktylie
V.	Unterentwicklung (Hypoplasie)	V.	Makrodaktylie
VI.	Schnürring-Komplex	VI.	Arachnodaktylie (Spinnenfingrigkeit bei Marfan-Syndrom)
VII.	Generalisierte Skelettdeformitäten	VII.	Kontrakturen
		VIII.	Hand-(Fuß)-Wurzel-Synostosen
		IX.	Symphalangie (Aplasie des Interphalangealgelenks)
		X.	Schnürfurchen-Syndrom
		XI.	Syndrome mit unterschiedlicher Handbeteiligung

9.10.1 Polydaktylie

Die angeborene Vielfingrigkeit ist mit ca. 20 % die häufigste aller angeborenen Fehlbildungen der Hand. Unterschieden wird die **radiale,** präaxiale (Daumendoppelung, 50–64 %), die **zentrale** (Digitus II–IV, ca. 10 %, häufig in Verbindung mit Syndaktylie) und die **ulnare,** postaxiale Form (Digitus V). Weiter differenziert man, ob nur Weichteilgewebe zusätzlich angelegt ist (Typ I), ob Anteile eines Fingers (Zehen) dupliziert und einem normalen Mittelhandknochen adhärent sind (Typ II) oder aber ob ein kompletter überzähliger Digitus mit eigenem Metakarpale vorliegt (Typ III). Die radiale Polydaktylie wird darüber hinaus differenziert in den Endphalanxtyp (gedoppeltes Endglied), den Grundphalanxtyp und den Metakarpaletyp (gegabeltes oder doppeltes Metakarpale) bis hin zur Triphalangie (➤ Abb. 9.60). Die ulnare Polydaktylie ist häufig mit weiteren Fehlbildungen im Rahmen von Syndromen assoziiert (z. B. Trisomie 13).

Als **OP-Zeitpunkt** für den flottierenden Doppelfinger („Anhängsel") wird eine möglichst frühe Intervention empfohlen, für einfache Formen der 6. bis 12. Monat, für komplexe Formen das 2. bis 3. Jahr.

Diagnostisch ist neben dem Röntgenbild eine Fotodokumentation sinnvoll; nur selten und bei komplexen Fehlbildungen wird eine Angiografie benötigt.

Das Spektrum der Operationstechniken und ihre Komplexität entsprechen der Vielseitigkeit der klinischen Formen (➤ Tab. 9.19). Im Vordergrund steht immer die Funktion. Prinzipielle Schritte sind die Stabilisierung, Wiederherstellung und Achsenausrichtung des Skeletts einschließlich der Artikulationen, die Transposition bzw. Zentralisation von Sehnen, die Weichteilrekonstruktion und Hautplastiken.

Postoperative Komplikationen umfassen Achsenfehler, Kontrakturen und Wachstumsstörungen.

9.10.2 Syndaktylie

Die Syndaktylie ist eine Verwachsung (Hautbrückenbildung) von einem oder mehreren Fingern (➤ Tab. 9.20). Es ist die zweithäufigste Handfehlbildung mit einer Inzidenz von ca. 1 : 2.000 bis 1 : 3.000; eine familiäre Häufung wird ca. in 20 % der Fälle beobachtet. Syndaktylie ist ein rein morphologischer Begriff, die Ursachen der Differenzierungsstörung sind keineswegs einheitlich. Embryologische Zusammenhänge zwischen Syndaktylie, Spalthand und Polydaktylie werden postuliert.

Aus chirurgischer Sicht ist es sinnvoll, **kutane** („simple", ➤ Abb. 9.61) von **ossären** („komplexen") Formen und **komplette** von **inkompletten** Syndaktylien zu unterscheiden. Darüber hinaus ist es für das weitere Vorgehen bedeutend, wie viele Finger betroffen sind (**Löffelhand:** Syndaktylie aller Finger, Daumen durch angedeutete Falte häufig separiert) und ob eine komplexe Syndaktylieform mit nicht normal ausgebildeten Fingern vorliegt.

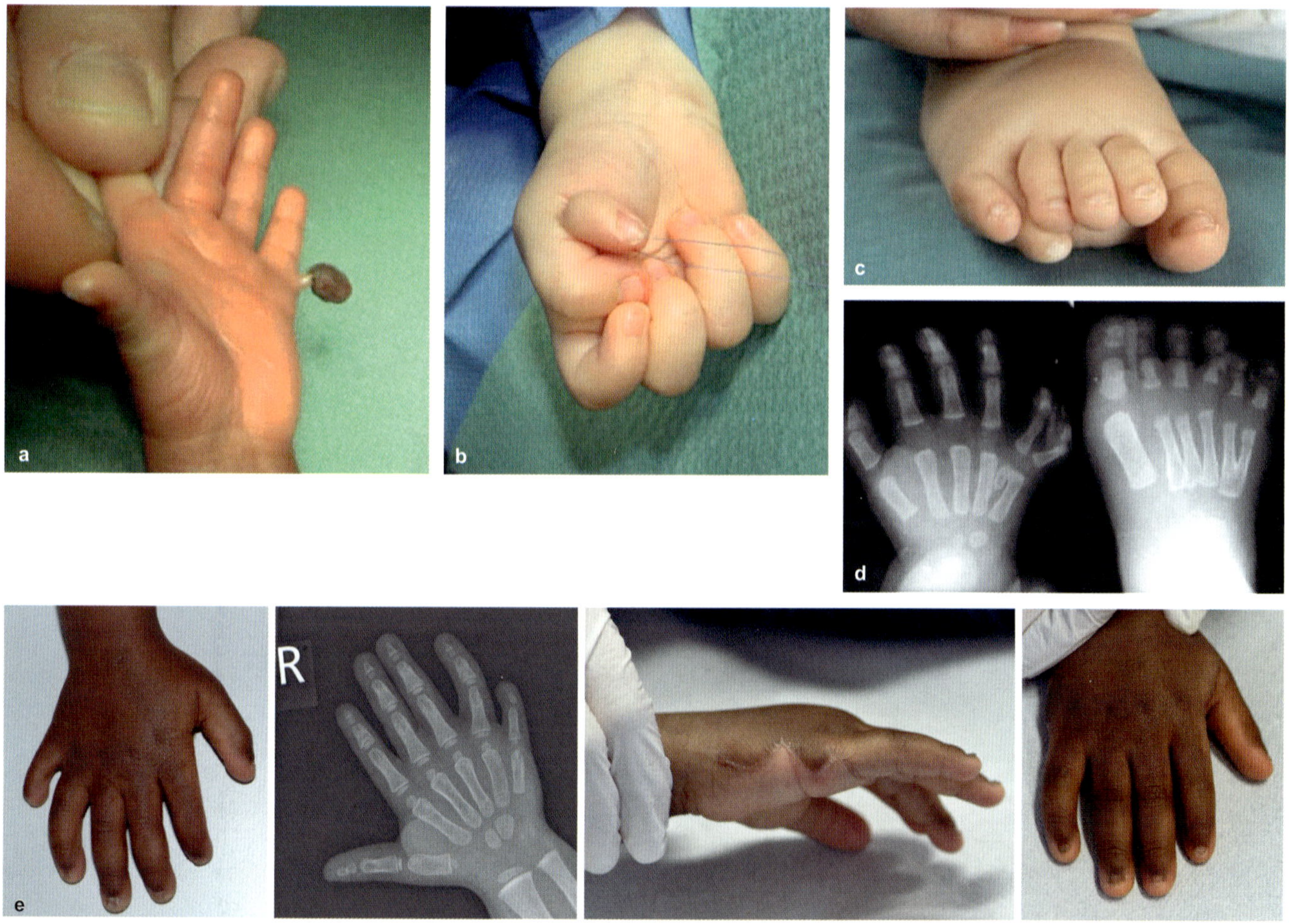

Abb. 9.60 Mildeste Form einer ulnaren Hexadaktylie („flottierendes Anhängsel"), frühestmögliche Operation erforderlich (a); radiale Form ohne knöcherne Verbindung mit breiter Basis, Verletzungsgefahr gering, OP z. B. mit 6 Monaten ambulant (b); Polydaktylie des Fußes, häufig lateral anzutreffen (c); gleicher Fall wie (c), Metakarpaltyp, Typ V nach Wassel (gegabeltes Metatarsale bzw. an der Hand Metakarpale); assoziierte ulnare Polydaktylie der rechten Hand, der radiale Partner muss entfernt werden (d). Hexadaktylie (Typ VI nach Wassel), prä- und postoperativer Befunde (e). [G879, P861]

Tab. 9.19 Spektrum der Operationstechniken bei Polydaktylie

Fehlbildung	Operationsprinzipien
Endphalanxtyp	• Keilresektion (Bilhaut/Cloquet) • Resektion des kleineren Doppelendglieds
Grundphalanxtyp	• Resektion des kleineren Doppeldaumens • Keilresektion bei zwei gleich großen normalen oder hypoplastischen Daumen
Metakarpaletyp	• Resektion des hypoplastischen radialen Partners mit Thenarmuskeltransposition und Korrekturosteotomie des ulnaren Daumens und Vertiefung der ersten Kommissur (i. d. R., ➤ Abb. 9.60d).
Zentrale Polydaktylie	• Syndaktylietrennung und Abtragung überzähliger Fingeranteile, ggf. mit keilförmiger Osteotomie • Amputation, wenn resultierende Dreifingerhand funktionell und kosmetisch besser als stark deformierter 4. Langfinger • Keilresektion (Bilhaut/Cloquet) bei hypoplastischen Mittel- und Endgliedern beider Partner (selten)
Ulnare Polydaktylie	• Oberflächliche Resektion der rudimentären Anlage bei nur schmaler Hautbrücke • Abtragung am Gelenk mit Seitenbandrekonstruktion und ggf. Köpfchenverschmälerung • Abtragung am Grundglied oder Metakarpale, mit Knochenverschmälerung

Tab. 9.20 Formen der Syndaktylie

Akrosyndaktylie	Komplette Syndaktylie mit verbliebenem kleinem Hauttunnel auf Grundgliedhöhe im Sinne einer mehr distalen Kommissur. Meist mit peripher hypoplastischen, fehlgebildeten oder fehlenden Phalangen der betroffenen Finger. Häufig sind 3 oder 4 Finger einbezogen (vgl. Schnürring-Syndrom).
Symbrachydaktylie	Kombination der Syndaktylie mit Längenreduktion einzelner Phalangen bzw. Fingerstrahle; Kurzfingertyp, Spalthandtyp (im Gegensatz zur Spalthand sind hier an zentralen Fingerrudimenten noch Fingernägel nachweislich), monodaktyler Typ, peromeler Typ; in Kombination mit Brustwand-/Brustmuskulaturdefekt: Poland-Syndrom.
Syndaktylie bei Spalthand	Syndaktylie zwischen D1 und D2 oder/und D4 und D5.
Polysyndaktylie	Meist verdeckte Polydaktylie bei Syndaktylie zwischen zwei Fingern (3. und 4.!) unter Einschluss einer zusätzlichen Anlage (z. B. Grundphalanxtyp).
Oligosyndaktylie	Verminderung der normalen Fingerzahl in Kombination mit Syndaktylie.

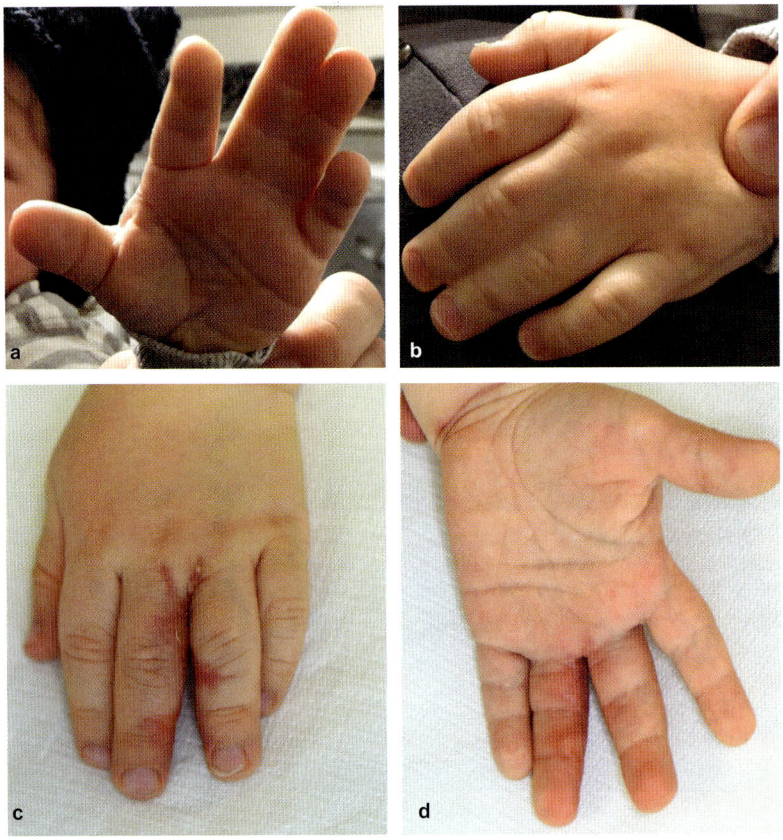

Abb. 9.61 Typische Syndaktylie D3/4 ohne knöcherne Beteiligung (a, b). Nach Individualisierung in Form einer fortlaufenden Z-Plastik (c, d). [P861]

9

„Komplizierte" Syndaktylien beschreiben assoziierte Anomalien der Hand.

Sekundäre Syndaktylien entstehen durch Narbenbildung, z. B. posttraumatisch, nach thermischer Verletzung oder als Rezidivsyndaktylie nach Sekundärheilung.

Syndaktylien an den Zehen werden nicht getrennt; eine Operationsindikation besteht allenfalls bei einer Syndaktylie D1/2 (Sandalenfurche) zur Optimierung der Großzehenfunktion.

Therapie

Grundsätzlich ist eine Indikation zur Frühoperation (6. bis 12. Monat) gegeben, wenn ungleich lange Syndaktylien mit distaler ossärer Brücke vorliegen. Allgemein gilt jedoch: Je unerfahrener der Operateur, desto komplikationsreicher verläuft eine frühe Operation. Einfache kutane Formen (D3/D4) können im 2. Lebensjahr operiert werden. Es sollten keine synchronen Trennungen von drei benachbarten Fingern bzw. Operationen an beiden Seiten eines Fingers erfolgen.

In der **Diagnostik** sind neben Fotodokumentation und Röntgenbild (AP) sehr selten angiografische Darstellungen erforderlich.

Das **Operationsprinzip** umfasst

- die relativ spitzwinklige, zickzackförmige Schnittführung volar und dorsal, gegenläufig zur Vermeidung jeglicher längs verlaufender Narben,

Tab. 9.21 Mit Poly- oder Syndaktylie assoziierte Syndrome

Syndrome assoziiert mit Polydaktylie		Syndrome assoziiert mit Syndaktylie	
Carpenter-Syndrom	Trisomie 13	Apert-Syndrom	Trisomie 21
Ellis-van-Creveld-Syndrom	Orofaziodigital-Syndrom	Carpenter-Syndrom	Trisomie 13
Meckel-Gruber-Syndrom	Rubinstein-Taybi-Syndrom	De-Lange-Syndrom	Trisomie 18
Polysyndaktylie		Holt-Oram-Syndrom	Fetales Hydantoin-Syndrom
		Orofaziodigital-Syndrom	Laurence-Moon-Biedl-Syndrom
		Polysyndaktylie	Fanconi-Panzytopenie

- die vollständige Separation unter Schonung beider Gefäß-Nerven-Bündel; bei Brachydaktylie bzw. komplexen Syndaktylieformen verlangt die distale Aufteilung der Gefäße und Nerven besondere mikrochirurgische Techniken,
- ggf. die Umstellungsosteotomie,
- die Bildung eines Kommissur-Hautlappens (dorsaler Rechtecklappen, palmarer und dorsaler Lappen, palmarer Blattlappen),
- den möglichst spannungsfreien Wundverschluss (resorbierbares Material) durch Adaptation der Hautdreiecke jeweils auf einer Fingerseite, großzügige kommissurnahe Verwendung von Vollhauttransplantaten (Entnahme aus der Leiste) und
- die spezielle Verbandstechnik (Zwischenfingerverband, dorsale Schiene, behutsame Kompression, Durchblutungskontrolle).

Postoperative Komplikationen umfassen Durchblutungs- und Wundheilungsstörungen, Transplantatverlust, Narbenkontrakturen und die Rezidivsyndaktylie.

9.10.3 Mit Poly- oder Syndaktylie assoziierte Syndrome

➢ Tab. 9.21.

9.10.4 Kamptodaktylie

Kongenitale oder sich während der Kindheit entwickelnde, progrediente und in jedem Fall nicht traumatische Beugekontraktur des proximalen Interphalangealgelenks, meist des 4. oder 5. Fingers. Die Ursachen sind vielfältig, im Vordergrund stehen die meist fächerförmig fehlinserierende Superfizialissehne, eine Pathologie der Lumbricalis-Muskulatur sowie ein pathologischer Streckapparat. Die **Klinodaktylie** beschreibt eine Achsabweichung in radioulnarer Ebene.

Therapie Konservative Schienenbehandlung und Ergotherapie in den ersten Jahren sind erfolgversprechend, daher ausschöpfen. Die operative Therapie bei echter Funktionsbehinderung (hohe Kompensation!) fokussiert sich auf die spezielle

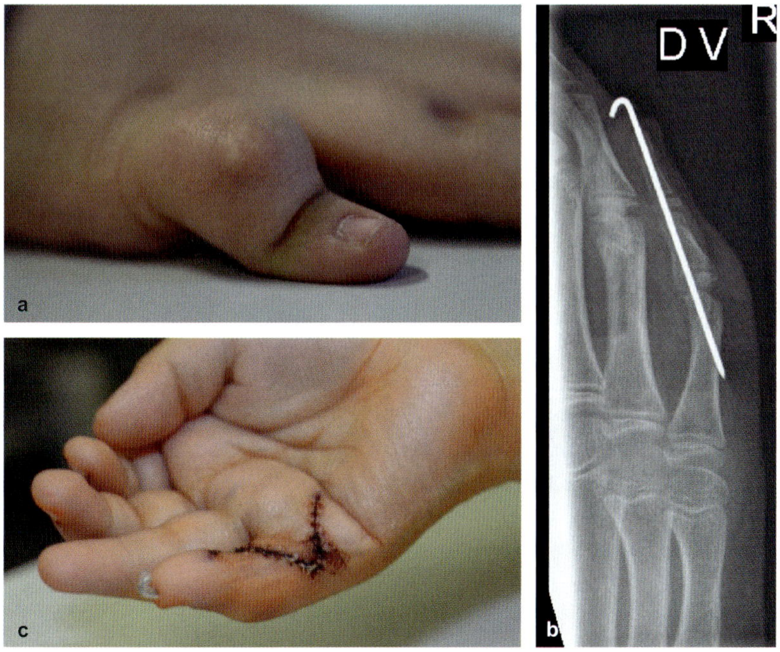

Abb. 9.62 Kamptodaktylie. Ausgangsbefund mit 90°-Kontraktur (a), temporäre Arthrodese (b), postoperatives Ergebnis mit Z-Naht (c) [P861]

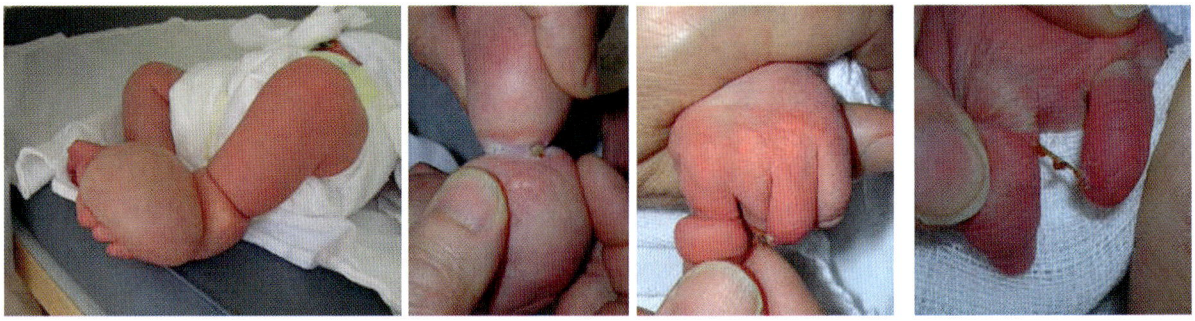

Abb. 9.63 Neugeborenes mit amniotischen Abschnürungen an unterer Extremität und rechter Hand, D2–D4; extreme Weichteilschwellung/chronisches Lymphödem distal der mazerierten Schnürfurche; noch sichtbares „Band" zwischen D3 und D4 [G879]

Ursache: häufig Korrektur der Superfizialissehne, Arthrolyse, Z-Plastik, u.a.; selten Umstellungsosteotomie (➤ Abb. 9.62). **Cave:** Ergebnisse beachten: postop. wird oft keine vollständige Funktion erreicht, aber eine Streckung.

9.10.5 Schnürring-Komplex

Auch als kongenitale Schnürfurchen, Schnürfurchen- oder Schnürring-Syndrom, amniogene Abschnürung und periphere Hypoplasie bezeichnet, umfasst dieser Komplex ca. 10 % aller angeborenen Handfehlbildungen. Ursächlich werden endogene und exogen-mechanische Faktoren vermutet. Das klinische Bild reicht von der gerade erkennbaren dorsalen Einschnürung über zirkuläre, tiefe, amputationsartige quere Einschnürungen bis hin zu verbleibenden „Stummeln", selten auch unvollständiger Amputation mit kongenital geröteter, zyanotischer oder gangränöser Extremität. Charakteristisch sind die Beidseitigkeit und die chronisch-ödematöse Schwellung (verdicktes Subkutangewebe) proximal einer tiefen Einschnürung. Bekannt ist die Assoziation mit der Akrosyndaktylie. Schnürringe an den Händen finden sich häufig kombiniert mit solchen an Unter- und Oberarm und an der unteren Extremität (➤ Abb. 9.63).

OP-Zeitpunkt

Tiefe Einschnürungen mit stauungsbedingter Weichteilvermehrung sollen frühzeitig versorgt werden, bei der Akrosyndaktylie ca. mit 6 Monaten, sonst mit 1,5–2 Jahren.

Die **Diagnostik** erfordert nur Fotodokumentation und Röntgenbild (AP).

Die **Operationstechnik** umfasst prinzipiell:

- die Auflösung der Furchen durch multiple W-Plastiken, Y-V-Plastiken oder multiple Z-Plastiken (➤ Abb. 9.64),
- sofern nötig die Weichteilreduktion betont dorsal (ggf. als Extraeingriff),
- die Amputation funktionsloser und/oder ästhetisch problematischer Stümpfe,
- Verlängerungsosteotomien und sehr selten die Transposition von Stümpfen auf neurovaskuläre Bündel.

Komplikationen entstehen aus unzureichender Präparation in die Tiefe und Wundheilungsstörungen. Der Rückgang der Schwellung kann erst mittelfristig beurteilt werden und sollte nicht zu voreiligen Re-Interventionen verleiten.

9

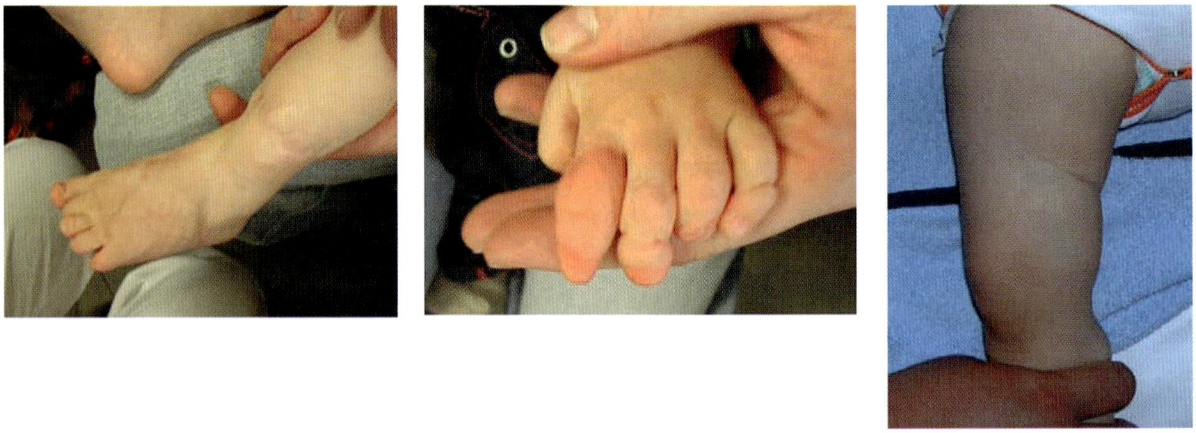

Abb. 9.64 Gleicher Patient wie ➤ Abb. 9.63, postoperatives Ergebnis an Unterschenkel und Hand (links und Mitte). Rechts: mildeste Form einer amniotischen Abschnürung, keine Operationsindikation. [G879]

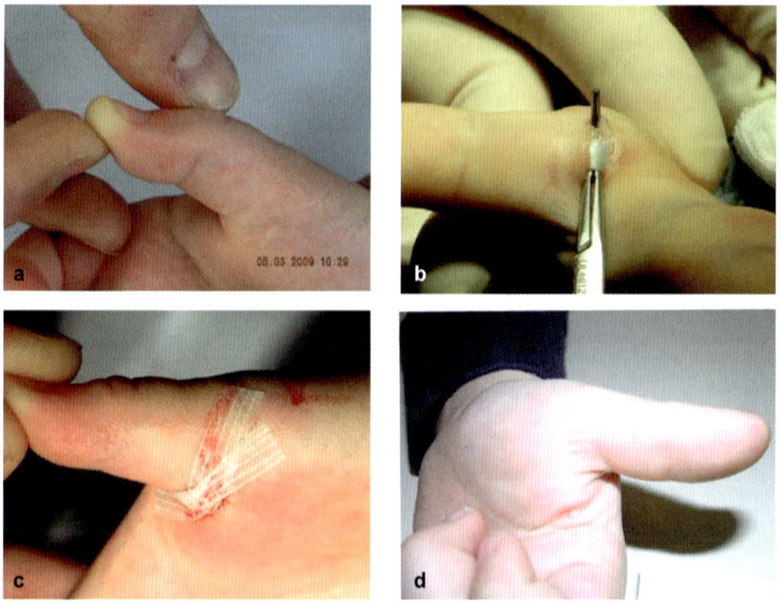

Abb. 9.65 Schnellender Daumen mit Streckhemmung, hier intraoperativ passive Streckung unter „Druck" (a), intraoperatives Hervorluxieren der Sehne (b), OP-Ende, volle Streckbarkeit (c); Spätergebnis, nicht sichtbare Narbe im Bereich der Grundgelenkfalte (d, anderes Kind) [G879]

9.10.6 Pollex flexus congenitus

Der **schnellende Daumen** (Tendovaginitis stenosans) beruht auf einem Missverhältnis zwischen der spindelförmig verdickten Sehne des M. flexor pollicis longus und seiner Sehnenscheide bzw. dem A1-Ringband. Die Manifestation geschieht im Säuglings- und Kleinkindesalter. Ursächlich werden ein primär zu enges Ringband, eine Beugestellung in utero und eine mechanische Überbeanspruchung diskutiert.

Anamnestisch ist die Streckhemmung wegweisend. Bei dem Versuch, das Endglied aus der fixierten Beugestellung heraus passiv zu strecken, tastet man ein pathognomonisches Knötchen über dem Grundgelenk; bei passiver Streckung kommt es zum Schnapp-Phänomen (➤ Abb. 9.65).

Die **Operation** erfolgt elektiv nach Diagnosestellung. Konservative Therapieversuche sind kontraindiziert. Es erfolgt die Ringbandspaltung einschließlich der benachbarten Sehnenscheide über einen kleinen queren Hautschnitt in der palmaren Grundgelenkfalte. Intraoperativ ist die freie Gleitfähigkeit der Sehne zu prüfen. Rezidive beruhen auf unzureichender Sehnenscheidenspaltung oder unzureichender postoperativer aktiver und passiver Bewegungsübung, Wundheilungsstörungen kommen vor.

LITERATUR

Altermatt S, Schwöbel M, Mochon JP (1992) Operative treatment of solitary bone cysts with tricalcium phosphate ceramic. A 1- to 7-year follow-up. Eur J Pediatr Surg 3: 180–182

Baschang A, von Laer L (1991) Indication and procedure of the operative treatment of benign bone cysts in children and adolescents. Eur J Pediatr Surg 4: 207–209

Bohndorf K (1996) Bildgebende Diagnostik der akuten und chronischen Osteomyelitis. Radiologe 36: 786–794

Bollini G, Jouve JL, Cottalorda J, et al. (1998) Aneurysmal bone cyst in children: analysis of twenty-seven patients. J Pediatr Orthop B 7(4): 274–285

Capanna R, Dal Monte A, Gitelis S, Campanacci M (1982) The natural history of unicameral bone cyst after steroid injection. Clin Orthop Relat Res 166: 204–211

Chang LC, Haggstrom AN, Drolet BA, et al. (2008) Growth characteristics of infantile hemangiomas: implications for management. Pediatrics 122: 360–367

Chiller KG, Passaro D, Frieden IJ (2002) Hemangiomas of infancy: clinical characteristics, morphologic subtypes, and their relationship to race, ethnicity, and sex. Arch Dermatol 138(12): 1567–1576.

Cremer HJ, Rössler J, Bause H (2006) Hämangiome im Säuglingsalter – richtig klassifizieren und behandeln. Pädiatrie hautnah 6: 320–327

de Sanctis N, Andreacchio A (2006) Elastic stable intramedullary nailing is the best treatment of unicameral bone cysts of the long bones in children?: Prospective long-term follow-up study. J Pediatr Orthop 26: 520–525

Dietz HG, Schmittenbecher PP, Knorr P, Stehr M (1993) Biologische Osteosynthesen von Schaftfrakturen der unteren Extremität im Wachstumsalter. In: Hartel W. (Hrsg.) Wandel der Chirurgie in unserer Zeit. Langenbecks Archiv für Chirurgie. Heidelberg: Springer Verlag

Dietz HG, Bachmeyr A, Joppich I (2004) Osteomyelitis im Kindesalter. Orthopäde 33: 287–296

Dormans JP, Hanna BG, Johnston DR, Khurana J (2004) Surgical treatment and recurrence rate of aneurysmal bone cysts in children. Clin Orthop Relat Res 421: 205–211

Enneking W. (1983) Musculoskeletal Tumor Surgery. New York: Churchill Livingstone

Finn MC, Glowacki J, Mulliken JB (1983) Congenital vascular lesions: clinical application of a new classification. J Pediatr Surg 18: 894–900

Fritschy D, Fasel J, Imbert JC, et al. (2006) The popliteal cyst. Knee Surg Sports Traumatol Arthrosc 14(7): 623–628

Giguere ChM, Bauman NM, Sato Y, et al. (2002) Treatment of lymphangiomas with OK-432 (Picibanil) sclerotherapy. A prospective multi-institutional trial. Arch Otolaryngol Head Neck Surg 128: 1137–1144

Haggstrom AN, Lammer EJ, Schneider RA, et al. (2006) Patterns of infantile hemangiomas: new clues to hemangioma pathogenesis and embryonic facial development. Pediatrics 117(3): 698–703

Hass HJ, Krause H, Kroker S, Wagemann W (2006) Implantation of human demineralised bone matrix (DBM) for the treatment of juvenile bone cysts. Oper Orthop Traumatol 18: 19–33
Hammoud S, Frassica FJ, McCarthy EF (2006) Ewing's sarcoma presenting as a solitary cyst. Skeletal Radiol 35: 533–535
Hennenberger A (2002) Brandverletzungen im Kindesalter. In: Bruck JC, Müller FE, Stehen M (Hrsg.). Handbuch der Verbrennungstherapie. Landsberg: ecomed, 230–243
Hörmann T, Bruck JC (2002) Plastisch-chirurgische Wundversorgung brandverletzter Kinder. In: Bruck JC, Müller FE, Stehen M (Hrsg.). Handbuch der Verbrennungstherapie. Landsberg: ecomed, 244–251
Jester I, Jester A, Demirakca S, et al. (2005) Notfallmanagment bei der Primärversorgung kindlicher Verbrennungen. Intensivmed 42: 60–65
Jester I, Hennenberger A, Demirakca S, et al. (2008) Schmerztherapie bei Kindern, Schwerpunkt Brandverletzungen. Monatsschr Kinderheilkd 157: 147–154
Journeau P, Ciotlos D (2003) Treatment of solitary bone cysts by intramedullary nailing or steroid injection in children. Rev Chir Orthop Reparatrice Appar Mot 89: 333–337
Kinsler VA, Birley J, Atherton DJ (2009) Great Ormond Street Hospital for Children Registry for congenital melanocytic naevi: prospective study 1988–2007. part 1 – epidemiology, phenotype and outcomes. Br J Dermatol 160(1): 143–150
Kinsler VA, Bulstrode N (2009) The role of surgery in the management of congenital melanocytic naevi in children: a prospective from Great Ormond Street Hospital. J Plast Reconstr Aesthet Surg 62(5): 595–601
Knorr P, Schmittenbecher PP, Dietz HG (2003) Elastic stable intramedullary nailing for the treatment of complicated juvenile bone cysts of the humerus. Eur J Pediatr Surg 13: 44–49
Kurth A (2010) Zysten des Knochens. Juvenile und aneurysmatische Knochenzysten. Osteologie/Osteology 19(4):317–324
Linhart WE, Helou D (1995) Die Behandlung von Knochenzysten durch „Elastisch Stabile Fixation". Zentralbl Kinderchir 4: 134–139
Leaute-Labreze CH, Dumas de la Roque E, Hubiche T, et al. (2008) Propanolol for severe hemangiomas in infancy. N Engl J Med 358(24): 2649–2651
Mankin HJ, Hornicek FJ, Ortiz-Cruz E, et al. (2005) Aneurysmal bone cyst: a review of 150 patients. J Clin Oncol 23(27): 6756–6762
Mulliken JB, Glowacki J (1982) Hemangiomas and vascular malformations of infants and children: a classification based on endothelial characteristics. Plast Reconstr Surg 69: 412–422
Nigst H, Buck-Gramcko D, Millesi H (1981) Angeborene Fehlbildungen der Hand. Handchirurgie. Bd. 1. Stuttgart, New York: Thieme, 12.1–12.110
Palmieri TL (2016) Pediatric Burn Resuscitation. Crit Care Clin 32(4): 547–559
Pogorelic Z, Furlan D, Biocic M, et al. (2010) Titanium intramedullary nailing for treatment of simple bone cysts of the long bones in children. Scott Med J 55:35–38
Roposch A, Saraph V, Linhart WE (2008) Flexible intramedullary nailing for the treatment of unicameral bone cysts in long bones. J Bone Joint Surg Am 82A: 1447–1453
Schmittenbecher PP, Blum J, David S, et al. (2004) Treatment of humeral shaft and subcapital fractures in children. Consensus report of the child trauma section of the DGU. Unfallchirurg 107(1): 8–14
Schuster T, Grantzow R, Nicolai T (2003) Lymphangioma colli – A new classification contributing to prognosis. Eur J Ped Surg 13: 97–102
Schuster T, Grantzow R, Schmittenbecher P (1992) Ergebnisse nach percutaner Laserbehandlung hämangiomatöser Fehlbildungen im Kindesalter. Willital GH (Hrsg.) Laser 92 (Reihe Medizin). Aachen: Shaker
Shah AR, Liao LF (2017) Pediatric burn care: unique considerations in management. Clin Plast Surg 44(3): 603–610
Sheridan RL, Hinson MI, Liang MH, et al. (2000) Long-term outcome of children surviving massive burns. JAMA 283: 69–73
Spence KF Jr, Bright RW, Fitzgerald SP, Sell KW (1976) Solitary unicameral bone cyst: treatment with freeze-dried crushed cortical-bone allograft. A review of one hundred and forty-four cases. J Bone Joint Surg Am 58: 636–641
Syvanen J, Nietosvaara Y, Kohonen I, et al. (2018) Treatment of aneurysmal bone cysts with bioactive glass in children. Scand J Surg 107: 76–81
Tsuge K (1991) Angeborene Fehlbildungen. Atlas der Handchirurgie. Stuttgart: Hippokrates, 603–712
van Rhijn LW, Jansen EJ, Pruijs HE (2000) Long-term follow-up of conservatively treated popliteal cysts in children. J Pediatr Orthop B 9(1): 62–64
Vourc'h-Jourdain M, Martin L, Barbarot S (2013) Large congenital melanocytic nevi: therapeutic management and melanoma risk: a systematic review. J Am Acad Dermatol 68:493–498
Werner JA, Eivazi B, Folz BJ, et al. (2006) „State of the Art" zur Klassifikation, Diagnostik und Therapie von zervikofazialen Hämangiomen und vaskulären Malformationen. Laryngo-Rhino-Otol 85: 883–891
Wiegand S, Wichmann G, Dietz A (2018) Treatment of lymphatic malformations with the mTOR inhibitor sirolimus: A systematic review. Lymphat Res Biol 16(4): 330–339
Wirth T (2017) Die akute Osteomyelitis der Kindes. Osteologie 26: 203–210.
Wohlgemuth W, Schuster T (2006) Komplexe Behandlungsstrategien angeborener Gefäßmalformationen im Kindesalter. Päd 12: 398–409

INTERNETADRESSEN

www.burnsurgery.org
www.paulinchen.de
www.awmf.org/leitlinien/detail/ll/006-128.html
www.compgefa.de

9

KAPITEL

10 Trauma im Kindesalter

Peter P. Schmittenbecher

10.1 Frische Wunden

Es handelt sich um eine akut aufgetretene Gewebedurchtrennung der Haut, die mit ödematöser Schwellung, Rötung und/oder Hämatom der Wundumgebung einhergeht, akut blutet oder Zeichen der stattgehabten Blutung (Koagel) zeigt und mit unterschiedlich ausgeprägter Schmerzsymptomatik und – in Abhängigkeit von der Tiefe und Komplexität der Verletzung – ggf. mit einem Funktionsverlust einhergeht.

Die klinische Diagnostik erfordert die Exploration der Wunde und die subtile Funktionsprüfung zur Erkennung von Begleitverletzungen. Zuvor muss im Kindesalter bereits entschieden werden, ob die Verletzung selbst, das Alter des Patienten oder der psychische Zustand von Kind und/oder Eltern eine Exploration in Lokalanästhesie erlauben oder die Wundversorgung in Allgemeinnarkose erforderlich machen. Die Indikation dazu sollte bei Kleinkindern großzügig gestellt werden. Grundsätzlich ist der Tetanusschutz bei allen Verletzungen zu überprüfen! Darüber hinaus ist die Wunde zwar grundsätzlich als kontaminiert anzusehen, bedarf nach suffizienter Desinfektion aber keiner antibiotischen Prophylaxe oder Behandlung.

10.1.1 Schnittwunden

Es besteht eine glatte Durchtrennung der Oberfläche durch Messer, Glas, scharfkantige Metalle o. Ä. Typisch ist die limitierte Oberflächenwunde in Verbindung mit der Möglichkeit unsichtbarer tieferer Verletzungen von Gefäßen, Nerven oder Sehnen (➤ Abb. 10.1). An den Fingern muss immer die Möglichkeit einer Beuge- oder Strecksehnendurchtrennung in Betracht gezogen werden. Am Handgelenk liegen komplexe Verletzungen von Sehnen, Gefäßen und Nerven nahe. Die Prüfung der distalen Durchblutung, Motorik und Sensibilität ist unerlässlich und hier besonders subtil durchzuführen. Lassen Wundsituation oder Patient diese Prüfung nicht zu, erfolgt die Versorgung so, als würde eine tiefere Strukturverletzung vorliegen – in Lokal- oder Allgemeinnarkose. Dies soll nicht in der Notfallambulanz, sondern im aseptischen OP geschehen.

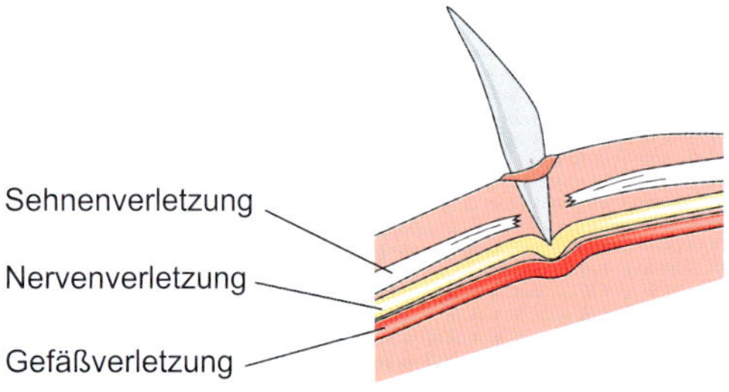

Abb. 10.1 Schema einer Stichwunde mit verdeckten Begleitverletzungen in der Tiefe [G879]

Einfache oberflächliche Wunden, die nur Kutis und Subkutis umfassen, werden nach sorgfältiger Reinigung, Desinfektion und ggf. sparsamer Anfrischung genäht (bevorzugt resorbierbar, Einzelknopfnähte oder fortlaufende Naht, Wundränder locker adaptieren, Rückstichnaht nur bei größerer Spannung) oder mit Gewebekleber geklebt. Bei eröffneter Faszie und teildurchtrennten Muskeln erfolgen Fasziennähte (resorbierbar). Gefäß-, Nerven- und Sehnenrekonstruktionen an der Hand sollten nur bei entsprechender Ausbildung und Erfahrung erfolgen. Zugänge und Zugangserweiterungen, mikrochirurgische Technik, spezielle Nahttechniken, genaue Kenntnisse der lokalen Anatomie und der ggf. regionalen Versorgungsbesonderheiten (Hand) müssen ebenso geläufig sein wie ausreichende Informationen zu notwendigen Ersatzplastiken. Eine sterile Wundversorgung und die Überstellung des Patienten in eine Spezialabteilung sind im Zweifelsfall opportun.

Die Versorgung erfolgt in der Regel ambulant oder kurzstationär. Die Wunden sind grundsätzlich kontaminiert. Ob nach der Wunddesinfektion eine antibiotische Behandlung notwendig ist, richtet sich nach Verletzungssituation und potenzieller Verschmutzung. Regelmäßige Wundkontrollen sind in Abständen von 2–3 Tagen bis zur Fadenentfernung am 7. bis 10. postoperativen Tag durchzuführen. Die Prognose ist im Kindesalter wegen der guten Durchblutungssituation bei oberflächlichen Wunden gut und hängt bei den komplexeren Wunden immer von den Begleitverletzungen ab.

10.1.2 Quetschwunden

Der Wundbereich ist größer als der Oberflächendefekt. Je nach Lokalisation der Wunde und Unfallmechanismus kann die Oberfläche nur in begrenztem Ausmaß eröffnet sein, aber mit zerfetztem Wundrand und einem großen Kontusionshof mit Gewebseinblutung einhergehen. Man beobachtet eher eine sickernde venöse, seltener eine arterielle Blutung. Die Peripherie der Extremitäten sind besonders betroffen, hier können die Finger- oder Fußnägel beteiligt sein, subtotale Fingerkuppenamputationen, zum Teil mit Nagelluxation durch Quetschtraumen sind ein geläufiges Verletzungsmuster (➤ Abb. 10.2). Tiefer gelegene Weichteilstrukturen (Sehnen) sind selten verletzt, aber knöcherne Unfallfolgen müssen durch eine Röntgenaufnahme ausgeschlossen werden.

Die Unfälle passieren vornehmlich durch Einklemmen der Finger, Hände oder Füße in Autotüren, Zimmer- und Haustüren oder beim Einklemmen zwischen Bowlingkugeln, jedoch nur selten als Stamm- oder stammnahe Quetschungen durch Kraftfahrzeuge, Rolltore o. Ä. Die Wundsituation und das Alter des Kindes entscheiden über eine ambulante Wundversorgung in Lokalanästhesie (z. B. Oberst-Leitungsanästhesie) in der Notfallambulanz oder eine Narkoserevision.

Es erfolgt grundsätzlich nur ein sparsames Wunddébridement, da sich im Kindesalter auch sehr avital imponierendes Gewebe erholen kann. Das gilt vor allem für die subtotal am-

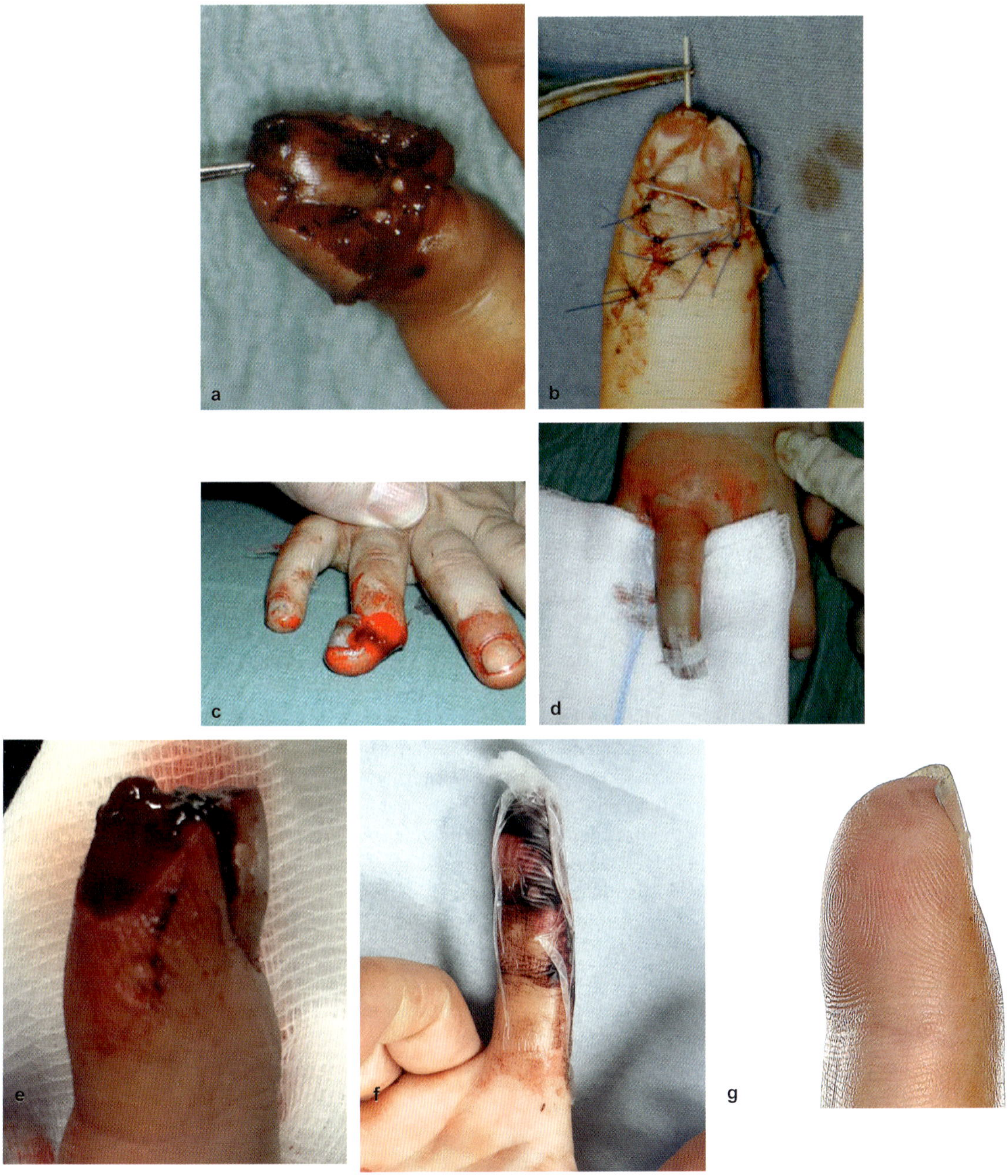

Abb. 10.2 Quetschverletzung des Fingerendglieds (a); Rekonstruktion (b); subtotale Fingerkuppenamputation (c); einfache Re-Adaptation (d); traumatischer Fingerkuppendefekt (e); Okklusionsverband (f); Abheilung (g). Freundliche Überlassung der Abb. e–g durch Dr. Jurek Schultz, Dresden. [G879, T1112]

putierten Fingerkuppen. Nach Wundspülung und Desinfektion wird ein geringer Oberflächendefekt gar nicht genäht, sondern nur mit Gaze verbunden. Bei größerer Wunde oder Kuppenamputaten wird heute in aller Regel mit einer Okklusion gearbeitet. Unter der Folie, die unbedingt mehrere Tage und bis zu einer Woche geschlossen bleiben muss, kommt es zu einem sehr schönen Regenerat. Nur noch selten werden die Ränder mit einzelnen, weit gestochenen, locker geknüpften adaptierenden Nähten angenähert; anschließend wird die Wunde verbunden. Die begleitenden Knochenverletzungen (Nagelkranzfraktur) bedürfen keiner separaten Versorgung, sondern nur der Ruhigstellung, die grundsätzlich auch für die Wundheilung hilfreich ist. Kontrollen sind bis zur Wundheilung erforderlich; natürlich ist die Regeneration avital erscheinender adaptierter Gewebe oder des Regenerats unter Okklusion zu kontrollieren. Kommt es zur trockenen Nekrose, stößt sich diese oft von selbst ab, wenn darunter die Regeneration erfolgt ist. Manchmal ist eine sekundäre Intervention notwendig. Selten muss am Finger ein Verschiebelappen oder eine andere Defektdeckung erfolgen.

10.1.3 Platzwunden

Der Anprall an ein hartes Widerlager führt zur Platzwunde, die meist am Kopf oder im Gesicht, aber auch am Knie oder Schienbein, über dem Ellenbogen oder der Ulna sowie an jeder anderen Stelle vorkommen kann. Die Wunde klafft mehr oder weniger stark, blutet am Kopf oft stark oder zeigt Zeichen der stattgehabten Blutung (Koagel), geht mit einer Kontusion der Umgebung einher und kann im Gegensatz zur Schnittwunde auch unregelmäßige Wundränder haben. Betroffen sind Haut und Unterhautfettgewebe; Faszien und Muskulatur sind nicht betroffen. Bei direkt über dem Knochen gelegenen Stellen kann das Periost (z. B. am Schädel) eingerissen sein (➤ Abb. 10.3). Größe, Tiefe und Lokalisation der Wunde sowie Alter des Patienten entscheiden über eine Versorgung in Lokalanästhesie oder die Wundversorgung in Allgemeinnarkose.

Bei sicherer Analgesie, im Mund z. B. auch mit Xylocain-Spray, erfolgen Reinigung und Desinfektion der Wunde. Kleine Platzwunden, die sich manuell problemlos adaptieren lassen, können mit Gewebekleber versorgt werden. Der Kleber darf nicht in die Wunde kommen. Im rechten Winkel zum Wundverlauf aufgebrachte Pflasterstreifen (z. B. Steristrips®) reduzieren die Spannung. Größere und tiefere Wunden werden genäht. Selten ist eine Wundrandrevision und -begradigung erforderlich. Aufgeplatztes Periost muss nicht genäht werden, auch eine subkutane Adaptation ist nur im Ausnahmefall mit resorbierbaren 4 × 0- bis 5 × 0-Einzelknopfnähten notwendig. Wichtig ist der spannungsfreie Hautverschluss mit wenigen, locker geknüpften, adaptierenden 4 × 0- bis 6 × 0-Einzelknopfnähten, durchaus resorbierbar, außer im Gesicht, wo feine monofile 6 × 0-Nähte um den 5. Tag entfernt werden sollten, um die Narbenbildung nicht durch reaktive Granulationen negativ zu beeinflussen.

An der Lippe ist besonders auf die korrekte Adaptation der Lippenrot-Lippenweiß-Grenze zu achten, da hier bereits die geringste Stufe kosmetisch auffällig ist; die erste Naht soll immer die Grenze fixieren. Die Indikation zur Narkoseversorgung ist hier eher großzügig zu stellen. Schleimhautwunden im Mundvorhof bedürfen keiner Versorgung, solange es sich nicht um ausgedehnte Gingiva-Lazerationen handelt. Zungenwunden werden – nur wenn sie klaffen – invertierend und resorbierbar genäht, damit der Knoten nicht stört; das gelingt bei älteren Kindern mit Xylocain-Spray, bei Säuglingen und Kleinkindern nur in Narkose. Müssen Fäden entfernt werden, erfolgt das bei spannungsfreien Wunden nach 7 Tagen, sonst nach 10 Tagen.

Selten kommt es nach Wundversorgungen mit Gewebekleber oder bei sonst unzureichend adaptierten Wundrändern zur sekundären Dehiszenz. Eine sekundäre Wundversorgung erfolgt dann elektiv eher in Narkose mit einer Ausschneidung der Wundränder oder zumindest einer Anfrischung und dem erneuten Wundverschluss.

10.2 Septische Wunden

Jede außerhalb eines chirurgischen Operationstrakts erlittene Wunde ist primär kontaminiert, aber deshalb nicht infiziert. Bei der infizierten Wunde ist aufgrund einer fehlenden oder unzureichenden Wundreinigung und/oder Wundversorgung eine sekundäre Infektion durch primär oder sekundär inokulierte Keime aufgetreten. Jetzt ist anamnestisch neben der Verletzungsanamnese (wo und wie verletzt?) und dem Tetanusschutz auch die Frage nach einer Antibiotika-Unverträglichkeit wichtig.

Offene superinfizierte Wunden müssen gereinigt werden. An Händen oder Füßen hilft oft ein desinfizierendes Bad, durch das sich Beläge lösen und Krusten mobilisieren lassen. Gegebenenfalls ist ein Débridement in Leitungs- oder Allgemeinnarkose vorzunehmen. Superinfizierte Wunden sollten – außer im Gesicht – nicht primär, sondern erst nach sicherer Wundreinigung und beginnender Granulation sekundär verschlossen werden. Die Immobilisation der betroffenen Wundregion fördert – sofern möglich – die Heilung und reduziert

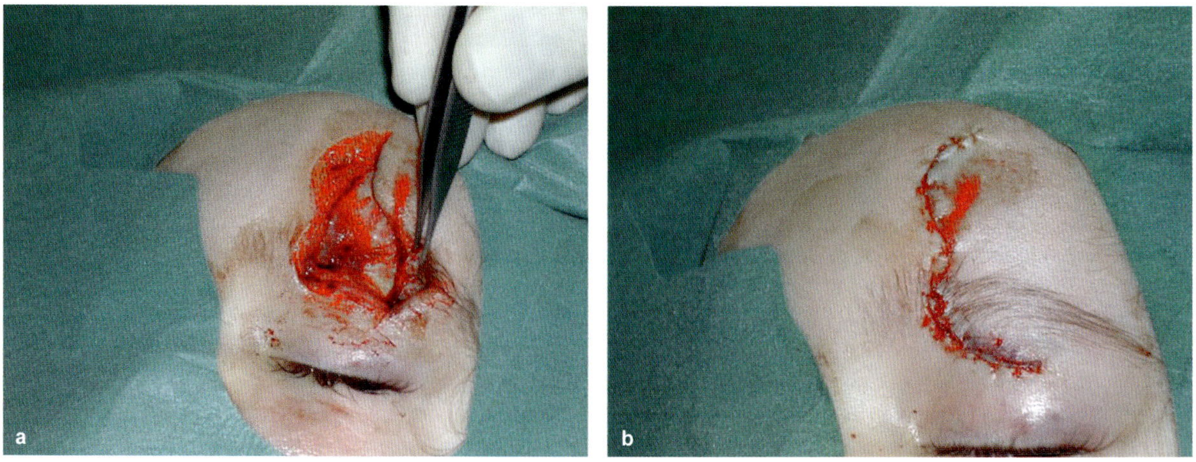

Abb. 10.3 Große Kopfplatzwunde (a); primäre Wundversorgung mit Einzelknopfnähten (b) [G879]

10

die mechanische Beanspruchung. Nur wenn sich eine deutliche entzündliche Umgebungsreaktion zeigt oder eine Lymphangitis auftritt, ist eine antibiotische Therapie indiziert.

Geschlossene abszedierte Wunden müssen eröffnet und ebenfalls gereinigt und desinfiziert werden. Jetzt ist es eine offene Wunde und wird wie diese weiterbehandelt. Eventuell hilft eine Lasche, das Sekret aus der Tiefe der Wunde zu drainieren. Auch die abszedierte Wunde bedarf nicht grundsätzlich der antibiotischen Behandlung, wenn sie eröffnet ist. Man muss jedoch zunehmend an multiresistente Keime wie den cMRSA denken.

10.3 Bisswunden

Bisswunden von Tieren oder Menschen gelten grundsätzlich als hochgradig kontaminiert. Katzenbisswunden sind am gefährlichsten und führen durch die spitzen Zähne zur tiefen Inokulation von Keimen bei begrenzter Oberflächenwunde. Bei Hundebissen kommt es mehr zu Gewebskontusion und -zerreißung, die Infektionsgefahr ist geringer. Menschenbisse liegen dazwischen. Auch die Bisswunden kleiner Nagetiere sind konsequent zu behandeln. Der Tetanusschutz – auch des Tieres – ist von großer Wichtigkeit. Die Frage der Tollwutimpfung muss nach Herkunft des Tieres (kein Haustier) und der lokalen Endemielage ggf. nach Rücksprache mit dem Amtstierarzt beantwortet werden.

10.3.1 Bisswunden im Gesicht

Aus kosmetischen Gründen wird die Bisswunde im Gesicht primär verschlossen. Hier sollte grundsätzlich in Narkose versorgt werden. Nach sehr gründlicher Wundreinigung und -spülung werden je nach Wundgebiet einige subkutane Nähte gelegt, bevor die Wundränder locker und mit nicht zu eng aneinander liegenden Nähten adaptiert werden (➤ Abb. 10.4). Dünne schmale Laschen sorgen für Sekretdrainage. Die prophylaktische intravenöse Antibiotikatherapie für mindestens 5 Tage ist indiziert, um das Risiko der Infektion gering zu halten. Die Antibiose sollte nach Entlassung oral bis zum 10. Tag fortgesetzt werden. Die übliche frühzeitige Fädenentfernung im Gesicht macht nur Sinn, wenn die Wundsituation eine anschließende Dehiszenz unwahrscheinlich erscheinen lässt. Kommt es sekundär zur eitrigen Sekretion, können sparsam wenige Nähte eröffnet werden, damit der Verhalt entlastet ist und die Wunde gespült werden kann. Im Einzelfall wird man aus kosmetischen Gründen verspätet nochmals eine Wundrevision anschließen müssen.

10.3.2 Bisswunden an den Extremitäten

Außerhalb des Gesichts bleiben Bisswunden offen. Diese Grundregel kann natürlich in der Einzelsituation und in Abhängigkeit von Größe und Zustand der Wunde variiert werden. Wie oben erwähnt steht die gründliche Wundreinigung und -spülung im Vordergrund. Tiefere Wundtaschen müssen exploriert und drainiert werden, ggf. sind Faszien- oder Muskelverletzungen festzustellen. Vereinzelte Adaptationsnähte in tieferen Schichten sind nach Einlage von Laschen möglich. Regelmäßige desinfizierende Bäder helfen zur konsequenten Wundreinigung ebenso wie tägliche Spülungen. Die Ruhigstellung ist wichtig. Eine prophylaktische intravenöse Antibiotikatherapie ist hier grundsätzlich indiziert. Besonders bei Katzenbissverletzungen an der Hand ist die Gefahr einer sich subkutan oder subfaszial ausbreitenden Infektion mit Hohlhandphlegmone u. Ä. zu bedenken. Hier ist ggf. frühzeitig sekundär eine Spaltung der Ausbreitungswege notwendig, um einen erheblichen Funktionsverlust zu vermeiden. Die Vorstellung in einer handchirurgischen Abteilung soll überlegt werden.

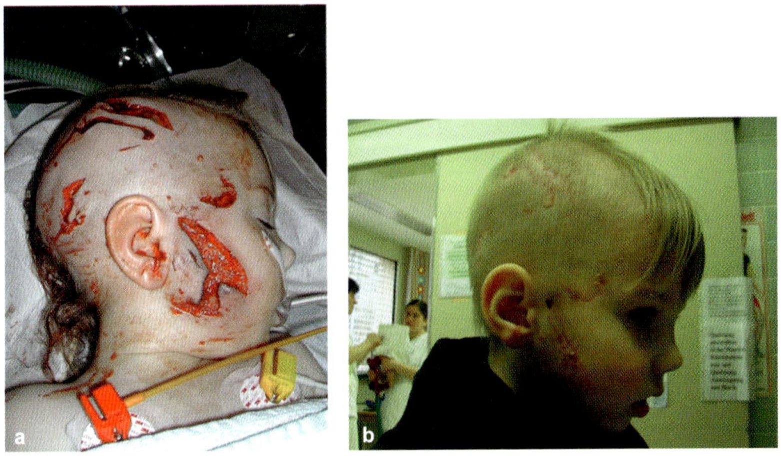

Abb. 10.4 Multiple Hundebisswunden im Gesicht (a); Zustand nach Wundheilung (b) [G879]

10.4 Fremdkörperverletzungen

Fremdkörperinokulationen kommen vornehmlich an Händen und Füßen, seltener im Gesicht oder im Bereich der Knie und Unterschenkel vor. Die Anamnese ist eindeutig, wenn der Fremdkörper gesehen und ggf. teilweise entfernt wurde oder als lokale Resistenz getastet werden kann. Schwierig wird es bei vermeintlich tastbaren Fremdkörpern ohne Oberflächenwunde, schlecht heilenden Wunden und unklarer Vorgeschichte (barfuß gelaufen, unklare Verletzung) oder chronischen granulierenden Wunden völlig unklarer Genese. Klinisch imponieren neben einer Wunde oft eine lokale Rötung und ein Druckschmerz.

Bei den Fremdkörpern handelt es sich häufig um Glassplitter, abgebrochene Nadelenden, Holzsplitter, Dornen, Bestandteile von Insekten u. Ä. Kann die subtile klinische Untersuchung die Indikation zur Revision nicht klären, lassen sich röntgendichte Fremdkörper radiologisch lokalisieren. Zum Teil hilft die Weichteilsonografie. Ein identifizierter Fremdkörper soll in Lokal-, Leitungs- oder Allgemeinanästhesie entfernt und die Wunde gut gereinigt und der Spontanheilung überlassen werden. Bei diagnostisch unklarer Konstellation kann zunächst eine lokale desinfizierende und antibiotische Wundbehandlung erfolgen, bei deren Erfolglosigkeit elektiv revidiert werden muss. Im Einzelfall kann besonders an der Fußsohle oder am Unterschenkel eine Kernspintomografie einen tiefer gelegenen Fremdkörper identifizieren helfen.

10.5 Kontusionen

Bei vielen Verletzungen, die zum Ausschluss einer Fraktur vorgestellt werden, handelt es sich um Kontusionen der Extremitäten. Die Klinik umfasst lokalen Druckschmerz, Schwellung, Hämatom, ggf. Rötung und eine Schonung der betroffenen Extremität. Durch die Untersuchung lässt sich eine Fraktur oft nicht sicher ausschließen, sodass dies radiologisch erfolgen muss. Liegt keine knöcherne Verletzung vor, können noch einmal das mögliche Bewegungsausmaß und die Belastungsfähigkeit getestet werden.

Dia-/metaphysäre Kontusionen der Extremitäten bedürfen oft nach Frakturausschluss keiner weiteren Maßnahmen. Im Einzelfall ist lokale Kühlung hilfreich, analgetisch/antiphlogistische Externa (Voltaren®-Gel) können zur Anwendung kommen. Wenn die Kinder bereits entlasten, ist eine zusätzliche Ruhigstellung oft nicht notwendig.

Gelenkkontusionen kommen vornehmlich an Ellenbogen, Hand- und Fingergelenken, Knie- und Sprunggelenk vor. Es kann ein Gelenkerguss vorliegen; die Bewegung ist schmerzhaft, möglicherweise sind die Kapsel-Band-Strukturen der Gelenkumgebung mittraumatisiert. Eine Punktion ist nur bei erheblichen intraartikulären Flüssigkeitsansammlungen zur Entlastung und zum Ausschluss eines Hämarthros notwendig. Die Röntgenaufnahme muss vor allem an den Phalangen sorgfältig auf kleine knöcherne Kapselausrisse und die sog. „volar plate"-Verletzungen kontrolliert werden. Kühlung und Antiphlogistika sind auch hier indiziert, doch bietet sich an den Gelenken eventuell auch ein Tapeverband vornehmlich der Fingergelenke oder eine vorübergehende Ruhigstellung des Gelenks an. Die klinische Kontrolle nach 7–10 Tagen zeigt dann oft Beschwerdefreiheit.

10.6 Distorsionen

Bei den Distorsionen steht nicht der traumatische Anprall im Vordergrund des Unfallmechanismus, sondern die Überdehnung des Gelenks durch eine Bewegung, die das aktive Ausmaß der üblichen Gelenkbeweglichkeit überschreitet. Bevorzugt betroffen sind die Fingergelenke (Hyperextensionstraumen), das Kniegelenk (kombinierte Adduktions- oder Abduktions- und Rotationstraumen) und das obere Sprunggelenk (Supinationstraumen), seltener das Hand- oder Ellenbogengelenk (Hyperextensionstraumen).

Bei den Überstreckungen der Fingergelenke ist das proximale Interphalangealgelenk häufiger betroffen als das distale. Es imponiert meist eine erhebliche Schwellung. Ein Gelenkerguss ist klinisch schwer festzustellen, liegt aber sicher in den meisten Fällen vor. Hämatome deuten auf Einblutungen oder Einrisse der Gelenkkapsel hin. Im Röntgenbild ist auf knöcherne Kapselausrisse zu achten. Ein Tapeverband des betroffenen Fingers, in der Regel zusammen mit einem benachbarten Finger, reicht meist zur Ruhigstellung auch bei kleinen knöchernen Verletzungen aus. Nach 2–3 Wochen soll die aktive Übung (z. B. Softball kneten) die Beweglichkeit regenerieren, bis der Faustschluss wieder vollständig möglich ist. Das Gelenkrelief bleibt oft länger etwas vergröbert.

Distorsionen des Kniegelenks sind in aller Regel Folge von Sportunfällen. Fußball und Ski stehen hier im Vordergrund. Je nach Unfallmechanismus kommt es neben der Kapseldehnung zu mehr anterolateralen (laterale Retinakulum- und Außenbanddehnung) oder anteromedialen Verletzungen (mediale Retinakulum- und Innenbanddehnung). Neben dem lokalen Druckschmerz und dem Dehnungsschmerz am femoralen und tibialen Bandansatz bei Abduktions- oder Adduktionsstress liegt oft ein Gelenkerguss vor. Bei deutlich tanzender Patella ist ggf. die Kniegelenkpunktion indiziert, um einen Hämarthros zu diagnostizieren und auszuspülen. Die Ruhigstellung erfolgt mit einem Tutor oder einer Orthese für 2–3 Wochen unter Entlastung oder Teilbelastung. Wenn der Erguss nicht nachläuft, sind keine weiteren Maßnahmen erforderlich. Liegt ein Hämarthros vor und der Erguss rezidiviert, handelt es sich meist um einen Kapsel- und Retinakulumeinriss. Eine MRT ist zu überlegen, um Begleitverletzungen der Menisken auszuschließen. Der Tutor wird nach 3 Wochen abgenommen, entsprechende Orthesen bieten die Möglichkeit, die Bewegung auch schrittweise freizugeben.

Distorsionen des oberen Sprunggelenks sind als Supinationstraumen die häufigsten Gelenküberdehnungen. Klinisch imponieren Schwellungen rund um den Außenknöchel, Gelenkerguss, Hämatom und die Unmöglichkeit der Belastung. Der Druckschmerz lässt sich auf eines oder mehrere der Außenbänder bzw. ihre Ansatzpunkte projizieren. Im Kindesalter sind die Ligamente selbst noch stabiler als ihre knöcherne Verankerung, sodass es statt der im Erwachsenenalter typischen Außenbandrupturen zu knöchernen Bandausrissen aus der Fibulaspitze, seltener aus Talus oder Calcaneus kommt, die radiologisch zu verifizieren sind. Betroffen ist meist das Lig. fibulotalare anterius, manchmal auch das Lig. fibulocalcaneare, nur selten das Lig. fibulotalare posterius. Die sog. gehaltenen Röntgenaufnahmen in Supinationsstress sind obsolet. Eine Kernspintomografie kann die Verletzungen sehr schön zeigen, führt aber zu keiner konkreten therapeutischen Konsequenz. Eine operative Therapie ist grundsätzlich nicht indiziert. Leichtere Distorsionen können primär mit einem Tapeverband versorgt werden. Bei deutlicher Schwellung/Hämatom erfolgt die Ruhigstellung in einer Sprunggelenkorthese (z. B. Aircast®) und nur bei ausgeprägtem Befund zunächst für 7–10 Tage im Unterschenkelgips unter Entlastung an Unterarmgehstützen. Bei rückläufiger Schwellung kann unter zunehmender Belastung mobilisiert werden. Die Orthese soll für weitere 3–4 Wochen ganztags (auch nachts, um unbemerkten Supinationsstress zu vermeiden), danach ggf. noch beim Sport getragen werden, bis auch die subjektive Sicherheit vollständig wiederhergestellt ist.

10.7 Frakturen im Kindesalter

10.7.1 Grundlagen der Frakturbehandlung im Kindesalter

Das Management der Frakturen im Kindesalter wird geprägt von der Einbeziehung des Wachstums. Jede Fuge hat ihre spezifische Wachstumspotenz und -dauer, sodass für jede Verletzung eine individuelle Wachstumsprognose (wieviel kann die nächstgelegene Fuge im konkreten Alter und Geschlecht des Patienten korrigieren) erstellt werden muss. Während an der oberen Extremität rund um das Ellenbogengelenk wenig Wachstum erfolgt (ca. 15–20 %), somit > 80 % am distalen Unter- und proximalen Oberarm stattfinden, sind an der unteren Extremität rund um das Knie 55–70 % lokalisiert und an Hüfte und Sprunggelenk entsprechend 30–45 %. Somit „verwächst" sich im Kindesalter manches, aber nicht alles, und ob eine primäre oder sekundäre (posttherapeutische) Fehlstellung sich spontan korrigiert oder nicht, muss im Einzelfall abgeschätzt werden. Die Physiologie darf gerne ein gutes Management perfektionieren, aber nicht als Entschuldigung für Fehleinschätzung und Passivität gelten. Dabei hat sich die physiologische Entwicklung in den letzten Jahrzehnten sicher nochmals akzeleriert und wir sehen heute in der Kindertraumatologie < 15 Jahren häufiger fast geschlossene oder definitiv ausgereifte Fugen. Hinzu kommt die frühere Maturation in bestimmten Bevölkerungsgruppen aus dem südlichen Europa und dem arabischen Raum. Beides erfordert vom Behandler auch ggf. eine größere Methodenvielfalt.

Frakturen im Kindesalter werden nach Lokalisation, Vollständigkeit und Stabilität unterschieden. Klassifiziert werden sie nach der AO-Klassifikation für Kinderfrakturen, die die vorgenannten Unterscheidungsmerkmale integriert. Die Knochen- (1–4 für Oberarm, Unterarm, Oberschenkel und Unterschenkel) und Segmentkodierung (1–3 für proximale Epi-/Metaphyse, Schaft und distale Meta-/Epiphyse) erfolgt wie bei den Erwachsenen. Von den Schaftfrakturen (D) werden die Brüche der Metaphysen (M) differenziert. Die Metaphyse ist als das Quadrat über der Wachstumsfuge definiert; es bezieht am Unterarm und Unterschenkel beide Knochen ein. Die Fuge trennt wiederum die Metaphyse von der Epiphyse (E) (➤ Abb. 10.5a).

Im Kindesalter werden sowohl dia- als auch metaphysär **unvollständige stabile** Frakturen beobachtet, die als Fissuren (monokortikale Infraktion), Biegungsfrakturen (Mikrofrakturen mit Formveränderung) oder subperiostale Stauchungsfrakturen (Wulstfrakturen) durch das erhaltene Periost charakterisiert sind und keine relevante Achsdeviation aufzeigen. Die Grünholzfraktur, ebenfalls meta- und diaphysär zu beobachten und durch den typischen konkavseitigen Erhalt von Periost ± kortikalem Anteil charakterisiert, somit also auch **unvollständig,** ist dagegen nur **„semistabil"**, da Dislokationen in einer Achse, aber keine Verkürzungen oder komplexere Fehlstellungen in mehreren Ebenen möglich sind. **Vollständige** Brüche mit Kontinuitätsverlust der Knochen entsprechen den Frakturen des Erwachsenen. Bei den vollständigen Kontinuitätsdurchtrennungen liegen Quer- oder Schräg-/Spiralfrakturen vor. Am Unterarm stellen die Schaftfrakturen eines Knochens mit proximaler oder distaler Luxation des anderen Knochens (Monteggia- oder Galeazzi-Fraktur) eine Besonderheit dar. Gelegentlich sind am Schaft Biegungs- oder Drehkeile zu sehen; grundsätzlich sind mehrfragmentäre Frakturen die Ausnahme (➤ Abb. 10.5b und c). Prognostisch relevant ist nur die Unterscheidung in Frakturen mit 2 Fragmenten (Schweregrad 1) und solche mit > 2 Fragmenten (Schweregrad 2).

Epiphysär gibt es ebenfalls unvollständige (z. B. unvollständiger Condylus-radialis-Abriss) und vollständige Frakturen. Die Stabilität hängt vor allem von der Vollständigkeit der Fugenlösung oder der chondralen Kontinuitätsdurchtrennung ab. Differenziert werden die vier Formen nach Salter-Harris, die Übergangsfrakturen bei begonnenem Fugenschluss sowie die knöchernen Bandausrisse, osteochondrale **flakes** und sonstige unklassifizierbare Frakturen (➤ Abb. 10.5d).

Der Anteil offener Frakturen ist im Kindesalter geringer als bei Erwachsenen. Zudem lässt die Komplexität der Weichteilverletzung nicht auf die Komplexität der Fraktur schließen, da

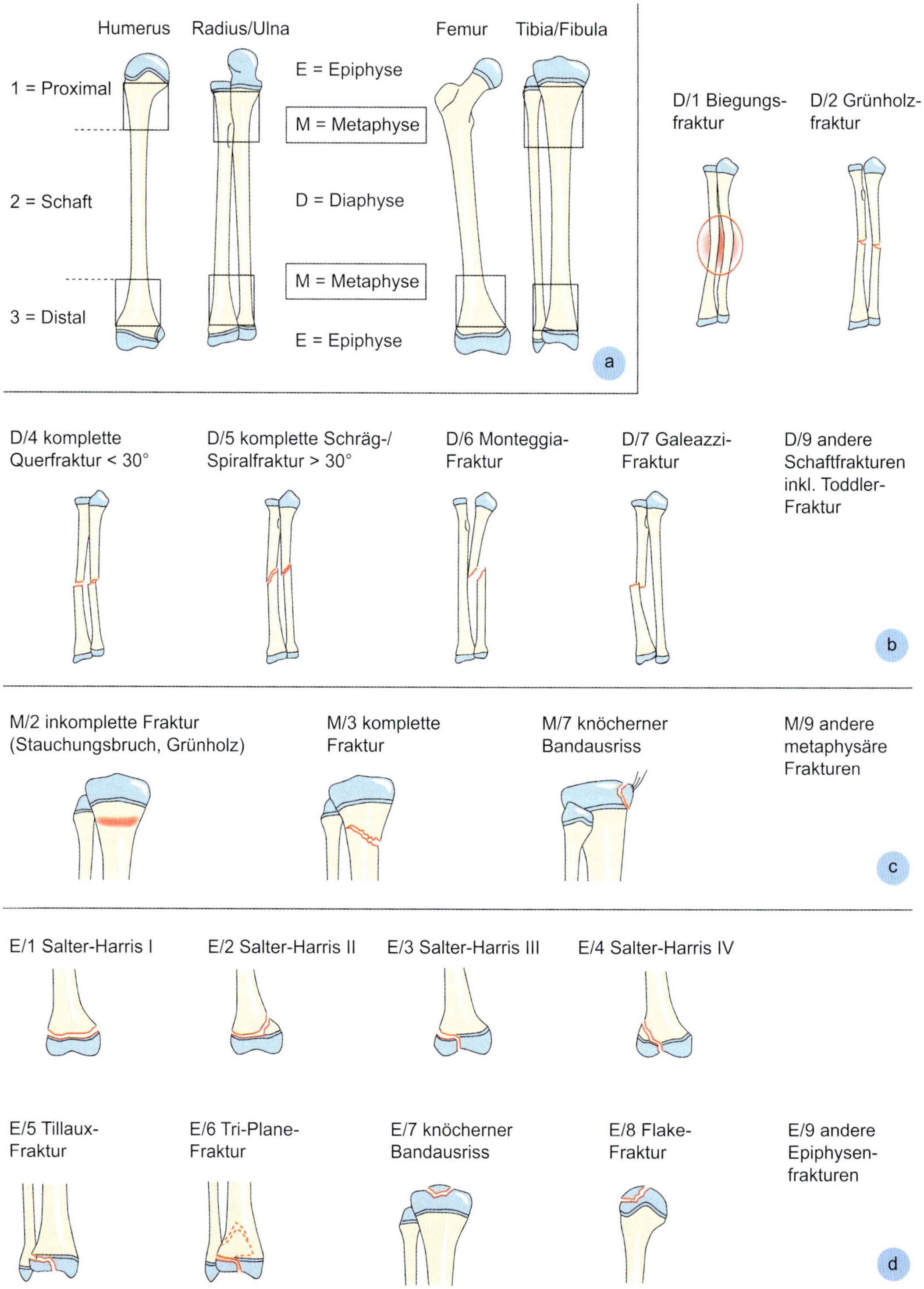

Abb. 10.5 AO-Klassifikation der Frakturen im Kindesalter (a–d) [L157]

auch offene Frakturen bei Kindern in der Regel mit monotonen unkomplizierten Frakturmustern einhergehen.

Die Diagnostik besteht aus konventionellen Röntgenaufnahmen in zwei Ebenen, selten in einer ergänzenden schrägen Ebene. Das Ausmaß der Fehlstellung ist exakt zu messen, da man sie sonst leicht über- oder unterschätzt. Hierzu ist bei metaphysären Brüchen die Einzeichnung des Epiphysen-Achsen-Winkels zur korrekten Dislokationsbestimmung wichtig (➤ Abb. 10.6). Ist schon nach einer Ebene das Therapiekonzept im Sinne einer OP-Indikation klar und die

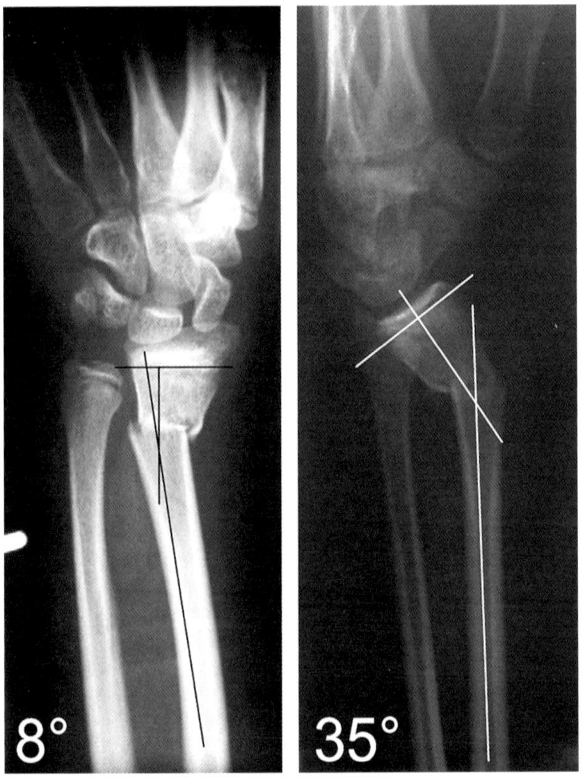

Abb. 10.6 Fraktur der distalen Unterarmmetaphyse, exakte Dislokationsbestimmung mittels Epiphysenachsenwinkel in beiden Ebenen [G879]

Diagnostik sehr schmerzhaft, sollte die zweite Ebene intraoperativ nachgeholt werden. Selten ist z. B. bei Sprunggelenkfrakturen ein CT erforderlich, um die Verletzung voll zu erfassen. Die Kernspintomografie hat in der Primärdiagnostik (noch) keine Bedeutung. Dagegen ist die Sonografie am distalen Radius und am proximalen Humerus etabliert und kann bei entsprechender Expertise in der Erstdiagnostik wie bei den Kontrollen als Alternative zur Röntgenaufnahme eingesetzt werden.

Die Therapie folgt heute dem Prinzip der primär definitiven Frakturversorgung, d. h., dass die erste Maßnahme in Narkose – abgesehen von einer erforderlichen Metallentfernung – auch die letzte sein soll. Nachrepositionen oder sekundäre Osteosynthesen sollen die Ausnahme darstellen. Undislozierte Frakturen bedürfen lediglich der Ruhigstellung. Geringe Fehlstellungen, die das individuelle spontane Korrekturpotenzial des weiteren Wachstums nicht überschreiten, werden in gleicher Weise behandelt. Ist die Grenze der Spontankorrektur überschritten, ist die Reposition erforderlich. Wird hier eine stabile Situation erzielt, wird weiter konservativ mit Retention im Gips behandelt; ggf. ist eine Gipskeilung sekundär hilfreich. Grundsätzlich gilt die alte Regel, dass die beiden angrenzenden Gelenke mit ruhig gestellt werden. Hiervon kann am distalen Unterarm und am distalen Unterschenkel bei älteren Patienten (etwa ab 6 Jahren) abgewichen werden, während die jüngeren Kinder zu leicht aus den dann sehr kurzen Unterarm- oder Unterschenkelgipsen herausrutschen. Grundsätzlich bedeutet „Gips" in der Regel heute die gut anmodellierte und ausreichend breite Kunststoff-(Cast-)Schiene („Longette"), die nur mit einer straffen Binde fixiert und auch im Verlauf nicht mehr zirkuliert wird. Dies führt ganz offensichtlich gegenüber dem zirkulierten Gips **nicht** zu mehr sekundären Dislokationen.

Ist keine stabile Reposition oder zuverlässige Retention zu erzielen, erfolgt in gleicher Narkose die kindgerechte, möglichst minimal-invasive Osteosynthese. Bewegungs- und belastungsstabile Versorgungen sind bei vergleichbarer Effizienz (Aufwand/Resultat) bevorzugt einzusetzen.

Epi-/metaphysär und bei kleinen Fragmenten kommen die Kirschner-Draht- oder die Zugschrauben-Osteosynthese zur Anwendung. Bei bestimmten metaphysären Frakturen und vor allem diaphysär ist die elastisch-stabile intramedulläre Nagelung heute die Methode der Wahl, in Einzelfällen ist ein Fixateur externe erforderlich (➤ Abb. 10.7). Nur in Ausnahmefällen kommt die Platte zur Anwendung. Ob Kirschner-Drähte perkutan herausstehen oder subkutan versenkt werden, wird regional unterschiedlich gehandhabt, erleichtert im ersten Fall die Metallentfernung, führt aber darüber hinaus zu keinen klinisch relevanten Unterschieden bzgl. Komplikationen wie v. a. Infektion.

Frakturen im Kindesalter heilen grundsätzlich unabhängig von den therapeutischen Maßnahmen; die Pseudarthrose setzt in der Regel einen Fehler in der Einschätzung der Stabilität der Fraktur oder in der Versorgung voraus. Über die periostale Kallusbildung kommt es zur schnellen Stabilisierung. Das Ausmaß einer Spontankorrektur hängt ab vom Alter des Patienten, der Nähe der Fraktur zu einer Wachstumsfuge und der (Rest-)Aktivität dieser Fuge. Metaphysäre Frakturen nahe hochprozentig wachsenden Fugen im Kleinkindesalter korrigieren sich also sehr viel zuverlässiger als diaphysäre Brüche bei Kindern jenseits des 10. Lebensjahres. Grundsätzlich sollte die Spontankorrektur als individuelle Perfektionsmöglichkeit einer möglichst korrekten aktiven Therapie angesehen und nur in Ausnahmefällen in relevantem Ausmaß primär in das Behandlungskonzept einkalkuliert werden.

Stabile Brüche werden radiologisch nicht und am Schluss nur klinisch kontrolliert. Nach jeder Manipulation (Reposition mit/ohne Osteosynthese) erfolgt eine Röntgenkontrolle in zwei Ebenen zur Dokumentation, anschließend bei konservativer Therapie nach einer Woche (Stellung? Sekundäre Dislokation?) und dann zur Prüfung der Konsolidation nach 3–5 Wochen. Der klinisch druckschmerzfreie Kallus, ggf. in Zusammenschau mit dem Röntgenbild, bestimmt über die Freigabe zur Bewegung bzw. Belastung. Nach Osteosynthesen folgt auf die Dokumentation des OP-Ergebnisses erst eine Aufnahme zum Zeitpunkt der erwarteten Konsolidation und dann ggf. noch zur Metallentfernung. Eine intra- oder postoperative radiologische Dokumentation der erfolgten Metallentfernung ist regelhaft entbehrlich. Bewegungslimitierungen und/oder Sportverbote sind im Kindesalter in der Nachbehandlung nach Metallentfernung in aller Regel nicht erforderlich.

Gute Erfahrungen aus den USA und Kanada mit dem Belassen vieler Implantate, die nicht stören, erlaubt die ent-

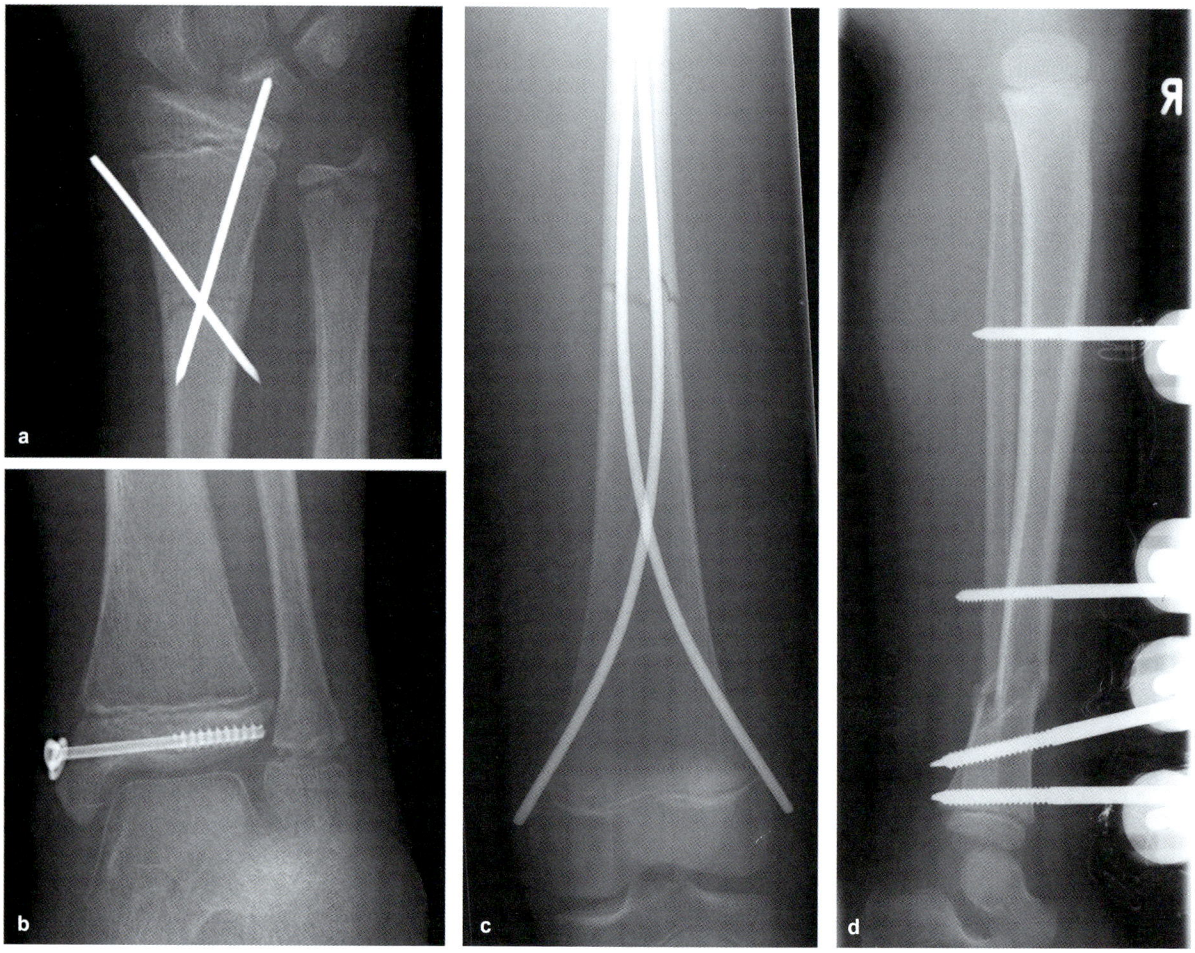

Abb. 10.7 Osteosyntheseverfahren im Kindesalter. Kirschner-Draht-Osteosynthese (a); Schrauben-Osteosynthese (b); elastisch-stabile intramedulläre Nagelung (ESIN) (c); Fixateur externe (d) [G879]

sprechende Diskussion mit Patienten und Eltern. Infrage kommen hier vor allem gut versenkte Titanschrauben. Einschränkend muss immer erwähnt werden, dass noch keine Erfahrungen mit dem Belassen von Titanimplantaten über mehrere Jahrzehnte vorliegen. Die Akzeptanz eines „bleibenden" Implantats ist sehr individuell.

Wachstumsstörungen treten bei Schaftfrakturen als Verlängerungen oder Verkürzungen auf, wenn Trauma oder Therapie die Durchblutung der benachbarten Fuge beeinflusst und damit ein Mehrwachstum, einen vorübergehenden Wachstumsstopp oder einen vorzeitigen Fugenschluss induziert haben. Meta- und epiphysär sind unfall- oder therapiebedingte direkte Verletzungen der Fugen, aber auch Durchblutungsveränderungen oder indirekte Einflüsse durch bestehende Instabilitäten (Heilungsdauer = Irritationsdauer) verantwortlich für vollständige (Plus- oder Minuswachstum der **gesamten** Fuge mit Einfluss auf die **Knochenlänge**) oder partielle Fugenschäden (Plus- oder Minuswachstum **eines Teils** der Fuge mit Einfluss auf die **Knochenachse**). Kontrollen sind bei entsprechend gefährdeten Bruchregionen über 2 Jahre, ggf. aber auch bis zum Wachstumsabschluss erforderlich und sollten ggf. in einem spezialisierten Zentrum erfolgen.

10.7.2 Diaphysäre Frakturen langer Röhrenknochen

An der Diaphyse werden Biegungsfrakturen (D1), Grünholzfrakturen (D2), vollständige Quer- (D4) oder Schräg-/Spiralfrakturen (D5), am Unterarm auch Monteggia- (D6) und Galeazzi-Frakturen (D7), zudem sonstige unklassifizierbare Brüche (D9) unterschieden (➤ Abb. 10.5b).

Oberarmschaftfrakturen

Oberarmschaftfrakturen entstehen in der Regel durch direkte Gewalteinwirkung, bei Neugeborenen geburtstraumatisch, bei Säuglingen und Kleinkindern ist an eine Kindesmisshandlung zu denken. Am proximalen diametaphysären Übergang kommen zudem gehäuft juvenile Knochenzysten vor, die nach Bagatelltraumen mit einer pathologischen Fraktur diagnostiziert werden. Schmerzhafte Bewegungseinschränkung, deutliche Schwellung mit Hämatom und ggf. sichtbare Achsdeviation oder Verkürzung führen zur Röntgendiagnostik (2 Ebenen; a. p. und axial, alternativ Y-Aufnahme, nicht transthorakal).

Undislozierte oder achsengerecht stehende **Frakturen** mit Verschiebungen ad latum, aber ausreichendem Fragmentkontakt werden konservativ behandelt. Achsenfehler korrigieren sich unterhalb des 10. Lebensjahres bis zu 20°, bei geburtstraumatischen Brüchen sogar bei deutlich größerer Dislokation. Diese Achsenfehler stellen funktionell wegen der guten Kompensation in der Schulter kein Problem dar, sind aber meist sichtbar und kosmetisch störend. Zur Immobilisation kommen Gilchrist-Verband, Desault-Verband (➤ Abb. 10.8), ein Brace oder ein Oberarmgips mit Schulterkappe zur Anwendung. Bei großer Kontaktfläche (Spiralbruch) ist die Stabilität schneller erreicht als bei Querfrakturen mit limitiertem Fragmentkontakt. Röntgenkontrollen erfolgen nach Ruhigstellung an Tag 0 (Stellung nach Manipulation), an Tag 7 (sekundäre Dislokation) und gipsfrei an Tag 28/35 (Konsolidierung, Freigabe). Nach 4 Wochen spontaner, selbstbestimmter Mobilisation besteht in der Regel keine Bewegungseinschränkung mehr im Schulter- oder Ellenbogengelenk, sodass sich Krankengymnastik erübrigt. Die Prognose **quoad functionem** ist sehr gut. Verbliebene Achsenfehler werden bis zur vollständigen Korrektur in Abständen von ½ Jahr vor allem bezüglich ihrer subjektiv-kosmetischen Relevanz kontrolliert.

Instabile Frakturen, stark dislozierte Frakturen, sekundär dislozierte Frakturen, Kettenfrakturen mit gleichseitiger Unterarmfraktur und Polytraumen stellen OP-Indikationen dar. Bei geschlossener Reposition einer Oberarmschaftfraktur sollte grundsätzlich nicht ohne Osteosynthese weiterbehandelt werden. Die **elastisch-stabile intramedulläre Nagelung** (ESIN) ist das Verfahren der Wahl. Die Nägel (Durchmesser je ⅓ des Markraums in Schaftmitte) werden von der distalen Humerusmetaphyse aus einseitig radial oder beidseitig radial und ulnar über Kortikalisperforationen in den Markraum eingeführt, über die Fraktur in das proximale Fragment eingebracht und in der Spongiosa der proximalen Metaphyse verankert. Die beiden gegenläufigen Spannungsbögen sollen auf Frakturhöhe die größte Distanz haben, damit die Fraktur intern achsengerecht und bewegungsstabil geschient ist. Hierzu muss bei einseitiger Implantation einer der Nägel im Markraum um 180° gedreht werden. Liegt die Fraktur im distalen Schaftdrittel, stellt die absteigende Nagelung von proximal lateral (subdeltoidaler Zugang, 2 Bohrlöcher, ein Nagel wird zur Verspannung ebenfalls im Markraum um 180° gedreht) eine Alternative dar (➤ Abb. 10.9).

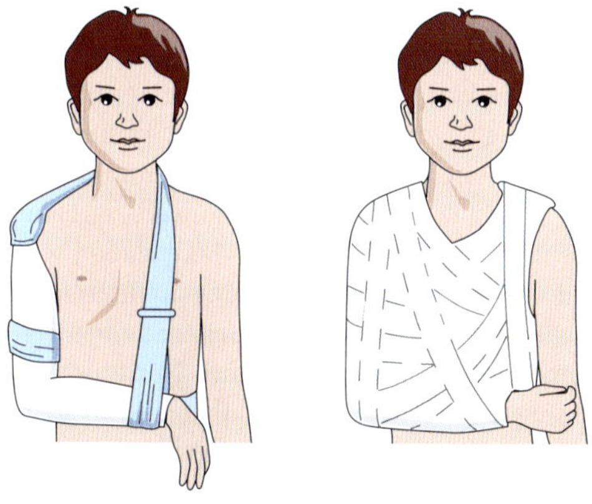

Abb. 10.8 Gilchrist- oder Desault-Verband zur Ruhigstellung von Oberarmfrakturen [L157]

Pathologische Frakturen und Frakturen mit primärer Radialisparese stellen eine relative Operationsindikation dar. Die pathologischen Frakturen bei juveniler Knochenzyste sind in der Regel nicht disloziert, die intramedulläre Nagelung mit der anhaltenden Perforation der Zyste hat jedoch den Vorteil, Re-Frakturen vorzubeugen und die Zyste durch Druckentlastung und besseres Einwandern von Osteoblasten zuverlässiger und ohne Spongiosaplastik zur Ausheilung zu bringen.

Bei unfallbedingter Radialisparese muss der Nerv wegen der hohen Wahrscheinlichkeit einer spontanen Regeneration nicht exploriert werden. Die Osteosynthese erlaubt jedoch die frühzeitige physiotherapeutische Behandlung.

Ruhigstellungen sind entbehrlich und nur im Einzelfall aus Schmerzgründen passager (Tragetuch, Gilchrist) sinnvoll. Röntgenkontrollen erfolgen an Tag 0 intra- oder postoperativ, dann an Tag 28 (Freigabe zum Sport), an Tag 90 (Planung der Metallentfernung) und nur bei den Knochenzysten weiter in Abständen von 3–6 Monaten bis zur Zystenkonsolidierung. Physiotherapie ist außer bei den Radialisparesen selten erforderlich. Das Verfahren ist komplikationsarm, die Prognose gut. An den Nageleintrittsstellen ist auf den Verlauf der Nn. ulnaris und radialis zu achten.

Unterarmschaftfrakturen

Unterarmschaftfrakturen sind die häufigsten Schaftfrakturen im Kindesalter. Indirekte Unfallmechanismen mit Sturz auf den ausgestreckten Arm sind häufiger als direkte Parrier-Traumen. Neben der sichtbaren Fehlstellung imponiert klinisch die schmerzhafte Funktionseinschränkung. Die Röntgenaufnahme in zwei Ebenen mit angrenzenden Gelenken lässt Frakturtyp, Dislokation und Stabilität einschätzen. Radius-, Ulna- und Unterarmfrakturen beider Knochen werden differenziert und die Grünholz- von den vollständigen Brüchen unterschieden. Bei isolierten Ulnafrakturen muss immer eine proximale Radiusluxation ausgeschlossen werden, damit die Monteggia-Läsion nicht übersehen wird.

Undislozierte Frakturen und Brüche mit Achsenfehlern unter 10° werden im Oberarmgips für 4 Wochen ruhig gestellt. Jede andere Fraktur bedarf der Reposition in Narkose.

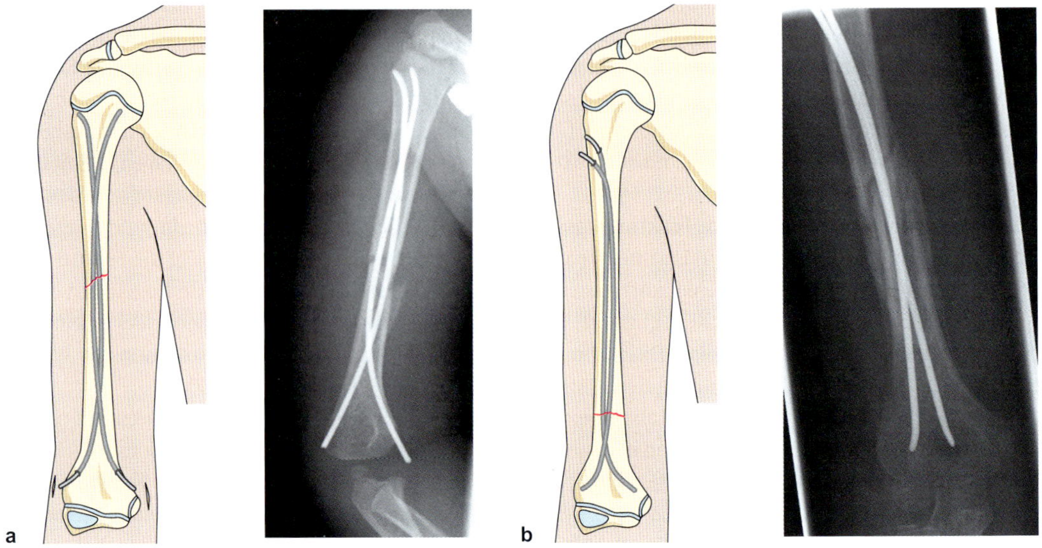

Abb. 10.9 Bilateral aszendierende (a) oder monolateral deszendierende ESIN am Oberarm (b) [G879, L157]

Zwar lassen sich manche Unterarmbrüche gut reponieren und retinieren, doch ist das am Röntgenbild im Einzelfall nicht zu prognostizieren, sodass die Möglichkeit zur Osteosynthese in gleicher Narkose immer gegeben sein muss. Bei Grünholzfrakturen muss die konkavseitig erhaltene Kortikalislamelle bei der Reposition durchbrochen werden, damit die Fraktur nicht in die Ausgangsstellung zurückfedert, sondern konvexseitig unter Kompression gebracht werden kann. Das verhindert die bekannte konvexseitige Konsolidierungsverzögerung mit der Gefahr der Re-Fraktur. Dabei darf aber das Periost nicht zerrissen werden, da die Fraktur sonst instabil wird (➤ Abb. 10.10). Der Oberarmgips muss gut anmodelliert werden, im Einzelfall kann eine Gipskeilung nach einer Woche notwendig sein. Bei vollständigen Frakturen von Radius oder Ulna entscheidet oft der Frakturverlauf über die Effektivität einer konservativen Behandlung. Bei Querfrakturen ist die geringe Kontaktfläche der Unsicherheitsfaktor, bei Schrägfrakturen die Tendenz zur Valgus- (Radius) resp. Varusfehlstellung (Ulna). Nach Reposition und Oberarmgipsanlage in Neutralstellung des Unterarms inkl. guter Aufspannung der Membrana interossea durch den Druck beider Daumen muss noch in Narkose überprüft werden, ob tatsächlich eine suffiziente Retention erzielt wurde.

Röntgenkontrollen erfolgen an Tag 0 nach Reposition/Gipsanlage, an Tag 7 (sekundäre Dislokation) und gipsfrei an Tag 28 (Konsolidierung, Freigabe). Nach Freigabe und spontaner Mobilisation wird 4 Wochen später vor allem die Wiederherstellung der Umwendbewegungen geprüft. Wer nach Tag 7 noch so stark an der Stabilität seiner Maßnahme zweifelt, dass er eine weitere Stellungskontrolle anordnet, sollte über die Indikation zur Osteosynthese nachdenken.

Frakturen beider Knochen auf gleicher Höhe sind instabil. Stellt sich im Röntgenbild ein Kalibersprung eines Knochens auf Frakturhöhe dar, liegt ein Rotationsfehler vor. Auch unterschiedliche, vor allem aufeinander zulaufende Fehlstellungsrichtungen der beiden Unterarmknochen sind problematisch. Achsenfehler führen ab 15° in jedem Alter zu Einschränkungen der Pronation und/oder Supination. Ulnafrakturen mit proximaler Radiusluxation (Monteggia-Fraktur) sind bei suboptimaler Reposition mit erheblichen Folgeproblemen behaftet. Bei allen diesen Konstellationen stellt sich ebenso wie bei Re-Frakturen, pathologischen Frakturen, Frakturen bei Polytrauma, offenen Brüchen, Mehrfragmentfrakturen und Gefäß-Nerven-Verletzungen die Indikation zur Osteosynthese. Methode der Wahl ist die intramedulläre Nagelung (ESIN) (➤ Abb. 10.11). In Radius und Ulna wird jeweils ein Nagel (Durchmesser etwa ⅔ des Radius-Markraums in Schaftmitte) eingebracht; über die Aufspannung der Membrana interossea erzielt man eine übungsstabile Osteosynthese. Der radiale Nagel wird von distal über ein laterales (auf den N. radialis superficialis achten) oder dorsales Bohrloch (Tuberculum Listeri) eingeführt, der ulnare Nagel von distal medial oder proximal lateral. Epi- und Apophysen werden geschont, die Eintrittsstellen liegen immer metaphysär. Die Nägel werden bis zur Fraktur geschoben, dann erfolgt die Reposition, die durch die Nagelspitzen unterstützt werden kann. Meist wird erst der radiale, dann der ulnare Nagel im Gegenfragment platziert, da die radiale Manipulation schwieriger ist und von der größeren Bewegungsfreiheit bei noch instabiler Ulna profitiert. Ein Wechsel der Reihenfolge ist bei Problemen natürlich jederzeit möglich. Nun werden die Nägel in die Gegenmetaphyse vorgeschoben; die Spitzen werden zur Aufspannung der Montage zur Membrana interossea hin gedreht und in der Spongiosa verankert. Ist in seltenen Fällen eine geschlossene Reposition eines Knochens nicht möglich, wird über der Fraktur eröffnet, ein Interponat entfernt und

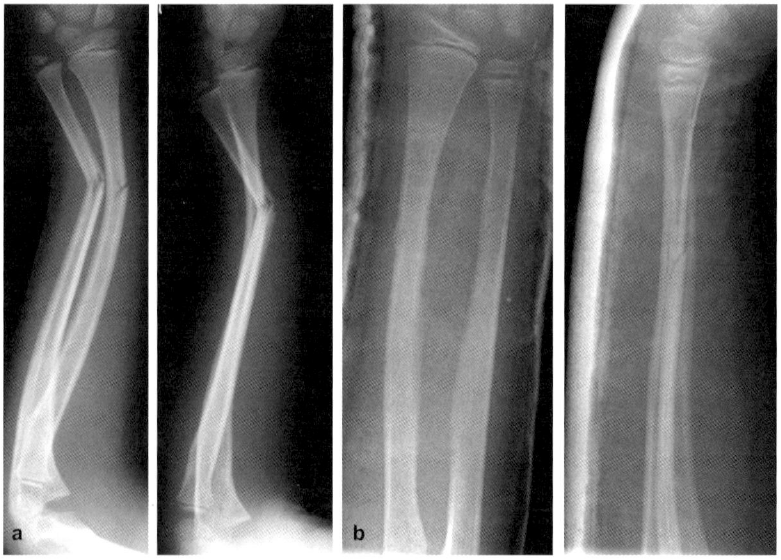

Abb. 10.10 Grünholzfraktur des Unterarms mit Fehlstellung in einer Ebene und erhaltener konkavseitiger Kontur (a); Reposition und achsengerechte Retention im Oberarmgipsverband (b) [G879]

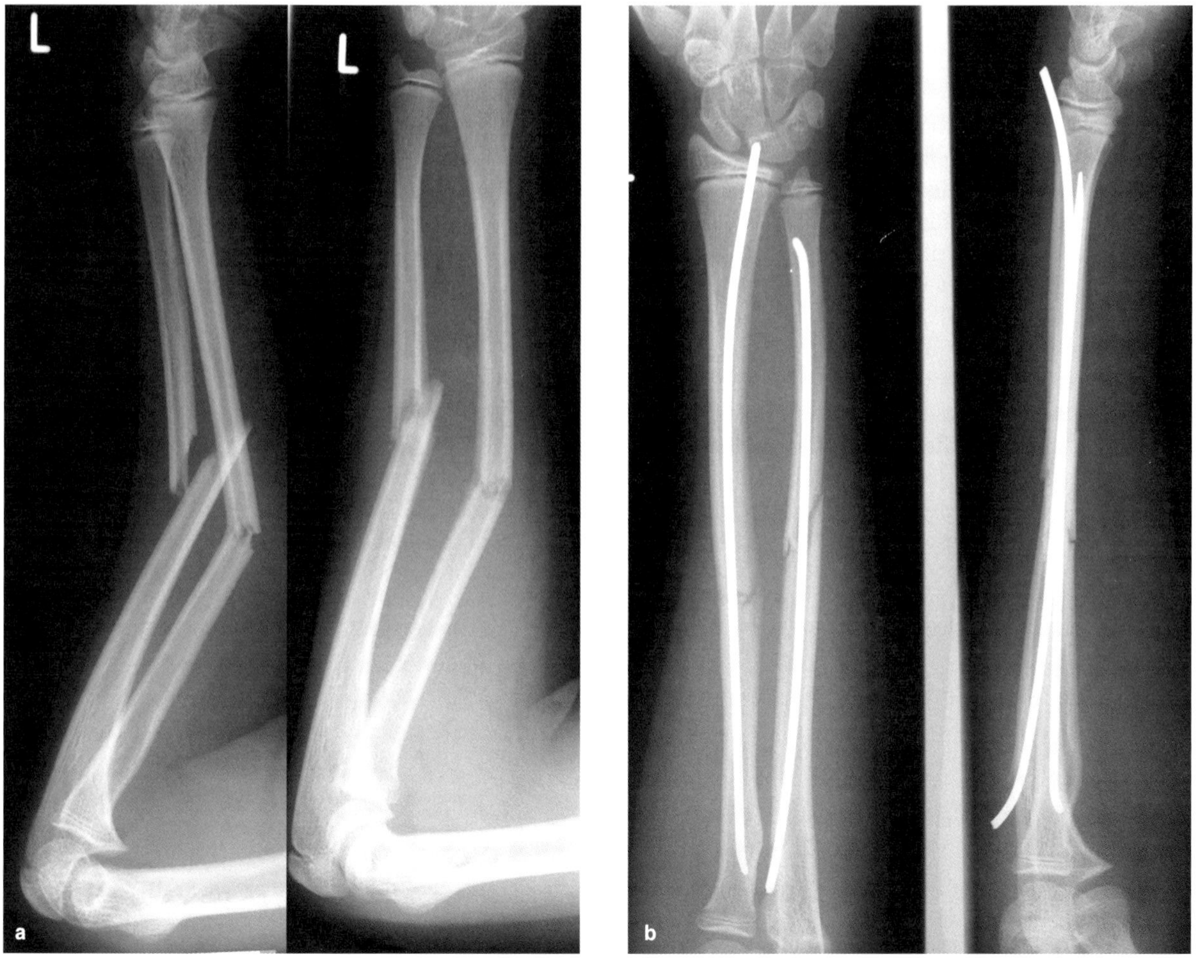

Abb. 10.11 Vollständige, dislozierte, instabile Unterarmschaftfraktur (a); achsengerechte und bewegungsstabile intramedulläre Osteosynthese (ESIN) (b) [G879]

die Einführung des Nagels in das Gegenfragment direkt unterstützt. Bei Re-Frakturen kann es erforderlich sein, auf diesem Weg einen durch Kallus verlegten Markkanal aufzubohren. Bei der Monteggia-Fraktur kommt es nach achsengerechter Stabilisierung der Ulna in aller Regel zur Spontanreposition des luxierten Radius, was kontrolliert und dokumentiert werden muss.

Die intramedulläre Osteosynthese am Unterarm ist übungsstabil und bedarf keiner ergänzenden Ruhigstellung. Dies gilt auch für stabilisierte isolierte Radius- oder Ulna- und Monteggia-Frakturen. Die Bewegung ist primär freigegeben. Röntgenkontrollen sind an Tag 0 (intra- oder postoperativ), an Tag 28 (Freigabe zum Sport bei guter Kallusüberbrückung) und an Tag 90–120 (Remodelling, Planung Metallentfernung) einzuplanen. Ausreichend gekürzte Nagelenden verhindern subkutane Reizzustände und Nagelperforationen. Bei dorsaler Implantation des radialen Nagels ist darauf zu achten, dass das Nagelende nicht unter die Sehne des M. extensor pollicis longus rutscht und hier eine sekundäre Sehnenruptur verursacht. Re-Frakturen werden bei verfrühter Metallentfernung beobachtet, weshalb die Metalle verbleiben sollen, bis der Knochen vollständig remodelliert ist und sowohl Kortikalis als auch Markraum im Röntgenbild differenziert werden können. Besonders nach offenen Repositionen oder offenen Frakturen der Ulna in Schaftmitte sind verzögerte Frakturheilungen beobachtet worden. Die Prognose ist in 95 % sehr gut und gut, selten verbleiben Funktionseinschränkungen durch suboptimale Achsenkorrektur oder eine Vernarbung der Membrana interossea.

Mehrfragmentbrüche, die sich mittels intramedullärer Nägel nicht ausreichend stabilisieren lassen, und höhergradig offene Frakturen machen den Einsatz des Fixateur externe erforderlich. Ein kleines Rohrsystem oder ein Handfixateur sind ausreichend. Die Ausheilung kann im Fixateur erfolgen, selten sind bei Kindern die Metallentfernung und der Wechsel auf eine Gipsruhigstellung erforderlich.

Oberschenkelschaftfrakturen

Oberschenkelschaftfrakturen erfordern erhebliche Traumen, werden nach Verkehrsunfällen, Stürzen aus größerer Höhe, Sportunfällen, Geburtstraumen oder Kindesmisshandlung beobachtet und sind Bestandteil vieler Polytraumen. Bei den Betroffenen handelt es sich um Kleinkinder oder ältere Schulkinder jenseits des 10. Lebensjahrs. Die Klinik wird von einer erheblichen Schwellung des Oberschenkels, einer sichtbaren Fehlstellung und Verkürzung sowie meist einer Fehlhaltung in Außenrotation bestimmt. Nach der konventionellen radiologischen Diagnostik erfolgt wegen der starken Schmerzen oft sofort die Versorgung.

Die konservativen Therapieoptionen (Becken-Bein-Gips, Extension) führen zu langer Immobilisation und Betreuungsbedürftigkeit, sodass häusliche (Berufstätigkeit der Eltern) und schulische Probleme (Schuljahresverlust) drohen. Das schlägt sich in der weitgehend akzeptierten OP-Indikation jeglicher Oberschenkelschaftfrakturen ab dem 3. Lebensjahr und zunehmend auch darunter nieder. Im 1. und 2. Lebensjahr stellt die konservative Behandlung durch die kürzere Konsolidierungszeit noch das Verfahren der ersten Wahl dar.

Die sog. Overhead-Extension als Weichteilextension wird in Analgosedierung mit einem fertigen Pflaster-Klebe-Extensionsverband realisiert. Über ein am Bett befestigtes Rollen-Umlenk-System erfolgt Längszug mit $\frac{1}{7}$–$\frac{1}{6}$ des Körpergewichts. Das Becken soll gerade schweben. Täglich erfolgt die Spitzfuß- und Peronäuskontrolle (Kompartmentrisiko durch Zug) (➤ Abb. 10.12). Nach 24–48 Stunden hat sich der Patient an die Situation adaptiert, hängt entspannt in der Extension und erlaubt eine radiologische Längen- und Achsenkontrolle. Gewichtserhöhung zur Längenkorrektur oder ein Abspreizen der Beine zum Varusausgleich können jetzt noch erfolgen. Alternativ kann in Analgosedierung oder Narkose ein Becken-Bein-Gips mit oder ohne initiale Reposition angelegt und die Behandlung dann frühzeitig ambulant durchgeführt werden. Sekundäre Stellungskorrek-

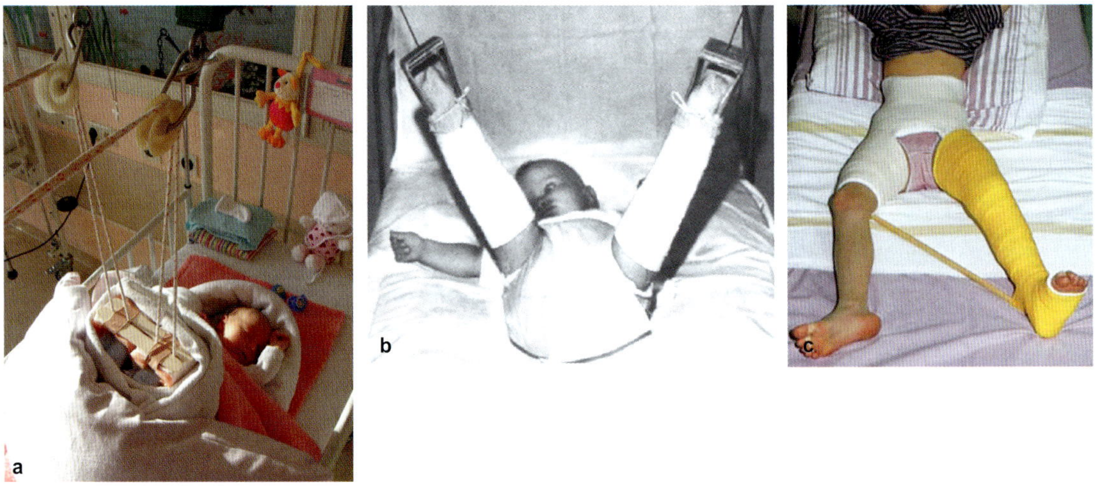

Abb. 10.12 Overhead-Extension (a); Abduktion zur Stellungskorrektur (b); Becken-Bein-Gips (c) [G879]

turen sind jetzt aufwändiger. Die häusliche Pflege im Gips ist nicht unproblematisch und die Bewegungsfreiheit des Kindes stärker eingeschränkt. Je nach Alter ist die Konsolidierung nach 2–3 Wochen erreicht und die Extension oder der Gips kann abgenommen werden (Röntgenkontrollen Tag 0 nach Intervention, ggf. Tag 3–4 bei Extension und Tag 14–21 zur Freigabe). Nach Extension liegen meist oberflächliche Hautläsionen vor, die schnell abheilen. Das Kind steigert die Belastung selbst mit Krabbeln, Aufstehen und Laufen. Das Gangbild ist oft über einige Wochen auffällig, korrigiert sich aber zuverlässig ohne Physiotherapie. Beide Methoden gehen regelhaft mit gewissen Achsen- oder Längenfehlern einher. Die Spontankorrektur ist bei den noch kleinen Patienten durchaus relevant, und am Oberschenkel sind durch die physiologische Veränderung der Schenkelhalsanteversion sogar Drehfehler in gewissem Ausmaß zu kompensieren. Zu bedenken ist, dass die resultierende Fugenstimulation proportional zur Summe aller Remodellierungsvorgänge ist und somit das Risiko einer posttraumatischen Beinlängendifferenz bei entsprechendem Korrekturbedarf besteht. Kontrollen sind deshalb mindestens bis 2 Jahre nach dem Bruch indiziert.

Oberschenkelschaftfrakturen ab dem 3. Lebensjahr werden grundsätzlich und unabhängig vom weiteren Verletzungsmuster operativ versorgt. Verfahren der ersten Wahl ist auch hier die intramedulläre Nagelung (ESIN), sofern nicht Mehrfragmentbrüche vorliegen. Im proximalen und mittleren Schaftdrittel erfolgt die Versorgung aufsteigend über einen medialen und einen lateralen Zugang zum distal-metaphysären Femur. Der Extensionstisch ist nur bei verkürzten Querfrakturen älterer Kinder erforderlich. Wenn beide Nägel (Durchmesser je ⅓ des Markraums in Schaftmitte) korrekt vor der Fraktur platziert sind, erfolgt die Reposition manuell von extern und mit interner Hilfe durch die Nagelspitzen. Bei irreponiblen Frakturen wird über dem Bruch von lateral eröffnet und die Reposition direkt kontrolliert. Dann werden die Nägel im proximalen Fragment vorgeschoben. Beim Vorschieben der Nägel ist darauf zu achten, dass die notwendigen Manipulationen mit den Implantaten die Nägel nicht umeinander winden (Korkenzieher-Phänomen) und damit eine stabile Aufspannung unmöglich machen. Proximal wird die Spitze des lateralen Nagels zum Trochanter major, die des medialen Nagels zum Schenkelhals gewendet und dort in der Spongiosa verankert. Der mediale Nagel muss dabei die Anteversion des Schenkelhalses respektieren und darf in der streng axialen Durchleuchtung nicht die dorsale Schenkelhalskontur durchbohren (Spannungs- und Stabilitätsverlust). Sind die Nägel auf Frakturhöhe gut aufgespannt, werden sie gekürzt und subkutan oder sogar subfaszial versenkt (➤ Abb. 10.13).

Spiralfrakturen und solche mit einem Biegungs- oder Drehkeil, aber auch Frakturen mit Trümmerzonen lassen sich oft gut mit den Nägeln einstellen, verkürzen sich dann aber unter Muskelanspannung durch die schrägen Bruchflächen. Dabei werden die Nägel distal herausgedrückt, aber perforieren bei guter Platzierung niemals proximal. Um dies zu verhindern, können bei den entsprechenden Frakturen Verriegelungskappen über die Nagelenden aufgeschraubt und die axiale Stabilität um einen zweistelligen Faktor erhöht werden (➤ Abb. 10.14). Dadurch kann die ESIN-Methode auch bei diesen Frakturen zur Anwendung kommen.

Liegt die Fraktur im distalen Schaftdrittel, wird absteigend über einen lateralen subtrochantären Zugang mit einer Inzision, aber zwei Bohrlöchern und der Drehung eines Nagels im Markraum um 180° vorgegangen. Die Verankerung der Nägel in der Spongiosa der distalen Metaphyse ist unproblematisch.

Die Versorgung ist übungsstabil und bedarf keiner additiven Ruhigstellung. Die Mobilisation erfolgt – bei entsprechendem Alter – an Unterarmgehstützen. Bei Querfrakturen ist primär die durch die Schmerzgrenze selbstbestimmte Belastung erlaubt. Bei allen anderen Frakturen ist bis zur überbrückenden Kallusbildung nach etwa 4 Wochen die vorsichtige Belastungssteigerung je nach Versorgungs-

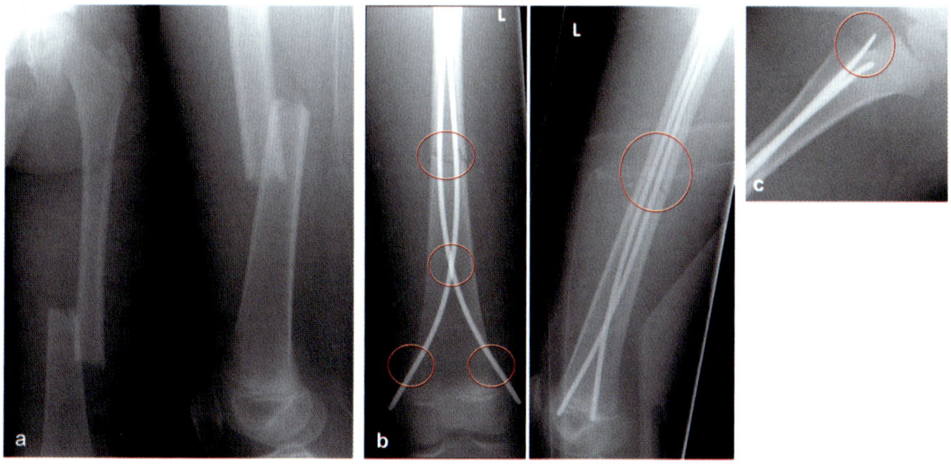

Abb. 10.13 Oberschenkelschaftfraktur (a); technisch korrekte intramedulläre Nagelung (ESIN) mit symmetrischer Implantation der Nägel, korrekter Kreuzung distal der Fraktur und optimaler Aufspannung auf Frakturhöhe (b); proximale Nagelperforation sichtbar (c) [G879, P862]

stabilität und in Absprache mit dem Operateur anzuraten. Die angeleitete Gangschulung ist hier oft hilfreich. Röntgenkontrollen erfolgen an Tag 0 (intra- oder postoperativ), Tag 28 (Kallusüberbrückung), ggf. Tag 56 (Sportfreigabe) und Tag 180 (Metallentfernung planen). Danach sind klinische Kontrollen (Beinlänge) für zwei Jahre, bei älteren Kindern bis zum Wachstumsabschluss notwendig.

Komplikationen resultieren aus zu dünnen, asymmetrisch implantierten, umeinander gewundenen Nägeln, die keine ausreichende Stabilität gewährleisten. Unzureichend gekürzte Nägel induzieren subkutane Serome, entzündliche Reizzustände und Nagelperforationen. Ist die Faszie nicht ausreichend gespalten, imponieren Flexionshemmungen im Knie. Relevante Beinlängendifferenzen kommen selten vor.

Bei sehr instabilen Mehrfragmentfrakturen oder langen Spiralfrakturen, die mittels ESIN nicht suffizient stabilisiert werden können, stellt der Fixateur externe die Alternative dar (➤ Abb. 10.15). Die Schanzschrauben sollen exakt axial eingebracht werden, damit später eine Dynamisierung möglich ist. Der Fixateur ist primär belastungsstabil. Im Kindesalter kann im Fixateur ohne Systemwechsel ausbehandelt werden, wenn er eine adäquate Größe hat, also im Alltag nicht extrem stört. Bei suffizienter Kallusüberbrückung wird das System nach etwa 6 Wochen abgenommen (Röntgen Tag 0 – Tag 28 – Tag 42). Komplikationen umfassen Pin-Infekte und Weichteilprobleme bei unzureichender Hautinzision.

Unterschenkelschaftfrakturen

Bei den Unterschenkelschaftfrakturen stehen direkte Traumen im Verkehr, Rotationstraumen beim Sport (Ski) oder bei Radspeichenverletzungen sowie Stürze auf dem Spielplatz im Vordergrund; auch die Kindesmisshandlung hat hier ihren Platz. Schmerzhafte Bewegungseinschränkung, Schwellung, Hämatom und sichtbare Achsenfehlstellung prägen die Klinik. Die konventionelle Röntgenaufnahme in 2 Ebenen zeigt zu ⅔ isolierte Tibiafrakturen der jüngeren Patienten, zu ⅓ Unterschenkelbrüche älterer Kinder. Schräg- und Spiral-

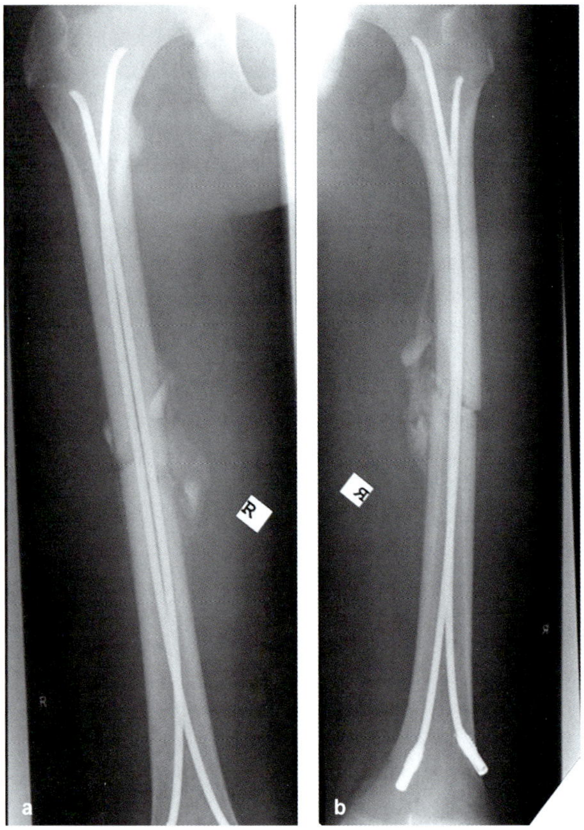

Abb. 10.14 ESIN bei kurzer Trümmerzone, zusätzliche Stabilisierung mit Verriegelungsschraubkappen [G879]

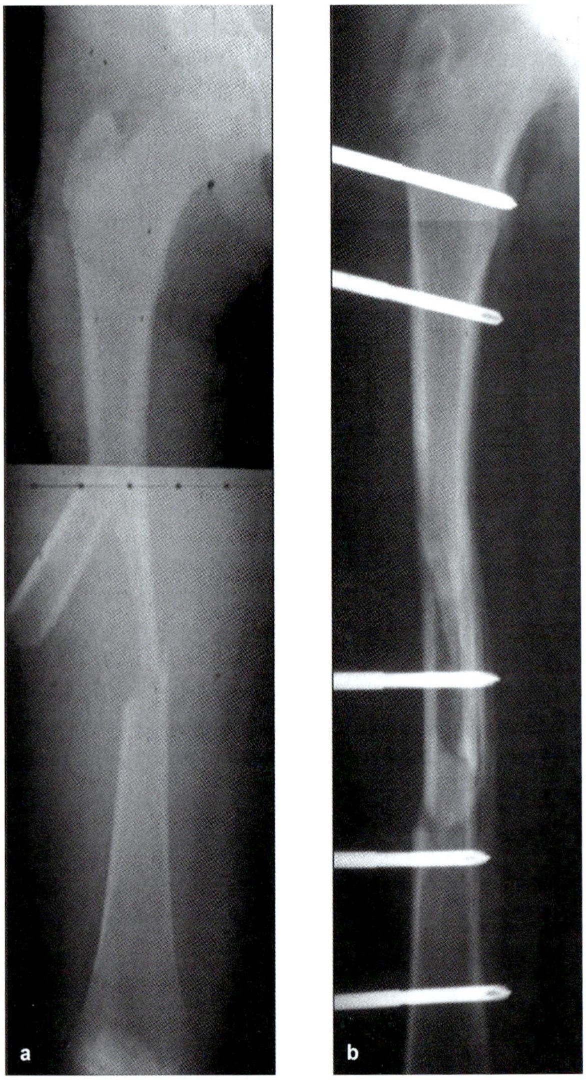

Abb. 10.15 Oberschenkelschaftfraktur mit großem Biegungskeil und nur sehr geringem Kontakt der beiden Hauptfragmente (a); Versorgung mittels Fixateur externe (b) [G879]

frakturen sind entsprechend der Unfallmechanismen deutlich häufiger als Querbrüche.

Am Unterschenkel steht die konservative Therapie noch im Vordergrund (➤ Abb. 10.16). Isolierte Tibiafrakturen tendieren selten so stark in eine Varusfehlstellung, dass dem – mit oder auch ohne Reposition – nicht durch einen gut anmodellierten Oberschenkel-Gipsverband in Verbindung mit einer optionalen sekundären Gipskeilung begegnet werden kann. Brüche beider Knochen sind natürlich deutlich instabiler, dennoch können sie oft suffizient reponiert und im Gips retiniert werden, da die direkte subkutane Lage der Tibia die manuelle Stellungskorrektur erleichtert. Andererseits ist die asymmetrische (dorsale) muskuläre Weichteilanordnung zu bedenken. Bei der konservativen Therapie erfolgt die Mobilisation an Unterarmgehstützen in Entlastung. Nach vier Wochen kann ein Gehgips, bei älteren Patienten auch ein Sarmiento-Gips oder -Brace angelegt werden. Röntgenkontrollen sind an Tag 0 (Stellung nach Manipulation), an Tag 7 (sekundäre Dislokation), gipsfrei an Tag 28 (Kallus, Gehgips, Sarmiento-Gips) und etwa an Tag 49 (Konsolidierung, Freigabe) notwendig. Nach der Gipsabnahme wird selbstbestimmt mobilisiert, das Gangbild regeneriert in wenigen Wochen ohne Physiotherapie.

Sekundäre Varus- oder Rekurvationsfehler gleichen sich unter dem 10. Lebensjahr bis zu 10° aus. Deuten sich höhergradige Achsenfehler an, ist die Osteosynthese indiziert. Rotationsfehler sollten nicht bestehen bleiben. Längendifferenzen treten eher bei den älteren Kindern auf, wenn die posttraumatische reaktive Mehrdurchblutung der Fugen zu einem vorzeitigen Fugenschluss geführt hat. Erst bei mehr als 1 cm Differenz erfolgt die Korrektur durch Sohlenerhöhung und die weitere Kontrolle bis zum Wachstumsabschluss.

Instabile, irreponible oder nicht retinierbare Frakturen (schräg, spiral, Mehrfragment), offene Frakturen, Kompartmentsyndrom, zusätzliche Femurfraktur, Re-Frakturen, Polytraumen, bestehende Spastik und schwere Schädel-Hirn-Traumen stellen OP-Indikationen dar. Alternativ kommen die intramedulläre Nagelung und der monolaterale Fixateur zur Anwendung.

Für die Nagelung soll der Nageldurchmesser je ⅓ des Tibia-Markraumdurchmessers in Schaftmitte entsprechen. Beidseits der Tuberositas tibiae werden über schräge Inzisionen die hier nicht zu steilen Bohrlöcher angelegt und die Nägel eingeführt. Die Nägel müssen an der Gegenkortikalis Kontakt aufnehmen. Nach Reposition und Vorschieben bis in

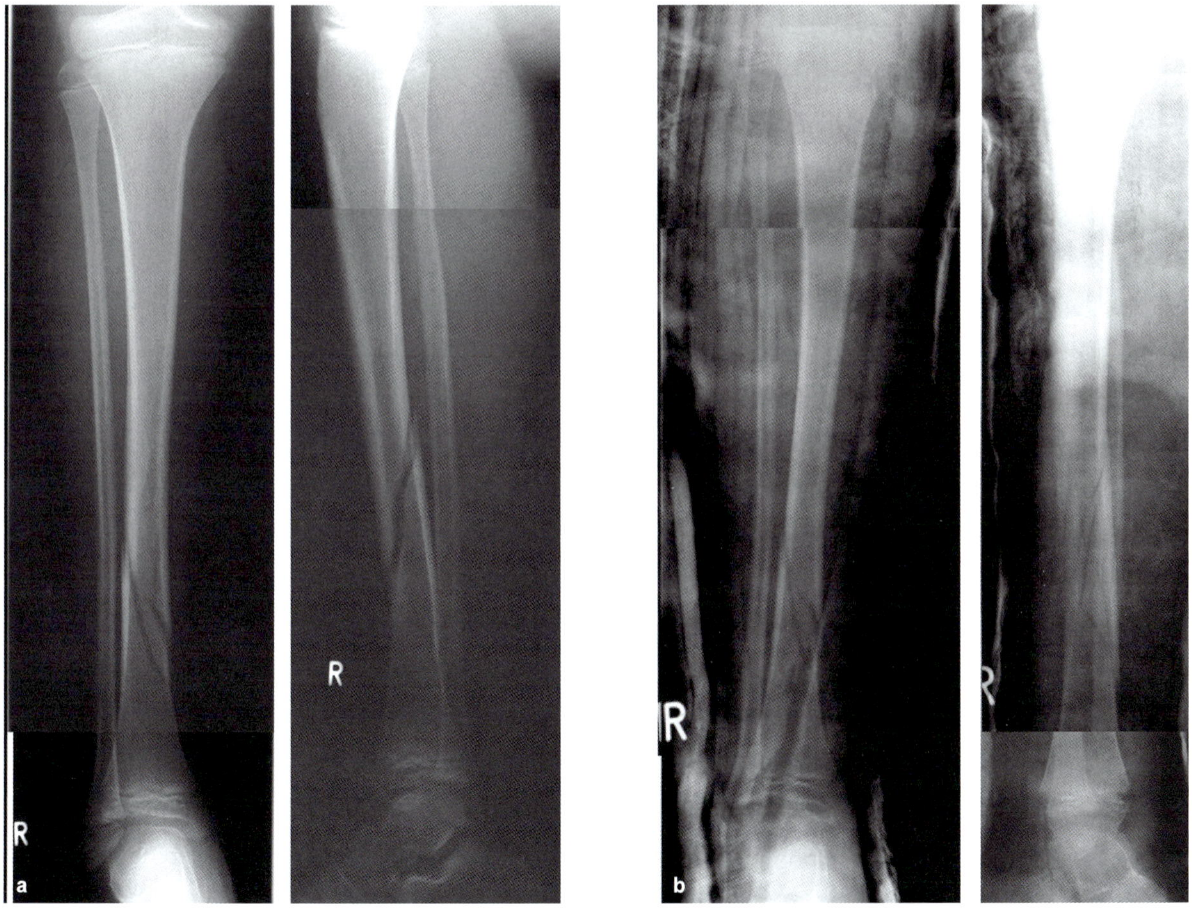

Abb. 10.16 Distale Tibiaschaftfraktur (a); konservative Therapie im Oberschenkelgips mit achsengerechter Stellung (b) [G879]

10

die distale metaphysäre Spongiosa sollen die Spitzen vor der Verankerung möglichst nach dorsal gedreht werden, um die physiologische Antekurvation der Tibia nachzuvollziehen (➤ Abb. 10.17). Ein Problem kann die korrekte ovaläre Aufspannung der Nägel sein, wenn die Nägel ohne inneren Kortikaliskontakt durch die weite proximale Metaphyse laufen und keine Spannung aufnehmen. Ggf. sind neue, flachere Bohrlöcher anzulegen. Die Fibula bleibt bis auf Sonderfälle mit einer Stückfraktur oder einer drohenden Perforation grundsätzlich unversorgt.

Die Versorgung ist übungsstabil und bedarf keiner Ruhigstellung. Die Mobilisation erfolgt an Unterarmgehstützen, Querfrakturen dürfen primär nach Maßgabe der Schmerzen belastet werden. Schräg- und Spiralfrakturen können im Einzelfall auch mit den Verriegelungsschraubkappen belastungsstabil werden; alternativ ist die Entlastung bis zur Kallusbildung nach 4 Wochen sinnvoll. Dann erfolgen die zügige Belastungsaufnahme und die Freigabe zum Sport. Röntgenkontrollen sind an Tag 0 (nach Manipulation), an Tag 28 (Kallus, Belastung), evtl. an Tag 49 (Sportfreigabe) und etwa an Tag 120 (Metallentfernung planen) erforderlich. Komplikationen entstehen fast ausschließlich aus proximalen Nagelirritationen. Achsenfehler resultieren überwiegend aus technischen Fehlern, v.a. aus einer asymmetrischen proximalen Implantation mit einem gut verspannten, meist medialen Nagel und einem passiv und ohne Führung durch den Markraum laufenden zweiten, meist zu weit zentral eingebrachten lateralen Nagel, was die Achse unweigerlich in eine Varusposition zwingt. Beinlängendifferenzen sind – vergleichbar der Situation bei der konservativen Behandlung – möglich, weshalb die klinische Kontrolle für 2 Jahre oder bis zum Wachstumsabschluss empfohlen wird.

Trümmerfrakturen, Mehrfragmentfrakturen und offene Brüche mit verschmutzten Weichteilverletzungen an den potenziellen ESIN-Implantationsorten sind Indikationen zur Verwendung eines externen Fixateurs. Die monolaterale axiale Pin-Platzierung von ventral ist an der Tibia einfach und komplikationsarm. Bei erheblichem Weichteiltrauma kann auch das sog. **free pin placement** erforderlich sein. Die Mobilisation wird weitgehend vom Kind bestimmt; die Belastung ist grundsätzlich möglich und erlaubt. Röntgenaufnahmen werden an Tag 0 (nach Fixation), Tag 28 (Kallus) und Tag 42/49 (Konsolidierung, Metallentfernung) angefertigt. Ein Systemwechsel zu einer sekundären intramedullären Nagelung ist nur bei Komplikationen oder völliger Ablehnung des Fixateurs durch Patient oder Eltern erforderlich, sonst

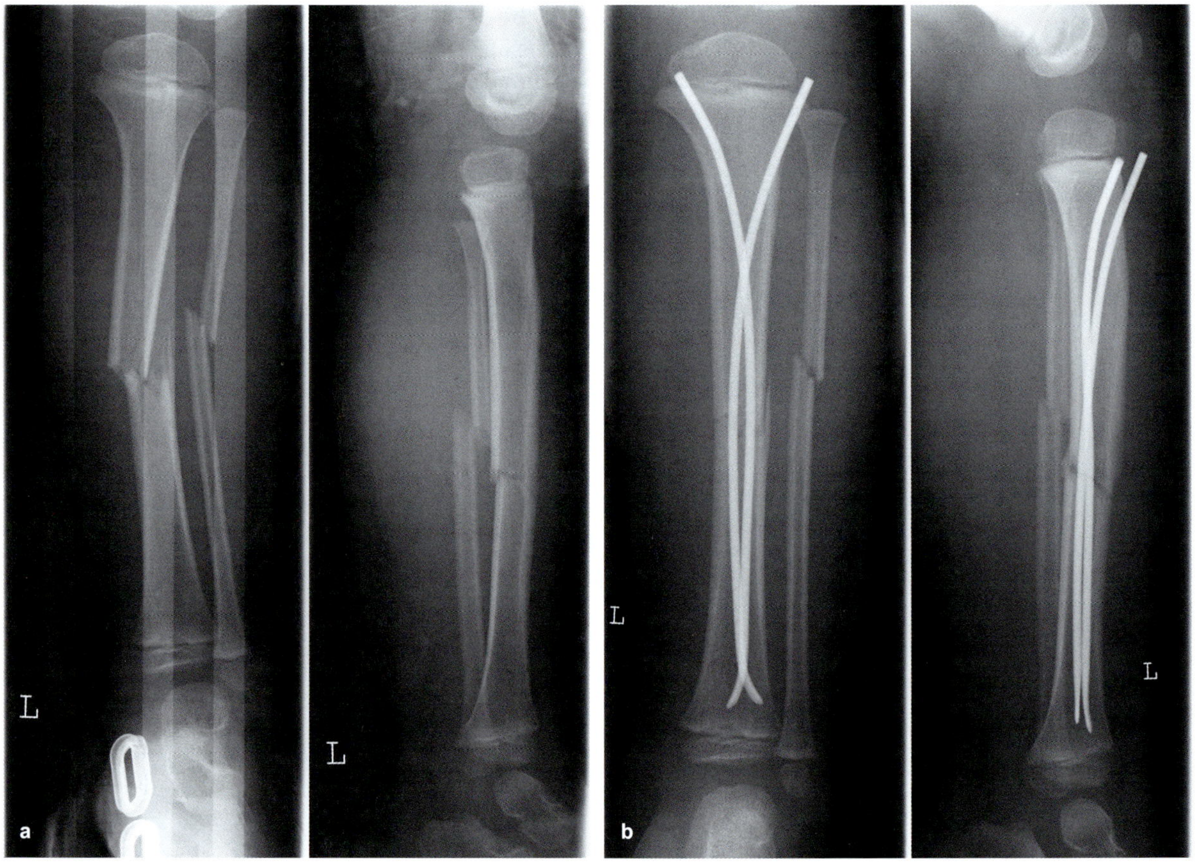

Abb. 10.17 Instabile dislozierte Unterschenkelfraktur (a); achsengerechte intramedulläre Nagelung (ESIN) (b) [P862]

10

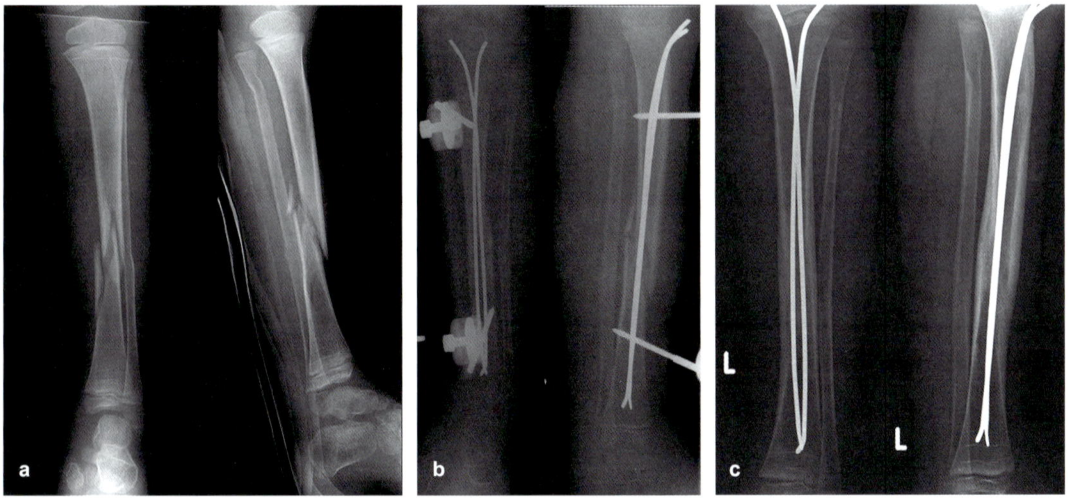

Abb. 10.18 Instabile Unterschenkelfraktur mit Trümmerzone (a); kombinierte Versorgung mittels intramedullärer Nägel (ESIN) und limitiertem Fixateur externe (b); Entfernung des Fixateurs nach Kallusüberbrückung und Ausheilung mit ESIN allein (c) [G879]

kann im Fixateur ausbehandelt werden. Eine Alternative stellt die Kombination der Nagelung mit einem begrenzten Fixateur (nur eine Schanzschraube/Fragment) dar, der Fixateur kann dann schon nach der Kallusüberbrückung entfernt werden (➤ Abb. 10.18). Den möglichen Problemen der Beinlängendifferenz muss wie bei der konservativen oder der ESIN-Behandlung durch entsprechende Langzeitkontrollen über 2 Jahre oder bis zum Wachstumsabschluss Rechnung getragen werden.

10.7.3 Metaphysäre Frakturen langer Röhrenknochen

In der Metaphyse ist die Differenzierung in inkomplette (subperiostal, Grünholz, M2) und komplette Brüche (M3) relevant; Bandausrisse werden als M7, sonstige unklassifizierbare Frakturen als M9 eingeteilt (➤ Abb. 10.5c). Wegen der identischen Behandlungskriterien und vergleichbarer Prognose werden hier auch die Epiphysenlösungen mit oder ohne metaphysären Keil (E 1/2) besprochen.

Subkapitale Humerusfrakturen

Die proximalen metaphysären, sog. **subkapitalen Humerusfrakturen** machen fast die Hälfte aller Oberarmbrüche aus und entstehen nach direktem Sturz auf die Schulter oder indirekt bei rückwärtigem Sturz auf den gestreckten Arm. Geburtstraumatische Verletzungen sind in dieser Region ebenso möglich wie Apophysenabrisse bei Jugendlichen. Die Klinik ist geprägt von der Schwellung und der schmerzhaften Bewegungseinschränkung der Schulterregion, während die Fehlstellung durch den kräftigen Weichteilmantel verdeckt wird. Die konventionelle Röntgendiagnostik erfolgt mit einer a. p. und einer axialen Aufnahme, alternativ mit einer Y-Aufnahme. Das transthorakale Bild ist zu vermeiden. Diagnostiziert werden vor allem Epiphysenlösungen mit oder ohne metaphysären Keil sowie eingestauchte (stabile) oder vollständige (instabile) metaphysäre Frakturen. Die im dorsalen Anteil dachfirstähnlich verlaufende Fuge darf nicht mit einer Frakturlinie verwechselt werden.

Die proximale Humerusfuge zählt zu den hochaktiven und lang wachsenden Fugen. Sie ist für mehr als 80 % des Humerus-Längenwachstums verantwortlich. Das spontane Korrekturpotenzial ist somit in dieser Region hoch und kann entsprechend einkalkuliert werden. Zudem ist die funktionelle Kompensation durch das Schultergelenk sehr ausgeprägt. Unterhalb des 10. Lebensjahres werden Abkippungen bis 30°, bei Valgusfehlstellungen jedoch nur bis 10° zuverlässig korrigiert. Entsprechend werden alle eingestauchten, stabilen Frakturen sowie die vollständigen Frakturen einschließlich der Epiphyseolysen mit altersentsprechend akzeptablem Dislokationsausmaß und genügendem Fragmentkontakt konservativ behandelt. Hierzu stehen vornehmlich der Gilchrist- und der Desault-Verband (➤ Abb. 10.8) sowie ein Brace mit Schulterkappe zur Verfügung. Nach 3–4 Wochen ist die Fraktur ausreichend mit Kallus überbrückt und kann zur Bewegung freigegeben werden. Dabei müssen stabile Frakturen nicht radiologisch, sondern nur noch klinisch kontrolliert werden. Bei allen anderen Brüchen erfolgen Röntgenkontrollen an Tag 7 (sekundäre Dislokation) und Tag 21/28 (Kallus, Freigabe). Funktionelle Kontrollen erübrigen sich bei guter spontaner Beweglichkeit; sonst ist nach 2 Wochen die Sportfreigabe zu prüfen. Belassene Fehlstellungen sollten bis zur Korrektur in Abständen von einem halben Jahr kontrolliert werden. Ein vorzeitiger partieller Fugenschluss mit dann relevantem Fehlwachstum wegen der hohen Fugenaktivität stellt eine Ausnahme dar.

Bei älteren Patienten oder größerer Dislokation ist die Reposition in Narkose erforderlich und sollte dann auch mit einer Fixation einhergehen. Der Schaft ist nach kranial und medial und somit in Richtung Axilla disloziert, der Humeruskopf abduziert und außenrotiert. Die intramedulläre Nagelung (ESIN) ist heute wegen der Übungsstabilität den perkutanen Kirschner-Drähten vorzuziehen. Es werden zwei Nägel (Durchmesser ⅓ des Markraums in Schaftmitte) über die distale laterale Humerusmetaphyse (streng metaphysär zur Vermeidung einer Nervus-radialis-Irritation) eingebracht; hierzu erfolgt eine Inzision, die Darstellung der Humeruskante und die Anlage von zwei getrennten, ca. 1 cm schräg versetzten kortikalen Bohrlöchern. Nach Einführen der Nägel werden die Spitzen divergierend vor der Fraktur platziert. Dann erfolgen die Reposition ggf. auch unter Zuhilfenahme der Nagelenden und das Einschlagen der Nägel in möglichst weit verspreizter Position in den Humeruskopf. Die Nägel dürfen dabei die Epiphysenfuge überschreiten, wenn dies zur Stabilität der Versorgung erforderlich ist (➤ Abb. 10.19). Ist die Reposition wegen der Mobilität des Kopffragments schwierig, kann dieses perkutan mit einem dicken (2 mm) Kirschner-Draht perkutan angebohrt und manipuliert resp. gehalten werden. Eine offene Reposition ist (fast) ausschließlich bei interponierter Bizepssehne notwendig.

Wachstumsstörungen sind in der Folge dieses Vorgehens nicht beobachtet worden. Die Stabilisierung erfolgt letztlich durch eine breite Verspreizung der beiden Nagelenden im Kopf (die Aufspannung der Nägel wie am Schaft ist metaphysär nicht erreichbar). Da der Humeruskopf physiologisch in einer Varusposition zum Schaft steht, sind unter sorgfältiger Durchleuchtung im gesamten Rotationsbereich der Schulter eine extraossäre Nagellage oder eine Perforation eines Nagels in das Gelenk auszuschließen. Postoperativ ist umgehend die Mobilisation möglich. Nach 4 Wochen kann bei guter Kallusüberbrückung wieder mit Sport begonnen werden, nach 8 Wochen ist die Metallentfernung zu planen. Entsprechend erfolgen Röntgenkontrollen am Tag 0 (intra- oder postoperativ), am Tag 28 (Kallus) und am Tag 56 (Konsolidierung, Planung der Metallentfernung). Bei jetzt meist freier Funktion kann die Behandlung beendet werden.

Suprakondyläre Humerusfrakturen

Suprakondyläre Humerusfrakturen sind die häufigsten Oberarmfrakturen im Kindesalter mit einem Prädilektionsalter von 3–10 Jahren und einem deutlichen Maximum zwischen dem 5. und 7. Lebensjahr. Der direkte Sturz auf den Ellenbogen oder auf die Hand bei gestrecktem Ellenbogen führt aufgrund der alterstypisch schwachen knöchernen Struktur rund um die Fossa olecrani zu den Quer- bis Schrägbrüchen der distalen Humerusmetaphyse. Die Klinik reicht von Druckschmerz und Schonung bei undislozierten Frakturen bis hin zu massiver Schwellung, ventralem Hämatom, sichtbarer Verkürzung und Fehlstellung, drohender Fragmentperforation, Durchblutungsstörung mit kalter Hand und primären Paresen vor allem des N. medianus bei den vollständig dislozierten Brüchen. Die konventionelle Röntgendiagnostik in zwei Ebenen ist zum Teil nicht optimal durchzuführen, reicht bei den schwer dislozierten Frakturen aber immer zur Stellung der OP-Indikation aus. Nichtdislozierte Brüche sind dagegen manchmal schwer und nur indirekt am ventral und/oder dorsal abgehobenen Gelenkfett **(fat pad)** als Zeichen des Gelenkergusses zu erkennen. Überwiegend liegen Extensionsfrakturen vor; selten ist das distale Fragment in Flexion gekippt. Die Typen I (undisloziert) und II (Dislokation nur in der seitlichen Ebene, geringe Antekurvation, unvollständige Fraktur) werden konservativ, die Typen III (vollständig, Fragmentkontakt) und IV (kein Fragmentkontakt) operativ behandelt.

Undislozierte Frakturen werden in einer Oberarmgipsschiene oder in der Blount-Schlinge für 3 Wochen ruhiggestellt und dann nach klinischer Kontrolle (kein Druckschmerz über Fraktur) freigegeben. Die Typ-II-Frakturen können entweder in Analgosedierung durch Flexion reponiert und in einer spitz-

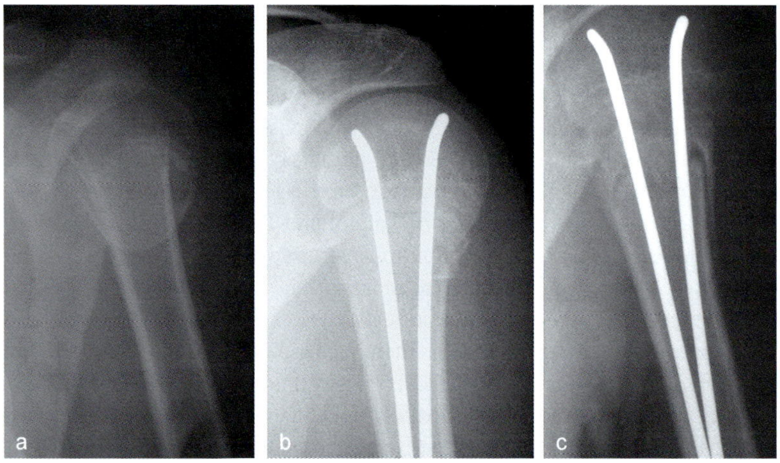

Abb. 10.19 Dislozierte subkapitale Humerusfraktur (a); geschlossene Reposition und bewegungsstabile intramedulläre Fixation (ESIN) (b, c) [G879]

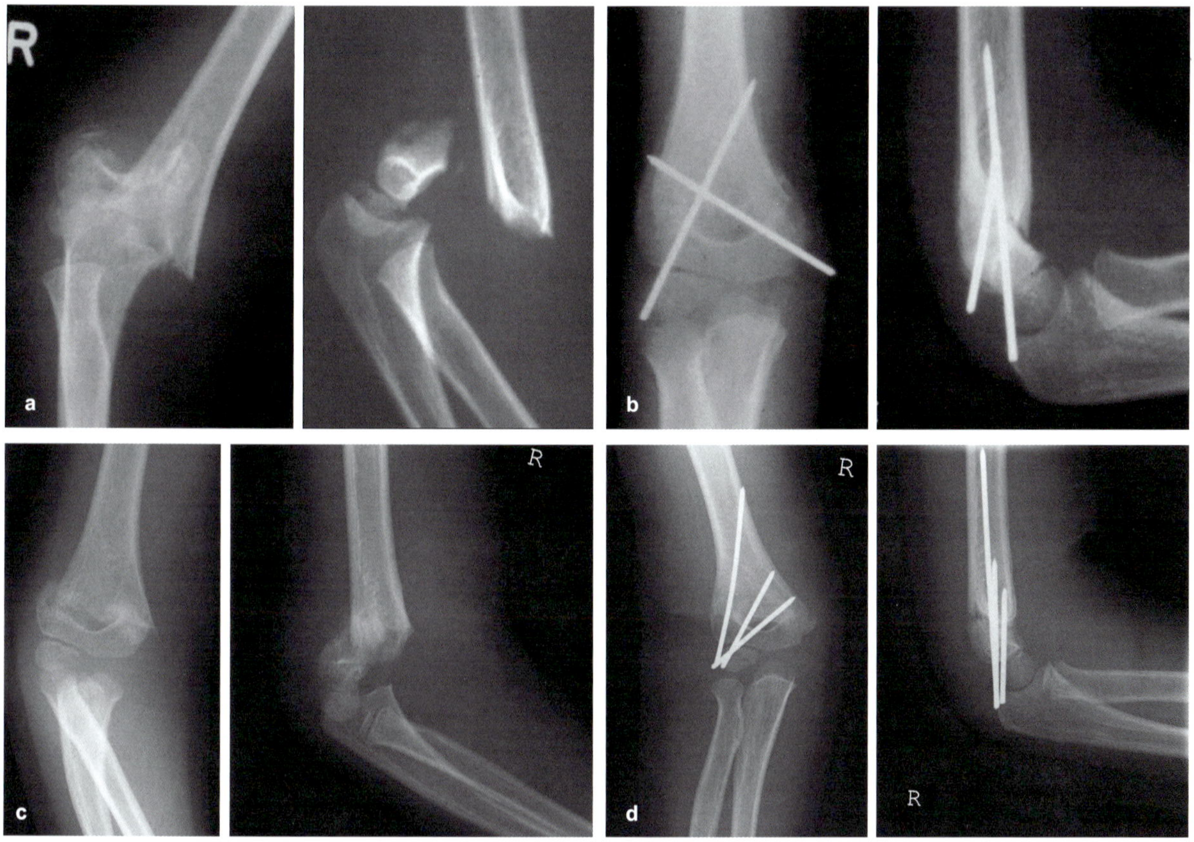

Abb. 10.20 Dislozierte suprakondyläre Humerusfraktur (a); geschlossene Reposition und perkutane gekreuzte Kirschner-Draht-Osteosynthese (b); dislozierte Fraktur (c); nur von radial eingebrachte, verspreizte Drähte (d) [G879, P862]

winkligen Oberarmgipsschiene ruhiggestellt werden, oder es wird eine Blount-Schlinge angelegt und diese in den folgenden Tagen vorsichtig nachgezogen, bis der spitze Ellenbogenwinkel die Reposition gewährleistet. Dabei ist die Durchblutung sorgfältig zu kontrollieren. Die seitliche Röntgenaufnahme an Tag 7 soll die ausreichende Reposition zeigen. Die Schlinge wird nach 4 Wochen abgenommen; dann wird nochmals in zwei Ebenen geröntgt und die Ruhigstellung bei entsprechender Kallusbildung beendet. 3–4 Wochen später kann oft die freie und seitengleiche Bewegung dokumentiert und die Behandlung abgeschlossen werden. Die Prognose ist somit gut. Selten ist die Abkippung der Typ-II-Brüche so stark oder lässt sich nicht redressieren, sodass eine Reposition in Narkose mit dann zu empfehlender Fixation indiziert ist.

Jede Fraktur vom Typ III und IV stellt eine OP-Indikation dar, diese muss in Abhängigkeit von Durchblutung, Nervenfunktion, Weichteilsituation und Schmerz dringlich bis notfallmäßig erfolgen. Methode der Wahl ist die geschlossene Reposition und die perkutane Kirschner-Draht-Osteosynthese in Rückenlage. Es wird

1. unter Zug die Länge eingestellt, dann
2. in der a.p. Durchleuchtung die Seitverschiebung und
3. in der seitlichen Projektion durch Pronation (seltener Supination) des Unterarms die Rotation des distalen Fragments korrigiert, bevor abschließend
4. durch Flexion des Ellenbogens unter Ausnutzung des meist erhaltenen dorsalen Periosts die Extensionsstellung aufgehoben wird.

Bei korrekter Reposition werden dann über den Condylus radialis und den Epicondylus ulnaris gekreuzte Kirschner-Drähte der Stärke 1,4–1,8 mm eingebracht. Diese sollen sich proximal der Fraktur kreuzen, die Fossa olecrani möglichst nicht durchlaufen und in der Gegenkortikalis verankert werden (➤ Abb. 10.20). Ulnar ist der N. ulnaris gefährdet und soll bei erheblicher Schwellung über eine kurze Inzision dargestellt und geschützt werden. Als technische Variante gilt die Implantation von 2–3 breit divergierenden K-Drähten nur von radial. Bei korrekter Fixation werden die Drähte gekürzt und unter die Haut versenkt oder etwa 2 cm herausstehen lassen. Die Ruhigstellung erfolgt in der Oberarmgipsschiene. Röntgenkontrollen am Tag 0 (intra- oder postoperativ) und zwischen Tag 21 und 28 (Kallusüberbrückung, Metallentfernung planen) reichen aus. Nach der Metallentfernung wird spontan mobilisiert und nach 4 Wochen das erzielte Bewegungsausmaß kontrolliert. Da bei den dislozierten Frakturen grundsätzlich auch Anteile der Gelenkkapsel und der Kollateralbänder verletzt sein können und trotz guter knöcherner Heilung eine weichteilige Bewegungseinschränkung vorliegen kann, ist in Einzelfällen die krankengymnastische Übungsbehandlung ab 8 Wochen post Trauma indiziert.

Alternativ steht die deszendierende intramedulläre Nagelung (ESIN) zur Verfügung. Die angespitzten Nägel werden subdeltoidal am proximalen Humerus über eine Hautinzision, aber zwei Bohrlöcher eingebracht, in Ausrichtung auf die beiden Kondylen vor der Fraktur platziert und nach korrekter Reposition tief in den Kondylen ggf. unter Überschreitung der Fuge verankert (➤ Abb. 10.21). Die Versorgung ist übungsstabil; eine Ruhigstellung ist entbehrlich; die Metallentfernung erfolgt nach ca. 2 Monaten.

Eine weitere Alternative ist der Fixateur externe, der vor allem bei irreponiblen Frakturen oder sekundären Korrekturen hilfreich ist. Je eine Schanzschraube wird in das proximale und distale Fragment eingebracht, die Reposition kann jetzt im Joystick-Verfahren erfolgen, was die Reposition wegen des direkten Angriffs am knöchernen Fragment erleichtert gegenüber der Reposition über die meist erheblich geschwollenen Weichteile; bei adäquater Fragmentposition werden die Schanzschrauben extern verbunden und die Rotation mit einem schrägen radialen K-Draht verhindert (➤ Abb. 10.22). Die Nachbehandlung erfolgt zeitlich wie bei der Kirschner-Draht-Osteosynthese, jedoch ohne Ruhigstellung.

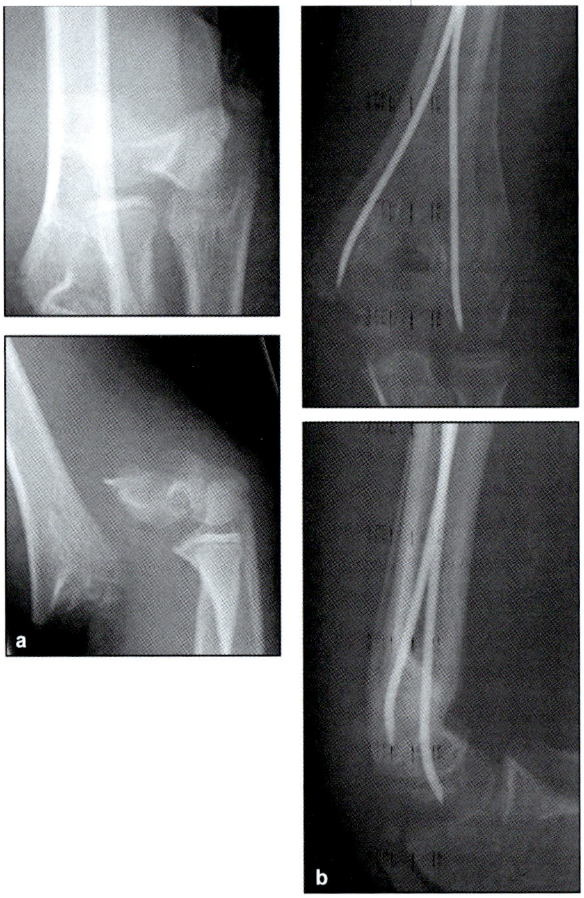

Abb. 10.21 Dislozierte suprakondyläre Humerusfraktur (a); alternative bewegungsstabile Osteosynthese mit deszendierenden intramedullären Nägeln (ESIN) (b) [G879]

Offene Repositionen sind deshalb noch seltener erforderlich und können von dorsal, von radial und/oder ulnar oder von ventral erfolgen. Meist macht ein Interponat oder ein Verhaken der Fragmente nur eine begrenzte Manipulation erforderlich. Je ausgedehnter die Freilegung, umso schwieriger ist anschließend die Reposition der Fragmente ohne ihren stabilisierenden Weichteilmantel. Das lässt den von der gelegentlichen Gefäßrevision bekannten ventralen Zugang bevorzugen, da hier durch die Fraktur in der Regel die Muskulatur zerrissen ist und man nach der Hautinzision meist direkt digital in die Fossa coronoidea tasten kann, um zu reponieren.

Die Prognose der Typ-III- und -IV-Frakturen ist vorsichtig zu stellen; es handelt sich um schwere Verletzungen in der Nähe eines komplexen Gelenks. Im Einzelfall kommt es noch bis 48 Wochen nach dem Trauma zu funktionellen Verbesserungen, sodass Geduld die Problemlösung unterstützen kann. Initiale Durchblutungsstörungen durch Abknickung der A. brachialis über der Kante des dislozierten proximalen Fragments sind oft nach Reposition behoben, können aber auch wegen einer Intimaläsion oder einer Einklemmung in den Frakturspalt eine Revision erforderlich machen. Primäre Paresen bilden sich überwiegend spontan zurück und werden unter elektrophysiologischer Diagnostik nur bei ausbleibender Regeneration und erst nach 3(–6) Monaten revidiert. Verbliebene Rotationsfehler führen wegen der dann sehr kleinen Kontaktfläche zur Instabilität und zur Abkippung in den Varus und machen bei entsprechendem Ausmaß wegen der kosmetischen Auffälligkeit, aber auch wegen einer Fehlbelastung im Einzelfall spätere Korrekturen erforderlich.

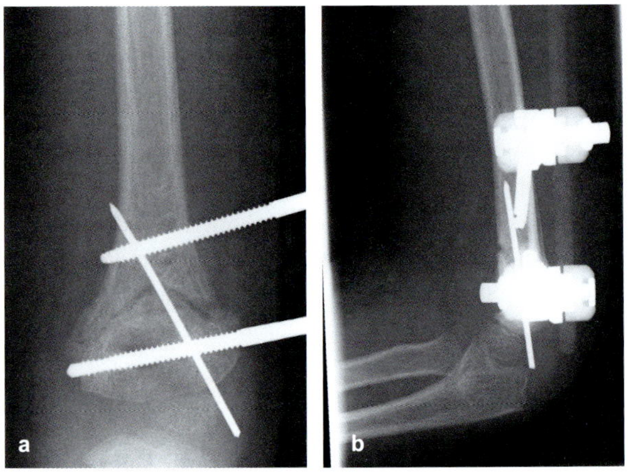

Abb. 10.22 Korrekte Fixation einer dislozierten suprakondylären Humerusfraktur mittels Fixateur externe [P862]

10

Olekranonfrakturen und Radiushalsfrakturen

An der proximalen Unterarmmetaphyse kommen **Olekranonfrakturen** und Radiushalsfrakturen vor. Das Olekranon frakturiert bei direktem Trauma oder im Rahmen komplexer Ellenbogenverletzungen, das geht mit deutlicher Schwellung, Hämarthros und Bewegungseinschränkung einher. Die Röntgenaufnahme des Ellenbogens in zwei Ebenen zeigt die intra- oder extraartikulären Frakturen. Bei Kleinkindern fehlt die Apophyse noch vollständig, das proximale Fragment ist sehr klein. Später darf die zum Teil mehrkernige Apophyse nicht mit einer Fraktur verwechselt werden.

Undislozierte Frakturen werden konservativ für 4 Wochen im Oberarmgipsverband ruhiggestellt. Das Röntgenbild nach 7 Tagen soll eine sekundäre Dislokation durch den Zug der Trizepssehne ausschließen; an Tag 28 wird die Konsolidierung gipsfrei geprüft und es erfolgt die Freigabe. Die Mobilisation erfolgt spontan. Wachstumsstörungen gibt es hier nicht.

Bei dislozierten Frakturen muss intraartikulär die Gelenkfläche wiederhergestellt werden; extraartikulär ist die Achse zur Verhinderung einer Pro- oder Supinationshemmung exakt zu korrigieren. Eine sehr proximale Monteggia-Verletzung muss hier durch gute Dokumentation einer normalen Radiusposition ausgeschlossen werden. Operative Alternativen sind die Zuggurtung oder eine Zugschraube (➤ Abb. 10.23), bei kleinen Kindern auch nur parallele Kirschner-Drähte. Zuggurtungen bedürfen keiner Ruhigstellung; geröntgt wird an Tag 0 (intra- oder postoperativ), an Tag 28 (Freigabe für Sport) und vor der Metallentfernung nach 6–8 Wochen. Die Beweglichkeit ist jetzt meist schon vollständig wiederhergestellt. Nach Zugschrauben-Osteosynthesen und Kirschner-Drähten ist eine Ruhigstellung für 4 Wochen sinnvoll, dann beginnt bei ausreichender Kallusformation die Mobilisation; die Metallentfernung des K-Drahts erfolgt jetzt, die der Schraube ebenfalls nach 6–8 Wochen. Komplikationen entstehen aus verbliebenen Gelenkstufen oder Achsdeviationen und sind durch korrekte Operationstechnik zu vermeiden.

Radiushalsfrakturen entstehen indirekt durch Sturz auf die Hand bei gestrecktem Ellenbogen oder im Rahmen komplexer Ellenbogentraumen. Klinisch imponieren die radial betonte Schwellung am proximalen Unterarm, die Einschränkung von Pro- und Supination und der Gelenkerguss. Die konventionelle Röntgenaufnahme zeigt zu ⅔ eine metaphysäre Radiusfraktur, zu ⅓ eine Epiphyseolyse mit oder ohne metaphysäres Fragment. Der Epiphysenachsenwinkel soll zur korrekten Einschätzung eingezeichnet werden. Er hilft, die Typen I (undisloziert), II (Kippung bis 45°, bis 50 % Fragmentkontakt) und III (Abkippung über 45°, weniger als 50 % Fragmentkontakt) zu unterscheiden. Bei Kleinkindern, bei denen der Radiuskopfkern noch nicht verknöchert und damit im Röntgen unsichtbar ist, ist diagnostisch das MRT erforderlich. Obwohl der proximale Radius nur zu $< 20\,\%$ am Radiuslängenwachstum beteiligt ist, können vor dem 10. Lebensjahr Abkippungen bis 45° durch eine rein epiphysäre Aufrichtung korrigiert werden; danach liegt die Grenze bei 20°. Wichtig ist zudem das Risiko einer epiphysären Durchblutungsstörung, da der Radiuskopf kein eigenes epiphysäres Blutgefäß hat, sondern ausschließlich periostal von der Metaphyse her vaskularisiert wird. Der Unfall selbst, aber auch iatrogene Manipulationen (insb. offene Repositionen) können bleibende Durchblutungsstörungen, Verplumpungen des Radiuskopfes und Kopfnekrosen auslösen.

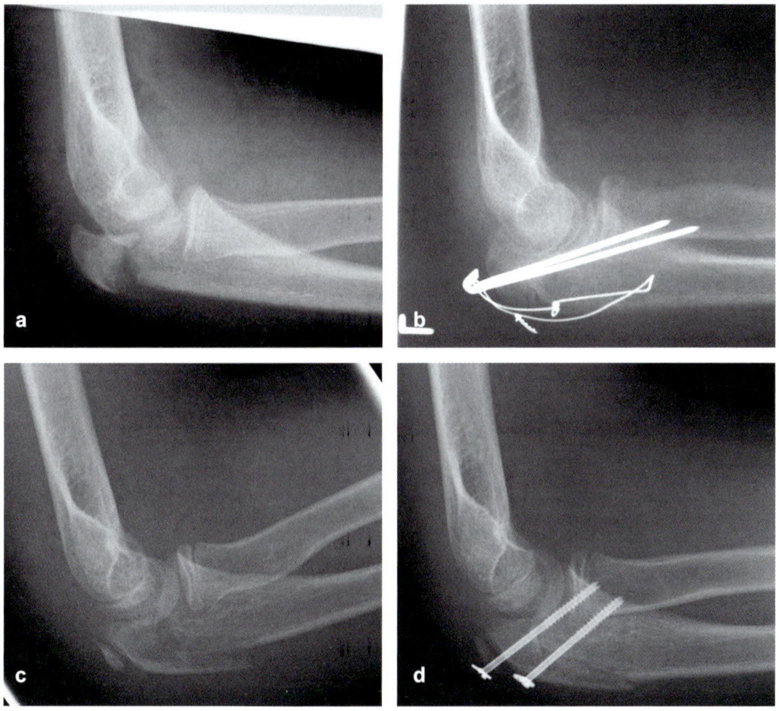

Abb. 10.23 Dislozierte Olekranonfraktur (a); klassische Zuggurtung (b); alternative Versorgung mittels Zugschrauben (c + d) [G879]

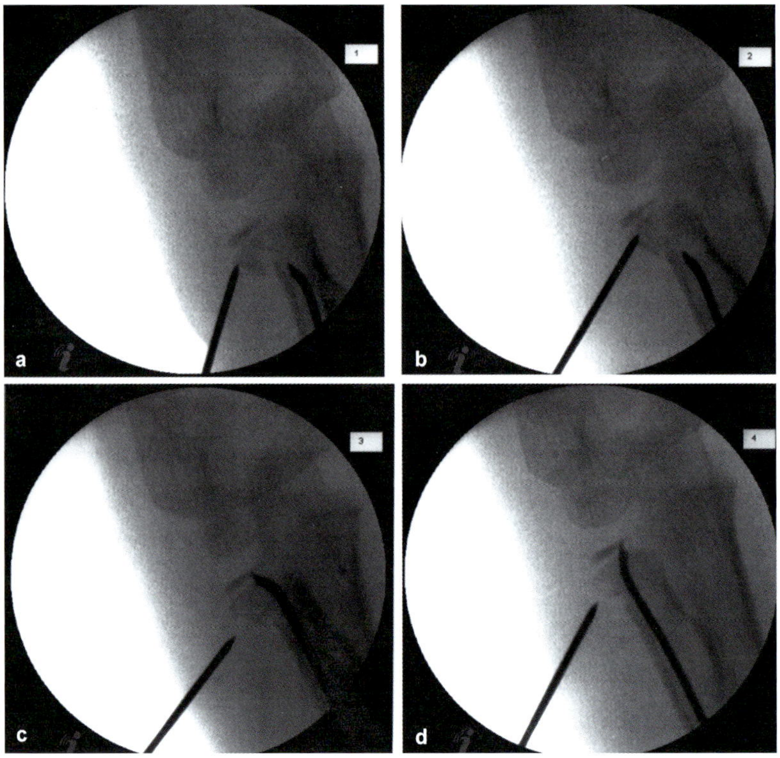

Abb. 10.24 Dislozierte Radiushalsfraktur, intramedullärer Nagel vor der Fraktur (a); Repositionshilfe durch eingestochenen K-Draht (b); Radiuskopf mit angespitztem ESIN gefasst (c) und in korrekte Position gedreht (d) [G879]

Unter 10 Jahren werden die Typen I und II, danach nur die Typen I und ausgesuchte, wenig dislozierte Fälle des Typs II konservativ mit einer Oberarmgipsschiene behandelt. Eingestauchte, stabile Frakturen bedürfen keiner Röntgenkontrolle, die anderen werden an Tag 7 (sekundäre Dislokation) und Tag 28 (Kallus, Freigabe) geröntgt. Es folgt die Mobilisation, ggf. bei hartnäckiger Bewegungseinschränkung und nach 6–8 Wochen die Krankengymnastik.

Viele Typ-II-Verletzungen nach dem 10. Lebensjahr und alle Typ-III-Verletzungen, vor allem aber ad-latum-Versetzungen, bedürfen der Reposition und Fixation. Um die Durchblutung möglichst wenig zu kompromittieren, ist ein intramedulläres Vorgehen heute Standard. Bei einfacher Technik und guten Ergebnissen kann die Indikation großzügig gestellt werden, da bei Ausreizung des konservativen Vorgehens immer wieder eine schwer zu behandelnde limitierte Funktion resultiert. Es wird ein **angespitzter** Nagel der Stärke 2–2,5 mm am distalen Radius eingebracht, zur Fraktur vorgeschoben und mit der Spitze in der Ebene der größten Abkippung platziert. Bei Bedarf wird die Fraktur jetzt unter Zug, Varusstress und direktem Daumendruck partiell reponiert, bis der Nagel das Fragment fassen und unter Drehung in die orthotope Position zurückführen kann. Im Einzelfall muss ein perkutan auf Höhe der Epiphyse eingestochener Kirschner-Draht den Radiuskopf hochschieben, bevor er durch den Nagel gefasst werden kann (➤ Abb. 10.24). Bei Kleinkindern ist die intraoperative Arthrografie erforderlich, um den knorpeligen Kopf zu manipulieren. Der Nagel muss meist epiphysär verankert werden; hierzu wird er wegen der sehr harten Knochenstruktur angespitzt. Eine Ruhigstellung ist nicht notwendig, die Nachbehandlung ist funktionell. Röntgenkontrollen erfolgen an Tag 0 (intra- oder postoperativ), an Tag 21/28 (Kallusabstützung) und vor der Metallentfernung nach 6–8 Wochen. Bei isolierten Radiushalsfrakturen ist wie nach konservativer Behandlung meist keine Physiotherapie erforderlich.

Komplikationen entstehen aus der Ischämie des Radiuskopfes mit Verplumpungen, Pseudarthrosen, Nekrosen und Synostosen und sind abhängig vom Ausmaß der initialen Verletzung und dem operativen Aufwand. Resultieren relevante Funktionseinschränkungen, sollen Korrekturen sehr zurückhaltend und zum Wachstumsabschluss erfolgen. Sehr selten ist nach dem Wachstumsabschluss eine Radiuskopf-Resektion nicht zu umgehen. Vor diesem Zeitpunkt führt die distale Wachstumsfuge immer wieder zum radialen Vorschub und provoziert Gelenkdestruktionen am Humerus und Sekundäreingriffe.

Frakturen der distalen Unterarmmetaphyse

In der distalen Unterarmmetaphyse treten absolut die meisten Brüche im Kindesalter auf. Stürze auf die extendierte Hand führen zu Schwellung, Druckschmerz und teilweise sichtbarer Fehlstellung (z. B. Bajonett), teilweise ist die Klinik aber auch sehr moderat. Die Röntgenaufnahme lässt stabile subperiostale Stauchungsfrakturen von den semistabilen Grünholzfrakturen und den instabilen Epiphyseolysen und vollständigen metaphysären Frakturen differenzieren. Durch die

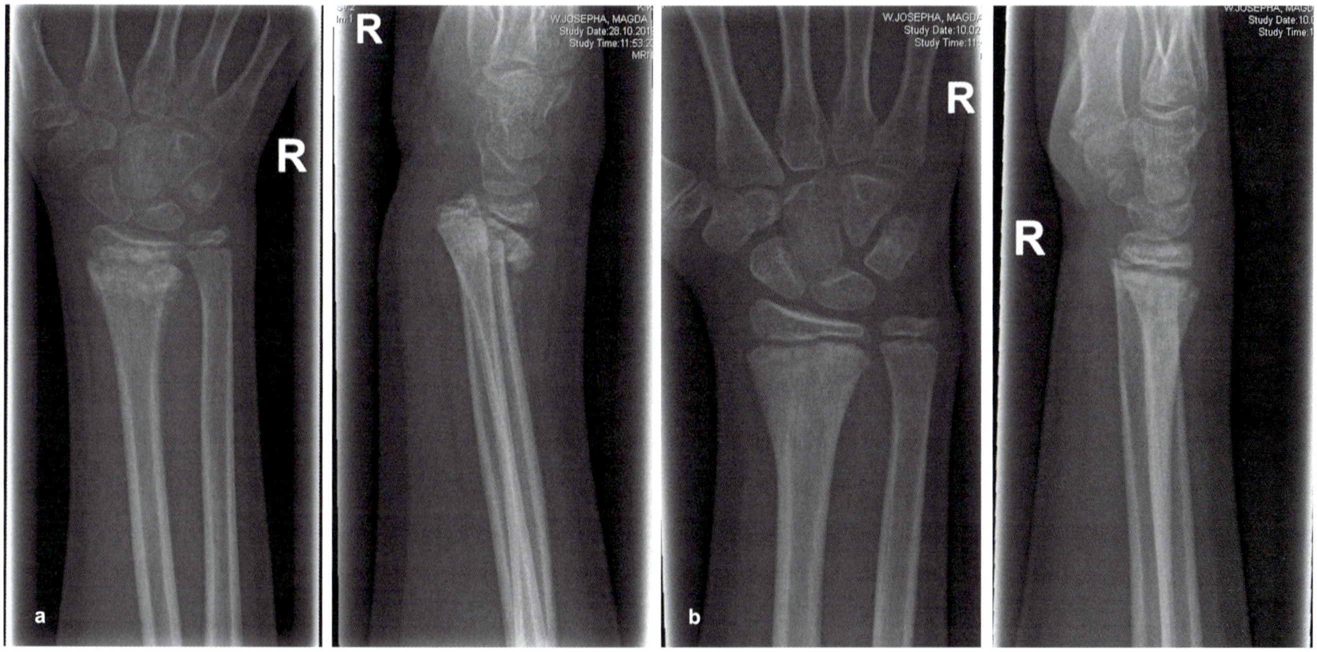

Abb. 10.25 Abgekippte distale Radiusfraktur (Epiphyseolyse) mit sichtbarer Fehlstellung (a); vollständige Spontankorrektur nach 3 Monaten (b) [P862]

hohe und lange Aktivität der distalen Radiusfuge besteht hier ein hohes Korrekturpotenzial. Abkippungen bis 30° richten sich unter dem 10. bis 12. Lebensjahr zuverlässig wieder auf (➤ Abb. 10.25). Will man bei entsprechend dislozierten Frakturen diesen Weg gehen, muss vorher im Gespräch der Konsens mit Patient, Eltern und ggf. Nachbehandler hergestellt werden, denn für eine gewisse Zeit verbleibt eine sichtbare Achsendeviation.

Subperiostale Stauchungsfrakturen werden je nach Patientengröße im Ober- oder Unterarmgips ruhiggestellt und nach 3–4 Wochen nach einer klinischen Kontrolle freigegeben. Entscheidet man sich trotz einer gewissen Dislokation (s. oben) für die reine Ruhigstellung, müssen Röntgenkontrollen nach 7 und 28 Tagen Stellung und Konsolidierung prüfen, bevor die Freigabe erfolgt. Bei Epiphyseolysen und metaphysären Querfrakturen mit stärkerer Dislokation ist die Reposition in Narkose und anschließende Gipsfixation möglich, wenn die Fragmente gut arretieren und unter Durchleuchtung und Handgelenksbewegung nicht redislozieren. Röntgenkontrollen erfolgen wie zuvor dargelegt. Nach Freigabe wird die Funktion am Handgelenk meist sehr rasch wiederhergestellt und bedarf keiner längeren Nachkontrolle. Belassene Fehlstellungen werden bis zur sicheren Korrektur klinisch und selektiv auch radiologisch im 3–6 Monatsabstand nachverfolgt.

Dislozierte schräge Frakturen, vollständige Frakturen mit deutlicher Verkürzung und vor allem sehr instabile Frakturen beider Unterarmknochen bedürfen nach der Reposition der Fixation. Ein oder zwei Kirschner-Drähte werden je nach Ausmaß der Instabilität und Frakturposition transepiphysär oder metaphysär perkutan eingebracht und in der Gegenkortikalis verankert (➤ Abb. 10.26). Der oder die Drähte werden subkutan versenkt oder herausstehen lassen, eine zusätzliche Unterarmgipsschiene ist erforderlich. Freigabe und Metallentfernung erfolgen nach einer gipsfreien radiologischen Konsolidierungskontrolle an Tag 28; die Nachbehandlung erfolgt wie bei der konservativen Therapie.

Komplikationen stellen sekundär dislozierende Frakturen nach Reposition dar. Hier ist dann eine erneute Narkose erforderlich, oft ist die Stabilität primär falsch eingeschätzt worden. Posttraumatische Fugenschäden sind außerordentlich selten, dann aber wegen des Verlusts der hohen Wachstumspotenz der distalen Radiusfolge mit Ulnavorschub und Handgelenkverkippungen relevant. Hier sind im Einzelfall Verlängerungen und Achsenkorrekturen erforderlich.

Eine Sondersituation liegt am metadiaphysären Übergang vor: Die Spontankorrektur ist nicht mehr so ausgeprägt wie an der Metaphyse; die Patienten sind meist älter, die Fixation mit Kirschner-Drähten wegen des schon deutlich schmaleren Knochens schwer möglich, die Fraktur aber zu nahe an der potenziellen Eintrittsstelle intramedullärer Nägel. Hier stellen der dorsolaterale Mini-Fixateur für 4–5 Wochen, eine Kombination oder die volare Platte (➤ Abb. 10.27) gute Alternativen dar.

Frakturen in der proximalen Femurmetaphyse

In der proximalen Femurmetaphyse sind die Schenkelhalsfrakturen des Kindesalters lokalisiert. Die sehr feste Spongiosa erfordert massive Traumen, entsprechend selten sind diese Verletzungen, sie werden vor allem nach Verkehrsunfällen beobachtet. Die schmerzhafte Bewegungseinschränkung der

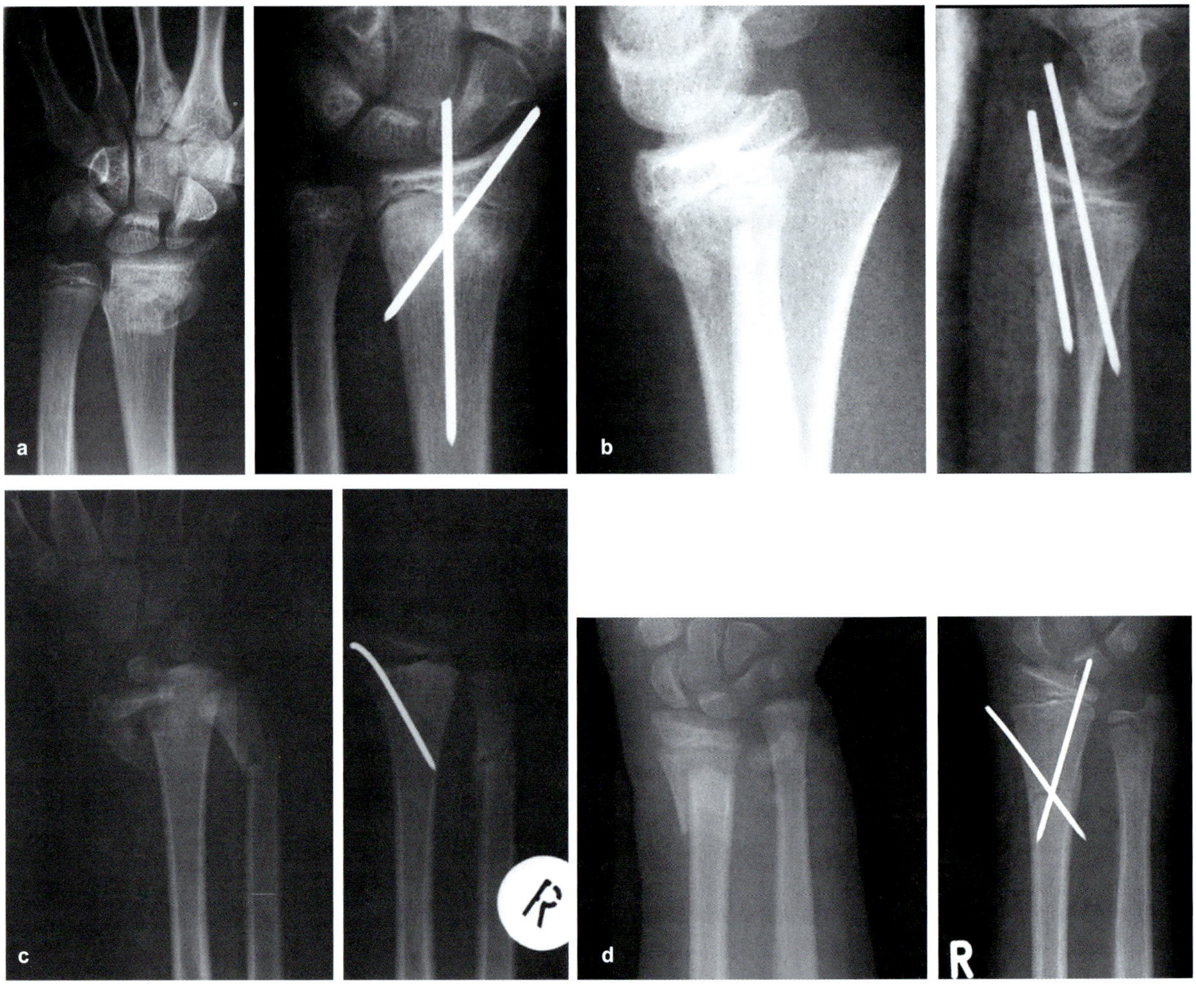

Abb. 10.26 Distale metaphysäre Unterarmfraktur, gekreuzte transepiphysäre Kirschner-Draht-Osteosynthese (a); Epiphyseolyse, mit zwei transepiphysären Drähten fixiert (b); Versorgung nur mit einem Draht (c); etwas mehr proximale Fraktur, Drähte metaphysär eingebracht (d) [G879]

Hüfte in Verkürzung und Außenrotation fällt klinisch auf. Radiologisch ist neben einer a. p. Aufnahme der Hüfte eine axiale Aufnahme (Lauenstein) des Schenkelhalses notwendig. Raritäten sind traumatische Epiphysenlösungen, die aufgrund der Anamnese von der „orthopädischen" Epiphyseolysis capitis femoris differenziert werden müssen. Je 40 % der Frakturen verlaufen transzervikal oder zervikobasal, 8 % intertrochantär.

Eine konservative Behandlung kann nur im Becken-Bein-Gips erfolgen. Bei undislozierten Frakturen wäre das grundsätzlich möglich. Das Risiko einer sekundären Dislokation ist jedoch aufgrund des meist senkrechten oder sehr schrägen Frakturverlaufs groß und der Komfort der Becken-Bein-Gipsbehandlung gering, sodass am Schenkelhals die Indikation zur Fixation sehr großzügig gestellt werden kann.

Bei geschlossener Reposition sollte die Gelenkkapsel zur Entlastung des Hämarthros immer sonografisch gesteuert punktiert werden. Gelingt geschlossen die korrekte Reposition, ist eine perkutane Stabilisierung möglich. Ist die proximale Wachstumsfuge noch offen, werden Epiphyseolysen und transzervikale Brüche mit 3–4 Kirschner-Drähten der Stärke 1,6–2,0 mm mit Gewinde fixiert; die Drähte müssen gut intraepiphysär liegen, dürfen aber nicht in das Gelenk perforieren. Das ist sorgfältig unter Durchleuchtung und bei einer Durchbewegung der Hüfte sicherzustellen. Die Drähte werden gekürzt und subkutan versenkt. Bei älteren Kindern und prämaturen Fugen kann die Zugschrauben-Osteosynthese mit 2–3 perkutan bzw. über eine begrenzte Inzision eingebrachten, durchbohrten, selbst bohrenden und selbst schneidenden Schrauben 6,5 mm gewählt werden; die Fuge bedarf hier nicht mehr der Schonung. Bei basozervikalen, also mehr lateralen Brüchen mit der Möglichkeit der ausreichenden metaphysären Schraubenverankerung ist diese Methode ebenso möglich. Hier kommt allerdings auch die speziell entwickelte winkelstabile „pediatric hip plate" infrage (➤ Abb. 10.28). In allen Fällen kann bei suffizienter Implantatlage auf einen Beckengips verzichtet werden. Das Bein wird auf einem Kissen oder einer Schiene gelagert; die Mobilisation erfolgt zunächst passiv, nach 2–3 Wochen bei älteren Kindern an Unterarmgehstützen unter Entlastung. Röntgenkontrollen sind an Tag 0 (intra- oder postoperativ), Tag 28/35 (Kallusüberbrückung, Belastungsbeginn)

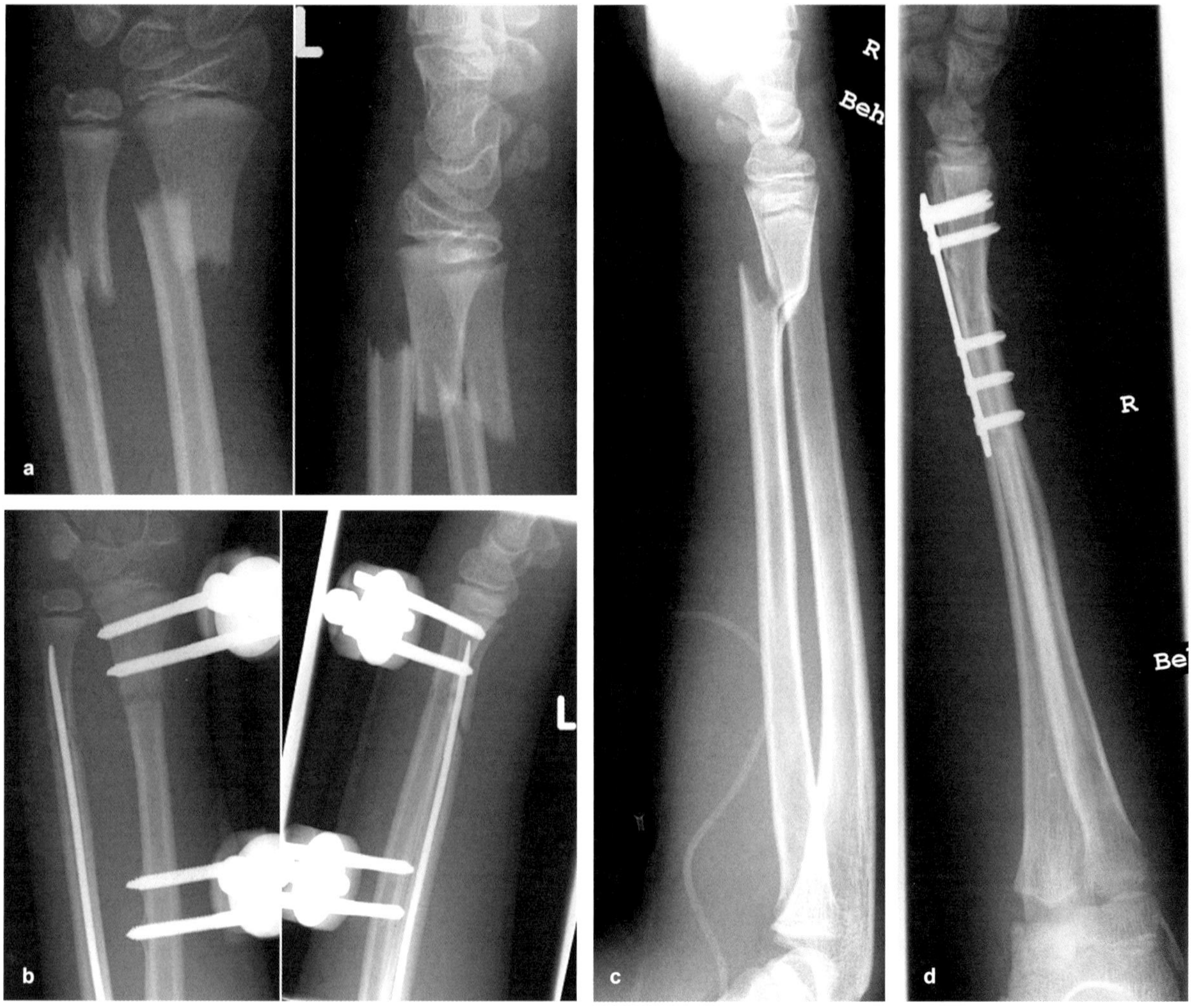

Abb. 10.27 Unterarmfraktur am Übergang der Diaphyse zur Metaphyse (a); Fixateur externe radial und deszendierende ESIN ulnar (b); distale diametaphysäre Radiusfraktur (c); volare Plattenosteosynthese (d) [G879]

und Tag 60/90 (Metallentfernung planen) erforderlich. Der Belastungsaufbau ab der 5./6. Woche bedarf hier sicher der krankengymnastischen Unterstützung.

Gelingt die geschlossene Reposition nicht, muss offen z. B. über einen anterolateralen Zugang nach Watson-Jones reponiert werden.

Die intertrochantären Frakturen können mit intramedullären Nägeln vom distalen Femur aus gut übungsstabil versorgt werden. Dabei muss der mediale Nagel weit in den Schenkelhals vorgetrieben, der laterale im Trochanter major verankert werden. Bei einer solchen guten Verspreizung der Nägel ist schon initial die Mobilisation in Entlastung an Gehstützen möglich. Die weiteren Kontrollen erfolgen wie bei den Kirschner-Drähten und Schrauben, die Metallentfernung tendenziell erst nach 6 Monaten.

Die Komplikationen umfassen Wachstumsstörungen und verbliebene Varusfehler mit der Möglichkeit einer Beinlängendifferenz, selten Pseudarthrosen, aber häufiger Femurkopfnekrosen. Die Beinlänge wird klinisch kontrolliert und ab 1 cm Unterschied durch Sohlenerhöhung korrigiert. Das Kind wird bis zum Wachstumsabschluss begleitet und kontrolliert, wegen der geringen Fugenpotenz ist ein Verlängerungsverfahren selten erforderlich. Femurkopfnekrosen werden mit der Fugennähe der Fraktur, dem Ausmaß der Dislokation und der Zeitdauer bis zur Reposition und Gelenkentlastung häufiger. Ursächlich ist die delikate Gefäßanatomie mit der Gefahr der traumabedingten Kompression und Ischämie. Die Kernspintomografie nach 4–6 und 8–12 Wochen dient der frühen Erkennung einer Nekrose. Die Betreuung gehört dann in die Hand eines erfahrenen Kinderorthopäden.

Frakturen in der distalen Femurmetaphyse

In der distalen Femurmetaphyse kommen unvollständige eingestauchte stabile Frakturen, vollständige instabile Frakturen und Epiphyseolysen vor. Sie entstehen beim Sport, bei Verkehrsunfällen, beim Sturz vom Wickeltisch, durch Misshandlung und bei behinderten Kindern im Rahmen der Krankengymnastik. Die stabilen Brüche sind meist nur durch

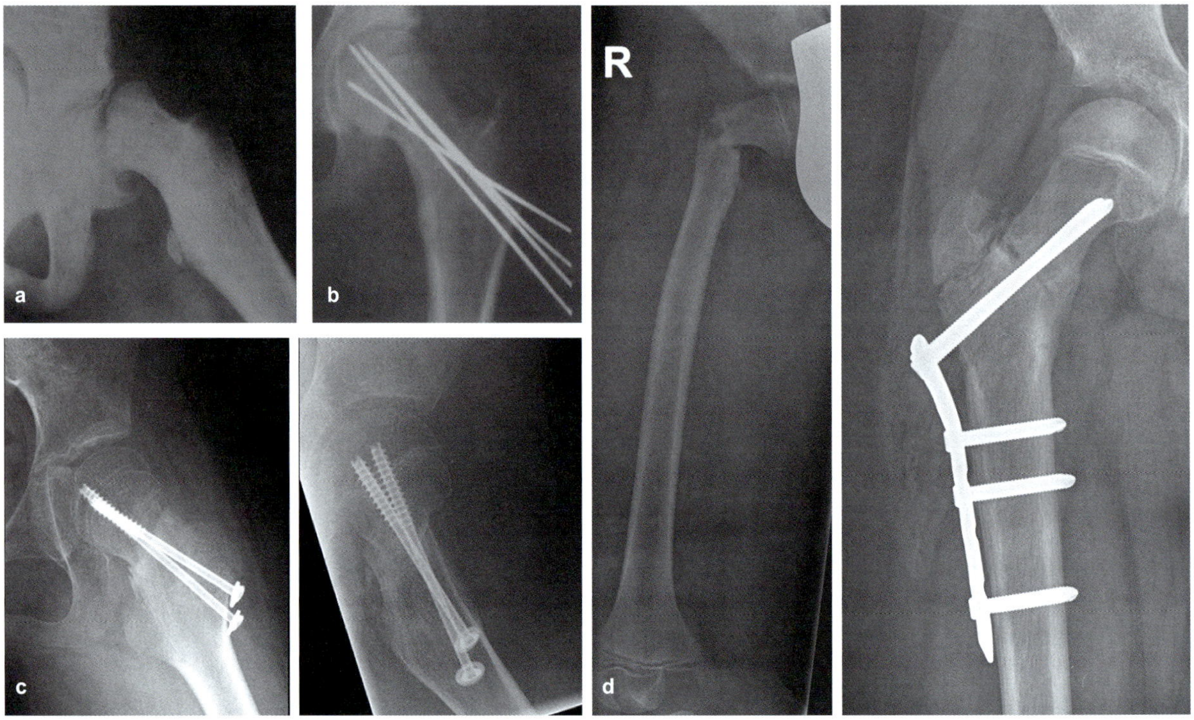

Abb. 10.28 Traumatische Epiphyseolyse (a); Reposition und Fixation mit Kirschner-Drähten (b); Zugschrauben-Osteosynthese einer osteoporotischen zervikalen Schenkelhalsfraktur nach Chemotherapie (c); Versorgung einer lateralen Schenkelhalsfraktur mittels pädiatrischer Hüftplatte (d) [G879]

die Schonhaltung und Belastungsvermeidung symptomatisch; die instabilen Brüche führen dagegen zu erheblichen Schwellungen, Hämarthros und sichtbaren Fehlstellungen. Die konventionelle Röntgenaufnahme in zwei Ebenen ist ausreichend.

Undislozierte oder minimal verschobene Brüche werden konservativ in einem Oberschenkelgips behandelt. Die radiologische Stellungskontrolle an Tag 7 ist nur bei vollständigen Frakturen erforderlich, nach 28 Tagen zeigt sich in der gipsfreien Aufnahme gewöhnlich ausreichend Kallus, sodass Kleinkinder freigegeben werden, bei älteren wird ein Gehgips angelegt. Erst jetzt ist die Mobilisierung möglich, da das Gehen an Unterarmgehstützen mit dem Oberschenkelgips kaum zu realisieren ist. Nach 7 Wochen (Röntgen Tag 49) können auch die Gehgipse abgenommen werden. Eine gewisse Gelenksteife kann vorliegen, Krankengymnastik ist im Einzelfall zu überlegen. Die Kontrolle wird bei freier Funktion und seitengleicher Beinlänge beendet.

Dislozierte Frakturen und Epiphyseolysen bedürfen der Reposition und Fixation. Transepiphysäre, beidseits kondylär eingebrachte gekreuzte Kirschner-Drähte der Stärke 1,6–2,0 mm kommen zur Anwendung, die Gipsruhigstellung ist ergänzend notwendig. Eine alternative absteigende Drahtung von der Metaphyse in die Epiphyse verhindert die transartikuläre Metalllage. Die Nachsorge erfolgt wie bei der konservativen Behandlung, ergänzt durch die Metallentfernung vor der Gehgipsanlage.

Epiphyseolysen mit großem metaphysärem Fragment können metaphysär über einen begrenzten medialen oder lateralen Zugang (je nach Lage des Fragments) mit 1–2 durchbohrten Schrauben versorgt werden (> Abb. 10.29). Die Osteosynthese ist übungsstabil, die Mobilisation erfolgt in Entlastung an Unterarmgehstützen, die Belastung beginnt bei entsprechender Kallusformation ab der 4. Woche, die Metalle werden nach 2–3 Monaten entfernt. Metaphysäre Querfrakturen können auch mit einer absteigenden intramedullären Nagelung übungsstabil versorgt werden; die subtrochantär implantierten Nägel werden in der Metaphyse und ggf. in den Kondylen verankert und erlauben bei guter Lage sogar einen frühen Belastungsaufbau, da die axiale Belastung bei der Querfraktur zur kallusfördernden Kompression führt. In seltenen Fällen mit schwieriger Fragmentfixation oder einer Trümmerzone sind ein lateraler Fixateur oder eine Platte indiziert.

Der Anteil posttraumatischer Wachstumsstörungen ist am distalen Femur mit ca. 35 % relevant. Partielle Fugenverschlüsse führen zu O-Bein, X-Bein oder sichtbarer Rekurvation, vollständige Fugenverschlüsse zu deutlichen Verkürzungen mit Beinlängendifferenz. Entsprechend sind Langzeitkontrollen bis mindestens 2 Jahre nach dem Unfall immer erforderlich. Im Einzelfall sind Verlängerungen oder Sprengungen von knöchernen Fugenbrücken indiziert.

Frakturen der proximalen Tibia

An der proximalen Tibia werden subperiostale Stauchungsfrakturen, unvollständige Biegungsfrakturen sowie undislozierte und dislozierte vollständige metaphysäre Quer- und Schrägfrakturen beobachtet. Neben dem Hämatom und der

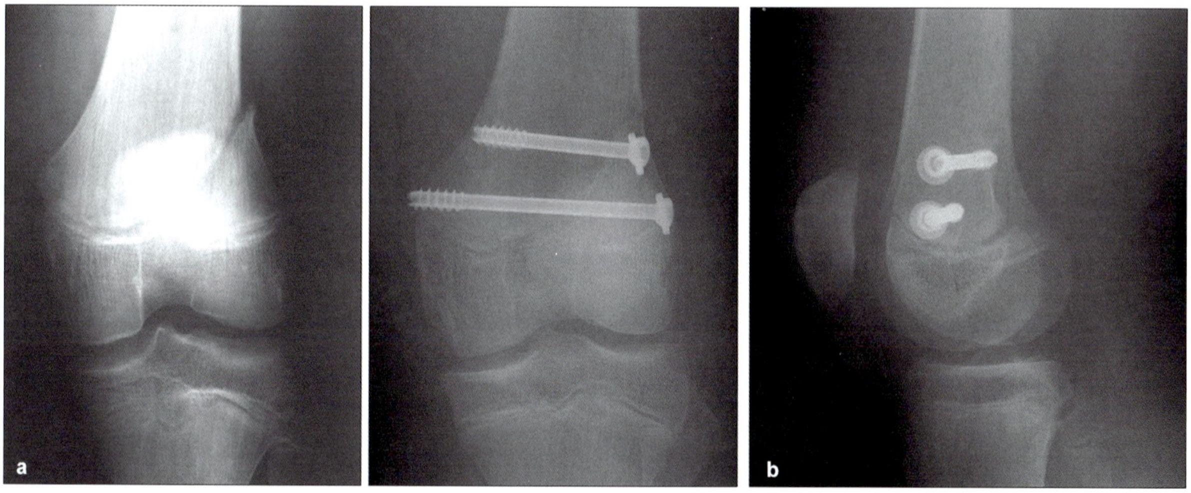

Abb. 10.29 Epiphyseolyse mit metaphysärem Keil (Aitken 1) am distalen Femur (a); Versorgung mit zwei Zugschrauben (b) [G879]

Schwellung imponiert klinisch die Schonung und Entlastung des Beines. Die Röntgenaufnahme in zwei Ebenen stellt die Verletzung ausreichend dar. Subperiostale und undislozierte Querfrakturen werden im Oberschenkelgipsverband ruhiggestellt, dislozierte Frakturen lassen sich meist gut einrichten und erhalten ebenfalls eine Ruhigstellung im Oberschenkelgips. Röntgenaufnahmen sind bei den subperiostalen Frakturen nie, bei den vollständigen Brüchen ggf. nach der Manipulation (Tag 0), dann an Tag 7 (Stellung) und Tag 28/35 (Kallus, Belastung, Freigabe) erforderlich.

Eine Besonderheit stellen die Biegungsfrakturen dar. Sie klaffen medial und haben lateral durch das erhaltene Periost und die intakte Fibula eine suffiziente „Zuggurtung". Auch wenn es meist kleine Kinder sind und die Fehlstellung sehr gering ausgeprägt imponiert, muss hier bündig reponiert und zuverlässig retiniert werden. Anderenfalls führt die verzögerte mediale Konsolidierung über eine anhaltende Fugenstimulation zum Genu valgum (➤ Abb. 10.30). In Narkose gilt es, die mediale Kontur unter Kompression zu bringen. Ob dies mit einer Reposition allein, mit einer Gipsanlage in Varusstress, mit einer ergänzenden intraoperativen Gipskeilung oder durch eine Eröffnung und Entfernung des oft eingeschlagenen Periosts erzielt wird, bleibt dem Einzelfall überlassen. Gegebenenfalls muss sogar eine Osteosynthese durch einen medioventralen Fixateur externe oder eine kleine Platte erfolgen. Ziel ist immer die achsengerechte Ausheilung ohne mediale Fugenstimulation. Röntgenkontrollen sind an Tag 0 (nach Manipulation), an Tag 7 (Stellung [außer bei Osteosynthese]) und an Tag 28 (Konsolidierung, Freigabe, Metallentfernung) notwendig. Anschließend erfolgt die spontane Mobilisation, das Gangbild hinkt oft etwas nach, korrigiert sich aber zuverlässig und bedarf meist keiner physiotherapeutischen Betreuung. Trotz aller Maßnahmen verbleibt ein gewisses Risiko des Valgusfehlwachstums, weshalb klinische Nachkontrollen über mehrere Jahre anzuraten sind.

Frakturen in der distalen Tibiametaphyse

Im Bereich der distalen Tibiametaphyse führen Scher-, Pronations-, Supinations- und direkte Traumen zu metaphysären Stauchungs-, Biegungs-, vollständigen Quer- und Schrägbrüchen sowie Epiphyseolysen mit und ohne metaphysärem Volkmann-Dreieck. Ski-, Fußball- und Inliner-Stürze, Verkehrsunfälle und Radspeichenverletzungen liegen den Brüchen zugrunde. Die konventionelle Röntgenaufnahme in 2 Ebenen reicht zur Diagnostik aus. Die begrenzten Korrekturmöglichkeiten der distalen Tibiafuge erlauben bis zum 10. Lebensjahr das Belassen von maximal 10° Fehlstellung, danach soll anatomisch reponiert werden (➤ Abb. 10.31).

Die subperiostalen Stauchungsfrakturen der meist kleinen Kinder werden im Oberschenkelgips ruhig gestellt und nach 3–4 Wochen nach klinischer Kontrolle freigegeben. Alle anderen undislozierten Brüche müssen nach Gipsanlage radiologisch genauso kontrolliert werden wie die reponierten Frakturen. Die Biegungs- sowie die vollständigen Quer- und Schrägfrakturen mit und ohne Fibulafraktur zeigen oft eine Varus- oder Valgusfehlstellung und eine zusätzliche Rekurvation. Während sich der Achsenfehler in der Frontalebene oft gut einrichten lässt, ist die Rekurvation schwerer zu reponieren. Eine Spitzfußstellung bis zu 20° (das ist weniger, als man denkt!) ist unterstützend erlaubt. Nach Anlage des Unterschenkel- oder Oberschenkelgipses (kleine Kinder rutschen aus dem Unterschenkelgips heraus) darf höchstens noch eine Gipskeilung notwendig sein. Ist keine zuverlässige Retention möglich, empfiehlt sich die perkutane gekreuzte Kirschner-Draht-Osteosynthese. Die Drähte werden von medial eingebracht, aufsteigend vom Innenknöchel aus und absteigend von der Metaphyse aus in Richtung auf den Außenknöchel. Die ergänzende Gipsruhigstellung ist erforderlich. Alternativ kann die absteigende intramedulläre Nagelung diskutiert werden, die den Gipsverband erübrigen würde. Die Mobilisation erfolgt bei allen diesen Frakturen bei entsprechendem Alter an Unterarmgehstützen; Kleinkinder haben funktionell einen

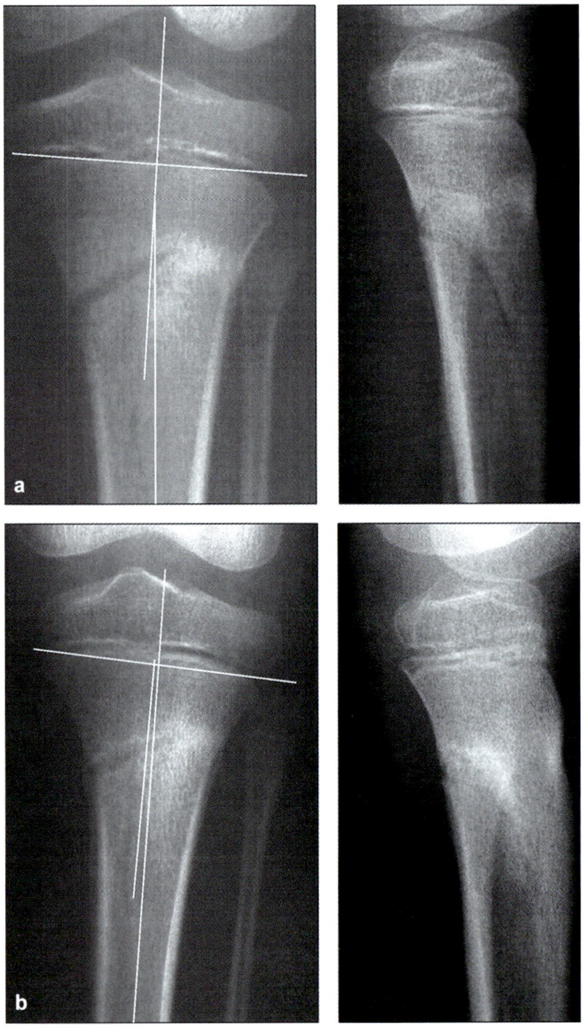

Abb. 10.30 Proximale, metaphysäre, medial leicht klaffende Tibiafraktur (a); fast achsengerechte Ausheilung, Frakturspalt medial noch gut sichtbar (b) [G879]

Liege- oder „Rutsch"-Gips. Röntgenaufnahmen werden an Tag 0 (nur nach Manipulation), an Tag 7 (Stellung außer bei Osteosynthese), an Tag 28 (Kallus, Freigabe Kleinkinder, ggf. Metallentfernung K-Drähte, Gehgips ältere Kinder) und an Tag 42/49 (Freigabe ältere Kinder, Metallentfernung intramedulläre Nägel) angefertigt. Physiotherapeutische Mobilisation erübrigt sich meist.

Reine Epiphyseolysen können reponiert und im Unterschenkelgips retiniert werden; bei geringstem Zweifel empfiehlt sich jedoch die Kirschner-Draht-Fixation. Liegt ein dorsales metaphysäres sog. Volkmann-Dreieck vor, kann die Fixation nach der Reposition auch mit einer von ventral eingebrachten, durchbohrten Zugschraube erfolgen (➤ Abb. 10.32). Nachdem die nach dorsal abgekippte Epiphyse durch Zug am Fuß und Druck auf die Tibiavorderkante nach vorne geholt ist, kann über eine Stichinzision der Führungsdraht fugenparallel platziert und die Schraube (3,0–4,0 mm) eingebracht werden. Bei guter Stabilisierung wird gipsfrei an Unterarmgehstützen und in Entlastung nachbehandelt, ggf. kann eine Orthese (Aircast®) verordnet werden. Die Röntgenkontrollen erfolgen wie oben aufgeführt.

Komplikationen resultieren aus belassenen Fehlstellungen und aus Wachstumsstörungen. Während ersteres durch die verfügbaren Osteosynthesemethoden vermieden werden kann und aus einer Unterschätzung der Fraktursituation resultiert, sind für die Wachstumsstörung das Trauma selbst, aber auch das Ausmaß der iatrogenen Manipulation verantwortlich. Kontrollen sollen über 2 Jahre oder bis zum Wachstumsabschluss erfolgen.

10.7.4 Epiphysäre Frakturen langer Röhrenknochen

Die typischen epiphysären Frakturen des Kindes werden als Salter-Harris Typ III und IV (E 3/4) klassifiziert, die Übergangsfrakturen v. a. der distalen Tibia als E 5/6, Avulsionen wie der Ausriss der Eminentia intercondylica tibiae als E7, daneben osteochondrale **flakes** als E8 und sonstige unklassifizierbare Brüche als E9 (➤ Abb. 10.5d).

Fraktur des Condylus humeri

Eine typische Epiphysenfraktur im Sinne einer epimetaphysären Salter-Harris-Fraktur Typ IV stellt die Fraktur des Condylus humeri dar. Es handelt sich um die häufigste Gelenkfraktur im Kindesalter. Ganz überwiegend ist der radiale Kondylus betroffen, nur selten der ulnare oder bei Adoleszenten beide als Y-Fraktur. Nach direktem Trauma oder Sturz auf die Hand bei gestrecktem Arm kommt es zur einseitig betonten Schwellung des Ellenbogens mit Hämatom, Gelenkerguss und deutlich eingeschränkter Beweglichkeit. Die Röntgenaufnahme des Ellenbogens in zwei Ebenen zeigt im a. p. Bild eine Frakturlinie, die wenige Millimeter kranial und fast parallel zur Fuge bis in die Mitte des Humerus verläuft und dann medial oder durch das Capitulum in die Epiphyse zieht. Ob sie die Gelenkfläche erreicht, kann in Anbetracht der überwiegend chondralen Epiphyse nur indirekt aus der Dislokation geschlossen werden. Im seitlichen Bild liegt der metaphysäre Anteil dorsal und stellt sich deutlicher dar. Unterschieden werden undislozierte, hängende (metaphysär geringe Aufklappung, aber epiphysär keine eindeutige Dislokation) und dislozierte Brüche (➤ Abb. 10.33).

Undislozierte und hängende Frakturen werden im Oberarmgips ruhig gestellt und nach 4–5 Tagen gipsfrei (!) radiologisch kontrolliert (➤ Abb. 10.34). Bei unveränderter Frakturstellung wird die Immobilisation für weitere 3 Wochen fortgesetzt, bei sekundärer Dislokation erfolgt die Osteosynthese (➤ Abb. 10.35). Röntgenkontrollen werden folglich an Tag 4/5 und Tag 28 (Konsolidierung, Freigabe) erforderlich,

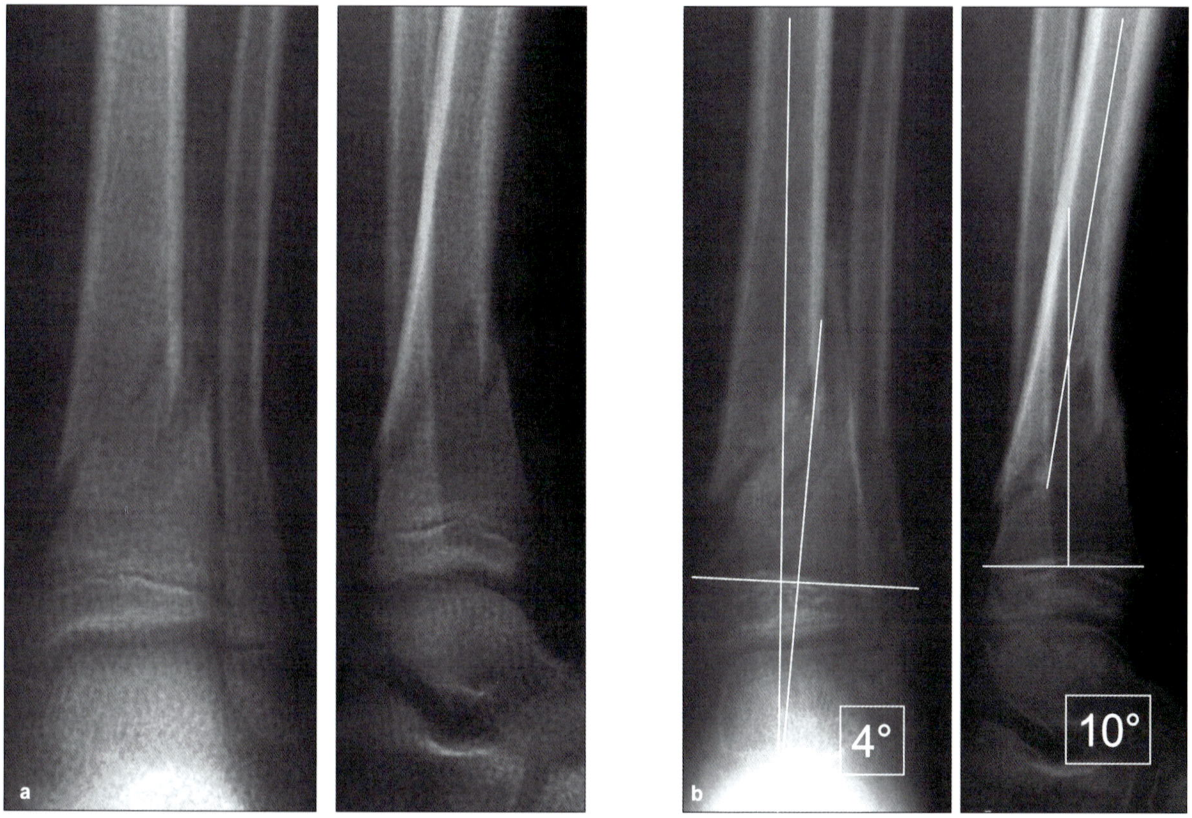

Abb. 10.31 Distale Tibiafraktur (a); konservative Behandlung bei akzeptabler Dislokation (b) [G879]

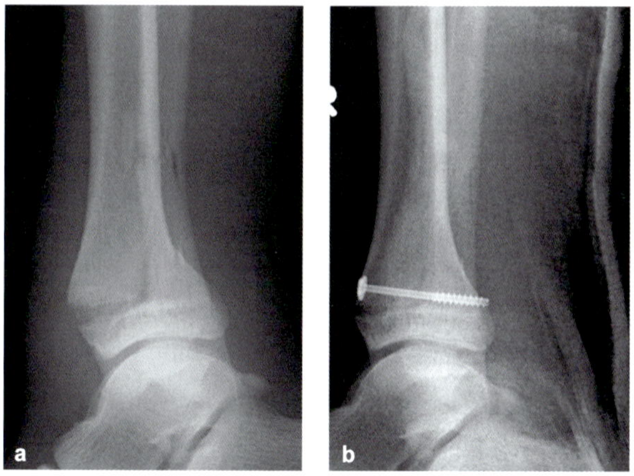

Abb. 10.32 Epiphyseolyse mit dorsalem metaphysärem Keil (Aitken 1) an der distalen Tibia (a); Fixation mit einer von ventral eingebrachten Zugschraube (b) [G879]

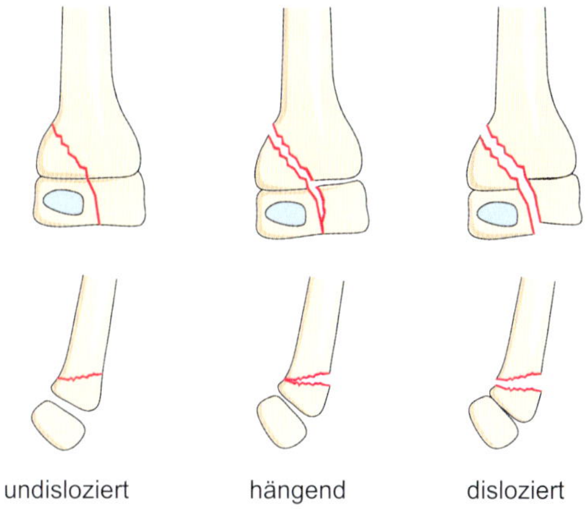

Abb. 10.33 Schema der undislozierten, hängenden und dislozierten Kondylusfraktur [L157]

danach wird die spontane Mobilisation für 3–4 Wochen abgewartet. Nur selten ist dann wegen größerer Bewegungseinschränkungen eine krankengymnastische Anleitung notwendig.

Primär oder sekundär dislozierte Frakturen bedürfen der offenen Reposition und Fixation. Ist der metaphysäre Anteil – wie meist – groß genug, wird die Zugschrauben-Osteosynthese bevorzugt, da sie eine stabilere Fixation erzielt und dadurch die reaktive Fugenstimulation reduziert. Der Zugang erfolgt dorsoradial über dem distalen Humerus. Nach Reposition und visuell und digital kontrollierter korrekter Wiederherstellung der Gelenkfläche wird der Führungsdraht von dorsoradial nach ventral platziert und die Zugschraube 3,0(–4,0) mm eingebracht, die vor und an der Fossa olecrani vorbei zur gegenseitigen oder vorderen Kortikalis verlaufen muss und die Capitulumfuge nicht kreuzen darf. Bei älteren Kindern

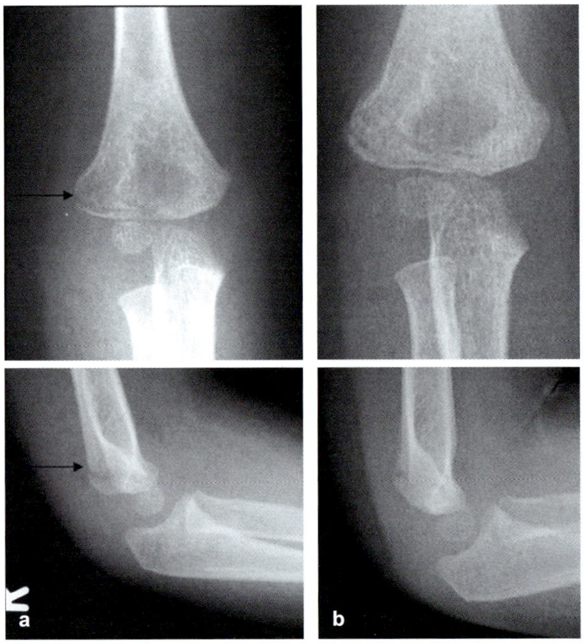

Abb. 10.34 Undislozierte Kondylusfraktur (a); unveränderte Stellung nach 4 Tagen (b) [G879]

oder sehr großem Fragment kann eine zweite quere epiphysäre Schraube oder ein Kirschner-Draht zur Verhinderung einer Fragmentrotation erforderlich sein. Bei sehr kleinen Kindern und entsprechend kleinem metaphysärem Fragment werden zwei divergierende Kirschner-Drähte benutzt, die die Fuge kreuzen dürfen, aber auch die Gegenkortikalis fassen müssen. Die Drahtenden werden umgebogen und versenkt. Eine Ruhigstellung im Oberarmgips ist für 4 Wochen erforderlich. Operierte Frakturen werden an Tag 0 (intra- oder postoperativ), an Tag 28 (Konsolidierung, Freigabe, Metallentfernung K-Drähte) und ggf. an Tag 56 (vor Metallentfernung Schraube) geröntgt. Die weitere Nachbetreuung entspricht der bei konservativer Therapie.

Hauptkomplikation ist das Übersehen einer sekundären Dislokation des Fragments, weil daraus eine lange Heilungszeit mit anhaltender Fugenstimulation, radialer Hypertrophie und Cubitus varus oder sogar einer Pseudarthrose resultieren kann (➤ Abb. 10.36). Grundsätzlich ist das Risiko des Cubitus varus umso geringer, je stabiler die Fixation ist. Die Prognose ist bei Beachtung dieses Aspekts bezüglich der Funktion gut und kann sich bis 1 Jahr post Trauma bessern. In Einzelfällen führt eine Vergröberung des radialen Kondylus zu der nur kosmetischen Auffälligkeit eines sog. Pseudocubitus varus bei korrekter Knochenachse.

Abriss des Epicondylus ulnaris

Streng genommen stellt der Abriss des Epicondylus ulnaris keine epiphysäre, sondern eine apophysäre und außer bei jungen Kindern **extra**artikuläre Verletzung dar. Er tritt häufig in Verbindung mit einer Ellenbogenluxation auf und muss nach der – manchmal spontanen – Reposition der Luxation aktiv am Röntgenbild gesucht werden. Der Ellenbogen ist ulnar betont geschwollen und schmerzhaft. Die konventionelle Röntgenaufnahme des Ellenbogens in zwei Ebenen zeigt den kleinen Knochenkern des Epikondylus z. T. diskret vom Humerus abgesetzt, teils durch den Muskelzug erheblich distrahiert und nach luxationsbedingten Zerreißungen der Gelenkkapsel auch in das Gelenk eingeschlagen.

Nur gering oder nicht dislozierte Frakturen können konservativ im Oberarmgipsverband behandelt werden, wobei „gering" an dieser Stelle in der Literatur durchaus mit bis zu 5 mm angegeben wird. Nach 3–4 Wochen ist der Epikondylus refixiert und der Ellenbogen kann freigegeben werden. Nur wenn 4–6 Wochen später noch relevante Funktionseinschränkungen bestehen, die dann eher auf die Luxation als auf den Epikondylusabriss zurückzuführen sind, ist Physiotherapie indiziert.

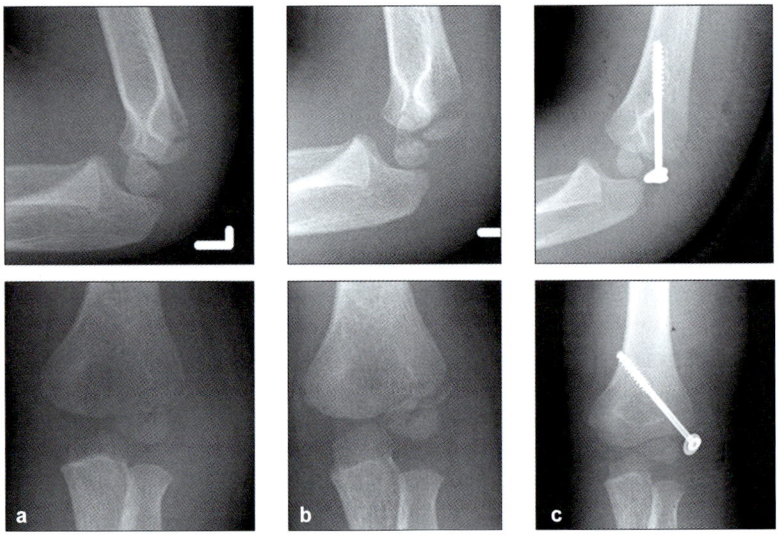

Abb. 10.35 Undislozierte Kondylusfraktur (a); sekundäre Dislokation bei der Kontrolle nach 4 Tagen (b); Zugschrauben-Osteosynthese (c) [G879]

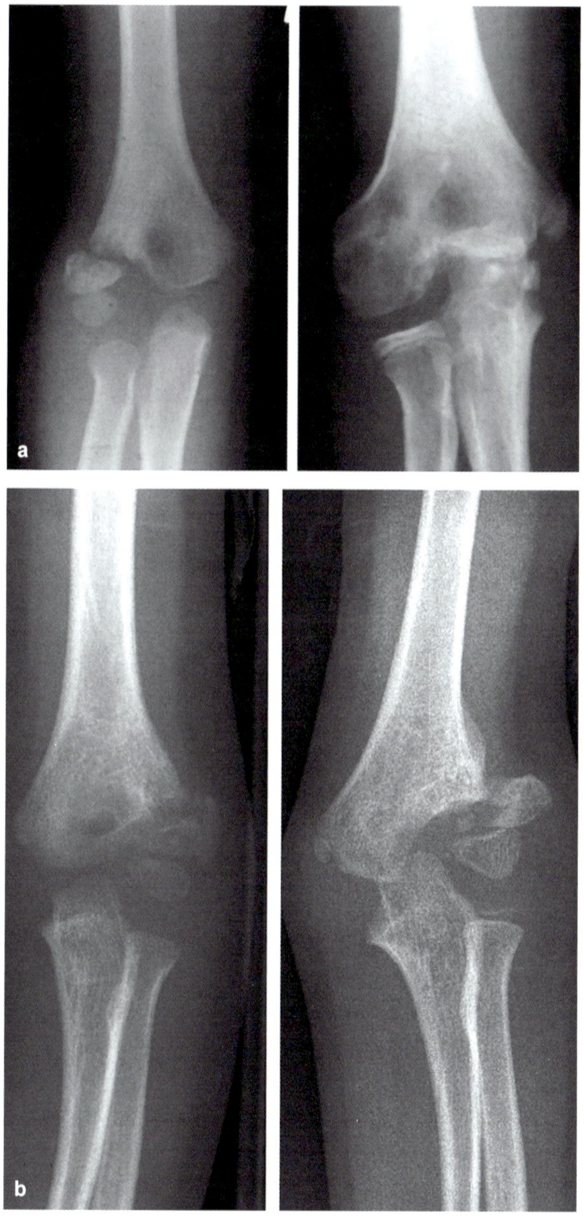

Abb. 10.36 Konservativ behandelte dislozierte Kondylusfraktur mit verzögerter Heilung und erheblicher Hypertrophie des Kondylus (a); dislozierte Kondylusfraktur mit konsekutiver Verschiebung des Fragments nach kranial und Entwicklung einer Pseudarthrose (b) [G879]

Kommt es an dieser Stelle zu einer pseudarthrotischen Ausheilung, führt das meist nicht zu einer funktionellen Problematik, da die bindegewebige Fixation offensichtlich straff genug ist, um den hier ansetzenden Flexoren ausreichend Widerlager zu geben.

Die dislozierten Epikondylen bedürfen der offenen Reposition über einen ulnaren Zugang zum distalen Humerus. Der N. ulnaris wird dargestellt, das Fragment reponiert und mit einer durchbohrten Zugschraube 3,0 mm (alternativ bei kleinem Fragment zwei Kirschner-Drähten) fixiert (➤ Abb. 10.37). Es ist hilfreich, den Führungsdraht der durchbohrten Schraube zunächst von innen nach außen in das kleine Fragment einzubringen, damit er exakt im knöchernen Zentrum liegt, dann umzudrehen und nach zentral vorzubohren, um eine Fragmentsprengung bei dezentraler Position zu vermeiden. Je dislozierter das Fragment, desto größer das initiale Trauma und damit auch die Gelenkkapselverletzung, sodass nach 1–2 Wochen aus der Schiene heraus mit einer Bewegungstherapie begonnen werden muss, um einer lang anhaltenden Gelenksteife vorzubeugen. Röntgenkontrollen werden an Tag 0 (intra- oder postoperativ) und an Tag 28 (Konsolidierung, Freigabe) notwendig; die Metallentfernung der Drähte erfolgt nach 4 Wochen, der Schraube nach 6–8 Wochen. Die Dauer der Physiotherapie und der klinischen Nachkontrollen wird von der Ellenbogenfunktion bestimmt.

Ausrissfraktur der Eminentia intercondylaris tibiae

Der knöcherne vordere Kreuzbandausriss oder die Ausrissfraktur der Eminentia intercondylaris tibiae stellt eine epiphysäre Avulsionsverletzung dar. Die Häufigkeit nimmt mit den Rasanzsportarten zu; es sind nicht mehr nur die Jugendlichen betroffen. Die Klinik wird bestimmt von einem ausgeprägten Hämarthros und deutlicher Funktionseinschränkung. Das Röntgenbild der proximalen Tibia in zwei Ebenen zeigt das kleine interkondyläre Fragment, dessen Dislokation im seitlichen Bild beurteilt werden muss. Es werden undislozierte, aufgeklappte und vollständig dislozierte Ausrisse differenziert.

Wenig oder nicht dislozierte Fragmente können nach Punktion und Ausspülung des Hämarthros in Narkose durch Hyperextension des Knies retiniert bzw. reponiert und dann in 15° Flexion (größte Kreuzbandentspannung) mittels eines Gipstutors ruhig gestellt werden. Die axiale Belastung ist in Abhängigkeit von den lokalen Schmerzen erlaubt. Röntgenbilder werden an Tag 0 (nach Gipsanlage), an Tag 7 (Dislokation) und gipsfrei an Tag 28 (Konsolidierung) angefertigt. Nach Freigabe wird die Flexionsfähigkeit des Knies schrittweise selbst oder unter Anleitung wiederhergestellt, im Einzelfall ist eine flexible Knieorthese hilfreich.

Primär oder sekundär deutlich dislozierte Fragmente müssen refixiert werden. Dies erfolgt arthroskopisch (gleichzeitige Beurteilung von Menisken, Knorpel und Bändern möglich) oder über einen anteromedialen Zugang. Die Fixation kann über zwei parallele intraepiphysäre Bohrkanäle mittels einer resorbierbaren Cerclage um den Kreuzbandansatz herum erfolgen (über der Tuberositas verknotet) – so entfällt die Metallentfernung –, alternativ sind intraepiphysäre Zugschrauben oder retrograde und intraartikulär umgebogene Drähte möglich. (➤ Abb. 10.38).Die Ruhigstellung kann für wenige Tage im Tutor, aber auch schon primär in einer Knieorthese mit begrenztem Beugeausmaß erfolgen. Axiale Belastung ist erlaubt; Röntgenkontrollen erfolgen an Tag 0 (intra- oder postoperativ) und an Tag 28 (Konsolidierung).

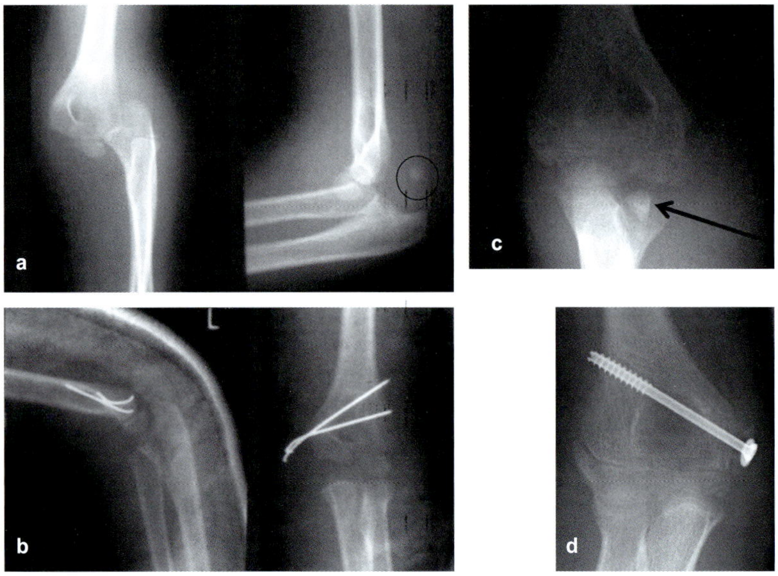

Abb. 10.37 Ellenbogenluxation mit stark disloziertem, kleinem Epikondylus (a); Refixation mit Kirschner-Drähten (b); intraartikuär eingeschlagener, großer Epikondylus (c); Zugschrauben-Osteosynthese (d) [G879]

Nach 6–8 Wochen sollte die volle Beweglichkeit unter physiotherapeutischer Begleitung erreicht sein.

Komplikationen stellen verbleibende Bandinstabilitäten und übersehene Begleitverletzungen (Menisken) dar, die auch die Prognose bestimmen. Im Einzelfall wird eine arthroskopische oder kernspintomografische Sekundärdiagnostik notwendig sein. Die Nachkontrollen sollen erst bei Funktionsfreiheit beendet werden.

Frakturen in der distalen Tibiaepiphyse

Die zweithäufigste Lokalisation epiphysärer Frakturen ist die distale Tibiaepiphyse. Nach Supinations- oder Pronationstraumen mit oder ohne eine zusätzliche Rotationskomponente werden Innenknöchel- und sog. Übergangsfrakturen (Fuge partiell geschlossen) beobachtet. Die Klinik ist von der erheblichen Schwellung, dem Hämarthros und der Belastungsunfähigkeit bestimmt. Diagnostisch reichen konventionelle Röntgenaufnahmen meist aus; in Einzelfällen kann die dreidimensionale Orientierung bei den Übergangsfrakturen ein CT hilfreich erscheinen lassen (➤ Abb. 10.39). Bei den Innenknöchelfrakturen sind Salter-Harris-Frakturen Typ III und Typ IV zu beobachten, bei den Übergangsfrakturen differenziert man die rein epiphysären lateralen **two-plane fractures** (Tillaux-Fraktur, knöcherner Ausriss der Syndesmose) von den epimetaphysären **tri-plane fractures** mit dorsalem Volkmann-Dreieck.

Undislozierte Frakturen werden konservativ für 4 Wochen im Unterschenkelgipsverband behandelt und an Unterarmgehstützen mobilisiert. Röntgenkontrollen sind an Tag 7 (Dislokation) und Tag 28 (Konsolidierung) erforderlich. Jetzt kann die Belastung schrittweise gesteigert werden. Krankengymnastik ist meist nicht erforderlich.

Die größere Zahl der Brüche ist disloziert und bedarf der Osteosynthese. Bis auf wenige, sehr distale Innenknöchelfrakturen, die nur mit schräg aufsteigenden Kirschner-Drähten fixiert werden können, sind quere fugenparallele epiphysäre Zugschrauben das Verfahren der Wahl. Die sagittal in Projektion auf die Taluskante verlaufenden Innenknöchelbrüche werden über eine mediale Inzision reponiert und mit einer durchbohrten Zugschraube verschraubt. **Two-plane fractures** müssen über einen ventrolateralen Zugang reponiert werden. Die Verschraubung erfolgt deshalb „direkt" über diesen Zugang; die Schraube verläuft von ventrolateral nach dorsomedial und darf schräg aufsteigend die Fuge kreuzen. **Tri-plane fractures** haben einen epiphysären und einen metaphysären (Volkmann-Dreieck) Anteil. Zuerst wird epiphysär die Gelenkfläche über einen ventrolateralen Zugang reponiert und mit der Schraube retiniert, dann wird das meist dorsal liegende metaphysäre Fragment über eine von vorn eingebrachte Schraube refixiert (➤ Abb. 10.40). Bei den Übergangsfrakturen ist **per definitionem** das Wachstum abgeschlossen, sodass die Schrauben die Fuge kreuzen dürfen. Selten bedürfen begleitende Fibulafrakturen einer Osteosynthese durch eine Drittelrohrplatte, der seltene Bedarf wird von der Frage der Gesamtstabilität und der gewünschten Nachbehandlung bestimmt.

Die ergänzende Gipsruhigstellung ist eher von den Begleitverletzungen der Fibula und deren Stabilisierung abhängig. Die verschraubte Tibiafraktur ist bewegungsstabil und kann auch ohne Ruhigstellung oder mit einer Orthese (Aircast®) in Entlastung an Unterarmgehstützen mobilisiert werden. Pro- und Supinationsstress sind allerdings zu vermeiden. Röntgenkontrollen sind an Tag 0 (intra- oder postoperativ), Tag 28 (Konsolidierung, Belastungsbeginn) und evtl. Tag 56 (vor Metallentfernung) indiziert. Die Bewegung sollte sich zwischen der vierten und achten Woche weitgehend normalisiert haben.

Komplikationen resultieren aus Wachstumsstörungen oder vorzeitigem Fugenverschluss nach den Innenknöchelfrakturen mit resultierendem Varus, aus Gelenkstufen (Präarthrose) bei

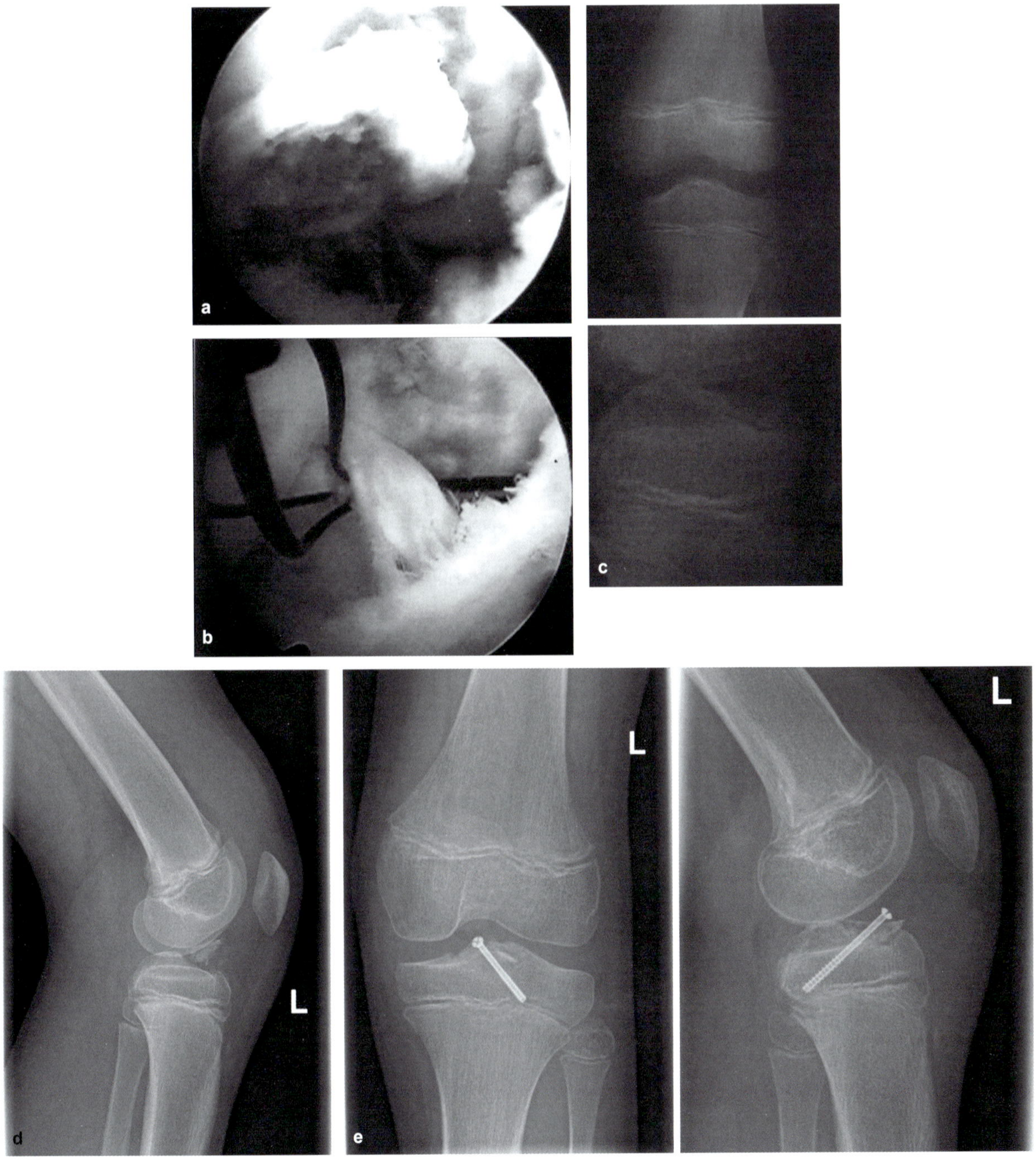

Abb. 10.38 Arthroskopisch dargestellter Eminentia-intercondylaris-Abriss mit hochgestelltem Fragment (a); Fragment reponiert und PDS-Kordel um das Kreuzband herumgezogen (b); korrekt reponiertes Fragment (c); Röntgendiagnose einer Eminentia-Fraktur (d); Versorgung mit Zugschraube (e) [G879, P862]

den Übergangsfrakturen. Kontrollen erfolgen bis zur Wiederherstellung der Sprunggelenkfunktion. Kommt es durch einen medialen Fugenverschluss zur Varusfehlstellung im oberen Sprunggelenk, sind Sprengungen der knöchernen Fugenbrücke oder Korrekturosteotomien im Einzelfall erforderlich.

10.7.5 Sonstige Frakturen und Luxationen

Frakturen an Händen und Füßen

Nach Stürzen, Quetschungen oder Schlägen sind lokaler Druckschmerz, periartikuläre oder Handrückenschwellungen mit Hämatom und Funktionseinschränkungen wegweisend. Die Röntgenaufnahme in zwei Ebenen muss auf den klinisch relevanten Skelettabschnitt fokussieren, um subtile Verletzungen zu erkennen.

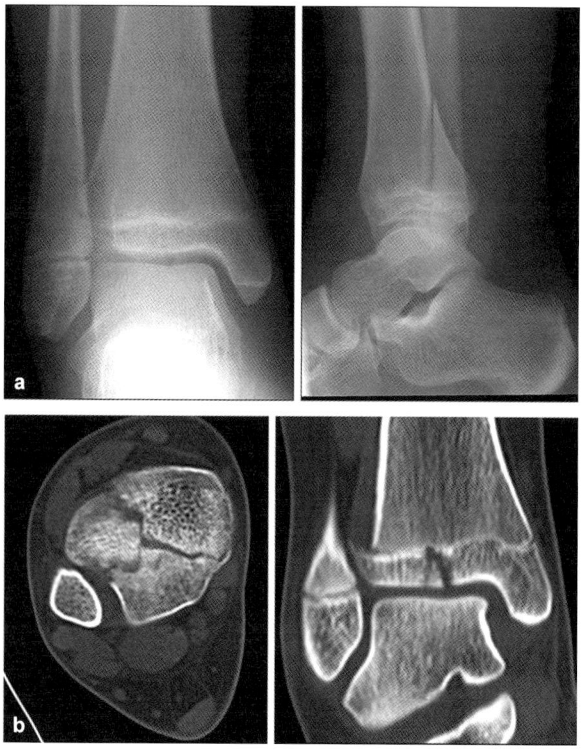

Abb. 10.39 Konventionelles Röntgenbild mit kaum sichtbarer epiphysärer, aber deutlicher metaphysärer Frakturlinie (a); CT mit klarer Dislokation im Sinne einer **tri-plane fracture** (b) [G879]

An der **Handwurzel** werden selten Skaphoidfrakturen beobachtet, die den typischen Druckschmerz in der Tabatière haben. Ist die initiale Röntgenaufnahme nicht eindeutig, wird für 10–14 Tage im Unterarmgips mit Daumeneinschluss immobilisiert. Dehnungen und Zerrungen sind dann ausgeheilt. Halten die Beschwerden an, schließen sich jetzt Funktionsaufnahmen oder ein CT an, um dann die Ruhigstellung für insgesamt 6 Wochen fortzuführen. Röntgenkontrollen erfolgen somit an Tag 14 und Tag 42. Pseudarthrosen sind im Kindesalter kaum zu befürchten. Selten ergibt sich bei Jugendlichen die Indikation zur Osteosynthese.

Am **Metakarpale I** mit seiner basalen Epiphyse treten vornehmlich in dieser Region eingestauchte oder vollständige, wenig dislozierte Frakturen (< 20° sagittal) auf, die im Unterarmgips mit Daumeneinschluss für 2–3 Wochen fixiert und dann freigegeben werden. In der Frontalebene oder aber sagittal mehr als 20° dislozierte Epiphyseolysen oder metaphysäre Frakturen werden reponiert und bedürfen wegen ihrer Instabilität meist einer Kirschner-Draht-Osteosynthese (0,8–1,2 mm gekreuzt von distal nach proximal) sowie einer Gipsruhigstellung für 3–4 Wochen.

An den **Metakarpalia II–V** liegen die Epiphysen distal und auch die Verletzungen meist subkapital. Die Therapiekriterien gelten in Analogie zum Metakarpale I, doch lassen sich die dislozierten subkapitalen Frakturen vor allem am Metakarpale V mit einem dünnen intramedullären Nagel (1,5 mm), vom proximalen Metakarpale aus eingebracht, übungsstabil

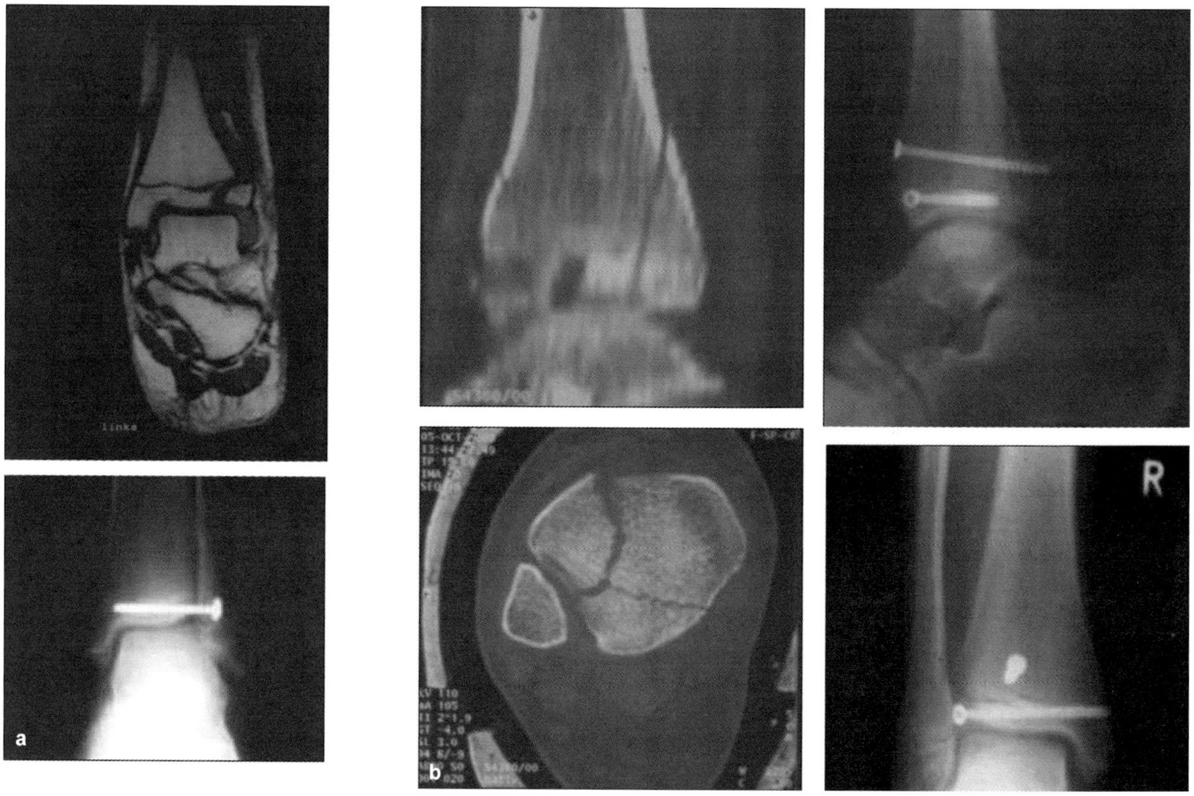

Abb. 10.40 **Two-plane fracture** mit Zugschrauben-Osteosynthese (a); **tri-plane fracture** mit zwei Zugschrauben (b) [G879]

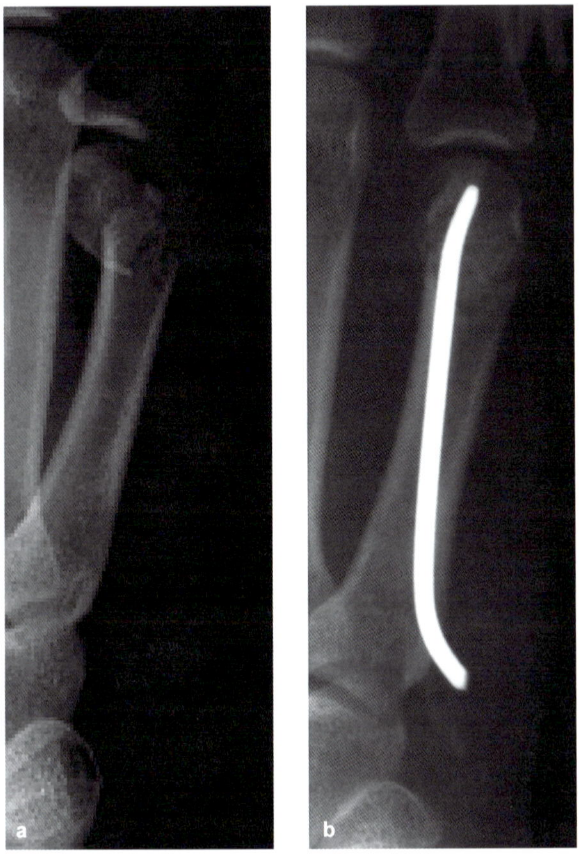

Abb. 10.41 Abgekippte subkapitale Metakarpale-V-Fraktur (a); bewegungsstabile intramedulläre Fixation (b) [G879]

reponieren und fixieren und können funktionell nachbehandelt werden (➤ Abb. 10.41). Die Knöchelreihe muss klinisch korrekt stehen! Die seltenen Schaftfrakturen der Mittelhand stellen sich oft als Spiralfrakturen dar. Undisloziert erfolgt die Ruhigstellung für 3–4 Wochen im Unterarmgips, der bis zu den Interphalangealgelenken reichen muss. Bei Dislokation stehen interfragmentäre Mini-Schrauben, Mini-Platten oder aber auch dünne intramedulläre Nägel zur Verfügung. Während Schrauben und Platten eine ergänzende Ruhigstellung für 4 Wochen benötigen, ist dies bei den Nägeln entbehrlich.

An den **Fingern** sind alle Epiphysen basal; hier findet sich auch der Großteil der Frakturen. Das Regime entspricht weitgehend dem der Mittelhandfrakturen. Zeigt sich ein Rotationsfehler durch Superduktion des benachbarten Fingers, ist immer die Reposition erforderlich. Für die Osteosynthese sind die intramedullären Nägel jetzt nicht mehr adäquat, Kirschner-Drähte kommen bevorzugt zum Einsatz und müssen, je distaler die Fraktur und je kleiner das Kind, auch einmal transartikulär mit passagerer Arthrodese platziert werden. Die Gipsruhigstellung muss immer die benachbarten oder sogar alle Langfinger einschließen. Bei älteren Kindern können die Versorgungen ebenso wie die Metallentfernungen (bei K-Drähten nach 4 Wochen) in Leitungsanästhesie (oder bei herausstehenden Drähten auch ganz ohne Analgesie) erfolgen. Eine Besonderheit stellen die kleinen knöchernen **Kapsel-, Band-, Sehnen- oder palmaren Plattenausrisse** und die **Nagelkranzfrakturen** dar. Undisloziert reicht hier immer eine Ruhigstellung mit Tape für 2 Wochen. Epiphysäre Kollateralbandausrisse älterer Patienten führen im Einzelfall zur Gelenkinkongruenz oder -instabilität und werden mit feinen K-Drähten, Kanülen oder Nähten refixiert. Strecksehnenausrisse werden in der Stack-Schiene, geschlossen mit perkutaner Kirschner-Draht-Fixation nach Ishiguro oder offen refixiert. Die Nagelkranzfrakturen sind Begleitverletzungen von Quetschtraumen und sind bei stattgehabter Weichteilheilung auch konsolidiert. Ist bei einer subtotalen Fingerkuppenamputation ein Knochenfragment mit abgetrennt, wird es über die Weichteiladaptation reponiert und nicht separat fixiert.

Bei allen Mittelhand- und Fingerfrakturen wird an Tag 0 (intra- oder postoperativ), an Tag 7 (Stellung – nur wenn keine Fixation erfolgt ist), gipsfrei an Tag 21/28 (Freigabe, Metallentfernung K-Drähte) und ggf. um den Tag 42 (Metallentfernung intramedulläre Nägel) geröntgt. Die sichtbare Kallusbildung ist hier oft nur gering, die ergänzende klinische Druckschmerzfreiheit unterstützt die Entscheidung zur Metallentfernung und Freigabe. Eine kurzfristige klinische Nachkontrolle lässt oft bei vollständigem Faustschluss und freier Funktion die Behandlung abschließen. Die Nachbehandlung ist von der funktionellen Restitution abhängig und soll erst bei einwandfreier Handfunktion beendet werden. Physiotherapie oder Ergotherapie ist oft hilfreich. Wachstumsstörungen durch vollständigen oder partiellen Fugenverschluss müssen ebenso wie verbliebene Achsenfehler langfristig kontrolliert und ggf. um den Wachstumsabschluss korrigiert werden.

Am Fußskelett führen Stürze aus größerer Höhe, Quetschungen, Tritte und Sporttraumen zu Schwellung, Hämatom und Belastungsschmerz. Neben der Röntgenaufnahme in zwei Ebenen ist an der **Fußwurzel** ein CT indiziert, wenn komplexe Verletzungen vorzuliegen scheinen. Calcaneus-, Talus- und Naviculare-Frakturen werden konservativ behandelt, wenn die Kontur erhalten und die Gelenkflächen nicht betroffen sind. Sonst sind Repositionen, ggf. spongiöse Unterfütterungen und Fixationen mit Kirschner-Drähten, Schrauben oder speziellen Platten notwendig. Alle diese konservativ oder operativ behandelten Brüche werden für 6 Wochen im Unterschenkelgips ruhiggestellt. Entsprechend wird an Tag 0 (nach Manipulation), gipsfrei an Tag 42 (Freigabe, Metallentfernung K-Drähte) und nach 3–6 Monaten (Metallentfernung Schrauben, Platten) geröntgt. Der Kallus kommt wie an der Hand spät und kann auch nach 6 Wochen noch rudimentär sein, sodass die klinische Kontrolle eine wichtige Ergänzung darstellt. Die Belastung wird vorsichtig, weitgehend patientenbestimmt, aber mit physiotherapeutischer Unterstützung aufgebaut. Bei wiederhergestellter Funktion kann die Nachbetreuung abgeschlossen werden, wenn keine Gelenkinkongruenzen vorliegen, die einer längeren Überwachung bedürfen. Selten drohen Nekrosen von Talus oder Naviculare und machen kernspintomografische Folgeuntersuchungen und langfristige Entlastungen erforderlich.

Am **Mittelfuß** sind subkapitale Frakturen häufiger als basale oder Schaftfrakturen. Undisloziert erfolgt konservative Therapie im Unterschenkelgips für 4 Wochen mit abschließender klinischer Konsolidierungskontrolle. Fehlstellungen korrigieren sich kaum und bedürfen der Reposition und dann meist auch Fixation mit intramedullären Nägeln (von der Basis aus) oder Kirschner-Drähten (vom Kopf aus). An der Basis des Metakarpale V ist die längs verlaufende Apophyse nicht als Fraktur zu werten, die quer verlaufende Fraktur nicht zu übersehen und im Gips ruhig zu stellen, bei relevanter Dislokation jedoch mit Kirschner-Drähten, Schraube oder einer Zuggurtung zu fixieren. Röntgenkontrollen erfolgen an Tag 0 (nach Manipulation), an Tag 7 (Dislokation bei konservativer Behandlung) und an Tag 28 (Konsolidierung, Metallentfernung Kirschner-Drähte, Freigabe), ggf. noch um den Tag 42–56 (Metallentfernung intramedulläre Nägel). Nach Ausheilung und bei freier Funktion erfolgt der Abschluss der Betreuung. Auf eine korrekte Wiederherstellung des Fußgewölbes ist zu achten.

Zehenfrakturen werden mit Pflasterzügeln stabilisiert, manchmal hierzu an den benachbarten Zeh fixiert und bedürfen nur selten einer Gipsschiene. Nur die seltenen Epiphysenfrakturen der Großzehe müssen radiologisch kontrolliert und ggf. operativ fixiert werden.

Klavikulafrakturen

Die Klavikulafraktur kommt geburtstraumatisch in bis zu 6 % der Fälle vor; später ist sie die vierthäufigste Fraktur nach Stürzen aller Art und ist zu 90 % in der Mitte und nur etwa zu je 5 % medial oder lateral gebrochen. Schonhaltung, Schwellung und lokaler Druckschmerz sowie beim Säugling zusätzlich ein asymmetrischer Moro-Reflex weisen auf die Verletzung hin. Das a. p. Röntgenbild diagnostiziert ausreichend. Beim Säugling muss nur der Ärmel am Hemd fixiert werden, um schmerzhafte Bewegungen zu vermeiden. Sonst sind konfektionierte oder aus wattegefüllten Schlauchverbänden angefertigte Rucksackverbände für 3 Wochen mit einem ein- bis zweimaligen Nachziehen in den ersten Tagen immer noch die Therapie der Wahl; Plexusirritationen und Durchblutungsstörungen wie beim Erwachsenen sind im Kindesalter nicht relevant. Eine Reposition ist vom Rucksackverband nicht zu erwarten, er verbessert aber die Haltung des Patienten.

Der leicht tastbare kugelige Kallus zeigt klinisch die Heilung und wird im folgenden Halbjahr remodelliert. Nachkontrollen sind entbehrlich. Selten ergibt sich aus der drohenden Perforation eines Fragments, einer Stückfraktur mit deutlicher Verkürzung der Schulterpartie, einer Gefäß- oder Nervenkompression, einer nach hinten (mediastinal) dislozierten medialen Epiphyseolyse oder einem ausgeprägten lateralen Klavikulahochstand die Notwendigkeit der aktiven Intervention mit offener Reposition und Naht des Periosts, ggf. transossären resorbierbaren Nähten oder einer intramedullären Schienung

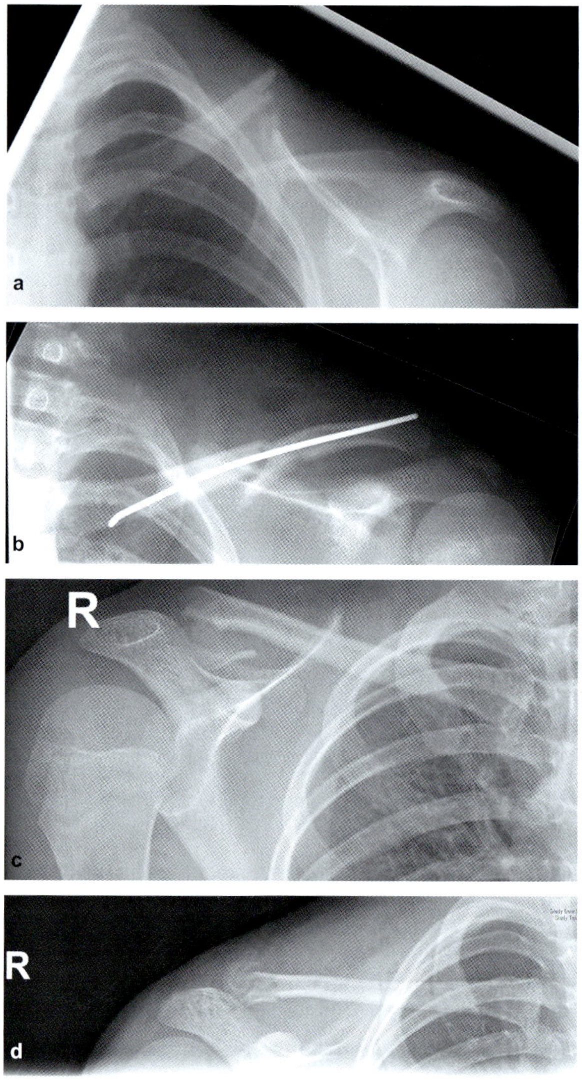

Abb. 10.42 Seltene Klavikula-Stückfraktur mit drohender Hautperforation (a); intramedulläre Fixation von dorsolateral (b); laterale Fraktur (c) mit offener Reposition und resorbierbarer Fixation (d) [G879, P862]

(➤ Abb. 10.42). Hier erfolgt immer die ergänzende Ruhigstellung mit Rucksack- oder Gilchrist-Verband.

Seltene Frakturen

Die im Kindesalter seltenen **Patellafrakturen** entstehen nach massivem direktem Trauma und führen zu präpatellarer Schwellung, Hämatom, Beugehemmung und Streckunfähigkeit. Im konventionellen Röntgenbild und der tangentialen Aufnahme ist die Patella bipartita mit separaten Knochenkernen von den Frakturen zu differenzieren. Undislozierte Längs- und Querfrakturen sowie nicht aus dem Verbund herausgelöste Kantenabbrüche werden konservativ in 15° Flexion im Tutor ruhiggestellt; die Belastung ist möglich. Dislozierte periphere Fragmente werden mit Schrauben fixiert. Beim unteren Polausriss wird die Patellarsehne mit Nähten transossär refixiert; die dislozierte Querfraktur benötigt eine Zuggurtung. Tutor oder Knieorthese verhindern die Flexion bis zur Heilung. Röntgenkontrollen erfolgen an Tag 0 (intra- oder postoperativ), an Tag 28/35 (Konsolidierung, Freigabe) und vor der Metallentfernung um den Tag 90.

Forcierte Streckmanöver Jugendlicher führen zum **Abriss der Tuberositas-tibiae-Apophyse** mit Unmöglichkeit der Kniestreckung und erheblicher Schwellung über der proximalen Tibia. Begleitende Meniskusverletzungen sind möglich und müssen bedacht werden. Die Zugschrauben-Fixation von ventral ist fast immer notwendig und wird durch eine Ruhigstellung im Tutor oder in der Orthese ergänzt. Nach 5–6 Wochen ist bei radiologisch gesicherter Konsolidierung die Mobilisation möglich; die Metallentfernung erfolgt nach 3 Monaten. Bei jüngeren Patienten ist die Tuberositas noch Teil der proximalen Tibiaepiphyse. Hierauf ist bei der Versorgung und der Nachkontrolle (Gefahr der Wachstumsstörung) Rücksicht zu nehmen.

Beckenfrakturen sind selten. Apophysenabrisse sind Folge forcierter Sportaktivität. Alle anderen Verletzungen erfordern massive Traumen im Verkehr oder bei Stürzen und benötigen nach der orientierenden Beckenübersichtsaufnahme ein CT zur Therapieplanung. Die Therapieentscheidung wird von den häufigen Begleitverletzungen im kleinen Becken stark beeinflusst. Apophysenabrisse, Lockerungen einer Ileosakralfuge und wenig dislozierte Frakturen der Ossa ileum, ischium und pubis sowie gering dehiszente Symphysensprengungen werden mit Bettruhe, Analgesie und spontaner Mobilisation nach Maßgabe der Beschwerden behandelt. Auch isolierte dislozierte Schambeinast- oder Beckenschaufelfrakturen sind gut konservativ zu behandeln. Instabile Beckenringfrakturen dagegen werden mit einem supraazetabulären Fixateur externe, im Einzelfall auch mit Rekonstruktionsplatten (z. B. Acetabulum) und Schrauben (z. B. Ileosakralfuge) fixiert. Wichtig sind die Wiederherstellung der Beckeneingangsebene bei Mädchen und die Rekonstruktion der Hüftpfanne mit der epiphysären Y-Fuge. Die Nachbehandlung erfolgt möglichst mit Bettruhe, selten im Beckengips. Die Behandlung erfolgt sehr individuell. Nachkontrollen sind eher großzügig und langfristig zu empfehlen (➤ Abb. 10.43).

Wirbelfrakturen treten nach Stürzen aus großer Höhe, Kindesmisshandlung sowie nach Verkehrs- und Sportunfällen auf und sind kaum ohne CT oder MRT zu beurteilen. Am Atlas werden Zerreißungen des Lig. transversum beobachtet und ebenso mit Halo-Fixateur (oder Minervagips) ruhiggestellt wie die Epiphyseolysen der Dens-axis-Basis. Ggf. ist an C2 die Schrauben-Osteosynthese indiziert. Auch an C3–C7 werden die meisten Verletzungen konservativ im Halo (oder Minervagips) behandelt; im Einzelfall kann eine dorsale Stabilisierung notwendig sein. Thorakal und lumbal sind die meisten Frakturen stabil (Kompressionsfrakturen mit Höhenminderung < ½ Wirbelkörperhöhe) und werden mit Bettruhe, Analgesie und krankengymnastischer Muskelkräftigung therapiert. Die Wirbelkörper richten sich wieder auf; eine bleibende Kyphose ist selten. Größere Höhenminderungen, Flexionsfrakturen mit ausgedehnter dorsaler Zerreißung der Ligamente und Berstungsfrakturen werden altersabhängig mit dorsaler Cerclage oder Fixateur interne versorgt. Hier gilt die Frage immer einer möglichen spinalen Beteiligung mit Paraplegie und daraus resultierenden Folgeproblemen orthopädischer und urologischer Art.

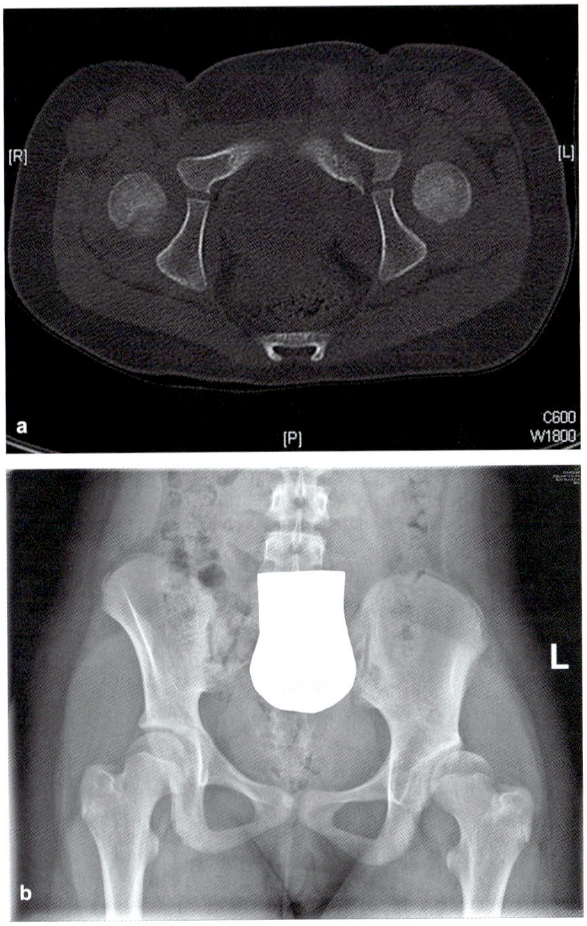

Abb. 10.43 Fraktur des Os pubis im Kindesalter, im CT ohne sichtbare Verletzung der Y-Fuge (a); fehlende Hüftüberdachung als Jugendliche, sodass retrospektiv eine Fugenverletzung vorgelegen haben muss (b). [P862]

Luxationen

Luxationen sind Verletzungen älterer Kinder, da in jüngerem Alter die Kapsel-Band-Strukturen so stabil sind, dass bei entsprechendem Trauma eher eine gelenknahe Fraktur entsteht. Typisch ist die suprakondyläre Humerusfraktur des Kleinkindes statt der Ellenbogenluxation des Adoleszenten. Traumatische **Schulterluxationen** nach Sturz auf den gestreckten Arm sind bevorzugt in Narkose oder Analgosedierung zu reponieren, damit der Repositionsmechanismus den periartikulären Schaden nicht vergrößert. Radiologisch werden knöcherne Begleitverletzungen ausgeschlossen. Nach Ruhigstellung im Gilchrist für 2 Wochen soll mit krankengymnastisch angeleiteter Bewegung begonnen werden. Der gezielte Muskelaufbau stabilisiert das Gelenk. Re-Luxationen sind nicht so selten, müssen dann aber zur kernspintomografischen Abklärung prädisponierender primärer oder sekundärer Gelenkirregularitäten führen, sofern das heute nicht schon nach dem ersten Ereignis geschehen ist.

Die **Ellenbogenluxation** ist im Kindesalter die häufigste Luxation eines großen Gelenks. Der Humerus luxiert meist nach vorne. Die Reposition unter Zug am Unterarm erfolgt in Narkose, auch um den Processus coronoideus zu schonen. Anschließend muss aktiv nach knöchernen Begleitverletzungen gesucht werden. Am häufigsten reißt der Epicondylus ulnaris ab und muss offen reponiert und refixiert werden. Es kommen jedoch auch Radiushalsfrakturen, Olekranonfrakturen, Condylus-humeri-Frakturen und Processus-coronoideus-Frakturen vor. Nach einer einfachen Luxation ist die Ruhigstellung für nicht mehr als 1 Woche notwendig; dann beginnt die aktive Mobilisation, damit die immer stark gedehnte und partiell zerrissene Gelenkkapsel während der Heilung nicht zu sehr narbig schrumpft und eine anhaltende weichteilige Bewegungseinschränkung bedingt. Bei den angesprochenen Begleitfrakturen bestimmt natürlich deren Heilung die Mobilisation. Im Zweifelsfall ist hier der übungsstabilen Versorgung der Vorzug zu geben.

Luxationen der Fingergelenke kommen vereinzelt bei Rangeleien älterer Kinder vor und lassen sich in Oberst-Leitungsanästhesie reponieren. Ein Tapeverband stabilisiert das Gelenk für eine Woche, dann kann wieder aktiv bewegt und die Funktion wiederhergestellt werden.

Patellaluxationen sind häufig, entstehen oft beim Sport oder Tanzen durch direktes mediales Trauma oder die Kombination von Valgusstress mit einer Außenrotation des Unterschenkels. Die Röntgendiagnostik in zwei Ebenen plus tangentialer Patellaaufnahme zum Ausschluss knöcherner Begleitverletzungen stellt nicht selten eine Prädisposition (Patellaform, Gleitlager o.a.) dar. Die Reposition erfolgt spontan oder durch eine vorsichtige (Hyper-)Extension im Kniegelenk. Ein deutlicher Kniegelenkerguss wird punktiert und ist oft blutig, da es zu Einrissen des medialen Retinaculums und zu (osteo)chondralen *flakes* an der medialen Patellarückseite und/oder an der lateralen Femurkondyle kommen kann. Bei Hämarthros ist deshalb die kernspintomografische Diagnostik zur Abklärung intraartikulärer Verletzungen indiziert, die dann ggf. arthroskopisch oder offen adressiert werden müssen. Heute liegt der Fokus auf dem medialen patellofemoralen Ligament (MPFL) und seiner Rekonstruktion. Nach initialer Ruhigstellung im Tutor oder mit einer Orthese ist die frühfunktionelle Nachbehandlung mit gezieltem Training des M. quadriceps wichtig, um Re-Luxationen zu vermeiden. Die Problematik der habituellen Luxation mit den verschiedenen therapeutischen Ansatzpunkten soll hier nicht diskutiert werden und ist ggf. kinderorthopädischen Standardwerken zu entnehmen.

10.8 Bauchtraumen

Die in unseren Breiten in aller Regel stumpfen Bauchtraumen entstehen im Säuglings- und Kleinkindesalter durch häusliche Stürze, Stürze am Spielplatz oder aus größerer Höhe (Balkon, Baum) sowie im Rahmen einer Kindesmisshandlung. Im Schulalter und bei den Adoleszenten rückt die aktive und/oder passive Teilnahme am Straßenverkehr kausal zunehmend in den Vordergrund. Dabei sind die intraabdominellen Organe durch die Rippenbögen noch weniger geschützt und exponierter als beim Erwachsenen. Faustschläge in den Oberbauch, Stürze auf harte Gegenstände, Stürze auf den Roller- oder Fahrradlenker oder Strangulationen durch nicht altersadäquate Rückhaltesysteme in Kraftfahrzeugen gefährden die parenchymatösen Organe ebenso wie den Gastrointestinal- und Urogenitaltrakt.

10.8.1 Bauchwandkontusion

Die isolierte Bauchwandkontusion ist eine Ausschlussdiagnose. Bei entsprechendem Unfallmechanismus und Vorliegen typischer Kontusionsmarken wird immer die sonografische und ggf. computertomografische Untersuchung zur Evaluation der intraabdominellen Organe erfolgen. Nur wenn diese negativ sind, bei der Bestimmung der Laborwerte keine Erhöhung der Leber- oder der Pankreaswerte auffallen und der Urinstatus keine Hämaturie zeigt, kann von einer isolierten Bauchwandkontusion ausgegangen werden. Diese ist sicher schmerzhaft, führt ggf. auch zu einer Schonatmung und bedarf einer suffizienten Analgesie, während man den Grad der Immobilisierung durchaus den Kindern überlassen kann.

10.8.2 Parenchymatöse Organverletzungen

Milz, Niere, Leber und Pankreas sind in dieser Reihenfolge von Organverletzungen betroffen. Bei entsprechender Unfallkonstellation stellt die Sonografie die erste orientierende Untersuchung dar, sucht nach freier Flüssigkeit und stellt intraparenchymatöse und subkapsuläre Hämatome sowie Organeinrisse und Zerstörungen der Organkontinuität dar. Der Hb-Wert kann initial durchaus im Normbereich liegen, solange die Volumensubstitution noch nicht zur Verdünnung geführt hat. Die Transaminasen reagieren sehr empfindlich auf eine Leberkontusion; bei Pankreaskontusionen sind Amylase und Lipase relevant. Die Computertomografie lässt eine sehr exakte Abschätzung des Verletzungsausmaßes und eine Graduierung zu und sollte aus der Zusammenschau von Klinik, Sonografie und Labor großzügig indiziert werden (➤ Abb. 10.44).

Die **konservative Therapie** steht heute eindeutig im Vordergrund und erreicht in spezialisierten Einrichtungen 95 %. Solange die Kreislaufsituation durchaus Katecholamin-unterstützt und unter Transfusion von nicht mehr als 40 ml/kg

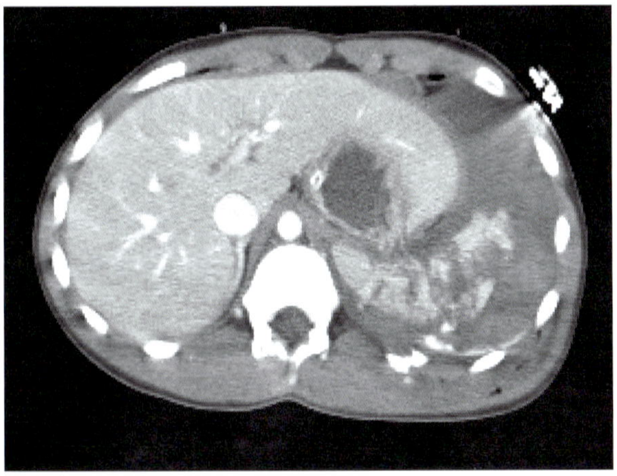

Abb. 10.44 Oberbauch-CT mit multifragmentärer Milzzerreißung [G879]

KG Erythrozytenkonzentrat in den ersten 24 Stunden stabil bleibt, muss keine Laparotomie erfolgen. Die Patienten werden intensivmedizinisch überwacht, Hb und Laborchemie werden alle 6–8 Stunden kontrolliert und die Sonografie bettseitig wiederholt. Es kommt bei größeren Blutungen auch durch die begleitende reaktive Darmparalyse zu einer Zunahme des Bauchumfangs, dessen Messung aber heute entbehrlich ist, da kritische Zustandsveränderungen anhand der Monitor- und Untersuchungsparameter erkannt werden sollten. Die Option eines radiologisch-interventionellen Blutungsstopps durch interventionelle Embolisation sollte bedacht werden. Bei Nieren(becken)verletzungen ist die Einlage eines Doppel-J-Katheters oft zur Entlastung des Nierenbeckens erforderlich.

Eine **Laparotomie** ist bei instabilen Kreislaufverhältnissen oder Zeichen der Peritonitis indiziert und sollte immer den Organerhalt als oberstes Ziel haben. Begrenzte Segmentresektionen, Übernähungen, Gefäßligaturen oder -umstechungen, die lokale Applikation gerinnungsfördernder Materialien, die Zieldrainage bis hin zur Tamponade mit **second look** sind immer einer Splenektomie, Nephrektomie, Leber- oder Pankreasteilresektion vorzuziehen.

Die Stabilisierung erfolgt in wenigen Tagen und führt dann zur Verlegung auf die Allgemeinstation und zur Mobilisierung, der Nahrungsaufbau richtet sich nach der begleitenden Darmparalyse. Bettruhe ist nicht erforderlich. Sportliche Aktivitäten sind abhängig von der Schwere der Verletzung für 4–6 Wochen zu unterlassen. Eine sonografische Abschlusskontrolle vor der Wiederaufnahme des Sports ist ambulant empfehlenswert.

Die Prognose nach konservativer Therapie ist gut. In großen Studien werden sekundäre Milzrupturen im Kindesalter wahrscheinlich wegen der stabilen Organkapsel nur sehr selten gesehen; auch Leberrupturen machen nur ausnahmsweise einen Sekundäreingriff erforderlich. Pankreasverletzungen führen wegen der Gefahr der Ausbildung einer Pankreaspseudozyste am häufigsten zu späteren Interventionen. Nierenverletzungen können zum schleichenden und symptomlosen Funktionsverlust führen, aber durch infektiöse Probleme auch eine nuklearmedizinische Diagnostik und Spätnephrektomie induzieren.

10.8.3 Gastrointestinale Organverletzungen

Traumatische Magen-, Duodenal- und Dünndarmrupturen kommen eher im Rahmen von Gurtverletzungen vor. Im Gegensatz zur Verletzung der parenchymatösen Organe ist hier die Laparotomie unumgänglich. Wegweisend sind die klinischen Zeichen der Peritonitis. Die Diagnose wird ganz konventionell mit der Abdomen-Übersichtsaufnahme gestellt, sofern ein CT nicht schon entsprechende Hinweise gegeben hat. Der Zeitpunkt der Intervention bestimmt nach neueren Daten nicht die Komplikationsrate. Neben Übernähungen ist im Einzelfall eine kurze Segmentresektion mit primärer Anastomose notwendig und möglich. Einzig das obstruierende Duodenalwand-Hämatom ist einem konservativen Management mit Magensonde und Nahrungskarenz zugängig.

10.9 Thoraxtraumen

Auch die thorakalen Traumen sind in Europa überwiegend stumpfer Natur. Die Elastizität des knöchernen Thorax führt dazu, dass Rippenfrakturen selten sind. Somit schließt das Fehlen knöcherner Verletzungen eine intrathorakale Verletzung definitiv nicht aus, umgekehrt ist die Rippenserienfraktur ein Zeichen für die Heftigkeit des Traumas. Hämato- und Pneumothoraces sind klinisch und radiologisch zu diagnostizieren und mit einer ausreichend großlumigen Thoraxdrainage zu behandeln. Im Zentrum der thorakalen Traumen steht aber die Lungenkontusion, die im konventionellen Röntgenbild erkannt, aber im CT in ihrer Ausdehnung deutlich besser eingeschätzt werden kann (➤ Abb. 10.45). Die Beatmung ist oft erforderlich und sollte nicht zu früh beendet werden, da es nach einer kurzfristigen Besserung noch einmal zu einem Rebound kommen kann. Verletzungen von Herz, großen Gefäßen, Ösophagus oder Trachea sind absolute Raritäten.

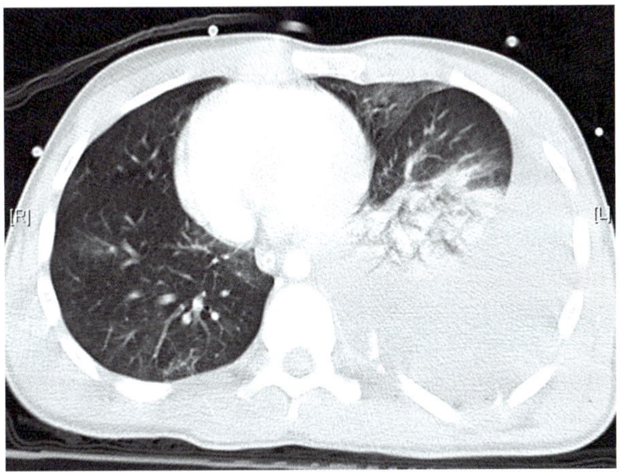

Abb. 10.45 Thorax-CT mit Rippenfraktur dorsal, Hämatothorax und Lungenkontusion rechts [G879]

10.10 Polytraumen

Polytraumen im strengen Sinne der Definition mit Lebensgefahr sind im Kindesalter selten und machen nur 0,5 % der Vorstellungen in einer entsprechenden Notfallambulanz aus. Jeder fünfte ist kreislaufinstabil, jeder zehnte bedarf einer Notfalloperation und die Mortalität liegt bei 7,2 %. Die Ursachen reichen altersspezifisch von der Kindesmisshandlung bis zum Verkehrsunfall, die typischen Verletzungskombinationen umfassen Schädel-Hirn-Trauma, Extremitätenfraktur und Thorax- oder Bauchtrauma. Das Management am Unfallort erfolgt nach ATLS® oder ähnlichen Algorithmen, der Transport soll in das kindertraumatologische Referenzzentrum im regionalen Traumanetzwerk erfolgen, da hier die Überlebenschancen am größten sind. Nach adäquatem Luftwegsmanagement („treat first what kills first") steht die hämodynamische Stabilisierung im Vordergrund, da Kinder bei scheinbarer Stabilität plötzlich dekompensieren können („they talk and die"). Das Ganzkörper-CT soll im Kindesalter kein Automatismus sein, sondern individuell indiziert werden und in einem strahlensparenden pädiatrischen Modus erfolgen. In der Therapieplanung steht die Entlastung raumfordernder Hirnblutungen an erster Stelle. Die Therapie vieler Blutungen parenchymatöser Organe erfolgt heute konservativ, sofern Kreislaufstabilität erreicht wird. Auf gastrointestinale Perforationen ist klinisch (Peritonitis) zu achten. Thorakal stehen Lungenkontusionen im Vordergrund und begründen oft eine längere Beatmung, um einen Rebound der respiratorischen Insuffizienz zu vermeiden. Die Frakturen haben beim Polytrauma – mit Ausnahme instabiler Becken- und Wirbelsäulenfrakturen – eine nachrangige Relevanz, allerdings reduziert eine zeitnahe Stabilisierung die Beatmungszeit, die Intensivzeit und die Gesamtliegezeit. Dabei ist beim Kind zusätzlich zu bedenken, dass auch schwere Schädel-Hirn- und Organverletzungen überlebt werden und für den Langzeitverlauf funktionelle Einschränkungen im Bereich der Extremitäten vermieden werden sollen.

LITERATUR

Beaty JH, Kasser JR (2006) Rockwood and Wilkins' Fractures in Children. 6th ed. Philadelphia: LWW

Bernthal NM, Hoshino M, Dichter D, et al. (2011) Recovery of elbow motion following pediatric lateral condylar fractures of the humerus. J Bone Joint Surg Am. 93: 871–877

Bohm ER, Bubbar V, Hing KY, Dzus A (2006) Above and below-the-elbow plaster casts for distal forearm fractures in children: a randomized controlled trial. J Bone Joint Surg Am. 88: 1–8

Dietz H-G (2007) Thoraxtraumen im Kindesalter. In: Gahr Ralf H (Hrsg.) Handbuch der Thorax-Traumatologie. Hamburg: Einhorn-Presse Verlag

Dietz H-G, Joppich I, Marzi I, et al. (2001) Die Behandlung der Femurfrakturen im Kindesalter. Unfallchirurg 104: 788–790

Dietz H-G, Schmittenbecher PP, Slongo T, Wilkins KE (2006) Elastic stable intramedullary nailing (ESIN) in children. AO Manual of fracture management. Stuttgart: Thieme

Dietz H-G, Illing P, Slongo Th, Schmittenbecher P, Sommerfeldt D (2011) Praxis der Kinder- und Jugendtraumatologie. Berlin: Springer Verlag

Eckert K, Ackermann O (2014) Fraktursonografie im Kindesalter. Unfallchirurg 117: 355–368

Hasler CC, von Laer L (2001) Prevention of growth disturbance after fractures of the lateral humeral condyle in children. J Pediatr Orthop B 10: 123–130

Kraus R, Ploss C, Staub L, et al. (2006) Fractures of long bones in children and adolescents. Osteo Trauma Care 14: 39–44

Lascombes P, Haumont T, Journeau P (2006) Use and abuse of flexible intramedullary nailing in children and adolescents. J Pediatr Orthop 26: 827–834

Lutz N, Vandermensbrugghe NG, Dolci M, et al. (2014) Pediatric Emergencies Admitted in the Resuscitation Room of a Swiss University Hospital. Ped Emerg Care 30: 699–704

Marzi I (2016) Kindertraumatologie. 3. Aufl. Berlin: Springer Verlag

Peterson HA (2007) Epiphyseal growth plate fractures. Berlin: Springer Verlag

Schmittenbecher PP (2005) What must we respect in articular fractures in childhood? Injury 36: S-A35–S-A43

Schmittenbecher PP, Blum J, David S., et al. (2004) Die Behandlung von Humerusschaftfrakturen und subkapitalen Humerusfrakturen im Kindesalter. Unfallchirurg 107: 8–14

Schmittenbecher PP (2013) Implant removal in children. Eur J Trauma Emerg Surg 39; 345–352

Schneider J, Staubli G, Kubat St, Altermatt St (2007) To pin or not to pin treating displaced distal forearm fractures in children. Eur J Trauma 33: 619–625

Schneidmüller D, Kertai M, Bühren V, Rüden Cv (2018) Kirschner-Draht-Osteosynthese bei Frakturen im Kindesalter: Drähte versenken oder nicht? Unfallchirurg 121: 817–824

Spencer HT, Wong M, Fong YJ, et al. (2010) Prospective longitudinal evaluation of elbow motion following pediatric supracondylar humeral fractures. J Bone Joint Surg Am 92: 904–910

Stylianos S (2002) Compliance with evidence-based guidelines in children with isolated spleen or liver injury: a prospective study. J Pediatr Surg 37: 453–456

von Laer L, Kraus R, Linhart WE (2012) Frakturen und Luxationen im Wachstumsalter. 6. Aufl. Stuttgart: Thieme

Weinberg AM, Tscherne H (2006) Unfallchirurgie im Kindesalter. Berlin: Springer

Weinberg AM, Kasten P, Castellani C, et al. (2001) Which axial deviation results in limitations of pro- and supination following diaphyseal lower arm fractures in childhood. Eur J Trauma 27: 309–316

Register

P

Q

R